Esthétique
Cosmétique
Parfumerie

CAP, BP, Bac Pro

2e édition

Chez le même éditeur

Biologie, Dermatologie, Cosmétologie. BTS Esthétique-Cosmétique-Parfumerie, par G. Peyrefitte et M.-C. Martini. 2013, 456 pages.

CAP Esthétique-Cosmétique. Révision-Entraînement, par G. Peyrefitte, K. Belleville, E. Debreuve, N. Gential-Joannan. 2013, 208 pages.

Esthétique Cosmétique Parfumerie

CAP, BP, Bac Pro

2e édition

Gérard Peyrefitte
Médecin, enseignant en biologie et dermatologie

Marie-Claude Martini
Professeur à la faculté de pharmacie
Université Claude-Bernard-Lyon I

Illustrations de Jérôme Camponovo, Gilles Petit,
Élie Debreuve, Éric Debuiche, Marie Schmitt

Avec la collaboration de :

Pascal Coche
Bernard Dessapt
Cécile Durand
Sylvain Hubert
Delphine Lii
Guy Leyral (†)
Jean-Yves Micouin
Vlad Negulescu
Aurélien Noir
Joëlle Podevin
Dominique Redureau
Danielle Sauvajol
Corinne Tosser-Chevillon
Graziella Volpi

ELSEVIER
MASSON

Illustrations :

– **Jérôme Camponovo** : Fig. 1.2, 2.1, 2.4, 2.6, 2.16, 2.18, 2.19, 2.20, 3.2, 3.4, 3.5, 3.6, 3.7, 3.8, 4.1, 4.2, 4.3, 4.4, 4.5, 4.6, 4.7, 4.10, 4.11, 5.10, 5.13, 5.16, 6.1, 6.12, 6.13, 6.20, 6.21, 6.22, 6.23, 6.24, 6.25, 6.46, 7.2, 7.3, 7.4, 7.5, 7.6, 7.7, 7.8, 8.1, 8.3, 8.4, 9.1, 9.2, 10.4, 12.1, 13.1, 13.3, 13.4, 13.9, 13.10 a et b, 13.12, 13.13, 13.14, 13.17, 13.18, 13.19, 13.22, 14.1, 14.2, 14.3, 14.4, 14.5, 15.3, 16.1, 17.1, 17.2, 18.1, 18.2, 18.3, 18.4, 18.6, 18.8, 18.9, 18.10, 19.2, 19.3, 19.4, 20.1, 20.2, 21.1, 21.3, 22.3, 22.5, 22.8, 22.10, 24.6, 24.7, 24.10, 24.12, 25.20, 25.21c, 25.27, 25.30, 25.37, 25.45, 25.47, 25.52, 25.53, 25.54, 26.2, 26.3, 28.31, 28.33, 28.34, 29.2, 29.3, 29.4, 29.6, 29.9, 35.5.
– **Gilles Petit** : Fig. 33.1, 33.2, 33.3, 33.4, 33.5, 33.7, 33.8, 33.9, 33.10, 33.11, 33.12, 33.13, 34.1, 34.2, 34.3, 34.4, 34.5, 34.6, 34.7, 34.8, 34.17, 34.18, 34.19, 34.20, 34.21, 34.22, 34.23, 34.24, 34.25, 34.26, 34.27.
– **Élie Debreuve** : Fig. 3.5, 3.9, 3.10, 4.9, 10.3, 13.4, 13.5, 13.7, 13.13, 13.20, 17.2, 18.7, 19.5.
– **Éric Debuiche** : Fig. 1.1, 1.3, 1.4, 2.1, 5.8, 5.14, 6.5, 6.6, 6.7, 6.8, 6.18.
– **Marie Schmitt** : Fig. 13.11a, 15.2, 15.4, 20.3, 22.1, 25.42.
Avec la collaboration de l'agence de design IDETOP.

ISBN : 978-2-294-73979-8

Elsevier Masson SAS, 62, rue Camille-Desmoulins, 92442 Issy-les-Moulineaux cedex
www.elsevier-masson.fr

Table des matières

Partie 1 – Organisation générale du corps humain

Par G. Peyrefitte

Partie 2 – Biologie de la peau

Par G. Peyrefitte

Organisation générale du corps humain

1

Par G. Peyrefitte

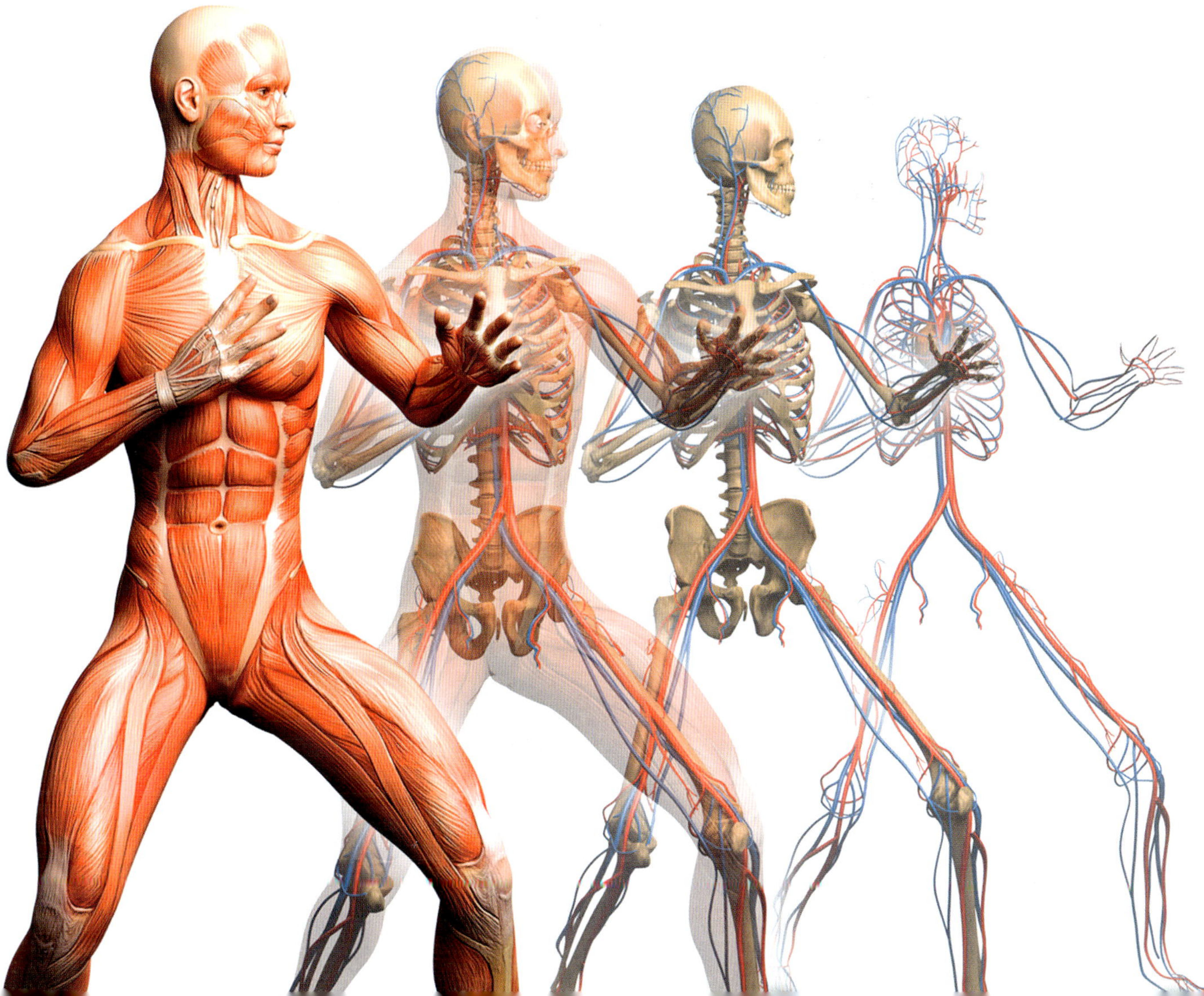

« Beaucoup de choses sont admirables, mais rien n'est plus admirable que l'homme. »

A. Gide

Au XVIIe siècle, le philosophe français Descartes choquait ses contemporains en parlant de la **« machine » humaine** pour désigner le fonctionnement du corps humain. À la même époque, William Harvey en Angleterre mettait en place les pièces du puzzle qui rebutait tous les savants : la circulation du sang, et montrait que le cœur fonctionne « mécaniquement », comme une pompe… Plus tard, on comparera l'homme à « une usine électrochimique avec transformateurs et accumulateurs d'énergie ».

Ne disait-on pas tout récemment que le cerveau humain, qui enregistre une infinie variété d'informations, les traite et les stocke pour les faire resurgir au bon moment… comme « un ordinateur organique » ?

Et ainsi de suite…

Cette théorie « mécaniste » de la vie a toujours ses partisans, bien qu'elle ne soit pas en mesure d'éclairer certains processus vitaux. C'est le cas de la **pensée**, « substance même de l'homme, élément indubitable de son existence », ce phénomène psychique résumé dans le fameux aphorisme « je pense donc je suis ». Mais il reste des esprits pragmatiques assurés que, pour l'expliquer, « l'hypothèse physico-chimique finira par l'emporter »…

Quoi qu'il en soit, le corps humain a un fonctionnement tellement ingénieux, il est doué d'une telle faculté d'adaptation, que sa connaissance est une source constante d'émerveillement.

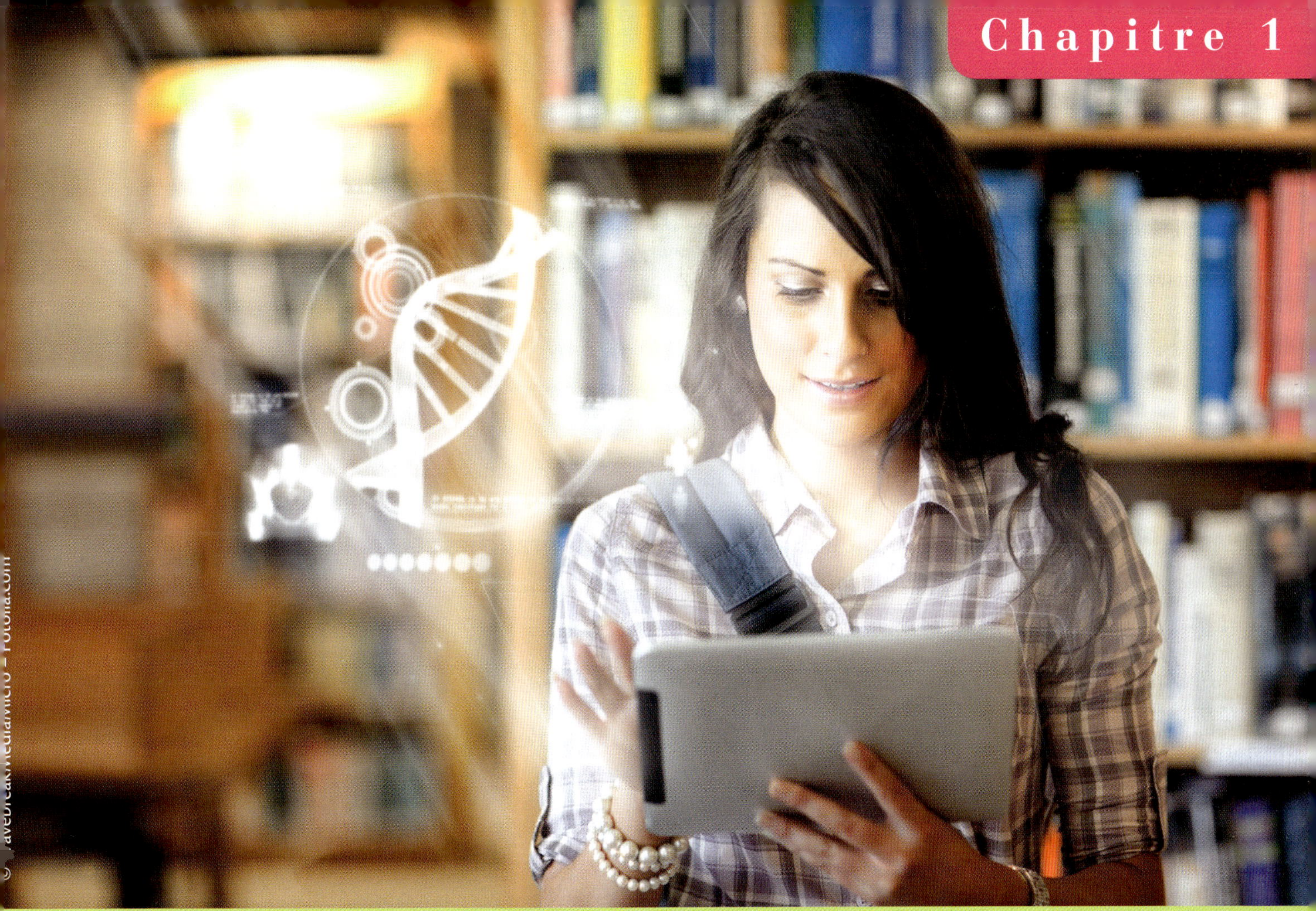

Chapitre 1

Les bases d'étude du corps humain

Savoirs à acquérir

- Les définitions fondamentales en biologie.
- Les niveaux d'organisation du corps humain :
  – savoir préciser, sur un schéma fourni, l'évolution progressive de la cellule au système ;
  – savoir définir les différentes structures présentes dans cette évolution : cellule, tissu, organe, système.

Les mêmes matériaux servent à la constitution des êtres vivants. Ces matériaux sont des particules de matière nommées atomes qui se combinent pour former des molécules, lesquelles s'organisent pour construire des cellules. À leur tour, celles-ci forment des tissus pour édifier des organes, qui s'assemblent eux-mêmes en systèmes constituant l'organisme.

1 Les définitions fondamentales en biologie

1. La biologie : une science

> Le terme biologie est issu du grec *bios*, qui signifie « vie » et *logos*, « science ». Il a été créé en 1802 par Lamarck.

› La **biologie** est la science qui étudie les êtres vivants.

2. La biologie, une science à trois branches : la zoologie, la botanique et la microbiologie

› La zoologie est l'étude des animaux.
› La botanique est l'étude des végétaux.
› La microbiologie est l'étude des micro-organismes.

« Tout ce qui est commun aux végétaux et aux animaux doit constituer l'unique objet d'une science particulière, qui n'est pas encore fondée, qui n'a même pas de nom et à laquelle je donnerai le nom de biologie. »
Chevalier de Lamarck

3. La biologie, une science qui étudie l'être vivant en quatre étapes successives

➡ 1re étape : observation de sa morphologie

› La morphologie est l'étude de l'aspect extérieur d'un être vivant (silhouette, taille, couleur...).

➡ 2e étape : exploration de son anatomie

› L'anatomie est l'étude de la **structure interne** d'un être vivant : localisation, forme et relations entre les organes qui le constituent.

➡ 3e étape : analyse de sa physiologie

› La physiologie est l'étude des fonctions d'un organisme vivant ou d'un organe donné (on parle de physiologie humaine, de physiologie cardiaque...).

« La santé, c'est le silence des organes. »
Paul Valéry

➡ 4e étape : étude de sa pathologie

› La pathologie est l'étude des causes et des symptômes des maladies.

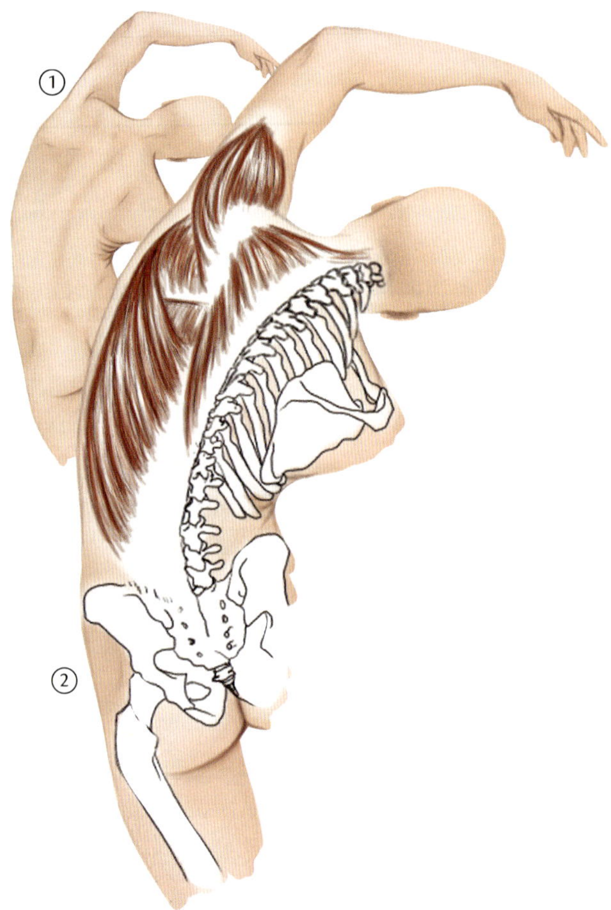

Fig. 1.1. Morphologie (1)/Anatomie (2) : ne pas confondre.

2 Les niveaux d'organisation du corps humain : une hiérarchie commune à tous les êtres vivants

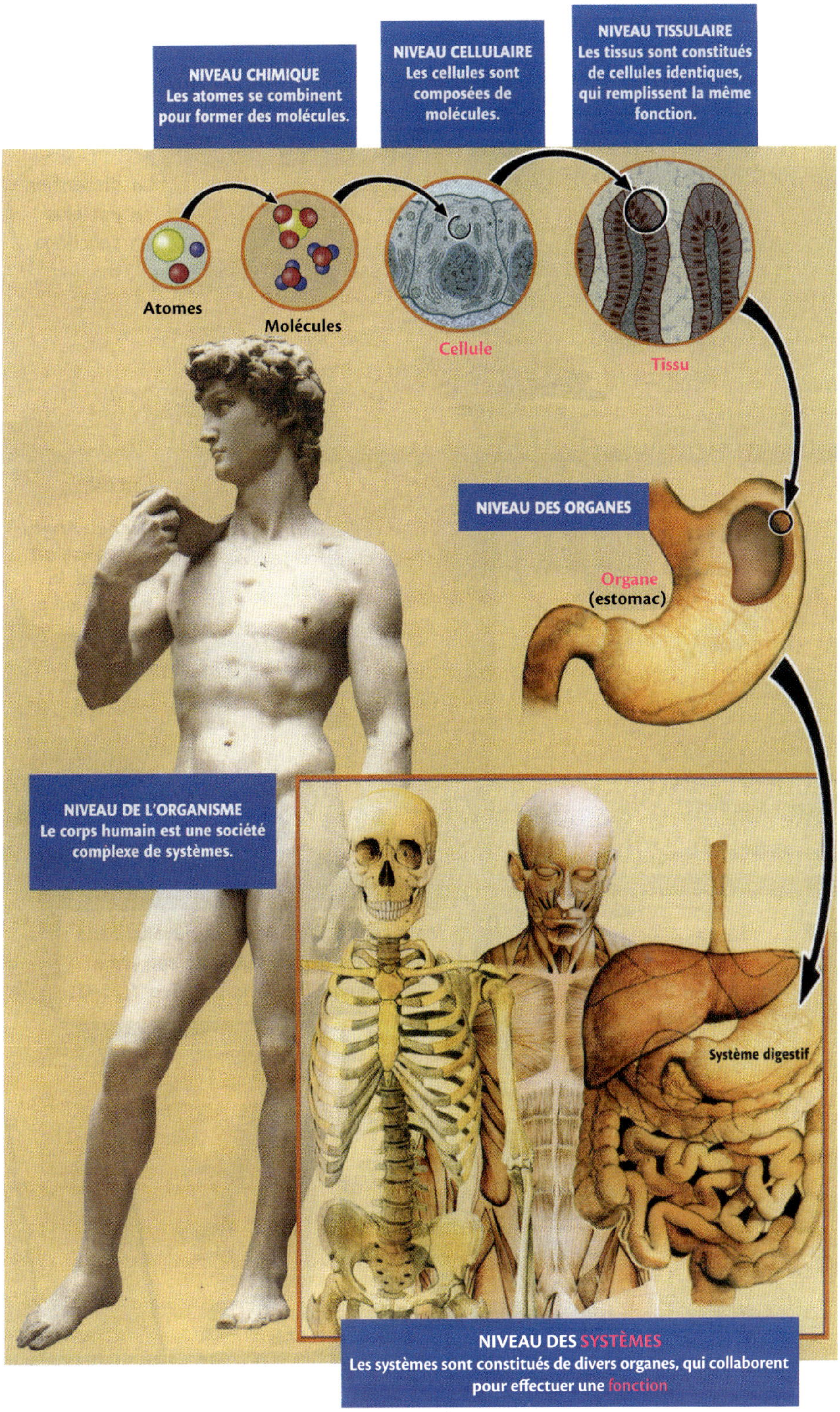

Fig. 1.2. Les niveaux d'organisation du corps humain.

➤ La **cellule** est la plus petite portion de matière vivante qui peut vivre de manière indépendante et se reproduire.

➤ Un **tissu** est un ensemble de cellules ayant la même structure et qui ont la même fonction dans l'organisme.

➤ Un **organe** est une structure qui a une forme et une localisation précises dans l'organisme et a une ou plusieurs fonctions spécifiques.

➤ Un **système** est un ensemble d'organes qui participent à une même fonction dans l'organisme.

➤ En biologie, on appelle **fonction(s)** d'un organe, d'un tissu, ou d'un système le (ou les) rôle(s) qu'il effectue dans l'organisme.

Info +

La biologie est l'étude scientifique de la vie, mais… c'est quoi la vie ?

« N'importe quel élève est capable de voir la différence entre un caillou inanimé et un être vivant qui sautille dans un bassin, mais les scientifiques comme les philosophes n'arrivent pas à s'accorder sur une définition de la vie simple et exacte », constatent Cain et ses collaborateurs dans l'ouvrage *Découvrir la Biologie* (éditions De Boeck).

Qu'est-ce qui distingue donc la vie de la non-vie ?

Pour répondre à cette question, Cain s'appuie sur un concept bien établi : « Puisque tous les êtres vivants, aussi différents soient-ils, descendent d'un ancêtre commun apparu il y a 3,5 milliards d'années, tous les organismes vivants ont des caractéristiques communes qui définissent la vie. »
C'est ainsi qu'il dresse un catalogue des caractéristiques communes de la vie.
« Tous les organismes vivants :
- sont composés de cellules ;
- se reproduisent en utilisant le matériel héréditaire (l'ADN), grandissent et se développent ;
- captent de l'énergie dans leur environnement ;
- ressentent et réagissent à leur environnement ;
- présentent un haut niveau d'organisation et sont évolutifs (…). »

➤ L'**homme** avec un petit -h- désigne l'humain mâle (♂) ou femelle (♀).

Info +

Un aphorisme de Jean Rostand à analyser : « Pour le biologiste, l'homme est un animal, un animal comme les autres. »

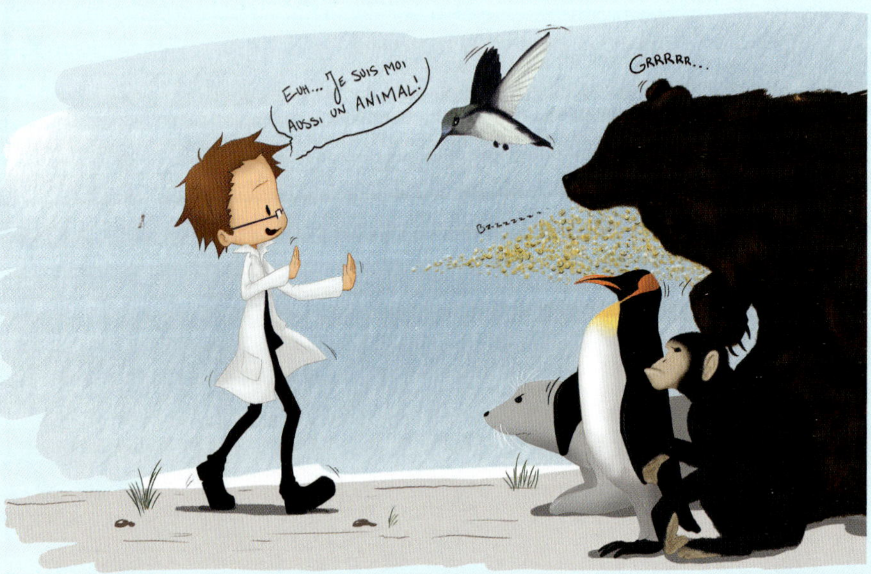

Fig. 1.3. « L'homme est un animal, un animal comme les autres. »

Info +

L'homme dans l'échelle animale : des certitudes que l'on peut connaître !

L'homme est un mammifère

> L'homme fait partie des **primates**, un groupe d'**animaux vertébrés**, nommés **mammifères**.

Les mammifères ont trois caractères communs :

- les femelles des mammifères allaitent leurs petits ;
- leur peau est recouverte de poils ;
- la température de leur corps est constante.

L'homme est un mammifère haut de gamme !

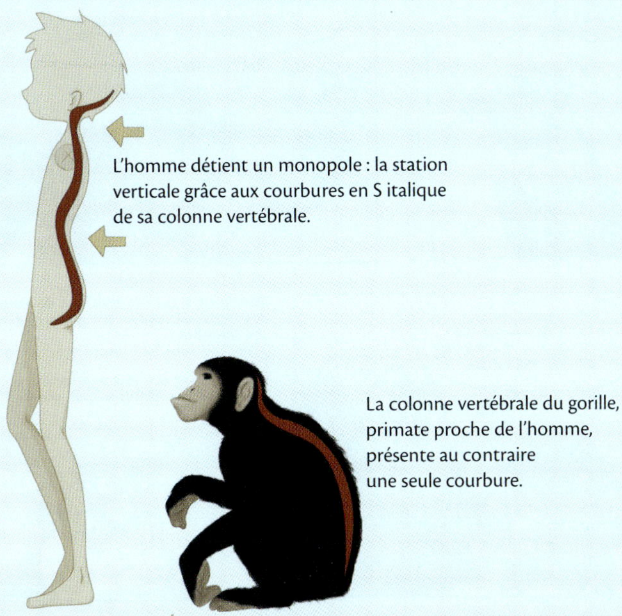

Fig. 1.4. L'homme est un mammifère haut de gamme.

➤ Animaux vertébrés : animaux qui ont un squelette.

➤ Mammifère vient du latin *mama* qui signifie « mamelle ».

➤ Primate : animal dont la main a la capacité de saisir des objets et dont le cerveau est le plus développé de tout le règne animal.

« L'homme actuel, Homo sapiens sapiens, spécimen animal le plus évolué, tient debout, a le pouce opposable aux autres doigts, s'accouple en toute saison, est omnivore et… capable d'attention. »

P. Valéry

➤ Omnivore : qui mange de tout.

Info +

Origine de l'homme : une des toutes premières théories...

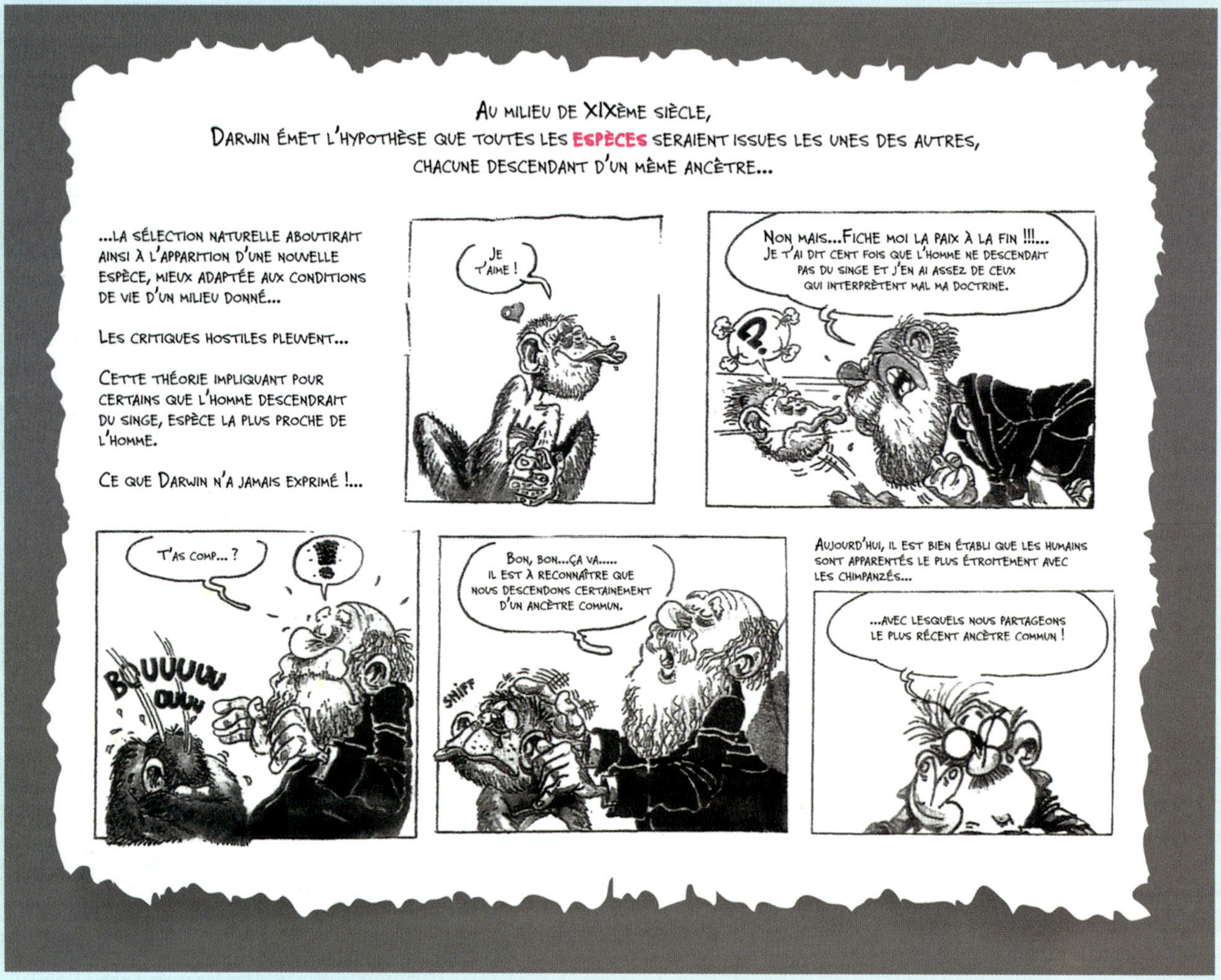
Au milieu de XIXème siècle,
Darwin émet l'hypothèse que toutes les espèces seraient issues les unes des autres, chacune descendant d'un même ancêtre...
...la sélection naturelle aboutirait ainsi à l'apparition d'une nouvelle espèce, mieux adaptée aux conditions de vie d'un milieu donné...
Les critiques hostiles pleuvent...
Cette théorie impliquant pour certains que l'homme descendrait du singe, espèce la plus proche de l'homme.
Ce que Darwin n'a jamais exprimé !...
Je t'aime !
Non mais...Fiche moi la paix à la fin !!!... Je t'ai dit cent fois que l'homme ne descendait pas du singe et j'en ai assez de ceux qui interprètent mal ma doctrine.
?
T'as comp... ?
!
Bouuuuu uuuu
Bon, bon...ça va..... il est à reconnaître que nous descendons certainement d'un ancêtre commun.
Sniff
Aujourd'hui, il est bien établi que les humains sont apparentés le plus étroitement avec les chimpanzés...
...avec lesquels nous partageons le plus récent ancêtre commun !

Fig. 1.5. Origine de l'homme : une des toutes premières théories...
Textes : G. Peyrefitte / Illustrations : J. Camponovo.

➤ Espèce en biologie : ensemble d'individus capables de se reproduire entre eux en donnant des descendants eux-mêmes féconds.

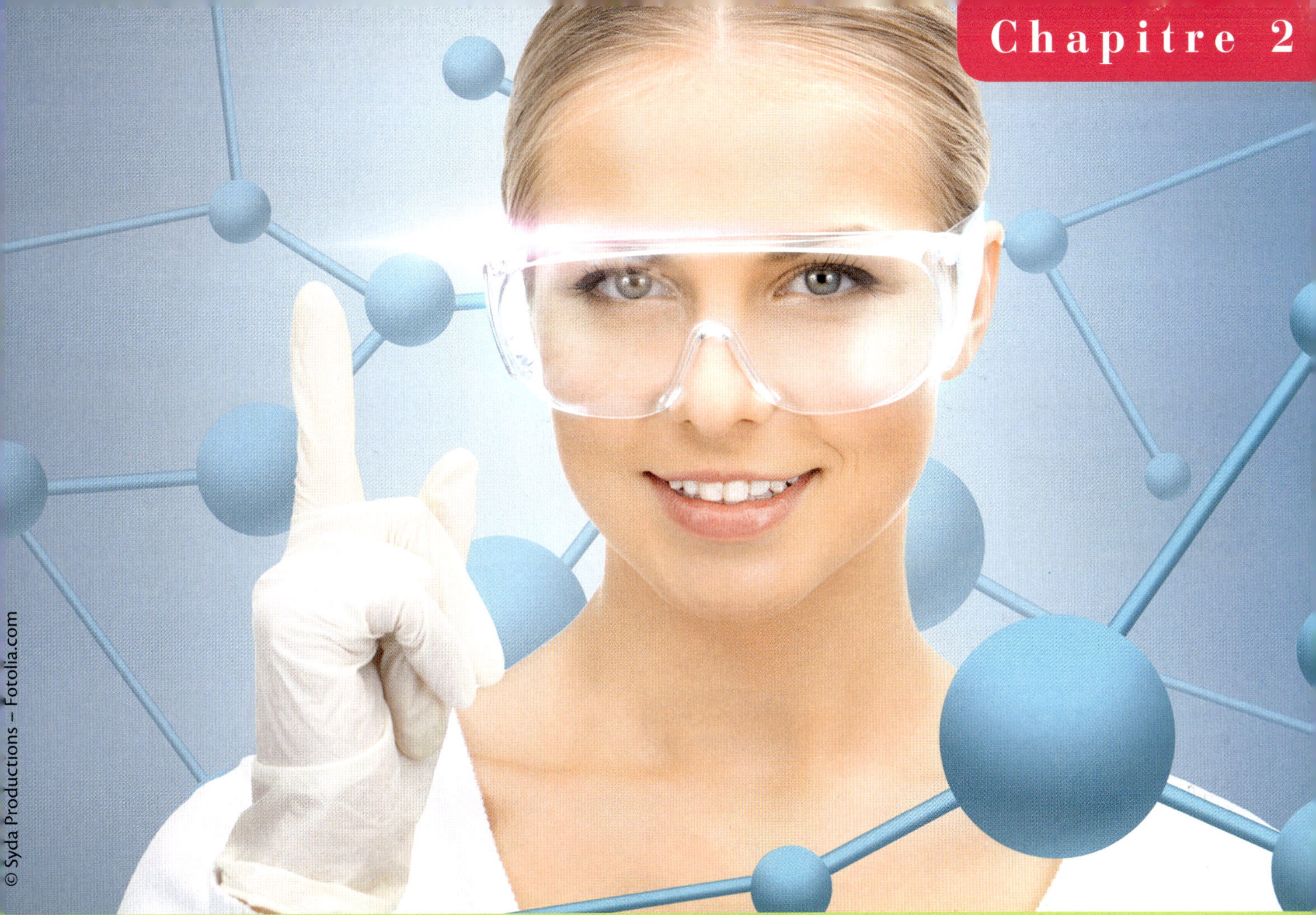

Les constituants de la matière vivante

Savoirs à acquérir

Les substances minérales

- **L'eau :**
  - connaître la teneur en eau de l'organisme humain et la teneur en eau du sang, de la peau, des muscles, des os ;
  - connaître la répartition de l'eau dans l'organisme humain ;
  - connaître les rôles de l'eau, les pertes quotidiennes en eau, leurs origines, les apports recommandés et les sources de ces apports.
- **Les éléments minéraux :** connaître la teneur globale dans l'organisme humain et des exemples d'éléments minéraux présents dans l'organisme, dont le calcium et quelques oligo-éléments. Connaître leur rôle.

Les substances organiques

- **Les glucides :**
  - connaître la définition d'un ose (exemple du glucose), d'un polyoside (exemple de l'amidon) ;
  - connaître le rôle des glucides comme source d'énergie et leurs principales sources alimentaires.
- **Les lipides :**
  - connaître le rôle des lipides dans la constitution de la membrane plasmique et leur rôle de réserve énergétique ;
  - savoir énoncer les principales sources alimentaires des lipides.
- **Les protides :**
  - connaître la définition d'un acide aminé, d'un peptide, d'une protéine, et leurs rôles ;
  - savoir énoncer les principales sources alimentaires des protides.

Tout organisme vivant, simple ou complexe, est formé de deux sortes de substances chimiques (nommées biomolécules) : des substances minérales (eau et éléments minéraux) et des substances organiques (glucides, lipides, protides, acides nucléiques, et vitamines).

1 Les substances minérales

1. L'eau dans l'organisme humain

➡ Teneur en eau de l'organisme humain

> ➤ La **teneur en eau** varie avec l'âge : 75 % chez le nourrisson, 55 % chez la personne âgée.

- L'eau représente 65 à 70 % de la masse du corps.
- La **teneur en eau** varie en fonction des tissus et des organes. Sang = 80 % ; peau = 70 % ; os = 22 %.

➡ Répartition de l'eau dans l'organisme humain

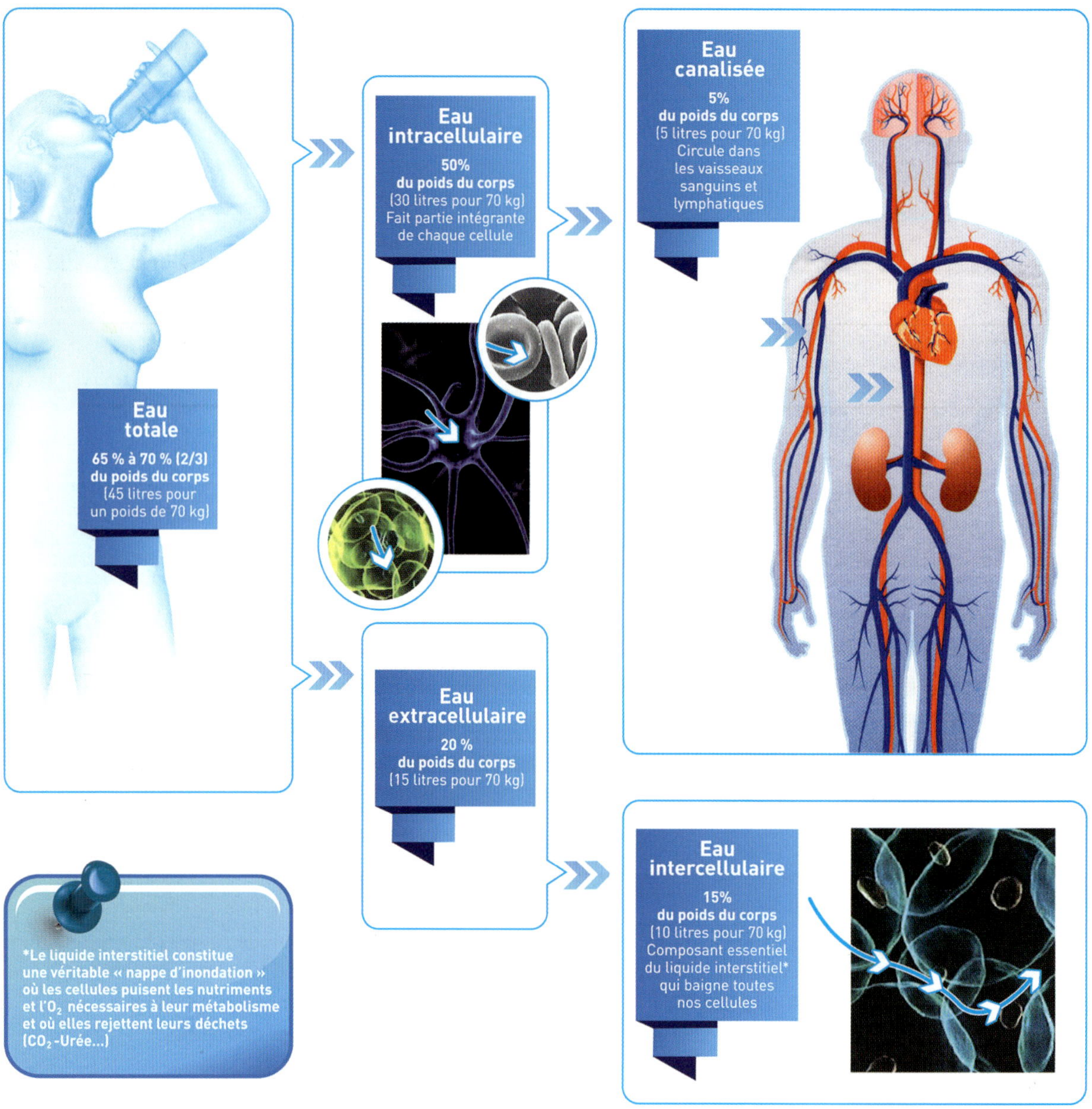

Fig. 2.1. Répartition de l'eau dans l'organisme humain.

Rôles de l'eau dans l'organisme humain

- L'eau du plasma assure le **transport** de substances chimiques diverses :
  – **matériaux nutritifs** depuis l'intestin jusqu'aux cellules et, en sens inverse, **déchets** résultant du travail cellulaire vers les organes d'épuration ;
  – substances indispensables à la vie cellulaire, comme les **hormones**.
- L'eau de la sueur, en s'évaporant à la surface de la peau, **absorbe de grandes quantités de chaleur** qui sont ainsi éliminées dans le milieu extérieur.

« L'eau n'est pas indispensable à la vie, elle est la vie. »
A. de Saint-Exupéry

Besoins en eau chez l'homme

Origine et importance des pertes quotidiennes en eau

Tableau 2.1. Origine et importance des pertes quotidiennes en eau.

Origine et nature des pertes		Importance des pertes en litres par 24 h
Pertes cutanées	– *Perte insensible d'eau (PIE)* : diffusion d'eau à travers la couche cornée. – *Transpiration* : phénomène naturel dû à l'activité des glandes sudoripares eccrines qui éliminent la chaleur produite au cours du travail musculaire et/ou lorsque la température extérieure est trop élevée.	0,3-0,5 L/24 h Variable : au minimum 0,5 L/24 h, jusqu'à plusieurs litres/24 h (1 L par heure de sport)
Pertes pulmonaires	L'air rejeté comporte de la vapeur d'eau.	0,5 L/24 h
Pertes rénales	Le rein filtre 180 litres d'eau/24 h dont 1 % est éliminée pour assurer la fonction d'épuration rénale. Quantité qui varie avec les boissons ingérées, l'activité, l'âge…	1 à 1,5 L/24 h

PIE : il s'agit d'un flux d'eau issu du derme, qui diffuse à travers la couche cornée. Ce flux représente entre 300 et 400 mL/24 h.

L'activité physique intense, professionnelle ou sportive, augmente considérablement les pertes en eau : la prise de petites quantités d'eau avant, pendant (si possible), et après l'effort est indispensable.

Apports recommandés et sources de ces apports

- Les besoins en eau doivent compenser les pertes : 2,5 à 3 litres par 24 heures pour un adulte.

a. Les boissons couvrent environ 50 % des pertes en eau.

b. Tous les aliments contiennent de l'eau.

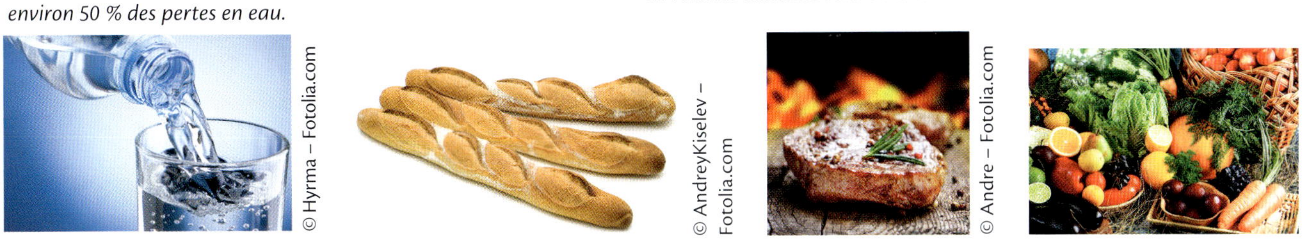

© Hyrma – Fotolia.com

Pain (35 %) © AndreyKiselev – Fotolia.com

Viande (70 %) © Andre – Fotolia.com

Fruits et légumes frais (80-90 %) © Hyrma – Fotolia.com

Fig. 2.2. Principales sources des apports en eau.

2. Les éléments minéraux dans l'organisme humain

➡ Teneur moyenne globale de l'organisme humain en éléments minéraux

❯ Les éléments minéraux représentent 2 à 3 % de la masse corporelle.

➡ Exemples d'éléments minéraux présents dans l'organisme humain et leur rôle

➤ **Le calcium représente 1,5 % de la masse corporelle (soit 1,3 kg pour 70 kg de poids corporel). Le squelette en renferme 99 %.**

Le calcium

- Sous forme de sels, **il se fixe dans les os pour donner sa rigidité au squelette.**
- Sous forme ionisée, il intervient notamment dans la **coagulation du sang**.

Les oligo-éléments

➤ **« *Oligos* », en grec, signifie « peu abondant ».**

❯ Les oligo-éléments sont des substances minérales présentes dans l'organisme en quantité infime – moins de 7 g pour un homme de 70 kg –, mais qui sont utiles, sinon indispensables, à son fonctionnement.

- *Quelques oligo-éléments*. Il existe 17 oligo-éléments, dont 10 sont indispensables, parmi lesquels le **fer**, l'**iode**, le sélénium, le zinc, le fluor, le **cuivre**…
- *Les rôles*. Les oligo-éléments interviennent :
  - soit comme des « **activateurs** » **d'enzymes** (c'est le cas du cuivre dans la mélanogenèse) ;
  - soit en tant que **constituants d'une structure chimique** : c'est le cas du fer, composant de l'hémoglobine, ce pigment qui fixe le dioxygène dans les érythrocytes, ou de l'iode qui est un élément entrant dans la composition des hormones thyroïdiennes.
- *Les apports*. L'alimentation, si elle est variée et équilibrée, est largement suffisante pour satisfaire les besoins en oligo-éléments.

Le sodium (Na), le potassium (K)

- Ils interviennent surtout à l'état d'ions (Na^+, K^+,) et ont un rôle prépondérant dans la régulation de nombreuses fonctions cellulaires.
- Le **sodium** intervient dans le maintien de l'**hydratation de l'organisme**.

Le magnésium (Mg)

Il est nécessaire à la **contraction musculaire**.

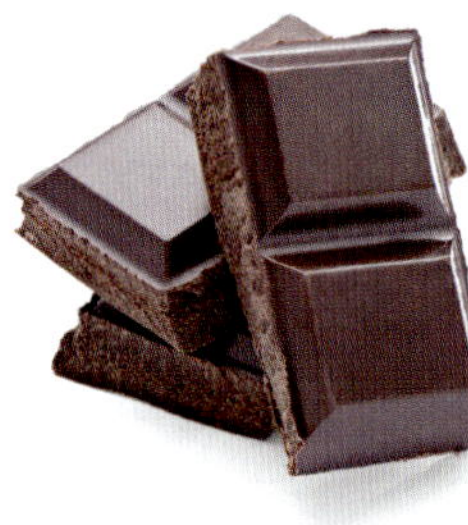
© Picsfive – Fotolia.com

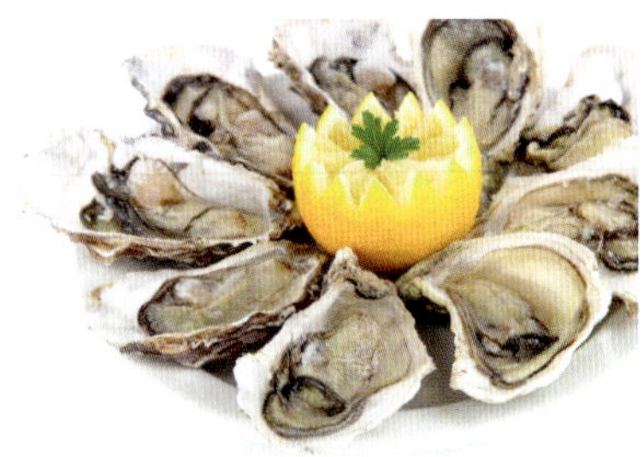
© Africa Studio – Fotolia.com

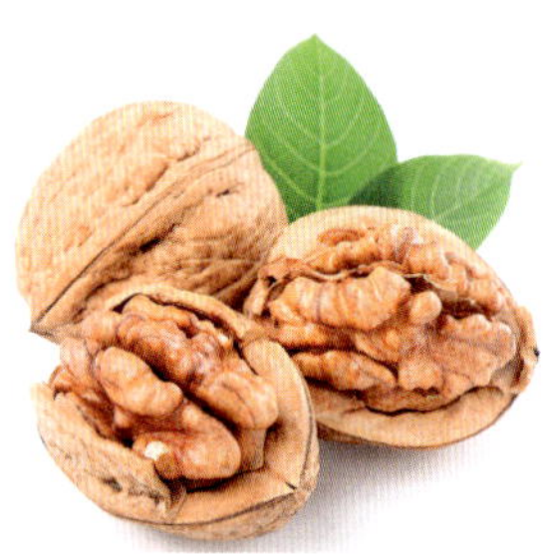
© Dionisvera – Fotolia.com

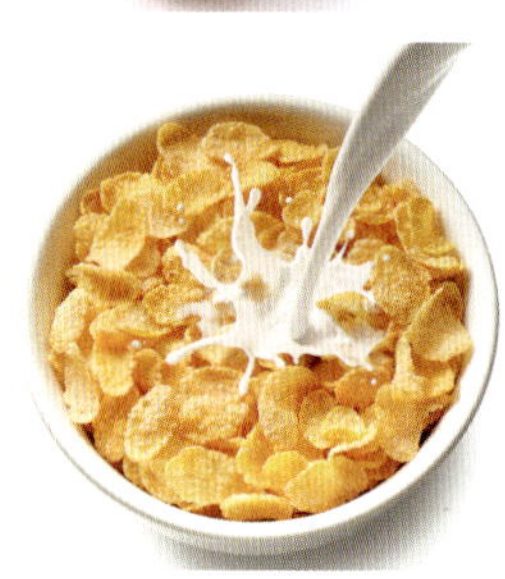
© Okea – Fotolia.com

Fig. 2.3. Les huîtres, les coquillages, les noix, les céréales, le chocolat (fer)… sont particulièrement riches en oligo-éléments.

Info +

Le calcium (Ca)

1. Le calcium : un apport indispensable dans l'alimentation des jeunes

› C'est pendant l'enfance et l'adolescence que le squelette se construit, avec l'indispensable soutien du calcium pour obtenir une masse osseuse solide.

2. Le calcium, clé de voûte de notre masse osseuse, est apporté par l'alimentation

Le calcium : quels apports recommandés ?

Tableau 2.2. Les apports recommandés en calcium.

Enfants	Adolescents	Femmes adultes	Femmes > 50 ans
1 à 3 ans : 500 mg/j	1 200 mg/j	900 mg/j	1 200 mg/j
4 à 9 ans : 800 mg/j			
10 à 14 ans : 1 200 mg/j			

Au cours de la grossesse et de l'allaitement, les besoins sont estimés à 1 000 mg/j.

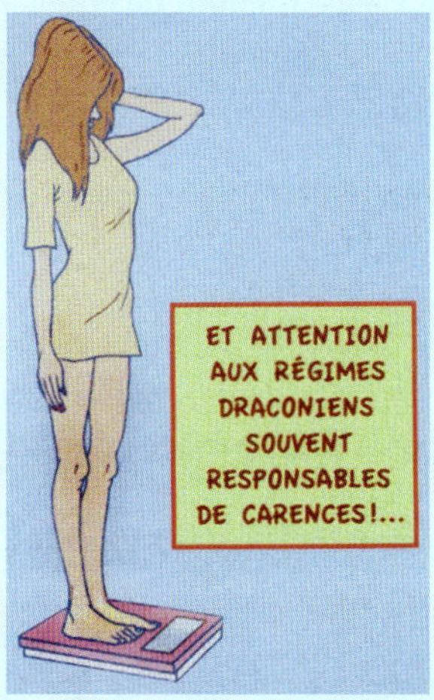

Fig. 2.4. Des régimes et... parfois des carences.

Le calcium : dans quels aliments ? Les produits laitiers surtout
On trouve 300 mg de calcium dans : 40 g de fromage à pâte ferme, 1/4 de litre de lait, 2 yaourts et… 1 kg d'oranges.

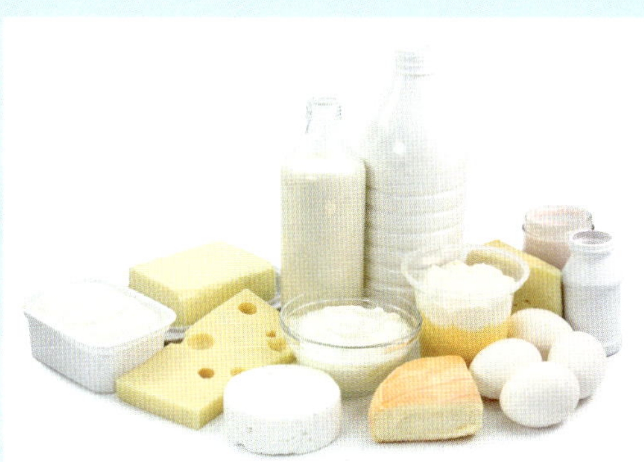

Fig. 2.5.

À retenir

En pratique, il faut consommer du lait ou un produit laitier à chaque repas !

3. Le calcium : un des éléments du couple gagnant (Calcium + Vitamine D) pour prévenir l'ostéoporose

L'ostéoporose est une maladie généralisée du squelette, responsable d'une fragilité osseuse exagérée et donc d'un risque élevé de fracture. Les femmes après la ménopause sont plus particulièrement touchées.
L'ostéodensitométrie, technique utilisant les rayons X, est actuellement la méthode de référence pour approcher le diagnostic d'ostéoporose.

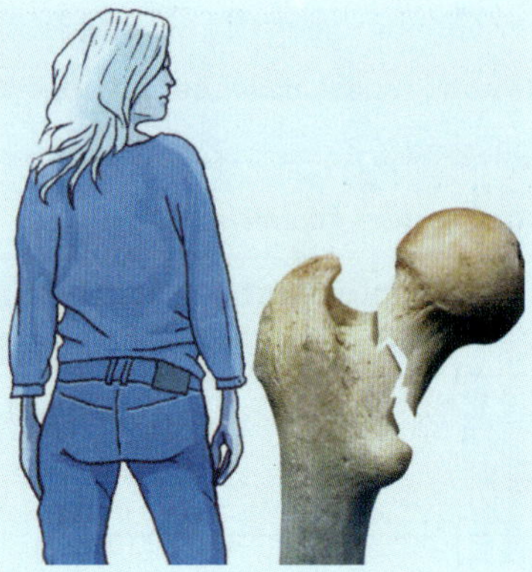

Fig. 2.6. L'ostéoporose a concerné 3 à 4 millions de Françaises ménopausées en 2011.
140 000 fractures par an sont attribuables à l'ostéoporose, surtout col du fémur, vertèbres, poignet.

2 Les substances organiques

1. Trois notions essentielles

- Les substances **organiques** n'existent que dans la **matière vivante**.
- Leur molécule est caractérisée par la prédominance du **carbone** (C), associé à l'**hydrogène** (H), l'**oxygène** (O) et parfois l'**azote** (N).
- Les substances organiques sont représentées par les **glucides**, les **lipides**, les **protides** et les **acides nucléiques**.

2. Les glucides

➡ Biochimie

› Les glucides sont les sucres et les féculents du langage courant.
› Les glucides sont composés de carbone, hydrogène, oxygène : C-H-O.
› On distingue deux groupes de glucides :
– les oses, les plus simples ;
– les osides, glucides complexes, constitués d'un nombre plus ou moins grand d'oses.

Tableau 2.3. Classification biochimique des glucides.

Glucides		
Oses	**Osides**	
	Diosides	**Polyosides**
› Les oses sont des molécules qui ne peuvent pas être scindées en molécules plus simples. Exemple : le **glucose**.	› Un dioside est l'union de 2 oses. Exemple : le **saccharose**.	› Les polyosides sont de grosses molécules constituées de milliers d'oses. Exemple : l'**amidon**.

➤ Le saccharose est le sucre de table extrait de la canne à sucre et de la betterave.

Rôle des glucides dans l'organisme

Dans les aliments, les glucides sont le plus souvent des polyosides (amidon). Ces grosses molécules sont décomposées au cours de la digestion en leurs constituants élémentaires, les oses, seuls utilisables par nos cellules. Le glucose est le principal ose libéré dans le tube digestif : il est acheminé par le sang aux cellules, où il servira de combustible.

› Les glucides sont la **source d'énergie essentielle des cellules de l'organisme.**

Apport conseillé en glucides dans l'alimentation

› **Le pourcentage d'apport conseillé en glucides est de 50 à 55 % de la ration énergétique totale.**

Sources alimentaires de glucides

D'un grand intérêt économique, car moins coûteux que les aliments riches en protéines et lipides, les glucides sont à la base de l'alimentation humaine.
Au point de vue alimentaire, on peut distinguer : les sucres « rapides » et les sucres « lents ».

- **Les sucres « rapides » :**
  - ils ont un goût « sucré » ;
  - ils sont représentés par les **oses** et les **diosides** ;
  - ils sont assimilés rapidement et fournissent de l'**énergie à court terme**, immédiatement utilisable.

Sources alimentaires : le sucre de table (saccharose), les confitures, le miel, le chocolat, la pâtisserie, la biscuiterie, la confiserie, les fruits.

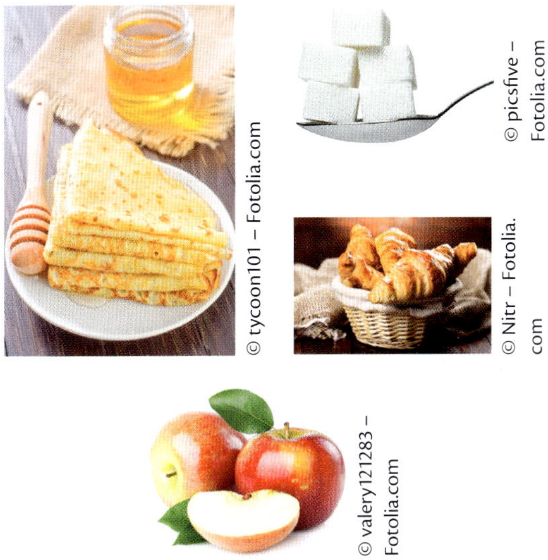

Fig. 2.7. Des sucres rapides.

- **Les sucres « lents » :**
  - ils ne sont pas « sucrés » au goût ;
  - ils sont représentés par les polyosides, dont l'amidon est le chef de file ;
  - ils ne se dégradent que lentement au cours de la digestion (pour donner du glucose pur), si bien qu'ils passent dans la circulation en plusieurs heures apportant ainsi de l'**énergie progressivement dans la journée**.

Sources alimentaires : les céréales (blé, maïs, riz...), les légumes secs et les pommes de terre.

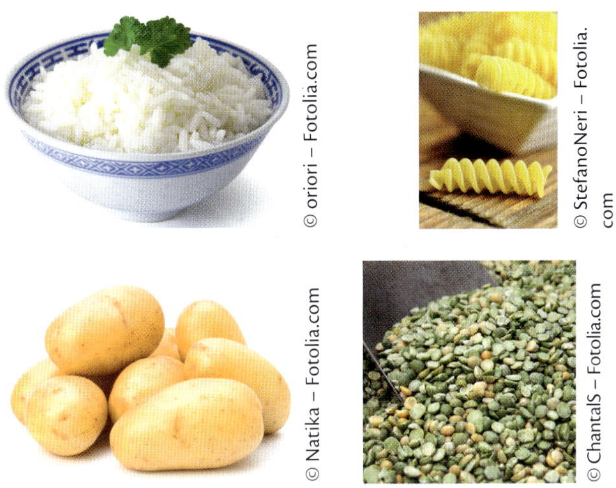

Fig. 2.8. Des sucres lents.

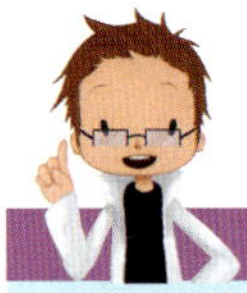

Info +

Les glucides en questions

1. Les glucides peuvent-ils donner de la « graisse » ?

Oui, car :

- une partie des glucides apportés par l'alimentation est consommée par nos cellules ;
- une autre partie est stockée dans les muscles et le foie sous forme de glycogène ;
- l'excès, s'il y en a, est transformé en graisses (lipogenèse), et s'accumule dans l'hypoderme. D'où le rôle très important des aliments glucidiques dans la constitution d'une surcharge de poids.

2. Les glucides et la fringale de 10 heures ?

Mieux vaut remplacer un soda par du lait et des biscuits par du pain complet !
La fringale de 10 heures est en effet le lot de ceux qui ne s'alimentent pas le matin, et qui sont donc à jeun depuis la veille au soir. Elle correspond à une baisse du sucre dans le sang (hypoglycémie). L'ingestion plus ou moins massive de sucres rapides n'est pas un bon choix, car ils sont absorbés en quelques minutes, ce qui entraîne une décharge d'insuline et donc une augmentation de l'hypoglycémie latente. Mieux vaut absorber des sucres lents.

3. Et le pain ?

À recommander largement !
Valeur énergétique intéressante : il contient 55 % de glucides, ce qui en fait un excellent carburant pour nos muscles quand ils travaillent. Consommation quotidienne souhaitable : de 80 à 300 g (une baguette de pain pèse 200 g), à adapter en fonction de la ration alimentaire et de l'activité physique. Mais pas de jour sans pain !

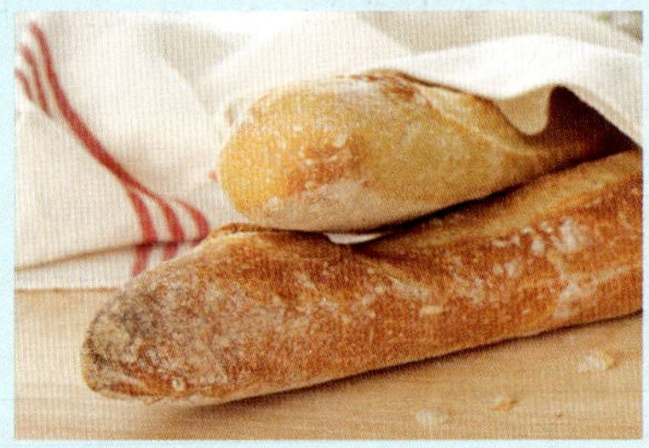

Fig. 2.9.

3. Les lipides

➡ Biochimie

› Comme les glucides, les lipides sont composés de **carbone, d'hydrogène** et **d'oxygène** : C – H – O.

➡ Rôles des lipides dans l'organisme

› Certains lipides sont des **constituants essentiels de la membrane plasmique des cellules.**
› Les lipides ont un rôle de **réserve énergétique** pour l'organisme.
En effet, lorsque les lipides ou les glucides sont apportés en trop grande quantité dans l'alimentation, ils sont stockés dans l'hypoderme où ils constituent une réserve d'énergie. En fonction des besoins de l'organisme, ces lipides seront libérés sous forme d'acides gras, qui constituent la principale source d'énergie pour les muscles.
› **Les lipides qui constituent le tissu adipeux forment un coussin protecteur autour d'organes tels que les reins et une couche isolante sous la peau.**

> **➤ Une alimentation trop riche en lipides peut contribuer à l'apparition de maladies cardio-vasculaires.**

➡ Apport conseillé en lipides dans l'alimentation

› **Le pourcentage d'apport lipidique conseillé pour une ration équilibrée ne doit pas dépasser 30 % de la ration énergétique totale.**

➡ Sources alimentaires de lipides

- **Lipides d'origine animale** : ils se trouvent dans les viandes, les poissons, les œufs, dans le lait et ses dérivés (beurre, fromages...).

- **Lipides d'origine végétale** : ils sont issus des graines oléagineuses (huiles de tournesol, d'arachide, de colza), de germes de graines (blé, maïs), de fruits oléagineux (olive, palme).

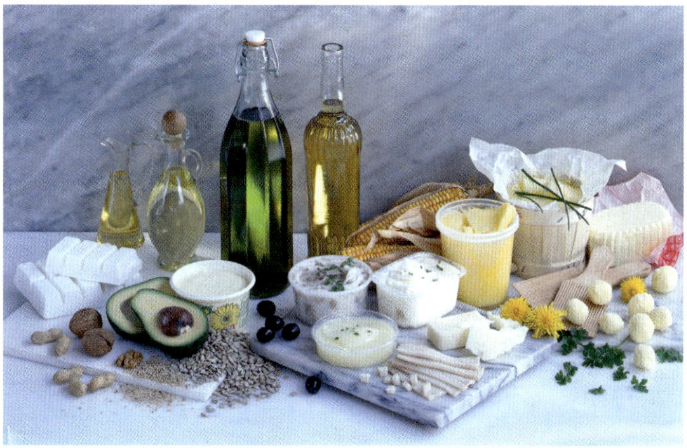

Fig. 2.10. Où se cachent les lipides ?

4. Les protides

➡ Biochimie

Les protides sont les plus importants composés de la matière vivante, surtout chez les animaux (ils sont peu abondants dans les végétaux). Des cellules aussi simples que les bactéries disposent de 100 à 1 500 protides différents, les cellules humaines de 15 000 à 30 000 !

› Les protides sont des molécules constituées de carbone, d'hydrogène, d'oxygène et d'azote : C – H – O – N.

Tableau 2.4. Classification biochimique des protides.

Protides		
Acides aminés	**Peptides**	**Protéines**
› Les acides aminés sont les unités de base des protides : ils servent à leur construction. Il en existe 20 dans la nature.	› Les peptides sont des protides constitués de moins de 60 acides aminés.	› Les protéines sont des protides constitués de plus de 60 acides aminés. Ce sont les protides majoritairement représentés dans l'organisme humain.

> **➤ Un dipeptide est formé de 2 acides aminés, un tripeptide de 3 et un polypeptide de 10 ou plus, jusqu'à 60.**

> **➤ Les kératines de l'épiderme, des poils, des ongles, les mélanines qui colorent la peau, les collagènes du derme sont des protéines, comme les protéines qui constituent nos muscles.**

➡ Rôles des protéines dans l'organisme humain

› Les protéines sont le principal matériau de construction de notre corps.

Nos cellules fabriquent leurs propres protéines, mais elles ne savent pas en fabriquer toutes les « briques », c'est-à-dire les vingt acides aminés nécessaires à leur construction. Il en existe huit (dits «indispensables ») qu'elles sont incapables de produire. Nous devons donc les trouver dans la nourriture pour construire toutes nos protéines.

Les protéines représentent 10 à 30 % de la masse de nos cellules.

› Les protéines dites « fonctionnelles » jouent un rôle essentiel dans le fonctionnement cellulaire. C'est le cas des enzymes et de certaines hormones.

> **Les protéines ont également une valeur énergétique (elles fournissent autant d'énergie que les glucides), mais leur vocation n'est pas d'être utilisées dans ce but.**

> **Bien entendu, viandes, poissons, œufs, céréales… apportent les mêmes protéines.**

Apport conseillé en protéines dans l'alimentation

Le pourcentage d'apport conseillé en protéines est de 11 à 15 % de la ration énergétique totale.

Sources alimentaires de protéines

- **Protéines d'origine animale** : viandes, poissons, œufs et produits laitiers.

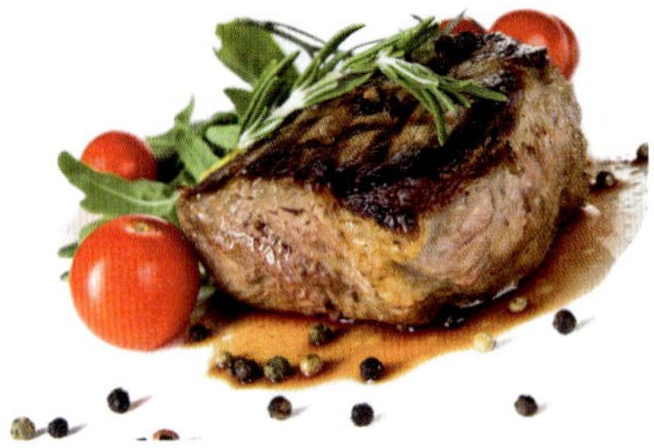
© Jag_cz – Fotolia.com
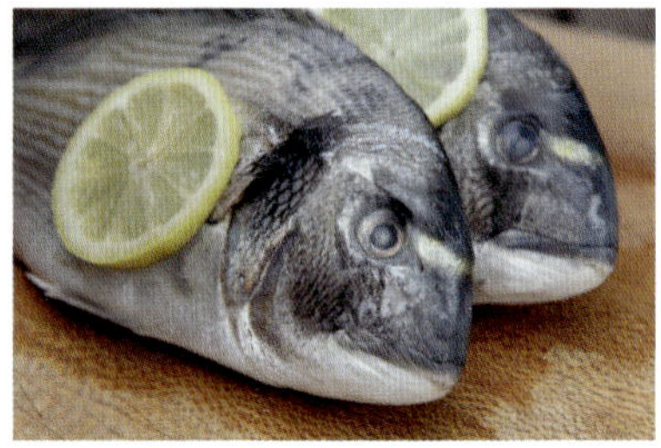
© Kalou1927 – Fotolia.com
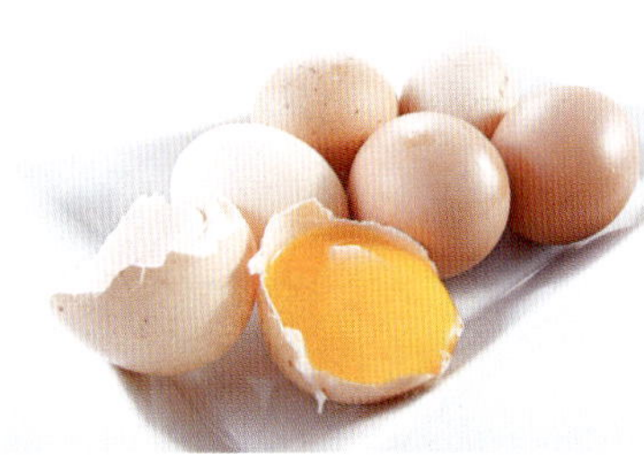
© IvanFloriani – Fotolia.com
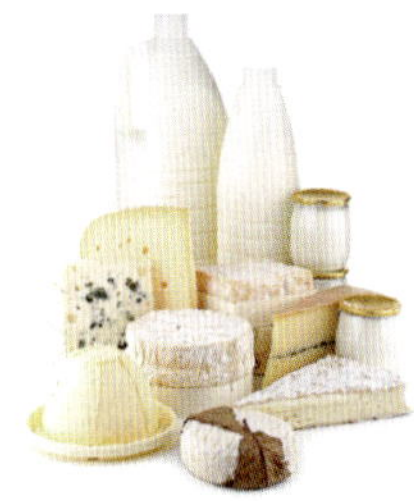
© M.studio – Fotolia.com

Fig. 2.11. Aliments qui apportent des protéines d'origine animale.

- **Protéines d'origine végétale** : dans le pain, les céréales (blé, maïs, riz…), les légumes secs et les pommes de terre.

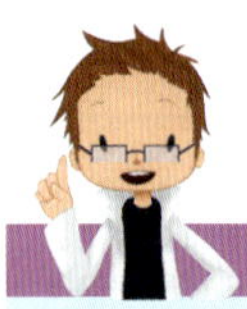

Info +

Les aliments

1. Plus un animal court vite, moins sa viande est grasse

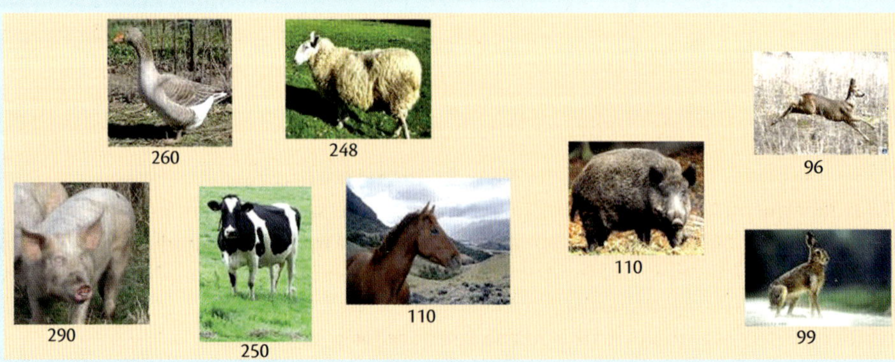

Fig. 2.12. Nombre de kcalories par 100 g chez les animaux terrestres…

Les poids super-légers en kcalories sont les poissons et les crustacés, pratiquement tous au-dessous de 100 kcal/100 g. Seuls poids lourds parmi les poissons : le saumon, qui ne fait guère mieux que le bœuf avec ses 200 kcal/100 g, et le thon qui pointe à 220 kcal/100 g.

2. Des équivalences pour les protides (Dr Le Noc-Soudani)

Tableau 2.5. Les équivalences pour les protides.

20 g de protides sont apportés par : 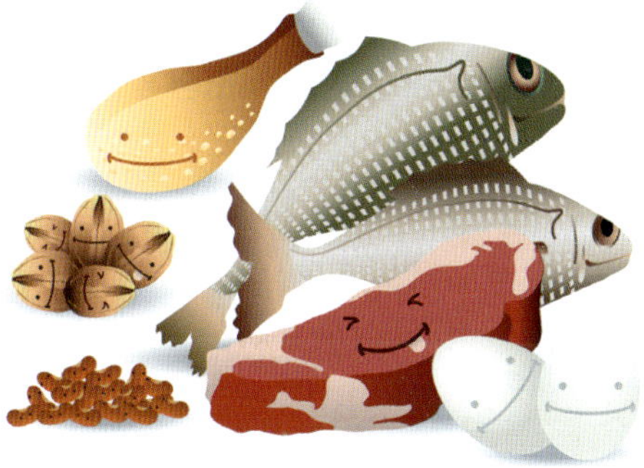 **Fig. 2.13.**	100 g de viande 100 g de poisson 100 g de volaille 100 g d'abats 200 g de fromage blanc 90 g de camembert 70 g d'emmental 2 œufs 4 yaourts ¼ litre de lait

3. La pyramide alimentaire

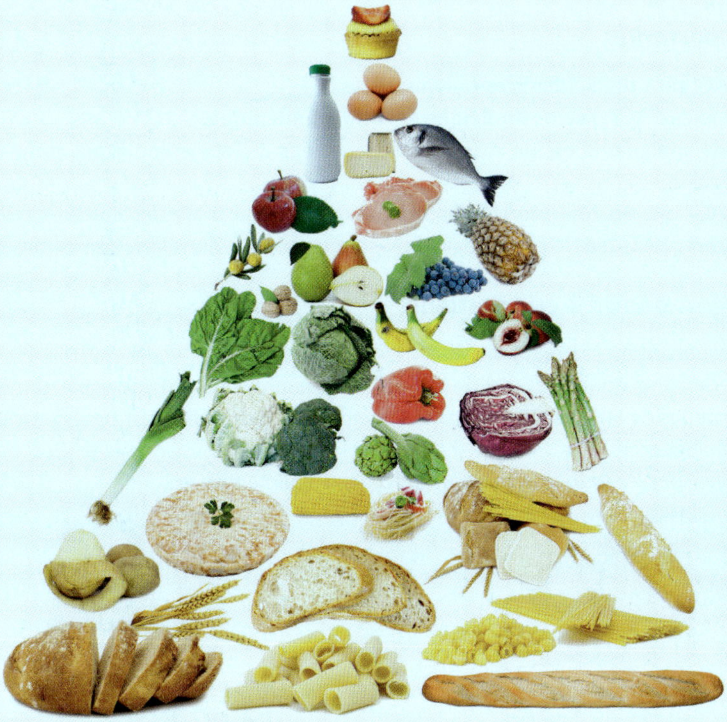

Fig. 2.14. Pyramide alimentaire.

La pyramide alimentaire permet de représenter la place relative que chaque groupe alimentaire devrait occuper dans l'alimentation. Les sucres « lents », les fruits et les légumes dominent, les protéines et les lipides suivent, les sucres « rapides » constituant la partie la plus faible.

BP/Bac Pro **Biochimie et équilibres physiologiques**

1 Étude des biomolécules

1. Les lipides

➡ Les acides gras indispensables (AGI) – anciennement nommés acides gras essentiels (AGE)

Les acides gras sont des molécules à nombre pair d'atomes de carbone, de 4 à 38 (avec une prédominance d'acides gras de 16 à 18 atomes de carbone).

› Les acides gras dits « indispensables » sont ainsi nommés car ils ne sont pas synthétisés par l'organisme et doivent être apportés par l'alimentation.

Classification

On distingue :

- les acides gras **saturés**, qui ne présentent pas de doubles liaisons ;
- les acides gras **insaturés**, qui ont une ou plusieurs doubles liaisons (on dit alors qu'ils sont « polyinsaturés »).

Notions importantes

- Les AGI sont des **acides gras polyinsaturés**.
- Exemples d'AGI : l'**acide linoléique** et l'**acide linolénique**.
- L'acide linolénique est un AGI de la série oméga 3 (l'acide linoléique étant de la série oméga 6).
- Les AGI ont un rôle prouvé dans la **prévention des maladies cardio-vasculaires**, et d'autres rôles (dans la physiologie du système nerveux, dans le système immunitaire…).

Les acides gras oméga 3 en questions

- *Pourquoi oméga et pourquoi 3 ?*

Parce que la dernière double liaison de ces acides gras polyinsaturés d'origine alimentaire est située à 3 carbones de la fin de la molécule… une fin dite « oméga », car oméga est la dernière lettre de l'alphabet grec.

- *Quelles sont les sources importantes d'oméga 3 alimentaires ?*

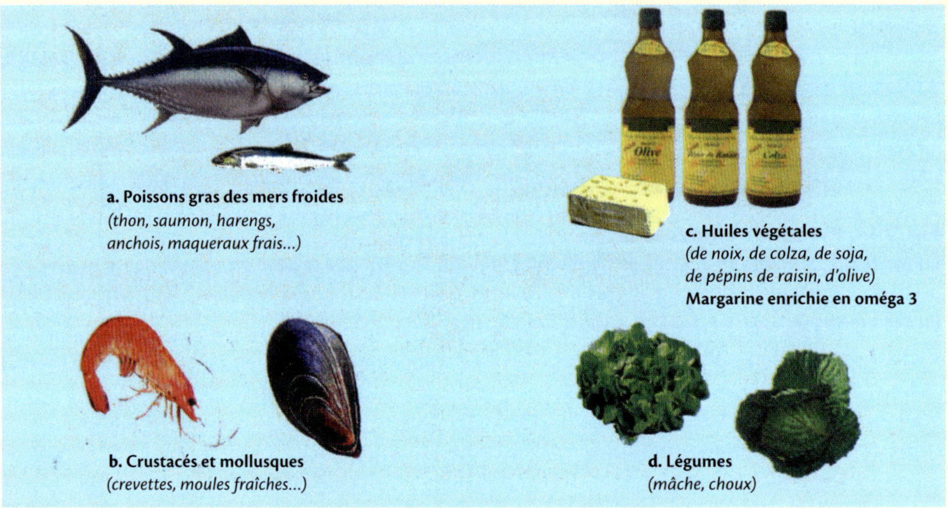
a. Poissons gras des mers froides
(thon, saumon, harengs, anchois, maqueraux frais…)
c. Huiles végétales
(de noix, de colza, de soja, de pépins de raisin, d'olive)
Margarine enrichie en oméga 3
b. Crustacés et mollusques
(crevettes, moules fraîches…)
d. Légumes
(mâche, choux)

Fig. 2.15. Les sources importantes d'oméga 3 alimentaires.

Les triglycérides

Ils représentent la quasi-totalité des lipides apportés par l'alimentation. Mais le foie en synthétise une quantité importante.
Ils constituent la principale forme de stockage de l'énergie dans le tissu adipeux.

Les céramides

Ces lipides, dont il existe sept types isolés à ce jour, entrent dans la composition des lipides localisés entre les cellules cornées, en proportions égales avec du cholestérol et des acides gras libres. Ce mélange constitue le « ciment » intercornéocytaire, qui assure la cohésion de la couche cornée.

2. Les substances azotées

Les acides aminés indispensables (anciennement nommés « essentiels »)

› Les acides aminés dits « indispensables » sont ainsi nommés car ils ne sont pas synthétisés par l'organisme et doivent donc être apportés par l'alimentation. Sur les 20 acides aminés qui existent dans la nature, 9 sont « indispensables ».

Les acides aminés indispensables sont : valine, leucine, isoleucine, méthionine, phénylalanine, tryptophane, thréonine, histidine, lysine.

Structure des protéines

Cinq notions de base

- Les protéines (comme les peptides) sont formées par l'**assemblage d'acides aminés**.
- Il existe en tout et pour tout **20 acides aminés** dans la nature.
- Une protéine ne contient pas nécessairement les 20 acides aminés.
- Les protéines diffèrent entre elles par le nombre, la nature et l'ordre (on dit plus volontiers la « **séquence** ») des acides aminés entrant dans leur composition.
- Le nombre des combinaisons avec les 20 acides aminés est illimité, si bien que **chaque protéine est unique**… comme chaque livre écrit avec les 26 lettres de l'alphabet.

Niveaux d'organisation des acides aminés dans une protéine

Le plus souvent, les protéines sont des molécules très volumineuses (macromolécules).

- L'enchaînement des acides aminés selon une **séquence précise** constitue la **structure primaire** de la protéine. Il se fait par des liaisons chimiques nommées « **liaisons peptidiques** ».
- Cette structure ne reste jamais linéaire : la chaîne d'acides aminés s'enroule ou se replie dans l'espace, constituant ainsi une **structure secondaire**. Chaque protéine a sa propre organisation dans l'espace et occupe un certain volume. On distingue deux types de structure secondaire : l'hélice alpha, la plus courante, et le feuillet plissé bêta.
  - L'**hélice alpha** (α) correspond à un enroulement de la chaîne d'acides aminés autour d'un axe, en formant une sorte de ressort. Dans la zone centrale de cette hélice se trouvent les **liaisons peptidiques**. Cette structure alpha est stabilisée par des **liaisons hydrogènes** entre les groupements CO et NH de deux liaisons peptidiques séparées par trois acides aminés.
  - Le **feuillet plissé bêta** (β) résulte de l'union de plusieurs chaînes polypeptidiques par de très nombreuses liaisons hydrogènes, et forme une sorte de ruban plié en accordéon.

On peut trouver ces deux types de structure secondaire le long d'une même chaîne polypeptidique.

- De nombreuses protéines ont également une **structure tertiaire** : les régions en hélice alpha ou plissées bêta de la chaîne d'acides aminés se replient les unes sur les autres et forment une sorte de boule. La protéine est dite **globulaire**. Lorsque deux ou plusieurs chaînes polypeptidiques se regroupent pour former une protéine complexe, on parle de **structure quaternaire**.

Protéines fibreuses et globulaires

- Les protéines fibreuses sont longues et filiformes. Elles n'ont qu'une structure secondaire. Les molécules de kératine de l'épiderme, de collagène et d'élastine du derme sont des protéines fibreuses.
- Les protéines globulaires sont compactes et sphériques : elles ont au moins une structure tertiaire. Les enzymes, l'hémoglobine sont des protéines globulaires.

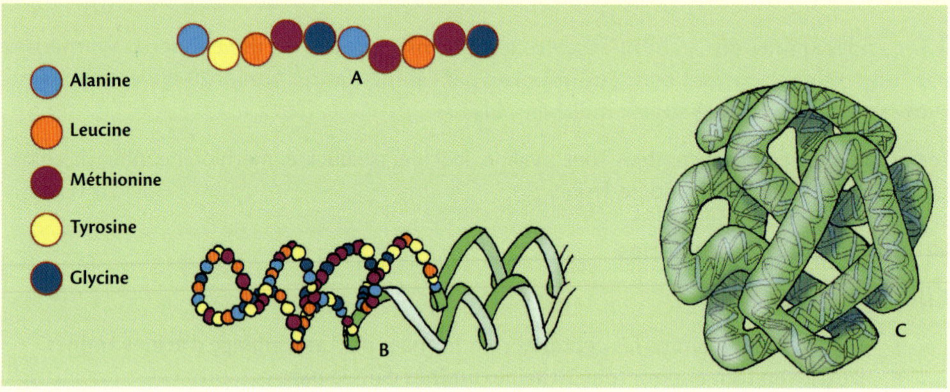

Fig. 2.16. Structure des protéines sur l'exemple d'une structure secondaire alpha.
A. Structure « primaire » d'une protéine : *« accrochage » d'acides aminés. L'ordre d'enchaînement des acides aminés (on parle de « séquence » des acides aminés) caractérise chaque protéine.*
B. Structure « secondaire » en hélice alpha d'une protéine : *la molécule se torsade en hélice. Cet enroulement est stabilisé par des liaisons entre acides aminés de tours de spire voisins : liaisons « hydrogène » et « ponts disulfures » qui donnent à la chaîne d'acides aminés sa structure spécifique.*
C. Structure « tertiaire » : *l'hélice se pelotonne, devient de plus en plus compacte et peut prendre finalement une forme plus ou moins sphérique (cas d'une protéine globulaire). Un « tube » a été dessiné autour de la structure secondaire en hélice pour mieux visualiser la structure tertiaire.*

Les acides nucléiques

› Les acides nucléiques sont représentés par l'acide désoxyribonucléique (ADN) et l'acide ribonucléique (ARN).

Les acides nucléiques sont des molécules très différentes par leur localisation dans la cellule et leurs rôles.

Localisation dans la cellule

- L'ADN se trouve **dans le noyau de la cellule** où il constitue le matériel génétique.
- L'ARN se trouve au contraire surtout **à l'extérieur du noyau.**

Rôles

- L'ADN a deux fonctions principales :
  - **l'ADN détermine la structure de toutes les protéines de l'organisme** : l'ADN est une immense molécule mémoire sur laquelle s'inscrivent des milliers d'informations codées, les **gènes**, qui détiennent la totalité du programme qui régit notre croissance, notre développement, le fonctionnement de toutes nos cellules et… notre individualité, car il n'y a pas deux molécules d'ADN identiques ;
  - **l'ADN se réplique** (se reproduit) avant la division cellulaire, de sorte que l'information génétique présente dans les cellules filles est exactement la même que dans la cellule mère.
- **L'ARN assure la synthèse des protéines** en suivant les « instructions » données par l'ADN, car l'ADN ne quitte jamais le noyau.

3. Les glycoprotéines

› Ces macromolécules sont des associations de protéines et de glucides.

Un exemple : les **protéoglycanes**, qui sont constituées par une protéine nommée « protéine porteuse », sur laquelle sont greffés de longs polysaccharides, les **glycosaminoglycanes (GAGs)**. Ces macromolécules entrent dans la composition de la matrice extracellulaire du derme, où elles ont un rôle déterminant, car les GAGs ont une grande affinité pour l'eau.

4. Les vitamines

› Les vitamines sont des substances organiques indispensables au bon fonctionnement de l'organisme, en quantité infime.

➡ Source des vitamines

La plupart des vitamines sont apportées par l'alimentation : on trouve des vitamines dans tous les principaux types d'aliments, mais aucun aliment ne les contient toutes.
Une exception : la vitamine D est synthétisée dans l'épiderme sous l'effet des UVB.

➡ Mode d'action des vitamines

Les vitamines sont nécessaires pour que les autres nutriments (glucides, lipides, protides) soient utilisés comme source d'énergie par nos cellules.

➡ Nomenclature

On désigne les vitamines par une lettre qui indique l'ordre de leur découverte.

➡ Des vitamines pour la peau et ses annexes

- A (rétinol) : intervient dans la prévention du vieillissement grâce au rôle antioxydant des dérivés du rétinol (bêta-carotène, caroténoïdes).
- E (tocophérol) : effets voisins de ceux de la vitamine A.
- B3 ou PP : protège la peau contre les UV.
- B5 (acide pantothénique) : facteur de croissance des cheveux.
- C (acide ascorbique) : rôle antioxydant et anti-infectieux.
- H (biotine) : facteur de croissance des cheveux.

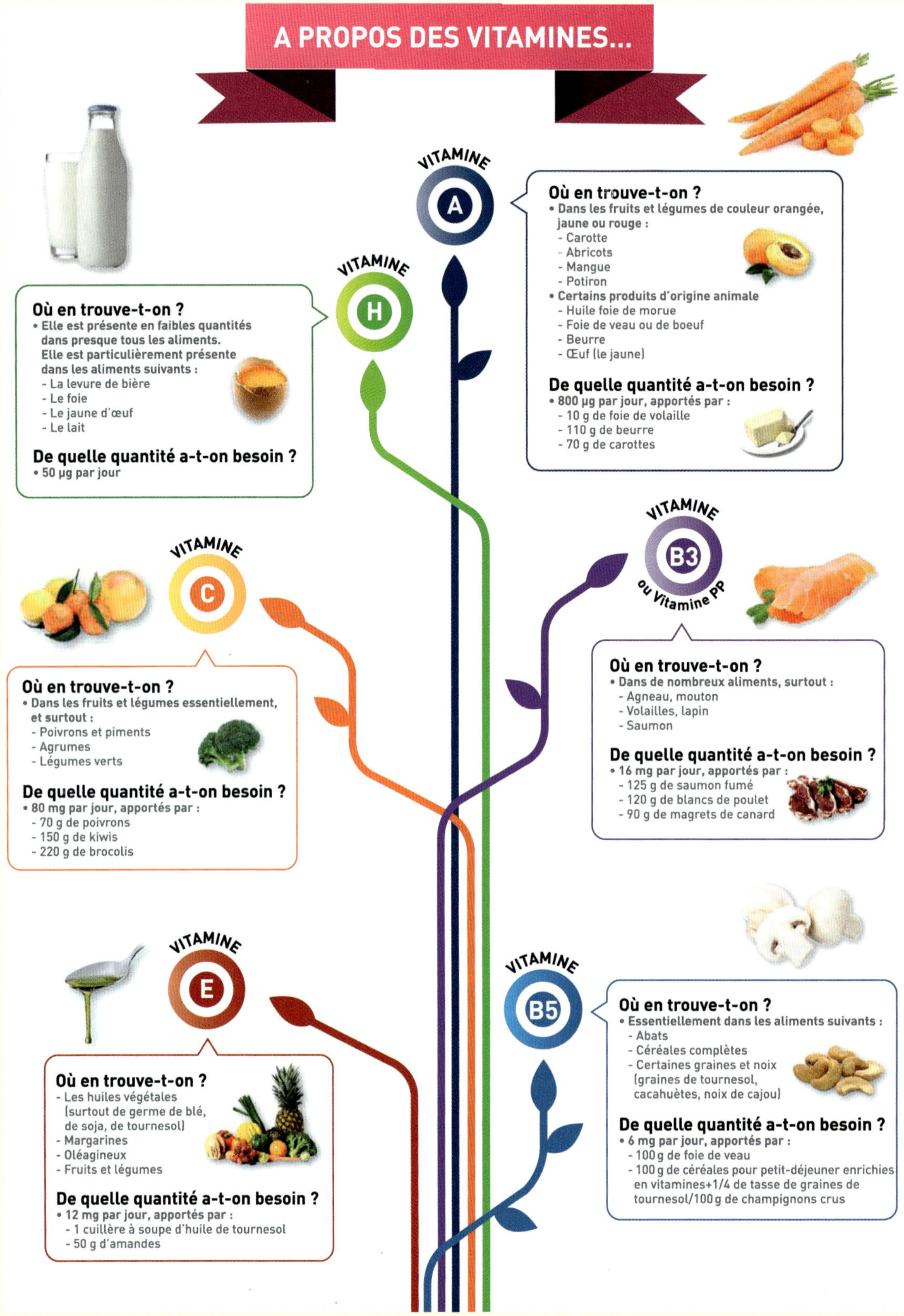

Fig. 2.17. Des vitamines pour la peau.
D'après *L'essentiel des vitamines et minéraux*, Livret de conseils, Centrum.

2 Notions de métabolisme

1. Définitions

› On appelle **métabolisme** l'ensemble des transformations biochimiques qui s'accomplissent dans l'organisme pour dégrader des substances complexes provenant de l'alimentation en substances plus simples et construire à partir de celles-ci de nouvelles molécules ou de nouvelles structures.

› On appelle catabolisme le processus de dégradation des matières premières (aliments) en molécules simples et anabolisme le processus de synthèse de substances nouvelles à partir des matériaux issus du catabolisme.

> ➤ **Métabolisme vient du grec** *metabolê*, **« changement ».**

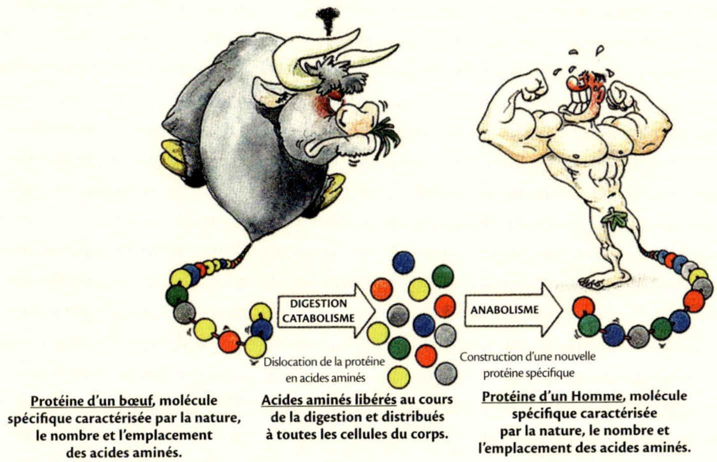

Fig. 2.18. Du bœuf à l'homme : du catabolisme à l'anabolisme...
Les protides que nous mangeons sont réduits à l'état d'acides aminés au cours de la digestion par les diastases. Ceux-ci sont ensuite réassemblés pour constituer d'autres protides, propres à l'individu qui les aura synthétisés.

Info +

Les enzymes : des catalyseurs biologiques

› Les enzymes sont des **catalyseurs** biologiques : elles accélèrent toutes les réactions métaboliques de l'organisme.

Sans les enzymes, les réactions métaboliques se dérouleraient trop lentement pour être utiles. Ainsi, grâce à une enzyme donnée, une réaction chimique peut être jusqu'à 10 millions de fois plus rapide dans l'organisme que si elle était réalisée en laboratoire sans enzyme : il faudrait 4 mois pour faire au laboratoire ce que fait l'organisme en une seconde !

Mode d'action des enzymes

Les enzymes assemblent (enzymes « de synthèse ») ou « découpent » (enzymes « de dégradation ») d'autres molécules auxquelles elles s'unissent temporairement. Par exemple, au cours de la digestion, des enzymes disloquent les grosses molécules alimentaires en petites molécules appelées **nutriments,** seules utilisables par nos cellules (les polyosides sont transformés en oses, les protéines en acides aminés…). Ces enzymes sont appelées **diastases**.

> ➤ **Un catalyseur est une substance chimique qui, par sa seule présence, accélère la vitesse d'une réaction chimique existante.**

Caractéristiques des enzymes

- Les enzymes sont des protéines globulaires.
- Chaque enzyme catalyse une réaction chimique et une seule. C'est pourquoi il existe plus de… 2 000 sortes d'enzymes différentes dans notre organisme.
- En fin de réaction, l'enzyme a sa structure initiale et peut recommencer l'opération.
- Les enzymes agissent à très faible dose.

2. Les radicaux libres et leurs effets sur la peau

Pour s'y reconnaître dans les mots et dans les signes

Les radicaux libres (RL) sont des espèces chimiques (atomes ou associations d'atomes) qui possèdent un électron non apparié, dit « libre » ou « célibataire » sur leur couche externe.
Cet état confère aux RL une très grande instabilité énergétique et cinétique : ils vont apparier leur électron libre à un autre électron d'une molécule voisine dont la structure va être, à son tour, altérée. Cette molécule devient à son tour un RL, et ainsi de suite…
Par convention, le RL s'écrit en mettant un point en exposant sur l'atome qui porte l'électron célibataire à côté de sa charge éventuelle, positive ($A^{+\bullet}$) ou négative ($B^{-\bullet}$).

Principales sources de production des RL dans l'organisme

- Sources endogènes (= intérieures) : les mitochondries, qui produisent l'énergie nécessaire au fonctionnement cellulaire grâce à des réactions d'« oxydation » ; les polynucléaires neutrophiles, qui défendent l'organisme contre les bactéries par phagocytose, peuvent libérer l'anion superoxyde.
- Sources exogènes (= extérieures) : UV, pesticides, pollution de l'air, fumée de cigarette, certains médicaments…

Les systèmes de défense contre les radicaux libres

Pour lutter contre la formation excessive de ces espèces oxygénées, la cellule est dotée d'un certain nombre de systèmes de défense :

- des enzymes, dont la **superoxyde dismutase** (SOD), enzyme-clé de la défense contre les radicaux libres ;
- des molécules antioxydantes (« piégeurs de radicaux libres »). Des vitamines (A, C, E), des oligo-éléments (sélénium, cuivre…), les caroténoïdes peuvent ainsi prévenir certains dommages provoqués par l'exposition solaire.

Les RL : les grands responsables du vieillissement cutané ?

Le débat n'est pas clos, mais les arguments qui militent en faveur de cette théorie sont de plus en plus nombreux, notamment lorsque des spécialistes affirment que « l'absence de SOD dans le derme explique que les fibres élastiques et collagènes captent directement les radicaux libres induits par les UV ». Et on sait bien que les principaux constituants de la matrice extracellulaire du derme, collagène, élastine, protéoglycanes, les plus touchés par le vieillissement cutané, sont les cibles privilégiées des RL.

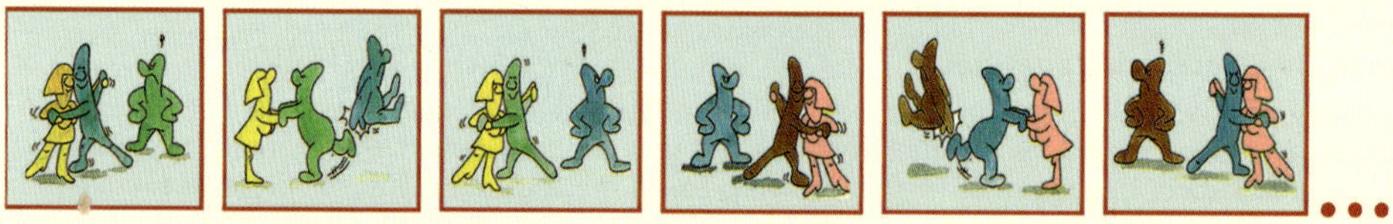

Fig. 2.19. Bataille pour un électron.
Comme tous les célibataires, les RL cherchent une âme sœur, ce qui ne va pas sans problèmes…

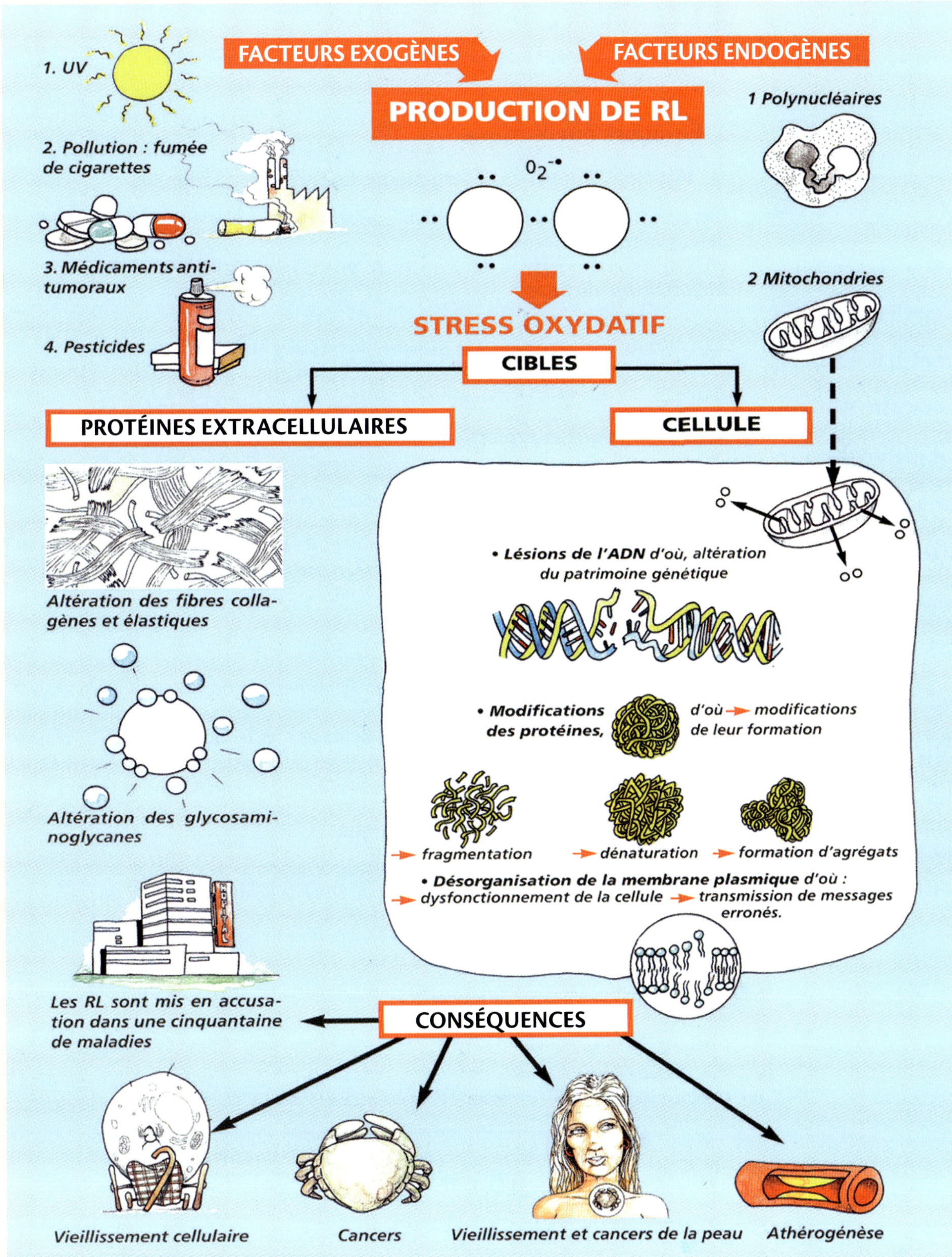

Fig. 2.20. Effets des radicaux libres : des désordres de tous ordres.

> Le concept d'homéostasie (du grec *stasis* « état », *homios* « égal ») est fondé sur cette notion d'équilibre, de stabilité qui existe dans l'organisme malgré les modifications de l'environnement.

> Le métabolisme de base est le « service physiologique minimum » : au repos, certains de nos muscles continuent à travailler (le muscle cardiaque, les muscles respiratoires...), la sécrétion des glandes ne se tarit pas... Finalement, la plupart de nos cellules sinon toutes continuent à fonctionner et ont donc besoin d'énergie.

> À titre de comparaison, l'infirmier, l'instituteur, le maçon, le jardinier, l'agent de surface... sont à un niveau 1,8 ; l'agriculteur, le mineur, à un niveau 2 ; l'horloger à un niveau 1,4.

3 Équilibres physiologiques

Pour survivre, l'organisme doit se tenir en équilibre au niveau énergétique, thermique, hydrique, électrolytique... malgré les variations constantes du monde extérieur.

1. Équilibre énergétique

➡ Principales dépenses énergétiques de l'organisme humain

Elles sont représentées par le métabolisme de base, l'activité physique et professionnelle et par des états physiologiques particuliers.

Métabolisme de base

› Le métabolisme de base est la dépense énergétique inévitable résultant de l'accomplissement des grandes fonctions d'entretien de l'organisme, qui s'effectuent même au repos absolu.

Activité physique et professionnelle

La dépense énergétique journalière varie en fonction de l'activité physique et professionnelle. Un classement des activités moyennes journalières a été établi.

› L'esthéticien(ne)-cosméticien(ne) se situe dans un niveau d'activité physique 1,6, qui est celui de la majorité de la population française (travail assis et partiellement debout).

États physiologiques particuliers

- **La grossesse** : la femme enceinte n'a pas besoin de bouleverser ses habitudes alimentaires. La quantité d'énergie moyenne supplémentaire est estimée à 500 kJ par jour.
- **L'activité sportive** : le coût énergétique est très variable en fonction du sport pratiqué, mais diffère aussi entre le sportif « ponctuel » et le sportif entraîné. La pratique du crawl à 3,5 km/h apparaît en n° 1 de la dépense énergétique, bien avant le tennis et le ski de fond... La pratique de la brasse au rythme de 2,6 km/h dépense le moins.

➡ Conditions de l'équilibre énergétique

Lorsque l'apport énergétique est égal à l'énergie réellement dépensée, la masse corporelle demeure stable. Dans le cas contraire, il y a gain ou perte de poids.

› L'indice de masse corporelle (IMC) permet d'évaluer de façon rapide le degré de surcharge pondérale ou de dénutrition d'un sujet.

La relation suivante permet de le calculer :
$IMC = P/T^2$
P = masse en kilogramme
T = taille en mètre
L'Organisation mondiale de la santé (OMS) a publié le tableau de correspondance suivant :

IMC < 18,5	Corpulence inférieure à la normale
18,5 ≤ IMC ≤ 25	Corpulence normale
25 < IMC ≤ 30	Corpulence supérieure à la normale
IMC > 30	Obésité

2. Équilibre hydrique

Le paragraphe concernant les pertes quotidiennes en eau et les apports recommandés est traité page 11.

➡ Maintien de l'équilibre hydrique : quelques règles

1. *Il ne faut pas attendre d'avoir soif pour boire* : c'est un signal d'alerte de notre corps qui commence à se déshydrater. Ce signal est déclenché par une diminution du volume du plasma qui stimulerait le centre de la soif localisé dans l'hypothalamus. « Lorsque la sensation de soif apparaît, le corps a perdu 1 % de sa teneur en eau et il est déjà sous-hydraté. » (Dr Pascale Modaï, médecin nutritionniste)
2. Contrairement à une idée reçue, *on peut boire pendant les repas*, qui sont l'occasion d'arriver au niveau optimal d'hydratation.
3. *Boire beaucoup est excellent pour les reins* : l'abondance du volume d'urine est en effet une nécessité pour leur bon fonctionnement et évite le risque d'infections urinaires et la formation de calculs rénaux.
4. *Les maladies fébriles, les diarrhées*… entraînent des pertes d'eau et de sel plus importantes que la normale et contribuent au déficit hydrique. En prévention, il faut donc boire régulièrement toute la journée et penser aux aliments gorgés d'eau (fruits et légumes, potages…).

3. Équilibre thermique

➡ Température corporelle

La **température** corporelle résulte de l'équilibre entre la production et les déperditions de chaleur. Elle est constante autour de **36,8 °C** (les limites « normales » allant de 35,6 à 37,8 °C) quelles que soient les températures extrêmes du globe : - 70 °C pour la banquise nord de la Sibérie jusqu'à + 65 °C dans la chaleur torride des sables sahariens.

> **Au niveau de la peau, à la surface de l'organisme, la température est généralement plus basse et varie dans des proportions considérables.**

➡ Conditions de l'équilibre de la température corporelle

> **On appelle thermorégulation l'ensemble des mécanismes qui permettent à l'homme de maintenir sa température interne constante, voisine de 37 °C.**

➡ La lutte contre la chaleur

Elle est assurée essentiellement par l'**évaporation de la sueur**.

➡ La lutte contre le froid

Si l'homme est bien armé pour lutter contre la chaleur, il possède des mécanismes peu efficaces pour résister au froid : la graisse hypodermique offre un isolement thermique complètement aléatoire chez l'homme et l'horripilation ne dégage pas vraiment de chaleur, tout comme le frisson thermique…

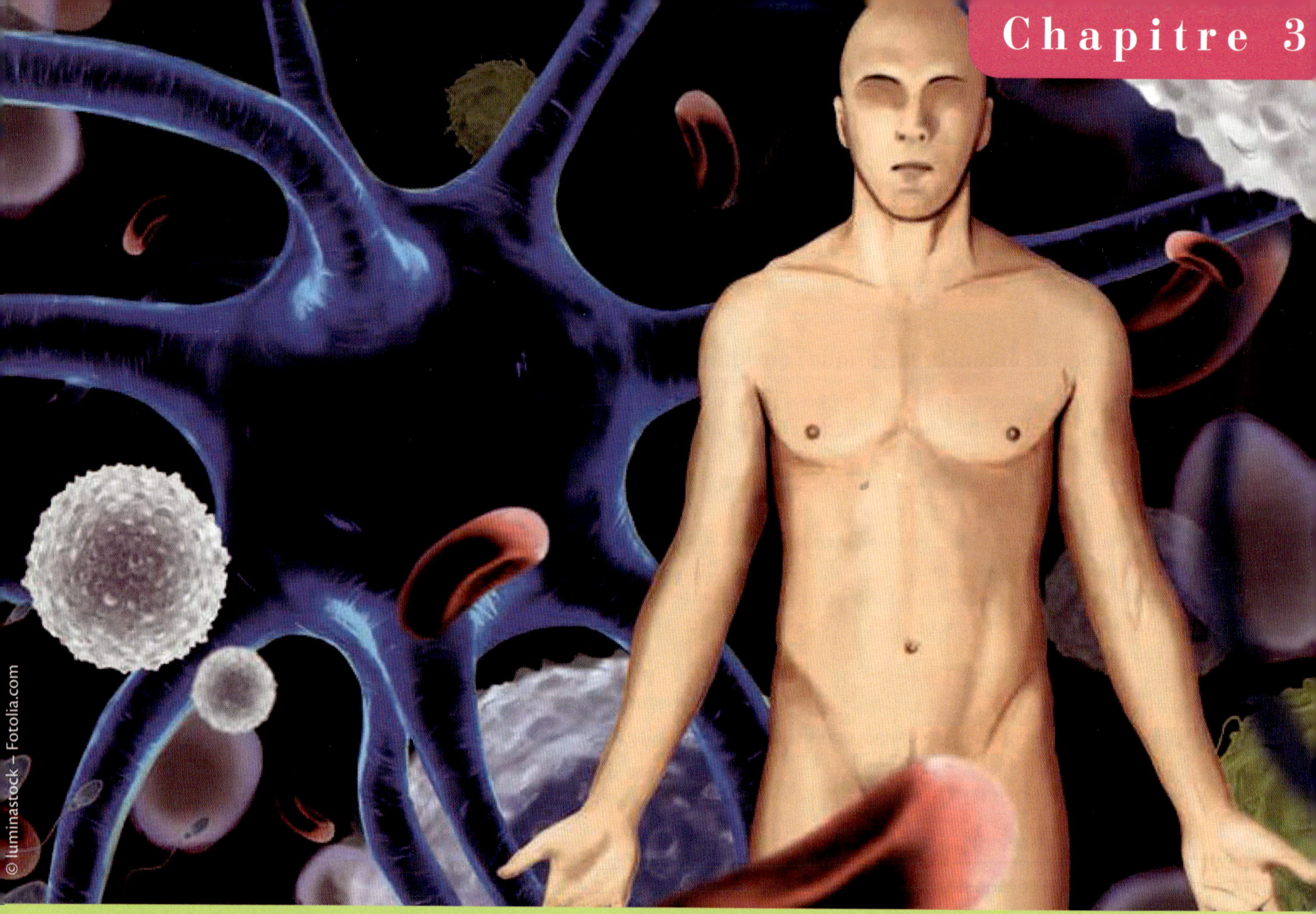

La cellule, unité de vie

Savoirs à acquérir

- **Organisation de base des cellules animales :**
  - savoir reconnaître sur un schéma fourni l'organisation de la cellule animale : membrane plasmique, noyau, cytosol, quelques organites et structures cellulaires (mitochondries, ribosomes, appareil de Golgi, cytosquelette[a]) ;
  - connaître le rôle essentiel de chacune de ces structures et de chacun de ces organites.
- **Mitose** : connaître le processus de la mitose.

a. Liste limitative pour l'examen du CAP d'esthétique-cosmétique-parfumerie.

La cellule est l'unité structurale et fonctionnelle qui constitue tous les êtres vivants.
Mais l'organisme humain, comme la plupart des autres êtres vivants, est une société de cellules toutes différentes les unes des autres qui se sont spécialisées au cours de la vie embryonnaire pour façonner notre corps…

Info +

Une page d'histoire

La découverte de la cellule : une date, un outil, deux hommes…

1663. R. Hooke entrevoit le premier la notion de cellule en examinant une tranche de liège avec un microscope rudimentaire, un instrument inventé quelques années avant par un observateur génial, Van Leewenhoek. Il livre à ses pairs sa découverte cruciale au cours d'une séance de la Royal Society de Londres.

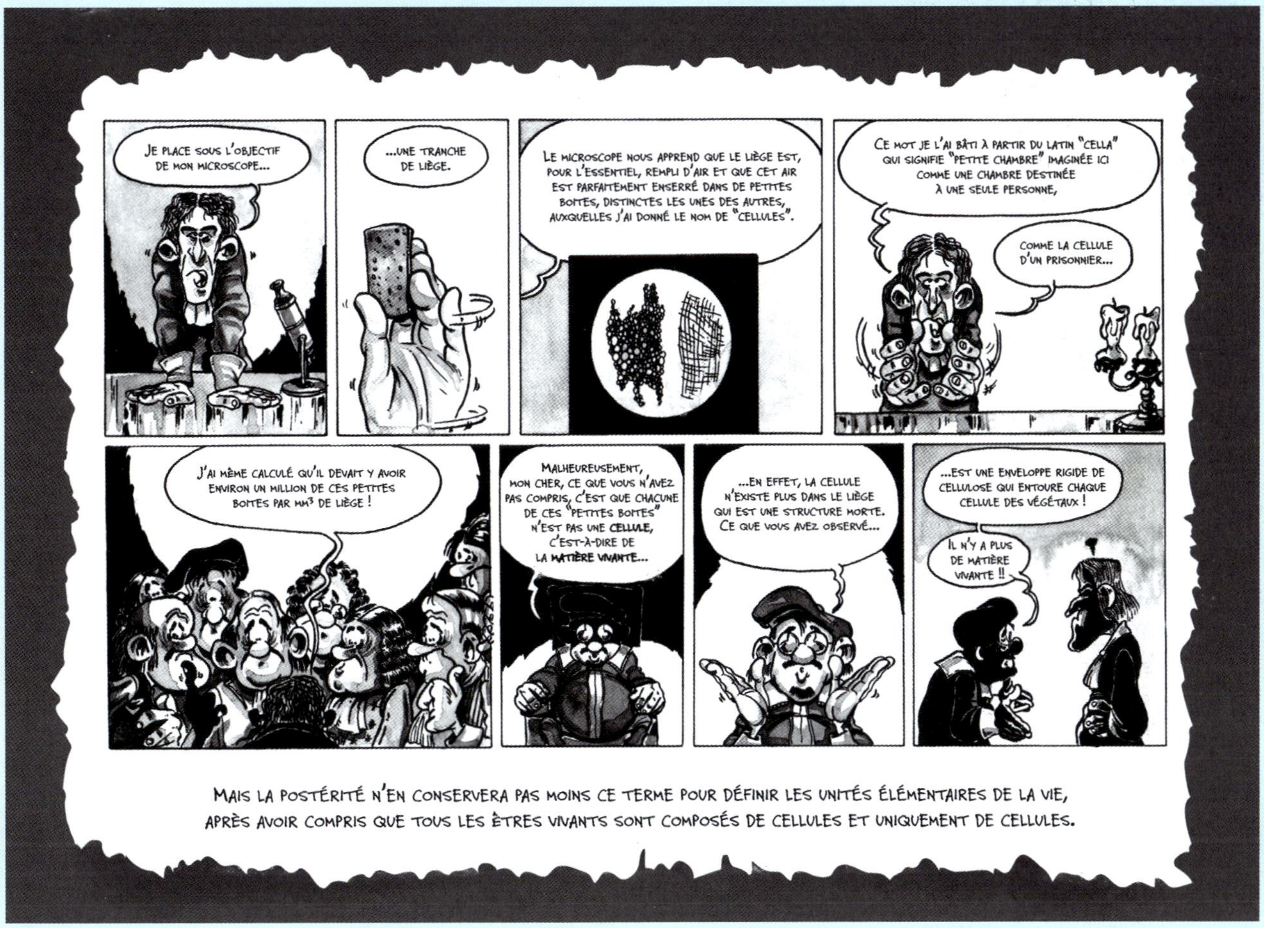
JE PLACE SOUS L'OBJECTIF DE MON MICROSCOPE…
…UNE TRANCHE DE LIÈGE.
LE MICROSCOPE NOUS APPREND QUE LE LIÈGE EST, POUR L'ESSENTIEL, REMPLI D'AIR ET QUE CET AIR EST PARFAITEMENT ENSERRÉ DANS DE PETITES BOITES, DISTINCTES LES UNES DES AUTRES, AUXQUELLES J'AI DONNÉ LE NOM DE "CELLULES".
CE MOT JE L'AI BÂTI À PARTIR DU LATIN "CELLA" QUI SIGNIFIE "PETITE CHAMBRE" IMAGINÉE ICI COMME UNE CHAMBRE DESTINÉE À UNE SEULE PERSONNE,
COMME LA CELLULE D'UN PRISONNIER…
J'AI MÊME CALCULÉ QU'IL DEVAIT Y AVOIR ENVIRON UN MILLION DE CES PETITES BOITES PAR MM³ DE LIÈGE !
MALHEUREUSEMENT, MON CHER, CE QUE VOUS N'AVEZ PAS COMPRIS, C'EST QUE CHACUNE DE CES "PETITES BOITES" N'EST PAS UNE CELLULE, C'EST-À-DIRE DE LA MATIÈRE VIVANTE…
…EN EFFET, LA CELLULE N'EXISTE PLUS DANS LE LIÈGE QUI EST UNE STRUCTURE MORTE. CE QUE VOUS AVEZ OBSERVÉ…
…EST UNE ENVELOPPE RIGIDE DE CELLULOSE QUI ENTOURE CHAQUE CELLULE DES VÉGÉTAUX !
IL N'Y A PLUS DE MATIÈRE VIVANTE !!
MAIS LA POSTÉRITÉ N'EN CONSERVERA PAS MOINS CE TERME POUR DÉFINIR LES UNITÉS ÉLÉMENTAIRES DE LA VIE, APRÈS AVOIR COMPRIS QUE TOUS LES ÊTRES VIVANTS SONT COMPOSÉS DE CELLULES ET UNIQUEMENT DE CELLULES.

Fig. 3.1
Textes : G. Peyrefitte / Illustrations : J. Camponovo.

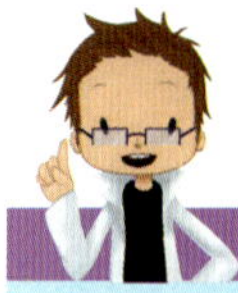

Info +

Les mesures de longueur en biologie : du mètre (m) au nanomètre (nm)

Le terme officiel pour désigner l'unité de mesure des structures microscopiques est le micromètre (µm).

À retenir

- Le µm est le 1/1000e de mm (1 mm = 1 000 µm).
- Le nm est le 1/1000e de µm (1 µm = 1 000 nm).

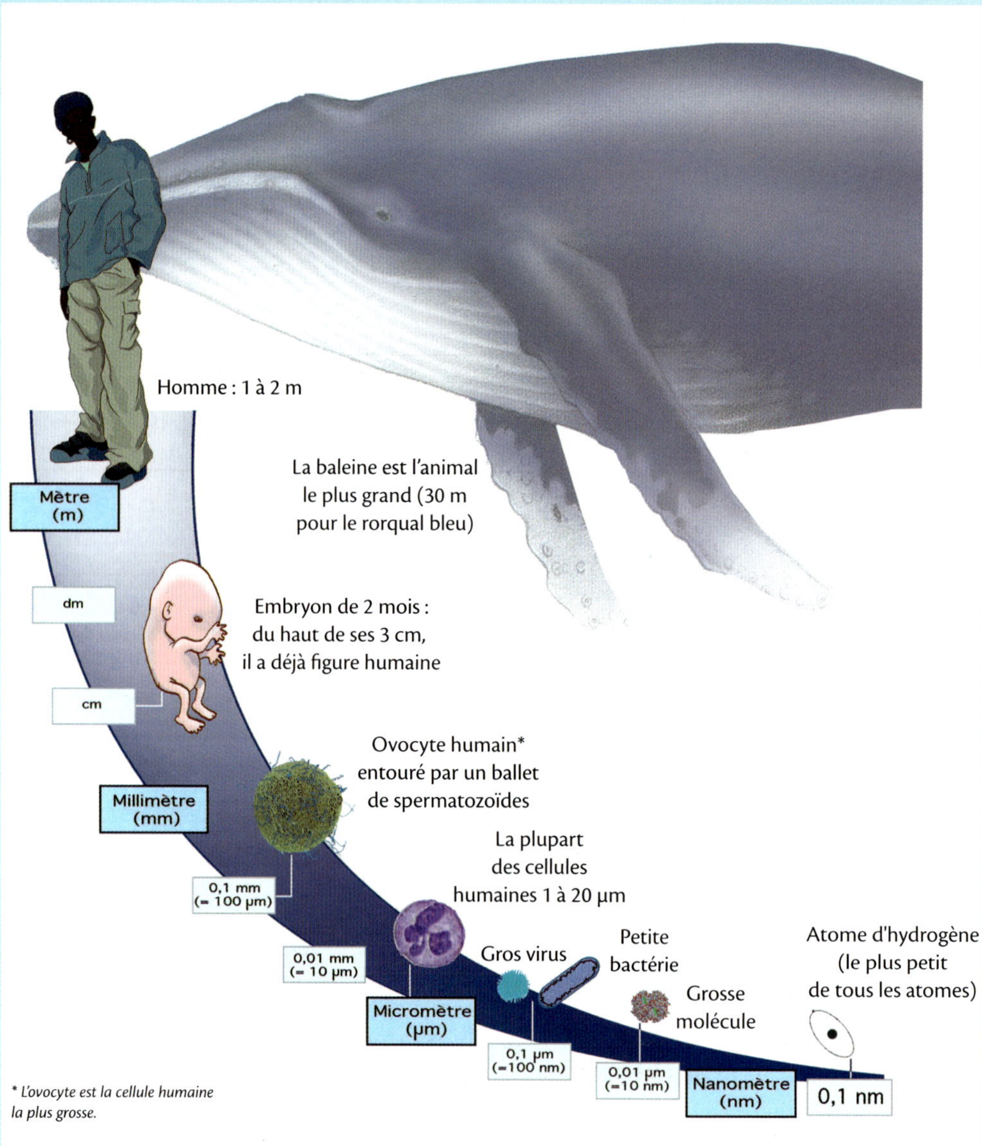

Fig. 3.2. Les mesures de longueur en biologie.

1 Organisation de base de la cellule animale

Toutes les cellules, quelles que soient leurs formes, leurs tailles ou leurs fonctions, sont construites sur le même modèle.

Le **microscope** est l'instrument indispensable pour révéler leur organisation : il donne des images agrandies d'objets trop petits pour être vus à l'œil nu. Il en existe deux variétés : le **microscope photonique** et le **microscope électronique**.

> **L'étude de la cellule est la cytologie.**

1. L'organisation de la cellule au microscope photonique

- Le microscope photonique utilise la **lumière visible** pour produire des images grâce à des lentilles. **Grossissement : 1 000 à 2 000 fois.**
- Le microscope photonique permet de mettre en évidence les trois constituants fondamentaux de la cellule : la **membrane plasmique** qui entoure chaque cellule et sépare son contenu de l'environnement extérieur, le **cytoplasme** et le **noyau**, masse généralement sphérique, présent dans toutes les cellules de l'organisme à quelques exceptions près.

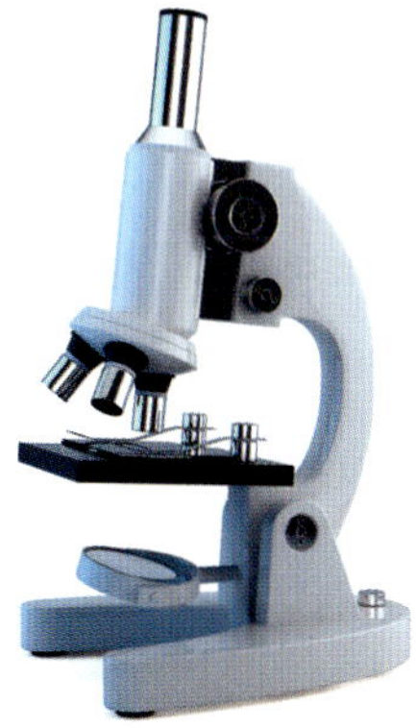

Fig. 3.3. Microscope photonique.

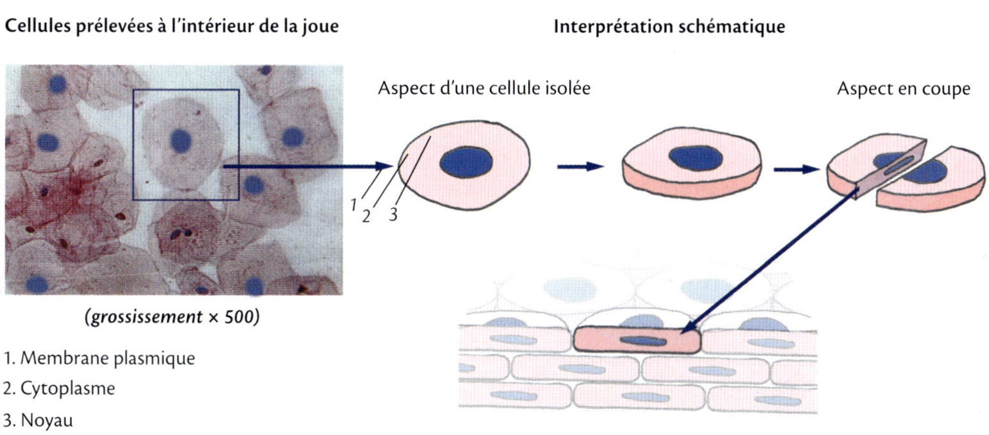

Fig. 3.4. Le microscope photonique permet d'observer les constituants fondamentaux de la cellule.

2. L'organisation de la cellule au microscope électronique

- Le microscope électronique fonctionne sur le même principe que le microscope photonique : la lumière visible est remplacée par un **faisceau d'électrons** focalisés grâce à des aimants. **Grossissement supérieur à 1 200 000 fois.**
- Le **microscope électronique** permet une observation fine de la cellule. Ainsi le cytoplasme, qui apparaît « vide » au microscope photonique, montre qu'il est constitué d'un liquide, le **cytosol**, « bourré » de multiples structures appelées **organites**, qui assurent une fonction spécifique dans la machinerie cellulaire.

3. Les structures et les organites qui construisent la cellule animale

La membrane plasmique [1]

- **Description :** structure souple très fine (7 à 8 nm), lipidique, qui entoure chaque cellule.
- **Rôle essentiel :** la membrane plasmique est une **« frontière » sélective**. Elle n'autorise le passage que de certaines molécules vitales de l'extérieur vers l'intérieur de la cellule, et, en sens inverse, elle libère les déchets indésirables.

> Des protéines intégrées dans la structure de la membrane forment des canaux qui permettent le passage vers l'intérieur ou l'extérieur d'ions ou de molécules sélectionnés. D'autres protéines reconnaissent et répondent à des signaux émis par d'autres cellules.

Le cytoplasme [2]

Description : le cytoplasme est le contenu de la cellule eucaryote. Il est constitué du **cytosol**, dans lequel baignent des multitudes d'**organites cellulaires** et d'**inclusions cytoplasmiques**.

> Le cytosol est une solution d'ions, de métabolites et de macromolécules.
>
> Les organites cellulaires sont des structures qui assurent une fonction déterminée.
>
> Les inclusions cytoplasmiques, contrairement aux organites, n'ont pas de fonction.

Le noyau [3]

- **Description :** le noyau est la structure spécifique des **cellules eucaryotes**. Masse plus ou moins sphérique, il occupe généralement le centre de la cellule.
- **Rôle : le noyau dirige l'activité de la cellule**. Cette fonction est liée au fait qu'il est l'« entrepôt » de l'**ADN**, support de l'information génétique.

Le réticulum endoplasmique granuleux (REG) [4]

- **Description :** le REG est un réseau étendu d'une multitude de **sacs aplatis** (appelées « citernes ») qui communiquent entre eux, et qui portent sur leur surface externe des petites granulations, les **ribosomes**.
- **Rôle : le REG est le principal site de production des protéines.** Produites par les **ribosomes**, les protéines sont libérées dans la lumière du REG pour rejoindre leur destination via l'appareil de Golgi.

Les ribosomes [5]

- **Description :** les ribosomes sont des petits granules qui sont fixés au REG, ou qui flottent librement dans le cytosol.
- **Rôle : ils fabriquent des protéines** à partir des acides aminés, en se conformant aux informations fournies par l'ADN.

> On appelle les cellules qui possèdent un noyau, et par extension les individus qu'elles font vivre, des eucaryotes.
>
> Quelques cellules eucaryotes n'ont pas de noyau : les érythrocytes, les cornéocytes, les plaquettes sanguines. Les cellules dépourvues de noyau sont dites anucléées (*a* = sans).
>
> Les bactéries ne contiennent pas de noyau individualisé. Ce sont des procaryotes.

L'appareil de Golgi [6]

- **Description :** organite composé de 4 à 8 sacs membranaires aplatis, parallèles et reliés entre eux, souvent situé à proximité du noyau de la cellule.
- **Rôle :** le Golgi fonctionne comme un **centre de maturation, de conditionnement et d'exportation**. Il dirige les protéines produites par le REG (transportées par des vésicules) vers leur destination finale (soit à l'intérieur de la cellule, soit dans le milieu extracellulaire).

Les mitochondries [7]

- **Description :** organites de forme cylindrique. Chaque cellule contient de 500 à 2 000 mitochondries.
- **Rôle :** les mitochondries sont les **générateurs de l'énergie** nécessaire au fonctionnement de nos cellules. Ces organites utilisent des réactions chimiques pour produire de l'énergie stockée sous forme d'ATP, carburant universel de la cellule.

Le cytosquelette [8]

- **Description :** le cytosquelette forme un **réseau de filaments** (**microtubules**, filaments épais, et filaments d'actine, plus fins) reliés entre eux.
- **Rôle :** le cytosquelette est un système de **soutien interne** de la cellule. Il donne sa forme à la cellule et permet à certaines de se déformer. Il assure également le maintien des organites à l'intérieur de la cellule.

> Dans la plupart des cellules animales, les microtubules rayonnent à partir d'une position centrale près du noyau jusqu'à la membrane plasmique.

4. Les autres structures et organites que l'on observe dans la cellule

Le réticulum endoplasmique lisse (REL) [9] est un système de canaux ramifiés et interconnectés, qui ne portent pas de ribosomes. **Rôle :** le REL est un lieu de synthèse de lipides. **Le centrosome [10]** est une structure localisée près du noyau, formée de 2 cylindres creux (les centrioles). **Rôle :** le centrosome fabrique le fuseau mitotique qui dirige les déplacements des chromosomes au cours de la mitose. **Les lysosomes [11]** sont des vésicules sphériques, de ¼ à 1 µm de diamètre. **Rôle :** les lysosomes contiennent des enzymes qui dégradent les grosses molécules (glucides, lipides). **Les vacuoles [12]** sont des espaces intracellulaires de grande taille. **Rôle :** les vacuoles sont des lieux de stockage de nutriments.

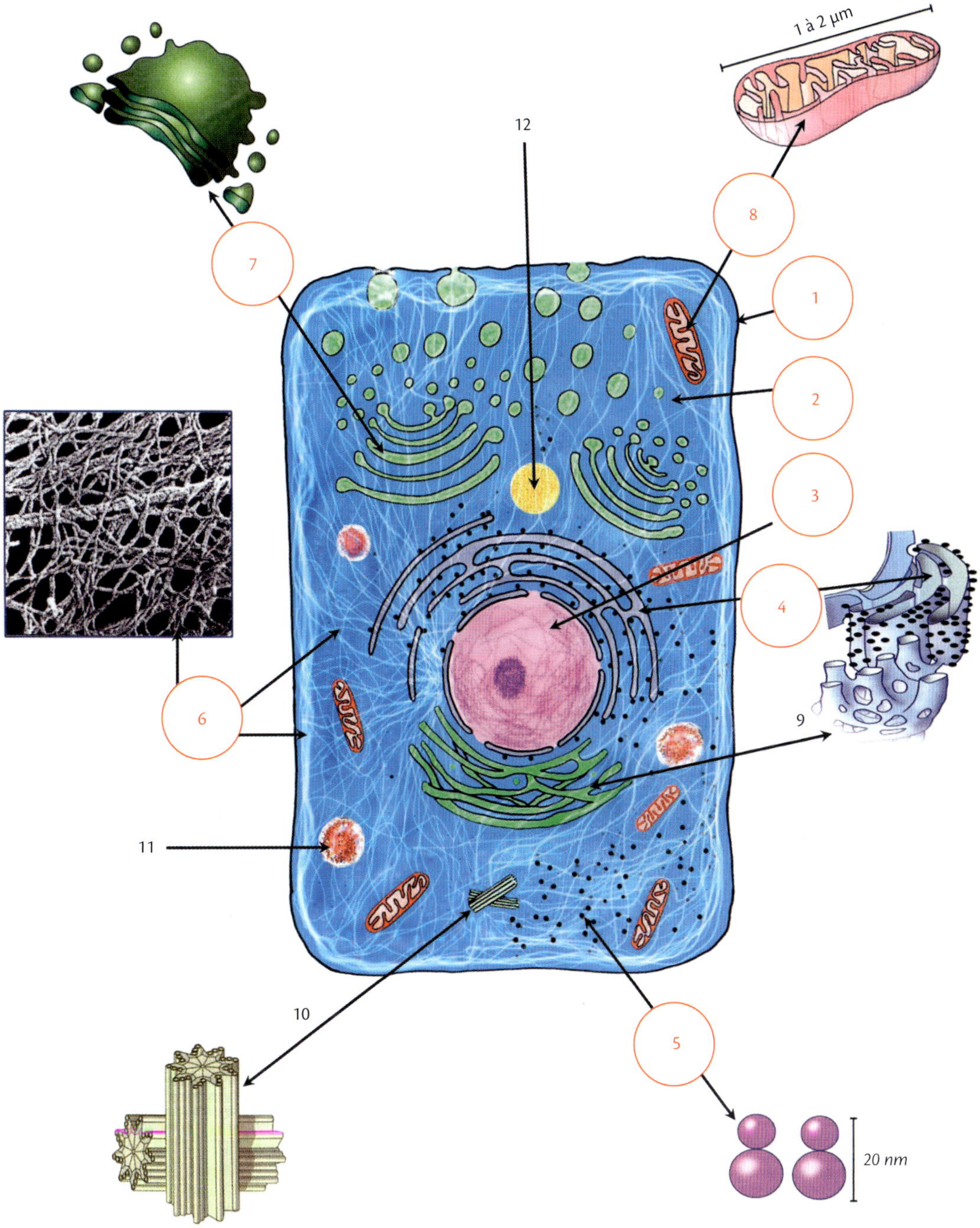

Fig. 3.5. Portrait-robot de la cellule animale au microscope électronique.

5. Les cellules dans l'organisme humain : des chiffres vertigineux, des formes variées, une durée de vie adaptée, un travail spécialisé

LES GLOBULES ROUGES (ERYTHROCYTES)

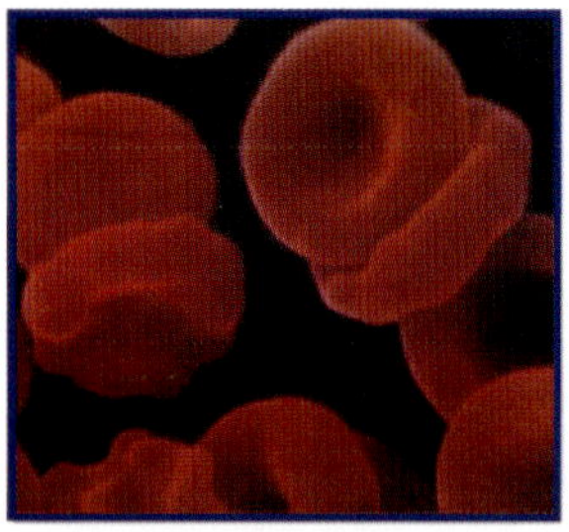

POUR TRANSPORTER L'OXYGÈNE

NOMBRE : 5 millions/mm^3 de sang, soit un nombre total de 25 x 10^{12} dans les 5 litres de sang du corps humain !

TAILLE : 7,5 µm. Mis à bout, les globules rouges feraient le tour de la Terre à l'équateur.

DURÉE DE VIE : 120 jours. Ainsi, 100 à 150 milliards de globules rouges meurent chaque jour… mais autant sont fabriqués dans les os.

LES CELLULES NERVEUSES (NEURONES)

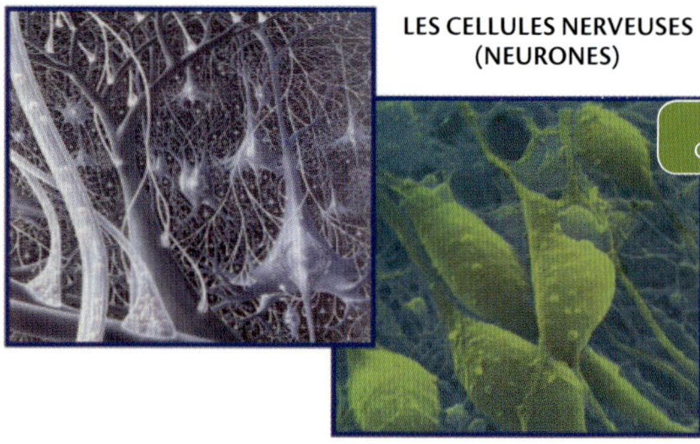

POUR COORDONNER, COMMANDER, COMMUNIQUER…

NOMBRE : 100 milliards.

TAILLE : ils sont munis de prolongements dont l'axone, qui peut mesurer jusqu'à un mètre.

DURÉE DE VIE : 100 à 300 000 neurones meurent chaque jour, dont aucun ne sera remplacé. Un neurone peut donc vivre… toute une vie.

LES CELLULES MUSCULAIRES (FIBRES MUSCULAIRES STRIÉES)

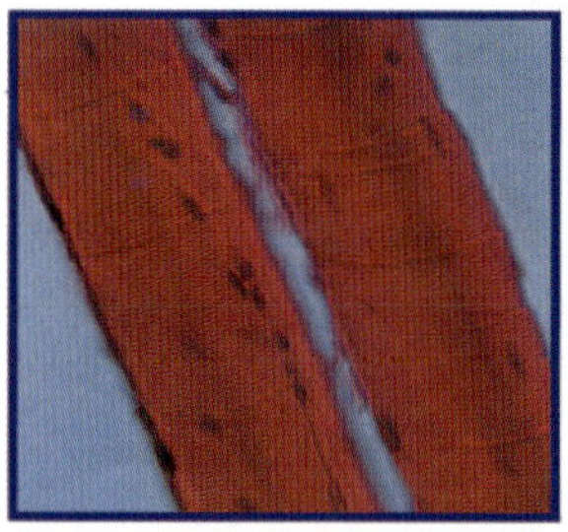

POUR LE MOUVEMENT

TAILLE : de quelques millimètres à plusieurs centimètres.
- Plusieurs noyaux.
- Pas de renouvellement.

LES CELLULES CORNÉES DE L'ÉPIDERME

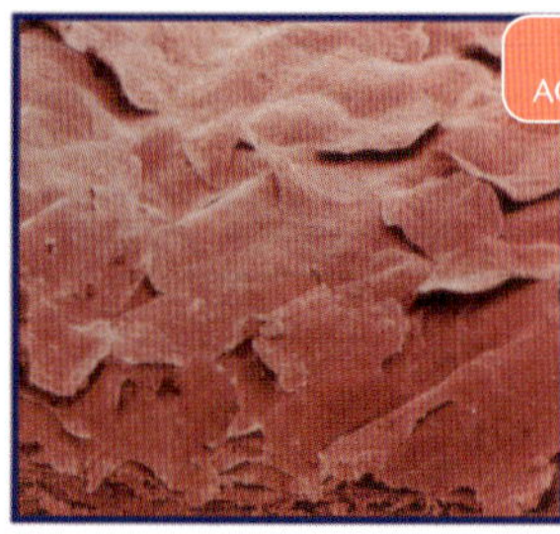

POUR NOUS PROTÉGER DES AGRESSIONS DE L'ENVIRONNEMENT

Des cellules de l'épiderme, les kératinocytes, vivent seulement 30 jours. Notre épiderme se renouvelle ainsi près de 1 000 fois au cours d'un vie de 70 ans.

LES GLOBULES BLANCS (LEUCOCYTES)

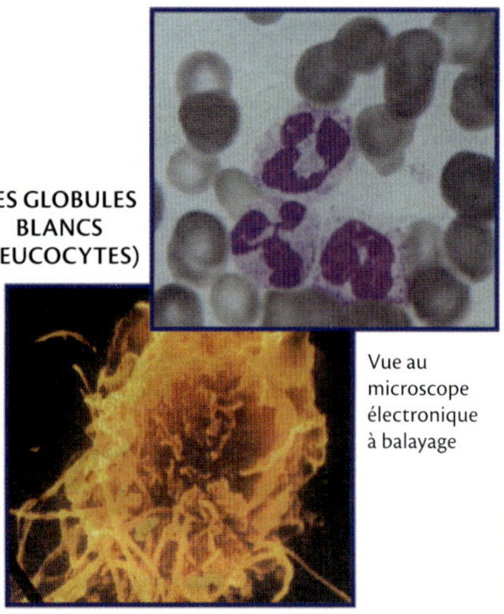

Vue au microscope électronique à balayage

POUR LUTTER CONTRE LES MICROBES

NOMBRE : 7 000/mm^3 de sang.

TAILLE : de 5 à 25 µm selon la variété.

DURÉE DE VIE : de quelques heures à plusieurs années selon le type de leucocytes.

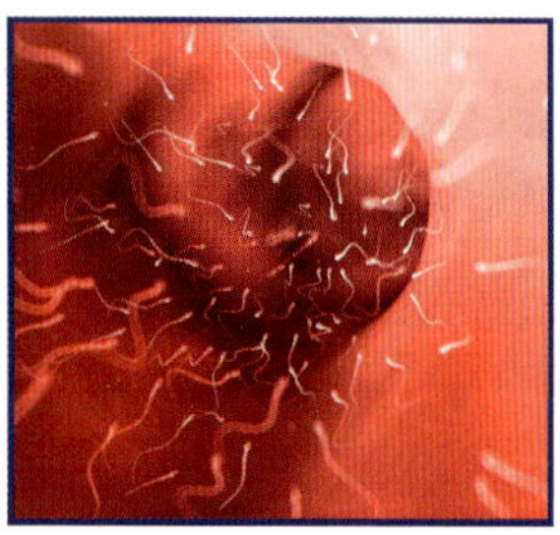

© SebastianKaulitzki – Fotolia.com

LES SPERMATOZOÏDES ET LES OVOCYTES

POUR ASSURER LA PÉRENNITÉ DE L'ESPÈCE

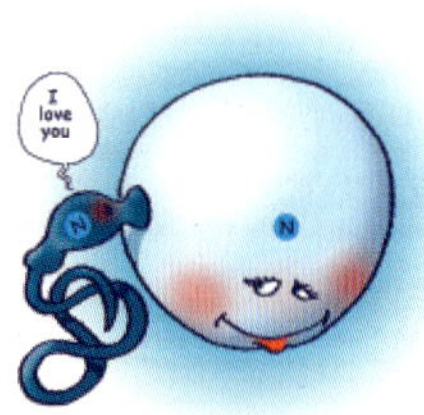

Un ovocyte entouré d'un ballet de spermatozoïdes.

Un seul spermatozoïde pénètrera dans l'ovule pour créer un être nouveau.

Fig. 3.6.

« Vu sous le microscope, le processus de la mitose par lequel une cellule se divise et devient deux, est un des spectacles les plus fascinants de toute la biologie. »

Francis Crick

2 La mitose, ou comment passer d'une cellule à deux cellules identiques

Pour assurer la construction de notre corps pendant la croissance, pour remplacer les cellules qui ont toutes une durée de vie limitée (sauf les neurones ?), les cellules doivent se renouveler en permanence selon un processus de division, nommé **mitose**.

› Toute cellule résulte de la division d'une autre cellule.

› La mitose est le processus de division d'une cellule (cellule mère), de sorte que les deux cellules qui résultent de cette division (cellules filles) reçoivent un ensemble complet des chromosomes de la cellule mère.

Info +

Pour comprendre le processus de la mitose

1. Le noyau à ciel ouvert

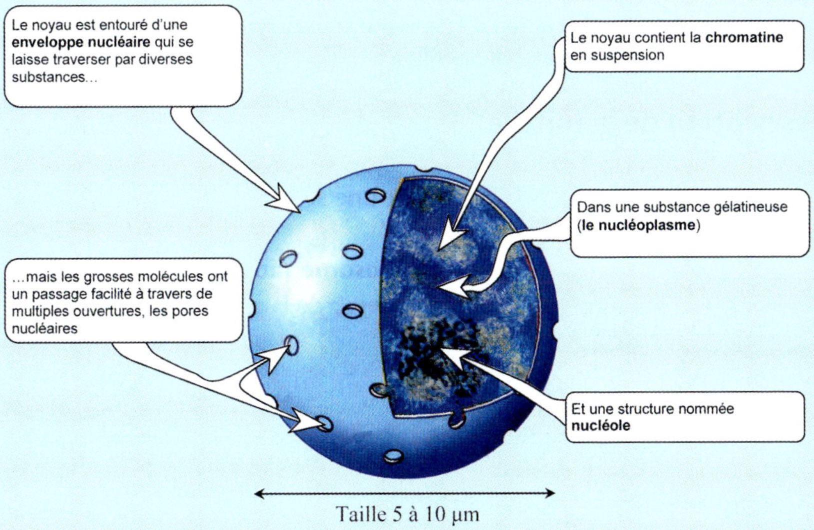

Fig. 3.7. Le noyau.

2. De l'ADN au chromosome : des chiffres et des mots à connaître !

L'ADN est une immense molécule, support de l'information génétique de chacun d'entre nous

La molécule d'ADN ressemble à un escalier en spirale formé de plusieurs milliers de marches, dont la longueur dans une cellule humaine est estimée à 2 mètres !

La chromatine

Afin d'occuper l'espace relativement étroit du noyau des cellules (10 µm), la molécule d'ADN est « empaquetée » avec des protéines nommées **histones**, pour former un réseau de filaments qui parcourent tout le nucléoplasme quand la cellule ne se divise pas (cellule dite « en interphase »), constituant la **chromatine**.

Les chromosomes

- Lorsqu'une cellule est sur le point de se diviser, les filaments de chromatine s'enroulent et se condensent pour former de courts bâtonnets appelés **chromosomes**.
- Chaque chromosome est formé de 2 **chromatides** accolés au niveau du centromère.
- **À chaque chromosome correspond un chromosome identique.**
- Les cellules de l'homme, avec leurs 46 chromosomes, ont en réalité **23 paires de chromosomes homologues**. On dit que les **cellules somatiques** (c'est-à-dire toutes les cellules du corps sauf les cellules reproductrices, les **gamètes**) contiennent **2 lots de n chromosomes**.
- Pour chaque paire de chromosomes, un chromosome vient du père et l'autre de la mère.

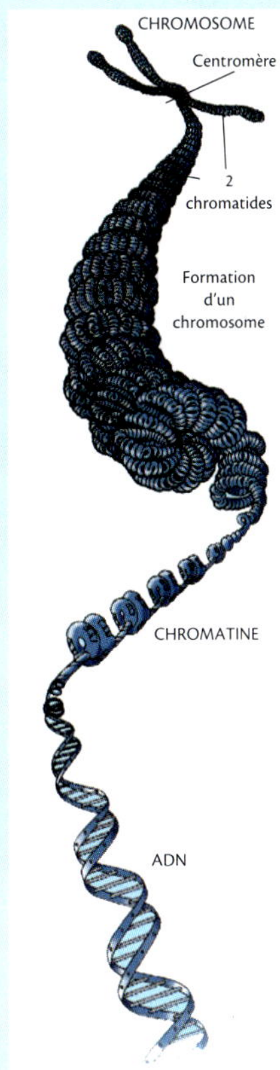

Fig. 3.8. De l'ADN au chromosome.

1. Le principe de la mitose

› **L'événement central de la mitose est la distribution égale de l'ADN de la cellule mère aux deux cellules filles.**

Ce phénomène, appelé **réplication (ou duplication) de l'ADN**, se produit avant que la division cellulaire n'ait lieu (période nommée **interphase**), et forme des chromosomes composés de deux parties identiques, placées côte à côte, appelées **chromatides**.

Ainsi, au début de la mitose, le noyau d'une cellule humaine renferme deux fois la quantité « normale » d'ADN.

› **La mitose elle-même est une succession d'étapes qui aboutissent à la répartition de l'ADN répliqué de la cellule mère entre les deux cellules filles.**

2. La description de la mitose

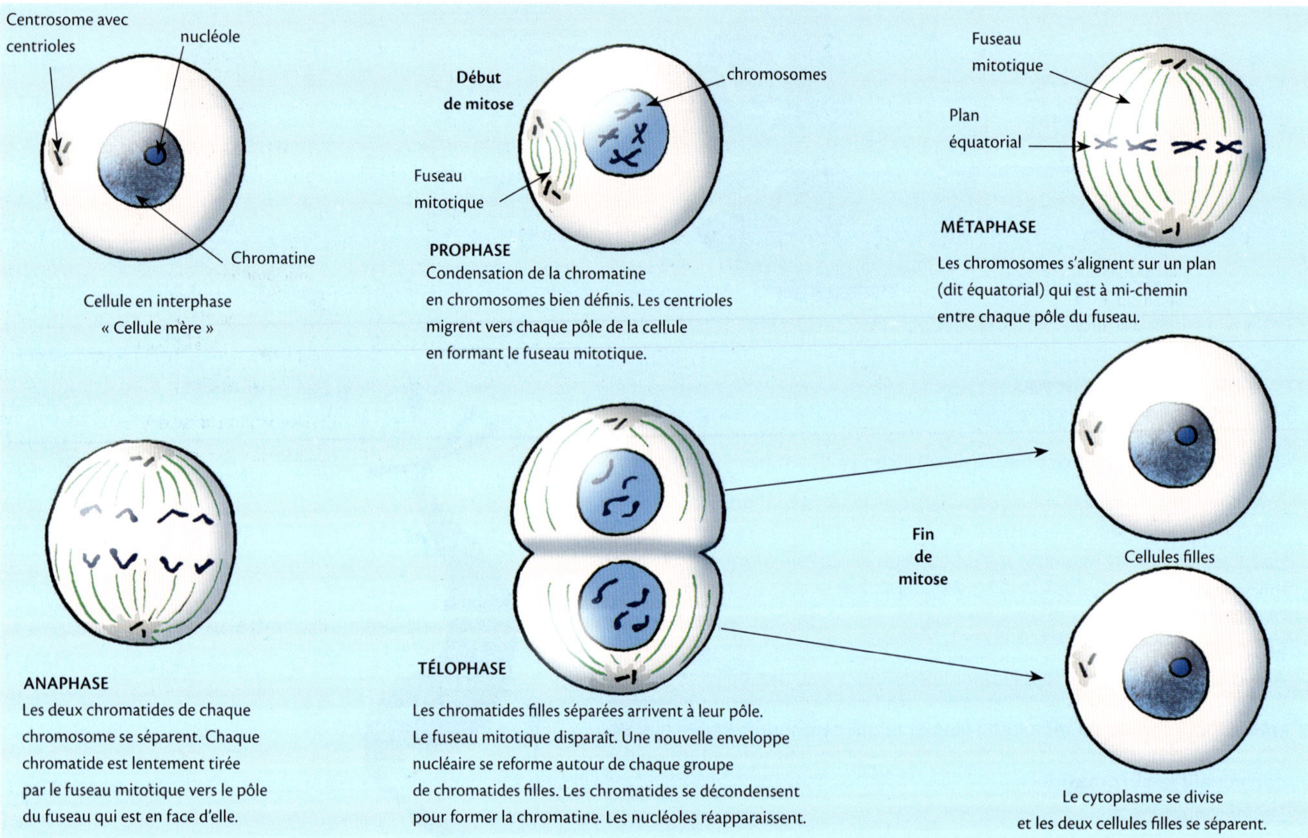

Fig. 3.9. Les phases de la mitose.

Info +

Le rôle des organites cellulaires en images

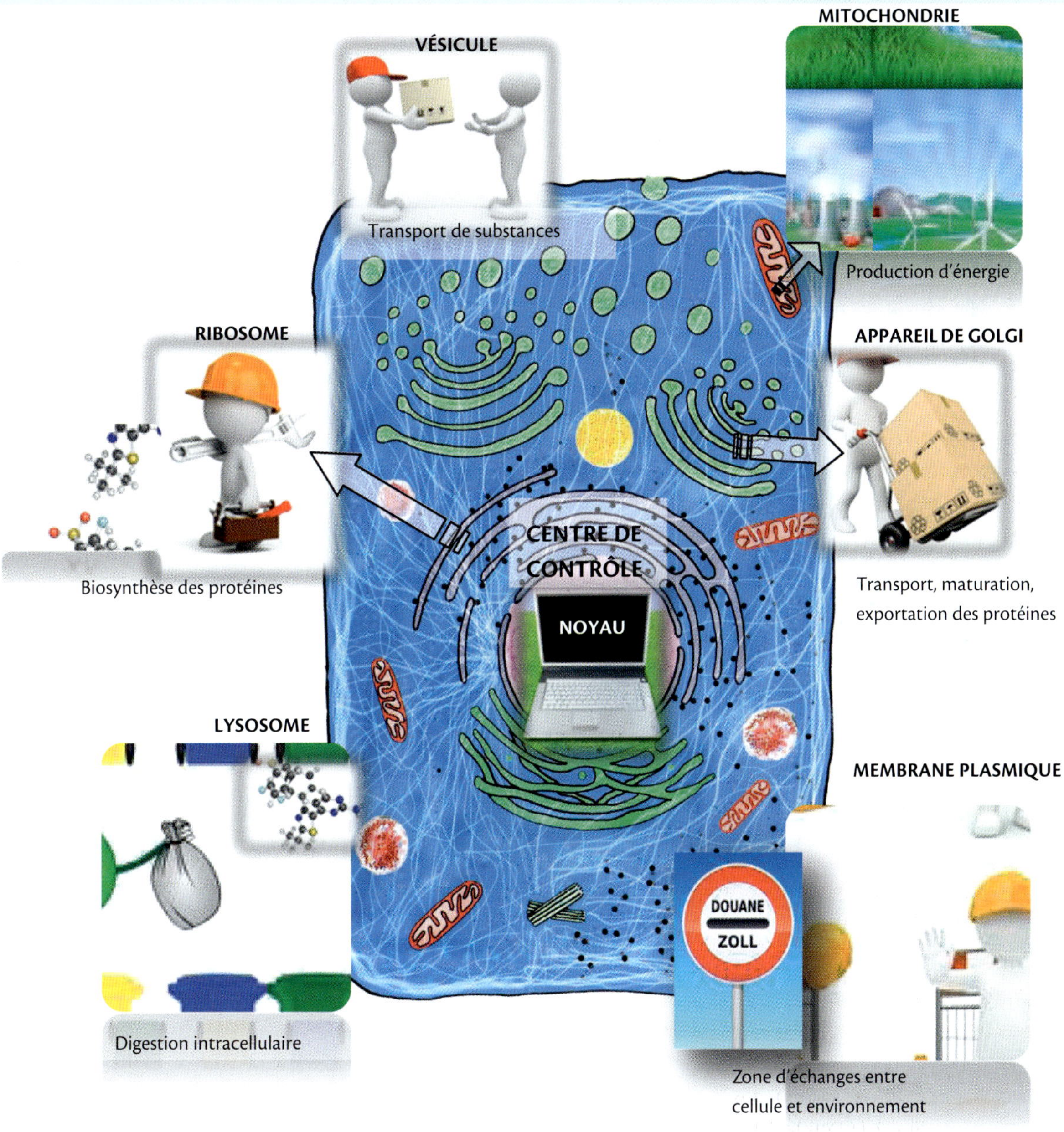

Fig. 3.10. Rôle des organites cellulaires.

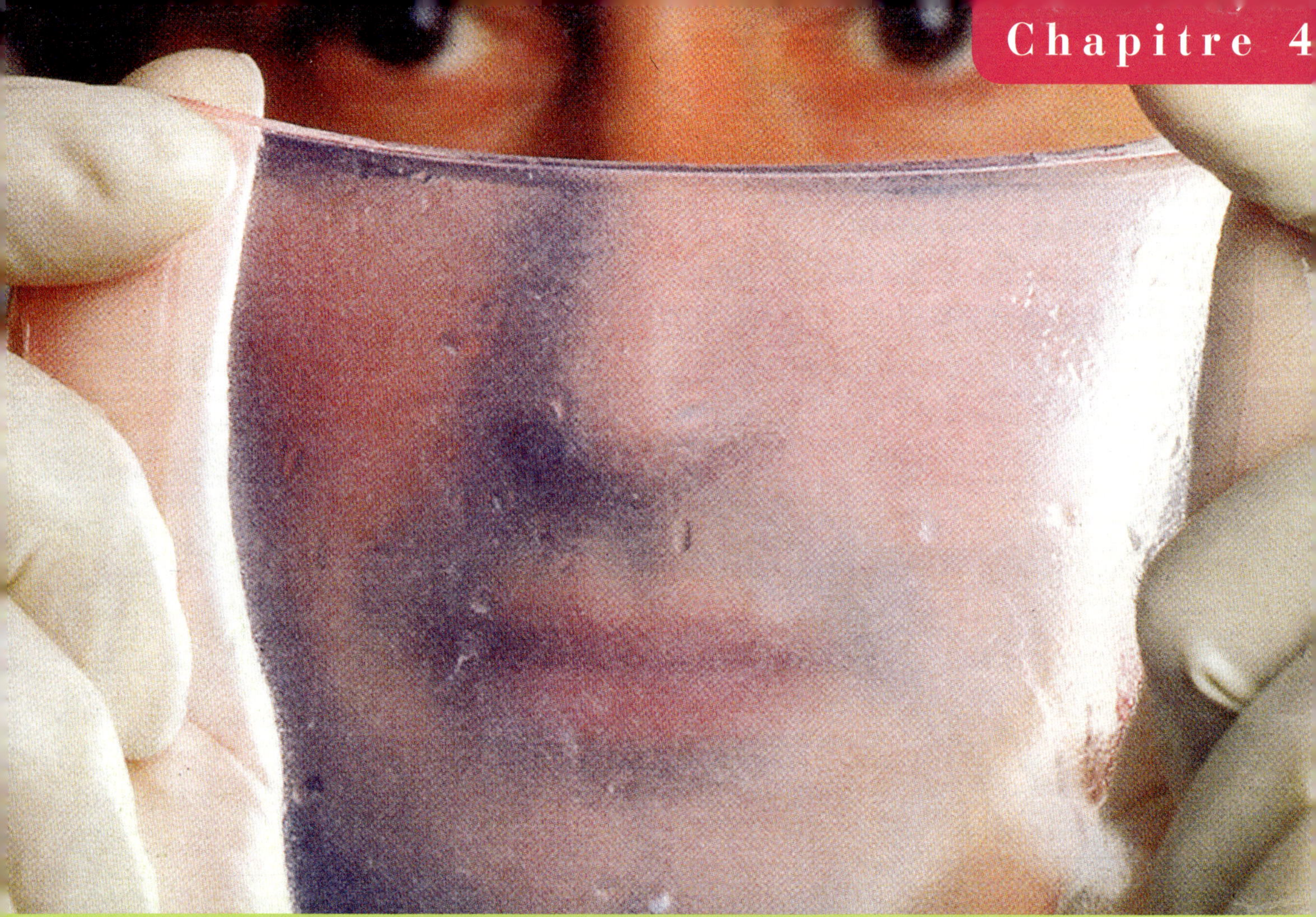

Une peau particulière. Cette culture de kératinocytes n'est pas une « peau » : elle est dépourvue du derme sous-jacent. Mais elle a permis de révolutionner le traitement des brûlés graves en raccourcissant la période dangereuse d'infections, de pertes liquidiennes, de troubles métaboliques.

Les tissus

Savoirs à acquérir

- Connaître les quatre variétés de tissus qui constituent l'organisme.
- **Les epithelia de revêtement :**
  - connaître les différentes variétés d'epithelia de revêtement et le type d'epithelium de revêtement dans lequel est classé l'épiderme.
- **Les epithelia glandulaires et les glandes :**
  - savoir définir une glande ;
  - connaître le mode d'excrétion des glandes exocrines et endocrines et donner un exemple de chaque type de glande ;
  - savoir distinguer, pour les glandes exocrines, la morphologie des glandes acineuses (la glande sébacée) et des glandes tubuleuses (les glandes sudoripares).
- **Les tissus conjonctifs :**
  - savoir indiquer, sur un schéma, les différents éléments constitutifs d'un tissu conjonctif, avec le derme pour référence ;
  - reconnaître la nature conjonctive du tissu adipeux.

Si les êtres vivants formés d'une seule cellule, comme l'amibe, effectuent seuls tous les actes de la vie, chez les organismes plus compliqués chaque fonction est remplie par un groupe de cellules qui ont subi des modifications de leur forme et de leur structure au cours de la vie embryonnaire. Un tel groupe de cellules constitue un tissu.
Un tissu est un groupe de cellules ayant la même morphologie et la même structure pour remplir une fonction déterminée.

L'organisme est constitué de quatre sortes de tissus :
- le tissu épithélial ;
- le tissu conjonctif ;
- le tissu musculaire ;
- le tissu nerveux.

› Tous les organes contiennent ces quatre types de tissus.

1 Les epithelia ou tissus épithéliaux

› **Définition.** Un tissu épithélial, ou **epithelium**, est un tissu formé de cellules étroitement serrées les unes contre les autres.

› **Classification.** Il existe deux groupes d'**epithelia** :
– les epithelia de revêtement ;
– les epithelia glandulaires.

1. Les epithelia de revêtement

› Les epithelia de revêtement recouvrent la surface du corps. L'épiderme est le modèle.

› Des epithelia tapissent également les « cavités » de l'organisme en communication avec l'extérieur. Ils reposent sur du tissu conjonctif, cet ensemble constituant une **muqueuse**.

➡ Les différentes variétés d'epithelia de revêtement

› Il existe plusieurs variétés d'epithelia de revêtement en fonction de la forme des cellules et du nombre de couches cellulaires qui les composent.

Les epithelia de revêtement sont constitués de cellules qui ont des aspects différents

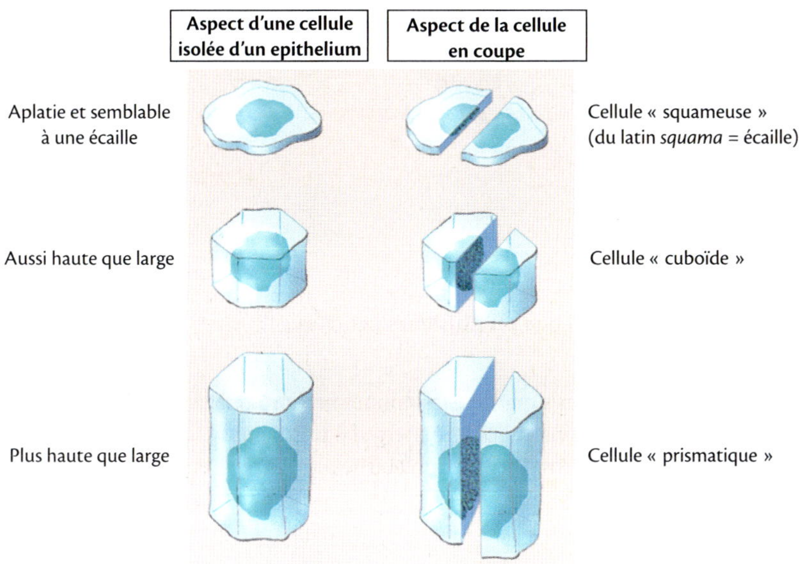

Fig. 4.1. Trois formes de cellules constituent les epithelia de revêtement.

« **Il n'y a pas de plus fin, de plus riche, de plus beau tissu que la peau d'une jolie femme.** »
A. France

➤ **L'étude des tissus est l'histologie.**

➤ **À UTILISER ABSOLUMENT : la nomenclature internationale, qui indique : un epithelium (sans accents), ce qui donne au pluriel des epithelia. Et non plus : un épithélium, des épithéliums...**

➤ **Si l'on parle de tissu épithélial, au pluriel on dira : tissus épithéliaux.**

➤ **On appelle muqueuses les membranes qui tapissent les cavités de l'organisme en communication avec l'extérieur (tube digestif, systèmes respiratoire, urinaire...).**

➤ **Comme la peau, une muqueuse est formée d'un epithelium reposant sur du tissu conjonctif. Mais, dans les muqueuses, qui représentent une surface de plus de 400 m², l'epithelium n'a pas de couche cornée.**

➤ Plutôt que « couches » de cellules, il est préférable d'employer le terme d'« assises » cellulaires.

➤ Assise est ici employé dans son premier sens : « rangée de pierres qu'on pose horizontalement pour construire un mur. » (Le Robert)

Les epithelia de revêtement ont un nombre plus ou moins important de couches de cellules

Lorsqu'ils sont constitués d'une seule couche de cellules, les epithelia de revêtement sont dits **epithelia « simples »**.
Lorsqu'ils sont constitués d'une superposition d'au moins deux couches de cellules, et plus (jusqu'à plusieurs centaines), ils forment des **epithelia « stratifiés »**.

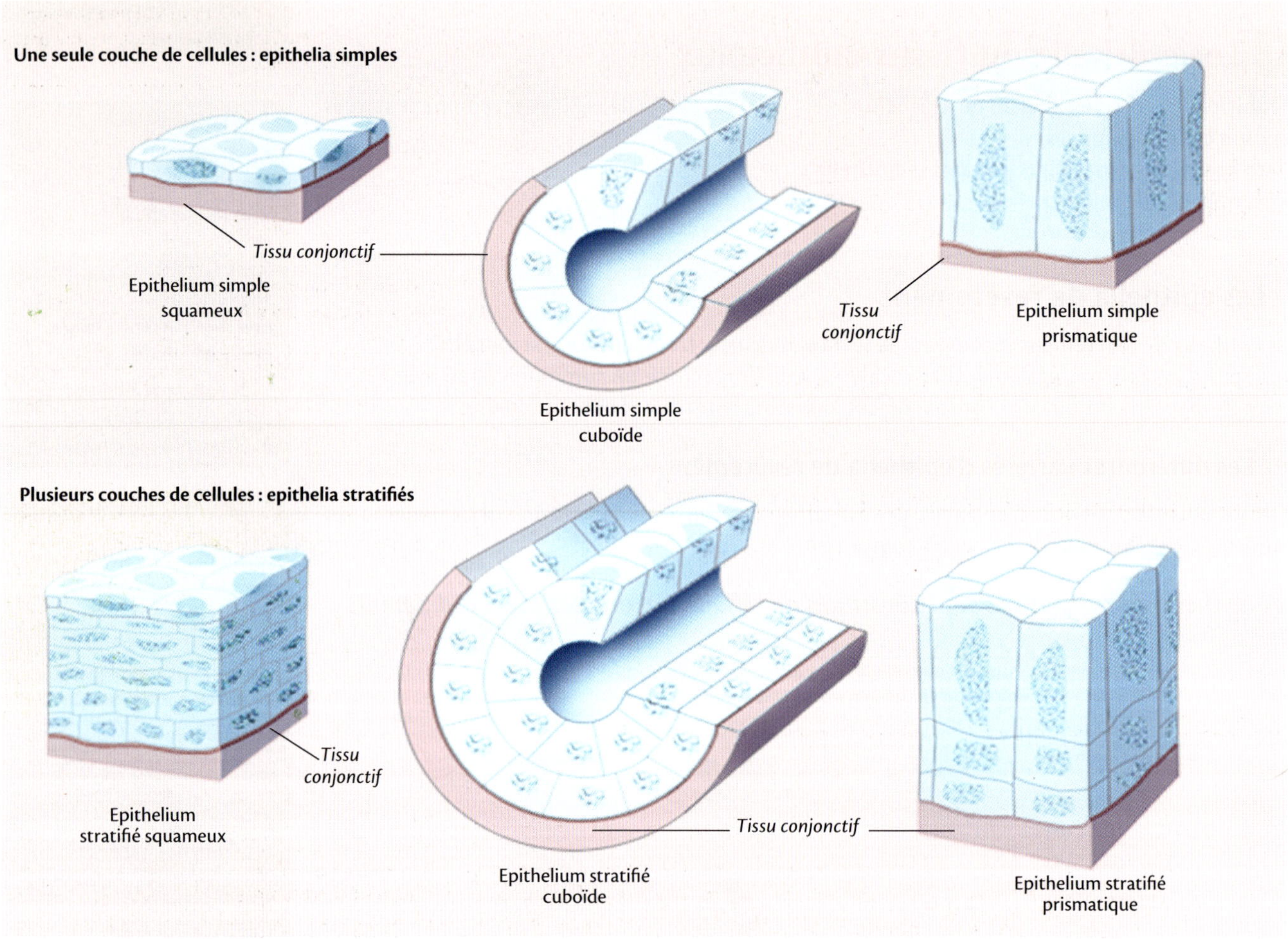

Fig. 4.2. Les cellules des epithelia de revêtement s'organisent en une ou plusieurs couches.

- La forme des cellules les plus superficielles donne son nom final à l'epithelium de revêtement : stratifié squameux, ou stratifié cuboïde, ou stratifié prismatique.
- Les kératinocytes de l'épiderme forment un epithelium de revêtement stratifié squameux.

➡ Les caractéristiques des epithelia de revêtement

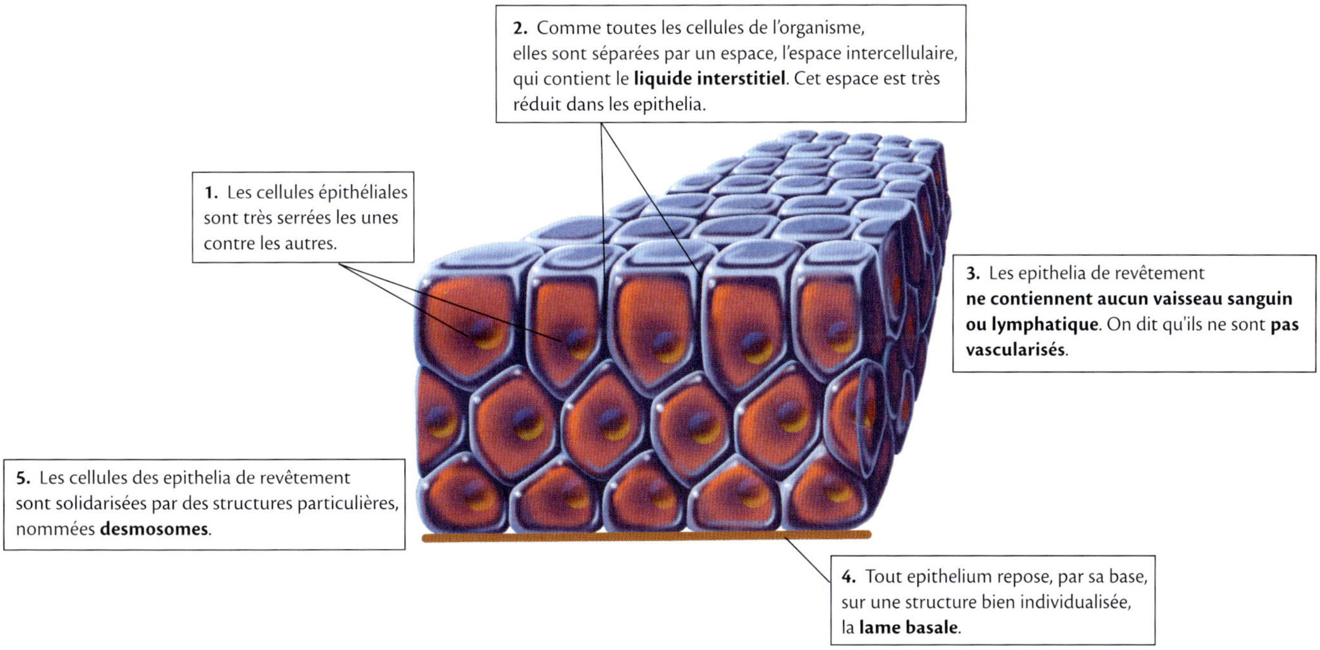

Fig. 4.3. Caractéristiques des epithelia de revêtement.

2. Les epithelia glandulaires et les glandes

- Les epithelia glandulaires sont formés de cellules qui constituent des organes appelés glandes.
- Les glandes sont des organes qui fabriquent des **sécrétions**.
- Il existe deux variétés de glandes qui diffèrent par leur mode d'**excrétion**, c'est-à-dire de rejet hors de la glande de la substance produite : les glandes exocrines et les glandes endocrines.

➤ Les substances produites par les glandes sont appelées des sécrétions.

➤ Excrétion : action par laquelle la sécrétion d'une glande se retrouve hors de cette glande.

➡ Glandes exocrines/Glandes endocrines : les définitions

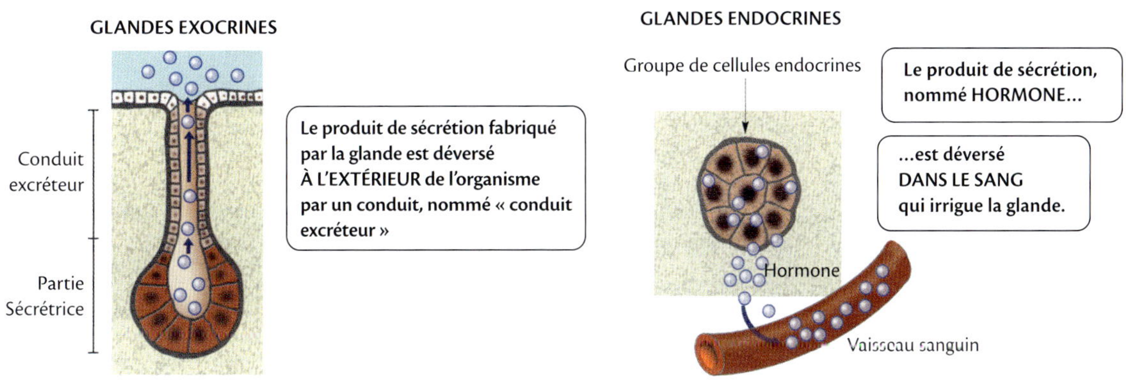

Fig. 4.4. Les deux variétés de glandes.

➤ Le pancréas est une glande « mixte », à la fois exocrine et endocrine.

Glandes exocrines/Glandes endocrines : les exemples

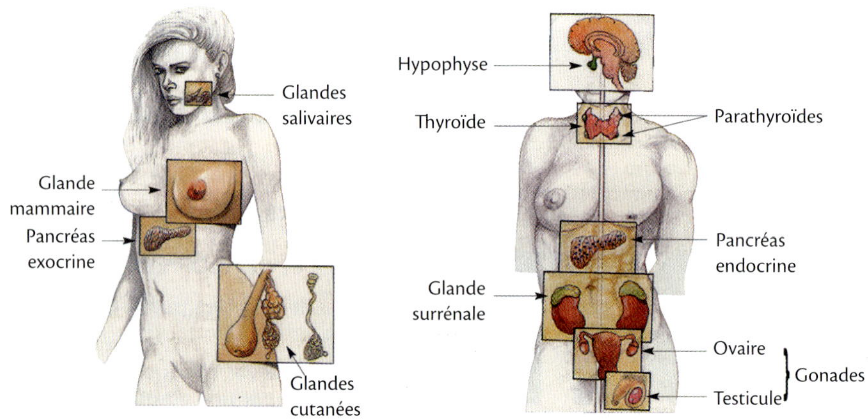

Fig. 4.5. Des exemples de glandes exocrines et endocrines.

Glandes exocrines : deux variétés

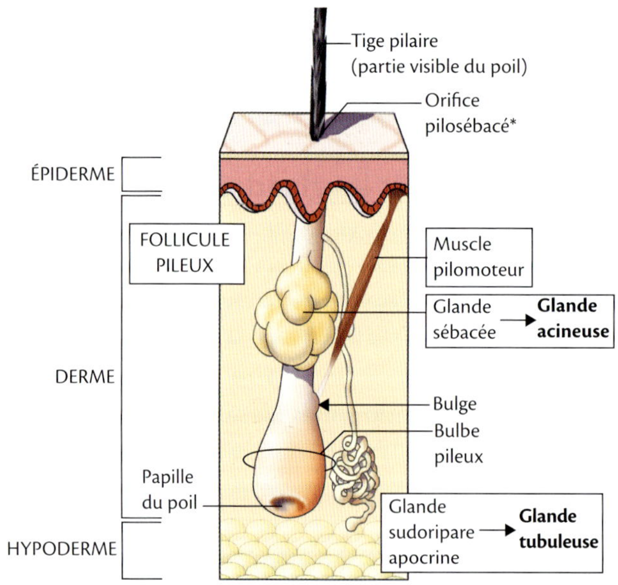

Fig. 4.6. Les deux variétés de glandes exocrines sont présentes dans le follicule pilo-sébacé.
Glandes tubuleuses *: glandes en forme de tube.*
Exemple : la glande sudoripare apocrine
Glandes acineuses *: glandes en forme de petites sphères (acinus signifie « grain de raisin » en latin)*
Exemple : la glande sébacée

2 Le tissu conjonctif : éléments constitutifs sur le modèle du derme

> *Conjonctivus*, en latin, signifie « qui sert à lier ».

> Le tissu adipeux est un tissu conjonctif de type particulier.

- Le **tissu conjonctif** est un **tissu de soutien** des autres tissus et des organes du corps.
- Il existe plusieurs variétés de tissu conjonctif mais, malgré leur diversité, ils ont une structure commune, fondée sur deux éléments constants : des **cellules** dispersées dans une substance intercellulaire abondante, nommée **matrice extracellulaire**.
- Le modèle des tissus conjonctifs est le **derme**.

DES CELLULES
Deux sortes

→ **Leucocytes** ②
Cellules de l'immunité, qui migrent de la circulation sanguine dans le tissu conjonctif pour répondre aux agressions extérieures.

→ **Fibroblastes** ①
Grandes cellules plates, munies de prolongements cytoplasmiques. Fabriquent tout au long de la vie, les fibres et de grosses molécules de la MEC.

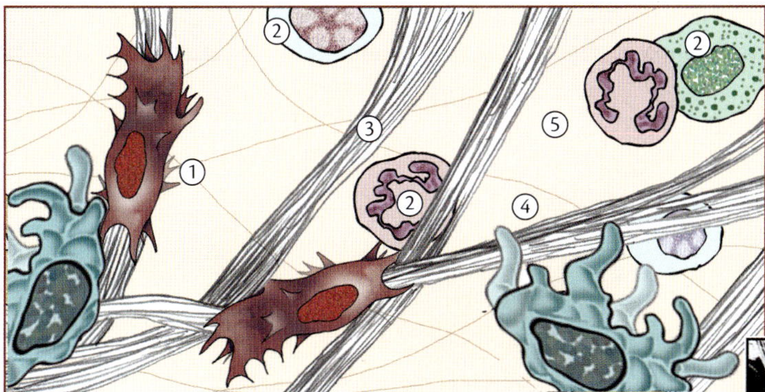

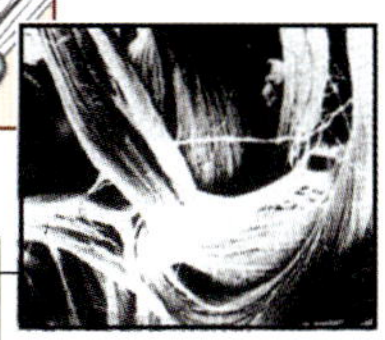

MATRICE EXTRACELLULAIRE (MEC)
Deux constituants : des fibres et la substance fondamentale dans laquelle elles sont engluées.

→ **Les fibres**
Deux sortes

→→ **Fibres collagènes (ou de collagène)** ③
Forment de longs rubans sinueux. Elles donnent sa résistance au derme.

→→ **Fibres élastiques** ④
Elles forment un réseau de fibres très fines, reliées entre elles. Elles donnent son élasticité au derme.

→ **La substance fondamentale** ⑤
Deux constituants…

→→ … de l'eau + des grosses molécules
Le derme contient beaucoup d'eau, où elle est maintenue par de grosses molécules. L'eau du derme donne sa « tonicité » à la peau.

Fig. 4.7. Les constituants d'un tissu conjonctif de référence, le derme, et leurs rôles.

BP/Bac Pro

La glande mammaire : une glande exocrine dans le sein

1 Morphologie du sein de la femme

Le sein a une forme approximativement hémisphérique et repose sur la face antérieure du thorax en avant des muscles pectoraux. Mais le sein est un organe à géométrie variable : il se modifie dans le temps en fonction des informations hormonales qu'il reçoit.

2 Anatomie/Histologie du sein de la femme

› **Le sein est constitué d'une glande, la glande mammaire, enrobée de tissu conjonctif et adipeux, et enveloppée de peau.**

1. L'enveloppe cutanée du sein

Elle présente en son centre, l'**aréole**, disque pigmenté de 30 à 55 mm de diamètre. Sa couleur marron varie en fonction de la vie génitale. L'aréole possède des petits renflements, nommés **tubercules de Morgagni**, qui traduisent la présence de glandes d'un type voisin des glandes sudoripares et, en périphérie seulement, de glandes sébacées non associées à un follicule pileux. Le **mamelon** fait saillie au centre de l'aréole. Il est percé d'une quinzaine de **pores**, orifices externes des **canaux galactophores**, permettant l'excrétion du lait lors de la tétée.

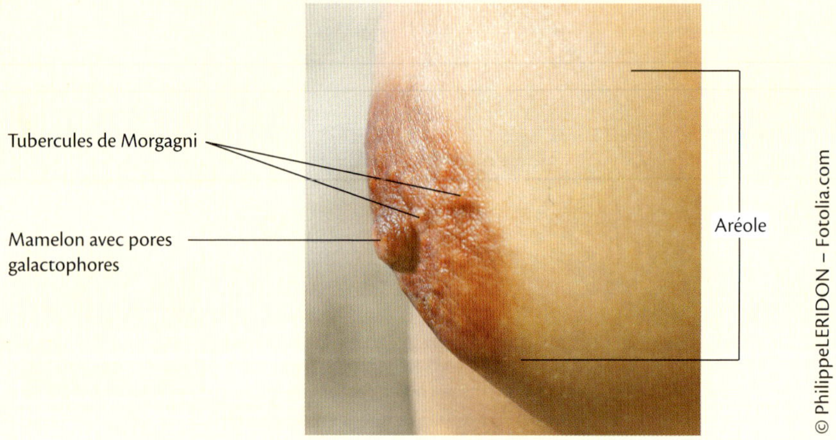

Fig. 4.8. Gros plan sur l'aréole du sein.

2. La glande mammaire

› **La glande mammaire est une glande exocrine, acineuse.**

La glande mammaire est faite de 15 à 20 **lobes** entièrement séparés les uns des autres par du tissu conjonctif dense et du tissu adipeux. Le tissu conjonctif interlobaire se fixe au fascia du muscle grand pectoral sous-jacent, créant une suspension naturelle du sein. Les lobes sont disposés dans la région profonde du sein, de façon rayonnante par rapport au mamelon. Chaque lobe est desservi par un canal excréteur propre, le **canal galactophore de premier ordre** qui se dilate (formant le sinus lactifère) avant de s'ouvrir au niveau du mamelon par le **pore galactophore**. Chaque lobe est divisé en **lobules**, eux-mêmes desservis par des ramifications du canal galactophore, et qui se terminent par des extrémités borgnes. Les canaux ramifiés sont enrobés dans du tissu conjonctif lâche qui est en continuité avec le derme papillaire de la peau du sein.
Cette structure de base de la glande mammaire est variable selon les moments de la vie génitale.

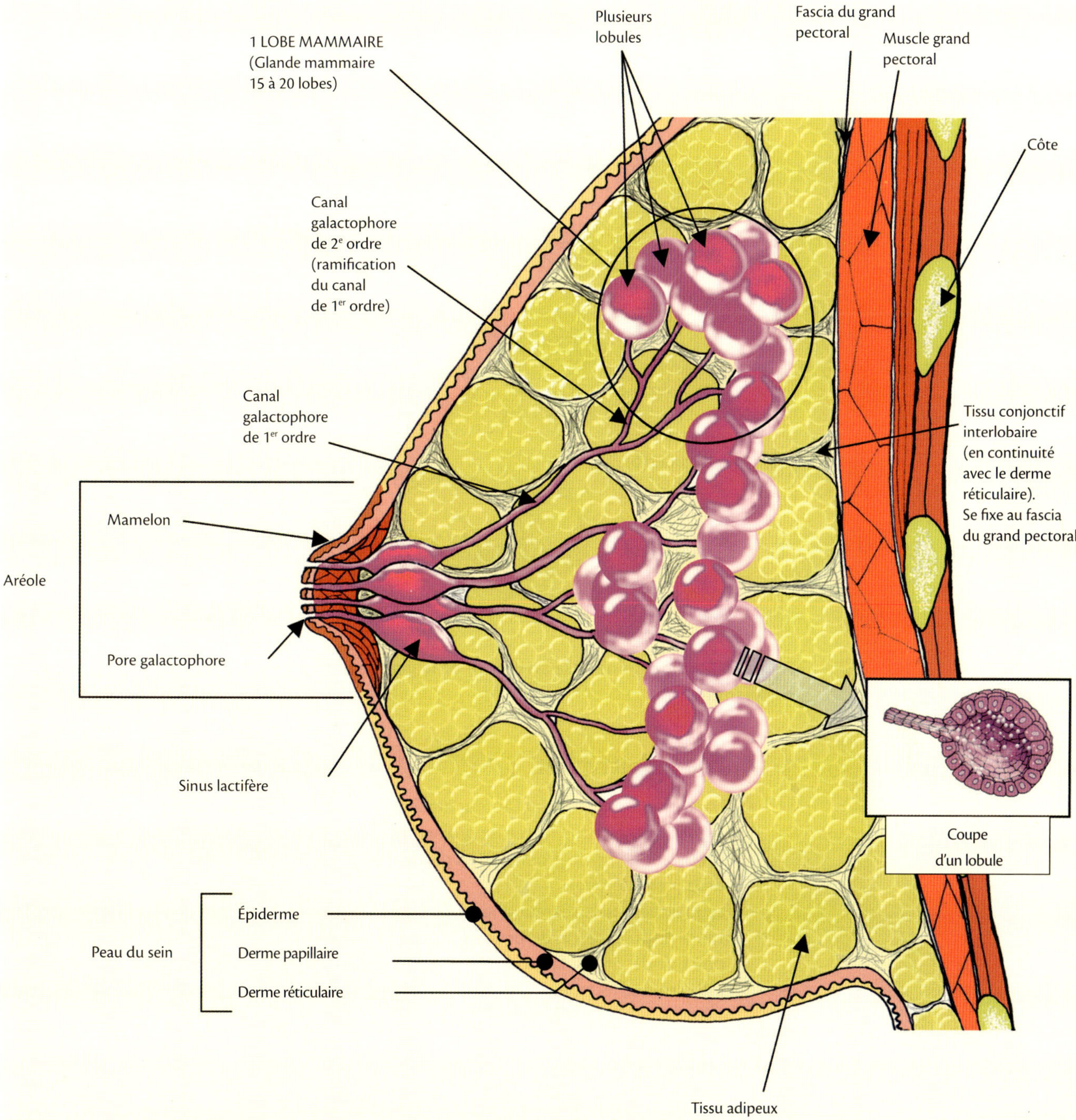

Fig. 4.9. Coupe sagittale du sein de la femme.

3 Physiologie de la glande mammaire de la femme

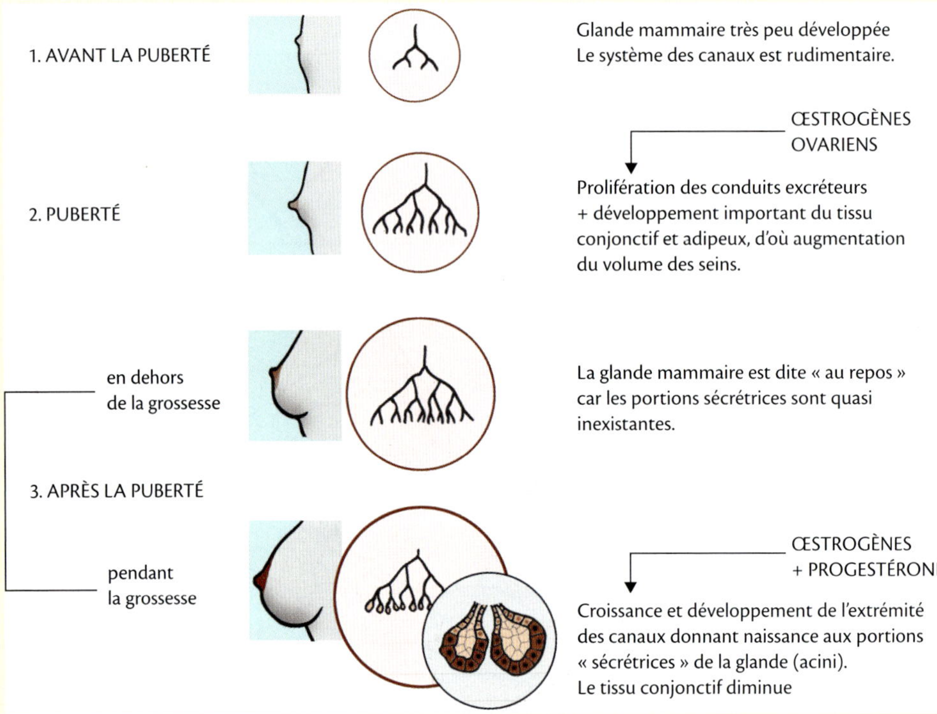

Fig. 4.10. Modifications de la structure de la glande mammaire au cours de la vie génitale de la femme.

1. Lors de l'allaitement

- Dans les jours qui suivent l'accouchement, la sécrétion lactée s'établit grâce à l'accroissement de la sécrétion lactée de prolactine déclenchée par les modifications hormonales survenant en fin de grossesse (en particulier, chute brusque du taux des œstrogènes et de la progestérone).
- Le maintien de la sécrétion lactée pendant la durée de l'allaitement est lié à la persistance de la sécrétion de prolactine, entretenue par un réflexe neuro-hormonal dont le point de départ est la succion du mamelon lors des tétées. Pendant toute la période de l'allaitement, les portions sécrétrices des glandes montrent des signes d'activité importante.

2. Après l'allaitement

Si les tétées continuent, la lactation peut être maintenue pendant plusieurs mois ou années. Mais si le lait n'est pas tiré, la prolactine n'est plus sécrétée et la sécrétion de lait s'arrête. La glande mammaire revient progressivement à son « état de repos ».

3. Après la ménopause

Les modifications hormonales survenant à la ménopause entraînent une atrophie progressive du système canaliculaire excréteur et des acini si bien que la glande mammaire tend à revenir à son état prépubertaire.

4 Dysharmonies anatomiques du sein chez la femme et principes de réparation[1]

Il arrive que les seins ne s'inscrivent pas dans un idéal de volume ou de forme... bien difficiles à définir. La chirurgie esthétique constituera alors un recours, qui prend aussi en charge le problème de la reconstruction du sein après cancer.

1. La ptôse mammaire

Description

Il y a ptôse mammaire lorsque le dièdre sous-mammaire devient inférieur à 90°.
Ptose et hypertrophie mammaire vont souvent de pair.
Il faut différencier :

- la ptose glandulaire, dans laquelle le sein diminue de volume, mais l'aréole reste à la même position ;
- la ptose cutanée, dans laquelle la peau se détend et l'aréole descend.

Principe de réparation

Pour réparer les hypertrophies mammaires avec ptose, il faut dans le même temps diminuer le volume et remonter le sein. Toutes les techniques sont valables. Bien entendu, on privilégiera celle qui laissera la rançon cicatricielle la plus faible, en sachant que plus la qualité de la peau est mauvaise, plus la longueur des cicatrices sera importante.

2. L'hypotrophie mammaire

Description

On utilise le terme d'hypotrophie mammaire pour tous les troubles d'insuffisance de développement des seins.

Principe de réparation

Un moyen d'augmenter le volume d'un sein est constitué par l'implant ou « prothèse mammaire ».
Le principe consiste à glisser une prothèse mammaire en arrière de la glande afin de projeter en avant le sein existant :

- soit en position prépectorale : la prothèse mammaire est introduite, par voie aréolaire, entre le muscle pectoral et la glande mammaire ;
- soit en position rétropectorale : la prothèse mammaire est introduite par voie axillaire, derrière le muscle pectoral. Celui-ci fait un matelassage entre la peau et la prothèse, rendant celle-ci moins visible.

La reconstruction mammaire fait, aujourd'hui, partie intégrante du traitement du cancer du sein. Face à une amputation mammaire, le chirurgien plasticien se trouve confronté à un triple problème : restaurer le volume manquant, harmoniser le volume de l'autre sein, reconstruire l'aréole et le mamelon.

3. La reconstruction mammaire

La reconstruction du sein se fait en deux temps : on reconstruit d'abord le volume et la forme. Deux mois plus tard, on rend symétrique l'autre sein et on reconstruit la plaque aréolo-mamelonnaire.

---

1 Bernard Dessapt, chirurgien plasticien (Lyon).

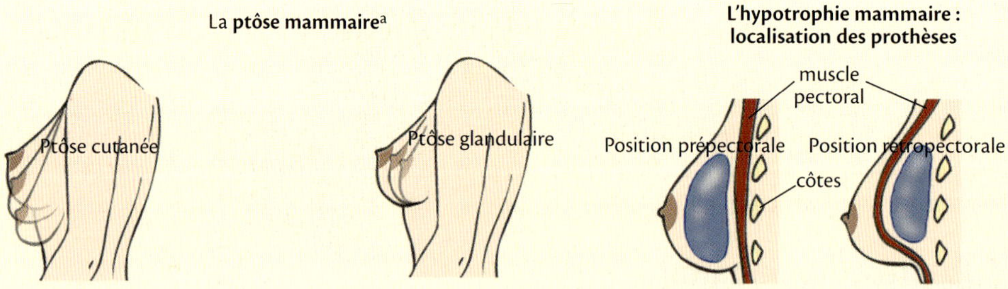

a. **Ptôse** du grec *ptôsis*, « chute », signifie descente d'un organe provoqué par le relâchement de ses moyens de fixation.

Fig. 4.11 Dysharmonies anatomiques du sein.

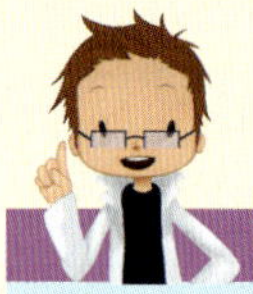

Info +

Depuis quelques années, une nouvelle technique est venue compléter les options disponibles pour la chirurgie esthétique et reconstructrice du sein : la **lipostructure** (ou lipofilling), déjà utilisée pour combler des rides ou redonner du volume à un visage amaigri. Cette technique consiste à prélever de la graisse dans des endroits de stockage (abdomen, hanches…) et à la préparer en vue de sa réinjection dans le sein, soit pour réaliser une augmentation du volume du sein dans un but esthétique, soit pour reconstruction (alors souvent associée à la pose d'une prothèse mammaire). On manque actuellement de recul pour apprécier l'intérêt de cette technique, qui peut, en outre, rendre difficile l'analyse de certains clichés de mammographie.[2]

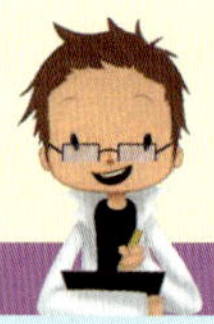

Conduite à tenir

Effets des techniques esthétiques appliquées aux soins esthétiques du buste

- Les techniques esthétiques appliquées aux soins du buste réaliseront, bien entendu, les soins classiques de l'enveloppe cutanée.
- En post-opératoire, sous le contrôle du chirurgien, il conviendra de masser la cicatrice avec une crème, pour éviter qu'elle n'adhère à la profondeur.
- On pourra également « tonifier » (selon les techniques utilisées en pratique esthétique) le **muscle platysma** (qui envoie des fibres musculaires dans la peau du sein) afin d'aider les seins à lutter contre les lois de la pesanteur.

2 Dr Vlad Negulescu.

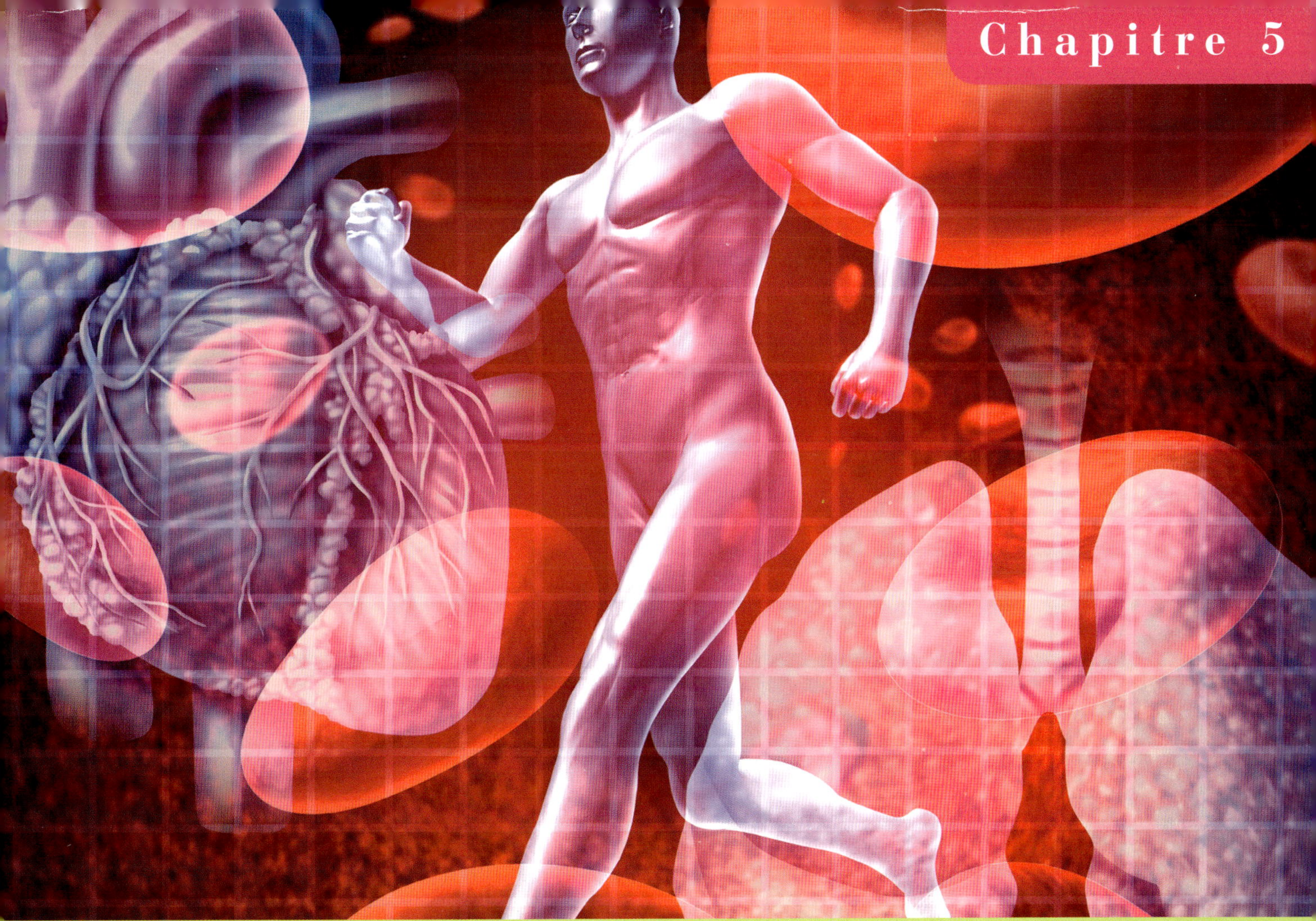

Chapitre 5

Organisation topographique et anatomique du corps humain

Savoirs à acquérir

Organisation topographique du corps humain :

- connaître les différentes parties du corps humain présentées dans la position anatomique de référence ;
- connaître les régions du corps sur lesquelles intervient le professionnel de l'esthétique :
  – tête et cou,

BP/Bac Pro

  – + tronc/membres supérieur et inférieur.

Présentation anatomique des différents systèmes du corps humain :

- connaître les différents systèmes du corps humain ;
- savoir localiser sur des schémas fournis les principaux organes constituant chaque système et leur rôle global.

Tout commence avec l'anatomie…

À son origine, l'étude de l'anatomie utilisait une seule technique, la dissection, qui consiste à ouvrir un organisme pour en étudier la structure. Aujourd'hui, l'anatomie se dote de méthodes de plus en plus perfectionnées.

La **radiologie** utilise les rayons X pour explorer les organes « durs », tels que le squelette, mais aussi des cavités organiques grâce à des substances déposées à l'intérieur de ces cavités, visualisées également par l'**endoscopie**. L'**échographie** montre l'organisation des organes « mous » (foie, reins…) par les ultrasons. Le **scanner** associe radiographie et informatique pour observer les organes dans leurs moindres détails. Et bien d'autres techniques…

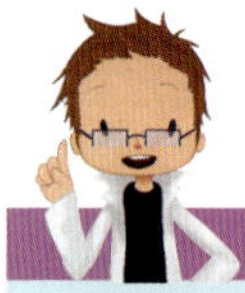

Info +

Un peu d'histoire…

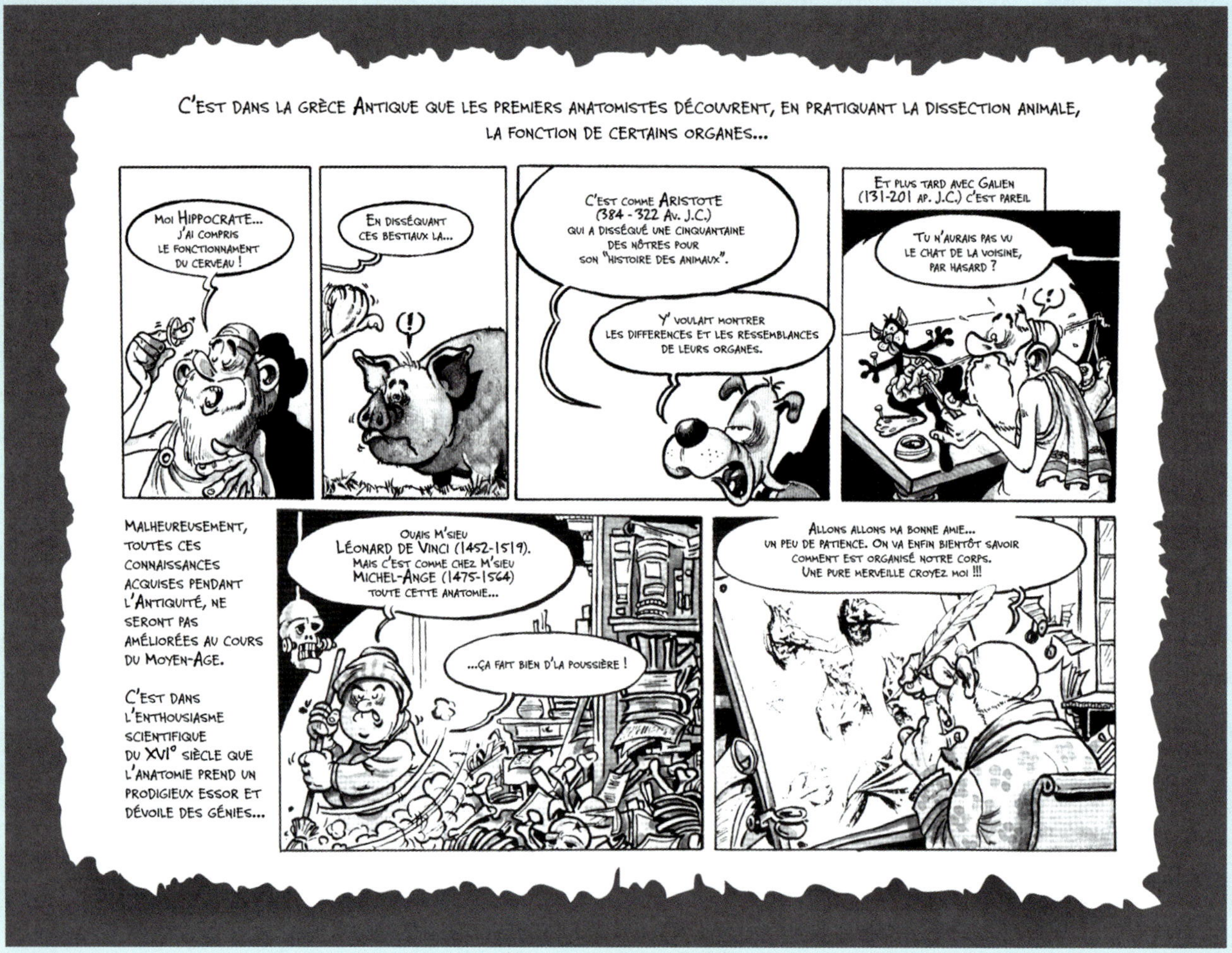
C'EST DANS LA GRÈCE ANTIQUE QUE LES PREMIERS ANATOMISTES DÉCOUVRENT, EN PRATIQUANT LA DISSECTION ANIMALE, LA FONCTION DE CERTAINS ORGANES...
MOI HIPPOCRATE... J'AI COMPRIS LE FONCTIONNEMENT DU CERVEAU !
EN DISSÉQUANT CES BESTIAUX LÀ...
C'EST COMME ARISTOTE (384 - 322 AV. J.C.) QUI A DISSÉQUÉ UNE CINQUANTAINE DES NÔTRES POUR SON "HISTOIRE DES ANIMAUX".
Y' VOULAIT MONTRER LES DIFFÉRENCES ET LES RESSEMBLANCES DE LEURS ORGANES.
ET PLUS TARD AVEC GALIEN (131-201 AP. J.C.) C'EST PAREIL
TU N'AURAIS PAS VU LE CHAT DE LA VOISINE, PAR HASARD ?
MALHEUREUSEMENT, TOUTES CES CONNAISSANCES ACQUISES PENDANT L'ANTIQUITÉ, NE SERONT PAS AMÉLIORÉES AU COURS DU MOYEN-AGE.
C'EST DANS L'ENTHOUSIASME SCIENTIFIQUE DU XVI° SIÈCLE QUE L'ANATOMIE PREND UN PRODIGIEUX ESSOR ET DÉVOILE DES GÉNIES...
OUAIS M'SIEU LÉONARD DE VINCI (1452-1519). MAIS C'EST COMME CHEZ M'SIEU MICHEL-ANGE (1475-1564) TOUTE CETTE ANATOMIE...
...ÇA FAIT BIEN D'LA POUSSIÈRE !
ALLONS ALLONS MA BONNE AMIE... UN PEU DE PATIENCE. ON VA ENFIN BIENTÔT SAVOIR COMMENT EST ORGANISÉ NOTRE CORPS. UNE PURE MERVEILLE CROYEZ MOI !!!

Fig. 5.1.

➡ La nouvelle nomenclature anatomique : à utiliser d'urgence…

Comme toutes les sciences, l'anatomie a ses termes techniques, destinés à situer les différents organes ou régions du corps humain. Jusqu'à ces derniers temps, il en existait une multitude, tous différents d'un pays à l'autre, avec pour conséquence une véritable cacophonie dans les colloques internationaux…
Cette situation a conduit la **Commission internationale de Nomenclature** à proposer une nomenclature unique, qui a été adoptée par tous les pays, dont la France, en 1976. Elle contient 5 000 termes de référence internationale. Plusieurs principes ont guidé la Commission :

- les noms latins reviennent en force : l'omoplate devient la scapula, le péroné, la fibula ;
- les éponymes sont supprimés : c'est ainsi que Pecquet, dont la citerne devient la citerne du chyle, est jeté aux oubliettes. Il en va de même de Langerhans : la cellule qui a immortalisé cet observateur de génie, devient le macrophagocyte intraépidermique. Ces nouvelles appellations sont justifiées par leur valeur informative ;
- les homonymes sont évités : le scaphoïde du tarse, par exemple, change de nom, afin que le mot scaphoïde dénomme seulement un os du carpe.

› **Cette nouvelle nomenclature date de 1976… Il est grand temps que les nouvelles générations d'étudiants l'utilisent car elle est instructive et… internationale.**

1 Organisation topographique du corps humain

1. Les différentes parties du corps humain présentées dans la position anatomique de référence

› **La position anatomique de référence est définie par une convention internationale : « corps humain debout, les membres supérieurs pendants le long du corps, la paume des mains tournée en avant ».**
Le corps humain comprend quatre parties : la tête, le cou, le tronc, les membres (supérieurs et inférieurs).

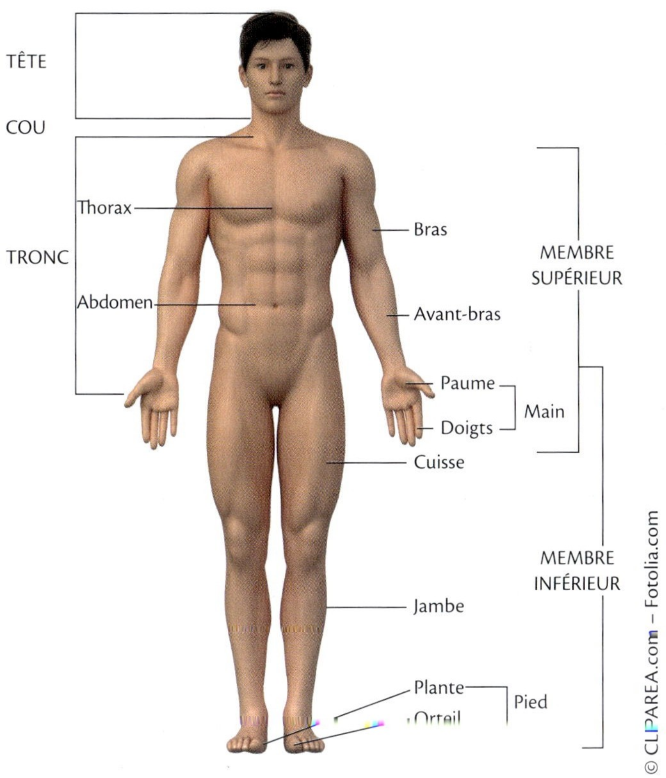

Fig. 5.2. La position anatomique de référence et les différentes parties du corps humain.

2. Les principales régions du corps sur lesquelles intervient le professionnel de l'esthétique

➡ Les régions de la tête et du cou

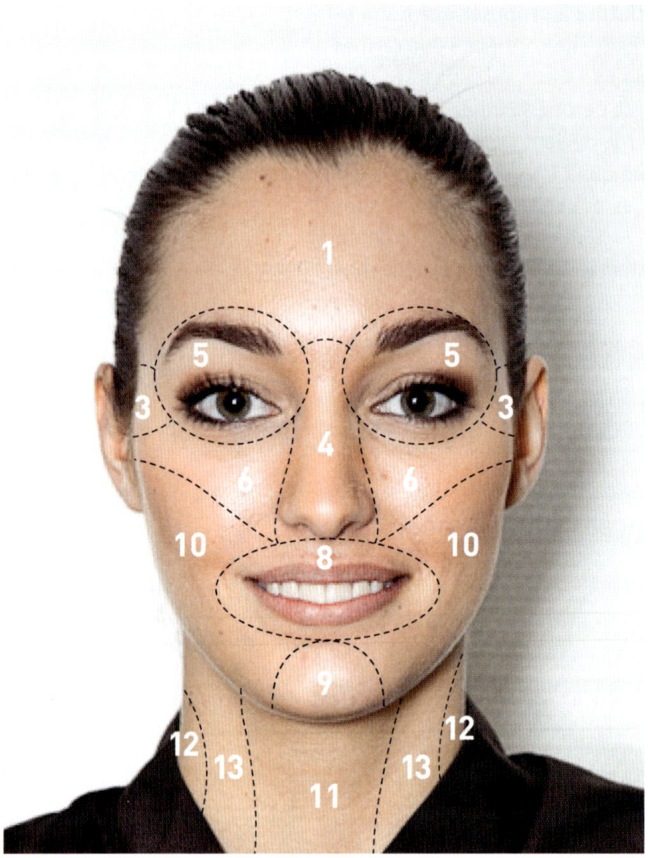

Fig. 5.3. **Régions de la tête et du cou vues de face.**

1. Région frontale
2. Région pariétale
3. Région temporale
4. Région nasale
5. Région orbitaire
6. Région zygomatique
7. Région massétérique
8. Région orale
9. Région mentonnière
10. Région buccale
11. Région cervicale antérieure
12. Région cervicale latérale
13. Région sterno-cléido-mastoïdienne
14. Région occipitale
15. Région cervicale postérieure (nuque)

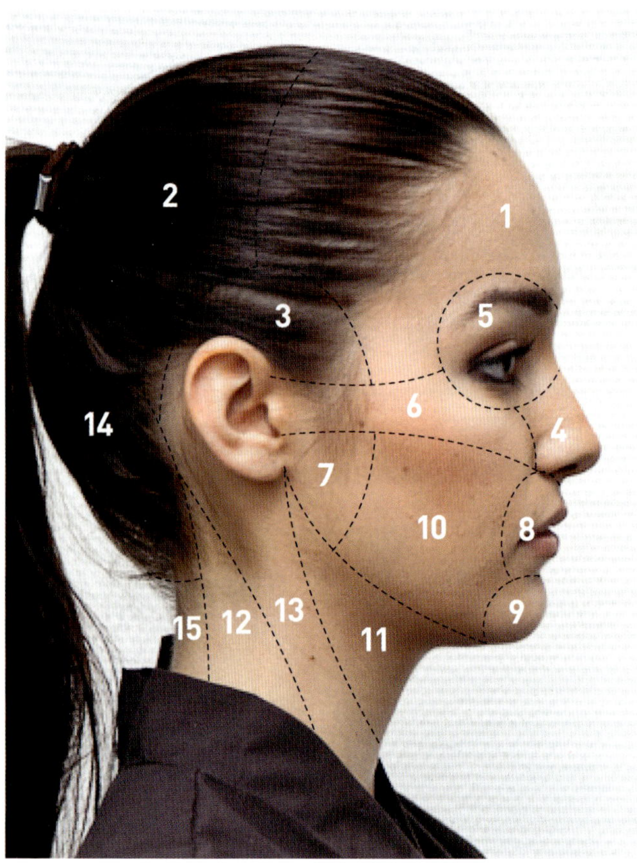

Fig. 5.4. Régions de la tête et du cou vues de profil.

BP/Bac Pro

Les régions du tronc

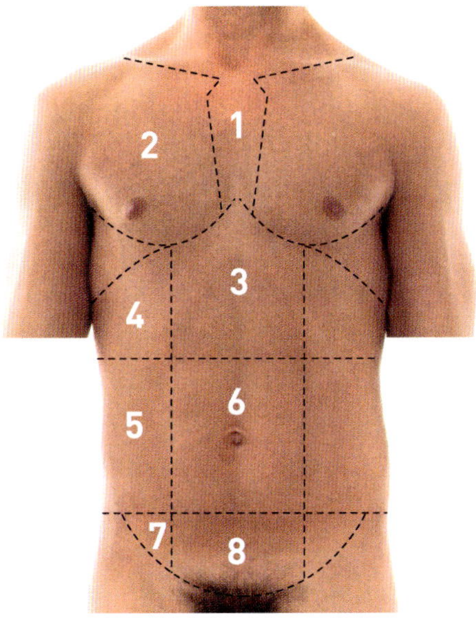

Régions antérieures
1. Région sternale
2. Région pectorale droite
3. Région épigastrique
4. Région hypocondriaque droite
5. Région latérale droite
6. Région ombilicale
7. Région inguinale droite
8. Région pubienne

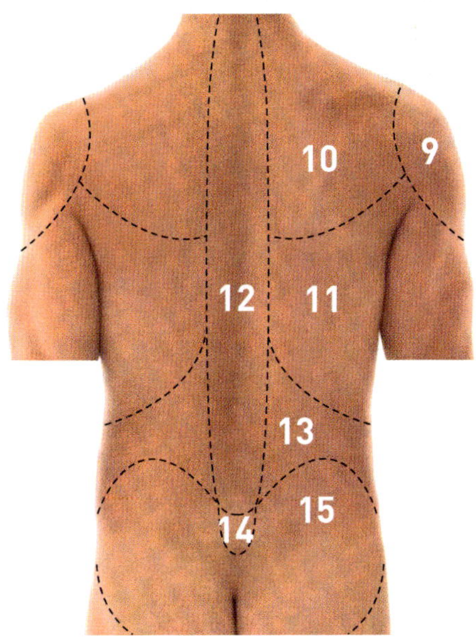

Régions postérieures
9. Région deltoïdienne
10. Région scapulaire } *Région dorsale*
11. Région sous-scapulaire } *Région dorsale*
12. Région vertébrale
13. Région lombale
14. Région sacrale
15. Région glutéale

Fig. 5.5. Les régions du tronc

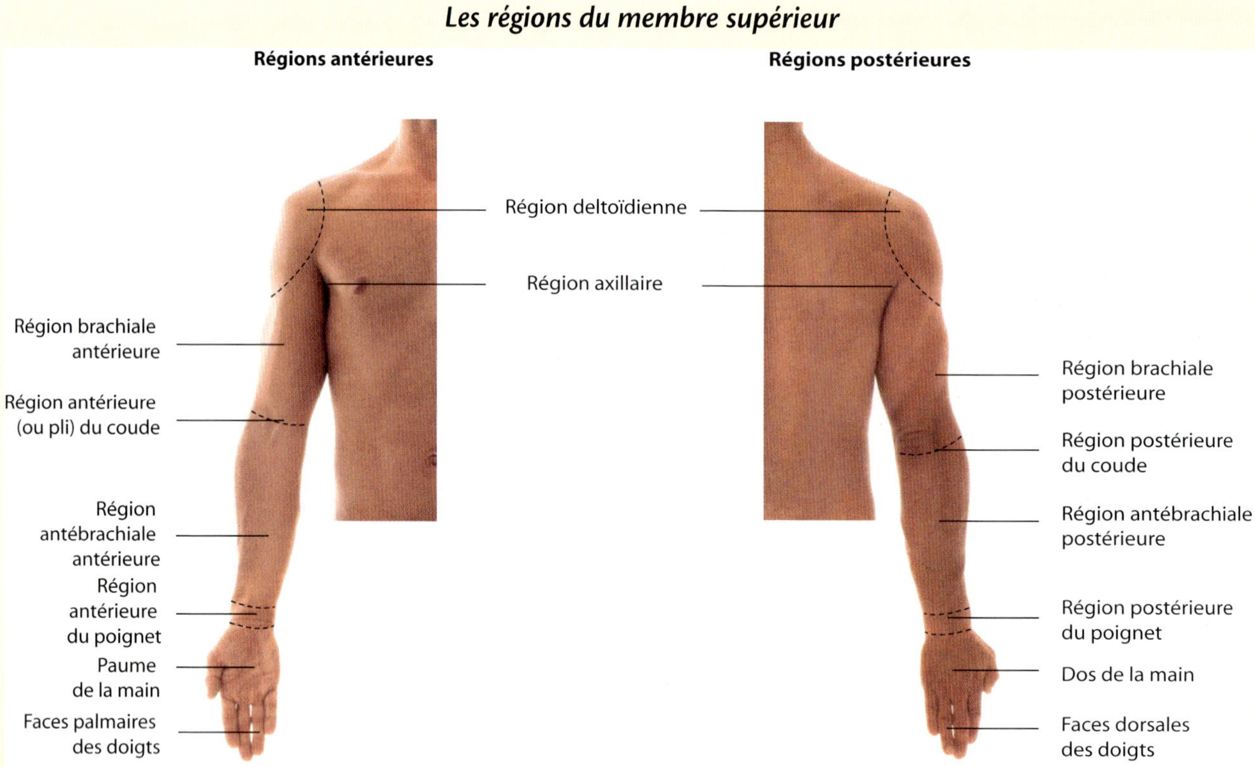

Fig. 5.6. Les régions du membre supérieur.

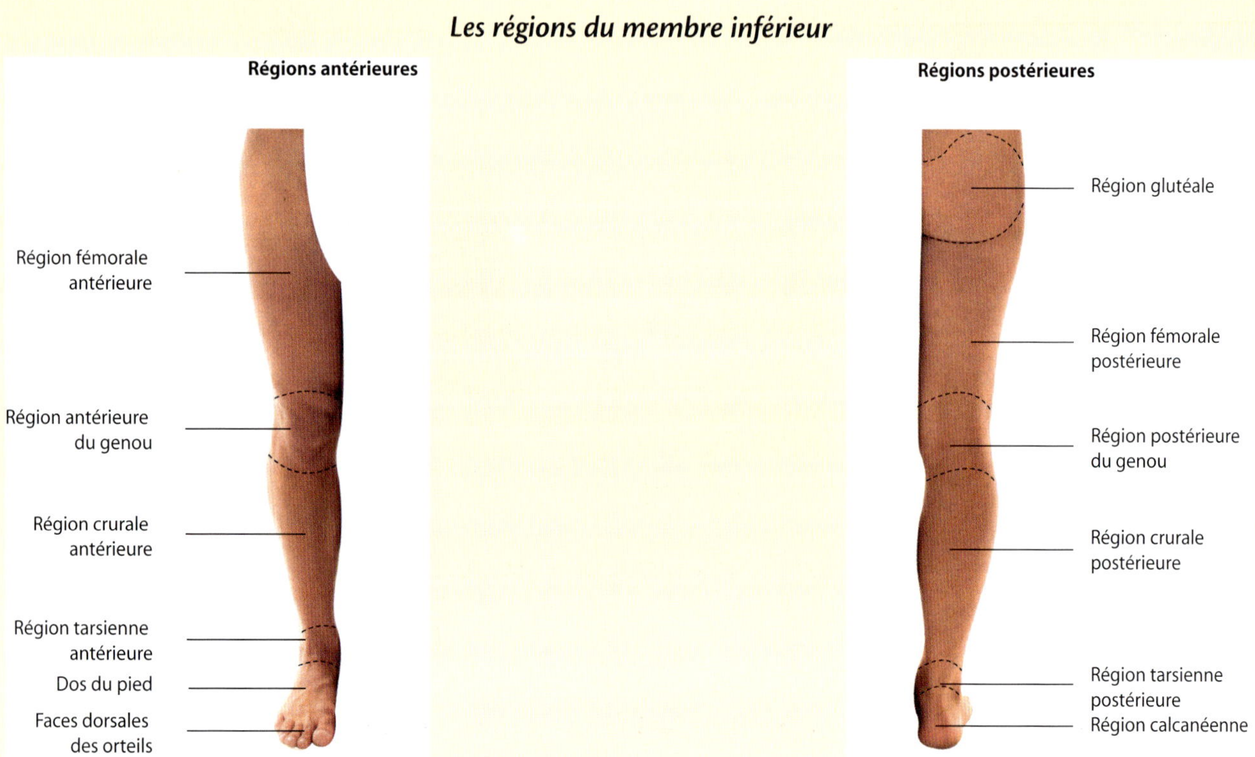

Fig. 5.7. Les régions du membre inférieur.

2 Présentation anatomique des différents systèmes du corps humain et de leur rôle global

> **Le corps humain est une société complexe de systèmes, chaque système étant constitué de différents organes qui collaborent pour assurer une fonction bien précise dans l'organisme.**

On distingue plusieurs systèmes :

- le **système tégumentaire** ;
- le **système locomoteur**, qui associe le système ostéo-articulaire et le système musculaire ;
- les **systèmes de la vie végétative**, représentés par le système digestif, le système cardio-vasculaire, le système respiratoire et le système urinaire ;
- les **systèmes de régulation**, systèmes de contrôle et de communication des cellules entre elles et avec le milieu extérieur, représentés par les systèmes nerveux et endocrinien ;
- le **système immunitaire** qui s'oppose aux substances étrangères à l'organisme ;
- le **système génital** qui préserve la pérennité de l'espèce.

1. Le système tégumentaire

> **Rôle global : le système tégumentaire assure la protection de l'organisme contre les multiples agressions du milieu extérieur.**

Pour l'étude du système tégumentaire, *cf.* Partie 2, « Biologie de la peau ».

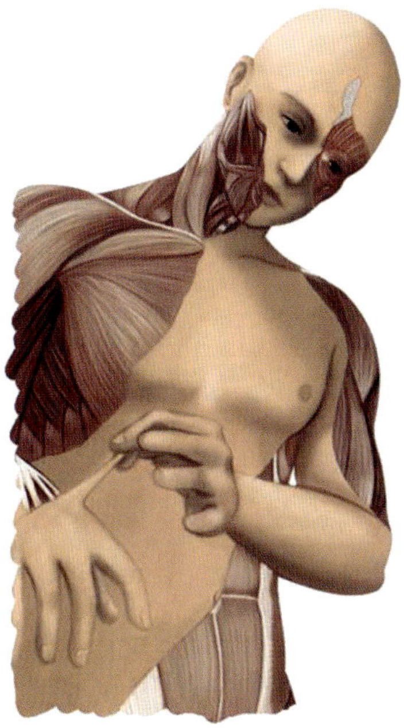

Fig. 5.8. Le système tégumentaire.

2. Le système locomoteur (squelette + articulations + système musculaire)

> **Rôle global : le système locomoteur est un ensemble de structures qui permettent les mouvements.**

Ce système sera l'objet d'une étude appliquée à la profession d'esthéticien(ne) cosméticien(ne), voir chapitre 6.

3. Les systèmes de la vie végétative

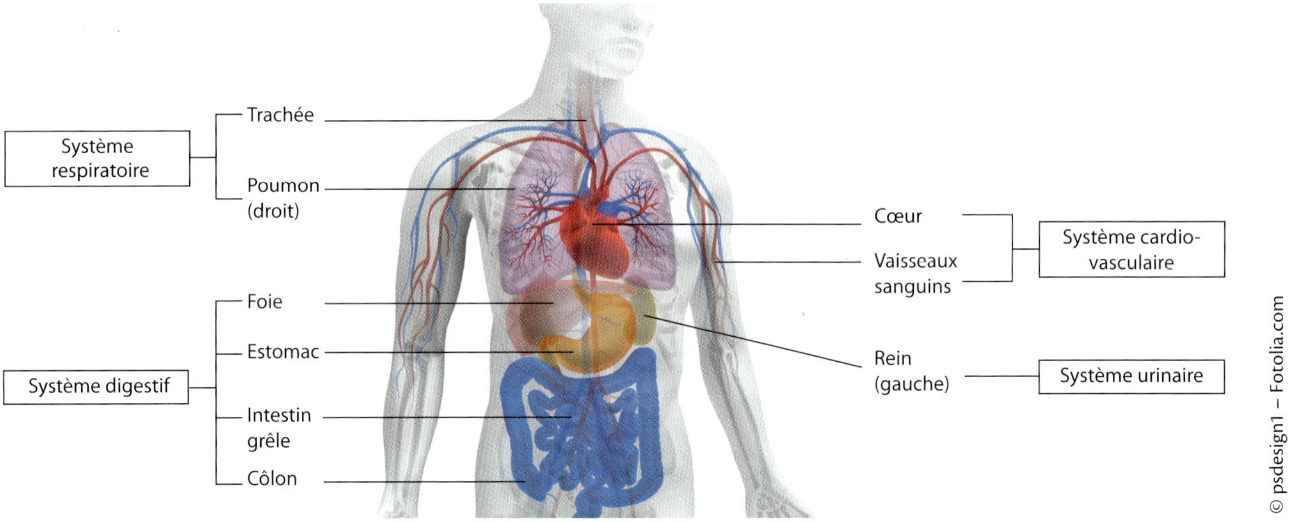

Fig. 5.9. Les principaux organes de la vie végétative.

➡ Le système digestif

Les principaux organes

Le système digestif est formé par le **tube digestif** (œsophage, estomac, intestin grêle, côlon…), dans lequel des **glandes digestives** (glandes salivaires, foie, pancréas…) déversent leurs sécrétions.

Rôle global

- **Le système digestif a pour fonction la dégradation des aliments en molécules simples (nutriments) et le passage de celles-ci dans le sang (phénomène de l'absorption intestinale).**
- **La dislocation des aliments est essentiellement chimique : elle est réalisée par des substances chimiques nommées diastases, qui disloquent les macromolécules alimentaires.**

➡ Le système cardio-vasculaire

Les principaux organes

Le système cardio-vasculaire est un ensemble de structures anatomiques destinées à véhiculer des liquides, le sang et la lymphe. Il est constitué d'une pompe, le **cœur**, et de canalisations, les **vaisseaux sanguins** et les **vaisseaux lymphatiques**.

Rôle global

- **Le système cardio-vasculaire est une « entreprise de transport » des nutriments, du dioxygène et des déchets du métabolisme cellulaire.**

Ce système sera l'objet d'une étude particulière pour les étudiants en BP et Bac Pro, voir chapitre 7.

Le système respiratoire

Les principaux organes

Le système respiratoire comprend les voies respiratoires et les poumons.
Les voies respiratoires sont constituées de conduits relativement rigides, qui acheminent l'air jusqu'aux poumons :

- les *fosses nasales*, qui permettent de filtrer, d'humidifier et de réchauffer l'air ;
- le *pharynx*, ou « gorge », partie commune au système respiratoire et au système digestif ;
- le *larynx*, qui comporte les cordes vocales permettant de parler ;
- la *trachée*, conduit cartilagineux qui prolonge le larynx ;
- l'*arbre bronchique*, formé par la division de la trachée en deux *bronches principa*les, droite et gauche, qui entrent dans les poumons et se ramifient à la manière des branches d'un arbre pour se terminer par des *bronchioles*.

Les poumons abritent l'arbre bronchique. À l'extrémité de l'arbre bronchique, chaque bronchiole se termine par plusieurs *sacs alvéolaires*, constitués chacun d'alvéoles pulmonaires qui représentent la zone où se font les échanges gazeux.

Rôle global

> **Le système respiratoire a pour rôle de capter dans le milieu extérieur le dioxygène (O_2) et d'expulser dans ce même milieu extérieur le dioxyde de carbone (CO_2) produit par les cellules.**

Le système urinaire

Les principaux organes

Le système urinaire est constitué du rein et des voies urinaires.

- Les **reins** sont des organes pairs, qui pèsent chacun entre 120 et 150 grammes. Ils sont situés de part et d'autre de la colonne lombale, entre la douzième vertèbre thoracique et la troisième vertèbre lombale. Chaque rein est surmonté d'une *glande surrénale*, sans rapport physiologique avec lui.
- Les **voies urinaires** comprennent :
  - les *uretères*, par où s'écoule l'urine élaborée par les reins ;
  - la *vessie*, réservoir musculo-membraneux ;
  - l'*urètre*, par où l'urine accumulée dans la vessie est rejetée à l'extérieur.

Rôle global

> **Le système urinaire a pour rôle essentiel l'élimination des déchets métaboliques azotés comme l'urée.**

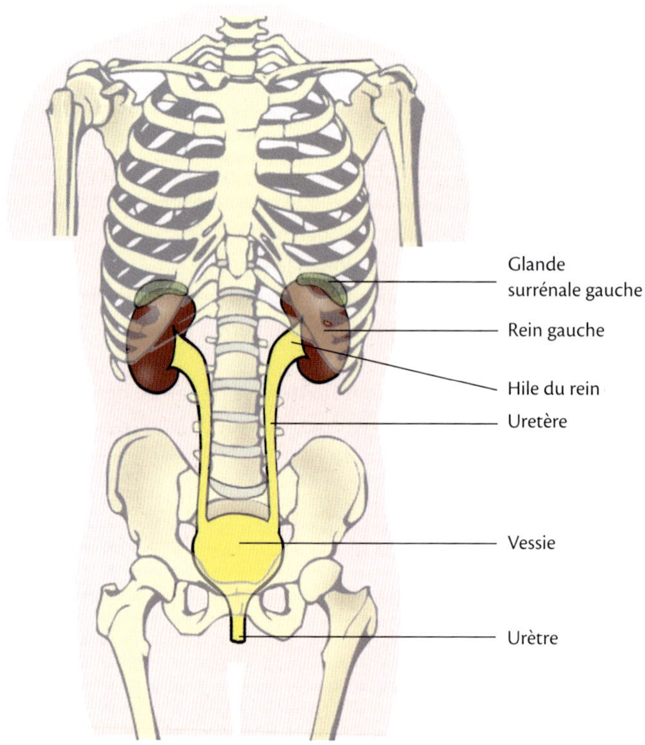

Fig. 5.10. Anatomie du système urinaire.

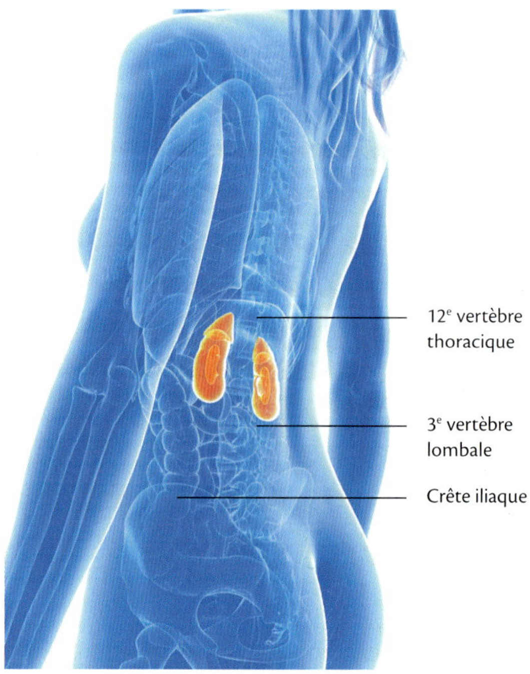

Fig. 5.11. Situation des reins.

Info +

Un peu d'histoire...

La découverte du mécanisme de la digestion et la première expérience réalisée en biologie

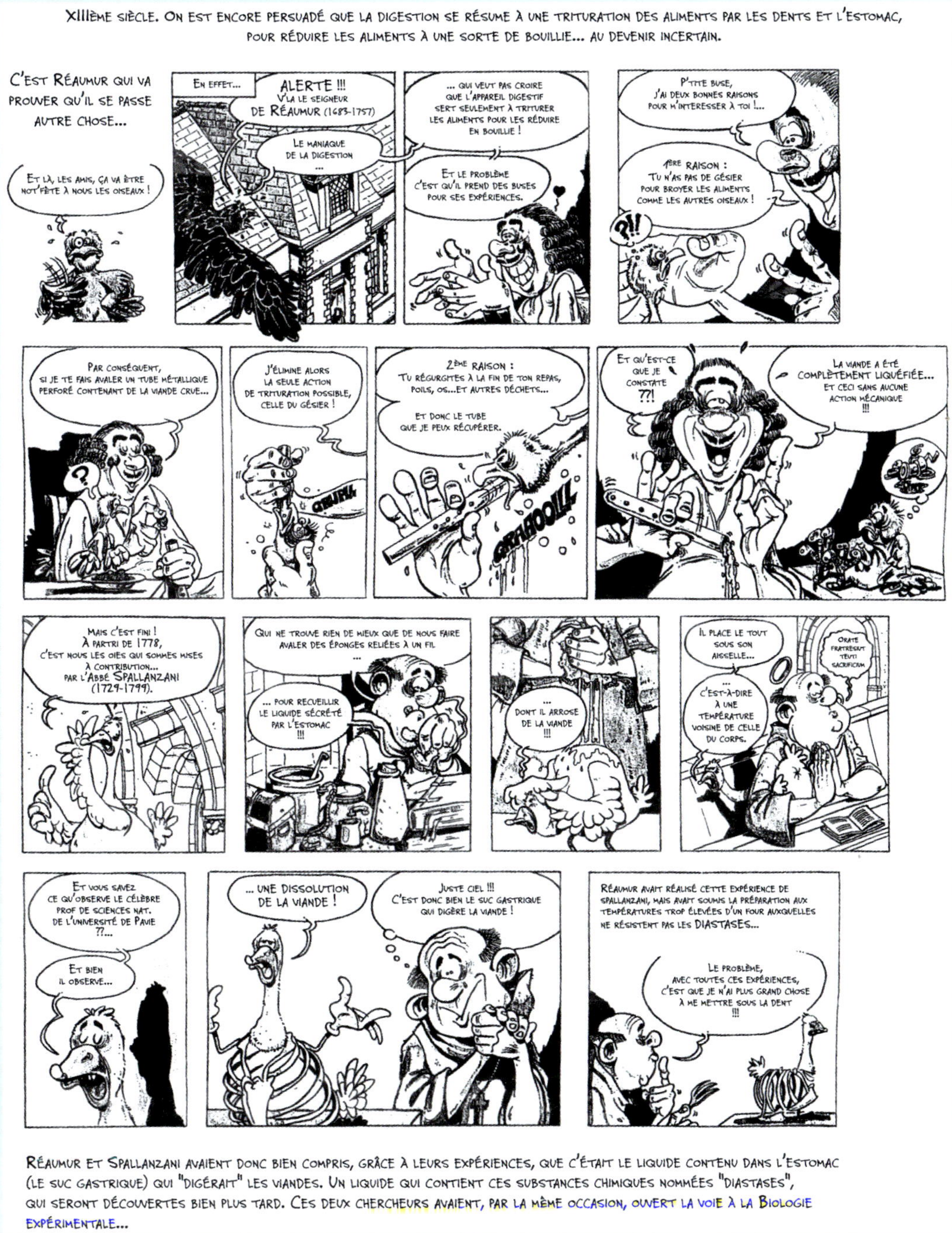
XIIIème siècle. On est encore persuadé que la digestion se résume à une trituration des aliments par les dents et l'estomac, pour réduire les aliments à une sorte de bouillie... au devenir incertain.
C'est Réaumur qui va prouver qu'il se passe autre chose...
Et là, les amis, ça va être not'fête à nous les oiseaux !
En effet...
ALERTE !!! V'là le seigneur de Réaumur (1683-1757)
Le maniaque de la digestion ...
... qui veut pas croire que l'appareil digestif sert seulement à triturer les aliments pour les réduire en bouillie !
Et le problème c'est qu'il prend des buses pour ses expériences.
P'tite buse, j'ai deux bonnes raisons pour m'intéresser à toi !...
1ère raison : Tu n'as pas de gésier pour broyer les aliments comme les autres oiseaux !
?!!
Par conséquent, si je te fais avaler un tube métallique perforé contenant de la viande crue...
?
J'élimine alors la seule action de trituration possible, celle du gésier !
2ème raison : Tu régurgites à la fin de ton repas, poils, os...et autres déchets...
Et donc le tube que je peux récupérer.
Et qu'est-ce que je constate ??!
La viande a été complètement liquéfiée... Et ceci sans aucune action mécanique !!!
Mais c'est fini ! À partri de 1778, c'est nous les oies qui sommes mises à contribution... par l'Abbé Spallanzani (1729-1799).
Qui ne trouve rien de mieux que de nous faire avaler des éponges reliées à un fil ...
... pour recueillir le liquide sécrété par l'estomac !!!
... Dont il arrose de la viande !!!
Il place le tout sous son aisselle...
... c'est-à-dire à une température voisine de celle du corps.
Orate fratresut teuti sacrificium
Et vous savez ce qu'observe le célèbre prof de sciences nat. de l'université de Pavie ??...
Et bien il observe...
... une dissolution de la viande !
Juste ciel !!! C'est donc bien le suc gastrique qui digère la viande !
Réaumur avait réalisé cette expérience de Spallanzani, mais avait soumis la préparation aux températures trop élevées d'un four auxquelles ne résistent pas les diastases...
Le problème, avec toutes ces expériences, c'est que je n'ai plus grand chose à me mettre sous la dent !!!
Réaumur et Spallanzani avaient donc bien compris, grâce à leurs expériences, que c'était le liquide contenu dans l'estomac (le suc gastrique) qui "digérait" les viandes. Un liquide qui contient ces substances chimiques nommées "diastases", qui seront découvertes bien plus tard. Ces deux chercheurs avaient, par la même occasion, ouvert la voie à la Biologie expérimentale...

Fig. 5.12.

Textes : G. Peyrefitte / Illustrations : J. Camponovo

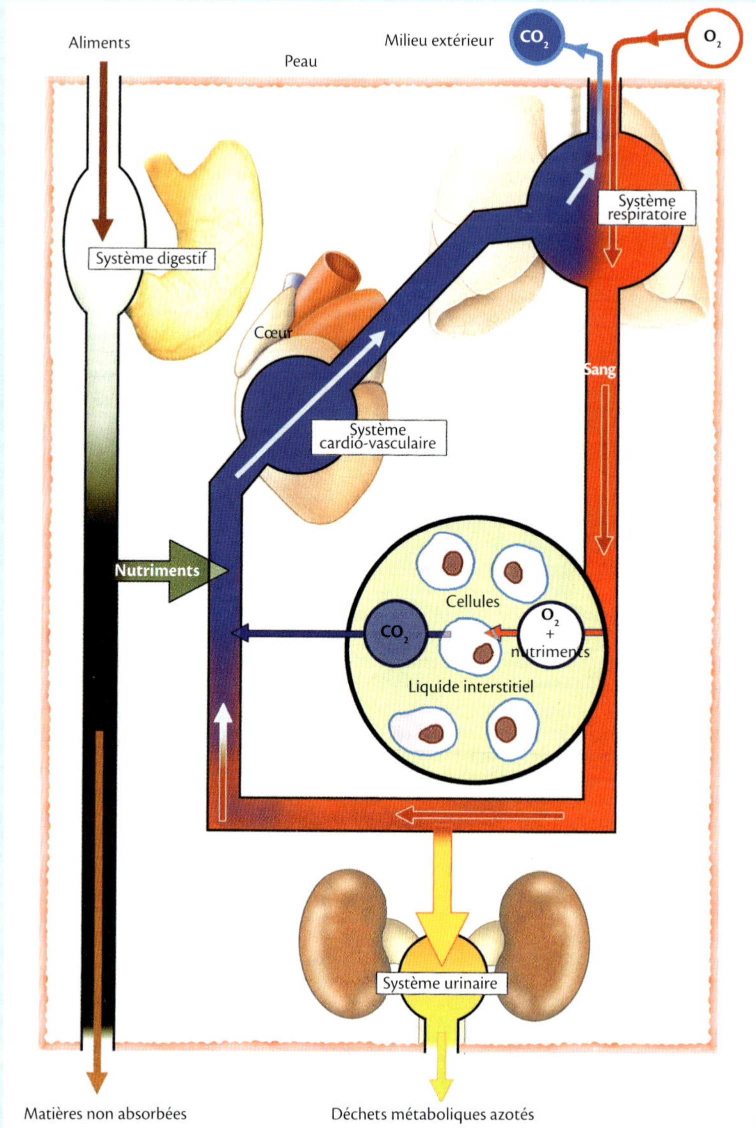

Fig. 5.13. Les synergies entre les différents systèmes qui gèrent la vie végétative.
Les différents systèmes de la vie végétative collaborent étroitement. Le système digestif et le système respiratoire communiquent avec l'extérieur et apportent les nutriments et l'oxygène au sang. Celui-ci, grâce au système cardio-vasculaire, les distribue ensuite à toutes les cellules. Les déchets, issus du métabolisme, sont éliminés de l'organisme par le système respiratoire et le système urinaire.

4. Les systèmes de régulation

› **Rôle global** : dans l'organisme humain, le système nerveux somato-sensoriel (ex-système nerveux cérébro-spinal) et le système endocrinien président aux « relations » de l'organisme avec le milieu extérieur. Ils interviennent par le même procédé : des messages de nature chimique qui seront détectés par des cellules réceptrices.

➡ Le système nerveux somato-sensoriel

Les principaux organes du système nerveux somato-sensoriel

On distingue :

- le système nerveux central formé de l'**encéphale** et de la **moelle spinale** (ex-moelle épinière) ;
- le système nerveux périphérique composé de nombreux **nerfs**, regroupement de fibres nerveuses qui relient le système nerveux central à l'ensemble du reste du corps.

> **Il existe « un autre » système nerveux : le système neurovégétatif qui contrôle la vie végétative. Il fonctionne de façon quasi indépendante, mais il a des relations étroites avec le système somato-sensoriel. Il contrôle l'activité de certaines glandes et de tous les muscles situés dans la paroi des viscères « creux » comme l'estomac.**

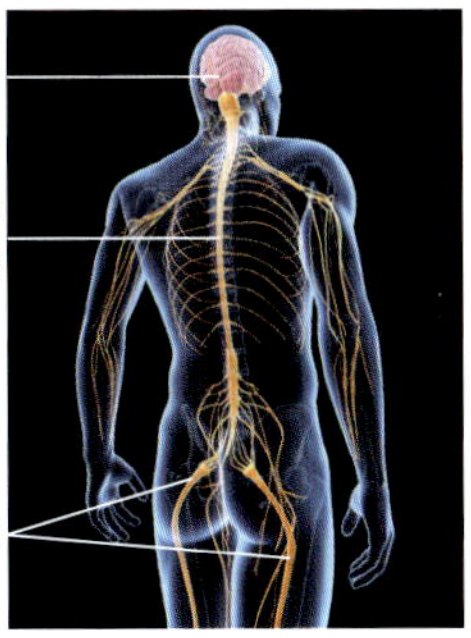

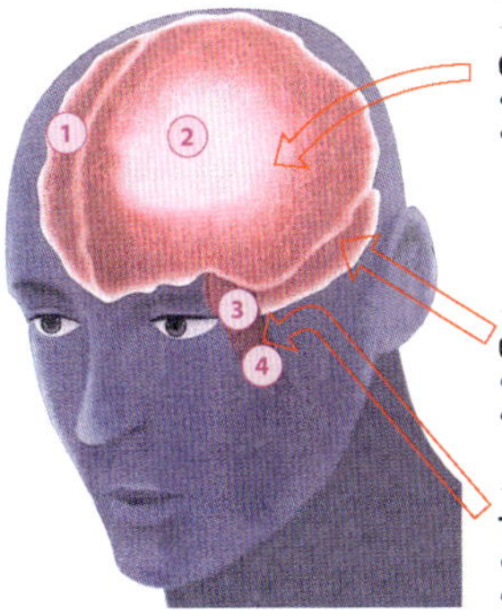

ENCÉPHALE

Cerveau
- Formé de deux hémisphères cérébraux (1 et 2)
- Le cortex cérébral est la région superficielle du cerveau, d'une épaisseur de 2 mm et d'une surface d'un mètre carré et 1/2 (grâce à ses nombreux replis). Il est le siège des fonctions « élaborées ».

Cervelet
- Situé au-dessous du cerveau.
- Contrôle l'équilibre et la coordination des mouvements.

Tronc cérébral
- Voie de passage de groupes de fibres nerveuses.
- Il est formé du pont (3) et du bulbe (4).

Fig. 5.14. Les principaux organes du système somato-sensoriel.

> **L'encéphale est a l'abri dans la boîte crânienne, et la moelle spinale dans le canal rachidien, formé par la continuité des vertèbres. Ces centres nerveux sont entourés de trois membranes, les méninges.**

➡ Le système endocrinien

Le système endocrinien sera l'objet d'une étude particulière, commune aux étudiants en CAP et BP/Bac Pro, chapitre 9.

5. Le système immunitaire

› Le système immunitaire a pour rôle de défendre l'organisme contre toutes les substances étrangères qui tentent de l'envahir (bactéries, virus, protozoaires, mycètes…).

Le système immunitaire sera l'objet d'une étude particulière pour les étudiants en BP/Bac Pro, chapitre 10.

6. Le système génital

› Le système génital assure la pérennité de l'espèce.

➡ L'appareil génital masculin

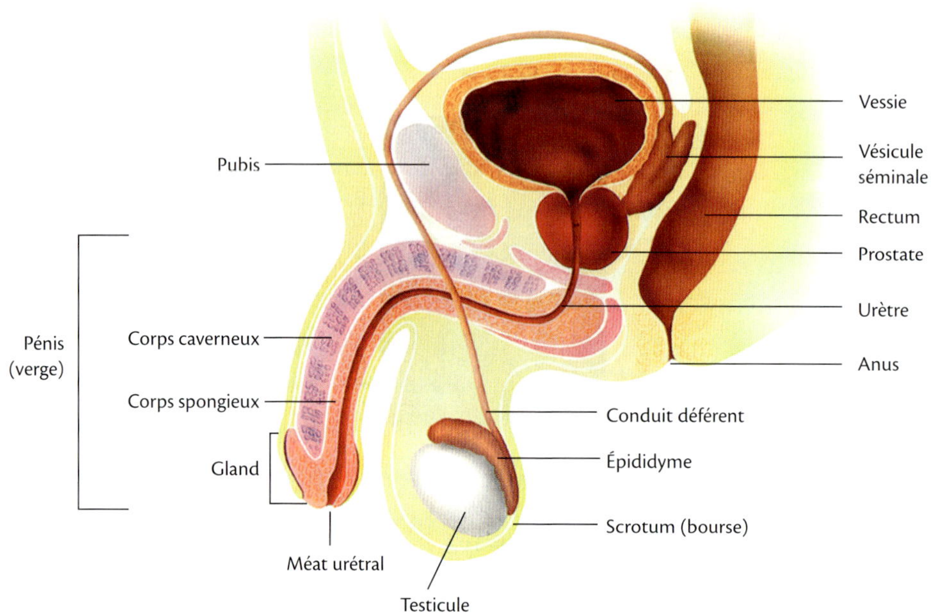

Fig. 5.15. L'appareil génital masculin.

➡ L'appareil génital féminin, lieu de rencontre de l'ovule et des spermatozoïdes

« Un des spermatozoïdes au hasard de son agitation touche la surface de l'ovule… Seul ce dernier entrera. L'ovule, ainsi pénétrée, s'active et se transforme. Il ne reste face à face que les deux fractions de matériel héréditaire, mâle et femelle, dont l'union va créer le code d'un être nouveau. »

J. Hamburger, Un jour, un homme.

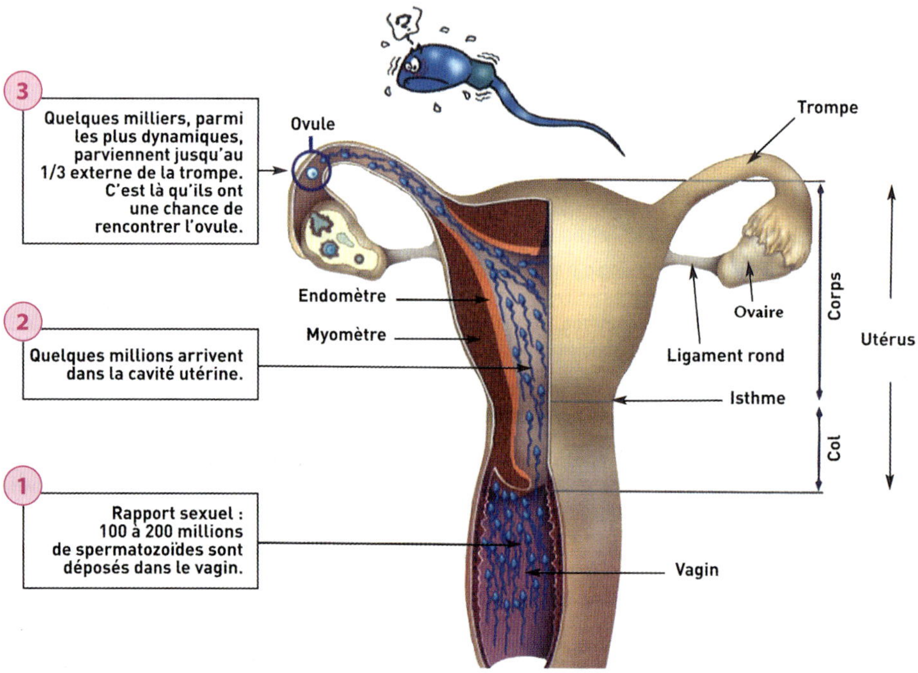

Fig. 5.16. L'appareil génital féminin.

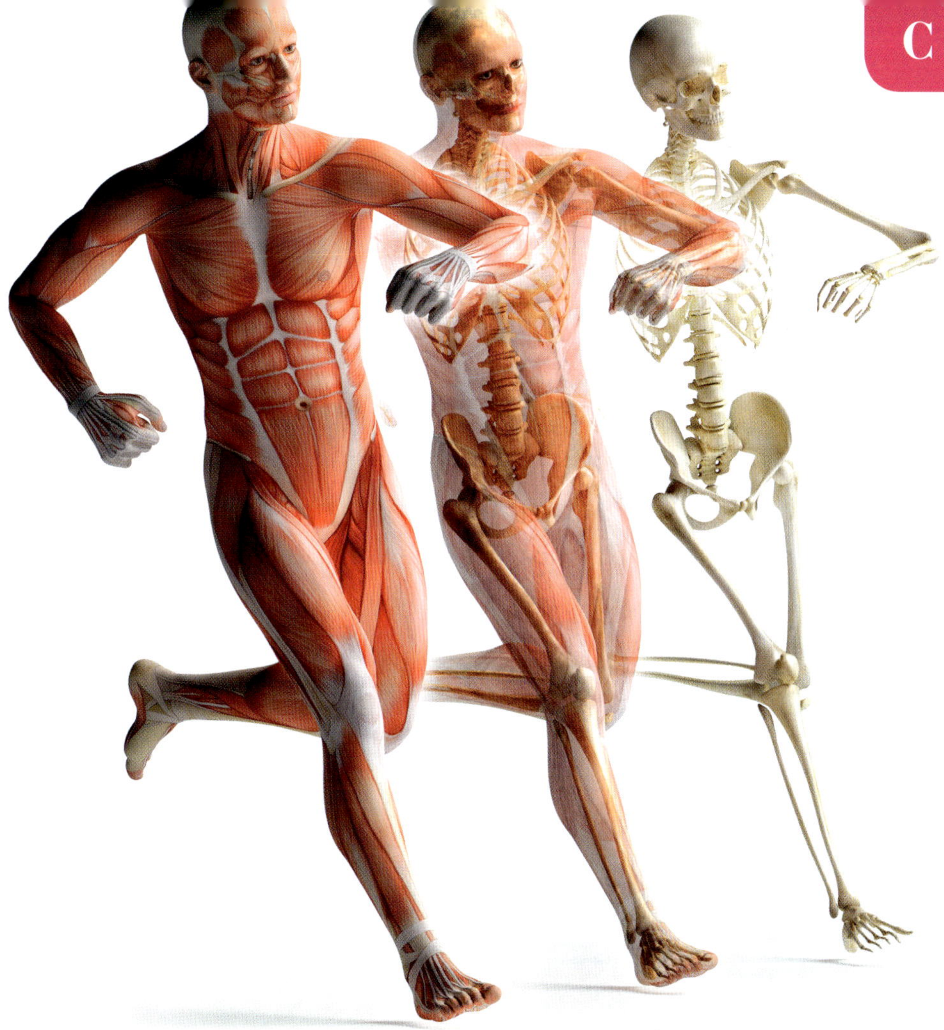

Chapitre 6

Anatomie et physiologie du système locomoteur

Savoirs à acquérir

- **Anatomie du squelette :**
  - savoir situer sur des schémas fournis les os du squelette axial : tête (connaissance particulière du squelette de la tête), colonne vertébrale, thorax, mentionnés sur les schémas présentés ;
  - savoir situer sur des schémas fournis les os du squelette appendiculaire mentionnés sur les schémas présentés.
- **Anatomie des muscles de la tête, du cou et du décolleté :**
  - savoir situer sur des schémas fournis les muscles de la tête, du cou, du décolleté et de l'épaule mentionnés sur les schémas présentés ;
  - savoir indiquer l'action et/ou la mimique provoquée(s) par les muscles peauciers du visage, en relation avec la création des rides d'expression ;

BP/Bac Pro

- programme de connaissances du CAP ;
- savoir situer sur des schémas fournis les muscles du tronc, des membres et des ceintures (scapulaire, pelvienne) mentionnés sur les schémas présentés ;
- savoir situer les régions du corps sur lesquelles intervient le professionnel de l'esthétique-cosmétique (voir chapitre 5).

Le système locomoteur est représenté par le squelette, ses articulations et des muscles. Cet ensemble de structures permet les mouvements.

➤ Nombre d'os chez l'adulte : 206. Ce chiffre prend en compte les trois « osselets », les plus petits os du corps, profondément enfouis dans chacune des deux oreilles.

➤ Le **squelette axial** est ainsi nommé parce qu'il forme l'axe du corps. Il comprend la tête osseuse, la colonne vertébrale et le thorax.

➤ Le **squelette appendiculaire** est ainsi nommé parce que les membres sont « appendus », c'est-à-dire suspendus, au squelette axial par l'intermédiaire de ceintures (os des épaules et des hanches).

➤ **Os pair** : os qui existe en deux exemplaires.

➤ **Os impair** : os qui existe en un seul exemplaire.

1 L'anatomie du squelette

› Le squelette constitue la charpente interne qui soutient et protège les autres organes du corps. Il est formé de structures rigides, les os, qui sont munies de systèmes d'union, les articulations.

› Le squelette est formé d'un **squelette axial**, sur lequel se fixe le **squelette appendiculaire**.

1. Vue d'ensemble du squelette : le vocabulaire à connaître...

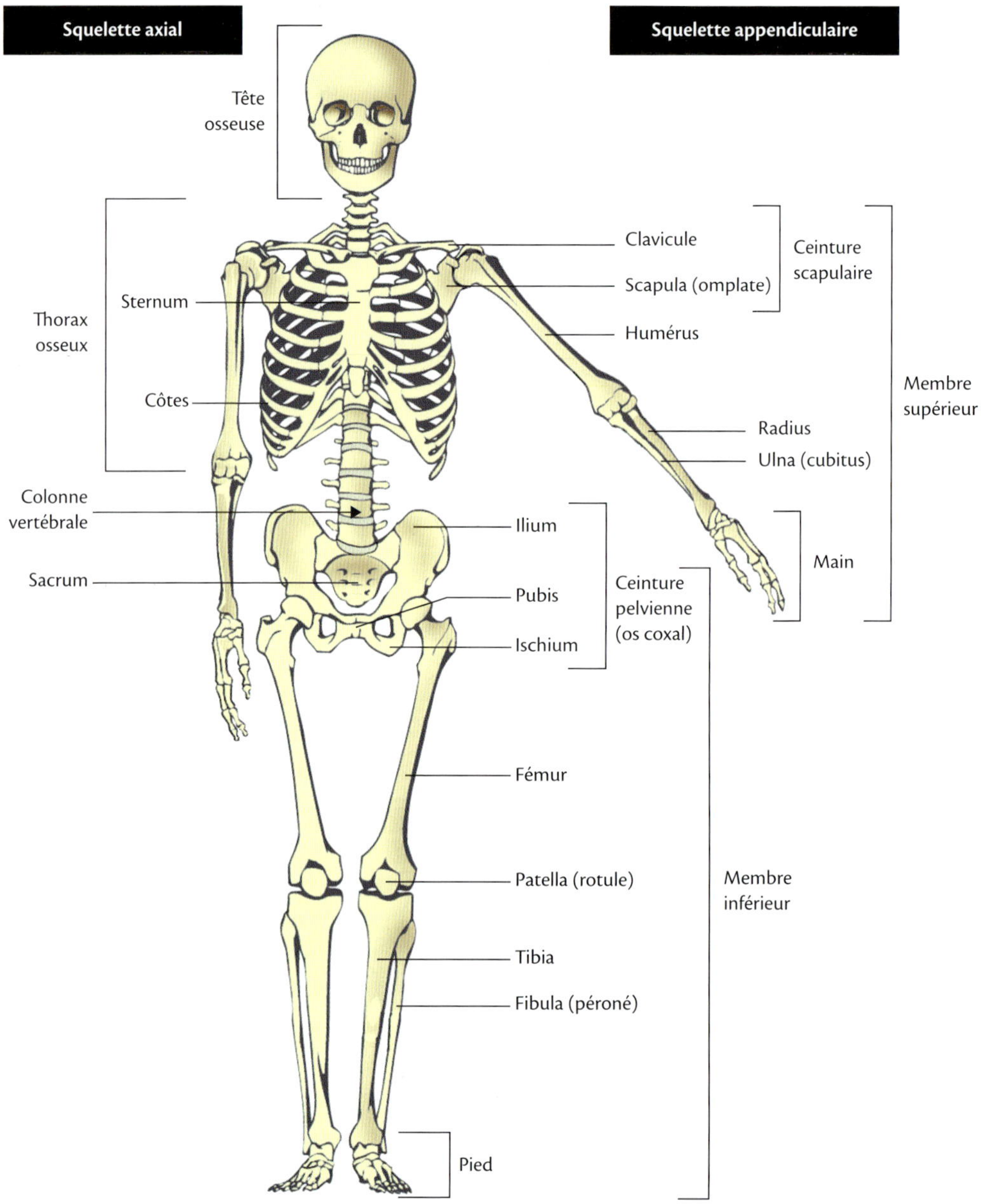

Fig. 6.1. Vue d'ensemble du squelette de face.

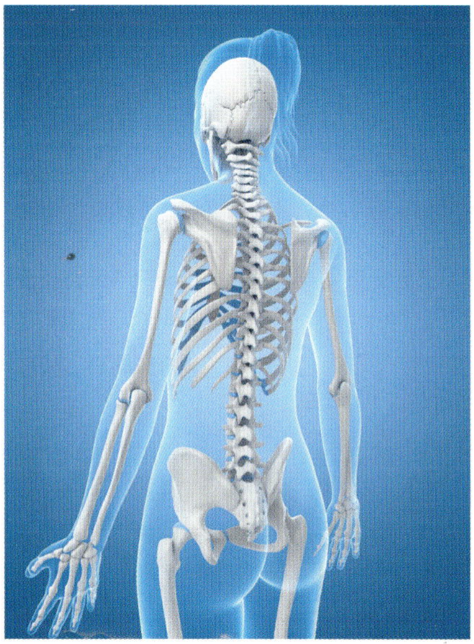

© Sebastian Kaulitzki – Fotolia.com

Fig. 6.2. Vue postérieure du squelette.

2. Le squelette de la tête[1]

› Le squelette de la tête comprend deux parties : le crâne et la face.

- Le crâne est formé de 8 os soudés entre eux qui délimitent une « boîte » qui protège l'encéphale :
  - 2 **os pairs** : le **pariétal** et le **temporal** ;
  - 4 **os impairs** : le **frontal**, l'**occipital**, le sphénoïde et l'ethmoïde.
- La face est constituée de 14 os :
  - 6 os pairs : l'os **nasal**, l'os lacrymal, l'os **zygomatique** (anciennement malaire), le **maxillaire** (anciennement maxillaire supérieur), le cornet nasal inférieur, l'os palatin qui participe à la constitution du palais osseux ;
  - 2 os impairs : la **mandibule** (anciennement maxillaire inférieur) en forme de U, seul os mobile de la tête, et le vomer.

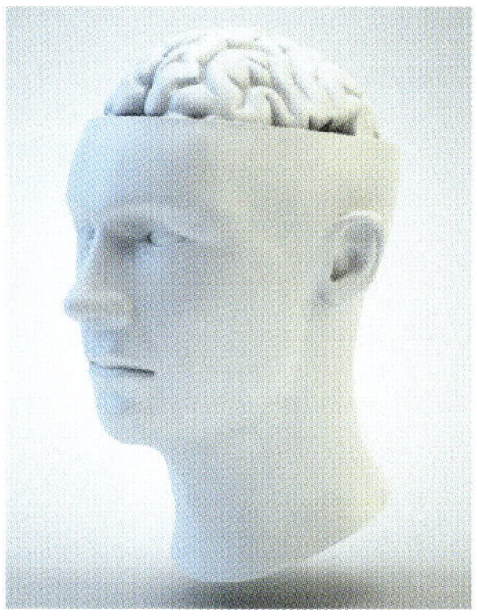

© Mopic – Fotolia.com

Fig. 6.3. La « boîte » crânienne contient l'encéphale.

1 Seuls les os écrits en caractères gras peuvent faire l'objet d'un questionnement à l'examen du CAP Esthétique-Cosmétique-Parfumerie.

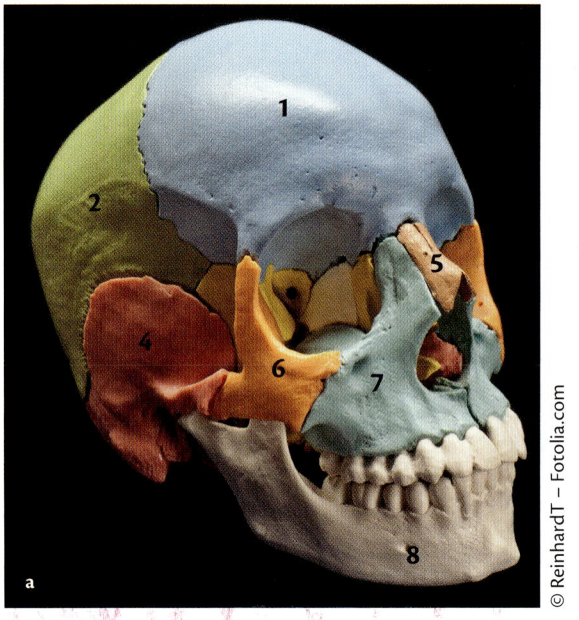

a. Vue de ¾ droit.

1. *Frontal (os impair)*
2. *Pariétal droit*
3. *Occipital (os impair)*
4. *Temporal droit*
5. *Nasal droit*
6. *Zygomatique droit (anciennement malaire)*
7. *Maxillaire droit (anciennement maxillaire supérieur)*
8. *Mandibule (anciennement maxillaire inférieur – os impair)*

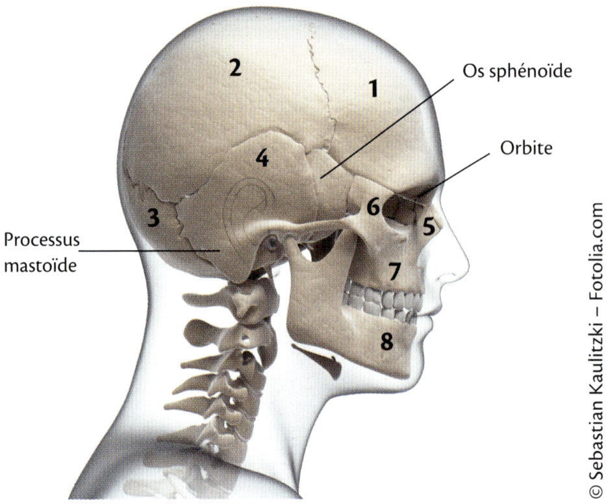

b. Vue de profil droit.

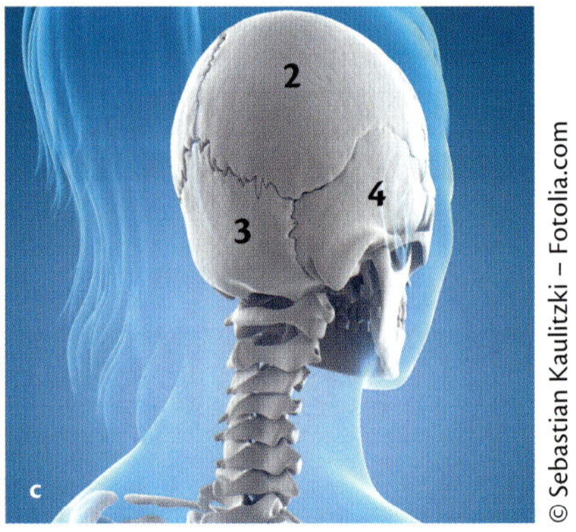

c. Vue postérieure.

Fig. 6.4. Schémas du squelette de la tête.

3. La morphologie et le squelette de la main

La morphologie de la main

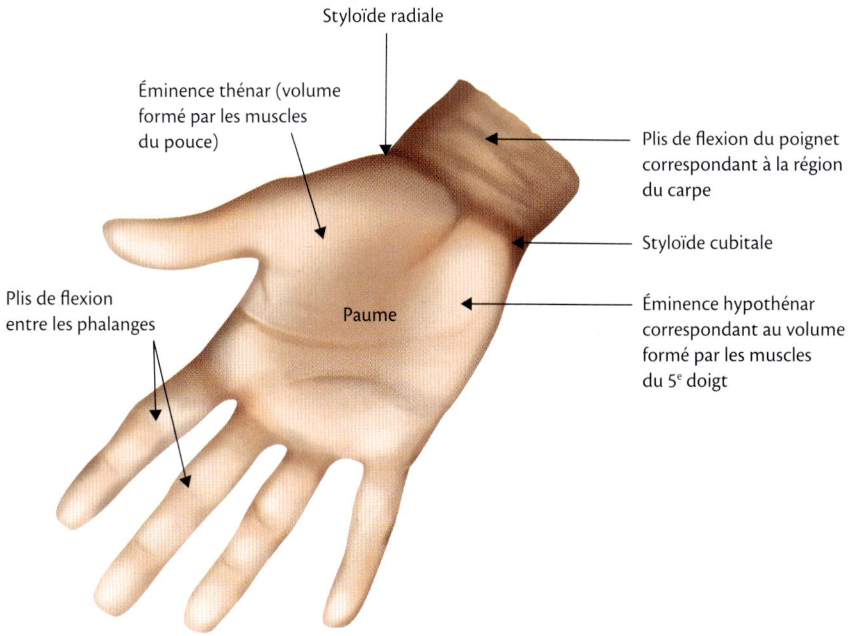

Fig. 6.5. La morphologie de la main (face palmaire main droite).

Le squelette de la main

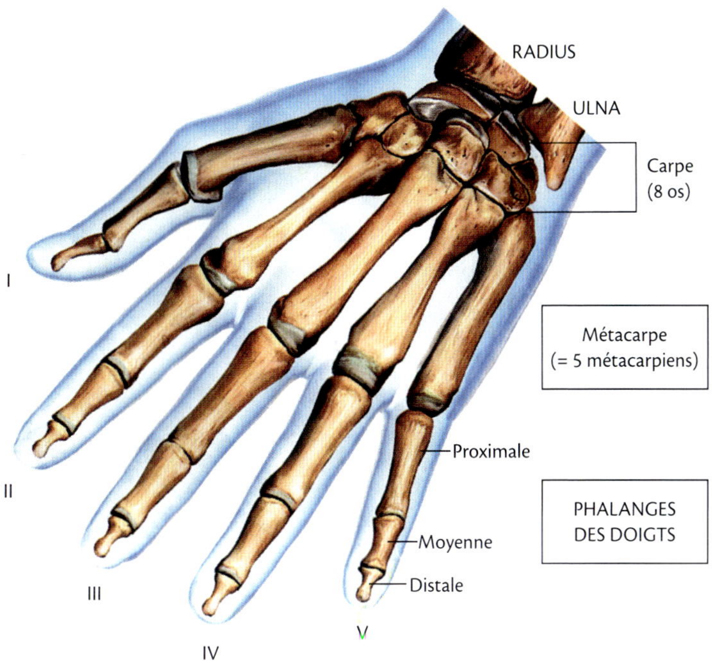

Fig. 6.6. Le squelette de la main (face palmaire main droite).
Les doigts sont numérotés de I à V à partir du pouce (I). Chaque doigt, sauf le pouce, présente trois phalanges.

4. La morphologie et le squelette du pied

➡ La morphologie du pied

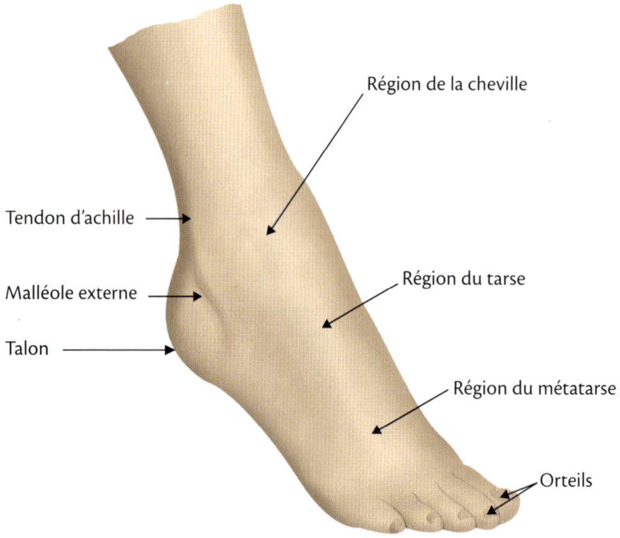

Fig. 6.7. La morphologie du pied (droit).

➡ Le squelette du pied

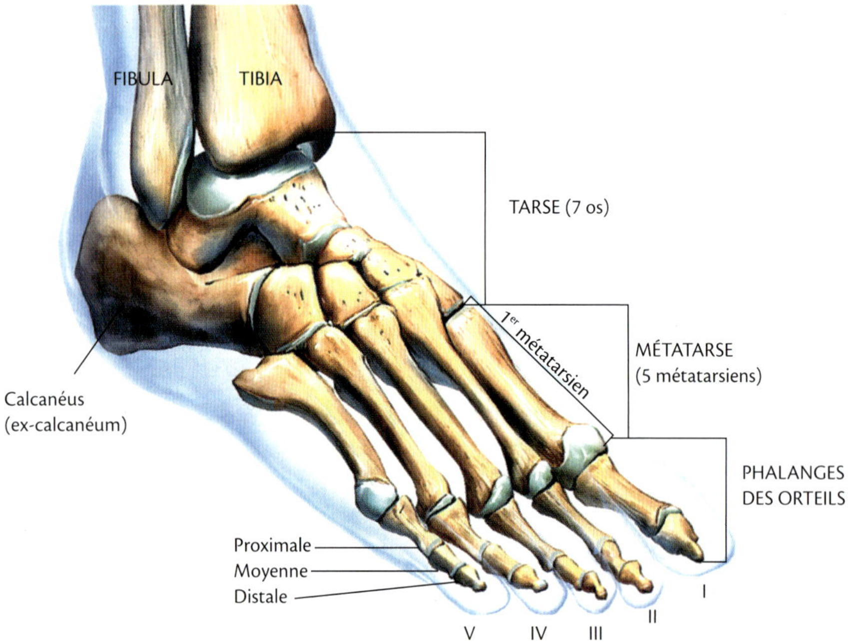

Fig. 6.8. Le squelette du pied (droit).
Les métatarsiens sont numérotés de I à V à partir de l'intérieur.
Le gros orteil (I) ne compte que deux phalanges.

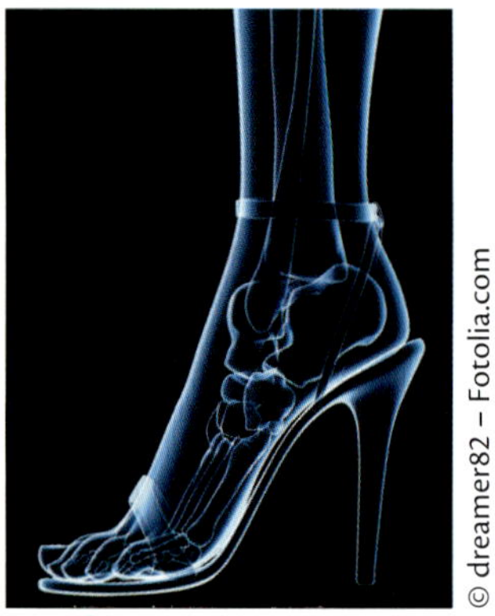

Fig. 6.9. Aspect du squelette du pied lorsqu'il est perché sur un talon haut…

BP/Bac Pro

Articulations et mobilité du squelette

› Une articulation est le moyen d'union entre deux ou plusieurs os du squelette.

En fonction du degré de mouvement permis par l'articulation, on distingue :

- des articulations immobiles, représentées par les « sutures », qui unissent les os de la tête ;
- des articulations semi-mobiles, au niveau du squelette axial ;
- des articulations mobiles, les plus nombreuses, qui offrent la plus grande liberté de mouvement.

1 Les éléments anatomiques d'une articulation mobile

En règle générale, les **articulations mobiles** sont des **articulations synoviales** : les os, recouverts de **cartilage articulaire**, s'unissent par l'intermédiaire d'une cavité (la **cavité articulaire** remplie de liquide, la **synovie** (produite par la **membrane synoviale**). Des lames fibreuses, les **ligaments**, unissent les os en présence.

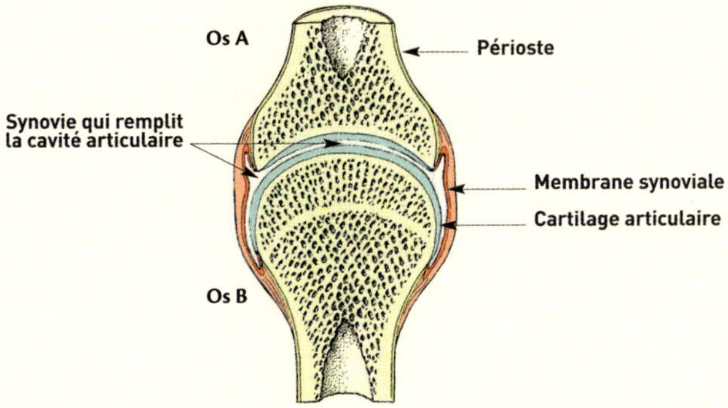

Fig. 6.10. Schéma d'une articulation mobile.

2 Mouvements autorisés par une articulation mobile

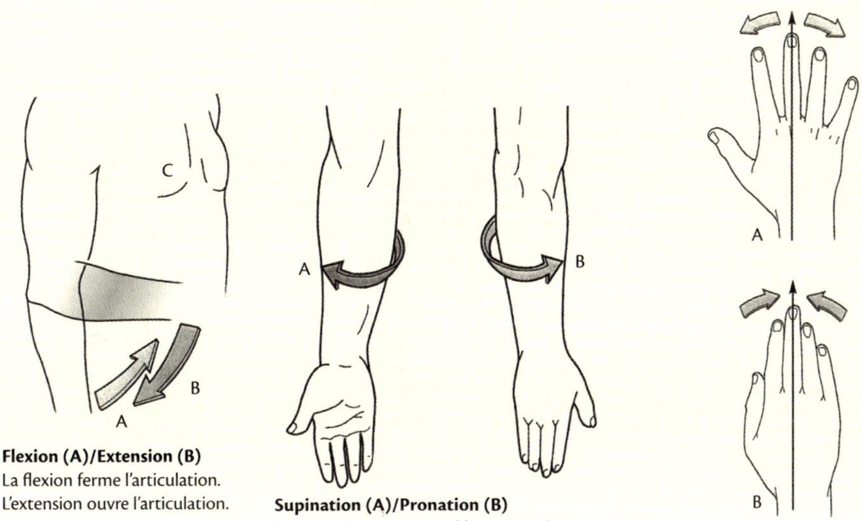

Flexion (A)/Extension (B)
La flexion ferme l'articulation.
L'extension ouvre l'articulation.

Supination (A)/Pronation (B)
La pronation correspond à une rotation médiale de l'avant-bras, amenant la paume de la main en arrière.
La supination st le mouvement inverse.

Abduction (A)/Adduction (B)
L'abduction écarte un membre du plan médial.
L'adduction rapproche du plan médial.

Fig. 6.11. Principaux mouvements d'articulations mobiles du membre supérieur.

3 La colonne vertébrale

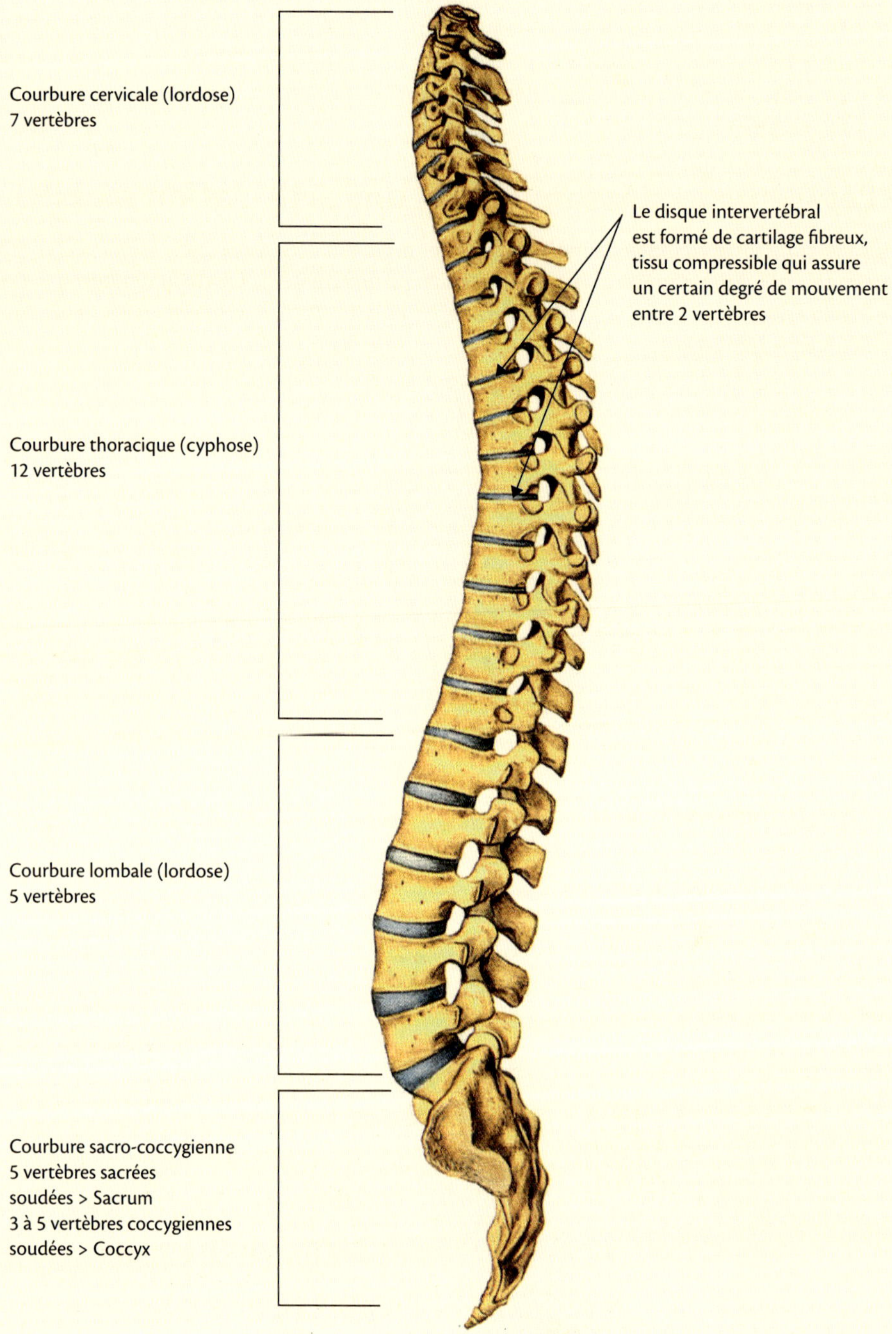

Fig. 6.12. La colonne vertébrale et ses courbures naturelles.
Grâce aux courbures de sa colonne vertébrale en S italique, l'homme détient un monopole, la ***station verticale****.*

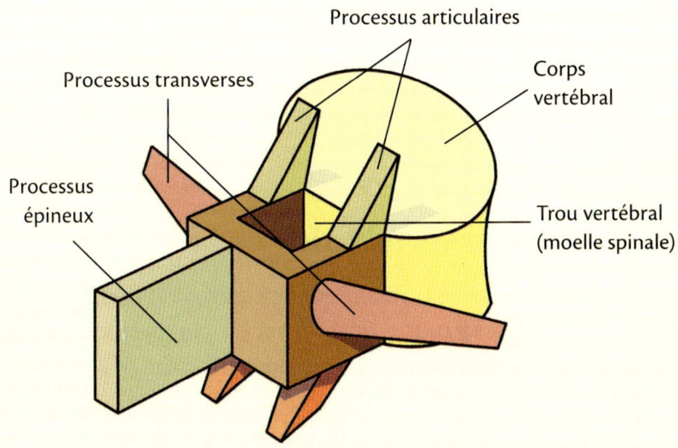

Fig. 6.13. Schéma général d'une vertèbre.

a

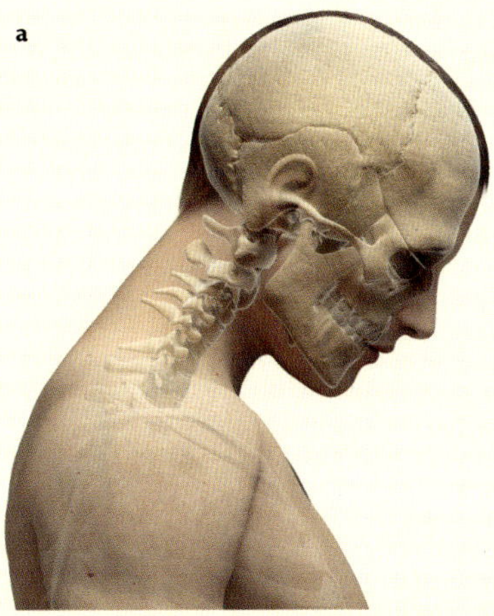

b

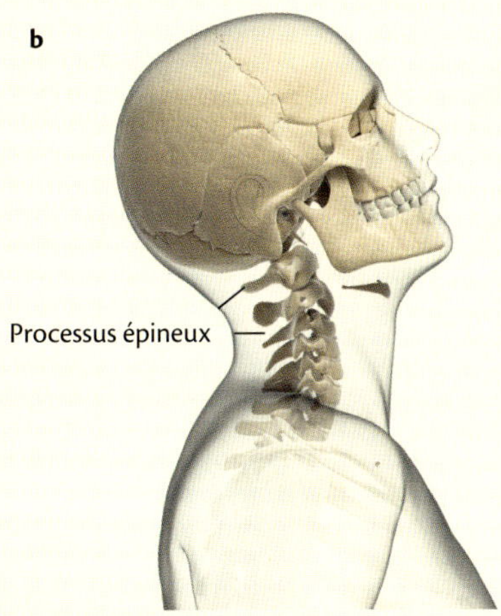

c

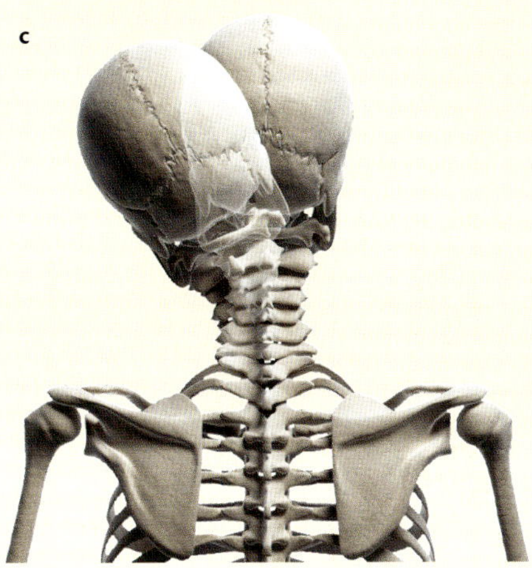

Fig. 6.14. Mobilité de la colonne vertébrale.

La colonne vertébrale est une tige élastique dont les mouvements sont possibles grâce aux disques intervertébraux qui séparent les vertèbres. Mais ces mouvements sont limités.

a. La flexion en avant est prononcée.

b. L'extension (mouvement vers l'arrière) est limitée par les processus épineux se butant aux extrémités.

Processus épineux

c. Les inclinaisons de côté (latérales) sont relativement limitées.

BP/Bac Pro

Analyse de gestes et postures de situations professionnelles – Risques à court et long terme[1]

1 Manucure

1. Posture de la colonne vertébrale

Cette situation professionnelle en position assise sollicite en flexion et d'une manière statique certains muscles du dos plus que d'autres, surtout si l'inclinaison est plus ou moins affaissée. Conséquence : il existe une augmentation de la cyphose dorsale physiologique, associée à une hyperlordose cervicale.

2. Risques à court et long terme

Cette activité professionnelle contraignante pour la colonne thoracique et cervicale peut être responsable de **dorsalgies** (« maux de dos »), parfois associées à des cervicalgies (douleurs de la nuque) aggravées de **céphalées**.
À long terme, une **arthrose** dorsale et/ou cervicale (plus de 50 % des individus après 40 ans souffrent de cervicarthrose…) peut apparaître.

➤ « Céphalées » est le terme employé en médecine pour nommer les maux de tête.

➤ L'arthrose est une dégradation du cartilage articulaire (voir page 71) qui permet le glissement des surfaces des os en présence dans une articulation. Cette dégradation va jusqu'à l'usure complète, associée à une production d'ostéophytes (proliférations anormales de tissu osseux) et à des épisodes limités d'inflammation de la membrane synoviale (voir page 71).

➤ L'activité de manucure sollicite également intensément les muscles de l'éminence thénar.

Conduite à tenir

Facteurs favorisant le mal de dos… À combattre !

- Les mauvaises postures (par exemple une position assise avachie).
- Le manque d'exercices physiques qui contribuent à préserver une bonne musculature vertébrale.
- L'excès de poids qui exerce une plus forte pression sur chaque vertèbre et disque intervertébral.
- Le stress qui provoque des tensions musculaires volontiers localisées au bas du dos…

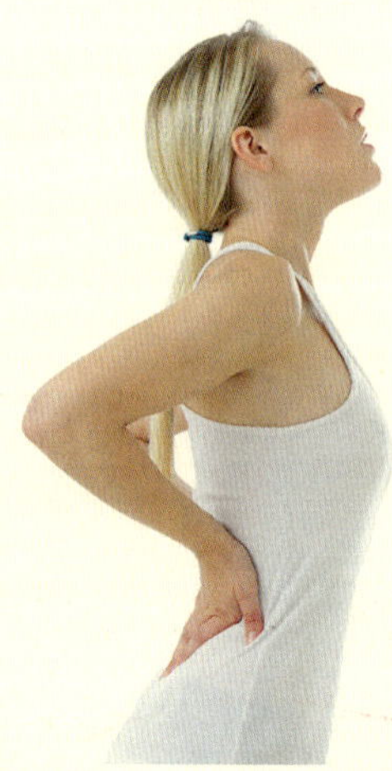

Fig. 6.15. Le mal de dos : respecter quelques règles…

1 Pascal Coche, masseur-kinésithérapeute.

2 Maquillage

1. Posture de la colonne vertébrale

Cette situation professionnelle est responsable d'une **position asymétrique** : inclinaison latérale du dos + rotation du bassin.
Conséquence : le dos est fixé en position vicieuse sur une longue durée.

2. Risques à court et long terme

Dorsalgies et, à long terme, arthrose dorsale.

3 Soins visage / Soins corps / Épilation

- Ces situations professionnelles génèrent des **rachialgies** (douleurs siégeant le long de la colonne vertébrale), à différents étages en fonction de l'activité. L'attitude en cyphose étant particulièrement marquée pendant la pratique de l'épilation, elle a les mêmes conséquences que dans l'exercice de la manucure, la position assise en moins…
- Ces différents soins nécessitent aussi des mouvements répétitifs de plus ou moins grande amplitude et sollicitent ainsi de manière récurrente les tendons d'attache des muscles sur les os. Ils peuvent ainsi être responsables de **tendinopathies** (terme qui doit être préféré à celui de « tendinite »), qui se traduisent par des douleurs réglées par les gestes répétitifs au point d'insertion du tendon ou le long de son trajet.

4 Un risque majeur pour l'esthéticien(ne)-cosméticien(ne) : l'insuffisance circulatoire veineuse des membres inférieurs, une maladie insidieuse[1]

La maladie veineuse touche près d'un tiers de la population française actuellement, dont quatre femmes pour un homme.
La **position assise ou debout prolongée** est un facteur de risque essentiel, pour peu qu'il soit associé à la prise de pilule, une surcharge pondérale, la grossesse, l'exposition à des sources de chaleur, la pratique de certains sports violents, et à l'hérédité…
Elle se traduit par des symptômes relativement anodins au début : jambes de plomb en fin de journée, œdème plus ou moins marqué des pieds et des chevilles lors de la station debout prolongée, crampes nocturnes, fourmillements… Plus tard, ce simple inconfort se compliquera de manifestations objectives : télangiectasies, varices…

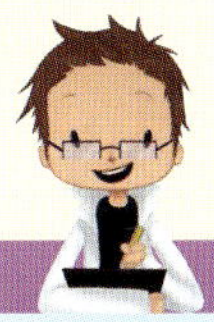

Conduite à tenir

Les mesures de prévention : comment l'esthéticien(ne) peut-il(elle) économiser son « capital veineux » ?

La maladie veineuse est la traduction d'anomalies du « retour » du sang veineux des membres inférieurs vers la pompe cardiaque (à cause de l'incontinence des valvules qui laissent refluer le sang de haut en bas ou de l'altération de la paroi des veines). Les mesures de prévention doivent recueillir l'adhésion des esthéticien(ne)s-cosméticien(ne)s.

1 G. Peyrefitte.

> L'articulation métacarpo-phalangienne du pouce est très sollicitée au cours de l'exécution de maquillages, ce qui peut être, à la longue, un facteur favorisant l'apparition d'une arthrose au niveau de cette articulation (rhizarthrose), qui se traduit par des douleurs de la racine du pouce.

1. Adopter une bonne hygiène de vie :

- par la pratique quotidienne d'une « gymnastique vasculaire » pour stimuler les mécanismes naturels de retour veineux, en particulier la marche à pied à pas rythmés et rapides une demi-heure par jour, car au cours de cette activité physique paisible, les muscles du mollet font progresser le sang vers le haut ;
- par la lutte contre la surcharge pondérale (traquer dans les aliments les lipides et glucides qui s'y cachent).

2. Éviter les expositions prolongées à la chaleur, et donc au soleil.

3. Éviter l'« effet garrot » au niveau des jambes : attention aux vêtements trop serrés ! Ne pas croiser les jambes lorsqu'on est assis, au moins pour une activité professionnelle…

4. Conseiller, quand on présente les premiers signes de la maladie :

- une douche fraîche sur les jambes en fin de journée + un léger massage avec une crème décongestionnante du pied vers le genou, en tenant la jambe surélevée ;
- la nuit, la posture des jambes plus hautes que le reste du corps, en surélevant les pieds du lit au moyen d'un socle, pour faciliter la circulation de retour.

5. Profiter, bien sûr… des techniques manuelles de bien-être et de confort sur la circulation sanguine et lymphatique proposées dans les Centres de soins esthétiques !

6. Porter des bas de contention : l'idéal ! Ils se sont bien améliorés, même s'ils restent difficilement supportables l'été.

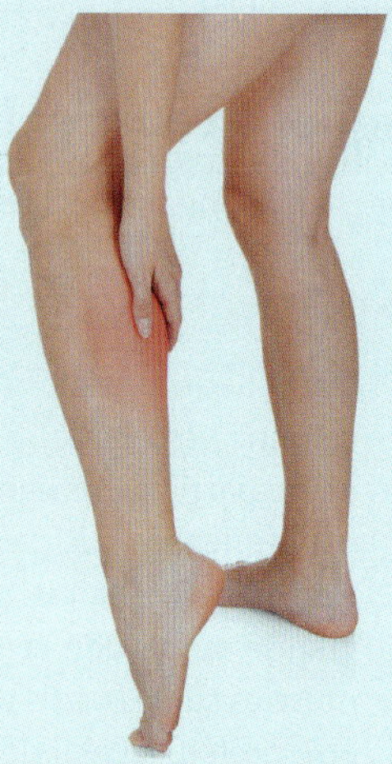

Fig. 6.16. Prenez vos jambes en mains !

2 L'anatomie des muscles de la tête, du cou et du décolleté

› Il existe trois catégories de muscles : les **muscles squelettiques**, les **muscles lisses** et le muscle cardiaque (myocarde), qui diffèrent par leur situation dans le corps, la structure des cellules qui les constituent et leur mode de fonctionnement.

> ➤ Les **muscles squelettiques** sont aussi appelés muscles « striés ». Ils sont au nombre de 600.
>
> ➤ Les **muscles lisses** sont situés dans la paroi des viscères creux (estomac, intestin, vessie), dans les vaisseaux sanguins et la peau (muscles pilomoteurs).

1. Les notions générales sur les muscles squelettiques

s formes de muscles squelettiques

Sq + muscle

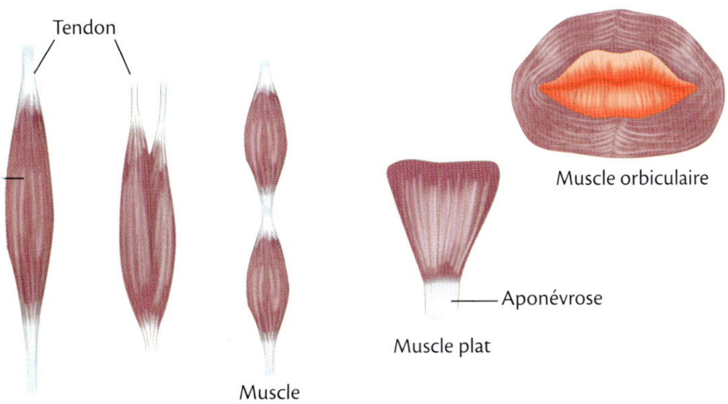

ormes de muscles squelettiques.

ACFAS. *Guide anatomie-physiologie aides-soignants et auxiliaires de puériculture.*

squelettiques sont « attachés » (on dit plutôt « insérés ») ctionnent en couple : l'exemple du biceps du bras

muscle devient plus court et épaissit en diamètre… et les muscles fonctionnent

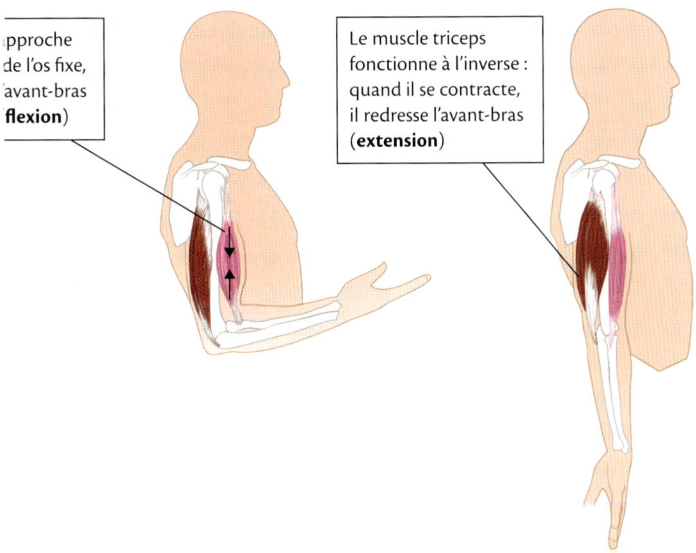

Fig. 6.18. Les muscles fonctionnent en couple.

Fascia/Aponévrose : ne pas confondre !

Chaque muscle squelettique est un organe bien délimité par une membrane fibreuse appelée fascia.

Inextensible, le fascia (on dit « un fascia », « des fascias », les termes latins conservés tels quels en français, présentent un **s** au pluriel, comme c'est le cas pour « des muséums », « des aléas »...) impose au muscle de se contracter suivant un certain axe. Cette lame fibreuse prolonge le tendon. La déchirure du fascia d'un muscle entraîne une hernie musculaire.

Des fascias entourent aussi certains viscères (fascia rénal).

Une aponévrose est un large tendon d'insertion d'un muscle.

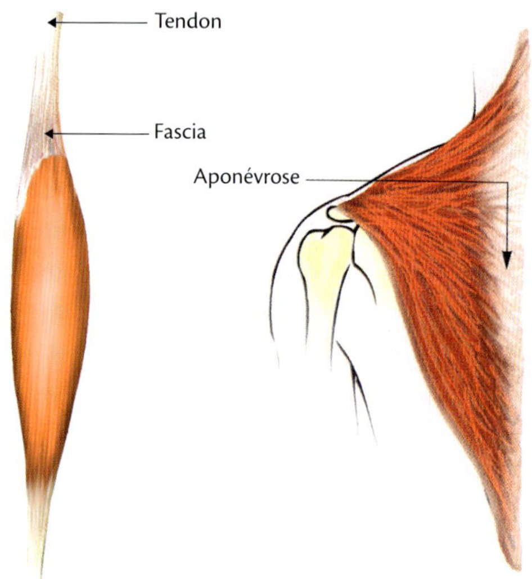

a. Fascia d'un muscle fusiforme

b. Aponévrose du muscle trapèze

Fig. 6.19. Fascia et aponévrose.

Les muscles peauciers

Les muscles peauciers sont des muscles dont une des extrémités est insérée dans la peau.

L'extrémité insérée dans la peau est mobile et provoque des déplacements de la peau. Pour la plupart, ils sont disposés autour des orifices naturels du visage : bouche, orbites, narines. Par leurs contractions, ils sont avant tout destinés à ouvrir ou à fermer ces orifices.

Mais les mouvements de la peau qu'ils déclenchent sont à l'origine des jeux de physionomie qui reflètent nos sentiments et nos émotions.

› Les muscles peauciers du visage sont les muscles des mimiques et… du creusement des rides dites d'expression.

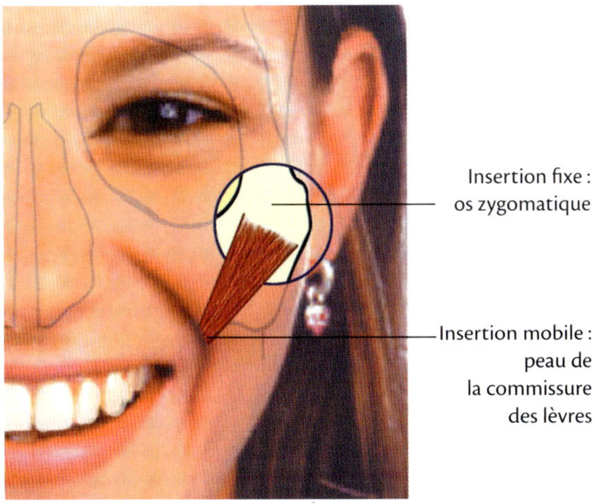

Fig. 6.20. Un muscle peaucier : le grand zygomatique.
– Action du grand zygomatique : il élève la commissure labiale.
– Mimique qui en résulte : le rire.

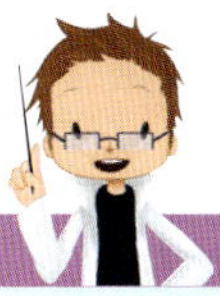

Bon à savoir

Origine du mot muscle

L'origine du mot « muscle » a de quoi susciter l'étonnement : il provient du mot latin *musculus*, qui désignait une « petite souris ». Les Romains avaient trouvé en effet qu'un muscle qui se contracte sous la peau avait l'apparence de ce petit rongeur lorsqu'il bouge…
Nous avons conservé un souvenir de cette étymologie dans un morceau de notre gigot pascal : la meilleure partie n'est-elle pas un petit muscle que l'on nomme précisément « la souris » ?

2. Anatomie des muscles de la tête

➡ Le schéma général

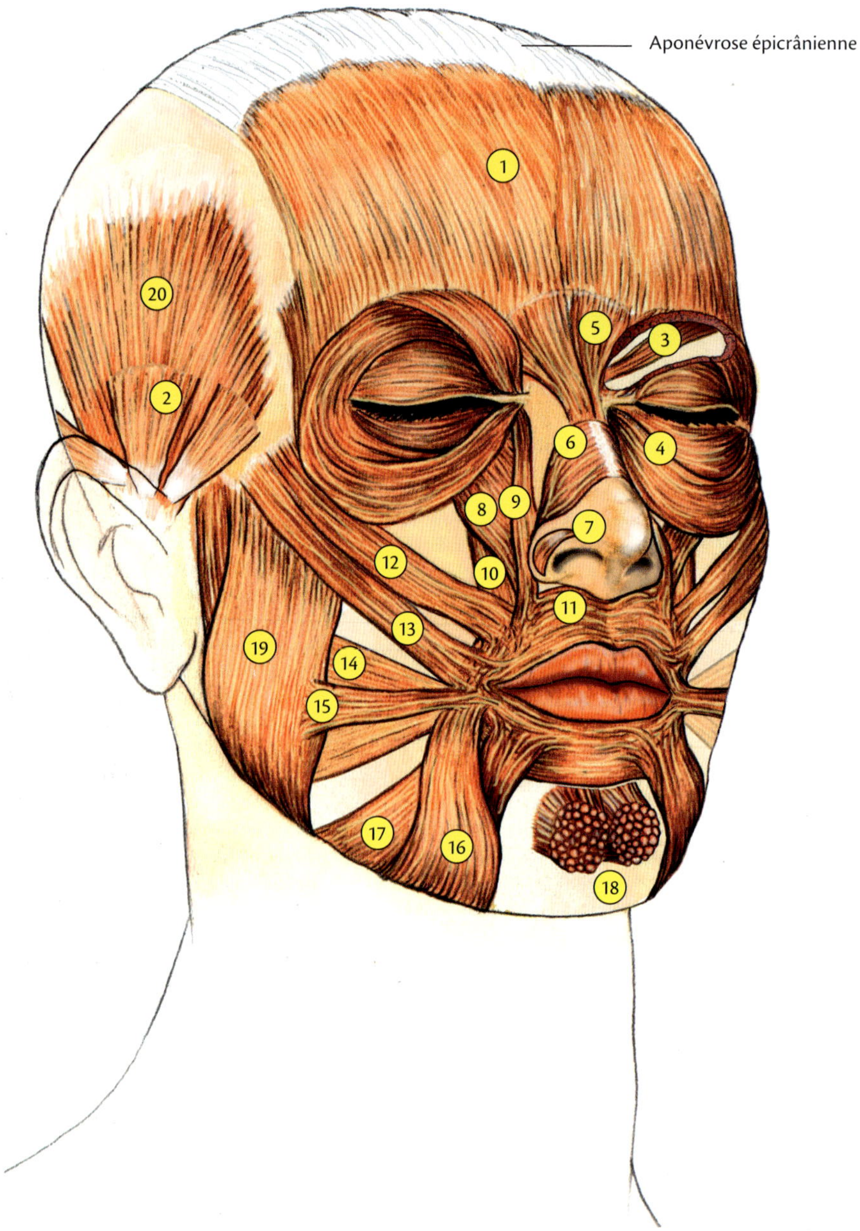

1. Frontal
2. *Muscles auriculaires*
3. Corrugateur du sourcil
4. Orbiculaire de l'œil
5. Pyramidal (ou procerus)
6. Transverse du nez
7. *Dilatateur de la narine*
8. *Releveur propre de la lèvre supérieure*
9. *Releveur commun de la lèvre supérieure et de l'aile du nez*
10. *Canin*
11. Orbiculaire de la bouche
12. *Petit zygomatique*
13. Grand zygomatique
14. *Buccinateur*
15. Risorius
16. Abaisseur de l'angle de la bouche
17. Abaisseur de la lèvre inférieure
18. Mentonnier
19. *Masséter*
20. *Temporal*

Fig. 6.21. Les muscles peauciers du visage et les muscles masticateurs[1].

> **➤ Les muscles peauciers sont divisés en quatre groupes : muscles du cuir chevelu, des yeux, du nez, de la bouche.**

Tous les muscles peauciers du visage sont représentés sur ce schéma sauf le muscle occipital, qui n'est pas visible sur cette vue de ¾ et le muscle myrtiforme, masqué par l'orbiculaire de la bouche.
Le **masséter (19)** et le **temporal (20)** font partie des muscles masticateurs, muscles à insertions uniquement osseuses, qui ont pour fonction commune d'élever la mandibule et de l'appliquer sur les maxillaires.

1 Seuls les muscles écrits en caractères gras peuvent faire l'objet d'un questionnement à l'examen du CAP Esthétique-Cosmétique-Parfumerie.

Action et/ou mimique provoquées par les muscles peauciers du visage, responsables de la création des rides d'expression : les muscles du cuir chevelu, des yeux, du nez et de la bouche

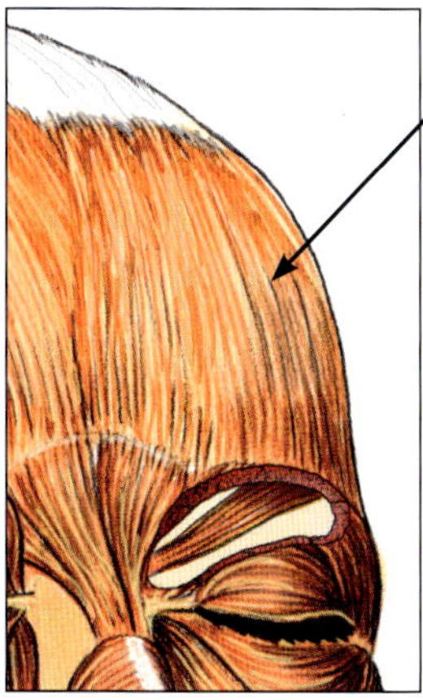

Frontal (1)

Action : élève les sourcils et plisse la peau du front.
Mimique : étonnement, attention.

Crée des rides horizontales, perpendiculaires au muscle frontal.

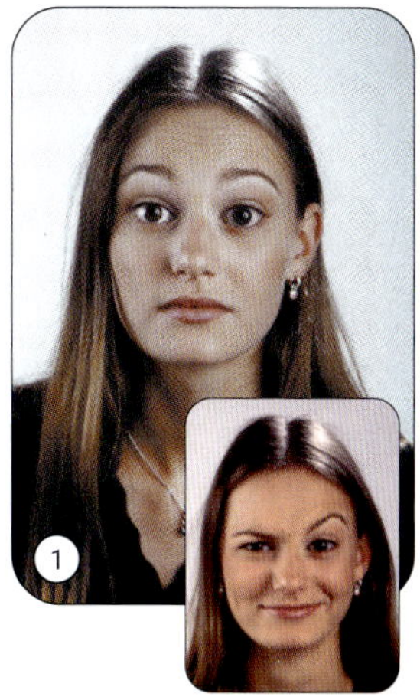

Fig. 6.22. Les muscles du cuir chevelu.

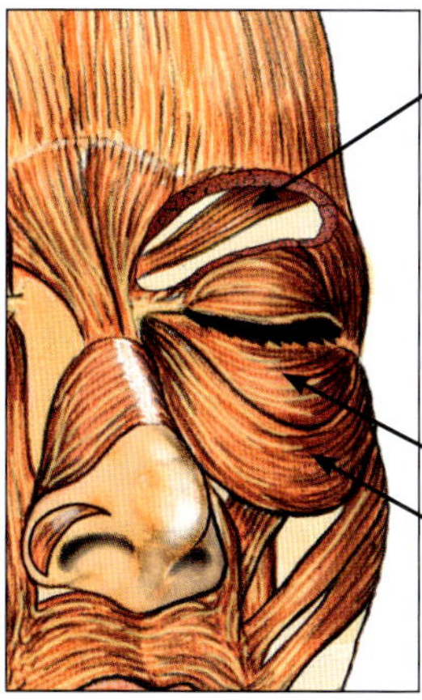

Corrugateur du sourcil (sourcilier) (3)

Action : attire vers le bas la tête du sourcil.
Mimique : sévérité, douleur.

Crée des rides verticales entre les sourcils.

Orbiculaire de l'œil (4)

Action portion palpébrale : assure le réflexe de battement des paupières (10 000 par jour pour humidifier la cornée !).
Action portion orbitaire : ferme les paupières.

Pas de mimique pour ce muscle uniquement « fonctionnel ».
Mais ce muscle, en se contractant, provoque des rides rayonnantes au niveau de l'angle externe de l'œil.

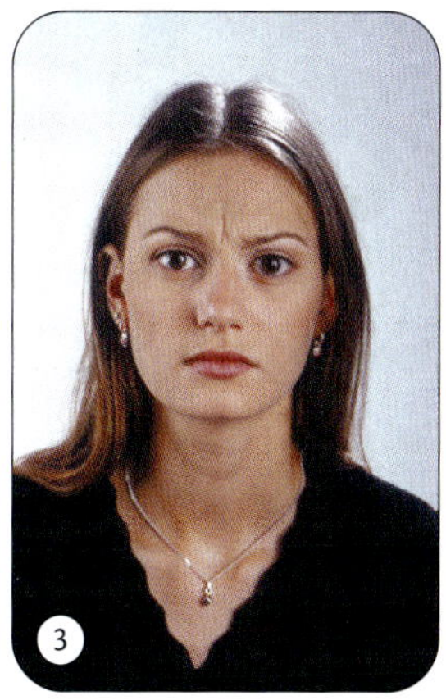

Fig. 6.23. Les muscles des yeux.

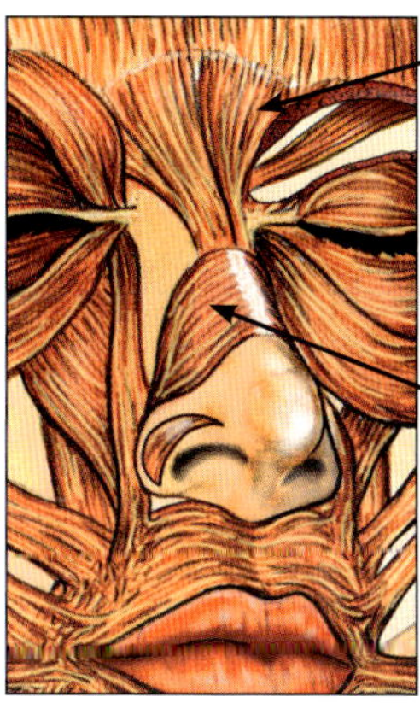

Pyramidal (5)

Action : abaisse l'espace inter-sourcilier et crée un sillon horizontal à la racine du nez.
Mimique : agressivité.

Crée des rides horizontales à la racine du nez.

Transverse du nez (6)

Action : dilate la narine
Mimique : mauvaise humeur.

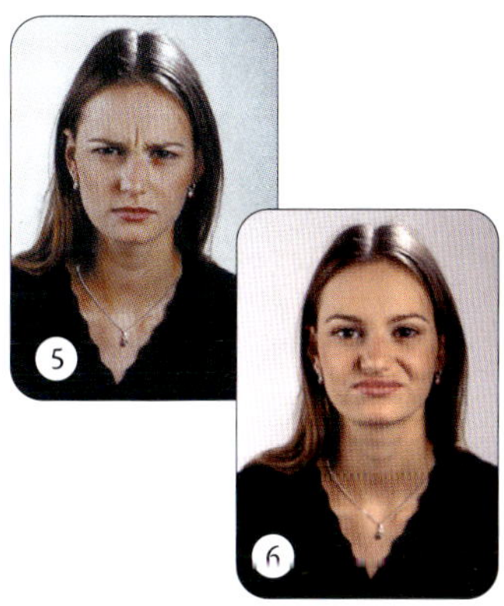

Le myrtiforme est un petit muscle qui rétrécit l'orifice de la narine.

Fig. 6.24. Les muscles du nez.

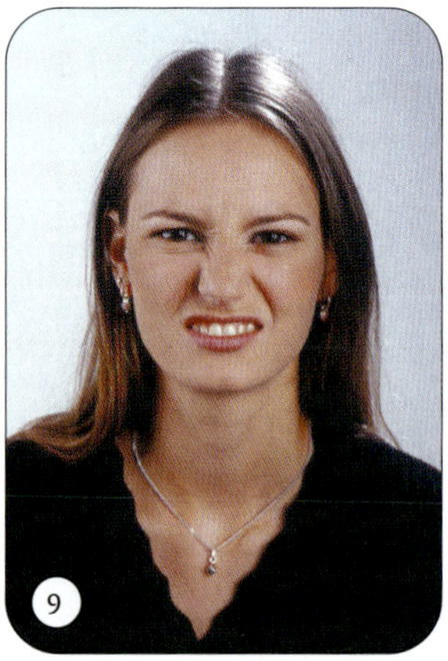

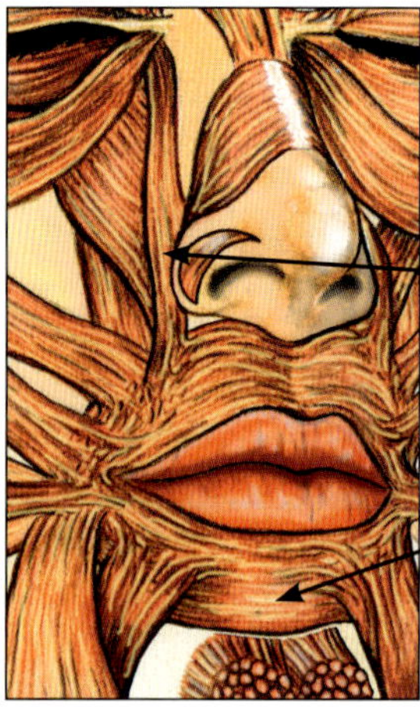

Releveur commun de la lèvre supérieure et de l'aile du nez (9)

Action : élève la lèvre supérieure et l'aile du nez.
Mimique : déplaisir, mécontentement.

Orbiculaire de la bouche (11)

Action : ferme la bouche.

Pas de mimique pour ce muscle uniquement « fonctionnel ». Mais ses contractions provoquent des rides sur le pourtour de la bouche.

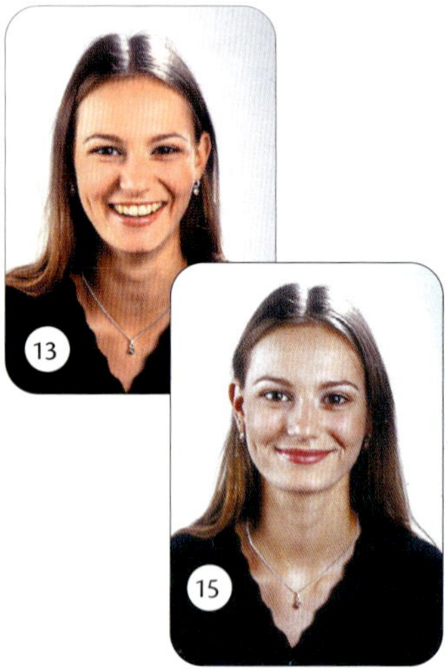

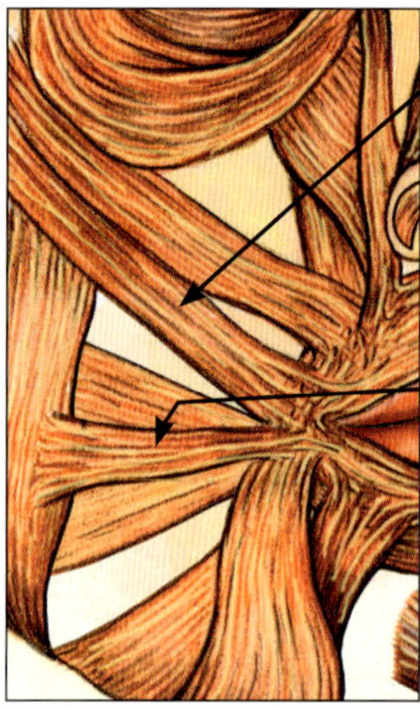

Grand zygomatique (13)

Action : élève la commissure labiale.
Mimique : rire.

Ses contractions creusent les sillons naso-géniens.

Risorius (15)

Action : tire doucement les commissures en arrière.
Mimique : sourire.

Le risorius creuse la « fossette » de la joue, surtout apparente chez l'enfant.
Ceci est dû à l'insertion de quelques faisceaux de ce muscle dans la peau qui recouvre le masséter, son insertion d'origine.

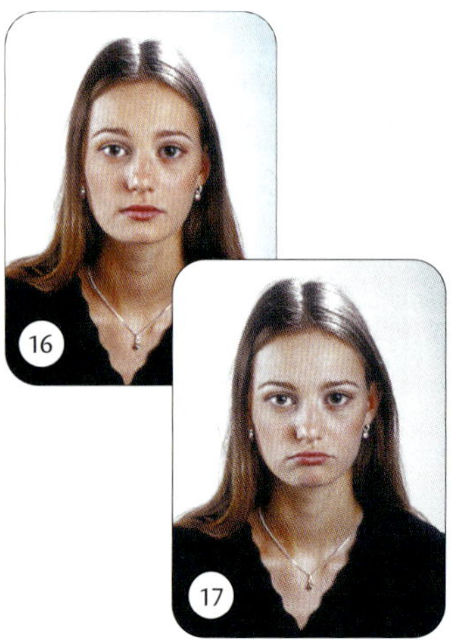

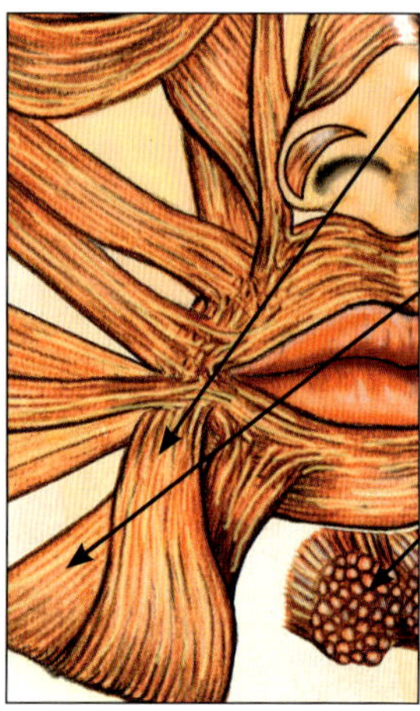

Abaisseur de l'angle de la bouche (16)

Action : abaisse les commissures des lèvres.
Mimique : tristesse, douleur.

Abaisseur de la lèvre inférieure (17)

Action : abaisse la lèvre inférieure en retournant vers l'extérieur son bord libre.
Mimique : dégoût, action de bouder.

Mentonnier (18)

Action : élève et plisse la peau du menton.
Mimique : action de bouder, de douter.
Le mentonnier s'épanouit dans la peau du menton à la manière d'un pinceau, d'où son ancien nom de « houppe du menton ».

Fig. 6.25. Les muscles de la bouche.

3. Anatomie des muscles superficiels du cou, de l'épaule et du bras

Le muscle sterno-cléido-mastoïdien

Ce muscle est nettement repérable sur le côté et à l'avant du cou, où il forme une masse oblique.
Action : la contraction d'un seul muscle fléchit la tête et l'incline de son côté. La contraction des deux muscles produit la flexion de la tête.

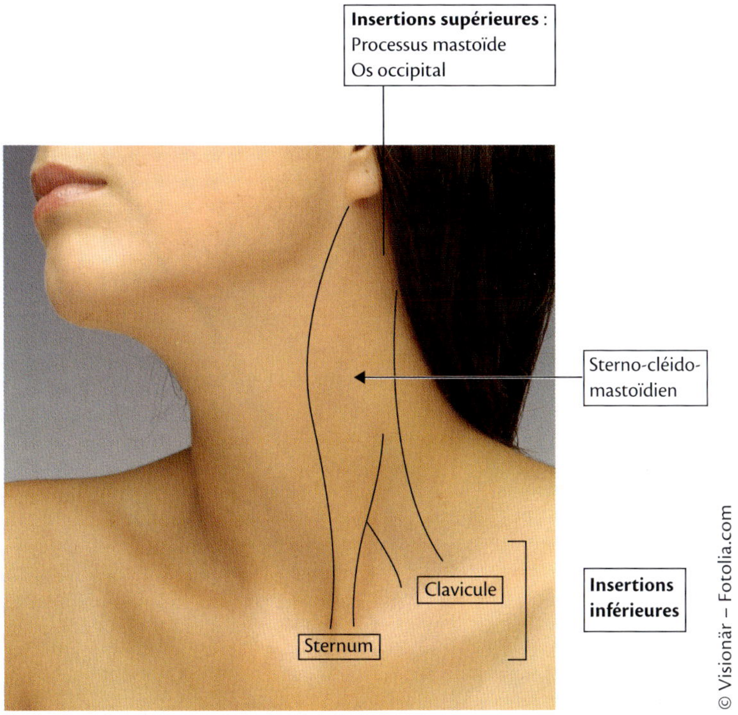

Fig. 6.26. Le sterno-cléido-mastoïdien.

Le muscle platysma

Le platysma est un muscle large et mince qui s'étend de la partie supérieure du thorax au bord inférieur de la mandibule et à la face profonde de la peau du menton. Il s'agit donc d'un muscle peaucier : il exprime une **mimique** d'effroi, de souffrance. Situé juste sous la peau, il recouvre tous les autres muscles du cou.

Le platysma envoie des expansions dans la peau du sein, ce qui ne rend pas vaines les manœuvres destinées à « tonifier » ce muscle.

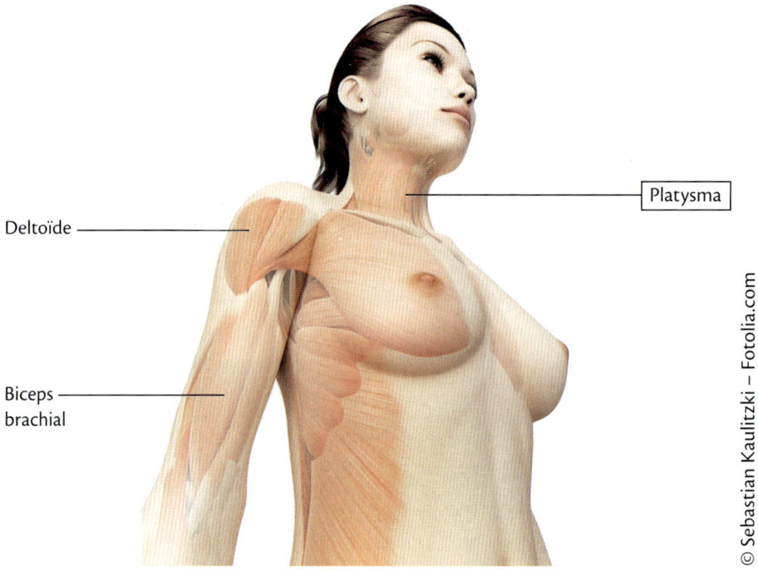

Fig. 6.27. Trois muscles superficiels du cou, de l'épaule et du bras.

Le muscle deltoïde

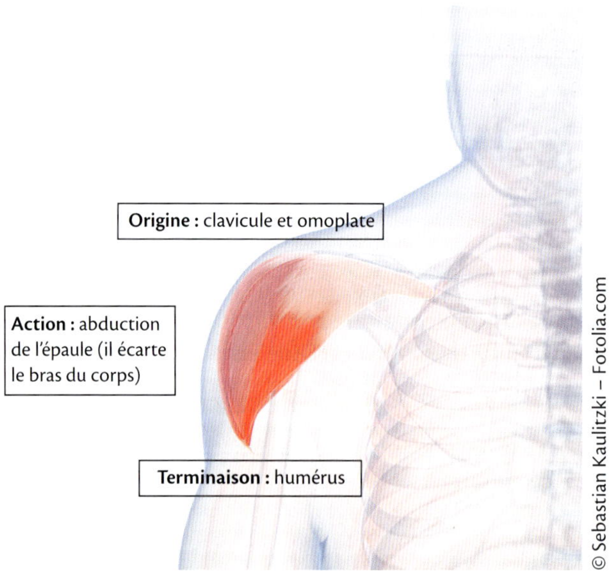

Fig. 6.28. Le deltoïde.

➡ Le muscle biceps brachial

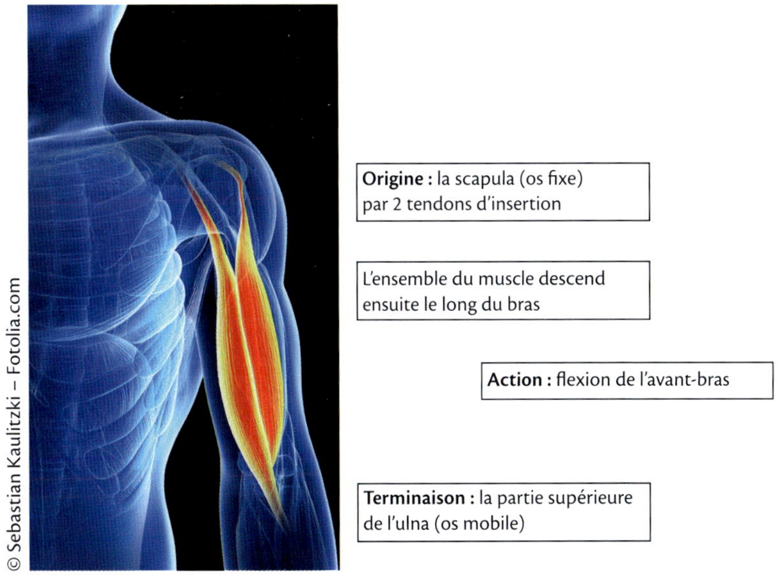

Fig. 6.29. L'anatomie du muscle biceps brachial.

BP/Bac Pro

4. Anatomie des muscles superficiels du tronc (antérieurs et latéraux)

➡ Le muscle grand pectoral

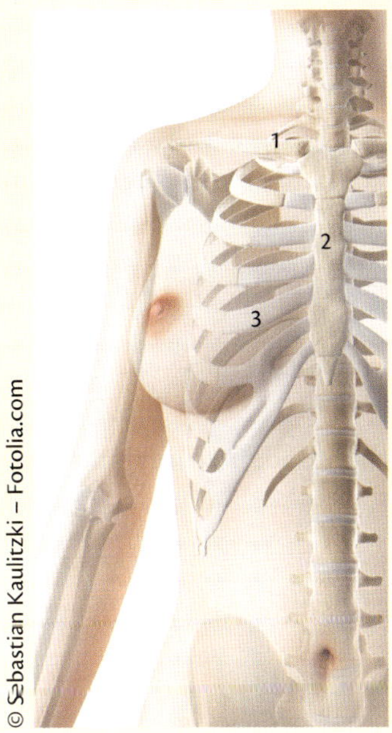

Fig. 6.30. Les zones d'attache fixes du muscle sur le squelette (origines).
1. Clavicule
2. Sternum
3. Côtes

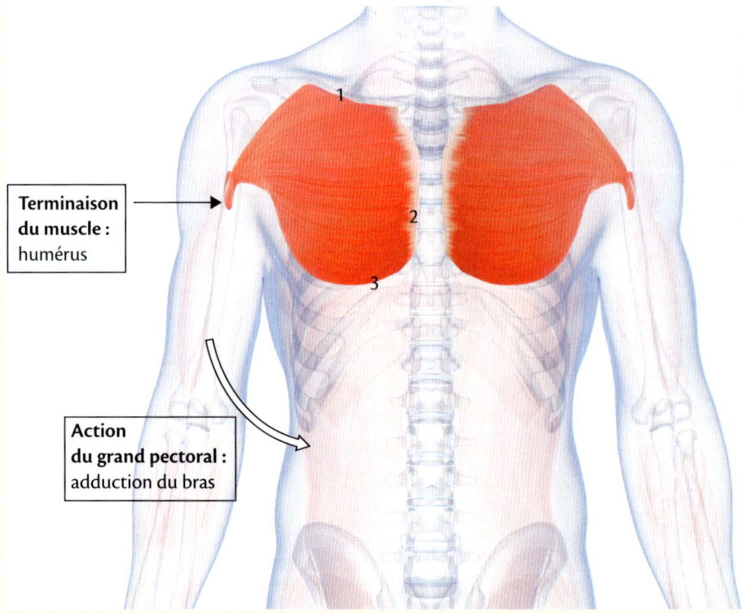

© Sebastian Kaulitzki – Fotolia.com

Fig. 6.31. La zone d'attache mobile (terminaison du muscle) : le haut de l'humérus.

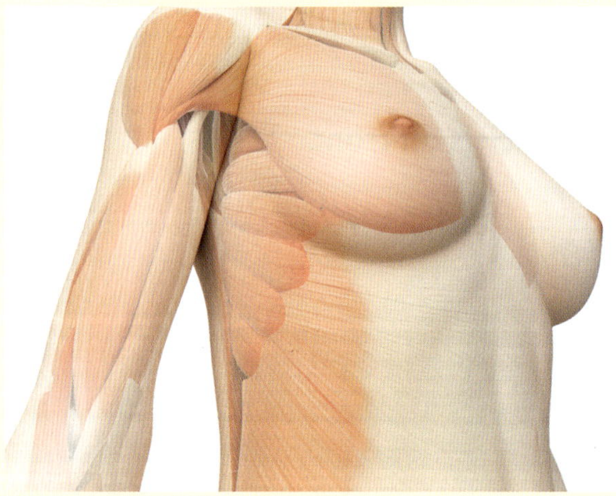

Fig. 6.32. Le sein repose en avant du muscle grand pectoral.

➡ Les muscles droits et les muscles obliques externes de l'abdomen

› Les muscles droits de l'abdomen ont leur insertion d'origine au niveau du pubis. Ils se terminent au niveau de la face antérieure des 5ᵉ, 6ᵉ et 7ᵉ côtes.

Les deux muscles droits de l'abdomen sont séparés par une bande fibreuse nommée ligne blanche abdominale et sont segmentés par 3 intersections tendineuses.

› Les muscles obliques externes de l'abdomen ont pour origine le pubis et la crête iliaque et se terminent au niveau des faces latérales des dernières côtes.

Ces muscles permettent de se pencher en avant.

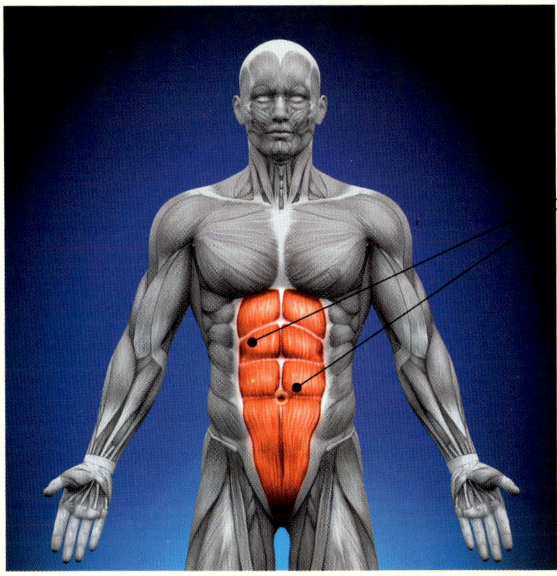

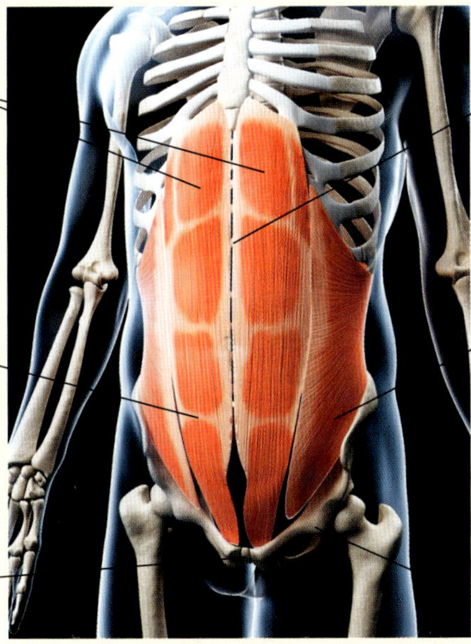

Fig. 6.33. Les muscles droits et les muscles obliques externes de l'abdomen.

5. Anatomie des muscles superficiels du dos

➡ Le muscle trapèze

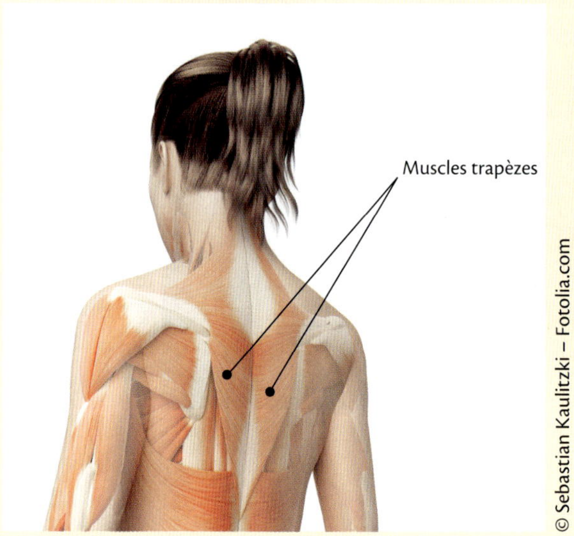

Fig. 6.34. Les deux muscles trapèzes : situation dans le dos.

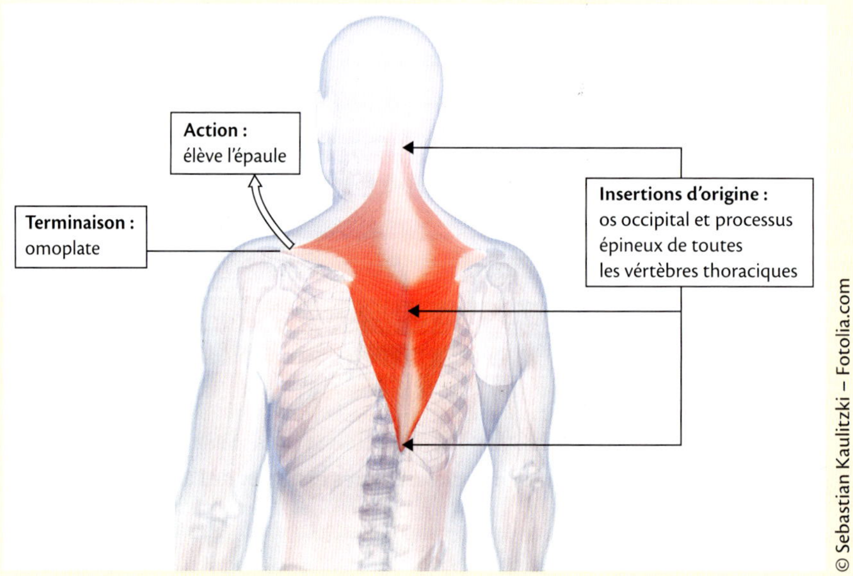

Fig. 6.35. Les muscles trapèzes : les insertions.

Le muscle grand dorsal

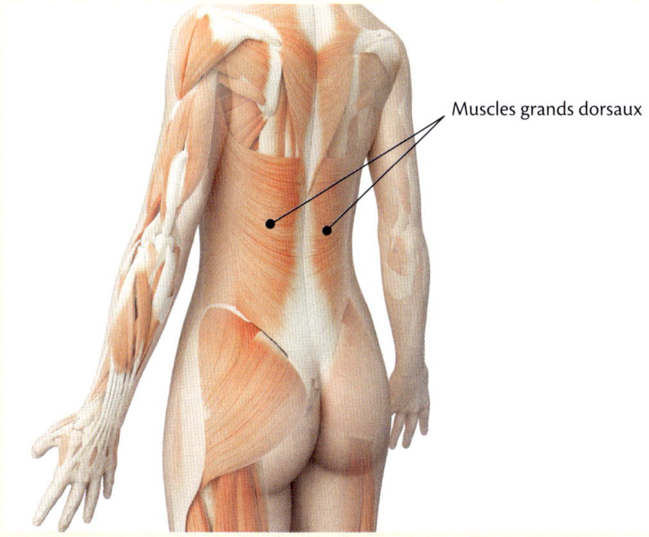

Fig. 6.36. Les muscles grands dorsaux : situation dans le dos.

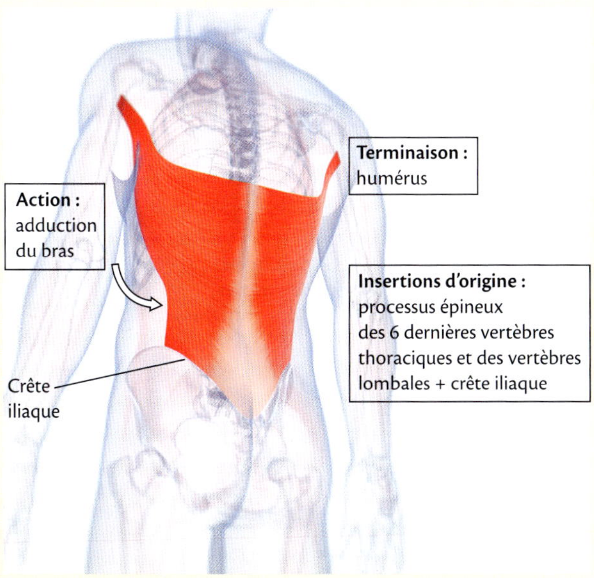

Fig. 6.37. Les insertions du muscle grand dorsal.

6. Anatomie des muscles du membre inférieur

➡ Le muscle quadriceps fémoral

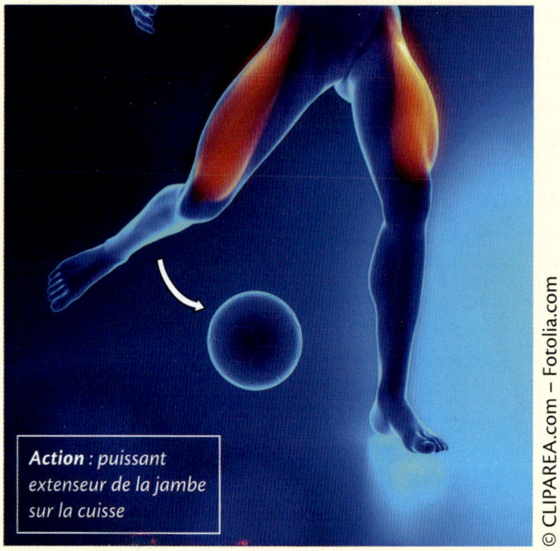

Fig. 6.38. Le quadriceps fémoral est un muscle qui occupe la plus grande partie de la face antérieure de la cuisse. Il est très développé chez certains sportifs.

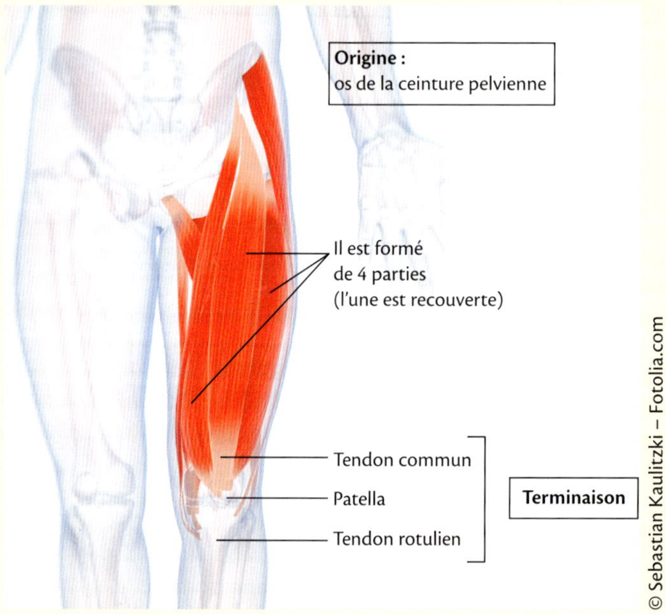

Fig. 6.39. Le quadriceps se termine par un tendon commun sur la patella et la région supérieure du tibia (tendon rotulien).

Le muscle gastrocnémien

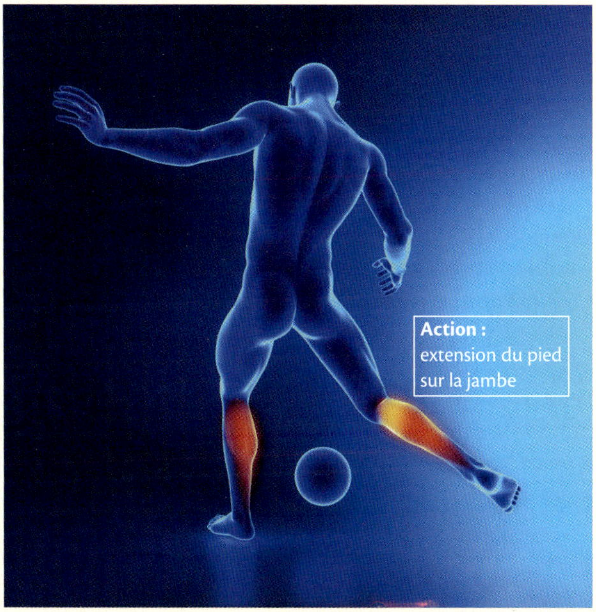

Fig. 6.40. Le gastrocnémien permet au footballeur d'étendre son pied pour frapper le ballon. C'est aussi lui qui permet de se dresser sur la pointe du pied.

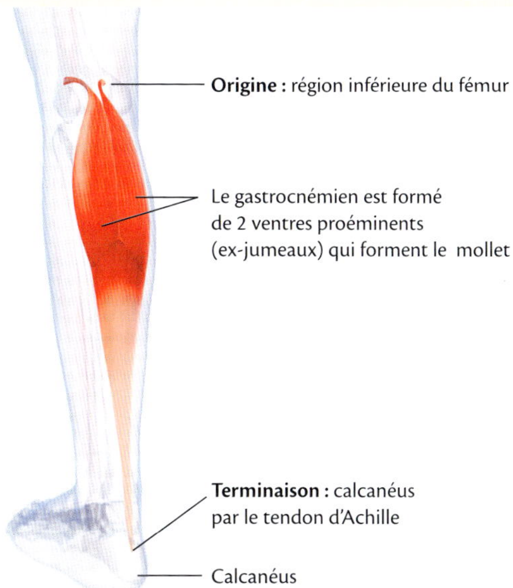

Fig. 6.41. Les insertions osseuses du gastrocnémien.

3 Physiologie du muscle strié

1. Structure des muscles squelettiques : l'essentiel pour comprendre la physiologie

Chaque muscle squelettique est formé de centaines, voire de milliers de cellules particulières, les **fibres musculaires striées** qui se regroupent en **faisceaux** délimités par du tissu conjonctif. Les faisceaux sont eux-mêmes regroupés dans une enveloppe de tissu conjonctif dense qui enveloppe l'ensemble du muscle.
Le muscle squelettique apparaît donc composé d'innombrables cylindres, réunis par un tissu conjonctif qui assure le rôle de tissu d'emballage. De nombreux capillaires pénètrent ce tissu pour alimenter les muscles en oxygène et en glucose, fournissant l'énergie nécessaire à la contraction.

› La fibre musculaire striée est l'unité structurale du muscle squelettique.

C'est une cellule géante, filament cylindrique long de quelques millimètres à plusieurs centimètres (jusqu'à 30 cm). Son diamètre est de 10 à 100 µm : dans un volume de muscle équivalent à celui d'une épingle, on compte 200 fibres musculaires...
La fibre musculaire renferme de nombreux noyaux situés juste au-dessous de la membrane plasmique.
Chaque fibre musculaire contient des centaines de **myofibrilles**, jusqu'à des milliers, qui constituent 80 % de son cytoplasme.

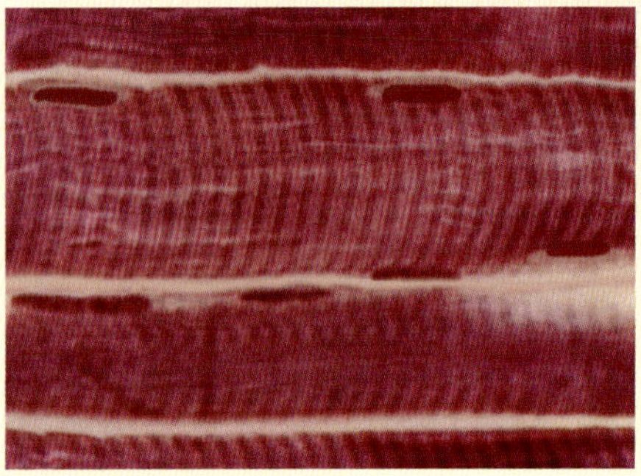

Fig. 6.42. Cellules musculaires striées au microscope.

2. Propriétés du muscle strié

Elles traduisent les propriétés des innombrables fibres musculaires striées qui le composent.
Ce sont : l'élasticité, l'excitabilité, la contractilité.

➡ Élasticité

Le muscle est élastique : étiré, il s'allonge et revient à sa première longueur lorsqu'on cesse de tirer. L'élasticité est parfaite, mais faible. Elle amortit la brusquerie des contractions.

➡ Excitabilité

Le muscle strié se met en action lorsqu'il est soumis à une excitation.
L'excitant naturel du muscle est l'**influx nerveux**.
Mais cette propriété du muscle peut être mise en évidence expérimentalement. On utilisera un excitant (stimulus) mécanique (piqûre, pincement), thermique, chimique, ou électrique. L'excitant électrique est le stimulus de choix dans la mesure où l'on peut en régler l'intensité et la durée d'action. Il y a deux manières d'appliquer l'excitant : soit directement sur le muscle lui-même, soit sur le nerf qui se rend au muscle (on dit « qui innerve » le muscle).

Contractilité

La réaction du muscle à une excitation est une **contraction** : le muscle se raccourcit, rapprochant ses deux tendons, son ventre se gonfle et durcit.
La contractilité est la propriété caractéristique des muscles : elle provoque le déplacement des leviers osseux sur lesquels ils sont insérés.

3. Étude de la contraction du muscle squelettique

Étude expérimentale

La contraction d'un muscle isolé se prête à l'étude expérimentale grâce à un appareil qui produit un enregistrement graphique de la contraction (myogramme).

La secousse musculaire

› Le muscle répond à une seule excitation par une contraction brève, à laquelle on donne le nom de secousse musculaire.

On décompose la secousse musculaire en trois parties :

- la période de latence. Le muscle n'obéit pas immédiatement à l'excitation : la contraction musculaire (début du raccourcissement) ne commence qu'avec un certain « temps perdu » ;
- la période de contraction. Elle se traduit par le raccourcissement progressif et régulier du muscle ;
- la période de décontraction. Le muscle se relâche et revient à sa longueur primitive.

La durée totale de la secousse musculaire est de 1/10e à 2/10e de seconde. Elle varie avec le muscle considéré et l'espèce animale.
Le rôle de la **fatigue** est important : on constate une augmentation du temps de latence, un allongement de la durée de la secousse, une diminution de son amplitude.

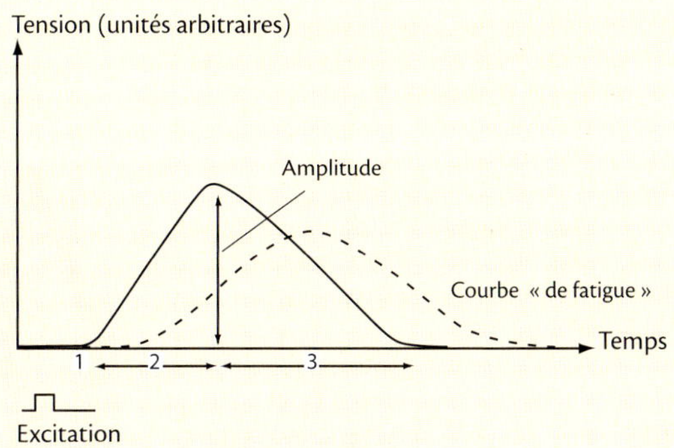

La secousse musculaire
1. Temps de latence
2. Temps de contraction
3. Temps de décontraction

Fig. 6.43. La secousse musculaire.

Le tétanos

› Le tétanos est un phénomène musculaire dû à une succession rapide de secousses musculaires en réponse à des excitations successives.

- Si la fréquence des excitations est telle que chacune atteint le muscle dans la phase de relâchement de la secousse précédente, le muscle se contracte à nouveau sans avoir achevé la première secousse et ainsi de suite… Les amplitudes augmentent comme les marches d'un escalier jusqu'à un maximum. C'est le **tétanos incomplet**.

- Si les excitations sont très rapprochées, elles atteignent le muscle pendant la phase de contraction de la secousse précédente : on obtient un **tétanos complet** avec des secousses totalement fusionnées.

Une secousse musculaire ne dure qu'une fraction de seconde. Aussi, pour qu'un muscle reste contracté un certain temps, comme cela est nécessaire pour n'importe quel mouvement, il devra recevoir par son nerf moteur, comme dans le tétanos complet, des « rafales » d'excitations se succédant à une cadence rapide. Le tétanos permet donc une action musculaire durable et représente l'activité musculaire physiologique.

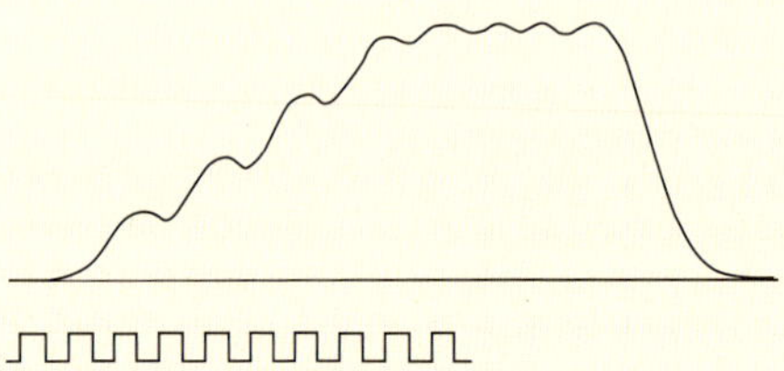

Fig. 6.44. Tétanos incomplet.

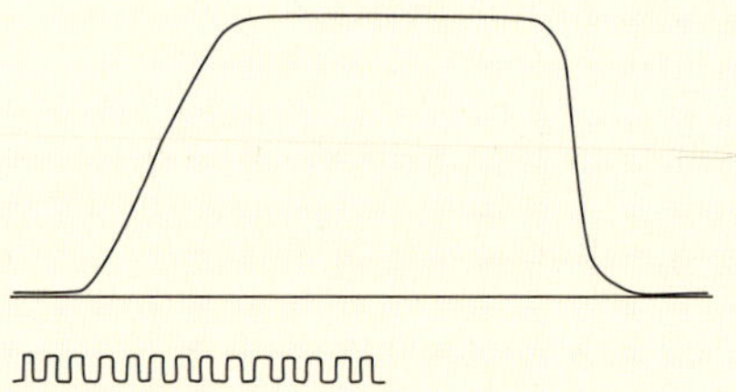

Fig. 6.45. Tétanos complet.

Incidences physiologiques de la contraction musculaire

Contraction isométrique – contraction isotonique

> En fait, la plupart des mouvements font intervenir les deux types de contractions, car ils nécessitent l'activité coordonnée de plusieurs muscles.

› Lorsqu'un muscle se raccourcit, on parle de contraction isotonique. Lors d'une contraction isométrique, le muscle est en tension mais ne se raccourcit pas.

Les contractions des muscles qui assurent la position debout sont isométriques. C'est aussi le cas des contractions qui interviennent pour stabiliser une articulation sollicitée par d'autres muscles se contractant de façon isotonique.

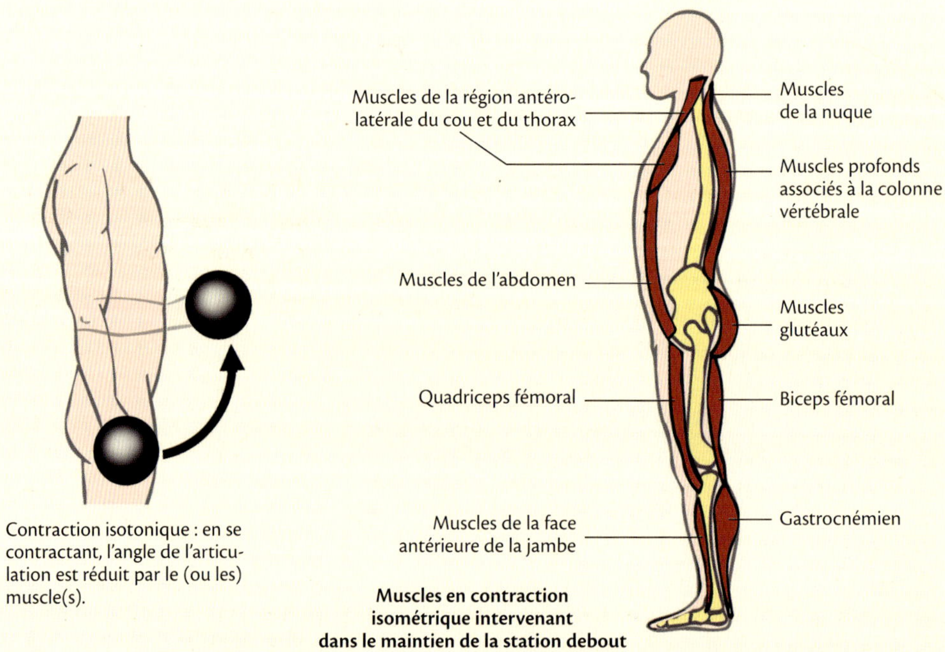

Fig. 6.46. Contraction isotonique – Contraction isométrique.

Le tonus musculaire

› **On donne le nom de tonus musculaire à la très légère contraction que possèdent les muscles squelettiques même lorsqu'ils sont au repos.**

Le tonus musculaire a de multiples rôles :

- il assure la bonne statique du squelette et notamment de la colonne vertébrale ;
- il permet le maintien des attitudes et des positions ;
- il permet aux muscles de rester prêts à répondre à une stimulation et de développer des gestes harmonieux, sans brusquerie.

Dégagement de chaleur pendant l'activité musculaire

Seulement 20 % de l'énergie libérée par la contraction musculaire est convertie en énergie mécanique pour développer un travail utile. Le reste est transformé en chaleur, inutilisable, sinon pour assurer la température corporelle et doit donc être éliminé à l'extérieur (rôle essentiel de l'appareil sudoripare eccrine, voir Partie 2, « Biologie de la peau »).
C'est la raison pour laquelle l'exercice musculaire s'accompagne d'une sensation de chaleur liée à l'élévation de la température du sang.

La fatigue musculaire

› **La fatigue musculaire est l'incapacité physiologique des muscles à se contracter. Elle est due au fait que le muscle ne peut pas produire suffisamment d'ATP.**

C'est quoi l'ATP ?

Les sources d'énergie présentes dans la nourriture ne peuvent pas servir directement à alimenter les fonctions de l'organisme. Une partie de cette énergie est stockée sous forme de liaisons chimiques dans une substance nommée **adénosine triphosphate**, ou **ATP**. Lorsque ces liaisons chimiques sont rompues, elles libèrent leur énergie, qui peut alors être utilisée par la cellule. C'est ce qui se passe au niveau des cellules musculaires pour leur permettre de se contracter et de produire un travail mécanique.

Conséquence

La seule source d'énergie pour alimenter la contraction musculaire étant l'**ATP**, il s'ensuit qu'il doit être régénéré de façon continue pour que la contraction puisse se poursuivre. La régénération de l'ATP se fait essentiellement à partir des réserves de **glycogène musculaire**.
En cas d'effort soutenu, les réserves de glycogène emmagasinées dans les cellules musculaires s'épuisent et la production d'ATP ne suffit plus à la demande. L'activité musculaire s'arrête, même si le muscle reçoit des stimulations.

> **➤ L'accumulation d'acide lactique contribue à la fatigue musculaire, en réduisant l'utilisation de la voie anaérobie dans la production d'ATP.**

L'épaississement du muscle

Un entraînement intensif en musculation fait doubler, voire tripler, la masse d'un muscle. Au contraire, en l'absence d'effort, un muscle peut perdre jusqu'à 20 % de sa masse en deux semaines, comme cela a été constaté lors d'un voyage spatial.
L'entraînement physique provoque donc le grossissement du muscle, mais sans faire apparaître de nouvelles fibres. L'augmentation de la masse d'un muscle est due uniquement à l'hypertrophie des fibres, qui résulte elle-même de la création de myofibrilles supplémentaires. En effet, lors d'une activité physique, les contraintes mécaniques qui s'exercent sur les tendons et sur les autres structures reliées aux muscles, déclenchent la synthèse de protéines qui activent des gènes particuliers qui codent la synthèse de myosine et d'actine par les fibres musculaires.

➤ Le muscle ne répond qu'à partir d'un certain seuil d'intensité. Ensuite, la contraction sera proportionnelle à l'augmentation de l'intensité.

➤ En électricité, on appelle **impulsion** la croissance brusque de l'intensité du courant à partir d'une valeur nulle pour atteindre une amplitude maximale, qui reste constante pendant une certaine durée, avant de redescendre brusquement à son niveau bas.

4 Effets sur les muscles des courants électriques utilisés en esthétique-cosmétique : les appareils de stimulation musculaire

› Fonction globale : les appareils de stimulation musculaire utilisés en esthétique-cosmétique provoquent une contraction passive des muscles, pour améliorer leur tonicité.

Ces appareils utilisent un courant de basse ou moyenne fréquence.

Dans le milieu professionnel de l'esthétique, les appareils de stimulation musculaire n'ont pas vocation à pratiquer une « rééducation musculaire ». Le but recherché est d'améliorer la tonicité de muscles sains, et ainsi de parfaire la morphologie du corps.

1. Principe de fonctionnement

Un générateur de courant de basse ou moyenne fréquence envoie un train d'**impulsions** au niveau des muscles, qui engendre une contraction musculaire, correspondant à une secousse musculaire telle qu'elle a été décrite plus haut.
Les trains d'impulsions sont séparés par des périodes de repos. Le temps de repos doit être égal au double de la période de stimulation.

2. Les courants utilisés

- La meilleure électrostimulation des muscles des membres est obtenue avec des courants rectangulaires de basse fréquence.
- Dans les autres régions (visage, cou, poitrine), on utilise des courants exponentiels ou sinusoïdaux de moyenne fréquence.

3. Les indications

- Au niveau du visage, l'électrostimulation augmente la tonicité des muscles peauciers.
- Utilisée dans les régions gynoïdes, où est localisée la cellulite, l'électrostimulation des muscles sous-jacents, jumelée au cours d'une même séance à l'ionophorèse d'un produit anticellulitique, favorise la diffusion de celui-ci, car les contractions musculaires augmentent le flux sanguin.

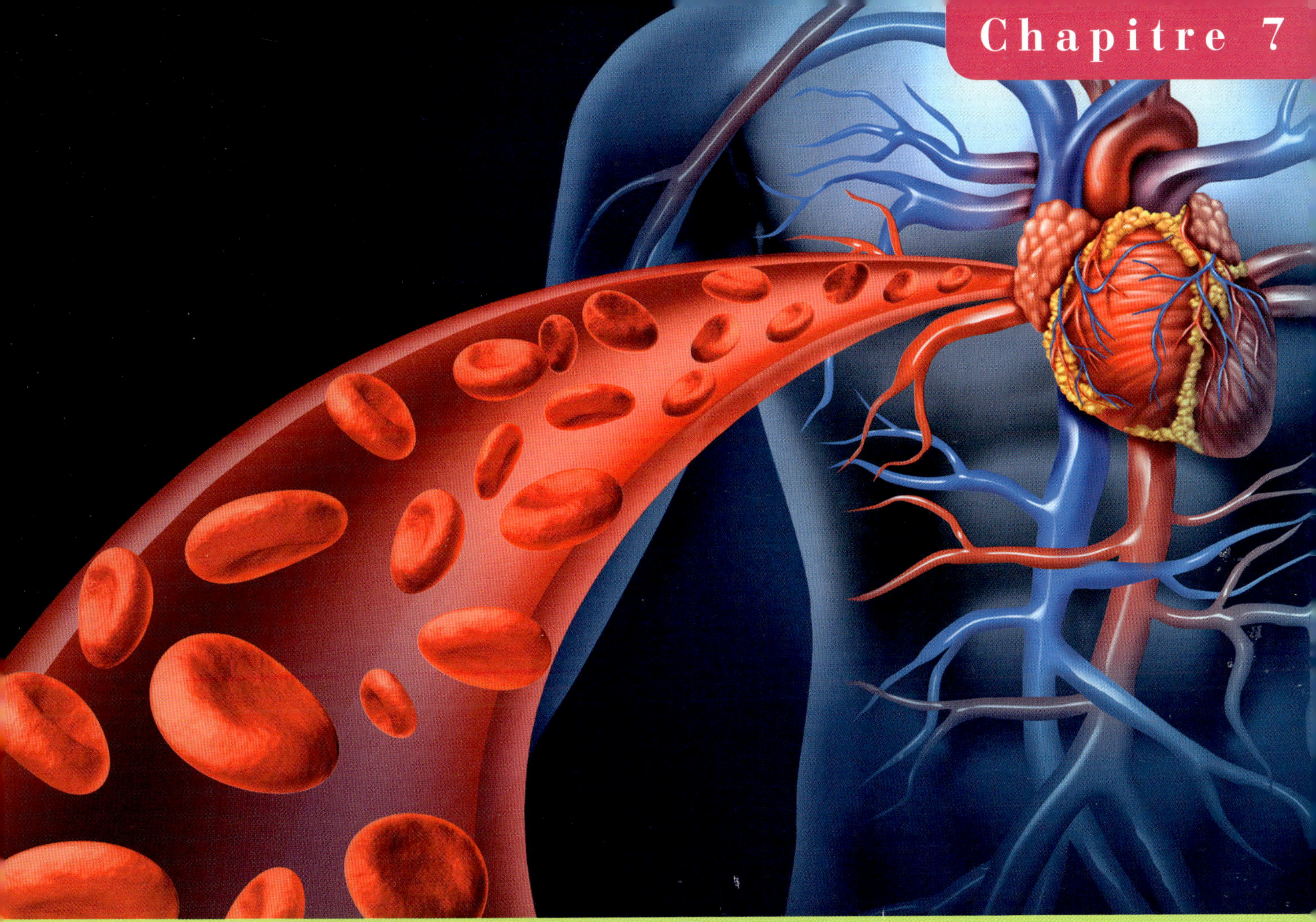

Chapitre 7

Anatomie et physiologie du système cardio-vasculaire

Savoirs à acquérir

BP/Bac Pro

- **Organisation anatomique et relations fonctionnelles entre circulation sanguine et lymphatique :**
  - connaître les interdépendances anatomiques entre la circulation sanguine et lymphatique et les relations entre lymphe interstitielle et lymphe canalisée ;
  - savoir localiser les territoires de l'organisme drainés par le canal thoracique et le canal lymphatique droit ;
  - savoir expliquer la formation de la lymphe et connaître ses rôles.
- **Applications des données anatomiques et physiologiques aux techniques esthétiques :**
  - connaître les effets éventuels des techniques manuelles de bien-être et de confort sur la circulation sanguine et lymphatique (modelage, digitopression, presso-esthétique…).

BP/Bac Pro

Le système cardio-vasculaire est un ensemble de structures anatomiques destinées à véhiculer des liquides, le sang et la lymphe. Il est constitué d'une pompe, le cœur, et de canalisations, les vaisseaux sanguins et les vaisseaux lymphatiques.
Les vaisseaux sanguins ont pour mission d'acheminer des nutriments et du dioxygène vers les cellules et de récupérer les déchets issus de leur métabolisme pour les conduire vers les organes d'épuration.
Les vaisseaux lymphatiques s'intègrent dans un système complexe qui constitue le système lymphatique, un système en interdépendance anatomique et physiologique avec la circulation sanguine.

1 Circulation sanguine et lymphatique : organisation anatomique et relations fonctionnelles

1. Le cœur : une pompe aspirante et foulante

Les repères anatomiques du cœur

Situation : le cœur est situé dans le thorax, un peu à gauche de la ligne médiane. Il repose sur le diaphragme.
Grosseur : celle du poing de son propriétaire.
Poids chez l'adulte : 300 g.

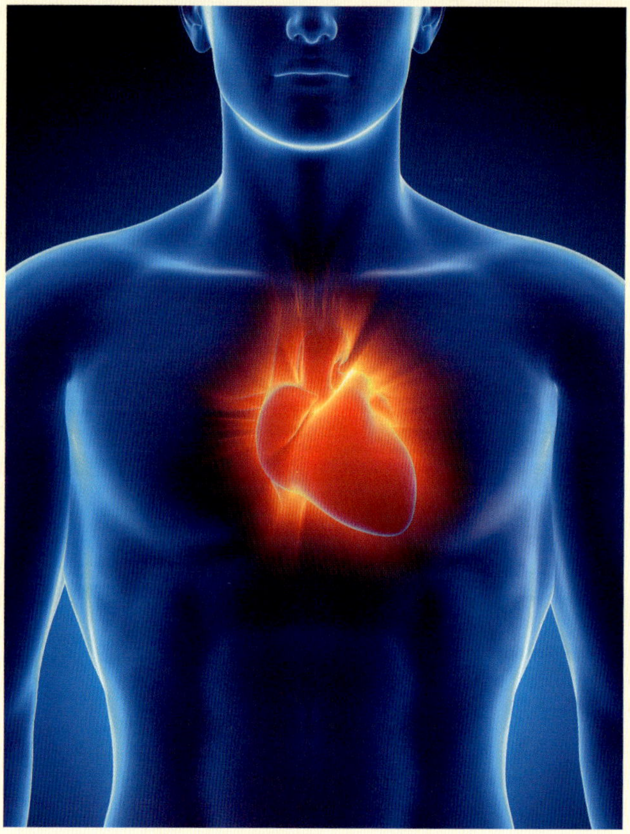

Fig. 7.1. Les repères anatomiques du cœur.

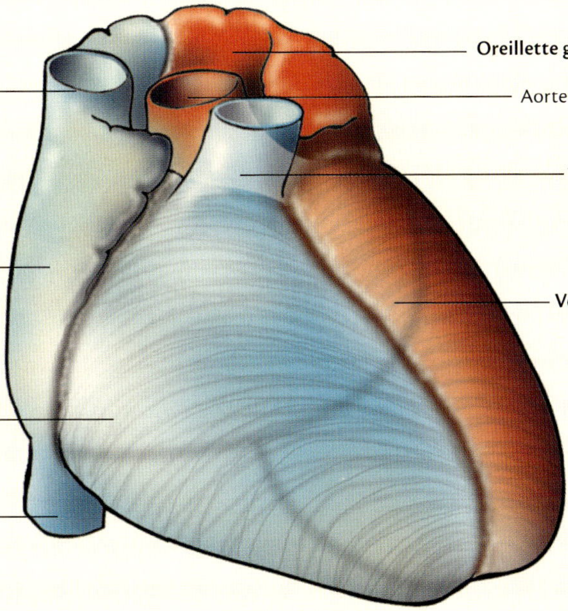

Fig. 7.2. Le cœur tel qu'il apparaît à l'ouverture du thorax.

Configuration interne du cœur

- **Le cœur est un muscle creux, le myocarde.** Il est divisé en deux parties, le cœur gauche et le cœur droit, séparées par une épaisse cloison.
- **Chaque cœur comprend un atrium (anciennement oreillette) à parois minces et un ventricule à parois épaisses.**

› **Le sang circule à sens unique dans le cœur, des atriums aux ventricules, d'où il est éjecté dans les deux grosses artères qui en partent : l'aorte et le tronc pulmonaire.**

- **Des valves, qui fonctionnent comme les portes d'une écluse, ne permettent au sang d'emprunter qu'un seul trajet.**

Les valves auriculo-ventriculaires

Elles empêchent le sang de refluer dans les oreillettes lorsque les ventricules se contractent : il s'agit de la **valve tricuspide** formée de 3 cuspides à droite et la **valve bicuspide** à gauche, formée de 2 cuspides. Des cordages de collagène relient les bords libres des cuspides à de fortes saillies musculaires de la paroi des ventricules, les **muscles papillaires.**

> **La valve bicuspide est aussi appelée valve mitrale à cause de sa ressemblance avec la mitre d'un évêque.**

Les valves de l'aorte et du tronc pulmonaire

Elles sont situées à la base de ces deux gros vaisseaux. Ces valves, appelées **sigmoïdes**, sont des poches en « nid de pigeon », qui permettent au sang de sortir du cœur, mais qui s'opposent à son retour.

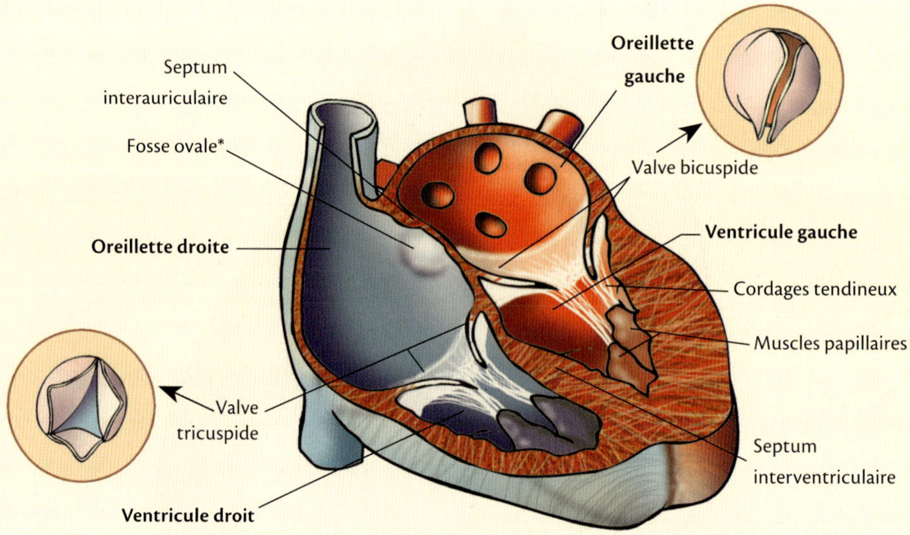

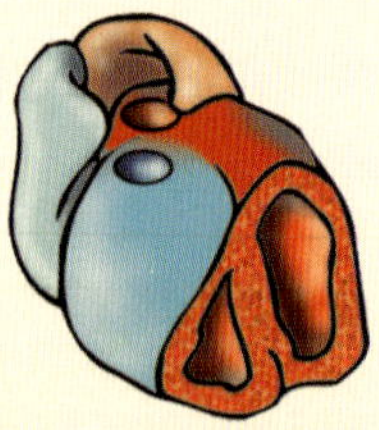

*Fosse ovale : vestige d'un orifice chez le fœtus.

Fig. 7.3. Configuration interne du cœur (coupe horizontale).

➡ Physiologie cardiaque : quatre notions de base

- L'unique fonction du cœur est de pomper le sang et de l'envoyer dans tout le corps.
- Le cœur est constitué de deux pompes accolées, le cœur gauche et le cœur droit.
- Dans chaque pompe, le sang arrive dans l'oreillette et repart par le ventricule.
- Le sang arrive au cœur droit qui l'envoie aux poumons où il se débarrasse du dioxyde de carbone et où il se charge d'oxygène. Le sang oxygéné revient ensuite au cœur gauche et à partir de là irrigue tous les tissus de l'organisme.

Les valves s'ouvrent pour permettre au sang de couler des oreillettes dans les ventricules et des ventricules dans les artères. Elles se referment ensuite pour empêcher le sang de refluer.

➤ Débit cardiaque : chaque jour le cœur pompe plus de 6 000 litres de sang, ce qui serait suffisant pour remplir un petit camion-citerne en une journée !

➤ Fréquence cardiaque : le cœur bat en moyenne 70 fois par minute, 100 000 fois par jour... ce qui fait parcourir au sang près de 96 000 km dans les vaisseaux tous les jours.

2. Les vaisseaux sanguins et la circulation du sang : un double circuit

› Les artères sont des conduits qui transportent le sang loin du cœur.

› Les veines sont des conduits qui ramènent le sang vers le cœur.

› Anatomiquement, il existe à partir du cœur un double circuit : la circulation systémique ou grande circulation et la circulation pulmonaire ou petite circulation.

La circulation systémique

Elle est issue du ventricule gauche par l'**aorte**. L'aorte se ramifie en de très nombreuses **artères** et **artérioles** de calibre de plus en plus petit, qui transportent le sang de couleur rouge vermeil, chargé de dioxygène et de nutriments, dans toutes les parties du corps. Au niveau des tissus, les artérioles se divisent en une infinité de vaisseaux, les **capillaires sanguins**.

Les capillaires sont de très petit calibre (5 à 30 µm) et s'infiltrent dans tous les tissus de l'organisme. Il n'y a pas une cellule qui soit à plus de 0,1 mm d'un capillaire... et il y a quelque 40 000 kilomètres de capillaires chez un homme adulte, chaque capillaire ayant 1 mm de long !

C'est à travers la paroi très fine des capillaires que se déroulent les échanges entre le sang et les cellules des tissus. Mais les cellules n'échangent pas de matière directement avec le sang : le liquide intercellulaire, ou **liquide interstitiel**, véritable nappe d'inondation de toutes nos cellules, joue le rôle d'intermédiaire. Les substances diffusent à travers la paroi capillaire dans le liquide interstitiel d'où, ensuite, elles gagnent les cellules.

Les déchets du travail cellulaire suivent un trajet inverse : ils sont recueillis par des capillaires « veineux », dans lesquels le sang devient brunâtre. Ces capillaires se collectent pour former des **veinules**, dont les branches de plus en plus grosses formeront les **veines**, qui ramènent au cœur le sang chargé de CO_2 et de déchets. La plupart des veines, en particulier celles des membres inférieurs, ont des **valvules**, clapets qui empêchent le sang de refluer.

Dans l'oreillette droite débouchent les **veines caves**, inférieure qui ramène le sang des membres inférieurs et des viscères abdomino-pelviens, et supérieure qui draine le sang de la tête et des membres supérieurs.

> **Le liquide interstitiel n'est pas stagnant, mais se renouvelle sans cesse et circule lentement.**
>
> **Le premier organe irrigué est le cœur lui-même, dont les besoins sont évidemment considérables puisqu'il « travaille » en permanence, par les artères coronaires. Les branches de ces vaisseaux pénètrent dans le myocarde pour le nourrir.**

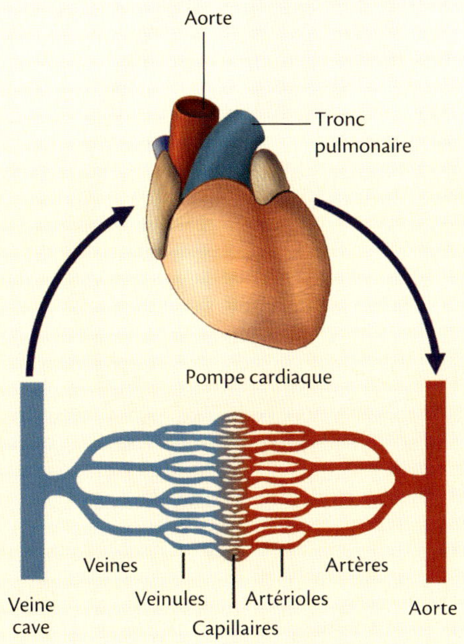

Fig. 7.4. De l'aorte aux capillaires et le retour.

La circulation pulmonaire

Le sang, ramené au cœur par la grande circulation, est lancé vers les **poumons** par le ventricule droit pour être recyclé. Là, il se débarrasse du CO_2 et se charge d'O_2 qu'il ramène au cœur gauche (oreillette gauche) par les veines pulmonaires.

- Du ventricule droit part le **tronc pulmonaire** dont l'orifice est muni de trois valves (sigmoïdes). Le tronc pulmonaire se divise tout de suite en deux branches, droite et gauche, qui vont apporter dans chaque poumon le sang veineux du ventricule droit pour qu'il soit oxygéné.
- Dans l'oreillette gauche aboutissent 4 **veines pulmonaires** qui ramènent le sang oxygéné.

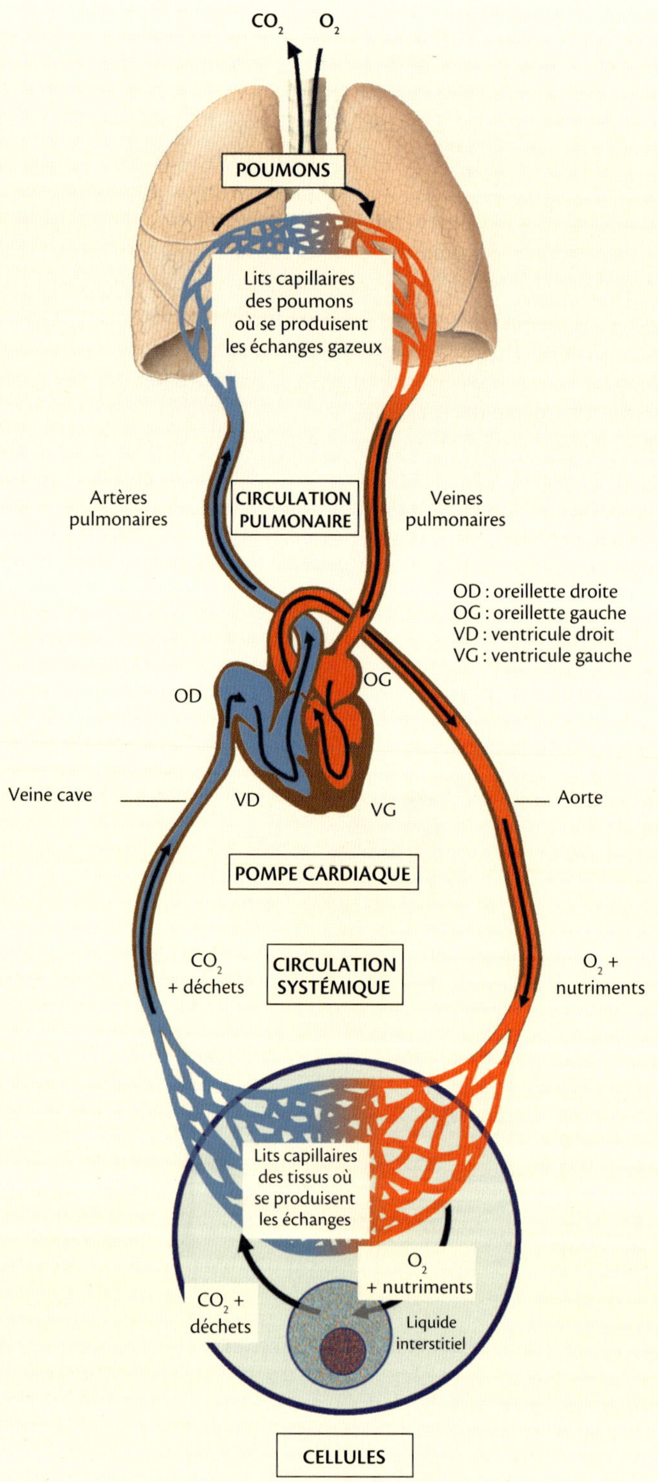

*Bien qu'il existe deux artères pulmonaires, quatre veines pulmonaires et deux veines caves, le schéma ne montre chaque fois qu'un seul vaisseau pour plus de clarté.

Fig. 7.5. Schéma général de la circulation sanguine.

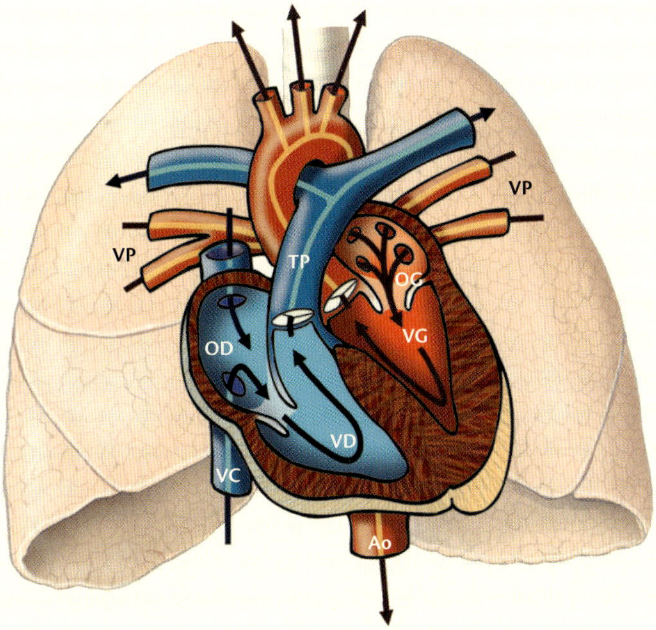

OD : oreillette droite
OG : oreillette gauche
VD : ventricule droit
VG : ventricule gauche
VC : veine cave
Ao : artère aorte
TP : tronc pulmonaire
VP : veines pulmonaires

Fig. 7.6. Anatomie des gros vaisseaux qui partent du cœur (artères) et qui arrivent au cœur (veines).

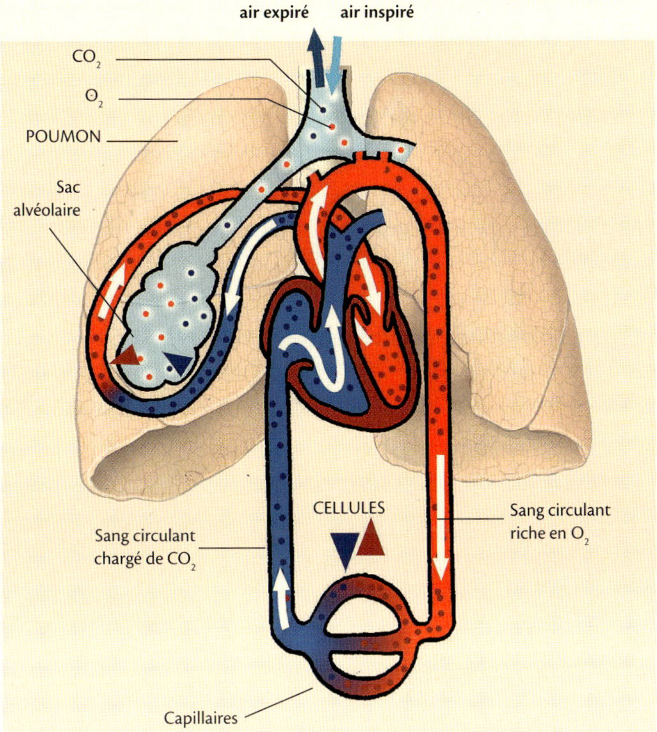

La respiration permet les échanges gazeux vitaux.

Lors de l'inspiration, *l'oxygène de l'air pénètre dans les poumons jusqu'à atteindre les alvéoles pulmonaires. À travers la mince couche de cellules qui constitue les alvéoles pulmonaires, il passe dans le sang, pour rejoindre le cœur par les veines pulmonaires, qui le distribuera à toutes nos cellules.*

Lors de l'expiration, *c'est l'inverse : le CO_2 produit de déchet du travail cellulaire, passe du sang veineux, transporté par des branches des artères pulmonaires, dans les alvéoles pour être éliminé par l'air expiré*

Fig. 7.7. Comment s'oxygènent nos cellules…

3. Le système lymphatique : en interdépendance anatomique et physiologique avec la circulation systémique

› Les vaisseaux lymphatiques font partie du système lymphatique, qui comprend, outre les vaisseaux : les nœuds lymphatiques, la rate et le thymus.

› Les vaisseaux lymphatiques constituent une voie à sens unique de drainage des tissus, aboutissant dans de grosses veines de la base du cou qui rejoint ainsi la circulation sanguine.

➤ Les grosses veines de la base du cou sont les veines sous-clavières qui forment elles-mêmes la veine cave supérieure.

Anatomie

Au départ du système lymphatique se trouvent des **capillaires lymphatiques**, dont l'extrémité est en cul-de-sac, comme des doigts de gant. Ces capillaires sont faits d'une seule couche de cellules très plates et peu jointives, permettant le passage des grosses molécules. Ils convergent pour former des vaisseaux de plus en plus gros, nommés **vaisseaux collecteurs**.

Les vaisseaux collecteurs sont munis de **valvules**, qui empêchent la lymphe de refluer. Ils se rejoignent pour former finalement deux gros vaisseaux : le **conduit thoracique** et le **conduit lymphatique droit**, qui drainent chacun un territoire de l'organisme bien précis (Fig. 7.8).

Les nœuds lymphatiques

Les nœuds lymphatiques sont des renflements ovoïdes, du volume d'un pois, échelonnés le long des vaisseaux lymphatiques. Il en existe plusieurs centaines, qui sont soit isolés, soit groupés en **lymphocentres**.

Les nœuds lymphatiques sont des lieux de rencontre lymphe-sang, où la lymphe s'enrichit de cellules immunitaires, les **lymphocytes**.

La citerne du chyle est une dilatation de forme variable, allongée derrière l'aorte abdominale au niveau des premières vertèbres lombales. C'est, en somme, un gros nœud lymphatique où aboutissent les canaux lymphatiques de l'intestin grêle, dont la lymphe véhicule les produits de la digestion des graisses. Le conduit thoracique naît de la citerne du chyle.

➤ La citerne du chyle portait le nom de citerne de Pecquet. Son appellation moderne est justifiée par le fait qu'elle draine des produits de la digestion de l'intestin grêle, que l'on nomme « chyle ».

Physiologie : formation et rôles de la lymphe

Il faut distinguer :

- la lymphe qui occupe les espaces intercellulaires, nommée lymphe interstitielle ;
- la lymphe qui circule dans les vaisseaux lymphatiques, dite lymphe canalisée.

La lymphe interstitielle

En perpétuel remaniement, elle naît par filtration à travers la paroi des capillaires sanguins et elle est réabsorbée par les mêmes capillaires. Ces échanges liquidiens expliquent l'analogie de composition avec le sang : on trouve dans la lymphe tous les éléments du sang sauf des globules rouges.

› Lymphe = Plasma + Globules blancs (lymphocytes essentiellement).

La lymphe interstitielle joue donc le rôle d'intermédiaire entre le sang et les cellules qu'elle baigne en leur apportant les éléments nutritifs et en recueillant leurs déchets.

La lymphe canalisée

Elle est déversée finalement dans la circulation veineuse générale.

Ce système constitue une voie de drainage :

- des protéines qui ont filtré à travers les capillaires sanguins ;
- des excès de liquides qui s'accumulent dans les tissus.

› **Le système lymphatique apparaît donc comme un « autre » système de retour des liquides, en parallèle du système veineux, vaisseaux lymphatiques et veines suivant d'ailleurs des trajets anatomiques identiques : il existe une solidarité « veino-lymphatique ».**

Coeur + lymphe

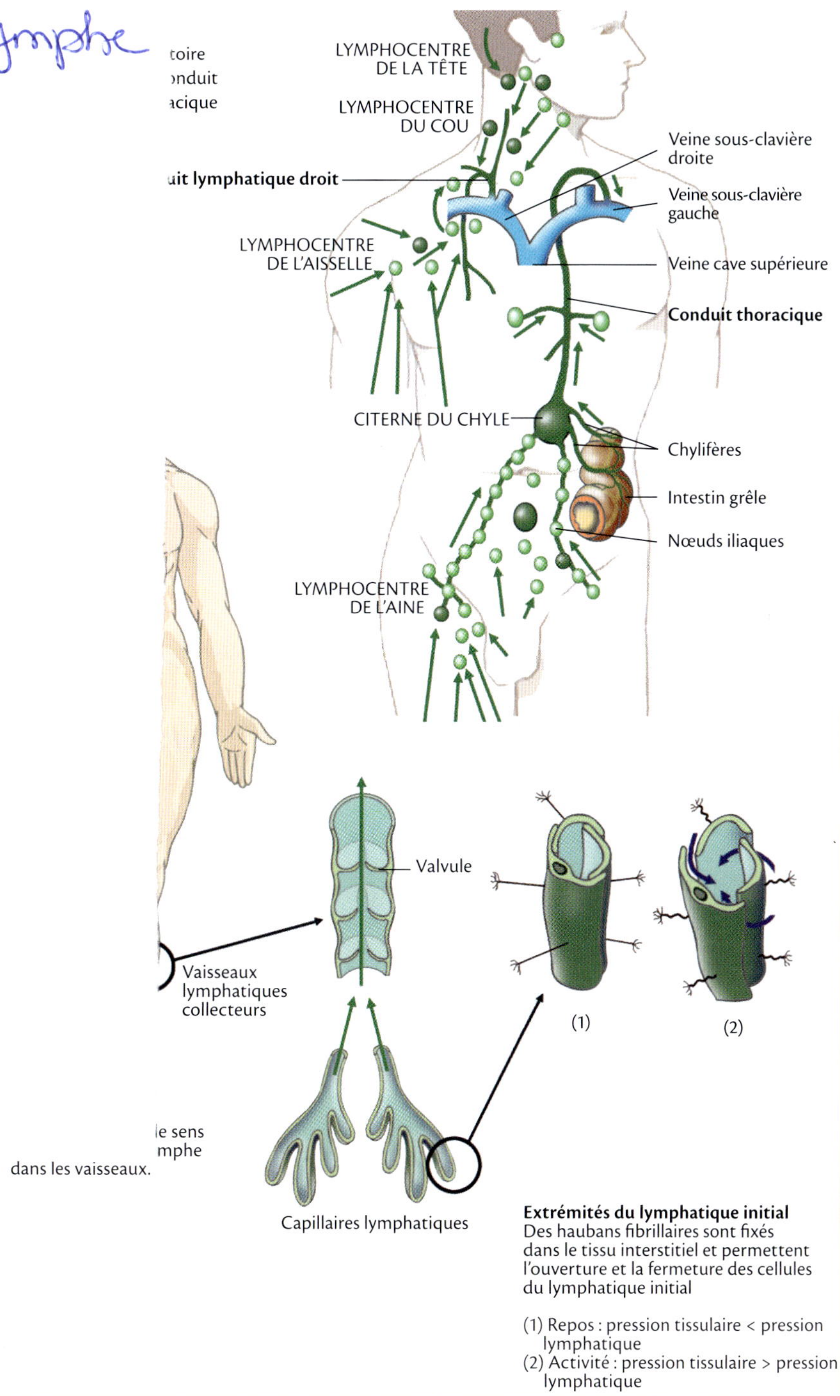

Fig. 7.8. Le système lymphatique.

2 Effets des techniques manuelles de bien-être et de confort sur la circulation sanguine et lymphatique

› Les techniques manuelles de bien-être et de confort sur la circulation sanguine et lymphatique (modelage, digitopression, presso-esthétique…) ont pour rôle essentiel d'aider le « retour » du sang veineux et de la lymphe des membres inférieurs vers le cœur, un retour difficile car cette masse liquidienne doit progresser contre les lois de la pesanteur…

Les techniques manuelles de drainage pratiquées par les esthéticien(ne)s intéressent donc le système veineux et le système lymphatique dont les trajets anatomiques sont parallèles. Il existe une « solidarité veino-lymphatique », si bien que le système veineux et le système lymphatique bénéficient dans le même temps des techniques employées, destinées à aider la progression du sang et de la lymphe vers le haut.

Par voie de conséquence, on aidera à la **prévention de la maladie veineuse**, qui touche de nombreuses femmes (mais aussi les hommes) et qui passe souvent inaperçue.

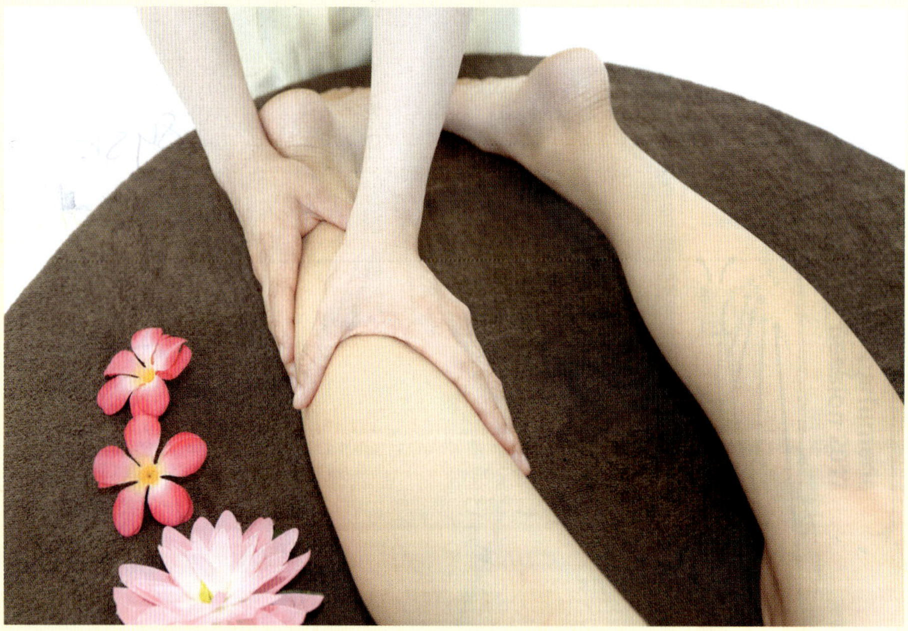

© sunabesyou – Fotolia.com

Fig. 7.9. Le drainage veino-lymphatique : une technique manuelle de bien-être et de confort sur la circulation sanguine et lymphatique.

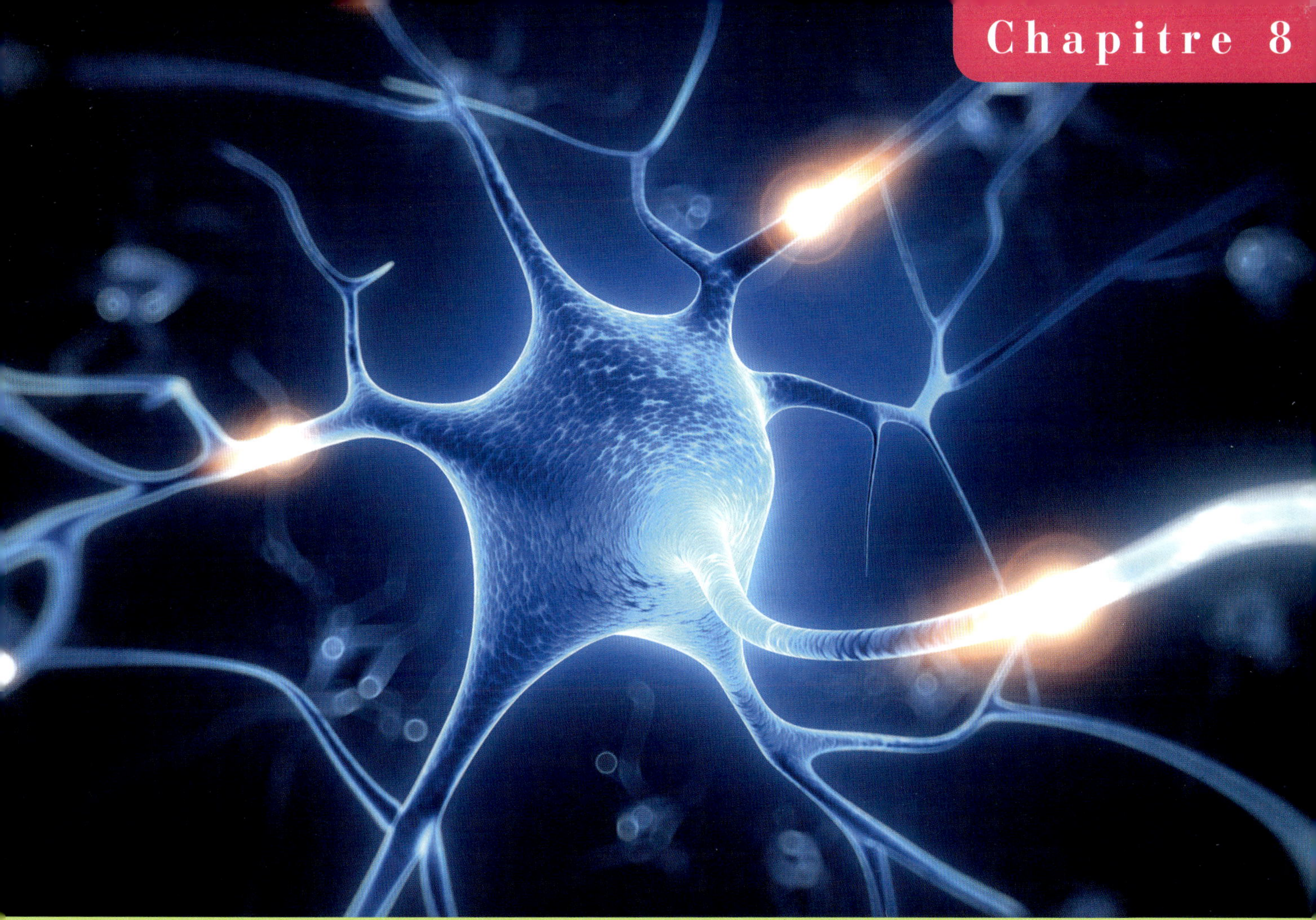

Chapitre 8

Anatomie et physiologie du système nerveux somato-sensoriel

Savoirs à acquérir

BP/Bac Pro

- **Activité réflexe :**
  - être capable d'analyser une activité réflexe.
- **Intégration sensorielle et applications en esthétique-cosmétique-parfumerie :**
  - perception tactile et techniques esthétiques : connaître les voies anatomiques de la conduction des messages sensitifs tactiles et savoir les mettre en relation avec les applications professionnelles (*cf.* Partie 2, « Biologie de la peau ») ;
  - perception olfactive et arômes : connaître les voies anatomiques de la conduction des messages olfactifs et savoir les mettre en relation avec les applications professionnelles.

BP/Bac Pro

Le système nerveux somato-sensoriel (ex-système nerveux cérébro-spinal) est un système de communication des cellules entre elles et de l'organisme avec le milieu extérieur.
Il est constitué de milliards de cellules nerveuses ou neurones qui vont au contact de cellules réceptrices pour libérer de petites quantités d'une molécule nommée neurotransmetteur au niveau de jonctions spécialisées, les synapses. La cellule stimulatrice déclenche une réaction immédiate sur la cible.
Le système nerveux agit rapidement et brièvement.

1 Bases d'étude

1. Bases anatomiques

➡ L'encéphale

Une fois enlevé de la boîte crânienne, l'encéphale humain apparaît formé de **deux hémisphères cérébraux** symétriques, qui surmontent le **tronc cérébral** relié au **cervelet**. Chacun des hémisphères est divisé en six **lobes**, dont quatre sont visibles de l'extérieur.
La couche externe des deux hémisphères, le cortex, présente une succession de creux et de crêtes. Sa couleur grise vient de ce qu'elle contient les corps cellulaires des neurones.

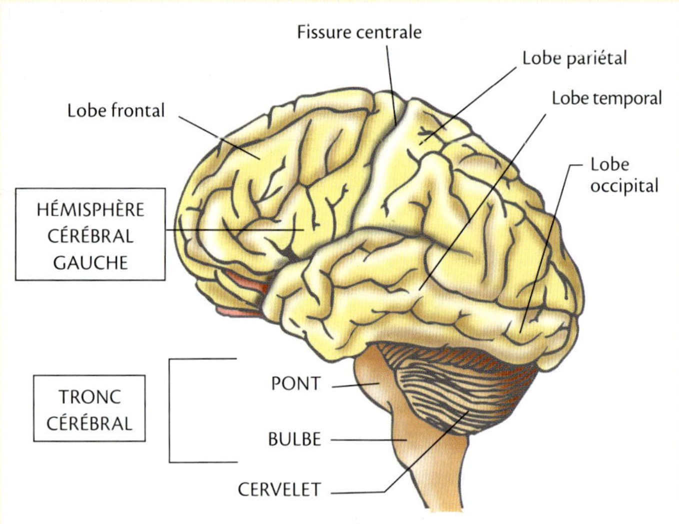

Fig. 8.1. Encéphale (vue latérale gauche).

➡ La moelle spinale

La moelle spinale est une tige cylindrique de 50 cm de long, dont la circonférence est de la taille d'un doigt et de consistance molle. Bien abritée dans le couloir osseux formé par les trous vertébraux des vertèbres, elle s'étend de la 1re vertèbre cervicale à la 2e vertèbre lombale.

➡ Les nerfs

Les nefs renferment des **fibres dites afférentes**, qui conduisent les informations de la périphérie vers un centre nerveux, et des **fibres efférentes** qui conduisent des influx nerveux d'un centre vers la périphérie. En fonction de leur position, il existe des **nerfs crâniens** et des **nerfs spinaux**.

2. Bases histologiques

› **Le tissu nerveux est composé de deux types de cellules : les neurones et les gliocytes (ou cellules gliales).**

➡ Les gliocytes

Les gliocytes forment un tissu appelé **neuroglie** (du grec *gloios*, qui signifie « glu », « colle »). Ce tissu a un rôle de soutien des neurones, qui le fait considérer comme le « tissu conjonctif des centres nerveux », même si la neuroglie n'est pas confinée à ce rôle de « remplissage ».

➡ Les neurones

Chaque neurone comprend un corps cellulaire, d'où s'échappent deux sortes de prolongements : les dendrites et l'axone.

- **Les dendrites** sont des prolongements cytoplasmiques, en général courts et multiples.

› **Les dendrites conduisent les influx nerveux provenant d'autres cellules (neurones ou cellules sensorielles) vers le corps cellulaire.**

- **L'axone** est un prolongement cytoplasmique long et unique.

› **L'axone est spécialisé dans le transport de l'influx nerveux du corps cellulaire vers d'autres cellules connectées à ce neurone.**

À son extrémité, l'axone présente des ramifications très nombreuses (jusqu'à 10 000), qui se terminent par des renflements appelés boutons terminaux.
L'axone est entouré d'une enveloppe lipidique, la gaine de myéline, et de la gaine de Schwann.

➡ Les synapses

Les neurones établissent des connexions entre eux et avec d'autres tissus, notamment le tissu musculaire. Ces connexions s'effectuent au niveau de zones nommées **synapses**.

› **Les synapses sont des zones de contact spécialisées dans la transmission de l'information d'une cellule à une autre, grâce à l'action d'une substance appelée neurotransmetteur, qui agit dans l'espace entre ces cellules.**

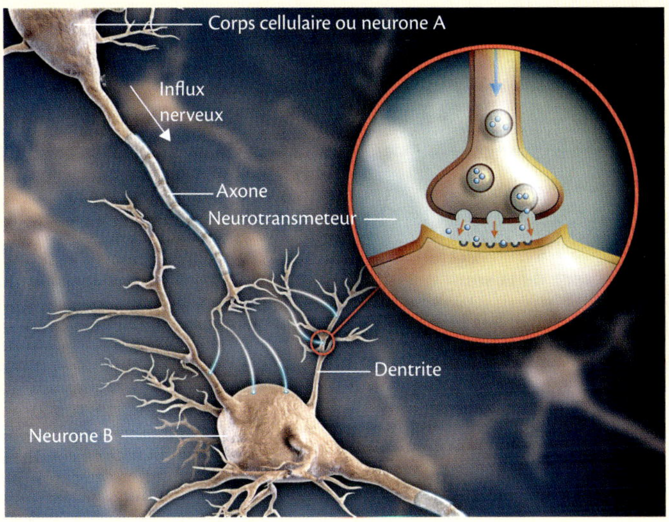

Fig. 8.2. Une synapse.

> **➤ On estime le nombre total de synapses** dans le cerveau humain à cent **milliards, soit en** moyenne **mille par neurone !**

Tous les neurones fonctionnent sur le même schéma :

- ils réceptionnent des informations qui leur parviennent de l'environnement et de l'intérieur de l'organisme par leurs dendrites ;
- ils traitent ces informations ;
- ils produisent un signal, l'**influx nerveux**, qu'ils conduisent et transmettent soit à un autre neurone, soit à un organe, appelé « effecteur », par l'axone.

› L'influx nerveux parcourt le neurone en sens unique : dendrite → corps cellulaire et corps cellulaire → axone.

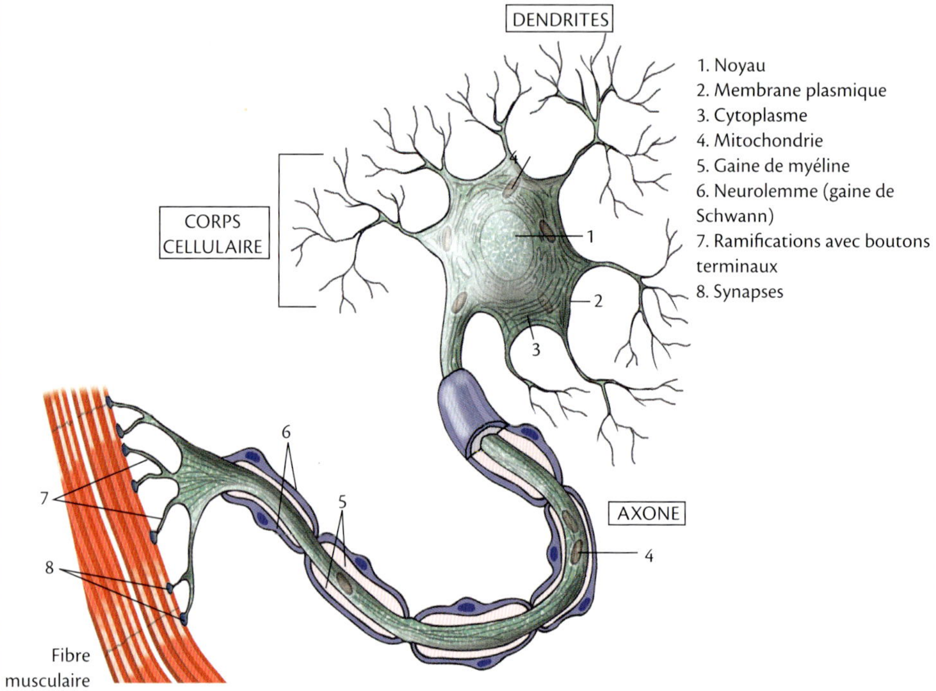

Fig. 8.3. Structure d'un neurone.

➤ Le terme de réflexe, introduit dans le langage scientifique du XVIIe siècle, signifie qu'une information sensitive, transportée jusqu'à un centre nerveux, « se réfléchit » vers un effecteur (muscle par exemple) pour en modifier l'activité.

➤ Stimulus est le mot adapté pour dire stimulation, excitation.

2 L'activité réflexe : un exemple du traitement rapide d'une information simple

Pour aider l'organisme à se protéger en urgence d'une agression extérieure, un **acte réflexe** permet une réponse pratiquement instantanée au signal d'alarme.

Imaginons par exemple que votre doigt soit piqué par une épine : inutile de perdre du temps pour que l'information soit analysée et traitée au plus haut niveau, c'est-à-dire le cerveau. Il faut avant tout éloigner le doigt de la source douloureuse… C'est le rôle de la moelle spinale.

› La moelle spinale est un centre nerveux qui organise des réponses rapides à des situations d'urgence. Ces réponses sont nommées actes réflexes.

› L'activité réflexe est une réponse involontaire mais bien organisée et adaptée à un signal d'alarme du milieu extérieur. Ainsi, un stimulus douloureux sur un doigt, une piqûre par exemple, déclenche une suite d'événements qui vont éloigner instantanément le doigt de la source de cette douleur.

Cinq éléments entrent en jeu dans un acte réflexe :

- **des récepteurs périphériques.** Dans la peau du doigt existent des terminaisons nerveuses sensibles aux modifications du milieu extérieur et en particulier à la douleur. Ils transforment le stimulus en influx nerveux ;
- **des fibres nerveuses sensitives ou afférentes.** Elles conduisent le signal vers le centre nerveux. Ces fibres sont des dendrites de cellules qui sont une exception dans la morphologie habituelle d'un neurone : ils possèdent une dendrite très longue et un axone court. Le corps cellulaire se trouve dans le ganglion spinal. L'influx nerveux emprunte ainsi le trajet des nerfs spinaux puis les racines postérieures avant de pénétrer dans la moelle spinale ;
- **un centre nerveux.** C'est la moelle spinale dans laquelle pénètre l'axone du neurone sensitif qui fait synapse avec un neurone moteur par l'intermédiaire d'un interneurone. Le neurone moteur, stimulé par l'arrivée du message afférent, engendre un message efférent destiné à produire l'effet moteur ;
- **des fibres motrices ou efférentes.** Elles transportent le message efférent jusqu'à l'organe effecteur ;
- **l'effecteur.** L'organe effecteur est représenté par le groupe de muscles innervés par les fibres motrices dont l'activation provoque le retrait du doigt.

➤ Dendrite et axone de ces cellules sont fusionnés sur un certain parcours, d'où le nom de « cellules en T » attribué à ces cellules.

➤ L'ensemble anatomique, support de l'acte réflexe, porte le nom d'arc réflexe.

3 Intégration sensorielle de messages sensitifs tactiles : l'innervation cutanée et la perception tactile

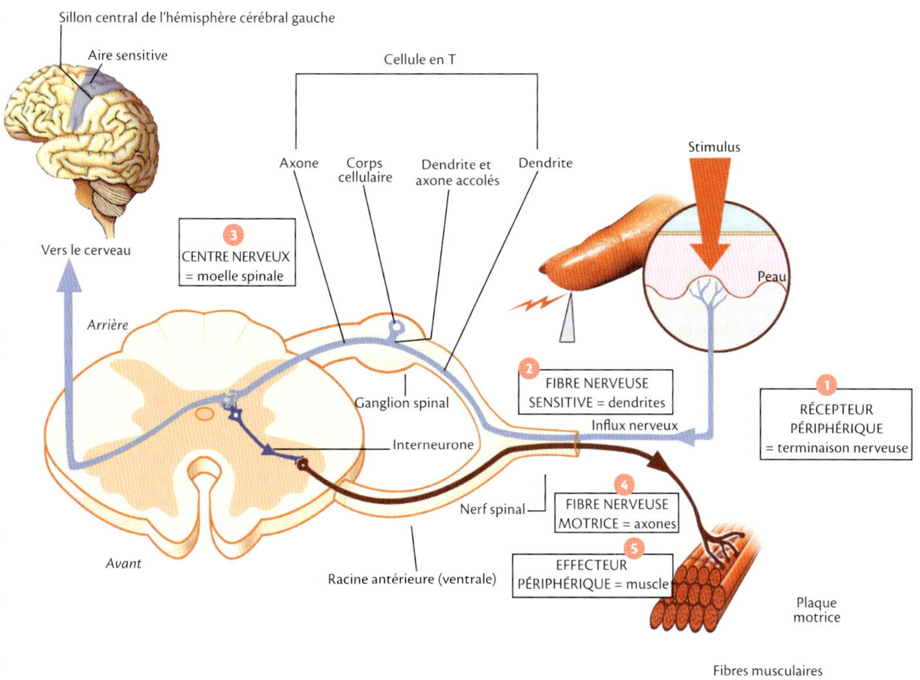

Fig. 8.4. L'arc réflexe.

4 Intégration sensorielle de messages olfactifs : la perception olfactive

Les voies anatomiques de la conduction des messages olfactifs

› Comme tous les systèmes sensoriels, le système olfactif comprend un récepteur capable de détecter les substances odorantes. L'influx nerveux, né au niveau du récepteur, est véhiculé jusqu'au cerveau (cortex olfactif).

➡ Le récepteur : l'epithelium olfactif

L'epithelium olfactif est situé dans la partie supérieure des cavités nasales. Il est constitué d'un epithelium stratifié, d'une surface de 3-4 cm^2 chez l'homme, où sont localisées 50 millions de **cellules sensorielles**. Ces cellules portent des cils dits « sensoriels » qui entrent en contact avec les substances véhiculées par l'air inhalé. Ces cils sensoriels sont englués dans un **mucus** riche en lipides.

➡ Conditions de détection des substances odorantes

Pour que des substances inhalées puissent déclencher des sensations olfactives, elles doivent traverser le mucus pour pouvoir se fixer sur les cils sensoriels.
Certains critères physiques sont nécessaires pour le permettre :

- une certaine solubilité dans l'eau et une volatilité minimale ;
- une lipophilie marquée (pour se solubiliser dans le mucus) ;
- une masse moléculaire réduite (inférieure à 300 δ).

En outre, pour qu'une substance puisse être sentie et, a fortiori, identifiée, il semble que toute la surface de la muqueuse doive être en contact avec elle.

➡ Les voies de l'olfaction

› L'influx nerveux, né au niveau des cellules ciliées sensorielles, est véhiculé par des filets nerveux jusqu'aux bulbes olfactifs, qui se présentent comme des renflements situés à l'avant des hémisphères cérébraux. Les bulbes olfactifs constituent un premier relai des influx nerveux nés dans les cellules de l'epithelium olfactif. À partir de là, les signaux sont transmis au centre de l'olfaction situé dans le cerveau (ce centre se partage entre le lobe frontal et la pointe du lobe temporal), où émerge la perception de l'odeur.

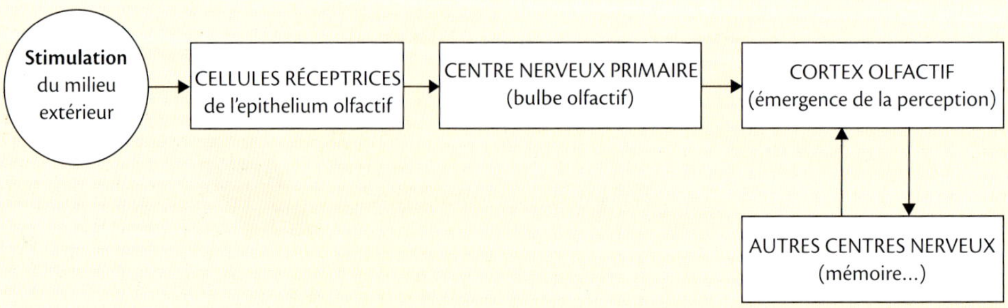

Fig. 8.5. Schéma de l'organisation anatomique du système olfactif.

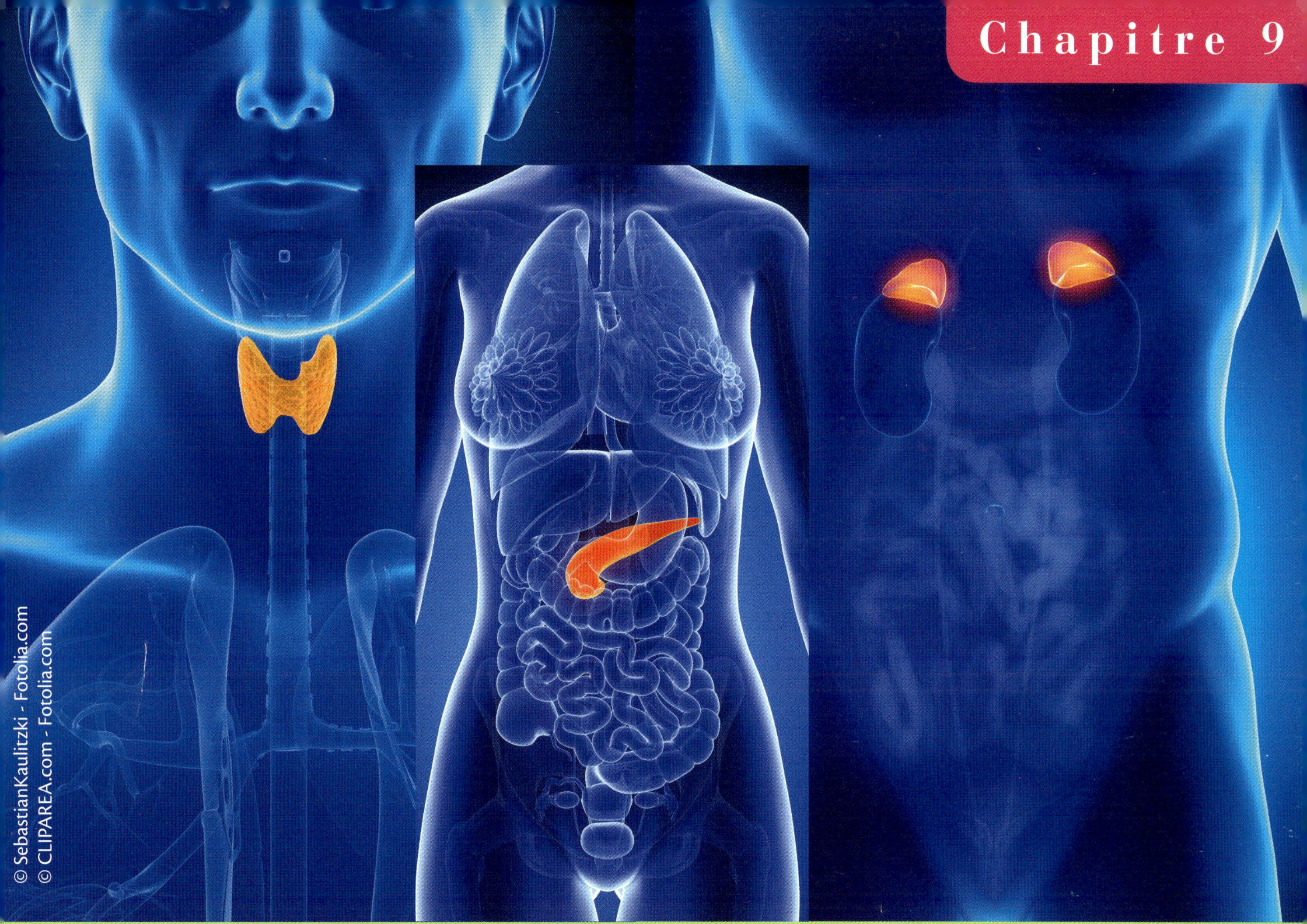

Anatomie et physiologie du système endocrinien

Savoirs à acquérir

- Glandes endocrines et sécrétions hormonales :
  - savoir localiser sur un schéma les principales glandes endocrines ;
  - connaître leurs principaux rôles (BP/Bac Pro).
- Hormones sexuelles et effets physiologiques au cours de la vie :
  - connaître le nom des hormones sexuelles et le rôle des œstrogènes sur la peau au cours des différentes étapes de la vie ;
  - connaître les modifications morphologiques et physiologiques qui interviennent au cours de la vie sous l'action des hormones sexuelles (BP/Bac Pro).

Le système endocrinien intervient par des messagers chimiques appelés **hormones**, qui sont déversés dans le sang par des **glandes endocrines** et qui parviennent ainsi à chacune des quelque 60 000 milliards de cellules de notre organisme. Mais seul un petit nombre d'entre elles, les cellules cibles, vont détecter et répondre au message. Les réactions des tissus ou des organes surviennent généralement après un temps de latence plus ou moins long. En contrepartie, elles durent plus longtemps que les réactions induites par le système nerveux.
Les effets des hormones sont lents et durables.

1 Localisation des glandes endocrines et leurs principaux rôles

> **Hormone** est un mot issu du grec *hormân* qui signifie « exciter », les premières hormones découvertes ayant une action stimulante. On a conservé cette appellation bien que l'on sache qu'il existe des hormones qui freinent l'activité de cellules ou d'organes.

- **Les glandes endocrines sécrètent des hormones.**
- **Une hormone est une substance chimique élaborée par une glande endocrine et qui, par voie sanguine, exerce une action spécifique sur des « organes-cibles » (ou sur des « cellules cibles » dispersées dans l'organisme).**
- **La sécrétion des hormones est épisodique, en fonction des besoins de l'organisme, les cellules endocrines disposant d'un « stock » d'hormones prêtes à l'emploi…**

HYPOPHYSE
- ***Prolactine*** *: stimule la fabrication du lait*
- ***Hormone de croissance*** *: provoque la croissance des os longs*
- ***Stimulines*** *: contrôlent l'activité des autres glandes endocrines*

THYROÏDE
- ***Hormones thyroïdiennes*** *: accélèrent le fonctionnement des cellules de l'organisme*

PARATHYROÏDES (4 glandes)
- ***Parathormone*** *: maintient l'équilibre du taux de calcium dans le sang*

PANCRÉAS (îlots de Langerhans)
- ***Insuline et glucagon*** *: interviennent d'une manière opposée dans la régulation du taux de glucose dans le sang (glycémie)*

GLANDES SURRÉNALES
- ***Adrénaline*** *: permet l'adaptation rapide de l'organisme à diverses agressions (le froid, l'hypotension…)*
- ***Glucocorticoïdes (cortisol)*** *: contrôlent le métabolisme de la plupart des cellules de l'organisme et contribuent à leur résistance aux stress*
- ***Androgènes*** *: voir page suivante*

OVAIRES
- ***Œstrogènes et progestérone*** *: voir page 115*

TESTICULES
- ***Androgènes*** *: voir page 116*

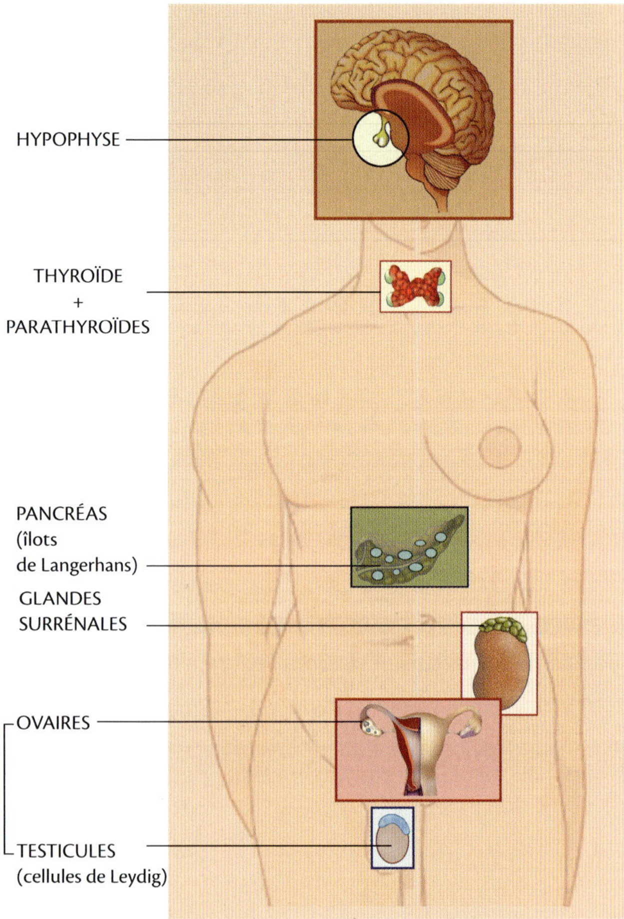

Fig. 9.1. Localisation des glandes endocrines et principaux rôles des hormones qu'elles produisent.

2 La sécrétion endocrine et les hormones sexuelles

1. Trajet et dispersion d'une hormone dans le système circulatoire

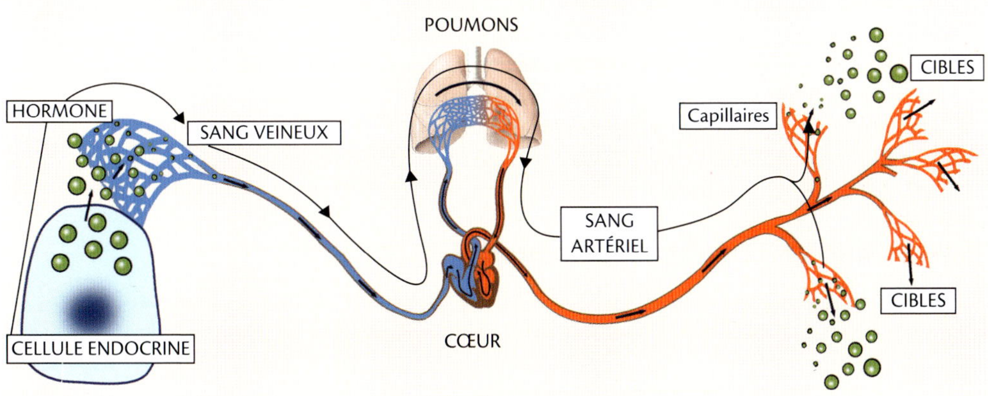

Trajet et dispersion d'une hormone dans le système circulatoire

Fig. 9.2. De la cellule qui produit l'hormone aux cellules cibles...

2. Les hormones sexuelles

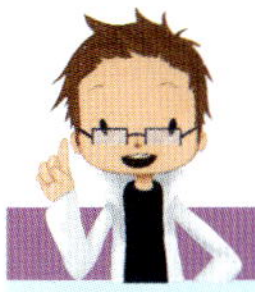

Info +

La puberté et les caractères sexuels

1. La définition

À la naissance, l'individu n'est pas sexuellement mature, bien que ses organes génitaux soient formés.

> On appelle puberté la période de la vie humaine débutant à l'apparition des caractères sexuels secondaires et se terminant lorsque la capacité de reproduction est atteinte.

2. Une question d'âge...

- Chez le garçon, la puberté se manifeste vers l'âge de 12 ans et se poursuit jusqu'à 16 ou 18 ans.
- Chez la fille, elle débute vers 10 ans et se termine plus tôt que chez le garçon.

3. Les caractères sexuels

- Un seul caractère sexuel « primaire » distingue la femme de l'homme : la nature des gonades (ovaires ou testicules) et des organes directement en rapport avec la fonction de reproduction (voies génitales, organes copulateurs).
- Par contre, il existe de nombreux caractères sexuels « secondaires » qui subissent d'importantes transformations au moment de la puberté : le développement des seins, la musculature, la forme du bassin, le timbre de la voix, la distribution des poils...

➡ Les hormones sexuelles femelles : œstrogènes et progestérone

Origine des hormones sexuelles femelles

- Origine des œstrogènes : ovaires.
- Origine de la progestérone : ovaires et glandes surrénales.

> **L'arrivée à maturité du système génital est annoncée par les premières règles.**

Effets des œstrogènes

Effets des œstrogènes sur le système génital à la puberté

- Maturation des cellules sexuelles féminines, les **ovocytes.**
- Stimulation de l'arrivée à **maturité du système génital** : l'ensemble des organes génitaux prennent leur apparence adulte et deviennent capables d'accueillir une grossesse.
- Stimulation de l'apparition des **caractères sexuels secondaires de la fille** :
  - **amorce du développement des seins,** qui se poursuivra sur plusieurs années ;
  - **implantation de la pilosité pubienne et axillaire** ;
  - **localisation gynoïde du tissu adipeux** et acquisition de la silhouette féminine avec, en particulier, l'élargissement du bassin.

Effets des œstrogènes au niveau de la peau

> **Les œstrogènes stimulent l'activité des fibroblastes du derme, ce qui entraîne une augmentation de la teneur en acide hyaluronique, et donc en eau du derme, avec pour effet de donner sa « tonicité » à la peau.**

Effets de la progestérone

Le rôle essentiel de la progestérone est de **préparer le système génital de la femme à la grossesse.**

➡ Les hormones sexuelles mâles : androgènes

Origine des androgènes

- Homme : testicule + glandes surrénales
- Femme : glandes surrénales.

Actions des androgènes sur les organes, tissus et cellules cibles

Pendant la période pubertaire

- **Croissance des organes sexuels.**
- Stimulation de l'**apparition des caractères sexuels secondaires** : taille, aspect physique, volume du larynx et mue, répartition et disposition caractéristiques de la pilosité.
- Les androgènes, chez la femme comme chez l'homme, stimulent l'activité des cellules qui construisent les poils et produisent le sébum (voir Partie 2, « Biologie de la peau »).

Après la puberté

- La sécrétion continue d'androgènes entretient la **production des spermatozoïdes.**
- Elle maintient ses actions spécifiques : action anabolisante (développement de la musculature), **action au niveau du follicule pilo-sébacé, chez la femme comme chez l'homme** (voir Partie 2, « Biologie de la peau »).

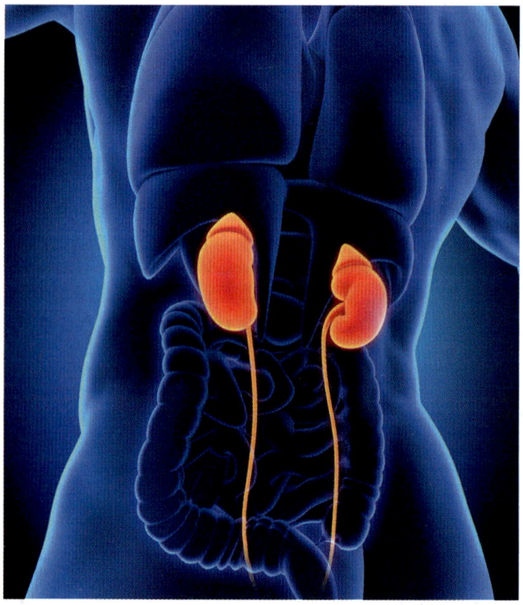

Fig. 9.3. Les glandes surrénales, situées au pôle supérieur des reins, produisent la progestérone et, chez la femme comme chez l'homme, les androgènes.

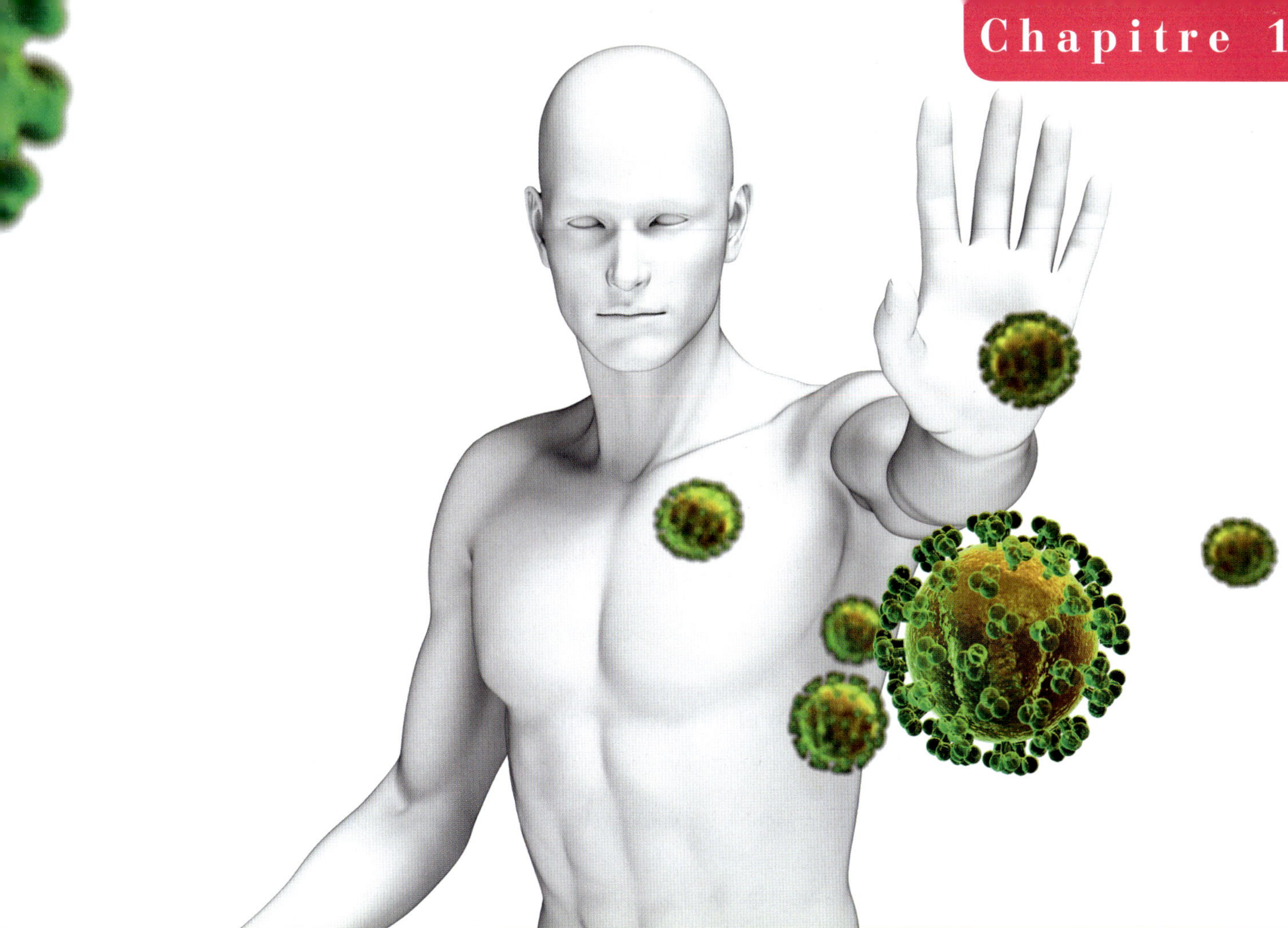

Chapitre 10

Biocontaminations et prévention

Savoirs à acquérir

BP/Bac Pro

- **Biocontaminations en milieu professionnel :**
  - connaître les différentes flores, leurs caractéristiques et les voies de contamination ;
  - être capable d'analyser les risques de contamination en milieu professionnel ;
  - savoir identifier les facteurs favorables au développement microbien.
- **Étude de micro-organismes pouvant présenter un risque infectieux en esthétique-cosmétique :**
  - connaître le caractère pathogène des bactéries, des virus et des champignons ;
  - connaître les conséquences pour la santé des personnes et les situations professionnelles dans lesquelles ces micro-organismes peuvent être transmis.
- **Étude de parasites :**
  - connaître le caractère pathogène des parasites, les conséquences pour la santé des personnes et les situations professionnelles dans lesquelles ils peuvent être transmis.
- **Moyens de défense de l'organisme :**
  - connaître les moyens mis en jeu par l'organisme pour s'opposer aux agressions microbiennes.
- **Lutte antimicrobienne en milieu professionnel :**
  - connaître les moyens à mettre en œuvre par le professionnel pour éviter ou réduire les contaminations.

BP/Bac Pro

Les maladies infectieuses sont loin d'être vaincues et le nombre d'infections nosocomiales (c'est-à-dire contractées dans un établissement de soins) dues à des bactéries opportunistes multirésistantes aux antibiotiques est tel que la lutte contre ces infections est devenue une priorité de santé publique.
Aussi, la connaissance des mécanismes de l'infection et des mesures utiles pour la prévenir est nécessaire à tout professionnel en contact avec le public.

1 Les risques de biocontaminations en milieu professionnel

Les biocontaminations en milieu professionnel sont provoquées par des micro-organismes ou par des parasites.

1. Classification et caractéristiques des micro-organismes

Les micro-organismes sont présents dans tous les compartiments du milieu extérieur : sol, eaux douces, eau de mer, air, mais aussi sur les revêtements des végétaux et des animaux, dans les cavités de notre organisme qui sont en relation avec l'extérieur (intestin, cavité buccale, cavité génitale...).

› **Les micro-organismes sont des organismes vivants qui ne peuvent pas être observés à l'œil nu et qui peuvent provoquer des maladies dites infectieuses.**
› **Les micro-organismes se répartissent en 3 règnes : les protozoaires, les champignons inférieurs et les bactéries.**

➡ Les protozoaires

› **Ce sont des êtres vivants faits d'une seule et unique cellule.**

Le plus connu est l'**amibe**. Sa structure est identique aux 60 000 milliards de cellules qui constituent le corps humain, avec sa membrane, son noyau, son cytoplasme et sa myriade d'organites. Une seule espèce d'amibes est **pathogène** pour l'homme, l'**amibe dysentérique**.

➤ **Pathogène signifie : « qui peut provoquer une maladie ».**

➡ Les champignons microscopiques ou mycètes

› **Les champignons microscopiques sont des eucaryotes pluri- ou parfois unicellulaires (levures).**

Les champignons microscopiques se présentent sous deux formes :
- **des cellules ovoïdes et bourgeonnantes, d'environ 10 µm, ce sont les levures.** Il existe de nombreuses espèces de levures dans la nature. Elles sont représentées essentiellement par *Candida albicans*, un champignon naturellement présent dans le tube digestif et inoffensif dans des conditions normales ;
- **des filaments** : les champignons dermatophytes en font partie. Ces champignons se développent exclusivement dans la kératine de la couche cornée de la peau et des phanères, lorsqu'ils peuvent y pénétrer. Ils sont ainsi responsables de diverses mycoses cutanées, des ongles et des cheveux.

Les bactéries

› Une bactérie est une cellule, c'est-à-dire « un amas de matière biologique entouré d'une membrane et contenant tous les éléments nécessaires à sa propre reproduction ».

› Les bactéries sont des cellules procaryotes : elles n'ont pas de noyau individualisé et ne possèdent qu'un seul chromosome en contact direct avec le cytoplasme.

Classification

La plupart des bactéries sont inoffensives pour l'homme :

- certaines vivent dans les milieux naturels et se nourrissent avec les molécules organiques issues de la décomposition des végétaux et animaux morts : ces bactéries sont dites **saprophytes.** Elles jouent un rôle important dans l'autoépuration des milieux naturels ;
- d'autres peuplent les muqueuses de l'homme et des animaux, et se nourrissent alors à leurs dépens sans provoquer de perturbations : ces bactéries sont dites **commensales** ;
- un petit nombre de bactéries engendre une maladie infectieuse : ces micro-organismes sont dits **pathogènes.**

Identification

Elle se fait grâce au microscope qui permet de distinguer essentiellement : des bactéries de forme ronde ou **coques** (ou **cocci**), et des bactéries de forme cylindrique ou **bacilles.**

Les virus : un monde à part

› Un virus ne contient qu'un type d'acide nucléique, ADN ou ARN, qui constitue son patrimoine génétique.

Autre caractéristique : les virus sont incapables de produire de l'énergie. De plus, ils sont dépourvus de ribosomes, ne peuvent donc pas fabriquer des protéines et ne peuvent donc pas croître... Les virus sont ainsi condamnés à vivre en **parasites,** utilisant l'assistance technique (les ribosomes) et l'énergie de la cellule-hôte, pour se multiplier !

› Les virus sont des parasites intracellulaires obligatoires.

➤ Chez un individu en bonne santé, on trouve jusqu'à cent fois plus de bactéries (principalement sur la peau et dans l'intestin) que de cellules humaines !

➤ Les bactéries se distinguent des autres cellules, dites eucaryotes (ce qui signifie qu'elles ont un « vrai noyau »).

➤ « Commensal » signifie « qui mange à la même table ».

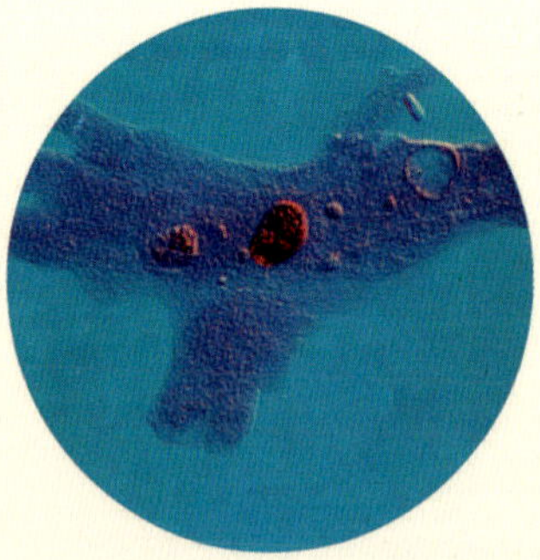

Amibe

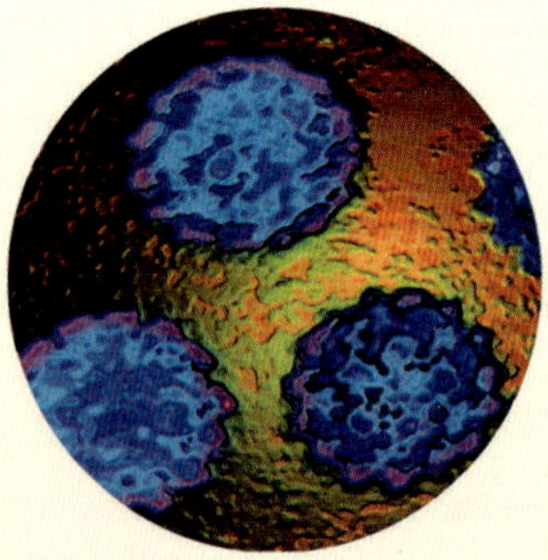

Virus

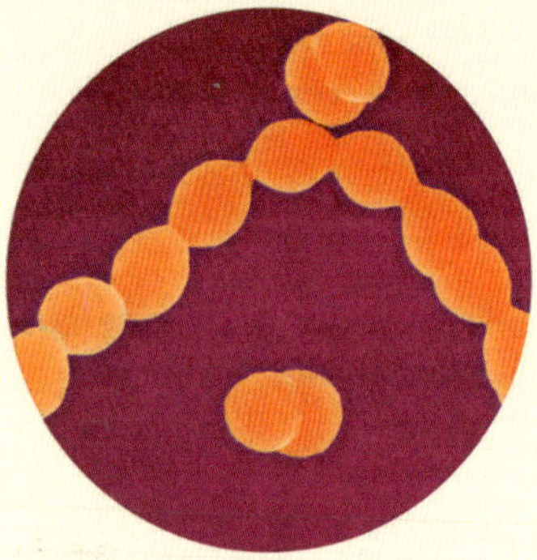

Pneumocoques : des germes responsables de méningites, de septicémies, qui résistent de plus en plus aux antibiotiques.

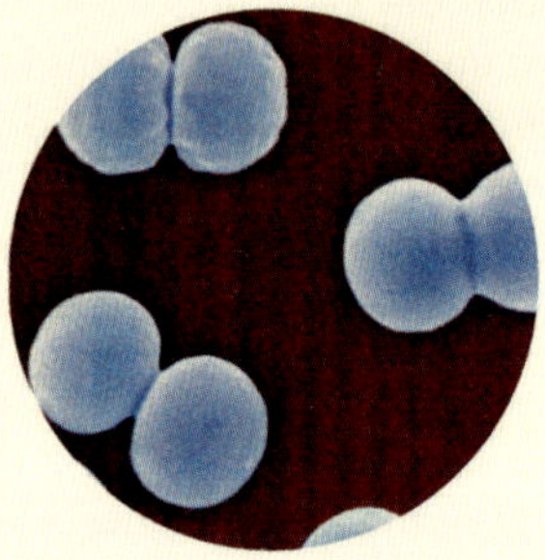

Méningocoques : ce sont des diplocoques (coques groupés par deux)
Ils sont responsables de méningites foudroyantes.

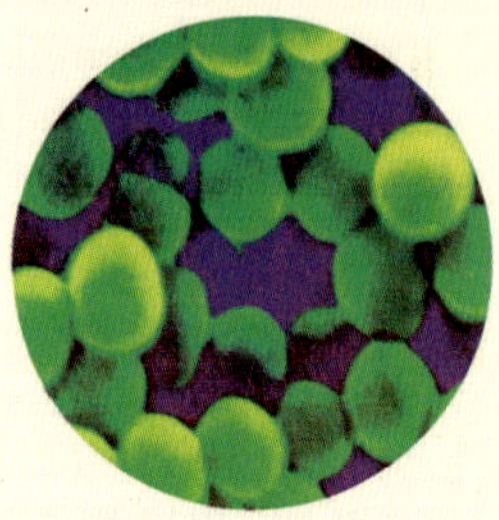

Staphylocoques dorés
Ils apparaissent groupés en amas. Ils provoquent des furoncles, des abcès mais aussi des septicémies, pour les plus virulents.

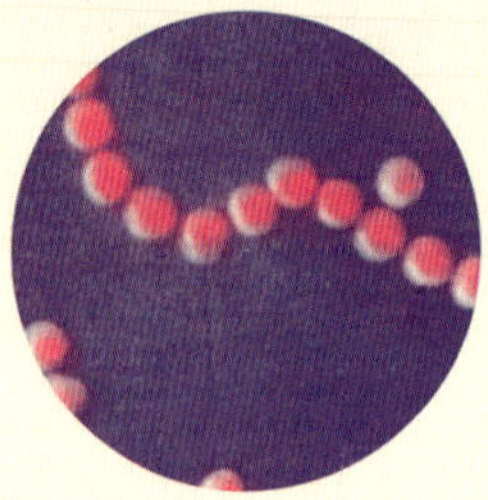

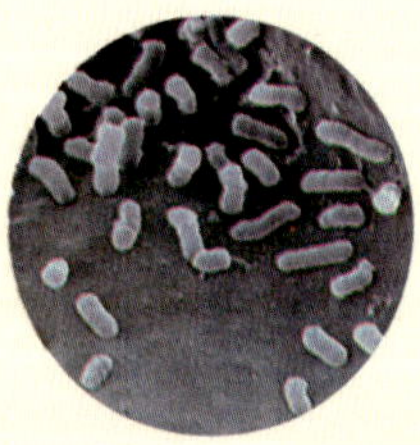

Les baciles, des microbes en forme de bâtonnets

Fig. 10.1. Coup de projecteur sur les micro-organismes et leur diversité.

2 Les micro-organismes pathogènes pouvant représenter un risque infectieux dans le milieu professionnel de l'esthétique

1. Origine des biocontaminations et mode de transmission

Les biocontaminations peuvent être d'origine exogène (air ou eau) ou endogène.
Les **biocontaminants d'origine endogène** proviennent d'une flore commensale qui réside au niveau des voies aériennes supérieures (nez, bouche, pharynx), de la peau ou de l'intestin.

➡ La flore commensale du nez, de la bouche et du pharynx

Les germes en cause : 30 % de sujets sains sont porteurs de ***Staphylococcus aureus*** dans leurs fosses nasales ou au niveau de leur pharynx. Des porteurs sains (5 à 10 %) abritent également dans leur pharynx une variété de streptocoques dangereux, ou des méningocoques.

› La transmission des germes pathogènes présents dans le nez et la gorge se fait par des particules de salive qui peuvent contaminer un sujet sain.

➡ La flore de la surface cutanée

La peau est colonisée sur toute sa surface par divers micro-organismes qui constituent la **flore cutanée**, formée d'une flore dite « résidante » (ou commensale) et d'une flore « transitaire ».

La flore résidante

› La flore résidante est constituée d'espèces microbiennes présentes à la surface de la peau naturellement et en permanence.

Constitution de la flore résidante : deux espèces colonisent constamment l'ensemble du territoire cutané : *Staphylococcus epidermidis* et *Propionibacterium acnes*.
Densité de la flore résidante : variable.
Comme tous les êtres vivants, ces micro-organismes ont besoin pour assurer leur développement : d'eau qui leur est apportée par la sueur, et de divers nutriments qu'ils trouvent également dans la sueur mais aussi dans le sébum.
Les conditions idéales de développement seront donc les territoires à forte densité en glandes sébacées et glandes sudoripares eccrines, qui permettent de distinguer :

- les habitats gras (cuir chevelu, visage, épaules, thorax), où la sécrétion de sébum est importante ;
- les habitats humides, qui concernent les plis (aisselles…) ;
- les habitats secs des territoires glabres, où les colonies microbiennes sont rares.

Rôle de la flore résidante : essentiel.
La flore cutanée résidante joue un **rôle protecteur** contre les espèces pathogènes, car il existe une compétition nutritionnelle entre les deux flores. Il est donc primordial de préserver la flore cutanée résidante.

La flore transitaire

› La flore transitaire constitue l'ensemble des micro-organismes susceptibles d'être présents sur la peau accidentellement. Ils n'appartiennent pas à la flore résidante et sont potentiellement pathogènes.

Origine de la flore transitaire : ces hôtes accidentels proviennent de la contamination de la peau par d'autres flores qui proviennent soit de l'environnement extérieur, soit du tube digestif. On les rencontre donc surtout sur les **régions du corps « découvertes »**, exposées à l'environnement.
Constitution de la flore transitaire : les principaux germes pouvant être présents à la surface de la peau sont *Staphylococcus aureus*, *Pseudomonas*, des levures, des bactéries d'origine intestinale… Ils prolifèrent si les conditions locales et/ou immunitaires sont favorables.

➡ La flore intestinale

Elle est très abondante et diversifiée (plus de 450 espèces !). L'espèce la plus connue est *Escherichia coli* mais d'autres espèces pathogènes sont bien présentes, notamment *Salmonella*.

› La transmission de bactéries provenant de la flore cutanée ou de la flore intestinale se fait par l'intermédiaire des mains.

2. Pathologies développées par quelques biocontaminants et facteurs favorables à leur développement

➡ *Staphylococcus aureus*

› Il est responsable notamment d'infections cutanées tels l'impétigo, les furoncles, les panaris, les anthrax (voir Partie 3, « Dermatologie »).

Voies de contamination : les staphylocoques responsables de ces lésions peuvent provenir du nasopharynx de porteurs sains, des lésions cutanées d'autres malades, mais aussi de la flore intestinale.

Transmission : elle se fait pratiquement toujours par l'intermédiaire des **mains**. Il faut souligner également le rôle du « terrain » (fragilité immunitaire, sujet porteur de pathologies lourdes…) car, fort heureusement, tout contact de la peau avec S. *aureus* n'engendre pas obligatoirement un furoncle !

➡ *Streptococcus pyogenes*

Il est responsable de nombreuses infections cutanées :

- l'**impétigo**, très contagieux et auto-inoculable, affecte principalement l'enfant et l'adolescent (voir Partie 3, « Dermatologie appliquée ») ;
- l'**érysipèle** est une infection aiguë de la peau localisée à la face ou aux membres.

➡ *Candida albicans*

› *Candida albicans* provoque également des mycoses génitales, ou buccales, en particulier le muguet du nourrisson qui se traduit par des plaques blanchâtres pouvant constituer un véritable enduit.

Ce champignon est responsable de nombreuses **mycoses** cutanées notamment au niveau des plis axillaires (aisselles), des plis de l'aine (plis « inguinaux »), entre les doigts et les orteils… La lésion se caractérise par une plaque rouge, inflammatoire, nommée **intertrigo**.

La **perlèche** est un intertrigo des commissures labiales qui se traduit par une fissure de la commissure, dont le fond est rouge et recouvert de lésions « croûteuses », parfois douloureuses. *Candida albicans* est souvent en cause, mais aussi des bactéries.

Facteurs favorables au développement de *Candida albicans* : ce champignon, généralement inoffensif, peut provoquer des mycoses de la peau et des muqueuses dans certaines conditions : diabète, déficits immunitaires, grossesse, médicaments, chaleur et humidité, macération (raison pour laquelle C. *albicans* se développe volontiers au niveau des plis et des muqueuses).

➡ Champignons dermatophytes, responsables de dermatophyties

Ce sont des champignons qui ont une grande affinité pour la kératine, et qui se développent donc dans la couche cornée, dans les poils et les cheveux, et dans les ongles.

- Au niveau de la peau elle-même, l'**herpès circiné** est une dermatophytie fréquente (voir Partie 3, « Dermatologie appliquée »).
- L'atteinte des cheveux provoque les **teignes** (voir Partie 3, « Dermatologie appliquée »).

➡ Quelques exemples de virus pouvant présenter un risque en esthétique-cosmétique

On recense actuellement 56 familles, 233 genres et 1 150 espèces de virus, plus de 200 étant pathogènes pour l'homme…

- Les **virus de l'herpès** sont responsables de l'herpès cutané (HSV1) et du redoutable herpès génital (HSV2), en régression actuellement grâce à la vaccination.
- Le **virus de l'hépatite B (VHB)** est responsable de cette infection très grave. La transmission se fait par le sang et par voie sexuelle.
- Le **VIH (virus de l'immunodéficience humaine)**, responsable du **SIDA (Syndrome d'immunodéficience acquise)**, est un **rétrovirus**, virus à ARN qui possède une enzyme lui permettant, après sa pénétration dans les cellules cibles (lymphocytes T), de transformer son ARN en un ADN qui est inséré dans le génome de la cellule infectée. Voies de transmission : sanguine, sexuelle essentiellement et materno-fœtale.
- Des **papillomavirus (HPV)** sont responsables des verrues mais certaines espèces sont à l'origine de cancers du col de l'utérus.

> **Le concept de prion a été créé en 1982. C'est le sigle de « *Protein Infection Particle* », une organisation plus simple qu'un virus, une protéine infectieuse, agent de l'encéphalopathie spongiforme des bovins (maladie dite « de la vache folle »), des ovins (tremblante), et d'autres encéphalopathies.**

3. Affections dues à des parasites qui colonisent la peau

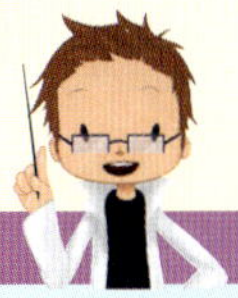

Bon à savoir

Les parasites

- Un parasite est un être vivant installé sur ou dans un autre être vivant, et qui se nourrit aux dépens de son hôte.
- Les parasites qui colonisent la peau vivent sur ou dans la peau qu'ils sont obligés de perforer pour accéder aux nutriments dont ils ont besoin.
- Les principaux sont les **poux**, responsables des pédiculoses, et le **sarcopte de la gale**.

Les pédiculoses

› Les pédiculoses sont dues à des insectes : le pou de la tête (*Pediculus capitis*) et le pou du pubis (*Phtirius pubis*).

La pédiculose du cuir chevelu

Présentation du responsable : la pédiculose du cuir chevelu est due au pou de la tête, insecte parasite qui s'accroche solidement aux cheveux. La **lente** est l'œuf du pou, blanchâtre et de forme ovoïde. Elle est aussi solidement fixée sur les cheveux.
Symptômes : des démangeaisons, des lésions du cuir chevelu ressemblant à des morsures de petite taille, peuvent attirer l'attention. Le plus souvent, le parasite est débusqué. Les poux se voient bien dans les cheveux blonds alors que les lentes sont plus difficilement repérables. Inversement, dans les cheveux noirs ou bruns, les lentes sont facilement mises en évidence alors que les poux sont souvent invisibles.
Modes de transmission : par *contact direct*, de cheveux à cheveux, car le pou ne saute ni ne nage ; par *contact indirect* (peigne, brosse, bonnets, écharpes, literie), en sachant que le pou survit 24 à 48 heures en dehors des cheveux.

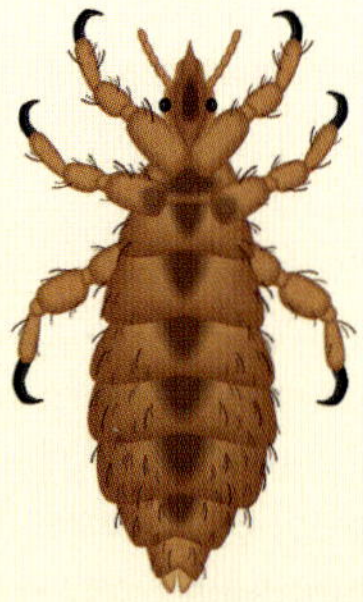

© grinfen – Fotolia.com

Fig. 10.2. *Pediculus capitis*.

La pédiculose pubienne

Elle est due au pou du pubis, ou morpion.
Modes de transmission : la transmission se fait lors des rapports sexuels ou par des lits parasités.

➡ La gale

Présentation du responsable : la gale est provoquée par l'infestation de la peau par le **sarcopte de la gale**.
La femelle adulte mesure 1/3 de mm de longueur et possède 4 paires de pattes. Elle démarre son voyage dans l'épiderme peu après la fécondation, à une vitesse de croisière de 1 mm/jour (à la surface cutanée, elle se déplace rapidement : 2,5 cm/minute…). Elle pond ses œufs, à raison de deux à trois fois par jour pendant le mois que dure sa vie.
Le mâle, quant à lui, est un être errant à la surface cutanée. Son espérance de vie est très courte après la fécondation.
Symptômes :
- les démangeaisons, d'intensité variable, s'accentuent le soir et peuvent perturber le sommeil ;
- le **sillon** doit être recherché attentivement. Il s'agit d'un trajet sinueux correspondant à des galeries creusées dans l'épiderme par la femelle du sarcopte. Sur le trajet de ce sillon, on reconnaît des petits points noirs et, à l'extrémité, une surélévation blanchâtre de la taille d'une tête d'épingle qui contient le sarcopte.

Localisations principales : aisselles, face d'extension des coudes, seins chez la femme, plis de flexion des poignets, organes génitaux externes chez l'homme, fesses.
Mode de transmission : de peau à peau.

> ➤ Un **antigène** est une molécule naturelle ou synthétique qui, après pénétration ou après apparition dans un organisme, déclenche une réaction immunitaire.
>
> ➤ **Non spécifiques** signifie que la reconnaissance de l'antigène n'est pas nécessaire pour défendre l'organisme.

3 Les moyens de défense de l'organisme contre les envahisseurs : les réponses immunitaires

1. Les réponses immunitaires non spécifiques

› On appelle immunité la propriété que possède un organisme de réagir à certaines substances (**antigènes**) qu'il reconnaît comme étrangères.

➡ Premières lignes de défense de l'organisme : des défenses passives

› La peau et les muqueuses sont des barrières anatomiques et chimiques qui s'opposent à la pénétration d'éléments étrangers dans l'organisme.

La peau : un rôle important

- **La couche cornée ne se laisse pas pénétrer par les micro-organismes.** Par contre, toute lésion cutanée ouvre la porte à l'infection.
- **À la surface de la peau intervient également le film hydrolipidique**, parce que son acidité entrave la prolifération des bactéries.
- **De plus, les germes de la flore cutanée résidante limitent la multiplication des germes pathogènes** grâce à des phénomènes de compétition nutritionnelle entre les uns et les autres.

D'autres barrières de protection non spécifiques arrêtent la majorité des antigènes

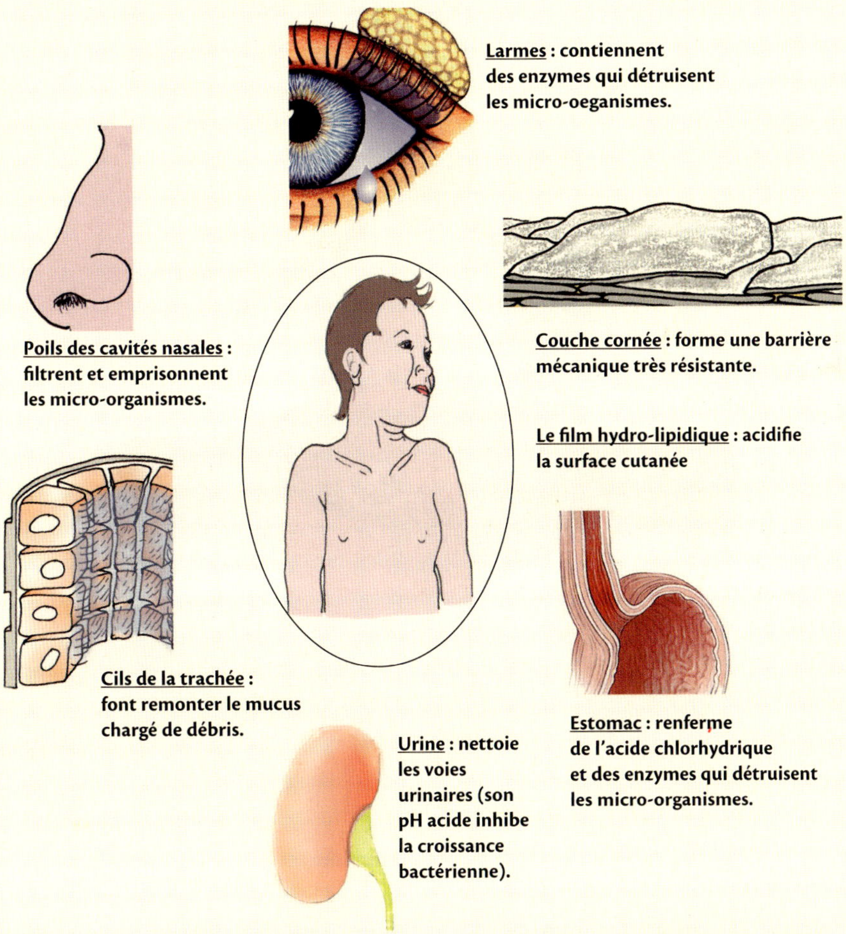

Fig. 10.3. Les barrières de protection.

➠ Deuxième ligne de défense de l'organisme : une défense active, la réaction inflammatoire

› En dépit de l'efficacité des barrières externes, des micro-organismes peuvent pénétrer au niveau de blessures physiques (coupures, minuscules égratignures…) que l'on ouvre dans

la peau. L'entrée de l'envahisseur déclenche une réponse non spécifique appelée réaction inflammatoire.

Cette réaction se caractérise par quatre symptômes au niveau de la porte d'entrée : **rougeur, chaleur, œdème, douleur**, et se déroule selon un scénario bien réglé…

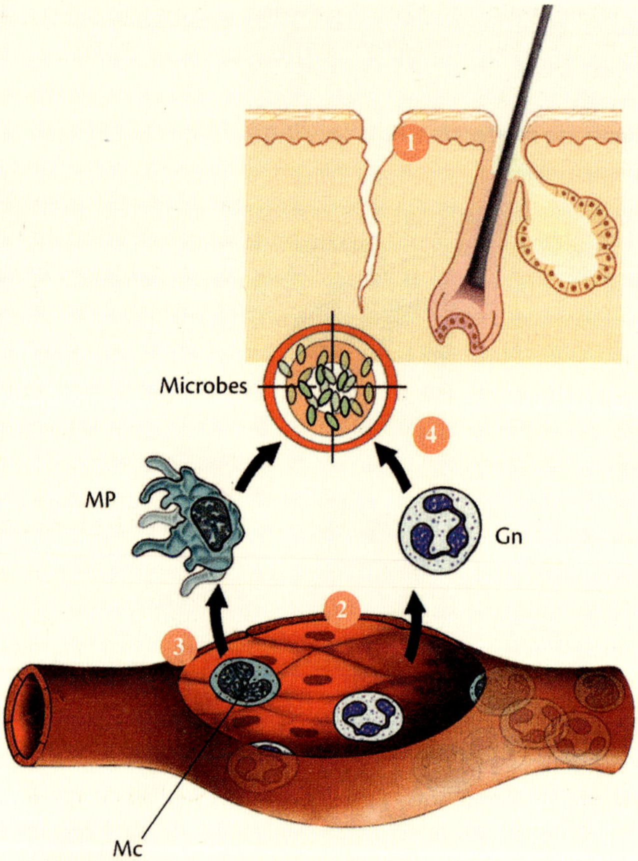

1 : entrée des microbes par une effraction dans la peau.
2 : dilatation des vaisseaux du derme.
3 : migration de leucocytes phagocytaires vers la cible microbienne.
4 : phagocytose et destruction des micro-organismes.
Gn : granulocyte neutrophile
MP : macrophagocyte
Mc : monocyte

Fig. 10.4. La réaction inflammatoire en images…

1. Entrée des microbes par effraction dans la peau

2. Dilatation des vaisseaux du derme

> **Le terme adéquat pour exprimer une dilatation de vaisseaux est vasodilatation. L'inverse est la vasoconstriction.**

Dès la pénétration des premiers micro-organismes dans le corps, des **médiateurs chimiques** (l'histamine par exemple) sont libérés dans les tissus. Ils provoquent une **vasodilatation**, qui entraine un afflux sanguin responsable de la rougeur et de la chaleur au niveau de la lésion.
Elle permet aussi l'arrivée de plasma sanguin dans le tissu conjonctif, avec pour conséquence la formation de l'œdème (d'où le gonflement), lui-même responsable de la douleur (par activation de terminaisons nerveuses).

3. *Migration de leucocytes phagocytaires vers la cible microbienne*

Les médiateurs chimiques provoquent en plus une attraction de certains leucocytes phagocytaires vers la zone envahie.
Moins d'une heure après le début de la blessure, arrive une première variété de globules blancs, les granulocytes neutrophiles (Gn). Ils sortent des vaisseaux en écartant les cellules qui en forment la paroi. Les granulocytes débutent alors leur activité : la phagocytose contre les micro-organismes.

4. *Phagocytose et destruction des micro-organismes*

› La phagocytose est un mécanisme qui permet à certaines cellules animales vivantes d'englober et de digérer des particules étrangères à l'organisme, dont les micro-organismes.

D'autres leucocytes, les monocytes (Mc), arrivent plus tard pour prêter main-forte aux granulocytes. Ils se transforment en macrophagocytes (MP) dans le tissu conjonctif. Ils phagocytent les agents pathogènes mais aussi les débris cellulaires et les restes des granulocytes neutrophiles morts au combat.
Le pus, assez fréquent dans ce type de réaction, est un mélange de cellules mortes et de liquide issu des capillaires sanguins.
Si les envahisseurs ne sont pas arrêtés par cette réaction locale, ils pénètrent dans le sang et la lymphe. De nouvelles barrières se dressent sur leur route, notamment au niveau des nœuds lymphatiques où un grand nombre de cellules phagocytaires sont en poste.

➤ La propriété de « passe-muraille » qu'ont les leucocytes de passer entre les cellules de la paroi des vaisseaux pour aller guerroyer contre les envahisseurs s'appelle la diapédèse.

2. La réponse immunitaire spécifique : un mécanisme complexe très efficace

Lorsque les systèmes précédents sont dépassés et que les agents pathogènes commencent à envahir l'organisme, un autre système de protection est activé : la **réaction immunitaire spécifique**.

› La réaction immunitaire spécifique fait intervenir les lymphocytes T et les lymphocytes B.

Les lymphocytes T sont les généraux de l'armée immunitaire : lorsqu'il y a une agression grave, ils se manifestent en sécrétant des substances appelées **interleukines** qui transforment une autre variété de lymphocytes, les lymphocytes B, en redoutables guerriers, les **plasmocytes**.
Ceux-ci sécrètent des armes puissantes, les **anticorps (immunoglobulines)**. Ces substances se combinent avec la molécule étrangère à l'organisme (nommée **antigène**), pour neutraliser son éventuel effet toxique.

4 La lutte antimicrobienne en milieu professionnel

1. Les agents de lutte contre les contaminations en milieu professionnel

Il existe des agents antimicrobiens physiques et chimiques.

➡ Agents physiques

Chaleur

› La chaleur, au-delà d'une certaine température (60 °C – 70 °C), détruit les micro-organismes.

Stérilisation par la chaleur humide

L'appareil permettant cette opération est l'**autoclave**, récipient métallique pouvant être fermé hermétiquement et résistant à des pressions élevées.

L'agent stérilisant est la vapeur d'eau saturée sous pression. Les produits ou instruments à stériliser sont placés dans l'appareil dans des paniers qui laissent passe la vapeur d'eau. La température est généralement fixée à 115-120 °C : elle assure la stérilisation avec un temps de chauffe d'une demi-heure environ.

Stérilisation par la chaleur sèche

L'appareil utilisé est un **stérilisateur à air chaud** : c'est un four avec des étagères sur lesquelles sont disposés les matériels à stériliser. L'air étant moins bon conducteur de la chaleur que la vapeur d'eau, l'opération se fait à 180 °C pendant 30 minutes (ou 170 °C pendant 1 heure). Seuls les matériels pouvant résister à de telles températures peuvent résister : matériel métallique non tranchant, non piquant et sans soudure à l'étain, verrerie, porcelaine…

Stérilisation par les rayonnements ionisants

› **Les radiations de très faible longueur d'onde sont très énergétiques : à leur contact, les molécules organiques sont profondément transformées. C'est le cas notamment de l'ADN.**

Les **rayons gamma** sont les radiations surtout utilisées dans le traitement de surfaces.

Stérilisation par les rayonnements non ionisants : rayonnements ultraviolets dont la longueur d'onde est comprise entre 250 et 260 nm (zone des UV-C : 200 à 280 nm)

Ils altèrent l'architecture des macromolécules des cellules eucaryotes et des bactéries.
Un stérilisateur à UV pour matériel de soins esthétiques est constitué d'une enceinte étanche avec un dispositif d'ouverture frontal. Une ou deux lampes sont fixées au plafond de l'enceinte : les UV sont produits par l'action d'une décharge électrique dans de la vapeur de mercure.
Lors de l'ouverture de la porte, le fonctionnement de la lampe est arrêté par un dispositif de sécurité.

➡ Agents chimiques : antiseptiques et désinfectants

› Définitions (norme Afnor NF T 72-101) :
« L'antisepsie est une opération au résultat momentané, permettant, au niveau des tissus vivants, d'éliminer ou de tuer les micro-organismes et/ou d'inactiver les virus. »
« La désinfection est une opération au résultat momentané, permettant d'éliminer ou de tuer des micro-organismes et/ou d'inactiver des virus portés par les milieux inertes. »

Les antiseptiques et les désinfectants sont donc tous deux des molécules qui inhibent la croissance ou tuent les micro-organismes de façon rapide. La différence porte sur la nature de la surface traitée : les antiseptiques agissent sur les revêtements des organismes vivants (donc la peau chez l'homme), les désinfectants sur les matériels (instruments de travail) et sur les surfaces inertes (plans de travail, locaux).

2. Les moyens à mettre en œuvre par le professionnel pour éviter ou réduire les contaminations

➡ Hygiène corporelle

- L'**antisepsie** de la peau du client, adaptée à la situation professionnelle, doit être méticuleuse, quelle que soit la méthode choisie (lingettes aseptisantes…).
- Le professionnel doit lui-même assurer vis-à-vis de son client :

- la prévention des **biocontaminations aéroportées** (particules de salive), qui passe par le port du **masque**, et… « **trichoportées** » (c'est-à-dire véhiculées par les cheveux) grâce à une coiffure adaptée ;
- la prévention des **biocontaminations manuportées** (par l'intermédiaire des mains). Les ongles doivent donc être courts et le **lavage des mains** irréprochable. Il doit être fait sous le robinet d'eau courante **pendant au moins 30 secondes**, après les avoir soigneusement savonnées. Préférer aux essuie-mains en tissu qui sont des nids à microbes le papier à usage unique ou le sèche-mains électrique.

➤ « Trichoporté » est bien entendu un néologisme (c'est-à-dire un mot nouveau) barbare, le préfixe *tricho-* signifiant cheveu…

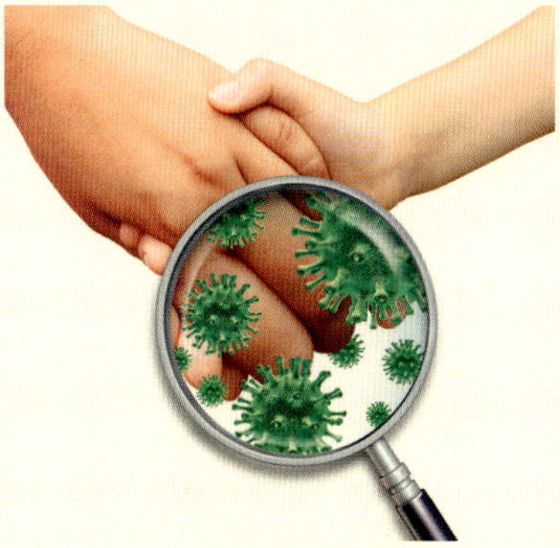

© freshidea – Fotolia.com

Fig. 10.5. Les biocontaminations manuportées, les plus fréquentes : elles peuvent être évitées…

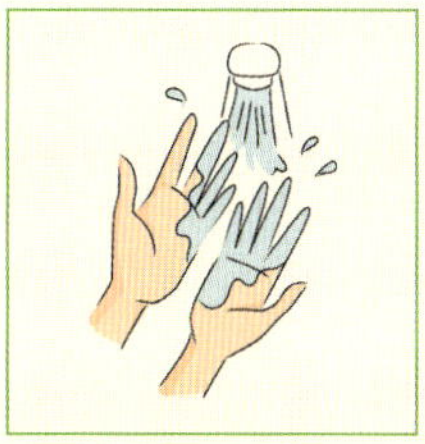

• *Phase 1* :
mouiller les mains
à l'eau courante

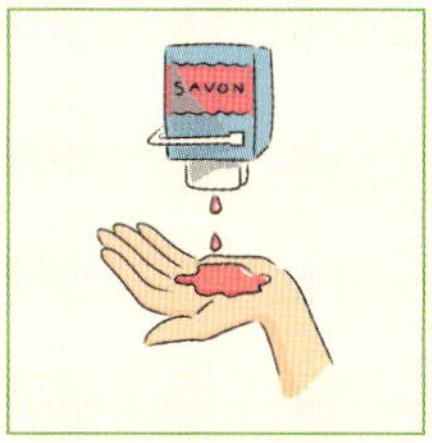

• *Phase 2* :
verser le savon liquide
au creux d'une main

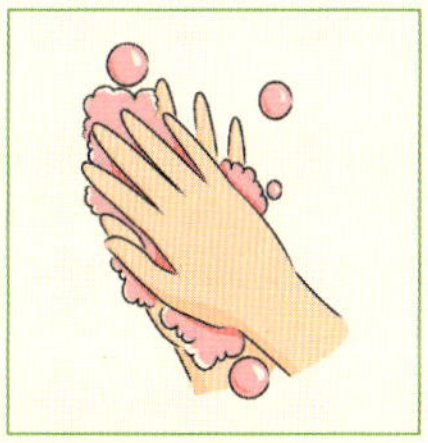

• *Phase 3* :
masser les mains
quelques secondes
paume contre paume

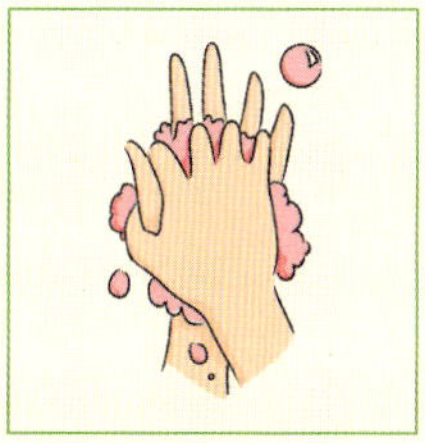

• *Phase 4* :
insister en massant
les espaces interdigitaux,
le dos des mains
et les poignets

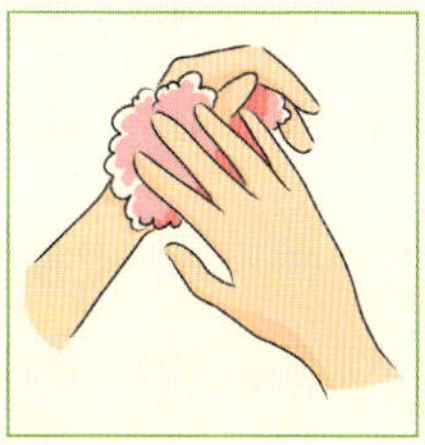

• *Phase 5* :
masser aussi le bord
cubital des mains
puis faire une friction
circulaire des pouces

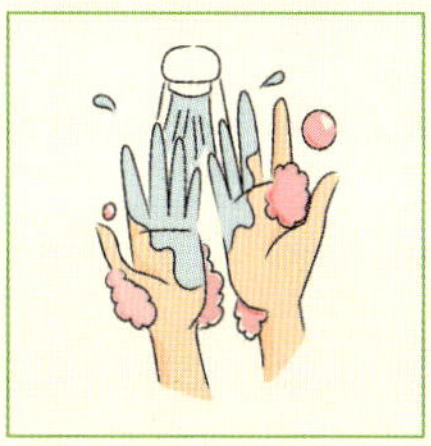

• *Phase 6* :
rincer abondamment
à l'eau courante
en gardant les mains
vers le haut

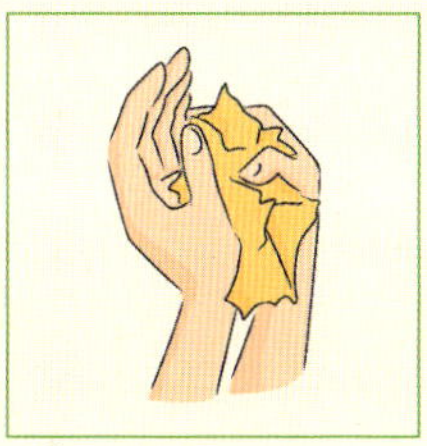

• *Phase 7* :
sécher par tamponnement
(*avec un essuie-mains
à usage unique*), en gardant
les mains vers le haut

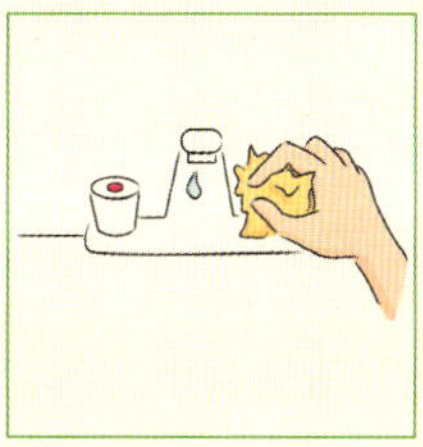

• *Phase 8* :
refermer le robinet
à l'aide du dernier
essuie-mains utilisé

Fig. 10.6. Comment se laver les mains correctement ?

D'après Gassier J., Le Neurès K., Perruzza E. *Guide AS*, Elsevier Masson, 2009.

Le **port de gants** peut aussi être préconisé lorsqu'il est nécessaire de préserver des produits contre des biocontaminants présents dans la flore cutanée.
Le **port de bijoux** est bien entendu formellement contre-indiqué.

Hygiène des matériels et des locaux

- Désinfection des outils après chaque utilisation.
- Utilisation de matériels à usage unique le plus souvent possible.

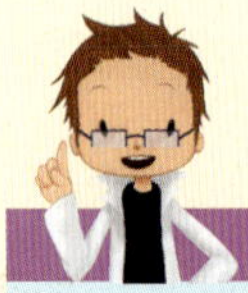

Info +

Un désinfectant incontournable : l'eau de Javel

› L'eau de Javel est un désinfectant, parce que bactéricide (actif sur les bactéries Gram + et Gram -), fongicide (actif contre les champignons), virucide (action très étendue contre les virus).

Utilisations pratiques

- Sols et carrelages : un verre d'eau de Javel à 12 degrés chlorométriques pour 8 litres d'eau (= volume d'un sceau). Laisser en contact une dizaine de minutes avant de rincer à l'eau.
- Lavabos, bacs, éviers : même protocole.
- Instruments et ustensiles en acier inoxydable nécessitant une désinfection avant stérilisation éventuelle : un demi-verre d'eau de Javel à 12 degrés chlorométriques pour 5 litres d'eau – immerger pendant 5 minutes – rincer.

➤ L'eau de Javel agit par son chlore qui oxyde et détruit les protéines des micro-organismes.

➤ L'eau de Javel ne doit pas être mélangée avec les acides (détartrants) car ils produisent un dégagement de chlore (gaz suffocant). Les produits détergents et les produits pour vaisselle sont inactivés par l'eau de Javel.

Hygiène du linge

- Changer de tenue professionnelle chaque jour.
- Changer le linge entre chaque client.
- Utiliser du linge à usage unique le plus souvent possible.

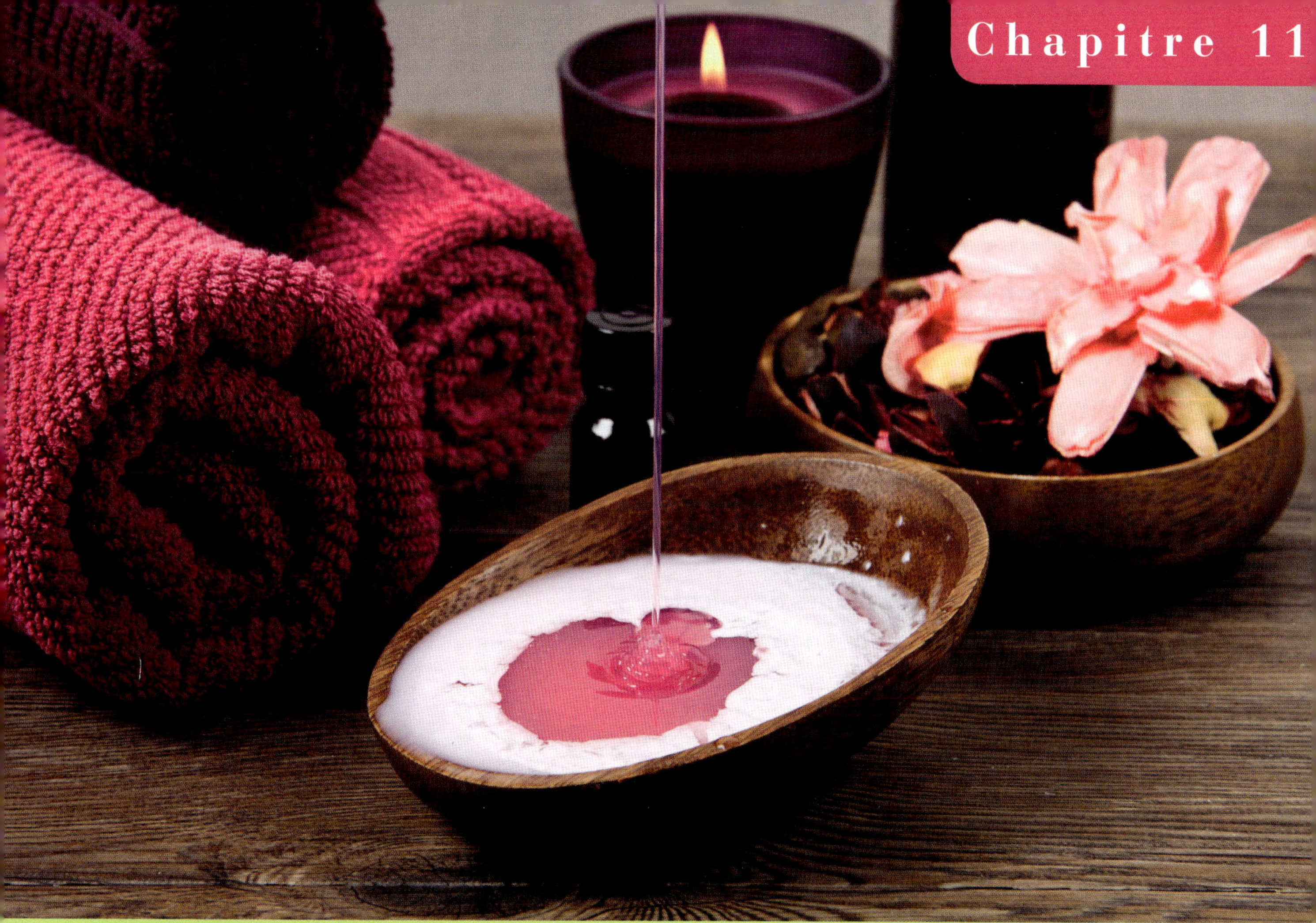

Chapitre 11

Hygiène de vie et santé

Savoirs à acquérir

BP/Bac Pro

- **Équilibre staturo-pondéral/Morphologie corporelle :**
  - connaître les modes de calcul du poids en fonction de la taille pour les adultes ;
  - savoir définir les termes « masse maigre » et « masse grasse » ;
  - savoir caractériser les types morphologiques corporels.
- **Hygiène alimentaire :**
  - être capable d'indiquer les caractéristiques nutritionnelles essentielles des groupes d'aliments ;
  - être capable d'énoncer les règles de base de l'équilibre alimentaire qualitatif ;
  - savoir justifier l'apport quotidien en eau ;
  - connaître les avantages et les limites des compléments nutritionnels ;
  - connaître les conditions optimales de la prise alimentaire.
- **Activités physiques :**
  - être capable de préciser les effets de l'activité physique sur l'organisme et d'indiquer les précautions à prendre.
- **Biorythmes**
  - savoir définir le rythme biologique ;
  - savoir décrire le cycle du sommeil et être capable de préciser les conditions optimales pour un bon sommeil et les effets attendus ;
  - savoir définir le stress et savoir indiquer ses effets.
- **Substances toxiques :**
  - être capable d'indiquer les effets des substances toxiques (tabac, alcool…) sur les fonctions de l'organisme.

BP/Bac Pro

› **L'hygiène de vie peut être définie comme un « ensemble de principes et de pratiques tendant à préserver, à améliorer la santé. »**
Maintenir son équilibre staturo-pondéral, avoir une alimentation saine, s'astreindre à une activité physique régulière, respecter nos biorythmes, ne pas céder à l'utilisation de substances toxiques, sont autant de règles de vie qui sont bonnes à respecter…

1 L'équilibre staturo-pondéral – La morphologie corporelle

1. Les modes de calcul du poids en fonction de la taille pour les adultes : le poids idéal (Pi) de l'adulte

Pour chaque individu, on définit un **poids idéal (Pi)**, qui correspond à une relation entre la taille et le poids, favorisant une vie dans des conditions optimales de bonne santé.
Pour définir le poids idéal, on utilise **différentes formules**.

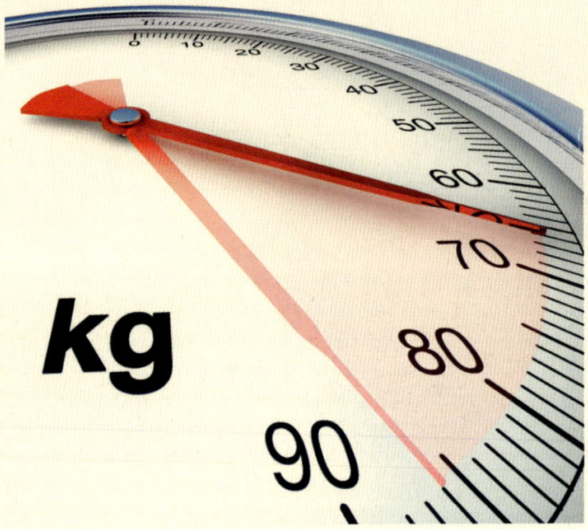

Fig. 11.1.

➡ Indice de Quételet ou indice de masse corporelle (IMC) ou Body Mass Index (BMI)

$IMC = \frac{P}{T^2}$ d'où $P = IMC \times T^2$

IMC en kg.m^{-2}, P = poids actuel du sujet en kg, T = taille en m

Tableau 11.1. La classification des IMC.

Terminologie habituelle		Classification OMS		
Poids normal		**IMC kg.m^{-2}**		Risque de comorbidité
	Poids souhaitable	**18,5 – 24,9**	Poids normal	moyen
Surcharge pondérale	Surpoids	**25 – 29,9**	Surpoids	Risque augmenté
	Obésité modérée	**30 – 34,9**	Obésité classe I	Risque modéré
	Obésité sévère	**35 – 39,9**	Obésité classe II	Risque grave
	Obésité massive ou morbide	**> 40**	Obésité classe III	Risque très grave
Déficit pondéral	Maigreur	**< 18,5**	Déficit pondéral	Risque faible
	Dénutrition	**< 16,5**		

IMC moyen = 22
IMC moyen selon Quételet : IMC femme = 20,8 ; IMC homme = 22.

➤ OMS : **Organisation mondiale de la santé.**
➤ Comorbidité : **associé à un état pathologique.**

➡ Formule de Lorentz

Homme : $Pi = T - 100 - \frac{(T - 150)}{4}$

Femme : $Pi = T - 100 - \frac{(T - 150)}{2,5}$

2. Masse maigre/Masse grasse

Voir « Le poids de la masse grasse et ses variations », Partie 2.

2 L'hygiène alimentaire : équilibre alimentaire et rythmes alimentaires[1]

1. Les caractéristiques nutritionnelles essentielles des groupes d'aliments

Tableau 11.2. Les groupes d'aliments et leurs principaux nutriments.

Groupes d'aliments et boissons	Classification et code des couleurs (CFES[a])	Principaux nutriments
Laits Produits laitiers	1 Bleu marine	Protides animaux Calcium Vitamines A, B_2 et B_{12} Lipides animaux
Viandes Poissons Œufs	2 Rouge	Protides animaux Fer Vitamines B, B_{12} Vitamines A et D (foie et poissons gras) AGI (poissons gras) Lipides animaux
Fruits frais Légumes frais	3 Vert tendre : fruits / Vert bouteille : légumes	Glucides simples : oses et diosides FAV Ca, Mg Vitamines C, β carotène, B_9
Pain Céréales Pomme de terre Légumes secs	4 Brun foncé	Glucides complexes : amidon Protéines végétales FAV : aliments complets et légumes secs Vitamines B, Mg Pomme de terre : B_1 et B_3
Matières grasses	5 Jaune d'or : graisses animales / Jaune clair : graisses végétales	Matières grasses végétales : vitamines E, A (margarine) Matières grasses animales d'origine laitière : vitamines A, D

➤ AGI : acides gras indispensables

➤ FAV : fibres alimentaires végétales

1 D'après Joëlle Podevin – Professeur de biochimie et génie biologique – DEA en nutrition (2005).

Groupes d'aliments et boissons	Classification et code des couleurs (CFES[a])	Principaux nutriments
Sucre Produits sucrés	**Rose pâle**	Glucides simples : sucre Confiserie (100 %), miel (80 %) Confiture, fruits secs, chocolat : 60 % Glace : 20 %
Boissons		Boissons sucrées : sodas, tonics, colas Boissons aux fruits : 10 % de sucre Boissons excitantes : caféine, théine Boissons alcoolisées : alcool

a. CFES : Comité français d'éducation pour la santé.

2. Les règles de base de l'équilibre alimentaire qualitatif sur une journée

Pour réaliser une alimentation équilibrée, correctement répartie dans la journée, certains repères nutritionnels doivent être respectés.

1. Tous les groupes d'aliments doivent être représentés.
2. Un aliment d'un groupe ne pourra être remplacé que par un autre du même groupe, chaque groupe d'aliments apportant une composition spécifique en nutriments.
3. Un apport de lait ou produit laitier à chaque repas.
4. Une crudité à chaque repas sous forme de fruits ou de légumes crus.
5. Deux fruits par jour (un fruit de saison + un agrume).

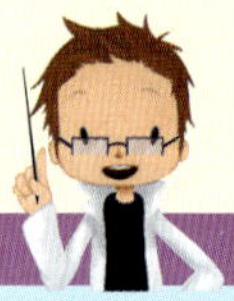

Bon à savoir

Représentativité souhaitable des repas dans la journée en pourcentage de la ration énergétique

1. Petit-déjeuner : 20 à 25 %.
2. Déjeuner : 40 %.
3. Dîner : 35 %.

Bon à savoir

Composition de chaque repas

Petit-déjeuner

Il comporte au minimum quatre éléments essentiels.

1. Une boisson (pour réhydrater le corps).

2. Du pain ou des céréales (apport d'énergie, de glucides complexes, vitamines B et fibres alimentaires végétales – FAV).

3. Du lait ou des produits laitiers (apport de Ca et de protéines animales).

4. Un fruit ou un jus de fruits frais (apport de vitamine C et de FAV pour le fruit entier) auxquels s'ajoutent éventuellement une aromatisation (cacao, thé, café) et, en fonction de la ration, un apport de matière grasse (beurre ou margarine), un apport protidique (jambon, œuf) et un apport de sucre ou produits sucrés.

Déjeuner/Dîner

1. Hors d'œuvre = plat de complément (crudités, légumes cuits, féculent ou complément protidique).

2. Plat protidique = Plat principal (viande, poisson ou œuf).

3. Plat d'accompagnement glucidique = (légumes frais ou féculent).

4. Dessert = Plat de complément (fruits crus ou cuits, laitage[a], laitage/féculent, produits sucrés).

+ Fromage affiné si absence de laitage et en fonction de la ration.

+ Pain et boisson.

Collation éventuelle

En fonction de la ration (*à différencier du grignotage*), elle comprend :

1. Un produit céréalier (biscuits, pain, céréales…).

2. Un produit laitier (lait, laitage, fromage).

3. Un fruit (ou jus de fruits).

+ Une boisson : eau (sauf si présence de lait en boisson ou de jus de fruits).

a. Laitage : produit à base de lait, yaourt, fromage frais, fromage blanc.

Bon à savoir

Erreurs alimentaires fréquentes et conseils nutritionnels

Tableau 11.3. Erreurs alimentaires fréquentes et conseils nutritionnels.

Erreurs alimentaires en 12 points	Conseils nutritionnels en 12 points
1. Abus de boissons sucrées	**1.** Boire 1,5 litre d'eau par jour (en fonction de l'activité physique) et éviter les boissons sucrées.
2. Apport énergétique insuffisant, souvent associé à une activité physique insuffisante.	**2.** Conserver impérativement un apport énergétique suffisant. Maintenir une activité physique évite la prise de poids.
3. Les jeunes femmes surveillant leur poids « sautent des repas ».	**3.** Ne pas sauter de repas ! Mieux vaut fractionner en plusieurs prises alimentaires.

Erreurs alimentaires en 12 points	**Conseils nutritionnels en 12 points**
4. Régimes fantaisistes.	**4.** Refuser les régimes fantaisistes, trop restrictifs. Il faut manger, manger de tout et de façon équilibrée.
5. Petit-déjeuner insuffisant, avec une répartition inadéquate des apports au cours de la journée.	**5.** Prendre un petit-déjeuner équilibré. Il évite la prise de poids et permet une répartition équilibrée des repas dans la journée.
6. Insuffisance de consommation de produits laitiers et donc de calcium.	**6.** Veiller à un apport quotidien et suffisant en produits laitiers : – jeune femme : 350 mL de lait par jour ou équivalent + 40 g de fromage ; – adolescente : 500 mL de lait par jour ou équivalent + 60 g de fromage.
7. Temps consacré aux repas insuffisant.	**7.** Prendre le temps de manger.
8. Grignotages fréquents.	**8.** Éviter les grignotages : aliments à forte densité énergétique et à faible densité nutritionnelle (sensation de faim 2 h après).
9. Consommation trop fréquente d'aliments à forte densité énergétique et à faible densité nutritionnelle tels que les barres chocolatées, viennoiseries, croque-monsieur, friands, biscuits, chips, hamburgers…	**9.** Choisir des aliments à forte densité nutritionnelle et faible densité énergétique, par exemple : soupe de légumes, yaourt, plat de légumes, ratatouille, purée de pommes de terre, bœuf carottes, raviolis, plats cuisinés à base de légumes et de viande (pot-au-feu, couscous, tajine, navarin, potée…).
10. Alimentation déséquilibrée au profit des glucides simples et des lipides.	**10.** Consommer des glucides complexes : réhabiliter le pain. La consommation moyenne recommandée pour les jeunes femmes et adolescentes est de 150 g à 200 g, soit 5 à 7 tranches de pain/jour.
11. Consommation insuffisante de fruits et légumes.	**11.** Consommer 2 fruits par jour et au moins 2 portions de légumes (un légume cru et un légume cuit).
12. Corps gras mal choisis.	**12.** Utiliser des corps gras végétaux bien choisis.

3. L'apport quotidien en eau

Voir Partie 1 « Organisation générale du corps humain », page 11.

4. Les compléments alimentaires (nutritionnels)

➡ Définition et réglementation

› « Les compléments alimentaires sont des produits destinés à être ingérés en complément de l'alimentation courante, afin de pallier l'insuffisance réelle ou supposée des apports journaliers. »[2]

Le décret du 14 octobre 1997 précise l'interdiction de certains organes d'origine bovine, ovine et caprine dans les compléments alimentaires.
Les compléments alimentaires sont considérés comme des denrées alimentaires et, à ce titre, sont soumis aux textes de portée générale applicables à l'ensemble des aliments et régissant leur composition, leur étiquetage, la publicité ainsi que les conditions hygiéniques de leur fabrication, leur conditionnement, leur stockage et leur mise en vente. Ces produits ne peuvent contenir que des substances d'addition.

➡ Composition

Au début, les compléments alimentaires se composaient essentiellement de vitamines et/ou de minéraux, puis la composition s'est fortement diversifiée. Ils comportent :

- des vitamines et minéraux : leurs teneurs ne doivent pas présenter de risques pour la santé des consommateurs (les apports journaliers recommandés ne doivent pas être dépassés compte tenu du mode d'emploi préconisé) ;
- des acides gras indispensables, des FAV... ;
- des ingrédients traditionnellement admis et utilisés en alimentation humaine : ils peuvent être incorporés sans restriction dans les compléments alimentaires (ex. : huiles végétales, huiles de poisson...) ;
- des plantes, des parties de plantes, des extraits de plantes autorisés ;
- des substances ou produits d'origine minérale (silice, poudre de roche, argile...) ;
- des additifs utilisés dans un but technologique[3].

➡ Avantages des compléments nutritionnels

› Le mode d'alimentation moderne peut induire des carences qu'un apport de compléments alimentaires judicieusement choisis peut couvrir.

- Les compléments nutritionnels peuvent être utiles à certaines femmes carencées en fer, en raison de pertes de sang abondantes dues aux règles et/ou aux accouchements.
- Les adeptes de régimes végétariens ou végétaliens doivent être particulièrement vigilants aux risques de carences et peuvent bénéficier d'un apport de compléments nutritionnels.

---

2 DGCCRF, 28 février 1991.
3 Arrêté du 2 octobre 1997.

3 Les activités physiques

1. Le niveau d'activité physique (NAP)

› La dépense énergétique journalière varie en fonction de l'activité physique et professionnelle de l'adulte. Elle se détermine par l'évaluation de la dépense énergétique fragmentaire d'un individu à partir des différentes activités pratiquées pendant la journée.

- Les activités journalières pour un individu sont réparties en 6 catégories : A, B, C, D, E, F.

Tableau 11.4. Le classement des catégories d'activités journalières pour un individu.

Catégories	NAP	Activités
A	1	Couché, sommeil, sieste, repos en position allongée.
B	1,5	Assis : repas, télévision, micro-ordinateur, jeux vidéo, lecture, écriture, travail de bureau, transports…
C	2,2	Debout : toilette, déplacement dans la maison, cuisine, travaux ménagers, travail de laboratoire, achat, vente, conduite d'engins… Femme : activité professionnelle debout.
D	3	Femme : marche, jardinage, gymnastique. Homme : activités professionnelles manuelles debout d'intensité moyenne (industrie de production, menuiserie…).
E	3,5	Homme : marche, jardinage, activités intenses (travaux du bâtiment, maçonnerie, plâtrerie), garagiste…
F	5	Sport, activités professionnelles importantes (terrassement, travaux forestiers, agricoles…).

- On distingue 4 groupes d'individus en fonction de l'activité moyenne journalière.

Tableau 11.5. Le classement des activités moyennes journalières correspondant à des NAP moyens pour des groupes de sujets.

Activités	Exemples	NAP
Inactif (travail sédentaire assis, activité réduite)	Repos, lecture, écriture, travail de bureau, micro-ordinateur, télévision, jeux vidéo, jeux de société, couture, caissier, horloger, transports, repas…	1,4
Activité habituelle pour la majorité de la population française (travail assis, partiellement debout)	Esthéticienne, commerçant, hôtelier, laborantin, professeur, médecin, dentiste, magasinier, surveillant…	1,6
Activité physique importante (travail debout)	Masseur, infirmier, instituteur, charpentier, peintre, garagiste, maçon, plâtrier, vendeur, agent de surface, jardinier…	1,8
Activité physique très importante (personnes effectuant de gros efforts pendant plusieurs heures par jour et ayant dans l'ensemble de la journée une activité physique très importante)	Tavaux ménagers, agriculteur, éleveur, sidérurgiste, mineur…	Homme : 2 Femme : 1,9

› De manière empirique, on estime les besoins énergétiques moyens d'un homme représentatif de la majorité de la population française à 11 300 kJ, soit 2 700 kcal, et pour une femme à 8 400 kJ, soit 2 000 kcal.

2. Les précautions à prendre pour accomplir des activités sportives de loisir[4]

➡ Apports énergétiques de l'effort

› Exemple de la marche rapide : 1 500 kJ/heure en plus de l'apport habituel.

➡ Apports énergétiques au cours de l'entraînement

› 14 000 kJ/24 h pour les hommes ; 10 000 kJ/24 h pour les femmes. Variable selon le sport pratiqué.

➡ Apports hydriques

Ils doivent compenser les pertes.

Tableau 11.6. Pertes en eau en fonction de l'intensité de l'exercice physique.

Conditions	Perte d'eau
1 h d'entraînement	1 L
1 h de compétition	1,6-2,4 L
1 match de football	4 L
1 marathon	4 L

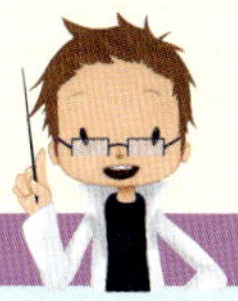

Bon à savoir

Comment compenser les pertes dues à l'activité sportive

D'après la Conférence organisée par le CERIN avec le Pr Adam Drewnoswski (Université de Washington), les produits laitiers sont fortement recommandés aux sportifs. Après l'effort, ils compensent les pertes dues à l'activité sportive. Grâce à sa teneur en eau, mais aussi à la qualité de ses protéines, le *lait* constitue une excellente boisson de récupération. La protéine de lait est composée d'environ 20 % de *protéine de lactosérum*, *protéine dite rapide*, qui est un excellent moyen d'apporter à l'organisme, juste après l'effort, *les acides aminés* nécessaires à une bonne récupération. Les 80 % restants sont constitués de *caséine*, une *protéine « lente »* qui fournit les acides aminés de façon prolongée dans le temps.
Après l'effort, les sportifs peuvent ainsi consommer du lait nature associé à une source de *glucides rapides* (barre de céréales, fruit, compote, etc.) ou, mieux, un *lait aromatisé sucré* ou du *yaourt à boire* qui apportent un mélange idéal de protéines et de glucides. En effet, en plus du lactose, ces produits lactés contiennent un sucre rapide, le *saccharose*. La diversité et la richesse du lait en vitamines (A, D, B2, B12) et minéraux (calcium, phosphore, iode, zinc, cuivre et sélénium) bien assimilés, sont aussi une valeur ajoutée par rapport à d'autres boissons. Une récente étude menée chez les cyclistes a montré que, par rapport aux boissons classiques, le *lait au chocolat* améliore la récupération consécutive à un exercice d'endurance et préalable à un effort d'intensité faible à modérée.

J. Gassier, G. Moussy-Binet, *Biologie appliquée, Nutrition, Alimentation – Bac Pro ASSP 2de*, Elsevier Masson, 2011.

4 D'après Apfelbaum M. et coll., *Diététique et nutrition*, Elsevier Masson, 2009.

« La constance du milieu intérieur est la condition d'une vie libre et indépendante. »
Claude Bernard

➤ **Synchroniseurs** : facteurs du milieu extérieur qui modulent l'horloge interne (alternances lumière-obscurité, veille-sommeil, chaud-froid, alternance des saisons).

4 Les biorythmes : sommeil, activités, repos, stress[5]

1. Définition et facteurs de variation des biorythmes

Toutes les activités des êtres vivants se déroulent de façon périodique, en suivant des rythmes observables et mesurables de l'environnement : le cycle du jour et de la nuit, le rythme des saisons, les cycles de la lune.

Chez l'homme, la plupart des fonctions végétatives, hormonales et comportementales suivent un rythme périodique et sont soumises à une régulation horaire précise. Ces fonctions sont régies par une horloge interne, elle-même régulée par des **synchroniseurs** qui permettent à l'horloge de s'adapter aux modifications des cycles externes.

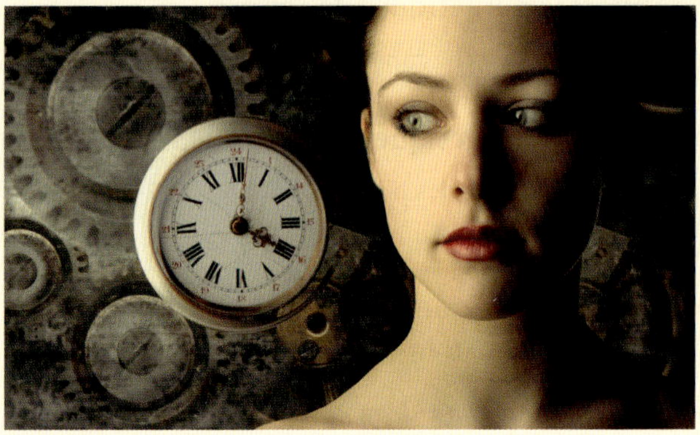
© olly – Fotolia.com

Fig. 11.2.

➡ Définition

> **Le rythme biologique ou biorythme est défini comme la variation périodique (cyclique) des fonctions physiologiques des êtres vivants.**

➡ Classification

> **Les rythmes biologiques peuvent être classés en fonction de leur période. Ils se superposent et se coordonnent.**

- Les rythmes biologiques dont la période est proche de 24 heures (+/- 4 h) sont nommés **rythmes circadiens** (du latin *circa*, « presque », et *dies*, « jour ») ou journaliers.
- Le **rythme nycthéméral**, avec une période de 24 heures exactement, est un cas particulier du rythme circadien.
- Les rythmes biologiques dont la période est inférieure à une vingtaine d'heures sont qualifiés d'**ultradiens**.
- Les rythmes biologiques dont la période est supérieure à 28 heures sont qualifiés d'**infradiens**.
- Dans l'espèce humaine, il existe des rythmes d'une période de sept jours, nommés **rythmes circaseptains**.

2. Le sommeil

L'horloge interne est surtout influencée par les activités sociales et par l'alternance des jours et des nuits qui font subir au cerveau l'alternance de trois états : éveil, sommeil, rêve.

- **Au cours de l'éveil**, le cerveau reçoit les informations du milieu extérieur ou intérieur, les intègre et les compare aux informations reçues antérieurement pour y répondre de façon adaptée selon des mécanismes innés ou acquis.
- **Au cours du sommeil**, les diverses fonctions et régulations végétatives sont conservées. Les opérations les plus complexes de l'activité nerveuse supérieure sont supprimées (il

5 Élie Debreuve.

n'est pas possible d'apprendre au cours du sommeil, cependant le sommeil n'est pas un repos du cerveau mais un phénomène actif puisque celui-ci consomme au moins autant de glucose et d'oxygène que pendant l'éveil. Certains mécanismes de la vie de relation persistent encore grâce auxquels le dormeur peut s'éveiller lors de l'apparition de signaux signifiants : bruits inhabituels par exemple.

➤ La persistance de possibilités d'intégration au cours du sommeil différencie celui-ci du coma ou de la narcose.

➤ Le sommeil représente plus d'un tiers de notre vie.

Définition du sommeil

› Le sommeil est une diminution réversible naturelle et périodique de la perceptivité du milieu extérieur avec conservation d'une réactivité et conservation des fonctions végétatives.

Cycle du sommeil

Le sommeil lent (voir hypnogramme)

- **Le sommeil lent léger N1 et N2** : à l'endormissement, l'activité du cerveau se ralentit peu à peu mais le dormeur est réveillé par le moindre bruit, il ne se perçoit pas alors comme ayant dormi ou il est vaguement somnolant.
- **Le sommeil lent profond N3** : il voit le ralentissement de l'activité cérébrale s'amplifier. Plus l'activité cérébrale est ralentie, plus le dormeur descend dans un état d'où il est difficile de le réveiller, parce que son cerveau est de plus en plus insensible aux stimulations extérieures, comme de son propre corps. En sommeil profond, le dormeur sera difficile à réveiller et il en sortira souvent un peu hébété.

Le sommeil paradoxal

C'est un état dans lequel le dormeur est difficile à réveiller, son tonus musculaire est aboli, alors que son cerveau est aussi actif que dans la journée. On reconnaît également le **sommeil paradoxal** à la présence de salves de mouvements des yeux.

➤ Les Anglo-saxons appellent le sommeil paradoxal : « sommeil à mouvements oculaires rapides » (REM ou *Rapid Eye Movement sleep*).

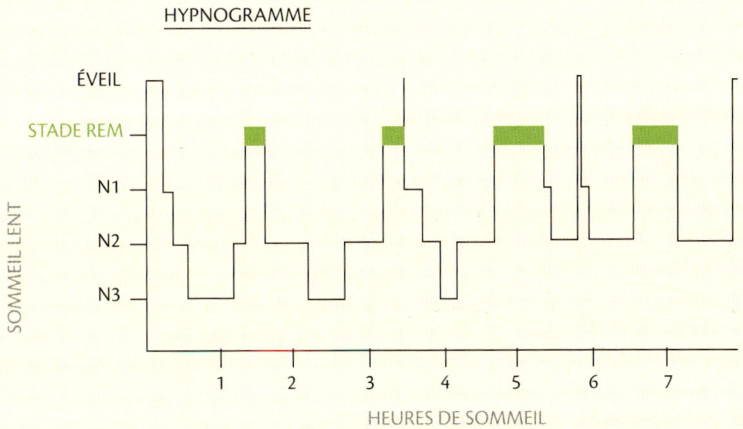

Fig. 11.3.

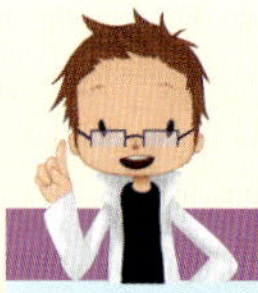

Info +

Le sommeil n'est pas la conséquence d'un repos passif du système d'éveil mais il est provoqué par l'intervention d'un mécanisme actif. L'activité des neurones corticaux ne s'arrête pas au cours du sommeil mais subit des modifications particulières (synchronisation) que l'on a pu interpréter comme la mise en marche de circuits empêchant l'intégration des signaux du monde extérieur.

Cette synchronisation dépend d'un neuromédiateur libéré au cours de l'éveil, la **sérotonine**, synthétisée par des cellules situées au niveau du tronc cérébral (la destruction des cellules qui synthétisent la sérotonine entraine, en effet, une insomnie de plusieurs jours).

Une autre hormone, la **mélatonine**, entre en jeu dans le sommeil : le rythme circadien de la mélatonine est similaire chez l'homme et chez toutes les espèces, avec des taux nocturnes de trois à dix fois plus importants que le jour. Sa sécrétion et sa libération dépendent d'un grand nombre de facteurs exogènes et endogènes, par exemple l'âge, le sexe, le stade pubertaire de développement, le cycle menstruel, les médicaments et les saisons.

La lumière est un régulateur fondamental de la sécrétion de mélatonine qui intervient par voie rétino-hypothalamique. L'exposition à une lumière de forte intensité (2 500 lux) diminue fortement la sécrétion nocturne de la mélatonine chez l'homme.

La mélatonine donne l'indication à l'organisme des jours courts et des jours longs (durée du jour et de la nuit). C'est le « donneur de temps » dont se sert l'organisme et qui lui permet de vivre en harmonie avec son environnement.

Les effets attendus du sommeil

- Pour se maintenir éveillé pendant la journée.
- Pour mémoriser ce que l'on apprend.
- Pour maintenir sa température corporelle.
- Pour reposer notre système cardiovasculaire.
- Pour que nos cellules reconstituent des stocks d'énergie.
- Pour fabriquer des hormones spécifiques comme l'hormone de croissance.

Les conditions optimales pour un bon sommeil

- Connaître son **temps optimal de sommeil** et le respecter.
- Aller se coucher **quand le besoin s'en fait sentir** (bâillements, yeux qui piquent).
- Se coucher et se lever **tous les jours à la même heure**, week-end compris.
- Créer des conditions de repos favorables : **éviter le bruit et la lumière** (télévision, ordinateur), avoir une alimentation équilibrée prise à heures régulières et dans un endroit calme (éviter les dîners trop copieux ou arrosés).
- Éliminer les **causes d'anxiété et d'angoisse.**
- La pratique d'un **exercice physique** régulier dans la journée favorise l'endormissement.
- **Supprimer les excitants après 16 heures** : le thé, le café, le cola, la vitamine C (ils favorisent l'insomnie), le tabac (la nicotine est un stimulant qui retarde l'endormissement et augmente les réveils nocturnes), l'alcool (qui a une action sédative mais favorise l'instabilité du sommeil avec des éveils nocturnes fréquents).

Les méfaits d'un manque de sommeil

- Prise de poids.
- Endormissements intempestifs (première cause d'accidents sur autoroute).

- Diminution des défenses immunitaires.
- Irritabilité augmentée : colères fréquentes et insolence.
- Envie de bouger sans cesse.
- Troubles de la concentration, de l'attention et de la mémorisation.
- Difficulté à élaborer des projets.
- Manque de lucidité vis-à-vis des actes commis (prises de risques inconsidérés).
- Augmentation du risque d'anxiété ou de dépression.

3. Le stress (syndrome général d'adaptation)

Définition du stress

› Le stress est l'ensemble des réactions automatiques, biologiques et neurophysiologiques, nécessaires à l'organisme pour s'adapter et répondre à des stimulations nouvelles ou inattendues, ou d'intensité, de difficulté, de fréquence inhabituelles.

Le stress apparaît chez une personne dont les ressources et stratégies de gestion personnelles sont dépassées par les exigences qui lui sont posées[6].

Réaction de stress

La réaction de stress se déroule en 3 phases :

- **phase d'alarme**, avec mise en tension, activation ;
- **phase de réponse**, propre à chaque individu, selon ses capacités, son expérience, sa culture… ;
- **phase de relâchement**, de retour à la normale, de détente, de rééquilibrage.

Effets du stress sur l'organisme

› Le stress est une réaction normale et indispensable pour la vie et la survie de l'individu.

Le stress peut altérer l'intégrité physique et psychologique de l'individu :

- s'il devient trop fréquent ou permanent ;
- s'il est trop intense et devient inhibant ;
- s'il dure trop longtemps et devient épuisant.

Il dépasse alors nos « **limites de capacité d'adaptation** » (LCA) et entraine des troubles d'ordre physique, mental et/ou social.
Les effets du stress prolongé sont :

- **symptômes physiques** : douleurs (coliques, maux de tête, douleurs musculaires, articulaires…), troubles du sommeil, de l'appétit et de la digestion, sueurs inhabituelles… ;
- **symptômes émotionnels** : sensibilité et nervosité accrues, crises de larmes ou de nerfs, angoisse, excitation, tristesse, perte d'enthousiasme, sensation de mal-être… ;
- **symptômes intellectuels** : perturbations de la concentration (erreurs, oublis), difficultés à prendre des initiatives…

6 Définition de l'OMS, 2001.

➤ Le stress est un terme emprunté à la physique. Il désigne la contrainte exercée sur un matériau. En biologie, l'usage du terme « stress » date du début du xxe siècle et se situe dans la continuité des travaux de physiologie sur la constance du milieu intérieur avec l'accommodation biologique et l'adaptation.

➤ « Il existe des stress… sans détresse. »

➤ La gestion du stress ne consiste pas à le supprimer mais à rester dans les « limites de capacité d'adaptation » (LCA).

➤ La dimension biologique du stress. La réaction de stress fait intervenir deux grandes catégories de médiateurs chimiques : les catécholamines qui sont libérées par les glandes surrénales (l'adrénaline), et les terminaisons nerveuses des neurones.

5 Les substances toxiques

1. Effets de l'alcool sur les différentes fonctions de l'organisme

L'alcool est obtenu par fermentation ou par distillation de végétaux riches en sucre, et entre dans la composition des boissons alcoolisées : vin, cidre, bière, rhum, vodka, whisky…
L'alcool est classé parmi les drogues.

> **Les boissons alcoolisées renferment de l'éthanol (ou alcool éthylique), une petite molécule qui passe très rapidement dans le sang mais qui reste longtemps dans l'organisme et perturbe le fonctionnement de nombreux organes.**

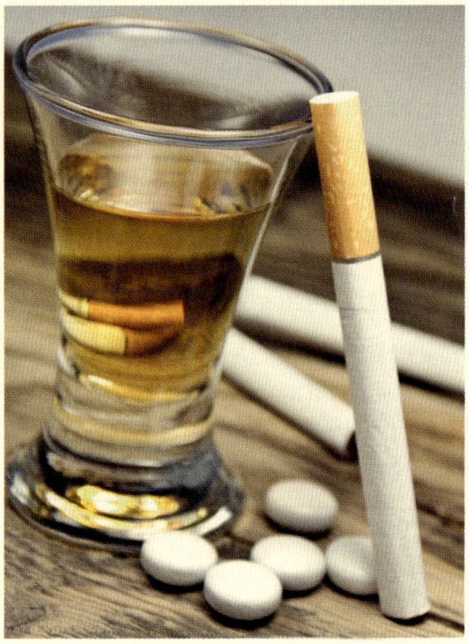
© PhotoSG – Fotolia.com

Fig. 11.4.

> **Les premiers signes de l'alcoolisme chronique sont neuropsychiques et/ou digestifs.**

- **Au niveau du système nerveux**, les premières manifestations sont à type de somnolence, d'insomnie, de troubles de la mémorisation qui peuvent entrainer à la longue anxiété, dépression…, voire des conduites suicidaires, des délires. L'alcoolisme chronique est aussi responsable de démence progressive, le coma éthylique étant aussi une complication grave de cette addiction.
- **Au niveau du système digestif**, les complications les plus fréquentes de l'alcoolisme chronique sont graves : cirrhose du foie, pancréatite, cancers (bouche, gorge, œsophage, foie…).
- **Au niveau du système cardiovasculaire** : vasodilatation (particulièrement au niveau de la peau) et baisse de la pression artérielle sont souvent prémonitoires de cardiopathies graves.

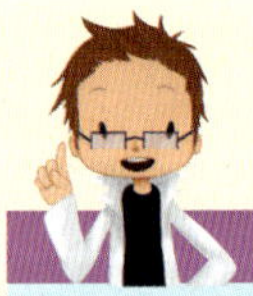

Info +

Femme enceinte : attention danger !

L'alcool peut créer de graves malformations et même la mort du fœtus. En effet, lorsqu'une femme enceinte absorbe de l'alcool, son fœtus en assimile une partie, ce qui peut provoquer un syndrome d'alcoolisme fœtal, responsable d'une diminution de la taille de la tête de l'enfant (microcéphalie), des déficiences mentales, une croissance anormale (notamment lorsque la consommation d'alcool se fait pendant le premier mois de grossesse).

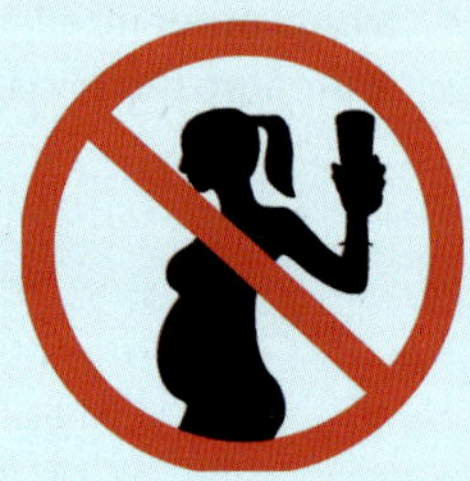
© Irina Solatges – Fotolia.com

Fig. 11.5. Femme enceinte : alcool = danger !

Bon à savoir

❯ Les risques liés à l'alcool commencent à partir de 3 unités d'alcool par jour pour les femmes et 4 pour les hommes (1 unité = 10 grammes d'éthanol pur).

❯ Aujourd'hui, la consommation excessive d'alcool chez les jeunes est devenue inquiétante et représente un véritable problème de santé publique.

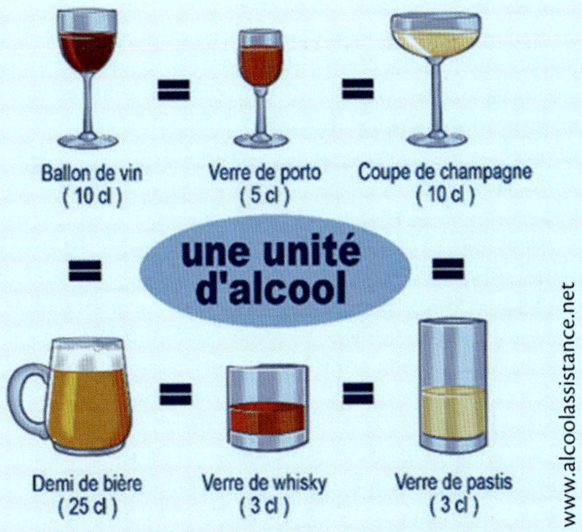
Ballon de vin
(10 cl)
=
Verre de porto
(5 cl)
=
Coupe de champagne
(10 cl)
=
une unité d'alcool
=
Demi de bière
(25 cl)
=
Verre de whisky
(3 cl)
=
Verre de pastis
(3 cl)
www.alcoolassistance.net

Fig. 11.6. Des équivalences à connaître.

2. Les effets du tabac sur les différentes fonctions de l'organisme

❯ Le **tabac** contient de la nicotine, qui possède un effet « éveillant », anxiolytique et coupe-faim. Les produits du tabac (cigarettes, tabac à rouler…) sont composés d'additifs (humectants, goût, saveur).

❯ La combustion de ces produits crée de nouveaux composants (monoxyde de carbone, goudrons…) nocifs pour la santé.

❯ La fumée et les produits cancérigènes provenant de la combustion se déposent dans une grande partie des organes, par l'intermédiaire de l'inspiration, des poumons ou de la salive.

L'ensemble des différents composants du tabac agit sur différentes fonctions de l'organisme :

- **la fonction respiratoire**. Les fumeurs s'exposent à des affections qui touchent l'ensemble de l'appareil respiratoire : bronchite chronique, cancer du poumon (plus de 85 % des cas de cancer du poumon sont liés au tabagisme actif et 5 % au tabagisme passif) ;
- **la fonction cardiovasculaire**. Le tabac augmente la pression artérielle, accélère le rythme cardiaque et détériore les artères (les risques coronariens et les décès par infarctus du myocarde sont deux fois plus élevés chez les fumeurs que chez les non-fumeurs). Ces risques vasculaires touchent aussi les artères qui irriguent le cerveau et les membres inférieurs ;
- **la fonction digestive**. La langue et la gorge sont particulièrement atteintes par les substances toxiques provenant de la combustion du tabac alors que la nicotine augmente la sécrétion des acides gastriques ;
- **la fonction cognitive**. Le tabac agit sur le système nerveux central : il limite l'apport d'oxygène au cerveau (comme aux muscles). Il est responsable de maux de tête, de vertiges et d'une diminution de la résistance à l'exercice ;
- **la fonction urinaire**. 50 % des cancers de la vessie sont liés au tabac.

➤ Le tabac est arrivé en France en 1560, acheminé par Jean Nicot, un diplomate en poste à Lisbonne. Alors appelé « nicotiane » en hommage à son découvreur, le tabac est utilisé à la cour pour guérir toutes sortes de maux.

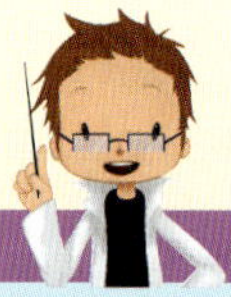

Bon à savoir

Facteurs de risque
Chez les fumeurs, l'intensité du risque dépend principalement du **nombre d'années d'exposition**, mais aussi du **nombre de cigarettes fumées** et de l'**inhalation**. Il n'existe pas de « petits fumeurs » : c'est la durée de consommation qui est un des principaux facteurs de risque.

Tabac, cannabis et alcool
• La consommation de ces substances augmente chez les jeunes, une fois qu'ils intègrent le lycée. C'est la conclusion tirée d'une étude de l'Observatoire français des drogues et des toxicomanies (OFDT)[a].
• **66 % des élèves de seconde consomment du tabac**, la proportion de fumeurs en classe de terminale s'élevant à 74 %.
• Quant à la consommation de boissons alcoolisées, **plus de 9 élèves sur 10 ont déjà bu de l'alcool avant d'entrer au lycée**, la moitié des lycéens avouant avoir déjà été ivre en première année de lycée. Ils sont 7 sur 10 en dernière année.
• Près de 20 % des personnes décédées sur la route ont entre 18 et 24 ans. 4 fois sur 10, l'alcool est impliqué dans la mort de ces jeunes.
• Le cannabis n'est pas en reste : plus de la moitié des élèves en terminale (52 %) ont déjà consommé cette drogue contre 41 % en seconde !

a. Étude publiée lundi 9 décembre 2013, dans son numéro *Tendance*.

3. Les drogues[7] en questions

› Les drogues ont souvent été mises au point pour des besoins médicaux, mais leur consommation abusive en a fait un problème de société. Douces ou dures, hédoniques ou toxiques, licites ou interdites, ces substances ont une large palette de moyens d'action.

➡ Qu'est-ce qu'une drogue ?

› Une drogue est une substance naturelle ou de synthèse, habituellement illicite, dont la consommation provoque un état modifié de la conscience.

➡ Comment classe-t-on les drogues ?

› On classe les drogues en fonction de leur effet psychique dominant :

- les stimulants : cocaïne, amphétamines, nicotine… ;
- les sédatifs : opiacés, en particulier héroïne, benzodiazépines… ;
- les hallucinogènes : LSD, cannabis… ;
- les substances ayant des effets mixtes : l'alcool est d'abord excitant et désinhibant avant d'être sédatif ; la MDMA, principe actif de l'ecstasy, est à la fois stimulante et hallucinogène.

➡ Comment les drogues agissent-elles sur le cerveau ?

› Les drogues agissent au niveau des neurotransmetteurs qui font circuler l'information entre les neurones.

7 D'après Bertrand Lebeau, spécialisé en médecine des addictions (*La Recherche*, Spécial Biologie, septembre 2006).

➠ Quand parle-t-on de dépendance ?

› Lorsque la consommation de drogue est régulière et qu'elle constitue l'axe autour duquel s'organise la vie du sujet, on parle de dépendance.

➠ Quels sont les dangers des drogues ?

› La neurotoxicité (destruction des neurones) est le danger le plus souvent évoqué, mais il est loin de concerner toutes les drogues.

C'est le cas surtout de la consommation abusive d'alcool, de stimulants et probablement d'ecstasy.

› Le deuxième danger est le risque de surdose mortelle.

Il existe bel et bien avec les opiacés, la cocaïne et l'alcool, ou en cas de polyconsommation.

› On observe également des risques comportementaux.

Complications psychiatriques, comportements délinquants pour se procurer une drogue interdite.

› L'altération de la conscience peut entraîner des conduites dangereuses.

Pour soi-même et autrui (alcool au volant).

➠ Pourquoi se drogue-t-on ?

› La majorité des usagers se droguent pour éprouver du plaisir.

On peut aussi commencer à consommer des drogues par curiosité ou par ennui (transgresser un interdit, tenter d'échapper aux problèmes de la vie...), ou même par conformisme ou pour toutes ces raisons à la fois. Dans un deuxième temps, vont apparaître les conséquences négatives de l'usage.

➠ Sommes-nous tous égaux devant les drogues ?

› Non. L'usage de drogue(s) se définit en effet comme la rencontre d'un produit, d'une personnalité et d'un contexte.

La recherche de sensations fortes, le non-conformisme, l'apaisement transitoire de tensions psychologiques favorisent le désir de renouveler une expérience qui aurait pu être anecdotique. Le contexte social joue aussi un rôle déterminant.

Partie 2

Biologie de la peau

Le système tégumentaire

Par G. Peyrefitte

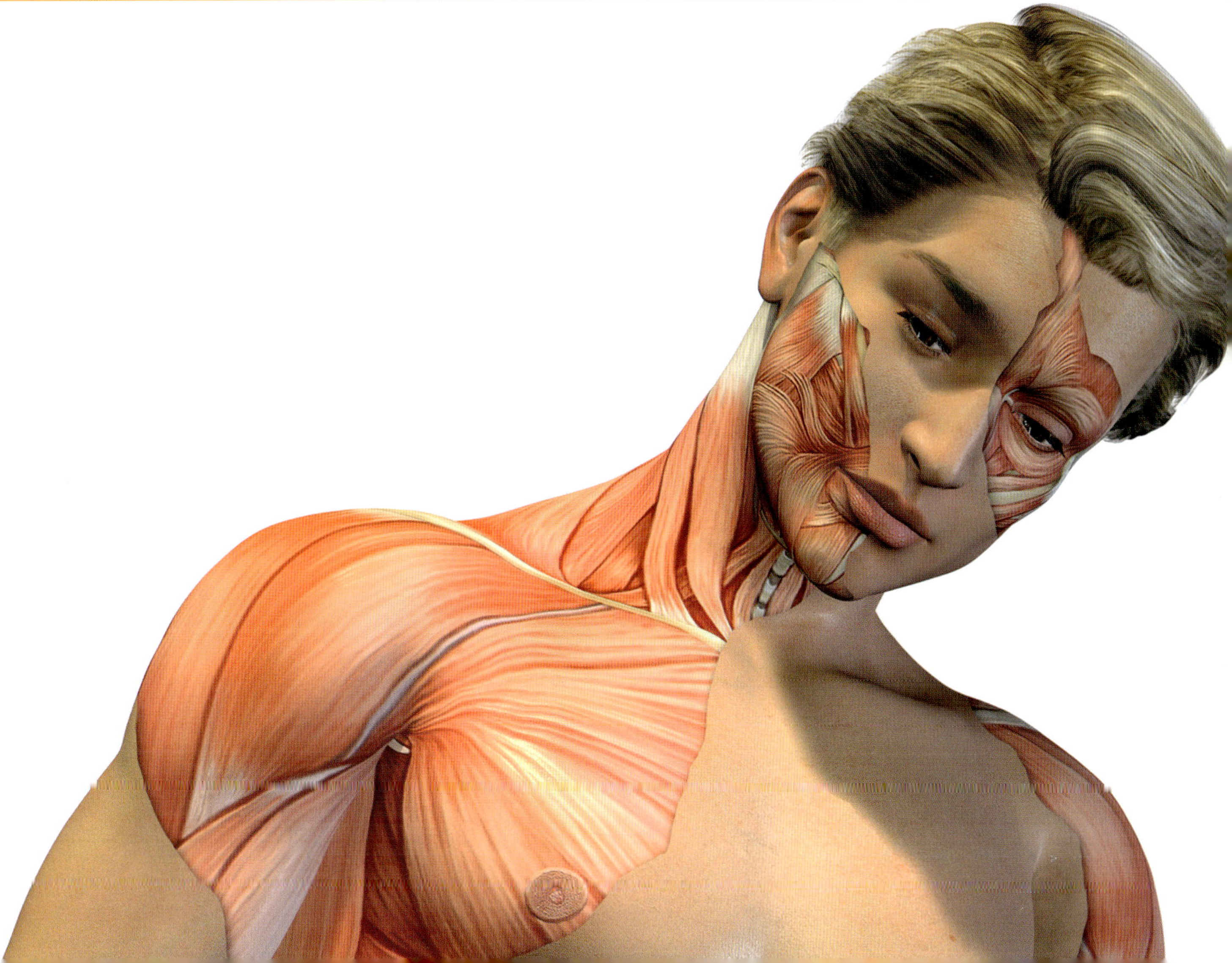

« Ce qu'il y a de plus profond en l'homme, c'est la peau. »
P. Valéry

La **peau** et ses **annexes** (glandes sudoripares et sébacées, poils et ongles) constituent le **système tégumentaire**. On parle en effet aussi de « tégument » pour désigner cette structure complexe qui recouvre la totalité de notre corps (*tegumentum* en latin signifie « couverture »), en sachant que tégument est un terme générique qui s'applique à l'« enveloppe » qui recouvre un animal quel qu'il soit, de la membrane plasmique des organismes unicellulaires à la paroi des bactéries en passant par la cuticule des insectes et, bien entendu, la peau, apanage des seuls vertébrés.

La peau serait donc un simple « emballage » ?

Vision ô combien réductrice tant cette étendue magique, qui n'a pas encore livré tous ses secrets, participe au maintien de l'« équilibre dynamique » de notre organisme confronté aux variations permanentes du monde extérieur.

En effet, le système tégumentaire se présente avant tout comme une **frontière** qui sépare l'intérieur de notre corps de notre environnement, une situation qui lui assure des **fonctions multiples**, pour la plupart protectrices contre les agressions du milieu dans lequel nous vivons.

Notre revêtement cutané s'affirme aussi comme un **modèle de communication** redoutable car son relief, son teint, ses défauts, s'inscrivent dans la première image, le premier contact offerts à l'entourage, au même titre que la silhouette, le regard, l'attitude, autant de caractéristiques qui subissent des modifications au cours de la vie.

Enfin, notre tégument est un terrain favorable pour de nombreuses maladies, dont l'analyse des causes et des symptômes est le domaine de la **dermatologie**.

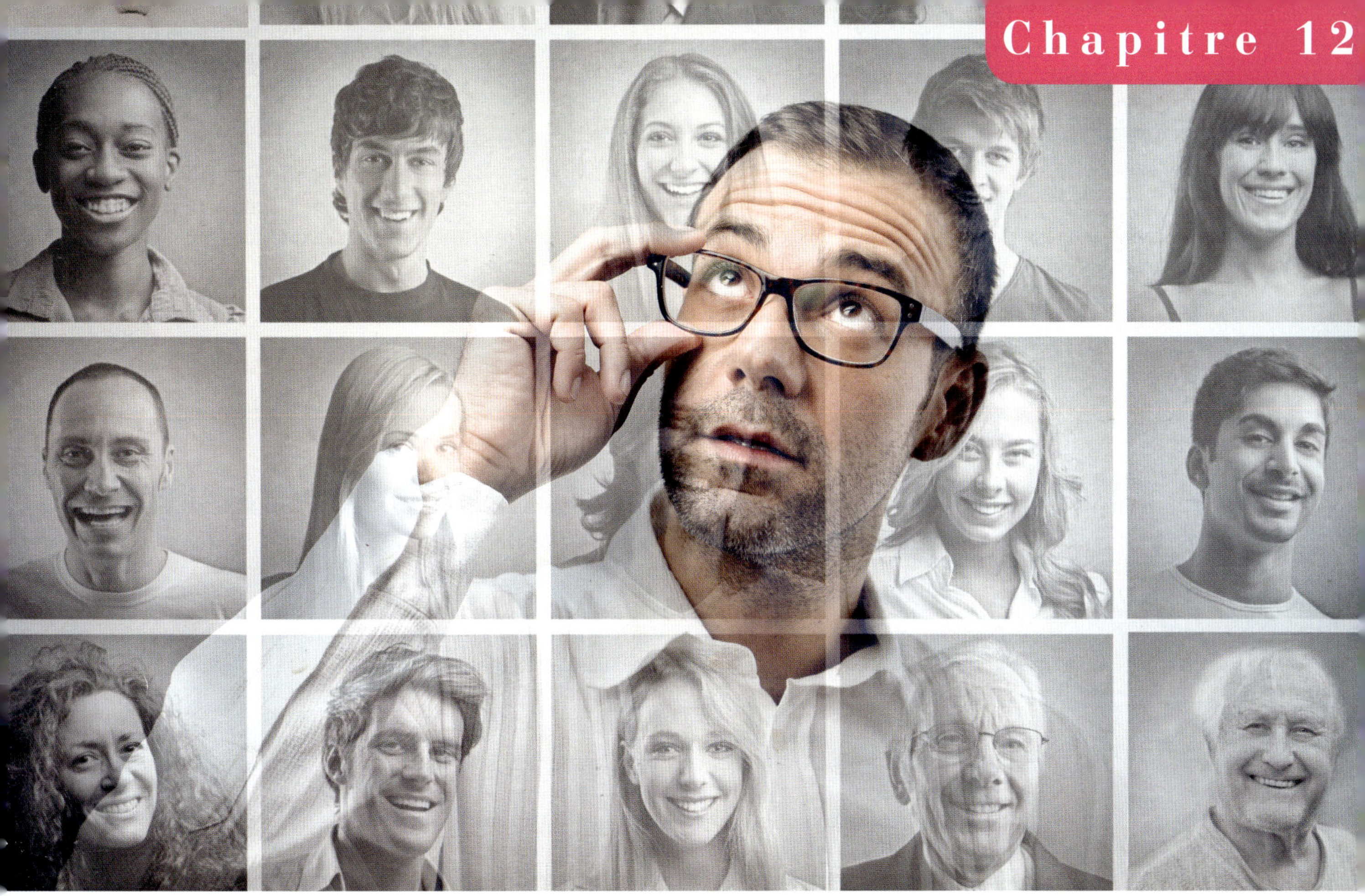

La peau : la première image offerte à l'entourage, un marqueur ethnique, un témoin du temps qui passe

Présentation du système tégumentaire

Savoirs à acquérir

- Être capable d'annoter des schémas qui présentent les différentes structures qui constituent le système tégumentaire.

Frontière qui sépare l'intérieur de notre corps du monde extérieur, le système tégumentaire est une architecture complexe qui recouvre les muscles sous-jacents par l'intermédiaire d'un tissu adipeux nommé hypoderme.

1 Le système tégumentaire : vocabulaire de base

> **Le système tégumentaire est constitué de la peau elle-même et de diverses structures regroupées sous le nom d'annexes cutanées.**

1. La peau : une architecture sur deux niveaux, l'épiderme en surface et le derme sous-jacent

➡ L'épiderme

> **Épiderme est un mot issu du grec : *epi* signifie « sur »... le derme.**

> **L'épiderme est la principale structure protectrice du corps, grâce à sa région la plus superficielle, la couche cornée, faite de cellules mortes sans cesse renouvelées.**

➡ Le derme

> **Le derme est le tissu de soutien de l'épiderme, grâce à un épais feutrage de faisceaux denses et épais de collagène.**

Le derme est aussi compressible et élastique, grâce à la présence de fibres élastiques organisées en un réseau tendu entre les fibres de collagène.
Le derme est très riche en **vaisseaux sanguins** : il assure ainsi l'apport d'oxygène et de nutriments à l'ensemble des structures du système tégumentaire et le retour des déchets résultant de leur activité (CO_2, urée...) vers les organes d'épuration (poumons, reins...).
Le derme renferme également les **récepteurs du sens du toucher** (filets nerveux sensoriels et corpuscules du tact) et les annexes cutanées.
NB. L'**hypoderme** est constitué de tissu adipeux comme il en existe dans d'autres régions de l'organisme et ne fait donc pas vraiment partie de la peau. Interposé entre le derme et les muscles sur lesquels il se moule, il n'en a pas moins des relations fonctionnelles étroites avec elle.

2. Les annexes cutanées : trois « appareils » logés dans le derme

Tableau 12.1. Caractéristiques des appareils logés dans le derme.

Description des appareils	Rôles
1. L'appareil pilo-sébacé qui comprend : – le **follicule pileux** ; – la **glande sébacée** ; – la **glande sudoripare apocrine** ; – le **muscle pilo-moteur** ;	 – Fabrique le **poil**[a] – Produit le **sébum**[a] – Véhicule des **messages olfactifs** – Provoque le **redressement des poils**
2. L'appareil sudoripare eccrine	Produit la **sueur**, évacuée par le **pore**
3. L'appareil unguéal	Construit l'**ongle**

a. Le poil et le sébum ont un orifice de sortie commun : l'**orifice pilo-sébacé** ou **ostium folliculaire.**

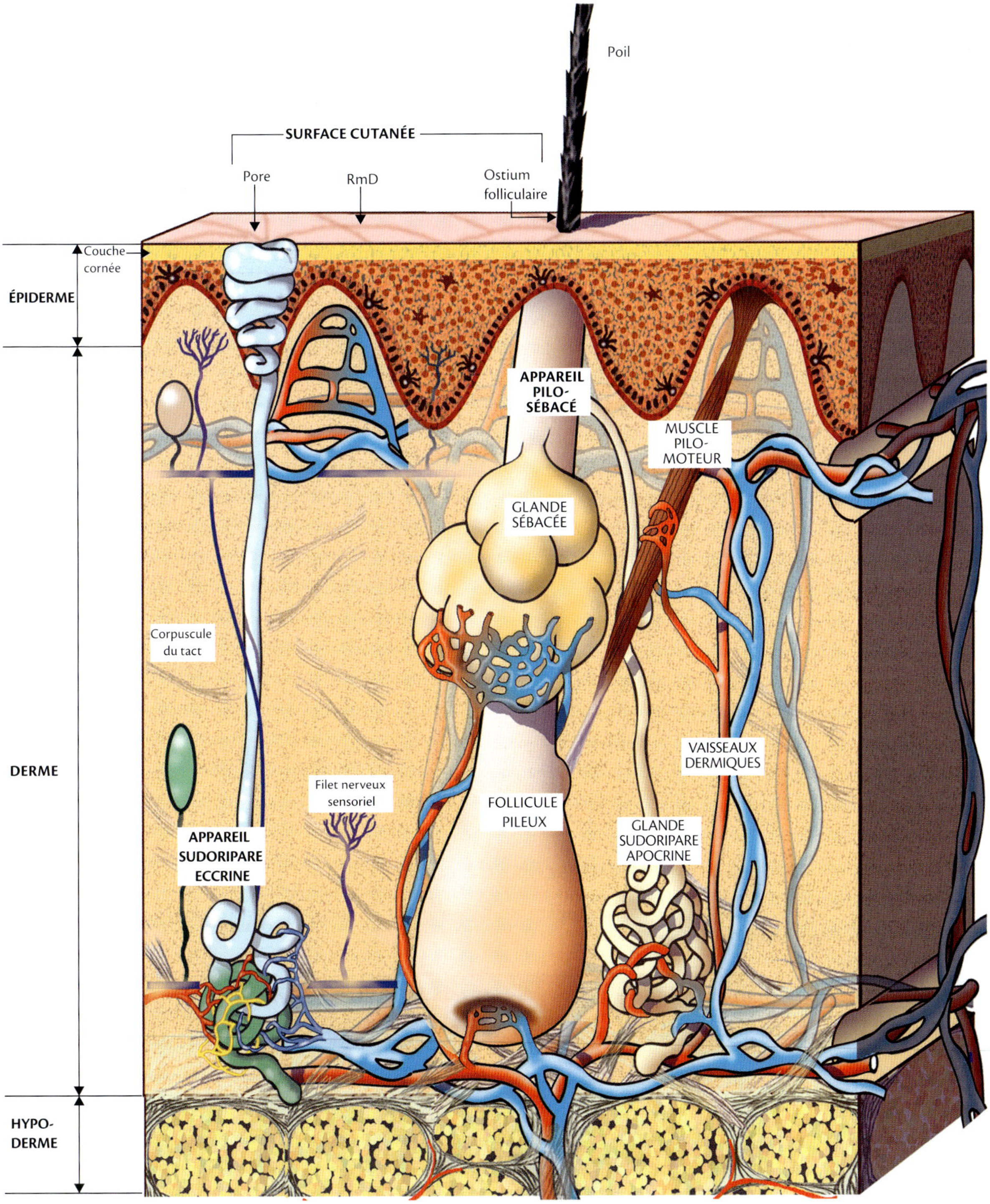

Fig. 12.1. La peau : le schéma général et le vocabulaire essentiel.

Comme tous les épithéliums, l'épiderme est dépourvu de vaisseaux sanguins et lymphatiques. C'est la raison pour laquelle l'incision de la seule couche épidermique ne provoque pas de saignement.

Par contre, l'épiderme est innervé : il contient des fibres nerveuses.

Le système lymphatique n'est pas représenté, pour ne pas surcharger le schéma : il est parallèle au système veineux.

2 Des mots et des chiffres sur la peau

1. Des mots sur la peau

› Le nombre important d'expressions populaires s'appuyant sur la peau, souligne sa place privilégiée dans le relationnel humain.

- La peau est le dernier rempart dans l'expression : « attraper quelqu'un par la peau du cou ».
- La peau désigne la personnalité, quand on dit : « être dans la peau d'un personnage ».
- La peau est synonyme de la vie dans de multiples expressions populaires : « risquer sa peau », « vendre cher sa peau », « sauver sa peau »...
- La peau devient un terme d'injure quand on parle de « vieille peau » (Zola).
- Elle est le support d'une émotion dans l'expression : « à fleur de peau ».
- On fait « peau neuve » quand on change de comportement, de conduite.
- On peut être « bien (ou mal) dans sa peau », avoir une « peau de pêche », la « peau dure » ou… « avoir quelqu'un dans la peau ».

2. Des chiffres...

- **Surface : 1,5 à 2 m^2** chez un adulte de taille moyenne.
- **Poids** (sans le tissu adipeux sous-cutané) : **3 kg à 3,5 kg**, c'est-à-dire deux fois le poids du cerveau.
- **Épaisseur : 1,5 mm en moyenne** :
  - moins de 1 mm au niveau des paupières ;
  - 3 mm et plus aux paumes et surtout aux plantes.
- **Pilosité : 5 millions** de poils sont implantés partout dans la peau, sauf aux paumes et aux plantes (régions dites « glabres »).
- **Dans 1 cm^2 de peau :**
  - **+ de 2 milliards** de cellules ;
  - **70 cm** de vaisseaux sanguins ;
  - **55 cm** de fibres nerveuses ;
  - **230** récepteurs sensoriels ;
  - **15** glandes sébacées ;
  - **100 à 700** glandes qui produisent la sueur.

3. La peau : un kaléidoscope de couleurs

› La couleur de la peau est l'élément de différenciation le plus caractéristique des multiples ethnies qui peuplent la Terre.

› Un certain nombre de caractéristiques différencient les peaux blanches (parfois nommées « caucasiennes ») et les peaux sombres (asiatiques et « négroïdes ») : elles seront étudiées dans le chapitre 22, « Le film hydrolipidique de surface et les types de peau ».

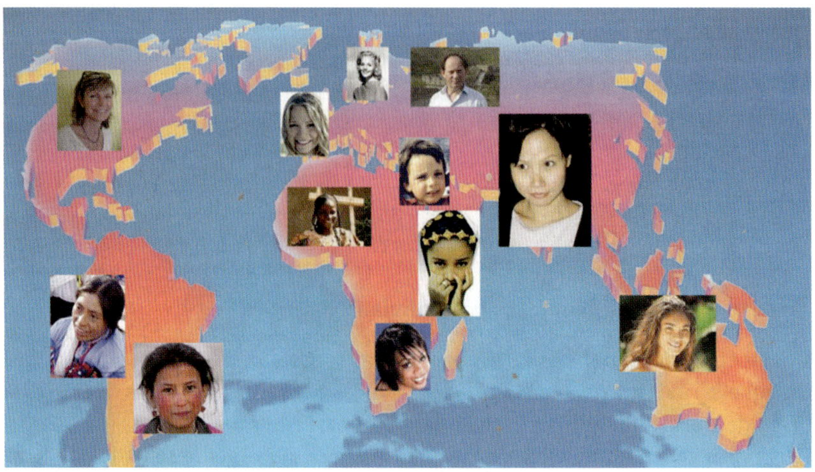

Fig. 12.2. La couleur de la peau et des cheveux : un subtil marqueur ethnique.

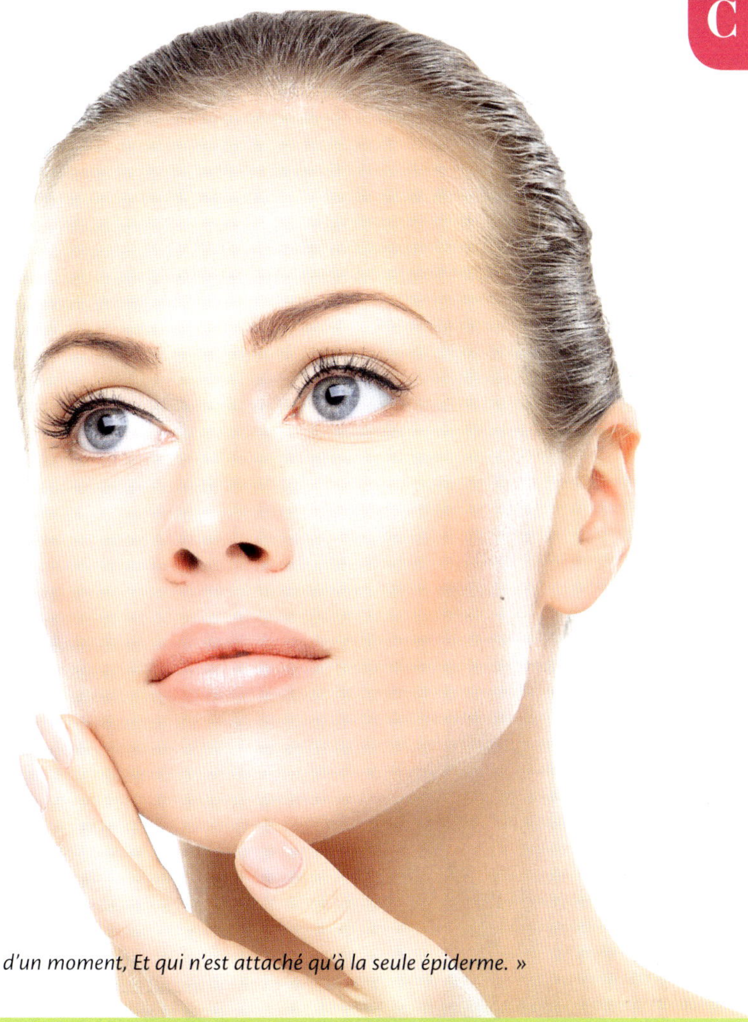

« La beauté d'un visage est un éclat d'un moment, Et qui n'est attaché qu'à la seule épiderme. »
Molière, Les Femmes Savantes

L'épiderme

Savoirs à acquérir

Structure des différentes populations cellulaires de l'épiderme

- Connaître l'importance quantitative de ces populations cellulaires.
- **Les kératinocytes :**
  - être capable d'identifier sur un schéma l'organisation des kératinocytes et leur morphologie dans chaque couche de l'épiderme ;
  - connaître les caractéristiques de la cellule cornée.
- **Les mélanocytes :**
  - être capable de localiser les mélanocytes dans le système tégumentaire, d'indiquer leur importance quantitative dans l'épiderme, et de préciser leur morphologie sur un schéma.
- **Les macrophagocytes intraépidermiques :**
  - connaître leur localisation, leur importance quantitative dans l'épiderme, et leur morphologie.
- **Les épithélioïdocytes du tact :**
  - connaître leur importance quantitative et leur morphologie.

Physiologie : fonctions des différents groupes de cellules de l'épiderme

- Physiologie de l'épithélium épidermique : le processus de kératogenèse, la fonction de synthèse de la vitamine D, les fonctions de la couche cornée. Savoir expliquer l'absorption cutanée.
- Physiologie du mélanocyte : mélanogenèse, rôles des mélanines.
- Rôle des macrophagocytes intraépidermiques : connaître leur rôle important dans l'immunité.
- Rôle des épithélioïdocytes du tact : connaître leur rôle en tant que récepteurs du sens du toucher.

› L'épiderme est la couche la plus superficielle de la peau. En contact direct avec le milieu extérieur, il assure l'essentiel des fonctions de protection de notre tégument contre les multiples agressions du milieu extérieur, afin de préserver son intégrité et celle des tissus et organes qu'il enveloppe.

Comme chez tous les animaux…

Mais il y a loin entre ce tissu aussi mince qu'une feuille de papier et la carapace de la tortue ou les écailles du lézard ! Souple et résistant à la fois, il s'est adapté au cours de la lente évolution biologique des espèces, à la vie de relation très développée de l'homme actuel.

1 Organisation de l'épiderme

1. Présentation générale : son épaisseur et ses deux faces

› L'épiderme a deux faces : une face superficielle (la surface cutanée) et une face profonde (la zone d'amarrage au derme).

➤ Épaisseur au niveau des paupières : 0,04 mm.

➤ Épaisseur au niveau des paumes et des plantes : 1 à 1,5 mm.

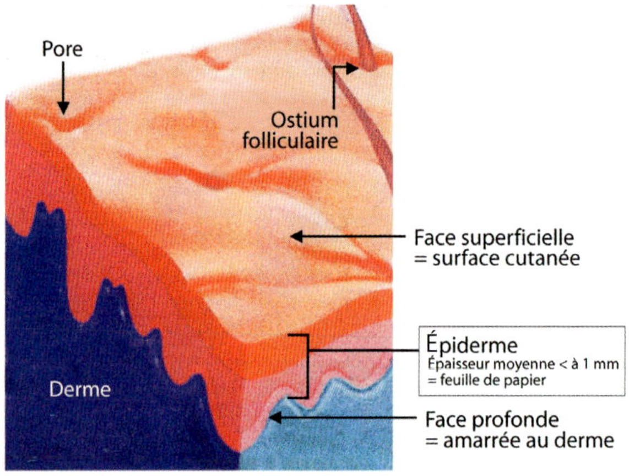

Fig. 13.1. Présentation générale de l'épiderme.

2. La surface cutanée

- **La surface cutanée n'est pas en contact direct avec l'extérieur :**
  - la surface cutanée est recouverte d'un mélange d'eau et de lipides qui constituent le **film hydrolipidique de surface**, étudié dans le chapitre 22 ;
  - la surface cutanée est colonisée par des micro-organismes qui composent la **flore cutanée**, étudiée dans le chapitre 10.
- **La surface cutanée n'est pas lisse :** elle est criblée de multiples orifices et présente un relief variable selon les régions corporelles.

➡ Les orifices

➤ L'orifice pilo-sébacé est aussi appelé ostium folliculaire (on dit un *ostium*, des *ostia*).

Les orifices pilo-sébacés

Les **orifices pilo-sébacés** sont des orifices d'où émergent les **poils** et par où s'écoulent le **sébum** et la **sécrétion des glandes apocrines**. Ils sont visibles à la loupe.

➤ Excrétion signifie élimination, évacuation.

Les pores

Les pores sont les orifices d'**excrétion** de la **sueur**. Ils ne sont vus qu'à l'aide du microscope.

Le relief de la surface cutanée

Il est représenté par l'association de dépressions de profondeur variable et de saillies.

Le réseau microdépressionnaire de surface (RmD)

Le RmD est un réseau de sillons plus ou moins profonds qui creusent la surface de l'épiderme et qui délimitent des plateaux de formes géométriques variées. Toute la surface cutanée est imprimée par cet aspect de mosaïque et ceci dès la naissance.

Le RmD constitue une « réserve » d'étirement : en se déplissant, il permet une extension de l'épiderme qui serait, seul, incapable de faire face aux tractions auxquelles il est soumis. Par voie de conséquence, il augmente la surface réelle de la peau et ainsi la surface d'échanges avec le milieu extérieur.

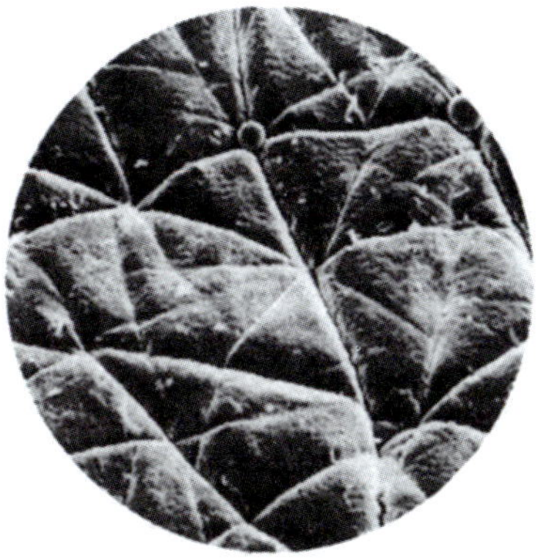

Fig. 13.2. Le RmD vu au microscope.

Les dermatoglyphes

Les dermatoglyphes (du grec *derma*, peau et *gluphê*, gravure) sont des crêtes séparées par des sillons, qui dessinent des figures courbes visibles à l'œil nu au niveau de la paume de la main et de la pulpe des doigts, où ils constituent les **empreintes digitales**.

On les observe aussi à la face plantaire du pied et des orteils, mais nulle part ailleurs.

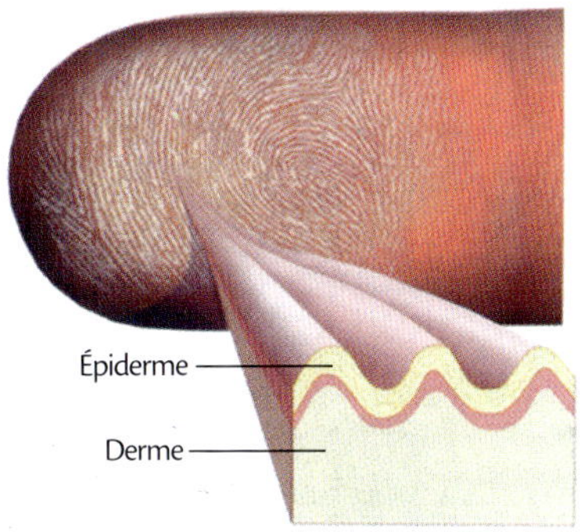

Fig. 13.3. Les dermatoglyphes sont des replis de l'ensemble de l'épiderme.

Les lignes de la main

Anatomiquement, les « lignes de la main » correspondent à des plis de flexion, c'est-à-dire des sillons plus ou moins profonds, creusés dans la peau par le jeu des multiples articulations des os de la main.

L'étude de l'organisation de ces sillons, variée à l'infini, est le fondement de la **chiromancie**. Un procédé de divination qui consiste à prédire les grandes orientations de la vie par l'observation de la « ligne de vie », de la « ligne de cœur » ou encore de la « ligne de tête ».

Cette activité, spécifiquement humaine, aurait plusieurs millénaires.

Les rides

Profondes de 100 µm à plusieurs millimètres, les rides sont des dépressions qui représentent le principal « marqueur » du vieillissement de la peau.

L'exposition au soleil creuse ces dépressions.

3. La face profonde de l'épiderme

› C'est la zone d'amarrage de l'épiderme et du derme, qui constitue la jonction dermo-épidermique.

Cette région de transition, qui se présente comme une ligne ondulée sur une coupe de peau, sera étudiée dans le chapitre 14.

2 Structure de l'épiderme

1. Présentation des quatre populations cellulaires de l'épiderme

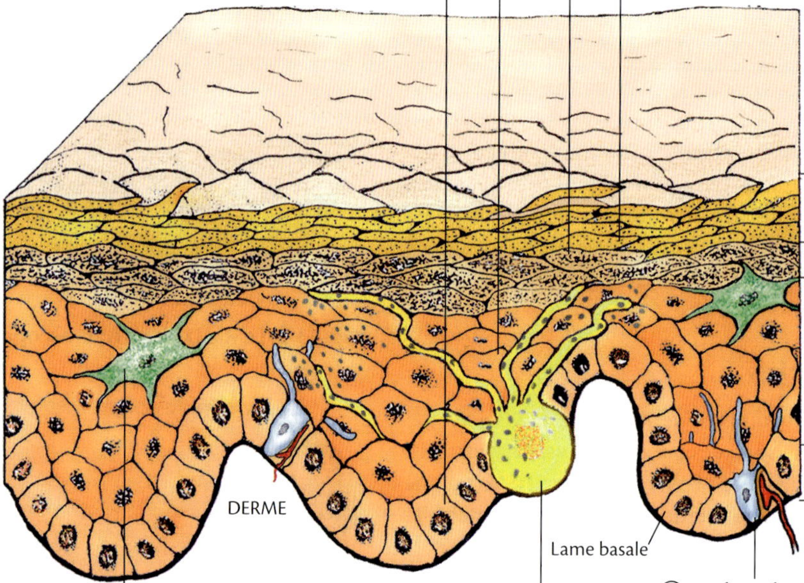

Fig. 13.4. Les quatre populations cellulaires de l'épiderme.

Tableau 13.1. Présentation des quatre populations cellulaires de l'épiderme.

Nom des cellules	Pourcentage dans l'épiderme	Localisation dans l'épiderme	Rôle	
1. Les kératinocytes	90 %	Répartition en quatre couches sur toute la hauteur de l'épiderme (a-b-c-d)	Fabriquent des protéines, les **kératines**, qui remplissent les cellules de la **couche cornée**	
2. Les macrophagocytes intraépidermiques	5 %	Au milieu de l'épiderme	Font partie du **système immunitaire**	Cellules dendritiques
3. Les mélanocytes	2 %	Entre les kératinocytes les plus profonds de l'épiderme	Produisent des pigments, les **mélanines**, qui colorent l'épiderme (+ poils et yeux)	Cellules dendritiques
4. Les épithélioïdocytes du tact	1 %	Entre les kératinocytes les plus profonds de l'épiderme	Récepteurs du sens du **toucher**	Cellules dendritiques

2. Étude histologique des kératinocytes

➡ Organisation des kératinocytes dans l'épiderme

- **Les kératinocytes forment un epithelium de revêtement, stratifié (formé de plusieurs couches de cellules), squameux (les cellules les plus superficielles sont plates), kératinisant (epithelium qui produit de la kératine).**
- **Les kératinocytes se répartissent en quatre couches superposées.**

Caractéristiques des différentes assises de cellules — **Morphologie des cellules**

4. La couche cornée
Couche la plus superficielle de l'épiderme. Formée de 5 à 10 couches de cellules, jusqu'à plusieurs centaines aux paumes et aux plantes. Elle est constituée de 2 ou 3 « sous-couches ».

Cellules extra-plates, véritables **écailles microscopiques nommées cornéocytes**.

3. La couche granuleuse
Elle est formée de 2 ou 3 couches de cellules. Elle apparaît au microscope comme une bande sombre.

Les kératinocytes sont très aplatis. La couche granuleuse doit son nom à la présence de granules dans son cytoplasme.

2. La couche épineuse
(anciennement corps muqueux de Malpighi)
Formée de 5 à 10 couches de cellules.

Les cellules s'aplatissent de plus en plus vers les couches superficielles.

1. La couche basale
Couche la plus profonde de l'épiderme faite d'une unique rangée de cellules implantées sur la lame basale.

Les cellules sont cuboïdes

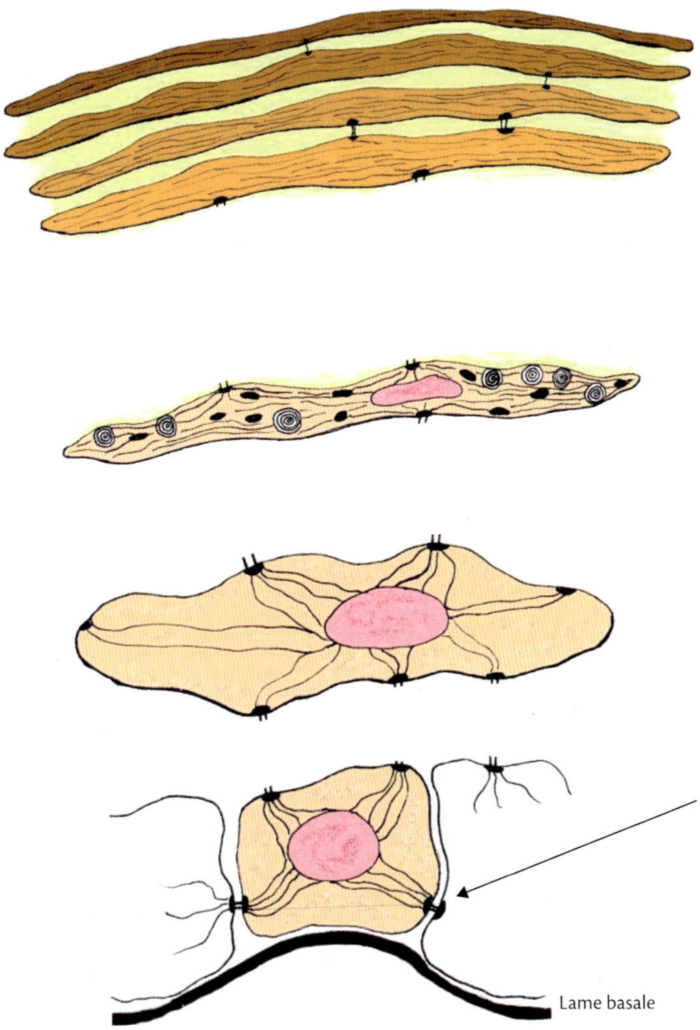

Fig. 13.5. Caractéristiques et morphologie des kératinocytes.
a. Desmosome : voir page 163.

Les « sous-couches » de la couche cornée
La couche cornée est formée de trois sous-couches, de la profondeur vers la surface : couche claire, couche compacte, couche desquamante. a) La ***couche claire*** *(ou couche brillante) : elle n'existe qu'au niveau des paumes et des plantes, où elle apparaît sous la forme d'une fine bande translucide (« qui laisse passer la lumière ») de deux ou trois couches cellulaires, située juste au dessus de la couche granuleuse. b) La* ***couche desquamante*** *: elle est épaisse de moins de 5 µm. A ce niveau, les cellules perdent leur cohésion avec les cellules voisines et sont abandonnées au monde extérieur. C'est le phénomène de la desquamation. c) La* ***couche compacte*** *est ainsi nommée par opposition à la couche desquamante. Ici, au contraire, les cellules cornées sont étroitement « soudées », formant une masse compacte.*

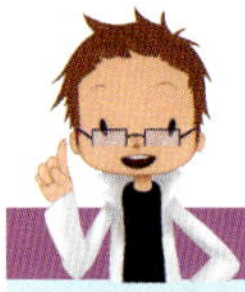

Info +

La structure de l'épithélium épidermique observée au microscope photonique et les schémas qui leur correspondent

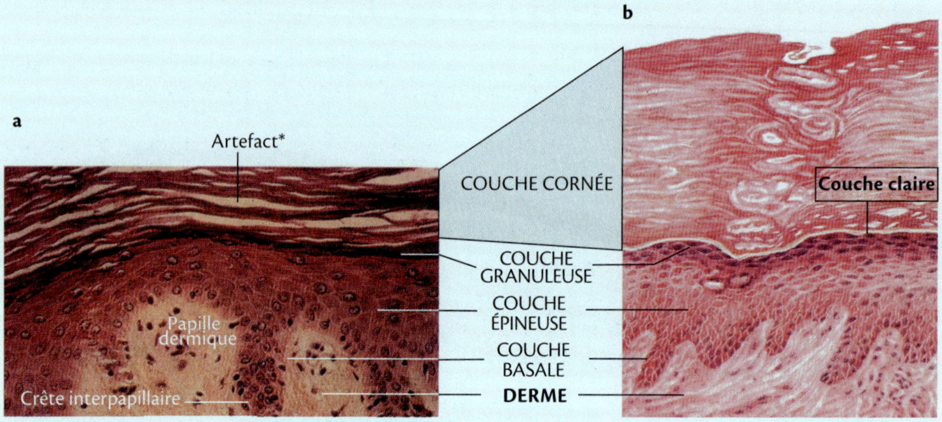

Fig. 13.6. Les vues au microscope.

a. Coupe de l'épithélium épidermique du dos tel qu'il est observé au microscope photonique à un faible grossissement (photographie : J. Kanikatis).

On compte 15 à 20 couches de cornéocytes au niveau de la peau du dos.

**Les plages blanches que l'on observe dans la couche cornée sont des artefacts, c'est-à-dire des altérations de structures dues à la préparation microscopique. Il s'agit ici de plages où les couches cellulaires ont été disjointes dans la couche cornée.*

b. Coupe de l'épiderme plantaire tel qu'il est observé au microscope photonique à un faible grossissement.

On remarque l'épaisseur de la couche cornée (300 couches cellulaires), qui varie donc avec les besoins : elle est de 8 à 20 µm, sauf aux paumes et aux plantes où elle est dix fois plus épaisse.

Au milieu, on observe le trajet du conduit sudorifère.

La couche brillante (ou claire) située juste au-dessous de la couche granuleuse, bien visible ici, n'est présente qu'au niveau des paumes et des plantes.

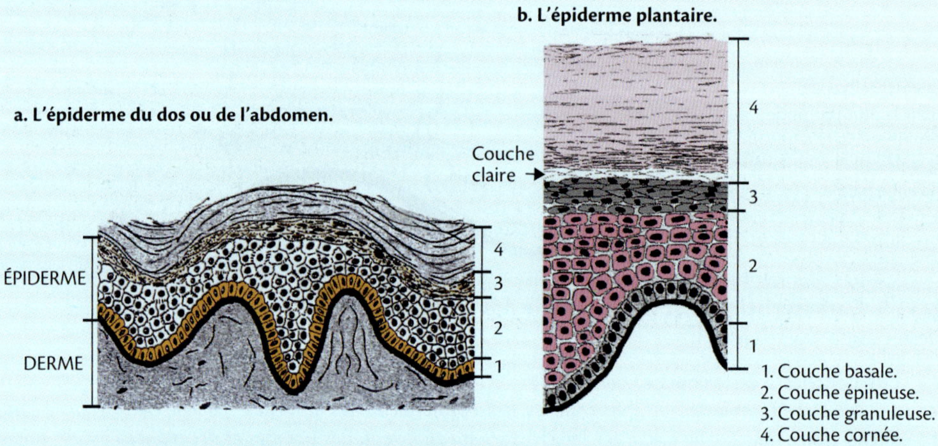

Fig. 13.7. Les schémas.

➡ Caractéristiques de la cellule cornée

La surface cutanée se présente comme un dallage de cellules, les **cornéocytes**, qui s'organisent comme les tuiles d'un toit. Ces cellules ont quatre caractéristiques exceptionnelles pour remplir leur fonction de protection…

1. La cellule cornée est **dépourvue de noyau** et d'organites cytoplasmiques.

2. La cellule cornée est remplie de **filaments de kératines**, agglutinés par un « **ciment** ».

3. La cellule cornée est entourée par une structure rigide, l'**enveloppe cornée.**
Très épaisse, elle est observée en dedans de la membrane plasmique, toujours présente.

4. Les cellules cornées sont solidarisées par un « **ciment** » **de nature lipidique** (céramides en particulier).

- Ils forment un dallage de cellules hexagonales qui s'assemblent comme les tuiles d'un toit.
- **Diamètre** : 25 à 45 µm.
- **Surface** : 750 à 1 200 µm². Un cornéocyte de surface « recouvre » 20 à 30 kératinocytes de la couche basale.
- **Épaisseur** : 0,25 à 0,5 µm.
- **Nombre au cm² et par couche** : 100 000.
- **Épaisseur des espaces entre les cornéocytes** : 0,1 µm.

> **Une cellule dépourvue de noyau est dite « anucléée ».**

> **Le mot kératine vient du grec *keras* qui signifie « corne ». Il existe des kératines dans le revêtement de tous les animaux.**

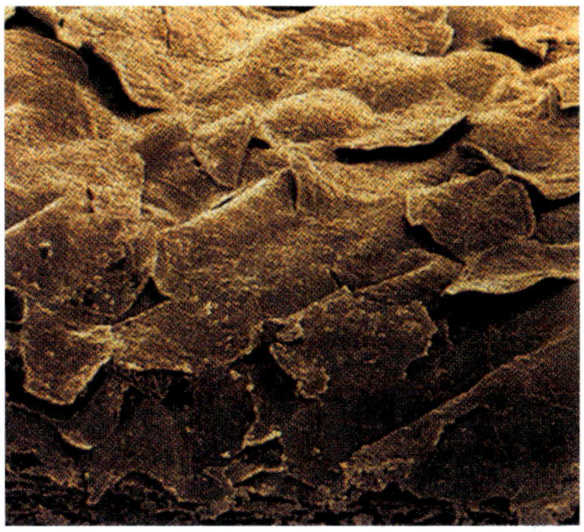

Fig. 13.8. Les cornéocytes de surface : comme des écailles microscopiques.

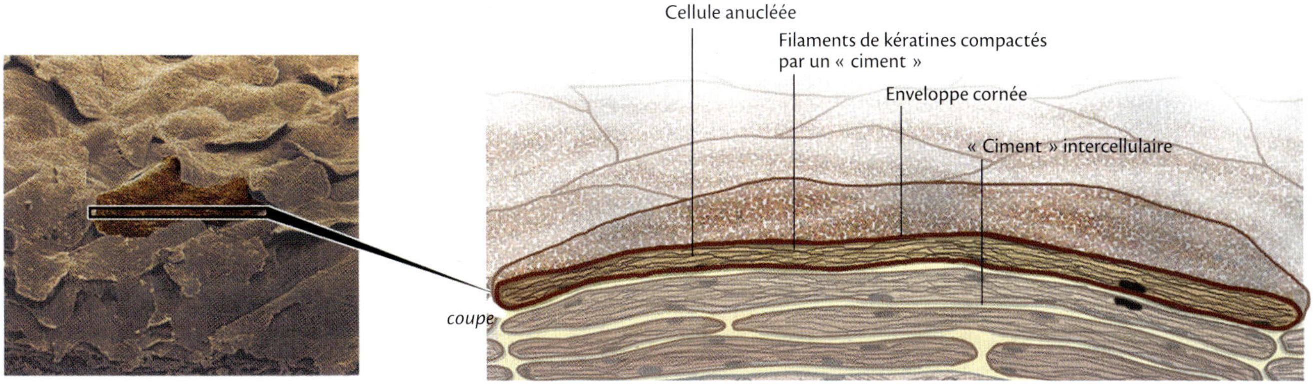

Fig. 13.9. Caractéristiques de la cellule cornée.

3. Étude histologique des mélanocytes

➡ Localisation des mélanocytes dans l'organisme humain

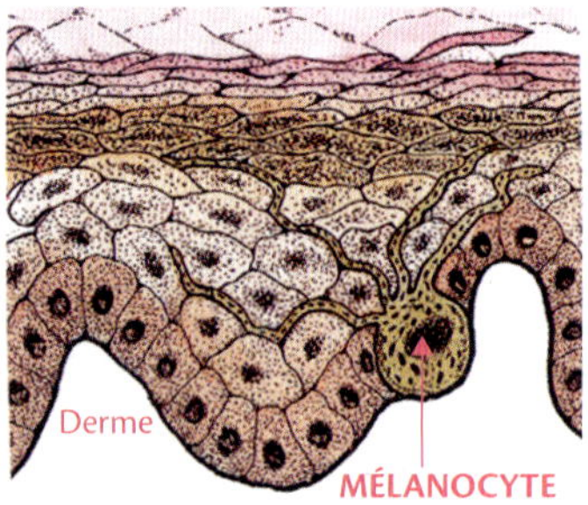

a. L'épiderme.

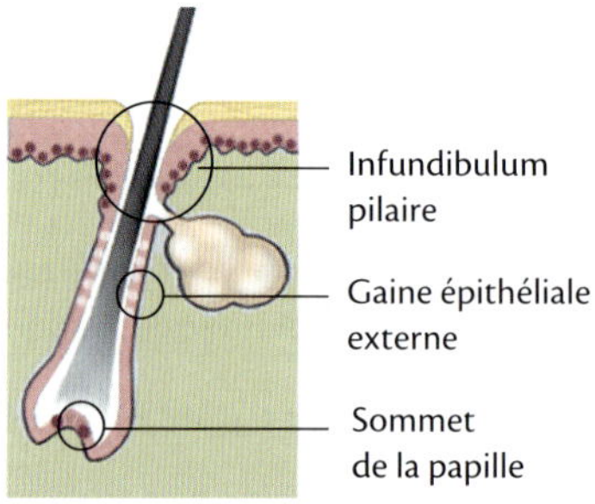

b. Le follicule pilo-sébacé.

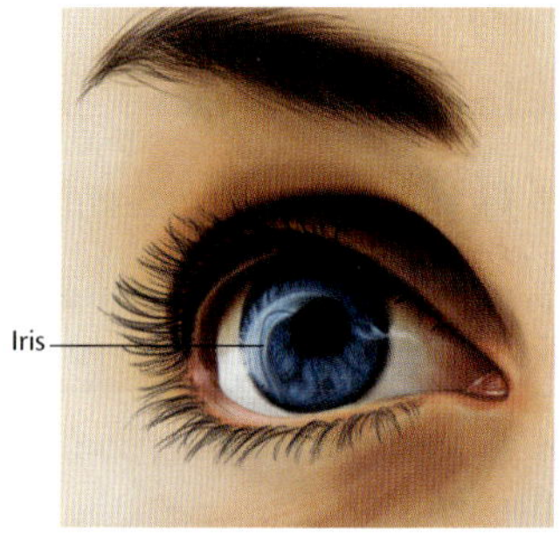

c. Œil (iris et choroïde).

Fig. 13.10. Localisation des mélanocytes dans l'organisme humain.

➡ Densité des mélanocytes dans l'épiderme

› À peu près la même partout.

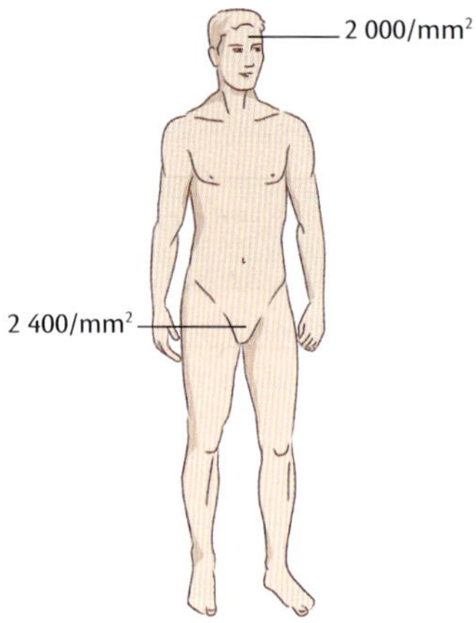

a. Chez les blancs, la densité moyenne des mélanocytes est de 1 500/mm². Avec quelques variations anatomiques…

› La couleur de la peau ne joue pas.

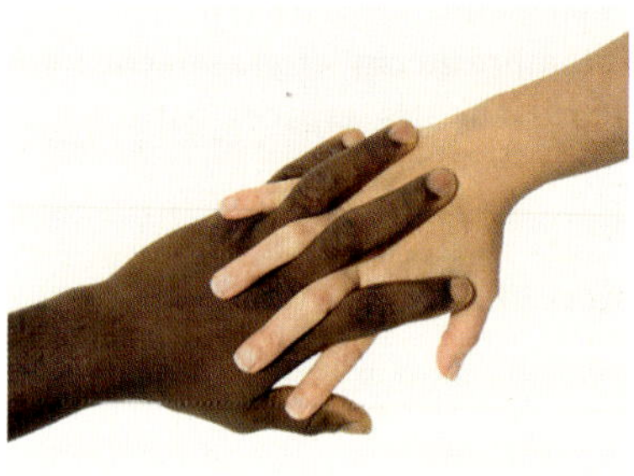

b. Les peaux sombres n'ont pas plus de mélanocytes dans leur épiderme que les peaux blanches.

› Le nombre de mélanocytes diminue avec l'âge.

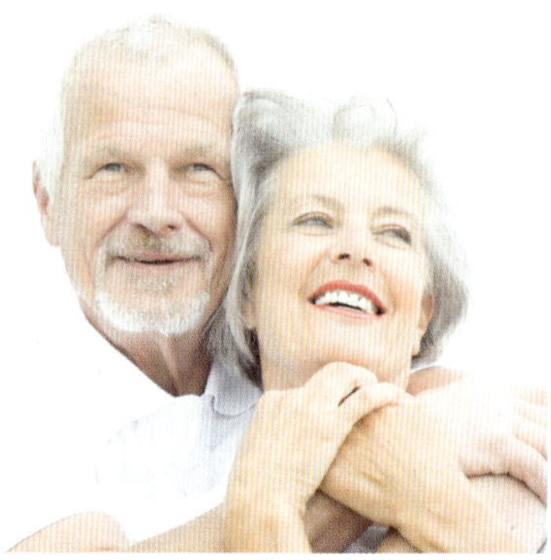

c. La diminution des mélanocytes est de 10 à 20 % tous les 10 ans. Elle est surtout nette après 40 ans au niveau des cheveux, ce qui explique leur grisonnement.

Fig. 13.11.

➡ Morphologie du mélanocyte et caractéristiques de sa structure

› **Le mélanocyte est une cellule de grande taille, qui présente des caractéristiques dans sa morphologie et dans sa structure.**

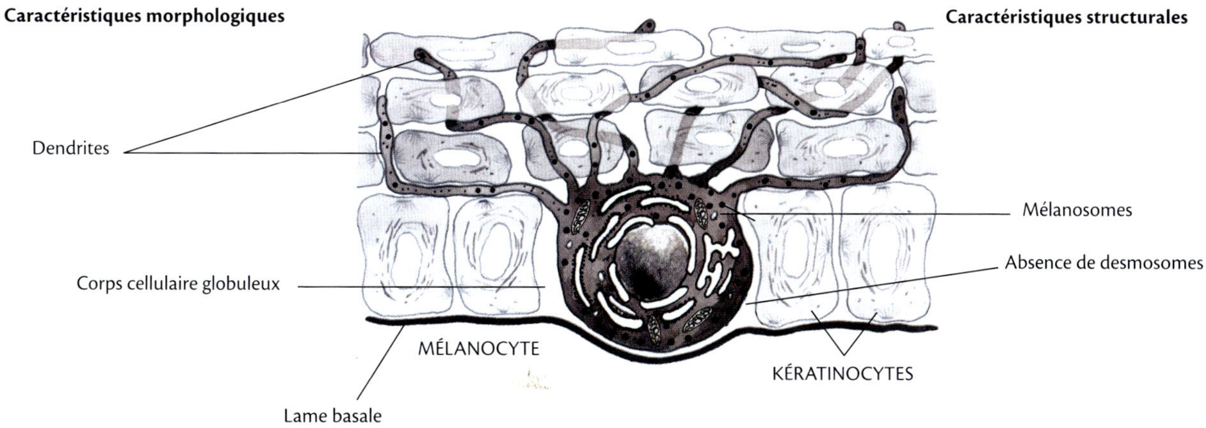

Fig. 13.12. Le mélanocyte au microscope.

Dendrites : prolongements de cytoplasme qui s'échappent du mélanocyte et qui s'insinuent entre les kératinocytes.
Mélanosomes : organites produits par les mélanocytes présents dans son cytoplasme.
Absence de desmosomes : le mélanocyte n'est pas « lié » aux kératinocytes voisins (pas de desmosomes).

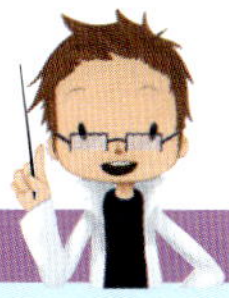

Bon à savoir

Les desmosomes

Les desmosomes sont des structures particulières qui permettent l'adhésion des cellules entre elles. Ces systèmes d'« attache » sont volontiers décrits comme des « boutons pression », ou comme des rivets, pour solidariser les cellules entre elles.

> ➤ Les phagocytes sont des cellules capables d'englober et de détruire diverses particules étrangères à l'organisme.
> ➤ Les macrophagocytes intraépidermiques sont également présents dans les epithelia de muqueuses (bouche, poumon, vessie, vagin).
> ➤ Pour assurer leur fonction, les macrophagocytes intraépidermiques sont des cellules mobiles.

> ➤ Très longues, les dendrites tissent un véritable filet dans la couche épineuse.
> ➤ Comme les mélanocytes, les cellules de Langerhans sont des cellules « libres », non « liées » aux kératinocytes par des desmosomes.

4. Étude histologique des macrophagocytes intraépidermiques (ex-cellules de Langerhans)

➡ Justification de l'appellation

❯ Les **macrophagocytes intraépidermiques** sont des cellules localisées dans l'épiderme (d'où le terme de « intraépidermiques »), spécialisées dans la capture (d'où le mot « **phagocyte** ») de grosses molécules (d'où « macro »).

➡ Localisation dans l'épiderme

❯ Partie moyenne de l'épiderme (couche épineuse).

➡ Morphologie : deux caractéristiques

- Corps cellulaire en forme d'étoile.
- Présence de **dendrites**.

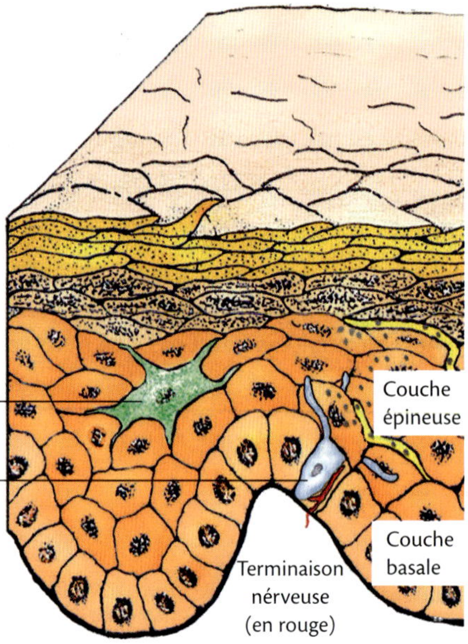

Fig. 13.13. Localisation des macrophagocytes intraépidermiques.

5. Étude histologique des épithélioïdocytes du tact (ex-cellules de Merkel)

➡ Justification de l'appellation

❯ « Épithélioïdocyte... » : ce sont des cellules de nature épithéliale ; « ... du tact » : qui ont une fonction dans le sens du toucher.

➡ Localisation

❯ Couche basale de l'épiderme.

> ➤ Les épithélioïdocytes du tact sont solidarisées avec les kératinocytes voisins par des desmosomes.

➡ Morphologie : trois caractéristiques

- Corps cellulaire de forme voisine de celle du kératinocyte basal.
- Présence de dendrites.
- Association constante à une terminaison nerveuse.

3 Physiologie de l'épithélium épidermique

1. Description du processus de kératogenèse ou kératinisation épidermique

› Le processus de kératogenèse est un processus de différenciation cellulaire aboutissant à la formation de cellules remplies de kératines, les cellules cornées.

› La kératogenèse comprend deux phénomènes simultanés : une **migration verticale** des cellules issues de la division des cellules basales et une **différenciation** de ces cellules au cours de leur voyage ascensionnel, pour aboutir à la formation de cellules cornées.

« La raison d'être de l'épiderme est de fabriquer la couche cornée. C'est sa mission biologique spécifique. »

Kligman

➤ **Différenciation** est pris ici dans le sens de « transformation ».

Info +

Trois notions pour comprendre

1. La peau constitue avant tout une barrière de protection mécanique entre l'organisme et le milieu extérieur. Cette fonction est réalisée principalement par la couche cornée. Mais les cornéocytes les plus superficiels sont rapidement « usés », brisés, rompus, par les agressions souvent traumatisantes du milieu extérieur. Il s'ensuit que les cellules cornées de la surface finissent par ne plus remplir leur tâche de protection et donc s'éliminent : chaque jour, la couche toute superficielle de cellules cornées se détache ainsi de la surface de l'épiderme.
C'est le phénomène de la **desquamation**, qui se traduit par une élimination de millions de cornéocytes isolés, ou par « écailles » de 2, 3 ou 4 cellules… qui deviennent un des constituants de la poussière domestique. Normalement imperceptible, on observe très bien ce phénomène lorsque la couche cornée, épaissie et… bronzée par le soleil, se détache, le temps des vacances passé.
2. Pour compenser cette perte permanente, l'épiderme se renouvelle perpétuellement : chaque fois qu'une cellule cornée s'élimine en surface, une cellule basale se divise en profondeur pour que le cornéocyte perdu soit immédiatement remplacé, tout cela se faisant selon un processus bien réglé.
3. Les kératinocytes de toutes les couches cellulaires de l'épiderme sont donc issus des divisions des cellules de la couche basale, et c'est bien la même cellule que l'on observe dans les différentes couches de l'épiderme.

➡ La migration

Chaque fois qu'une cellule cornée desquame à la surface de l'épiderme, une cellule basale entre en mitose juste au-dessous. La division de la cellule basale provoque ainsi la montée d'un « étage » de toutes les cellules situées au-dessus. Résultat : la cellule desquamante est immédiatement remplacée.

➡ La différenciation

Dès qu'il a atteint la première couche de la couche épineuse, le kératinocyte entame un processus de différenciation irréversible qui se traduit par des modifications de sa morphologie et de sa structure.

Évolution de la morphologie du kératinocyte au cours de sa migration

Au cours de sa migration, la cellule basale s'aplatit de plus en plus.
Cubique dans la couche basale, le kératinocyte s'aplatit dans la couche épineuse. Au-dessus, dans la couche granuleuse, il s'aplatit encore. À l'arrivée dans la couche cornée, noyau et organites cytoplasmiques ont disparu : la volumineuse cellule basale est devenue un cornéocyte, cellule morte, complètement aplatie et remplie de filaments de kératines.

Nature biochimique des kératines synthétisées

Les kératines sont des protéines fibreuses très résistantes qui remplissent les cellules les plus superficielles de l'épiderme pour construire notre « carapace », la couche cornée.

La kératogenèse : le film des événements

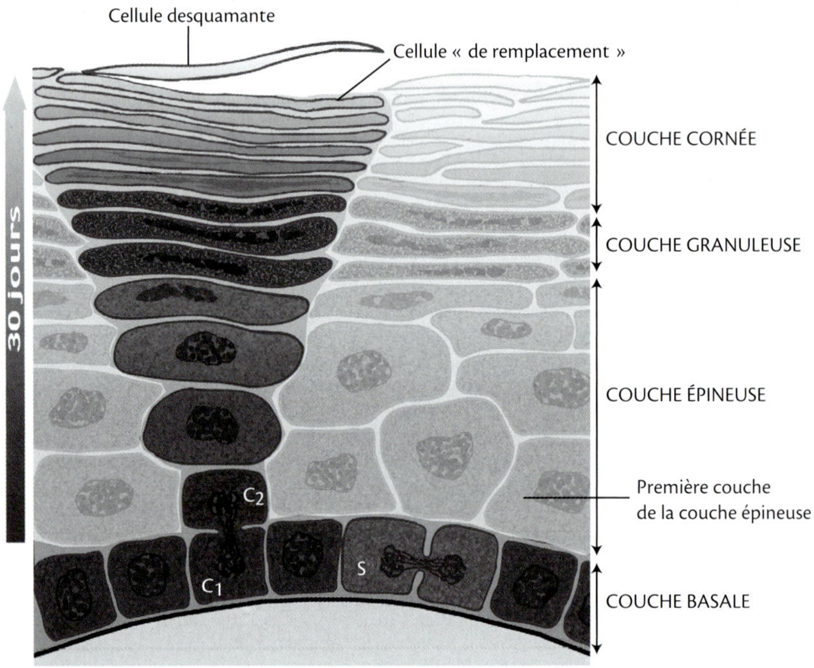

Fig. 13.14. La kératogenèse : un scénario bien réglé.
S est une cellule souche épidermique qui donne naissance à des cellules intermédiaires.

- **Seules les cellules basales ont le pouvoir de se diviser par mitose** : la division d'une cellule basale donne naissance à deux cellules filles dont l'une (C_1) reste en place dans la couche basale, tandis que l'autre (C_2), détachée de la portion supérieure de la cellule mère, se retrouve dans la première couche épineuse.
- **C_2 ne se multipliera plus mais va entreprendre une migration verticale et repousser vers la surface les cellules situées au-dessus.** En effet, C_1, qui est restée dans la couche basale, entreprend immédiatement une nouvelle mitose, laquelle provoque la montée d'un « étage » de C_2.
- **Le processus se poursuivra**, si bien que C_2, et d'autres cellules à sa suite, feront partie successivement des différentes couches de l'épiderme.

Temps de migration : c'est le temps qui s'écoule entre la naissance d'un kératinocyte dans la couche basale et son élimination. Il est de **30 jours** en moyenne. Ce qui signifie que tous les jours, une couche de cornéocytes desquame en surface, alors qu'une nouvelle couche cellulaire apparaît au fond de la couche cornée. Ce temps de migration est aussi le temps de renouvellement de l'épiderme (on parle de temps de « *turn-over* épidermique »).
Au cours d'une vie de 80 ans, l'épiderme est ainsi renouvelé un millier de fois !

› **Au cours de cette migration, la cellule se différencie : elle subit de profonds bouleversement dans sa morphologie et sa structure et produit la kératine.**

2. Fonctions de l'epithelium épidermique

L'epithelium épidermique participe de façon majeure à la plupart des fonctions de la peau, grâce à la couche cornée qu'il produit : protection contre les agressions extérieures, barrière contre les déperditions du milieu intérieur, une barrière qui n'est pas étanche. L'epithelium épidermique synthétise également la vitamine D sous l'action du soleil.

Fonction de protection contre les agressions du monde extérieur : la couche cornée en première ligne

La couche cornée : un bouclier contre les agressions mécaniques et contre les micro-organismes

La couche cornée est soumise à des **stress mécaniques** continus : distension aux articulations, dépressions ou frottements lors des traumatismes…
Elle doit les amortir afin de préserver son intégrité et celle des tissus et organes qu'elle enveloppe. La couche cornée limite également l'entrée de **substances extérieures** (pollutions) à l'organisme.
La couche cornée oppose une première ligne de défense contre les **micro-organismes**. Par contre, une blessure ouvre la porte à l'infection.

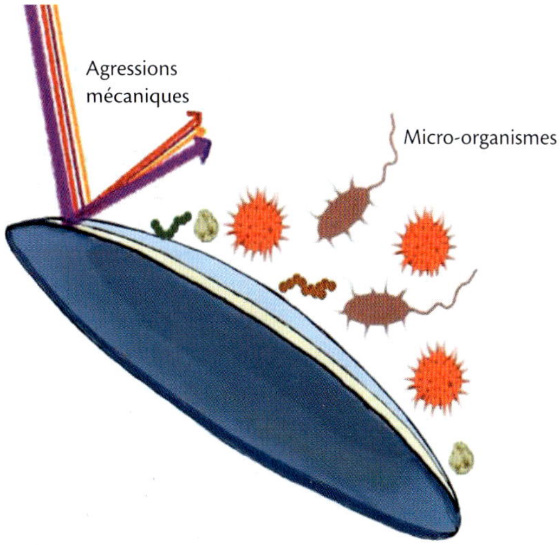

Fig. 13.15. La couche cornée : un bouclier contre les agressions mécaniques et les micro-organismes. (Élie Debreuve, d'après Delphine Bailly/Ingrid Leroy)

Protection contre les UV : la couche cornée se comporte comme une ombrelle !

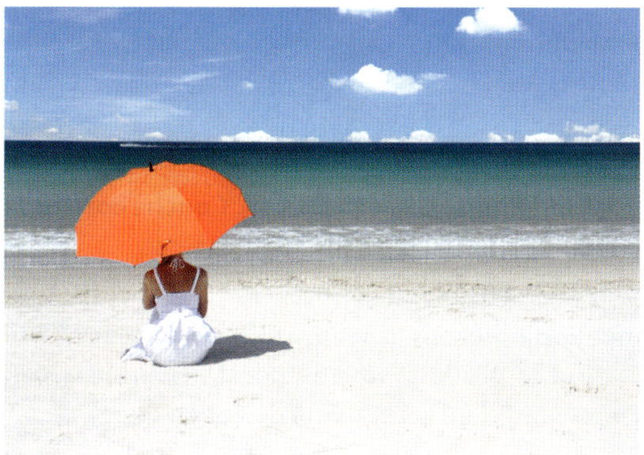

Fig. 13.16. La couche cornée : une ombrelle contre les UV.

Le rôle photoprotecteur de la couche cornée est largement démontré par le fait que l'on n'observe jamais de coup de soleil au niveau des paumes et des plantes, où elle est particulièrement épaisse. Mais il existe dans l'épiderme un autre dispositif de protection très sophistiqué : les mélanines produites par les mélanocytes.

➡ Fonction de barrière de protection du milieu intérieur : encore la couche cornée !

- La couche cornée s'oppose à la fuite de l'eau du milieu intérieur dans l'atmosphère. Son absence laisse fuir l'eau (et les autres constituants extracellulaires). L'imperméabilité de la couche cornée à l'eau n'est pas totale. Il existe une « **perte insensible d'eau** » **(PIE)**, un phénomène passif : l'eau libre contenue dans le derme se déplace vers la surface. Après avoir traversé la couche cornée, elle s'évapore dans l'atmosphère ambiante. Elle est évaluée à 300-400 mL/jour.
- La couche cornée s'oppose à la fuite des protéines et des électrolytes du milieu intérieur.

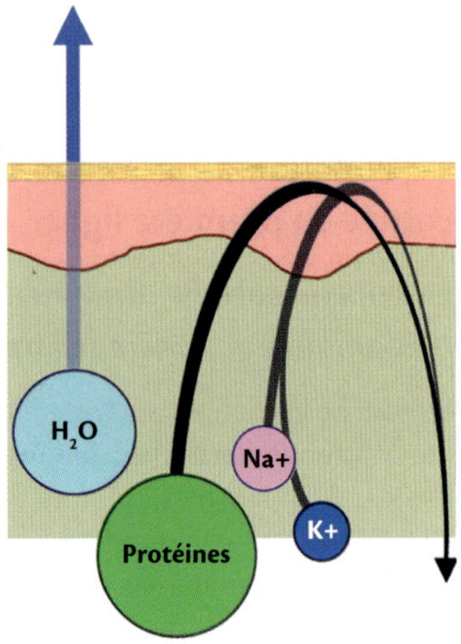

Fig. 13.17. La couche cornée s'oppose à la fuite des structures biochimiques du milieu intérieur.

➡ La couche cornée n'est pas une barrière impénétrable

« Elle réalise le prodige d'être une frontière simultanément fermée et ouverte. »[1]

La couche cornée est une zone d'échanges gazeux : le problème de la « respiration cutanée »

L'homme ne « respire » pas par la peau comme les batraciens. Par contre, une partie des échanges respiratoires des **cellules épidermiques** s'effectue directement à travers la couche cornée : le CO_2 qui provient du métabolisme des cellules épidermiques est éliminé de cette manière, directement à travers la couche cornée.
La pénétration de l'O_2 par cette voie n'est pas démontrée.

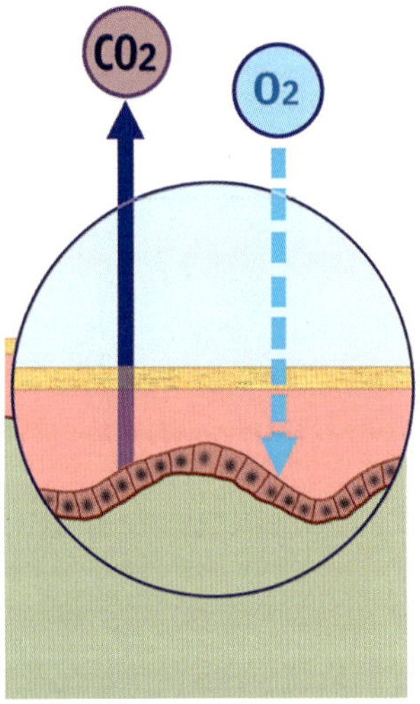

Fig. 13.18. Couche cornée et échanges gazeux.

➤ La cornée, « verre de montre » recouvrant l'œil, est la seule structure du corps qui « respire » directement l'oxygène de l'air ambiant puisqu'elle ne reçoit aucun vaisseau sanguin pour l'oxygéner.

La couche cornée est perméable à de nombreuses substances : le problème de l'absorption cutanée

Il est aujourd'hui bien admis que la peau est perméable à de nombreuses substances exogènes.
Cette particularité fait que la peau est utilisée aujourd'hui comme voie d'accès à des médicaments ou d'autres substances dans l'organisme.
Une notion importante : la fonction « barrière » de la peau vis-à-vis de la substance appliquée est exclusivement remplie par la couche cornée. Les autres structures sont parfaitement perméables.

➤ Pour nommer l'action d'une substance (médicament en particulier) sur tel ou tel système de l'organisme, on parle d'« effet systémique ».

❯ L'absorption cutanée consiste, pour une substance appliquée sur la peau, à diffuser à travers l'épiderme pour atteindre le derme et l'hypoderme (où elle produira un effet local), et/ou pénétrer dans la circulation sanguine (pour produire un effet sur tel ou tel système de l'organisme).

1 Alexis Carrel.

L'épiderme synthétise la vitamine D sous l'effet des UVB du soleil

Voir chapitre 24, « Effets biologiques du soleil sur la peau ».

Bon à savoir

Absorption cutanée : les voies de passage et les facteurs qui l'influencent

Parmi les **trois voies possibles** pour que la substance appliquée sur la peau atteigne le derme, la voie transcellulaire est la voie privilégiée. En effet, la surface d'absorption des annexes cutanées ne représente que 1 % de la surface cutanée et les espaces intercellulaires pas plus de 0,4 % de la section cutanée.

Facteurs qui influencent l'absorption cutanée

- Une peau lésée, irritée, enflammée est plus perméable.
- Une peau très hydratée est plus pénétrable.
- Les petites molécules ont plus de facilité à pénétrer.

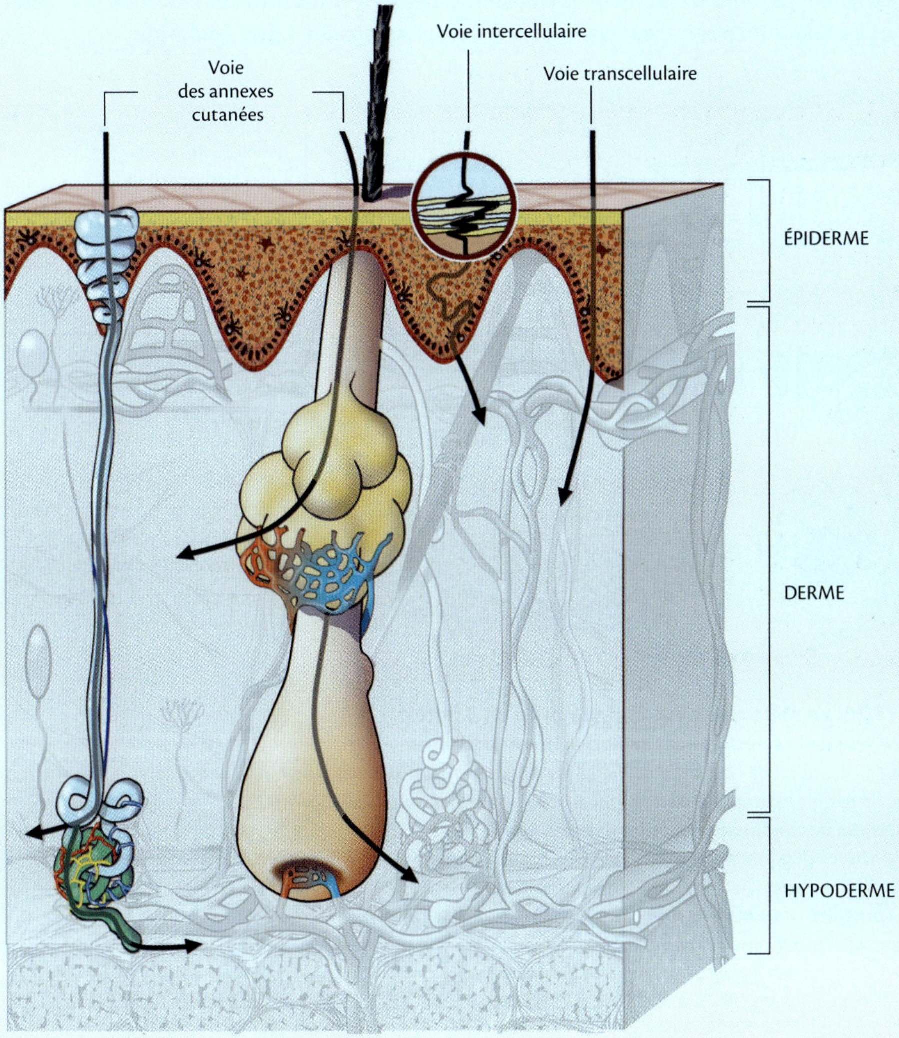

Fig. 13.19. Les voies de l'absorption cutanée.

3. Physiologie du mélanocyte

➡ La synthèse des mélanines ou mélanogénèse

› La mélanogénèse est un processus biologique destiné à colorer la peau, les poils et les yeux. Cette fonction est assurée par les mélanocytes, qui produisent des pigments, les mélanines, et les distribuent dans l'épiderme, à la base des poils et des yeux.

Les mélanines

› Une autre variété de mélanines a été isolée des cheveux roux, les trichochromes, qui appartiennent au groupe des phaéomélanines.

Les **mélanines** sont des **pigments**, dont on distingue deux groupes, en fonction de leur structure chimique et de leur couleur :

- les **eumélanines**, pigments marron noir, qui donnent des **couleurs sombres** ;
- les **phaéomélanines**, pigments jaune-orangé, qui sont responsables des **couleurs claires**.

Les trois étapes de la mélanogenèse

› Les mélanines sont produites dans les mélanosomes à partir d'un acide aminé, la tyrosine, en présence d'une enzyme, la tyrosinase.

› Lorsqu'ils sont remplis de pigment, les mélanosomes sont transférés aux kératinocytes voisins qui font eux-mêmes migrer le pigment au cours de leur ascension dans l'épiderme.

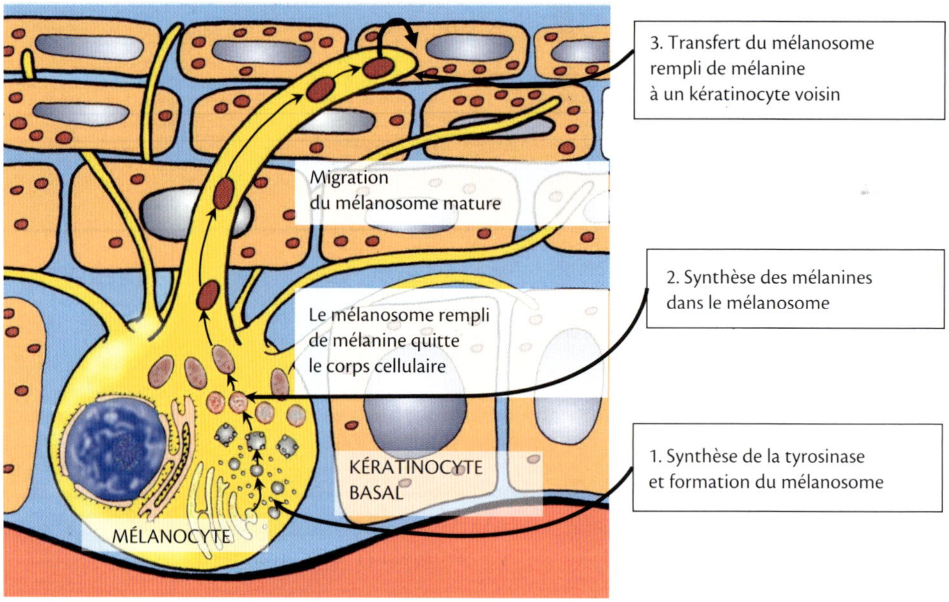

Fig. 13.20. La mélanogenèse : un scénario en 3 actes.
1. Synthèse de la tyrosinase et formation du mélanosome
Lorsqu'il s'échappe de l'appareil de Golgi, le mélanosome est une vésicule ronde et incolore, qui contient, sous la forme de petites vésicules, l'enzyme indispensable à la synthèse des pigments.
2. Synthèse des mélanines dans le mélanosome
La synthèse des mélanines se fait dans les mélanosomes : eumélanosomes (pour les eumélanines), phaéomélanosomes (pour les phaéomélanines). Leur structure se modifie au fur et à mesure qu'avance la synthèse.
3. « Transfert » du mélanosome rempli de mélanine à un kératinocyte voisin
Lorsque le mélanosome est complètement rempli de eu- ou de phaéomélanine, il migre dans une dendrite. Au bout de la dendrite, il sera transféré à un kératinocyte voisin. Un mélanocyte prend en charge 36 kératinocytes.

Unité épidermique de mélanisation (UEM) = 1 mélanocyte + 36 kératinocytes

Devenir des mélanosomes transférés dans les kératinocytes

› Dans les kératinocytes, les **mélanosomes** vont suivre leur migration dans l'épiderme, mais leur destinée n'est pas la même pour tous :

- chez les sujets à peau noire, les mélanosomes, assez gros, sont encore intacts dans les cornéocytes ;
- dans les peaux claires, les mélanosomes se désintègrent dans la couche épineuse et sont donc absents des couches superficielles ;
- dans les peaux intermédiaires (asiatiques), les mélanosomes se maintiennent jusque dans la couche granuleuse.

> **Au niveau des poils et des cheveux, les mélanosomes ne se désintègrent pas, ce qui explique la persistance de leur couleur jusqu'à leurs extrémités.**
>
> **Chez les albinos (voir Partie 3 « Dermatologie »), les mélanocytes sont bien présents mais ils sont incapables de synthétiser la tyrosinase. Résultat : peau, poils et cheveux sont totalement blancs.**

➡ Rôles des mélanines

La couleur de la peau

› Le nombre et la taille des mélanosomes, leur distribution dans l'épiderme et surtout la qualité des mélanines synthétisées, distinguent les peaux blanches et les peaux sombres.

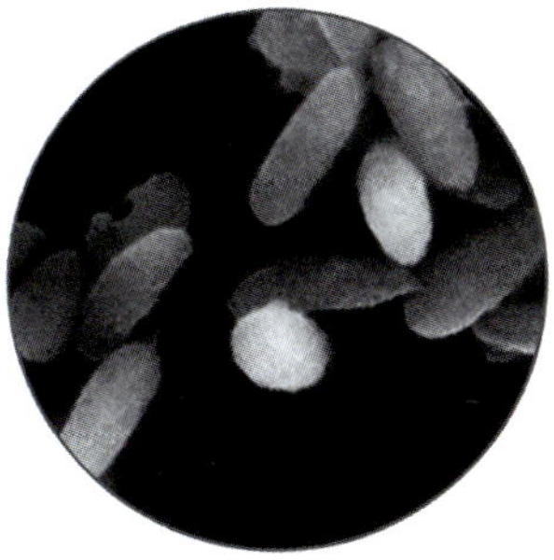

Fig. 13.21. Eumélanosomes (ovoïdes) et phaéomélanosomes (ronds) au microscope électronique à balayage.

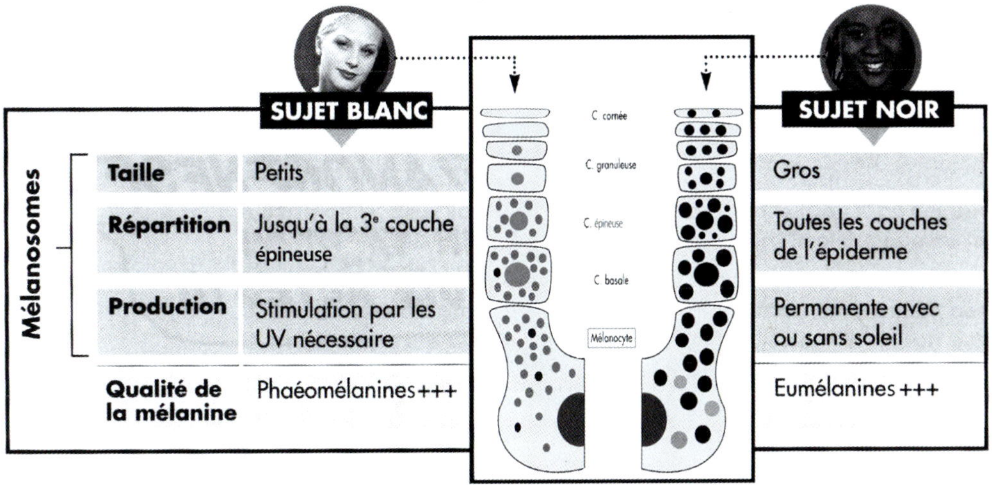

Fig. 13.22. Les paramètres qui déterminent la couleur de la peau.

Que l'on soit noir ou blanc de peau, les kératinocytes contiennent des eumélanosomes et des phaéomélanosomes, mais en proportions différentes : de 25 à 125 pour les couleurs les plus claires (surtout des phaéomélanosomes), jusqu'à 600 pour les plus foncées (qui sont surtout des eumélanosomes).
C'est surtout la **qualité du pigment** qui détermine les mille nuances de couleurs de la peau et des cheveux qui existent dans la nature, ethniques et individuelles.
Chacun d'entre nous produit les deux sortes de mélanines et la couleur de la peau est le résultat d'un mélange de phaéomélanines et d'eumélanines dont les rapports quantitatifs sont déterminés génétiquement.

La protection naturelle contre le soleil

› La « barrière » mélanique est un dispositif de protection fondamental du matériel génétique des kératinocytes contre le rayonnement UV du soleil, les eumélanines assurant beaucoup mieux ce rôle que les phaéomélanines.

4. Physiologie du macrophagocyte intraépidermique

› Les macrophagocytes intraépidermiques (ex-cellules de Langerhans) sont des cellules qui font partie du système immunitaire.

5. Physiologie des cellules de Merkel

› En rapport avec des terminaisons nerveuses de type sensitif, les cellules de Merkel sont des récepteurs du sens du toucher.

Info +

Les cellules de Langerhans : des cellules sentinelles

Une particularité de la peau est son exposition permanente à une infinie variété d'espèces moléculaires qui, après avoir pénétré dans l'organisme, sont capables de stimuler le système immunitaire : les **antigènes**. Ces molécules étrangères peuvent provenir de micro-organismes qui ont pénétré dans la peau en cas de blessures. Ce sont aussi des métaux ou des produits chimiques simples qui ont pu traverser la couche cornée.
Lorsqu'un antigène pénètre dans l'épiderme, les cellules de Langerhans deviennent les acteurs essentiels de la défense immunitaire dans un processus parfaitement réglé.

1. Grâce à leur réseau de dendrites, les cellules de Langerhans captent les antigènes.
2. Les cellules de Langerhans quittent ensuite l'épiderme, traversent la lame basale, migrent par les voies lymphatiques jusqu'aux nœuds lymphatiques les plus proches, où séjournent d'autres cellules du système immunitaire, les lymphocytes T.
3. Au niveau des nœuds lymphatiques, les cellules de Langerhans transmettent l'information aux lymphocytes T, qui vont garder la mémoire de cet antigène pour une réponse adaptée à son intrusion dans l'organisme lors d'un deuxième contact.

› Les cellules de Langerhans apparaissent donc comme des cellules sentinelles, informant en permanence notre organisme de la présence d'antigènes dans notre environnement.

Info +

Langerhans : un observateur de génie

En 1868, Paul Langerhans est un jeune étudiant en médecine berlinois de 21 ans, lorsqu'il découvre dans l'épiderme des cellules munies d'« extensions élégantes ». Des cellules qui immortaliseront son nom…
Une année est à peine écoulée lorsqu'il décrit dans le pancréas des groupes cellulaires formant les « îlots de Langerhans », appellation immédiatement adoptée par les histologistes contemporains. Peu après, l'infatigable chercheur met en évidence la couche granuleuse de l'épiderme. On est en 1873. Langerhans, atteint d'une tuberculose pulmonaire, doit abandonner sa fonction de professeur à l'Université de Freiburg.
Après sa mort, en 1888, la cellule de Langerhans tombera dans l'oubli et c'est seulement un siècle plus tard, à partir de 1969, qu'elle sera… redécouverte, et prendra le nom de macrophagocyte intraépidermique.

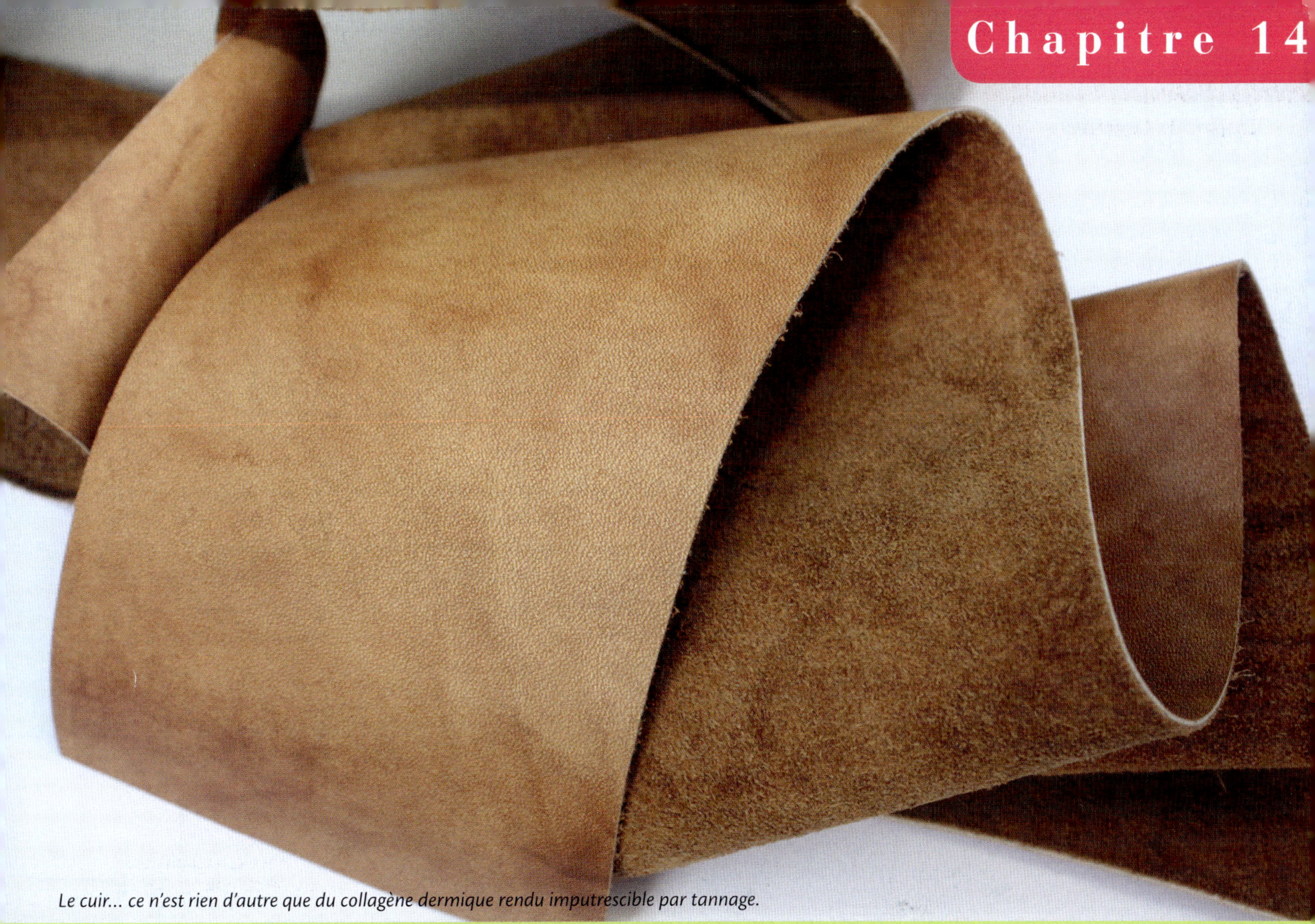

Le cuir… ce n'est rien d'autre que du collagène dermique rendu imputrescible par tannage.

Le derme

Savoirs à acquérir

- **La jonction dermoépidermique (JDE) :**
  - savoir expliquer l'aspect ondulé de la JDE ;
  - connaître les deux rôles essentiels de la JDE.
- **La structure du derme :**
  - connaître le type de tissu auquel appartient le derme ;
  - savoir distinguer le derme papillaire et le derme réticulaire.
- **Les rôles du derme.**

› Le derme est un tissu conjonctif qui constitue l'essentiel de l'épaisseur de la peau.
› Richement vascularisé et innervé, il est le sol d'implantation des annexes cutanées.
› Le derme est séparé de l'épiderme par une structure d'amarrage des deux tissus, la jonction dermo-épidermique.

1 La jonction dermo-épidermique (JDE)

1. La structure de la JDE

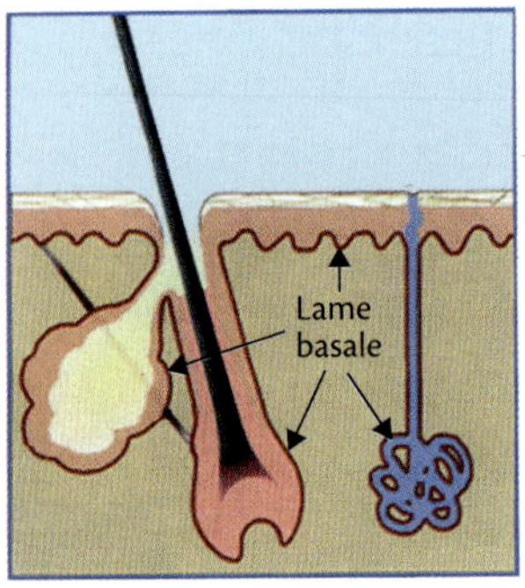

Fig. 14.1. La lame basale se continue autour des annexes.

› Au microscope photonique, la JDE n'est pas rectiligne mais apparaît comme une zone ondulée qui sépare l'épiderme du derme. Sa structure essentielle est la lame basale.

› L'aspect ondulé de la JDE est dû au fait que la face profonde de l'épiderme est creusée d'une multitude de dépressions par des cônes de derme, nommés papilles dermiques, qui viennent « s'imbriquer » dans la face profonde de l'épiderme.

La JDE s'interrompt au passage des conduits sudorifères des glandes sudoripares eccrines, mais se continue autour d'elles et des appareils pilo-sébacés, où sa structure est identique.

D'une épaisseur de 100 nm, la JDE est une région complexe élaborée conjointement par les kératinocytes basaux de l'épiderme et par les cellules conjonctives du derme (fibroblastes).

2. Les deux rôles essentiels de la JDE

➡ La JDE assure la cohésion entre le derme et l'épiderme

› Les papilles dermiques solidarisent les deux tissus.

➡ La JDE est une surface d'échanges entre le derme et l'épiderme

› La JDE se laisse traverser par les cellules de Langerhans, lors de processus immunologiques.

› La JDE se comporte comme un « tamis » entre le derme et l'épiderme.

Elle permet le passage de l'eau, d'électrolytes, d'éléments nutritifs du derme vers l'épiderme et, en sens inverse, des déchets du travail cellulaire (CO_2, urée...).

Les papilles dermiques augmentent considérablement la surface de la JDE.

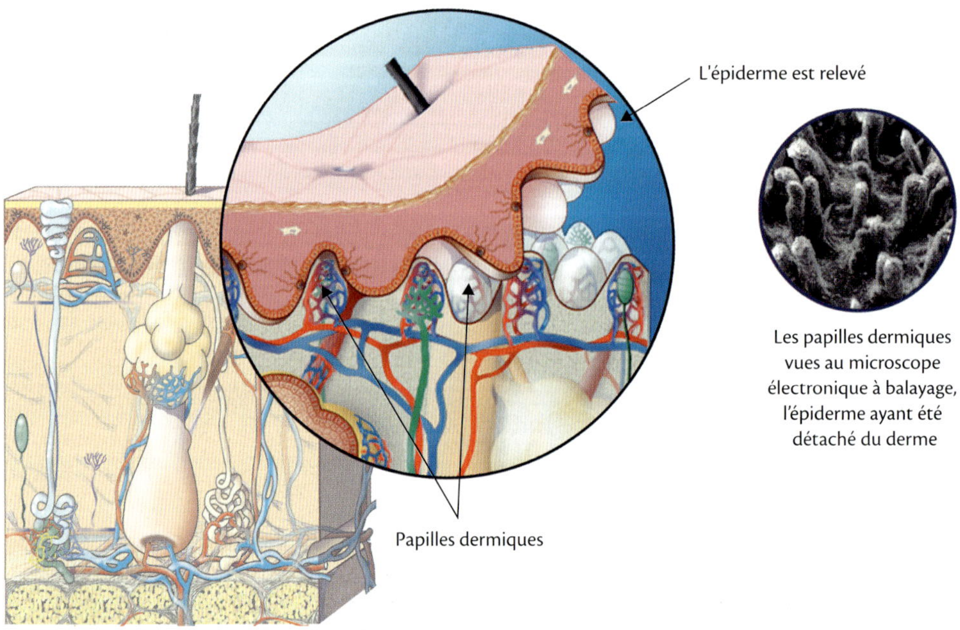

Fig. 14.2. La jonction dermoépidermique et les papilles dermiques.

2 Le derme

1. Architecture générale

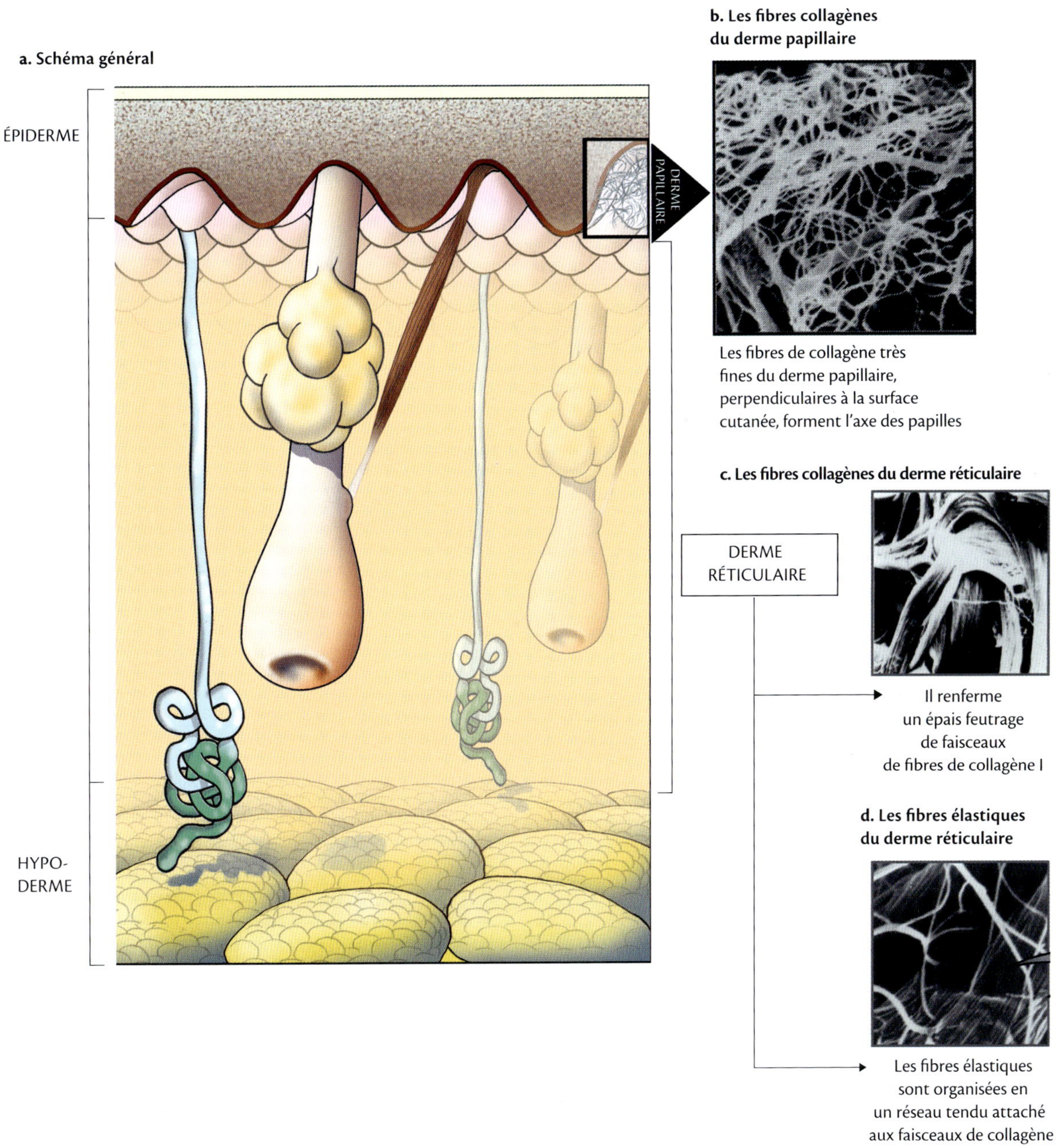

Fig. 14.3. Les deux étages du derme.

- L'épaisseur du derme varie considérablement en fonction de la région anatomique :
  - épaisseur maximale au niveau du dos ;
  - épaisseur minimale aux paupières.
- Pour une même région, le derme est toujours plus fin chez la femme que chez l'homme.
- La structure varie en fonction de la profondeur et on distingue deux régions :
  - le **derme superficiel ou papillaire**, représenté par les papilles dermiques ;
  - le **derme réticulaire** (ou chorion), au-dessous, 10 à 20 fois plus épais.

2. Les constituants du derme

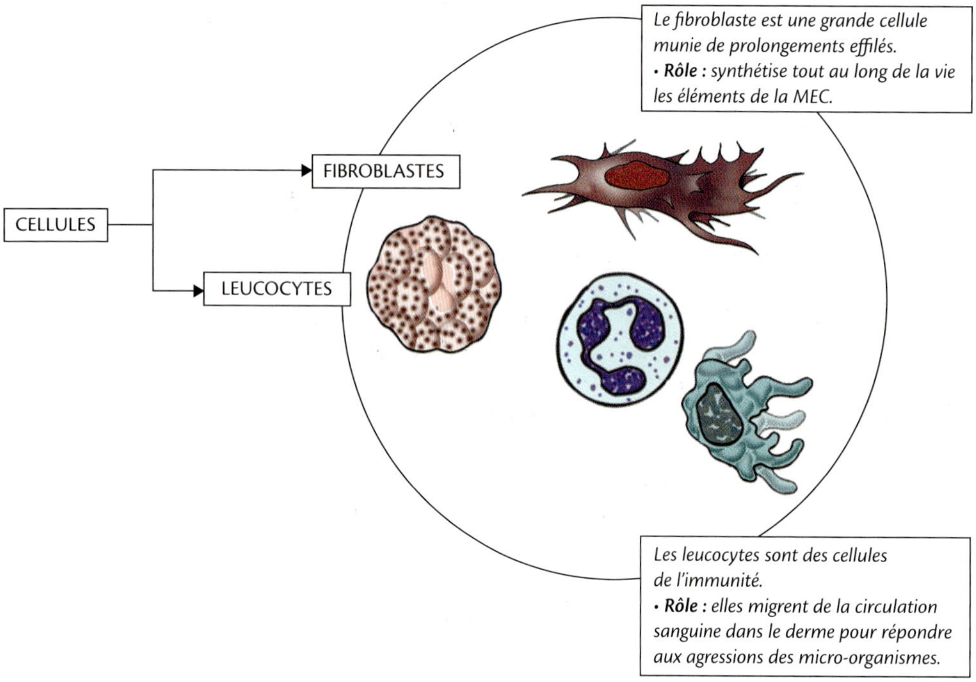

L'essentiel

Comme tous les tissus conjonctifs, le derme est constitué de :

- cellules (fibroblastes et leucocytes) ;
- dispersées dans une substance intercellulaire abondante : la matrice extracellulaire (MEC) contenant des fibres et une substance fondamentale

MATRICE EXTRA-CELLULAIRE (MEC)

- FIBRES
  - collagènes : *Elles forment de longs et épais rubans sinueux, constitués d'une protéine fibreuse, le collagène.*
    *• **Rôle :** les fibres de collagène donnent sa résistance mécanique au derme.*
  - élastiques : *Elles forment un réseau dans toutes les directions de l'espace de fibres très fines, reliées entre elles.*
    *• **Rôle :** élasticité du derme.*
- SUBSTANCE FONDAMENTALE
  - eau : *La peau contient 1/5 de la totalité de l'eau extracellulaire de l'organisme humain, dont 80 % est localisé dans le derme.*
    *• **Rôle :** l'eau du derme, « gonfle » ce tissu, ce qui donne sa « tonicité » et sa fermeté à la peau.*
  - macromolécules : *Parmi les macromolécules du derme existent les glycosaminoglycanes (GAGs)*
    *• **Rôle** des glycosaminoglycanes : elles « fixent » l'eau dans le derme pour lui donner sa « tonicité ».*

Fig. 14.4. Les constituants du derme.

3. Les rôles du derme

Tableau 14.1. Les rôles du derme.

Rôles	Structures dermiques responsables
1. Soutien de l'épiderme	**Fonction assurée par le derme réticulaire** Le derme réticulaire est la véritable charpente de la peau, compressible, extensible et élastique, grâce aux composants de la MEC (fibres, macromolécules).
2. Protection contre les agressions mécaniques	**Fonction assurée par le derme réticulaire** Le derme réticulaire **amortit les chocs** et protège les structures qu'il contient. Fonction rendue possible grâce à sa forte **résistance mécanique**, assurée par le réseau dense de **fibres de collagène**, bien illustrée par la solidité du cuir, qui n'est autre que du collagène dermique rendu imputrescible par tannage. Les fibres élastiques rendent le derme compressible.
3. Nutrition de l'épiderme qui n'est pas vascularisé	**Fonction assurée par le derme papillaire** Le derme papillaire contient des capillaires sanguins et lymphatiques. C'est là que s'effectuent les échanges métaboliques avec l'épiderme.
4. Rôle immunitaire	**Fonction assurée par les leucocytes présents dans le derme** Tout le bataillon des leucocytes est présent dans le derme pour assurer une défense de première ligne.
5. Réservoir d'eau de l'organisme	**Fonction assurée par les macromolécules (GAGs) du derme**

Info +

L'eau dans la peau

Données quantitatives

La peau contient **1/5e de la totalité de l'eau de l'organisme humain**, proportion importante qui lui confère un rôle de « réservoir ».

Les différents états de l'eau dans le derme

On distingue :

- l'eau « liée » aux glycosaminoglycanes, molécules qui agissent comme des éponges qui captent l'eau ;
- l'eau « libre » qui est mobilisable. Elle se propage dans le derme, traverse la JDE, chemine dans le bloc massif de l'épiderme, et enfin s'évapore à la surface de la peau. Ce flux d'eau représente la **perte insensible d'eau** (PIE).

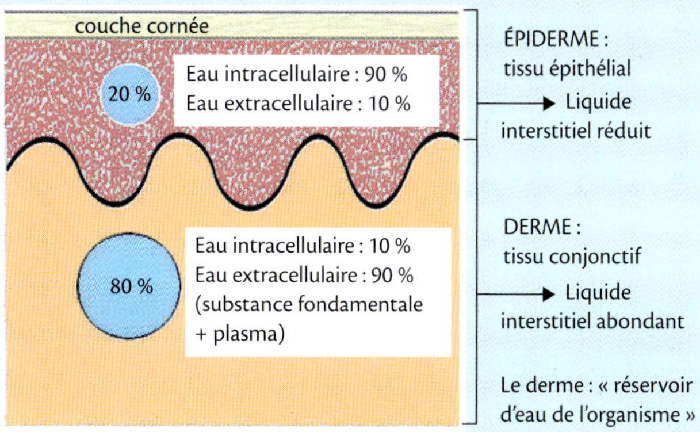

Fig. 14.5. Répartition de l'eau dans la peau.

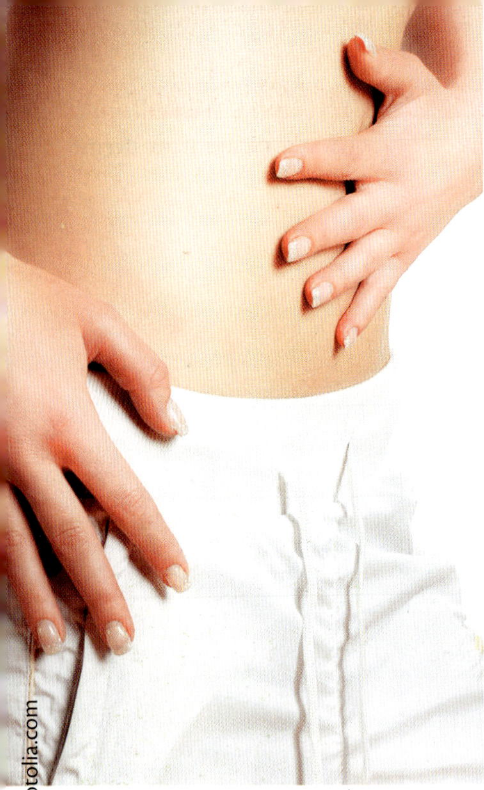
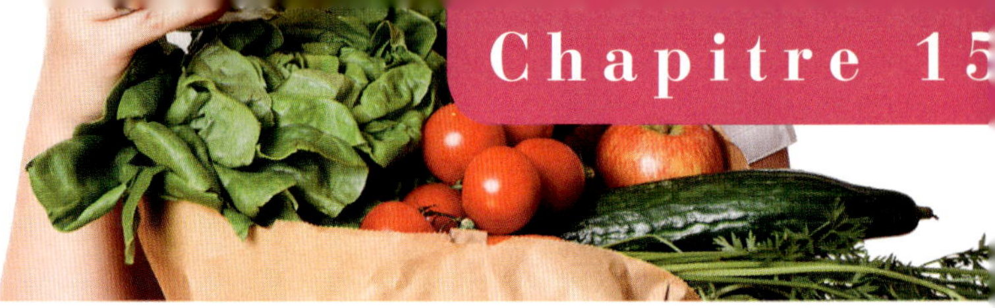
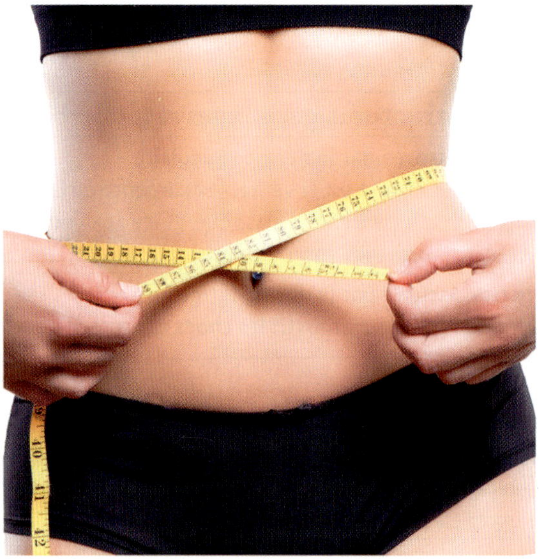
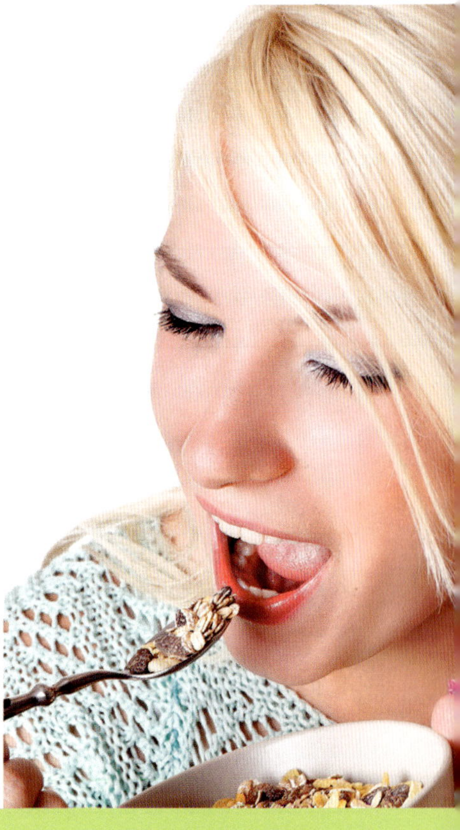
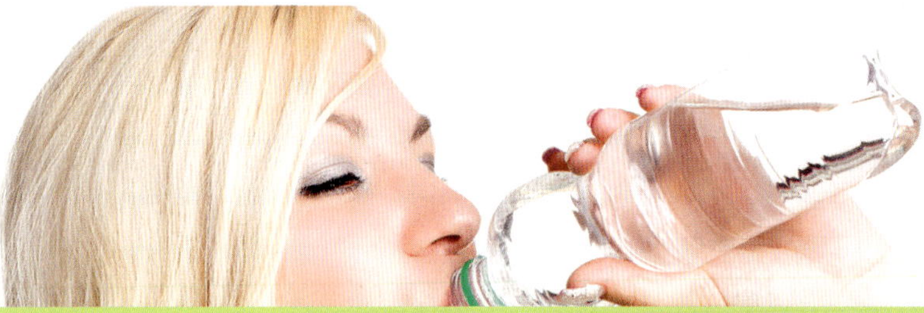

Le tissu adipeux sous-cutané : une réserve d'énergie indispensable à savoir bien gérer !

L'hypoderme ou tissu adipeux sous-cutané

Savoirs à acquérir

- **Caractéristiques générales du tissu adipeux blanc :**
  - connaître la nature conjonctive du tissu adipeux ;
  - connaître les localisations du tissu adipeux ;
  - être capable de décrire la répartition différente du pannicule adipeux chez la femme (répartition gynoïde) et chez l'homme (répartition androïde).
- **Description de l'hypoderme :**
  - être capable de présenter, à partir d'un schéma fourni, l'organisation de l'hypoderme.

BP/Bac Pro

- connaître les modifications de la structure de l'hypoderme au cours de la vie et ses incidences sur les qualités de la peau ;
- la cellulite : connaître sa localisation, les signes visuels et tactiles qui la caractérisent, les facteurs favorisants et son évolution ;
- connaître les effets des techniques esthétiques.

› L'hypoderme, ou tissu adipeux sous-cutané, est une couche de tissu adipeux blanc, variété de tissu conjonctif.

› Il sépare la partie inférieure du derme des structures anatomiques sous-jacentes, le plus souvent des muscles enveloppés dans leur fascia.

› Au point de vue physiologique, le tissu adipeux constitue une réserve d'énergie vitale pour l'organisme : il stocke l'énergie sous forme de lipides, qu'il libère à la demande.

1 Les caractéristiques du tissu adipeux

› Le tissu adipeux est une variété de tissu conjonctif.

› Il existe deux types de tissus adipeux différents par leur coloration, leur siège et leurs propriétés : le **tissu adipeux brun** qui n'existe pratiquement que chez le nouveau-né, et le tissu adipeux blanc, seul étudié ici.

➤ La graisse brune, très vascularisée, sert surtout de source de chaleur chez le nouveau-né, qui doit s'adapter à son nouvel environnement.

➤ Chez l'adulte, on trouve du tissu adipeux brun uniquement autour des gros vaisseaux sanguins et autour des glandes surrénales.

1. Les données quantitatives et qualitatives sur le tissu adipeux

➡ Le poids de la « masse grasse », l'IMG et ses variations

- Pour un individu de poids normal, la masse grasse représente 15 à 20 % du poids du corps (8 à 14 kg).
- L'indice de masse grasse (IMG) est un indice exprimé en pourcentage qui indique la proportion de masse de graisse d'un adulte par rapport à celle des muscles.
- Il existe différentes formules qui permettent de la mesurer en tenant compte de l'IMC (voir chapitre 11), de l'âge et du sexe.

Bon à savoir

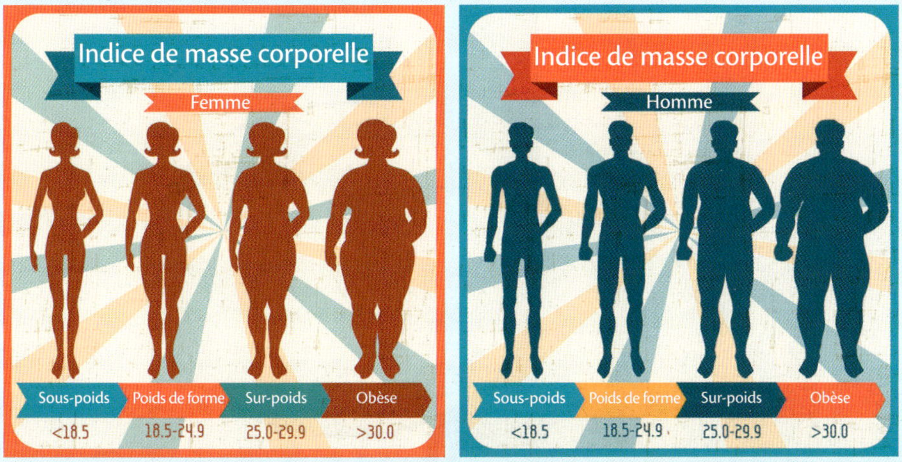

© incomible – Fotolia.com

Fig. 15.1. Morphologies comparées de la femme et de l'homme en fonction de l'IMG.

➡ La couleur du tissu adipeux

Plus que blanche, la coloration du tissu adipeux « blanc » est plus ou moins jaune, en fonction du mode alimentaire.

> ➤ Le **tissu adipeux** manque sur le dos des mains et des pieds, au niveau des paupières, du pavillon de l'oreille et des organes génitaux externes masculins.
> Le tissu adipeux blanc existe également autour de certains viscères.

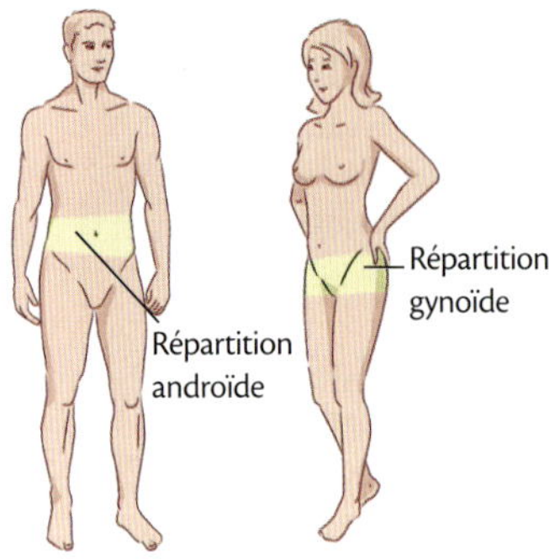

Fig. 15.2. Répartition du tissu adipeux en fonction du sexe.

➡ La localisation du tissu adipeux dans l'organisme

Le **tissu adipeux** blanc est surtout localisé au niveau de l'hypoderme, où il constitue le **pannicule** adipeux, qui enveloppe presque complètement le corps.

2. La répartition anatomique du pannicule adipeux

❯ Elle est liée au sexe et s'affirme ainsi comme un véritable caractère sexuel secondaire.

- Chez l'homme, le pannicule adipeux prédomine **au-dessus de la ceinture**, l'abdomen surtout : cette répartition est dite **androïde**.
- Chez la femme, il se concentre au contraire **au-dessous de la ceinture** (région pelvienne, hanches, fesses, cuisses) : cette répartition est dite **gynoïde**.

2 Description de l'hypoderme

❯ L'hypoderme est constitué de cellules sphériques, les adipocytes, groupés en lobules graisseux, eux-mêmes rassemblés en lobes graisseux.

❯ L'hypoderme ne fait pas vraiment partie de la peau puisqu'il est constitué de tissu graisseux, comme il en existe dans d'autres régions du corps. Ses étroites relations anatomiques et physiologiques avec la peau justifient néanmoins qu'il soit intégré dans le système tégumentaire.

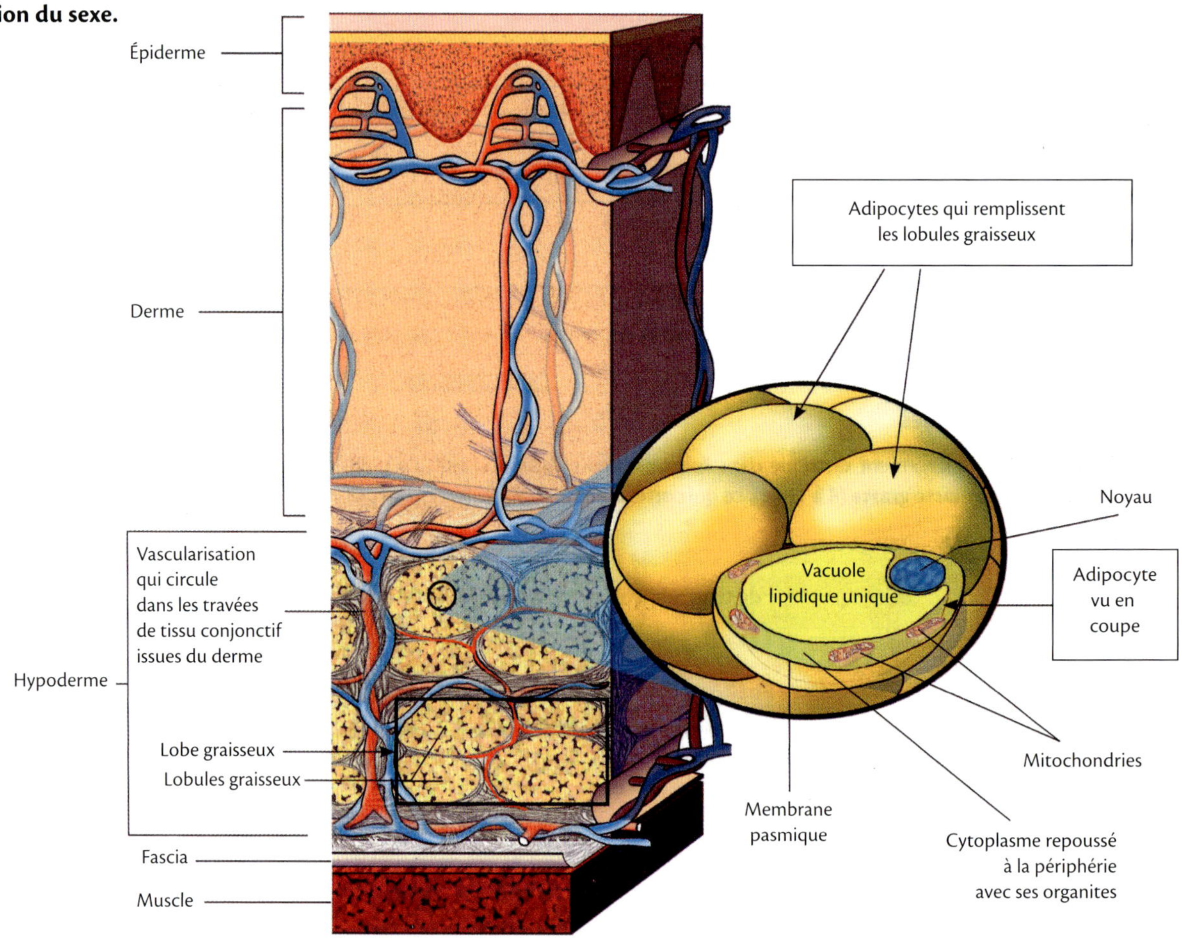

Fig. 15.3. L'organisation de l'hypoderme.

BP/Bac Pro

La cellulite : une modification de la structure de l'hypoderme au cours de la vie

1 La cellulite : un état physiologique et des problèmes

1. La cellulite : un problème de terminologie

Étymologiquement, « cellulite » signifie « inflammation » (pour le suffixe -ite, comme dans appendicite, otite…) des cellules (sous-entendu de l'hypoderme).
Ce terme français, apparu en 1920, est inexact puisqu'il ne correspond pas à un processus cellulaire inflammatoire. Il n'a d'ailleurs pas cours à l'étranger : le *Dictionary Chambers* anglais, par exemple, donne la définition suivante : « cellulite (french) : amas de graisse résistant au régime ».
Mais ce mot vaut bien qu'on le conserve car il a au moins le mérite de ne laisser planer aucun doute sur sa signification…

2. La cellulite : un problème de femmes

La cellulite se voit presque exclusivement chez la femme, ce qui en fait pratiquement un état physiologique naturel dans le sexe féminin : elle se loge chez les minces comme chez les rondes !

3. La cellulite : un problème pour certaines femmes… aujourd'hui

La cellulite est aujourd'hui vécue comme une disgrâce dans certains pays qui promotionnent un stéréotype féminin au corps svelte. Mais cela n'est pas le cas partout, la silhouette féminine se modelant au rythme des cultures et des modes.

2 Description

1. Localisation

La cellulite a une distribution gynoïde : région sous-ombilicale (1), fesses (2), cuisses (3), face interne des genoux (4), face postérieure des bras (5).

2. Signes visuels et tactiles

Aspect de la peau : capitonné.
Signes à la palpation :
- augmentation de volume de la peau ;
- sensation de « nodules » dans la peau ;
- diminution de la mobilité de la peau sur les plans profonds ;
- augmentation de la sensibilité ;
- phénomène de la « peau d'orange » au pincement.

Signes d'accompagnements fréquents : télangiectasies au niveau des plaques de cellulite, sensations de pesanteurs, d'engourdissement des membres inférieurs… Il n'y a pas obligatoirement surcharge de poids.

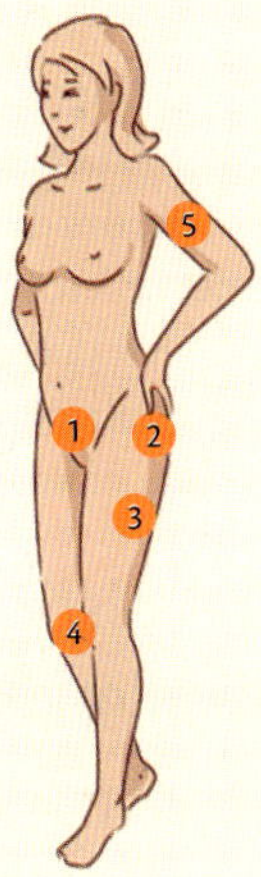

Fig. 15.4. Localisation de la cellulite.

3 Facteurs favorisants

1. Alimentation mal équilibrée

Une alimentation trop importante ou/et trop grasse ou/et trop sucrée favorise l'accumulation des réserves lipidiques dans les adipocytes.

2. La sédentarité

L'activité physique régulière augmente la lipolyse et active la circulation veino-lymphatique des membres inférieurs.

3. L'insuffisance du retour veineux

Elle est responsable d'une augmentation de la perméabilité des capillaires qui provoque une transsudation de plasma et une **stase**, ainsi qu'une altération du système lymphatique. Autant d'événements qui concourent à une augmentation de l'infiltration d'eau dans le tissu adipeux, avec pour conséquence des perturbations de la circulation cutanée, qui vont elles-mêmes provoquer des dysfonctionnements dans le métabolisme des adipocytes.

> **Stase** signifie ralentissement de l'écoulement du sang et/ou de la lymphe, qui vont donc « stagner ».

4. Un facteur génétique

Il existe aussi certainement. Ne parle-t-on pas parfois d'« injustice génétique » ?

5. Des dérèglements hormonaux

Ils peuvent amplifier le phénomène.

4 Mécanisme : éléments de réflexion

Rien n'est complètement élucidé…

1. Des certitudes

- Toutes les femmes n'ont pas la même cellulite.
- Le fait que la cellulite apparaisse chez la femme, en général à la puberté, et se développe pendant la grossesse, plaide en faveur du rôle important des hormones sexuelles féminines (hyperœstrogénie) dans son déterminisme et son évolution au cours de la vie.

L'examen microscopique d'une **biopsie** de « régions cellulitiques » montre des adipocytes plus volumineux que normalement, comme dans l'obésité commune, mais aussi un œdème des cloisons interlobulaires et une dilatation des vaisseaux lymphatiques. D'où l'appellation de « rétention d'eau » largement employée.

> **Biopsie** : prélèvement d'un fragment de tissu sur un être vivant pour l'examiner au microscope.

2. Des pistes pour expliquer certaines caractéristiques visibles et tactiles de la peau « cellulitique »

- L'aspect « capitonné » de la surface cutanée résulte certainement du fait que les cloisons conjonctives qui délimitent les lobes et lobules de l'hypoderme présentent une **fibrose**, dans laquelle sont enserrés les adipocytes (dont le volume est augmenté), ce qui entraine une rétraction de l'épiderme vers les tissus profonds.
- Le classique phénomène de la « peau d'orange » obtenu en pinçant la peau serait dû à l'organisation spatiale des lobules graisseux. Chez la femme, ils sont perpendiculaires à la surface cutanée et font légèrement intrusion dans le derme profond, phénomène

> On appelle **fibrose**, une augmentation anormale du tissu conjonctif qui, ici, délimite lobes et lobules de l'hypoderme.

accentué par le pincement. Chez l'homme, au contraire, les lobules graisseux sont de plus petite taille et orientés obliquement vers la surface cutanée, si bien qu'ils peuvent « glisser » partiellement les uns sur les autres lors de cette manœuvre.

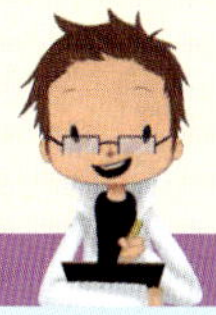

Conduite à tenir

Effets des techniques esthétiques sur la cellulite

- Toutes les techniques qui tendent à **améliorer la circulation veineuse et lymphatique de retour** des membres inférieurs vont dans le bon sens.
- Des techniques manuelles ou utilisant des appareils pour **« assouplir » la fibrose** conjonctive des cloisons interlobaires et interlobulaires sont profitables.
- Des cosmétiques « amincissants », **stimulant la lipolyse**, peuvent s'avérer utiles, tout comme des techniques d'**électrostimulation**.

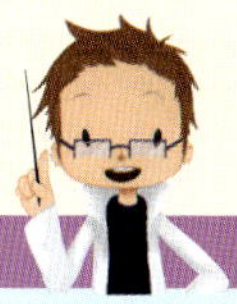

Bon à savoir

Le tissu adipeux : réservoir d'énergie de l'organisme

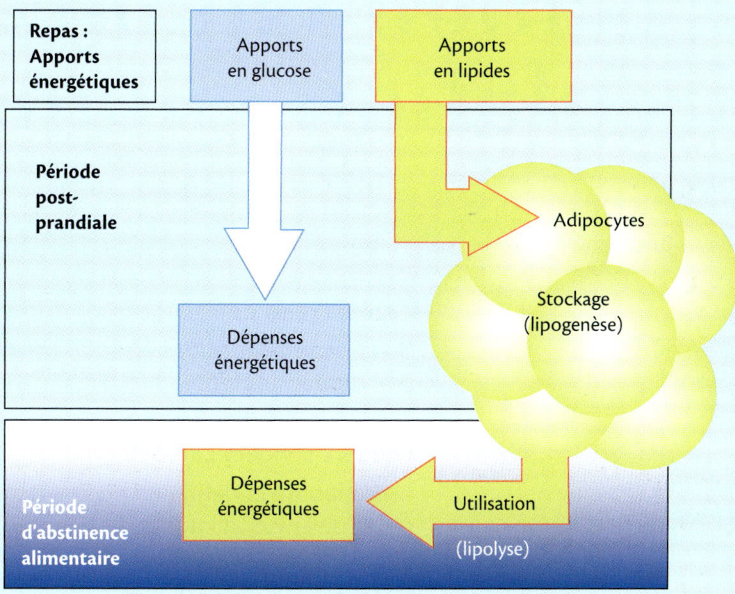

Fig. 15.5. Rôle énergétique du tissu adipeux en images.

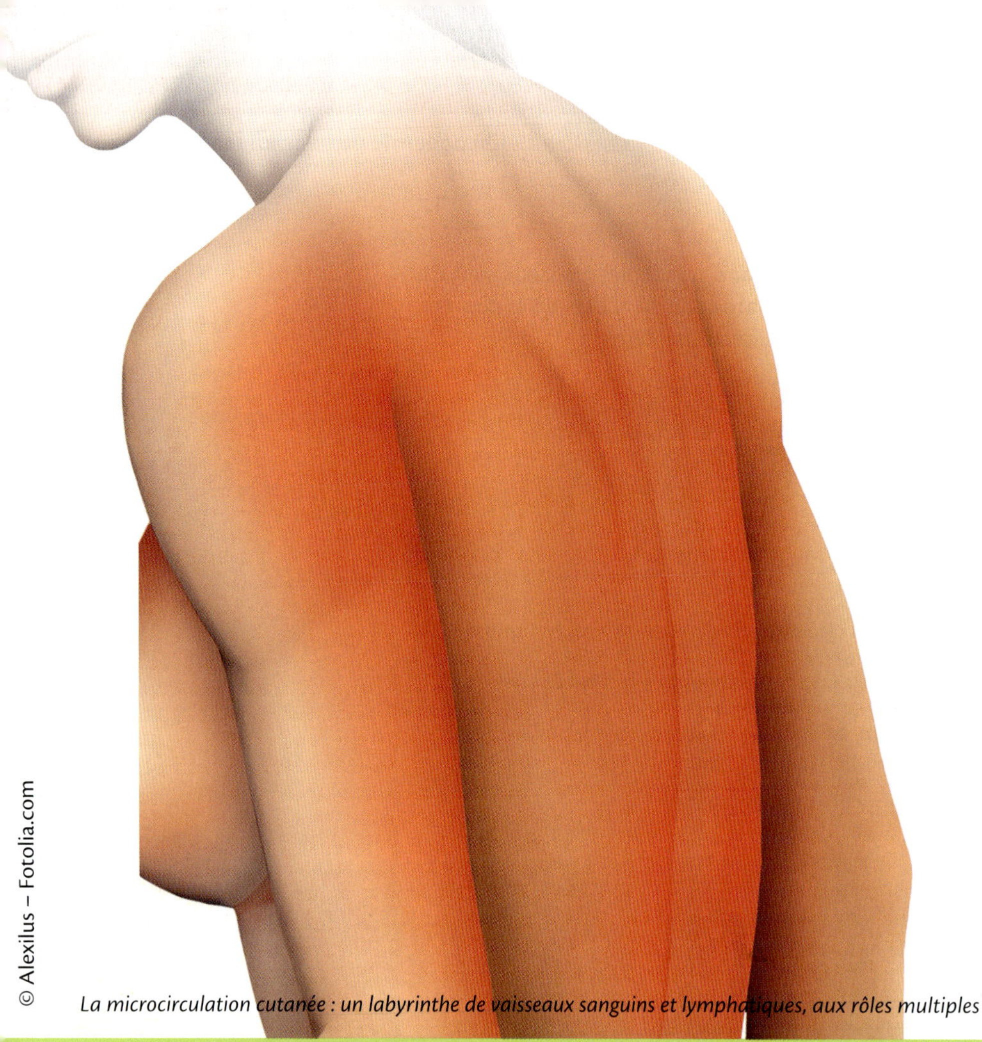

La microcirculation cutanée : un labyrinthe de vaisseaux sanguins et lymphatiques, aux rôles multiples

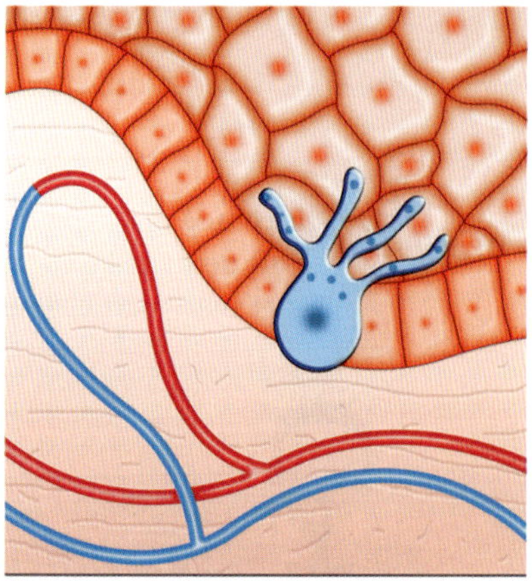

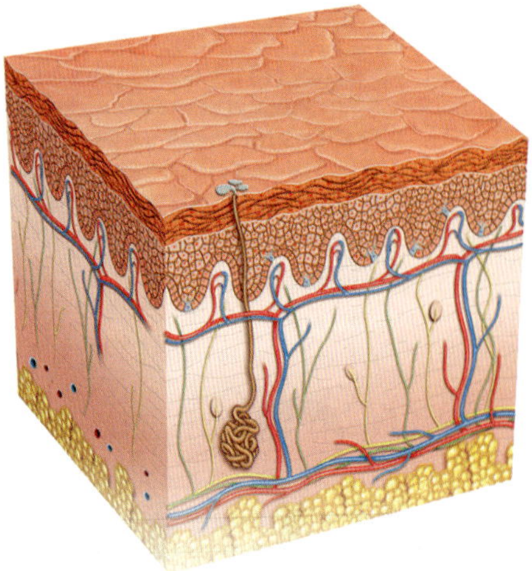

La vascularisation cutanée ou microcirculation cutanée

Savoirs à acquérir

- **La circulation sanguine cutanée :**
  – description : savoir légender sur un schéma fourni les vaisseaux sanguins sous-cutanés, les plexus vasculaires, les capillaires et la vascularisation des annexes ;
  – rôles : connaître le rôle de la vascularisation cutanée dans la nutrition des différentes structures de la peau.
- **La circulation lymphatique :**
  – savoir présenter, à partir d'un schéma, la circulation lymphatique cutanée.

BP/Bac Pro

- **Autres rôles de la circulation cutanée :**
  – connaître les autres rôles de la circulation cutanée : défense immunitaire, maintien de l'homéothermie.
- **Le flux sanguin cutané :**
  – connaître la définition de la vasoconstriction et de la vasodilatation et leurs incidences sur la physiologie de la peau.
- **Techniques manuelles et techniques utilisant des appareils et des produits cosmétiques :**
  – justifier leurs effets sur la circulation cutanée.
- **Traumatismes apparents au niveau de la peau :**
  – savoir définir : hématomes, œdèmes, cicatrices ;
  – connaître la conduite à tenir de l'esthéticien(ne).

› Le trait dominant de la vascularisation cutanée est son extrême abondance, nécessaire pour assurer la nutrition et l'élimination des déchets des différentes structures cutanées qu'elle irrigue. Elle n'en est pas moins largement excédentaire par rapport aux besoins nutritionnels de la peau. Cette constatation laisse présager que ce réseau vasculaire très riche a d'autres rôles.

1 Organisation anatomique

› La microcirculation cutanée s'organise en deux réseaux disposés parallèlement à la surface de la peau :
– le premier réseau, profond, se situe à la jonction derme-hypoderme ;
– le second réseau est situé sous le derme papillaire.

1. Les vaisseaux artériels

L'apport du sang artériel dans la peau est assuré par des **artères sous-cutanées**.

- Des **artères** se détachent de ces artères sous-cutanées et montent dans le derme en empruntant les cloisons conjonctives de l'hypoderme.
- Au niveau de la jonction entre derme et hypoderme, ces artères forment le **plexus artériel dermique profond** orienté dans un plan horizontal.
- De ce plexus naissent des **artérioles**, petites artères fines, qui montent verticalement dans le derme. Elles envoient des branches aux follicules pilo-sébacés, dont elles assurent la nutrition, et aux glandes sudoripares.
- Ces artérioles de 3 ou 4 mm de diamètre s'épanouissent dans le derme superficiel pour former un second plexus artériel horizontal, **le plexus artériel sous-papillaire**.
- À partir du plexus sous-papillaire, se distribuent dans les papilles dermiques les **capillaires sanguins** qui forment les « **anses capillaires** », ainsi nommées parce qu'elles épousent la convexité des papilles dermiques.
- La partie ascendante de l'anse contient du sang « artériel » riche en oxygène et en nutriments, et la partie descendante contient du sang « veineux » qui véhicule les déchets issus du métabolisme cellulaire, dont le CO_2, lorsque les échanges sont faits.

› Ces **artères** sont appelées des artères collatérales.

› Un **plexus** est un entrelacement de vaisseaux ou/et de nerfs, ce terme étant utilisé indifféremment pour les uns ou les autres. Vaisseaux et nerfs créent entre eux des communications appelées anastomoses.

2. Les voies de drainage veineux

Elles sont parallèles aux voies artérielles, avec constitution d'un plexus veineux sous-papillaire qui s'enchevêtre avec les vaisseaux artériels, puis d'un plexus dermique profond d'où partent des veines qui vont rejoindre les veines sous-cutanées, après avoir traversé l'hypoderme dans les travées conjonctives.

3. Les voies lymphatiques

Elles ont un **trajet superposable aux voies veineuses**. Simplement, dans les papilles, **les petits vaisseaux lymphatiques sont « borgnes » à leur extrémité**.
La circulation lymphatique cutanée représente un modèle schématique de l'anatomie des voies lymphatiques. Les capillaires lymphatiques s'anastomosent avec leurs homologues de voisinage pour constituer un premier réseau situé à la jonction entre derme papillaire et derme réticulaire. Ce **plexus lymphatique superficiel** est situé juste au-dessous du plexus horizontal artériel et veineux sous-papillaire. Les lymphatiques précollecteurs drainent la lymphe du plexus superficiel verticalement à travers le derme pour rejoindre un réseau de précollecteurs situés à l'interface dermohypodermique. À partir de là, la lymphe est drainée dans des collecteurs de plus en plus gros vers les nœuds lymphatiques.

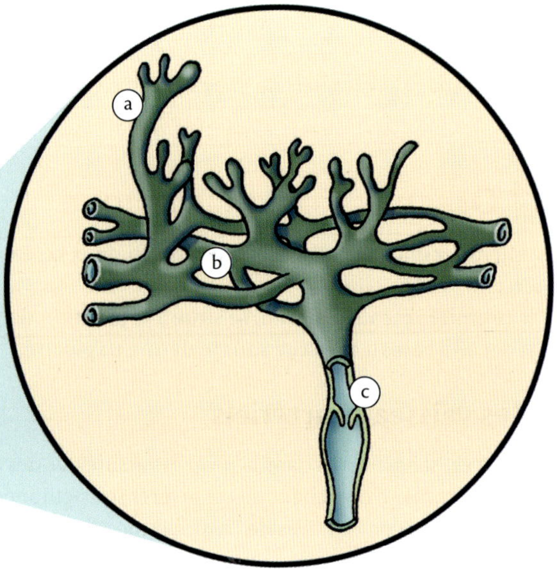

b. La microcirculation lymphatique.

1. Artères et veines sous cutanées
2. Plexus artériel et veineux dermique profond
3. Artérioles et veinules au trajet vertical dans le derme
4. Plexus sous papillaire
5. Anse capillaire avec son bras ascendant (diam. : 7 à 8 μm, c'est à dire le diamètre d'une hématie) et son bras descendant (diam. : 9 à 20 μm)
6. Microcirculation lymphatique (isolée pour plus de clarté) :
   a) Capillaires lymphatiques
   b) Plexus lymphatique superficiel
   c) Vaisseau lymphatique collecteur

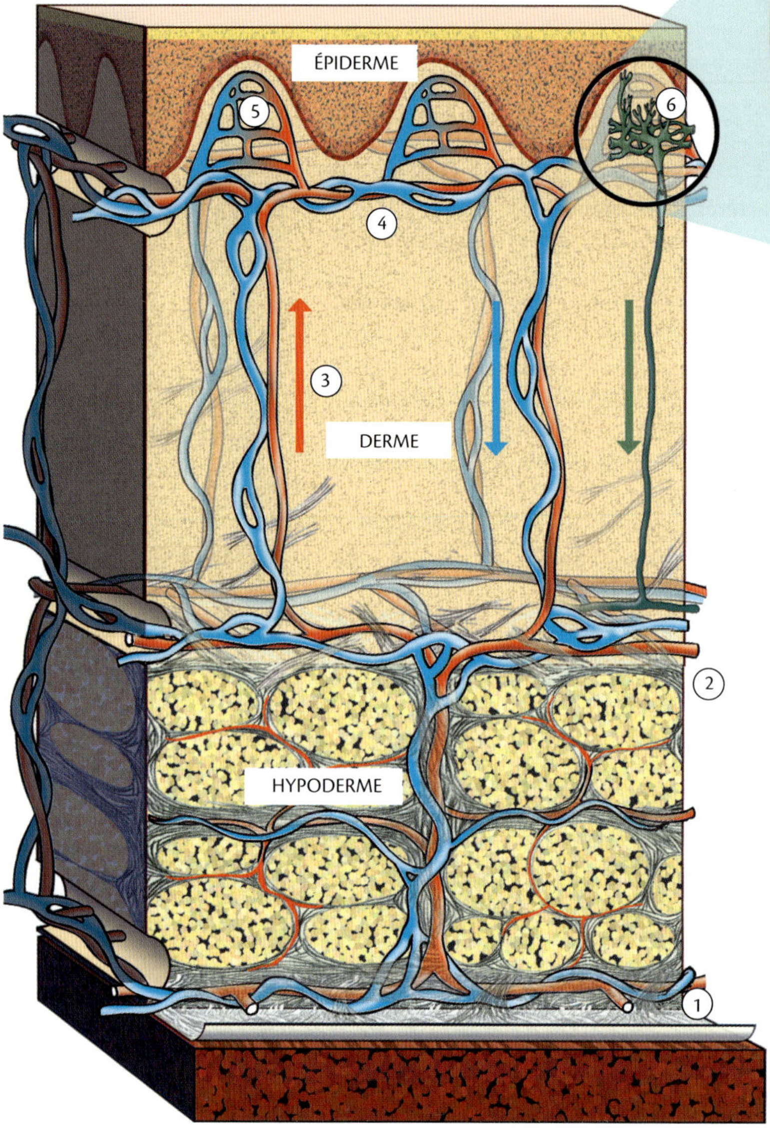

a. Schéma de la microcirculation cutanée.

Fig. 16.1.

2 Les rôles de la microcirculation cutanée

1. Rôle nutritionnel

› La microcirculation cutanée assure l'oxygénation et la nutrition des différentes structures de la peau et l'apport de substances diverses (hormones). Parallèlement, elle draine le CO_2 et les autres déchets issus de leur métabolisme.

2. Rôle dans la défense immunitaire

Ce rôle est assuré par les leucocytes circulants.

3. Rôle dans le maintien de l'homéothermie

Le flux sanguin dans la peau varie dans des proportions considérables en fonction des conditions de température auxquelles est soumis l'organisme.

➡ Le froid intense est responsable d'une vasoconstriction

La vasoconstriction est une diminution du calibre des vaisseaux artériels grâce à la contraction des fibres musculaires qu'ils contiennent dans leurs parois.
La vasoconstriction des vaisseaux dermiques abaisse le flux sanguin cutané dans des proportions considérables, pour « conserver » la chaleur.

➡ Une vasodilatation se produit en cas d'exercice physique intense et/ou dans une atmosphère chaude

La vasodilatation est l'augmentation du calibre des vaisseaux sanguins artériels par relâchement de leur musculature.
La **vasodilatation des vaisseaux dermiques** augmente considérablement le débit sanguin cutané pour éliminer la chaleur excédentaire du corps. Cette élimination se fait par **convexion** (voir chapitre 20, « L'appareil sudoripare eccrine »), les réseaux vasculaires superficiels se comportant comme des radiateurs pour évacuer des calories.

➤ En cas de vasodilatation des vaisseaux dermiques, le débit sanguin dans la peau passe à 4 L/m²/minute !

BP/Bac Pro — Hématomes – Œdèmes – Cicatrices : définitions

› Définition. Un hématome est une diffusion de sang hors des vaisseaux dans un tissu, due à des lésions de vaisseaux sanguins. Un hématome peut être thoracique, abdominal, intracrânien, cutané…

Lorsqu'il se produit dans la peau et/ou le tissu sous-cutané, l'hématome se traduit par une tache de couleur noire, brune ou jaunâtre, en fonction de son ancienneté, nommée **ecchymose** (ou « bleu »), d'origine accidentelle (contusion) ou liée à un trouble de la coagulation du sang (il s'agit alors d'un purpura).

› Définition. Un œdème est une infiltration de liquide interstitiel (ou « **sérosité** »), dans divers tissus, dont la peau. Il se traduit par un gonflement diffus.

› Définition. Une cicatrice est la marque indélébile laissée dans la peau par une plaie, après que celle-ci se soit refermée.

Une cicatrice peut être d'origine accidentelle ou chirurgicale. Le processus de cicatrisation met en jeu des phénomènes complexes destinés à produire du « nouvel » épiderme et à édifier du « nouveau » tissu conjonctif, grâce à l'activité des cellules normalement présentes dans la peau, kératinocytes et fibroblastes.

➤ Le terme « sérosité » définit un liquide organique transparent, c'est-à-dire le liquide interstitiel ou lymphe interstitielle.

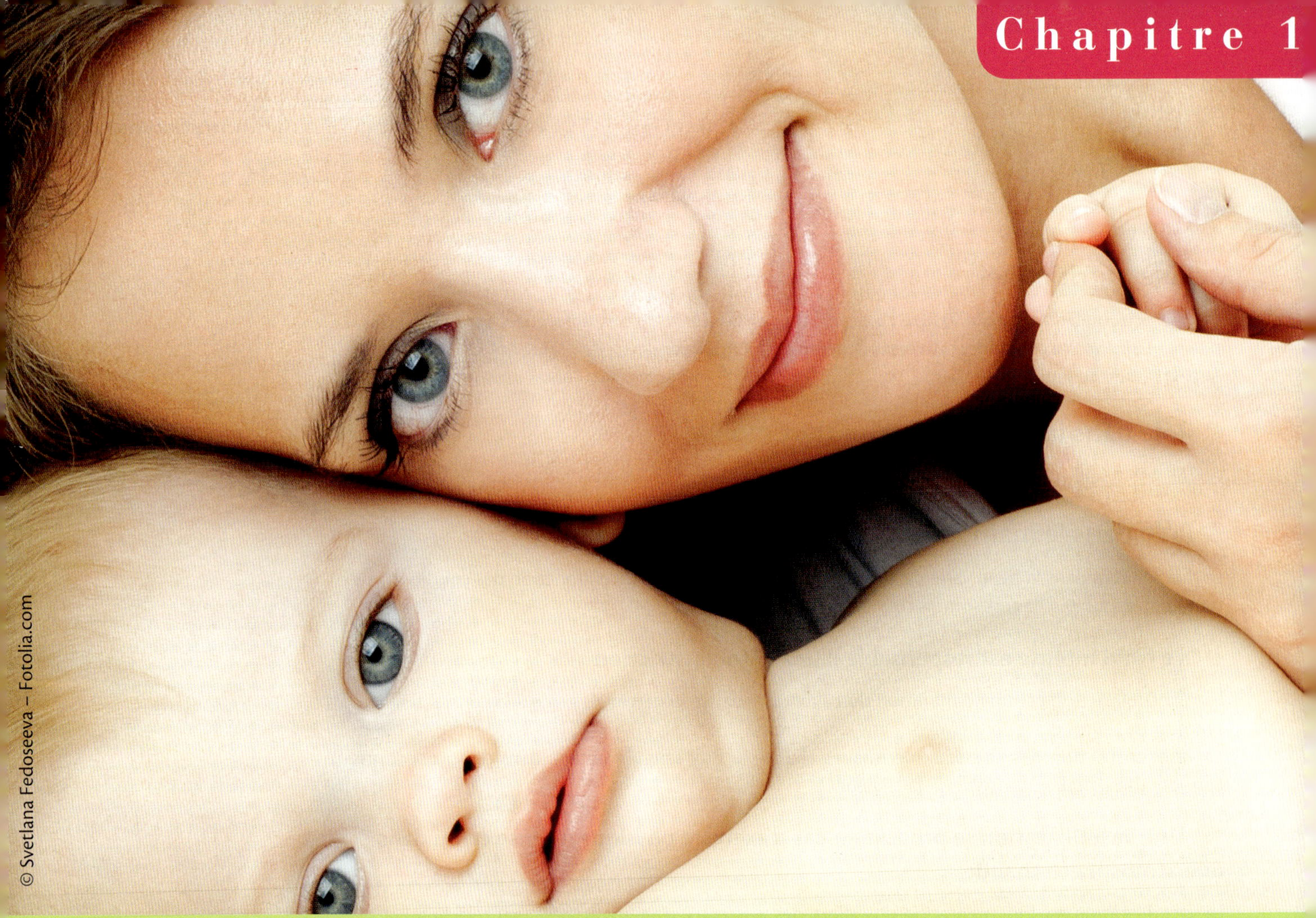

« Chez le bébé, la peau prime avant tout. Elle est le premier des cinq sens. C'est elle qui sait. » (F. Leboyer)

L'innervation cutanée et la fonction sensorielle de la peau

Savoirs à acquérir

- **Connaître l'organisation du sens du toucher** : les récepteurs des différents stimuli mécaniques, thermiques, douloureux, et les voies anatomiques de la conduction des messages sensitifs tactiles jusqu'au cerveau.

BP/Bac Pro

- Être capable de mettre en relation **la perception tactile avec des applications professionnelles**.

› L'organisme dispose d'« antennes » qui nous permettent d'être renseignés sur les variations de notre environnement : voir, entendre, sentir, goûter, toucher, sont autant de moyens de communication avec le monde extérieur.

› La peau utilise l'une de ces cinq antennes sensorielles, le toucher, sous la forme de terminaisons nerveuses sensitives qui s'y épanouissent.

1 Organisation anatomique du sens du toucher

Elle est identique à celle de tous les appareils sensoriels et comporte différentes structures : des récepteurs situés dans la peau, des fibres nerveuses sensitives, un centre nerveux.

1. Les récepteurs

› Les **récepteurs du sens du toucher** sont représentés par des terminaisons nerveuses « libres » et des « corpuscules du tact » enfouis dans la peau. Ils réagissent à des changements qui se produisent dans le monde extérieur (on parle de **stimuli** tactiles), qu'ils transforment en signal nerveux.

- Les terminaisons nerveuses « libres » sont très nombreuses dans l'épiderme, le derme, et autour des follicules pileux.
- Les corpuscules du tact, dont il existe plusieurs variétés anatomiques, ont chacun une fonction propre.
- Les cellules de Merkel (décrites dans le chapitre 13) sont aussi des récepteurs du sens du toucher.

➤ On appelle stimulus (un stimulus, des stimuli) une cause externe capable de provoquer une réaction, une « excitation ».

➤ La peau est truffée de 600 000 à 800 000 récepteurs du sens du toucher.

2. Les fibres nerveuses sensitives

› Ce sont les fibres nerveuses qui ont été décrites dans l'arc réflexe : elles conduisent l'information saisie par le récepteur vers le **centre nerveux** qui traite l'information. Ce sont des dendrites de cellules en T.

➤ À partir de la moelle spinale, l'information sensorielle remonte grâce à plusieurs neurones jusqu'à un centre nerveux qui reçoit et interprète les messages nerveux.

3. Le centre nerveux

› Il est situé dans l'aire « sensitive » du cerveau (région temporale).

Le centre nerveux « traite » l'information : il y a émergence dans la conscience d'une **sensation** et interprétation de cette sensation (**perception**).

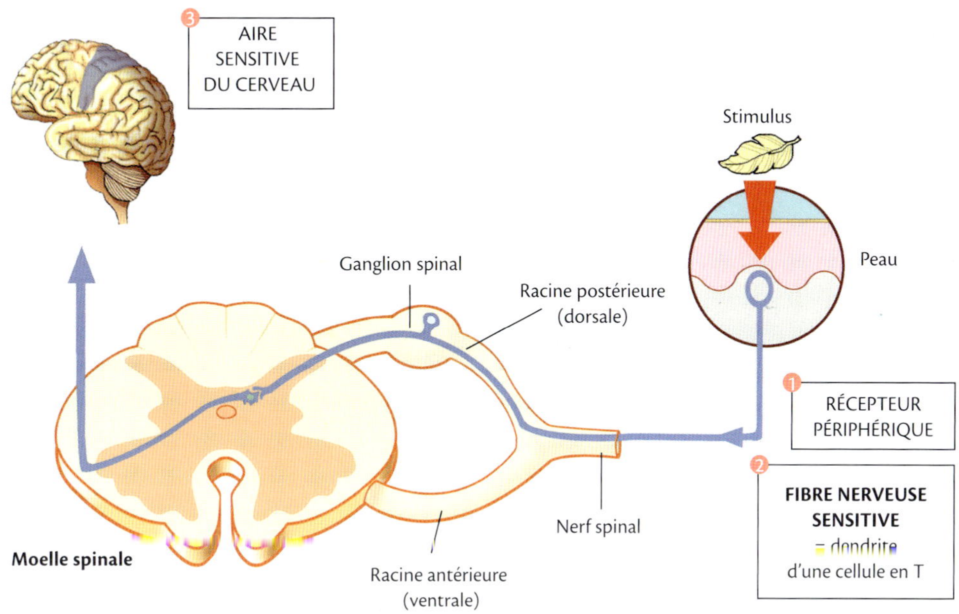

Fig. 17.1. Le sens du toucher : du stimulus à la perception.

➤ Les corpuscules du tact joueraient le rôle d'amplificateurs de l'information.

➤ La cellule de Merkel serait un récepteur des modifications de l'architecture de l'épiderme, grâce à ses dendrites.

2 Organisation fonctionnelle des récepteurs sensoriels cutanés

› Il existe trois sortes de stimuli tactiles : mécaniques (pressions, vibrations…), thermiques (le froid, le chaud, avec mille nuances entre les extrêmes…), douloureux.

› Ces différents stimuli sont captés par des récepteurs spécialisés (fibres nerveuses « libres » ou corpuscules du tact) pour réagir à tel ou tel stimulus.

› Il existe donc des mécanorécepteurs, des thermorécepteurs, et des nocirécepteurs (pour les stimuli douloureux).

L'innervation cutanée et l'organisation du sens du toucher

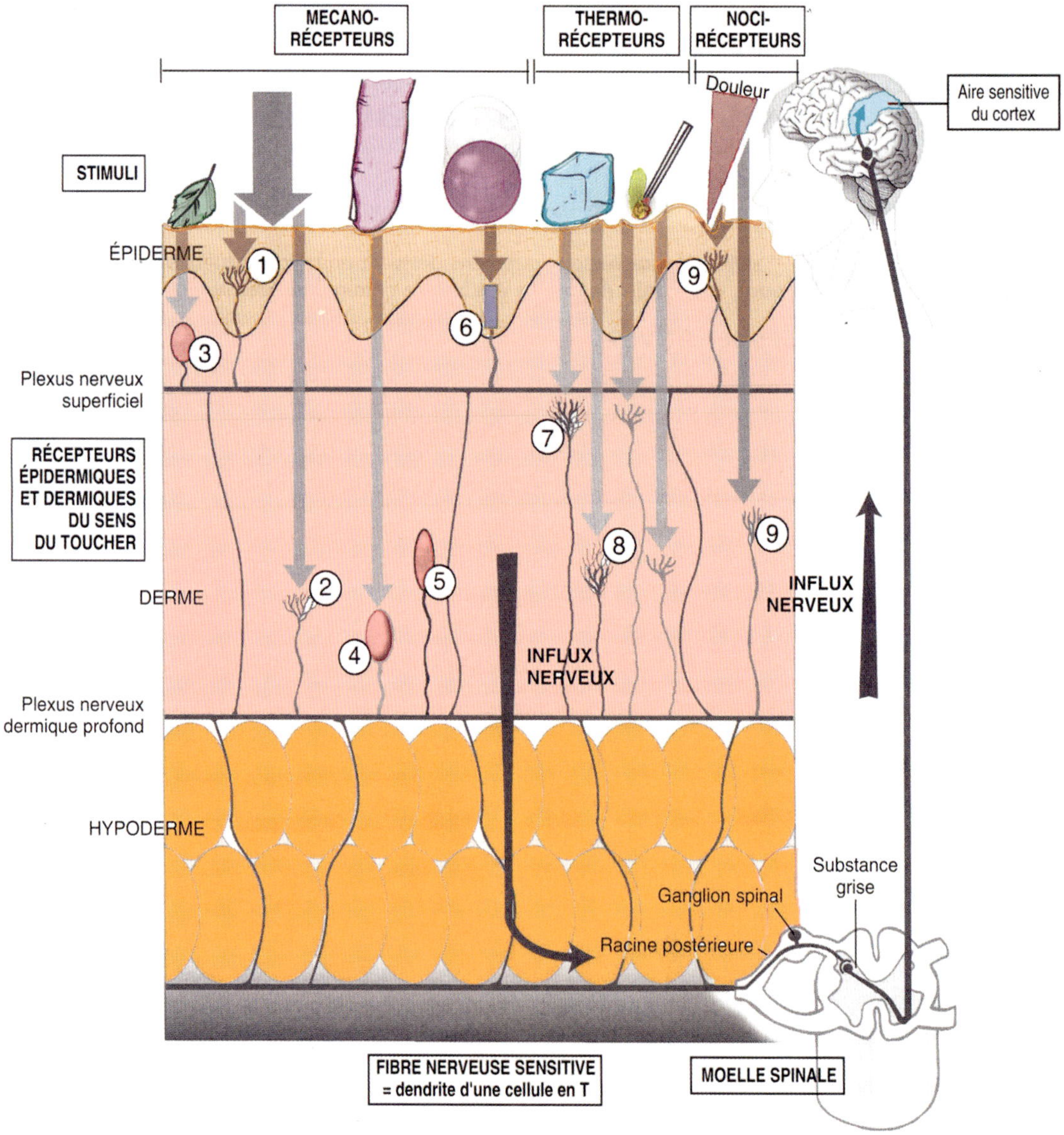

Fig. 17.2. Le sens du toucher : des récepteurs spécialisés pour capter tel ou tel stimulus et envoyer des messages, via la moelle spinale, dans la « région sensitive » du cerveau pour être analysés.
Mécanorécepteurs : *terminaisons nerveuses libres épidermiques [1] et dermiques [2] / Corpuscules de Meissner (sensibles au toucher léger) [3] / Corpuscules de Ruffini [4] (sensibles au toucher profond) / Corpuscules de Pacini [5] et cellules de Merkel [6] (sensibles aux variations de pression induites par les vibrations de l'épiderme).* **Thermorécepteurs** *[7] et [8] et* **nocirécepteurs** *[9] : terminaisons nerveuses libres.*

BP/Bac Pro

Perception tactile et techniques esthétiques

1 Le toucher : identifier et communiquer

Le toucher est le seul de nos sens qui est « réciproque » : on ne peut pas toucher quelqu'un sans être soi-même touché, ce qui confère au sens du toucher une place particulière dans le relationnel humain.

Les techniques esthétiques manuelles sont au service de l'autre, purement altruistes, quelle qu'en soit la finalité… Dans tous les cas, il s'agit de donner du bien-être, en s'appuyant sur une communication non verbale très riche. Ce qui explique l'attirance de certains pour les soins basés sur le toucher, souvent préférés aux techniques utilisant des « appareils ».

2 Soins esthétiques chez la personne âgée : une dimension supplémentaire apportée par la perception tactile

Le sens du toucher est le sens le plus fidèle chez la personne âgée, qui entend moins bien, voit moins bien…

Malheureusement, la peau de la personne âgée n'est pas forcément attractive, et on ne recherche pas toujours son contact. Le soin esthétique rétablit, au travers du contact « peau à peau », des échanges privilégiés, sans compter sa valeur de « caresse ». Il prend ainsi une place importante dans la **revalorisation du corps de la personne âgée**, souvent rejeté par elle-même et son entourage.

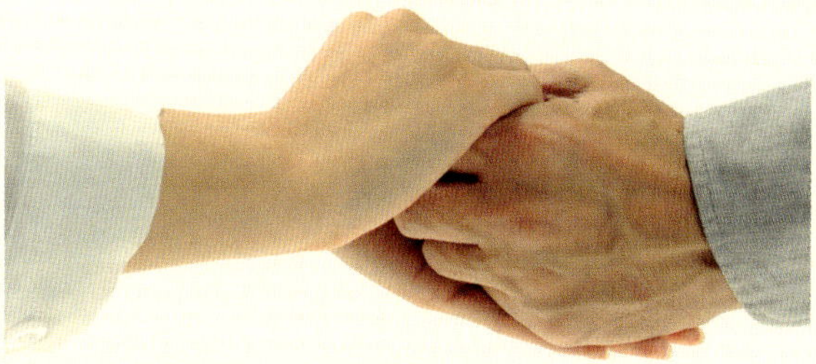

Fig. 17.3. Toucher les personnes âgées : pour revaloriser leur corps.

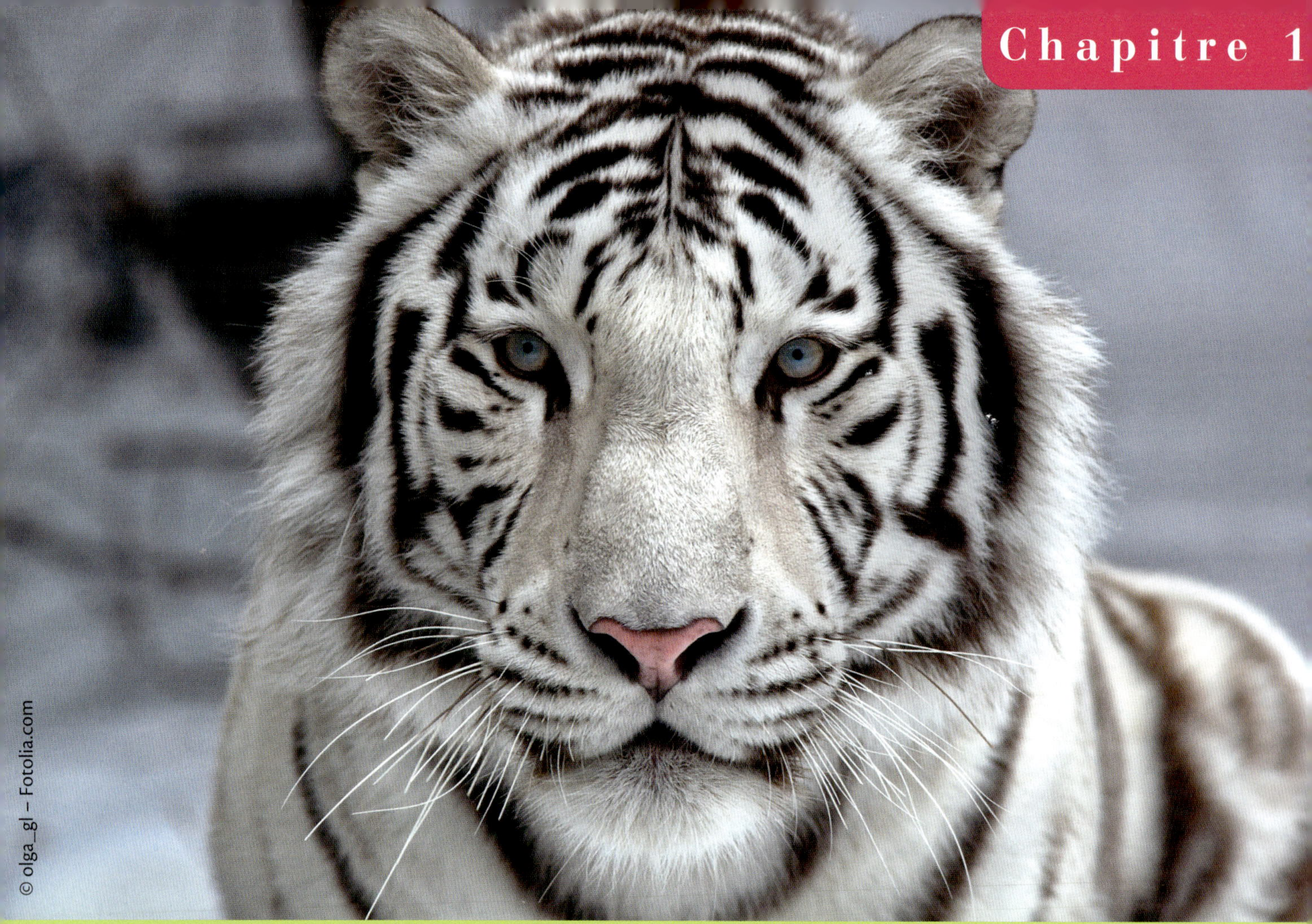

Les poils : une des caractéristiques les plus remarquables des mammifères, et donc de l'homme.

Le follicule pileux et le poil

Savoirs à acquérir

- **Description du follicule pileux et du poil :**
  - connaître la distribution des poils sur le corps ;
  - être capable d'indiquer, sur un schéma fourni d'une coupe longitudinale, la structure du follicule pileux ;
  - être capable d'indiquer la localisation des cellules germinatives à l'origine du poil et d'établir la relation avec le processus de kératogenèse ;
  - connaître l'origine de la couleur des poils.

- **Physiologie :**
  - savoir décrire le cycle pilaire ;
  - savoir indiquer le rôle des androgènes dans la pousse des poils ;
  - être capable de préciser les différents rôles des poils en fonction de leur localisation.

BP/Bac Pro

- **Lien avec la pratique professionnelle :**
  - être capable de mettre en relation le cycle pilaire avec les différentes techniques d'épilation.

› Le poil est produit par un « sac » allongé dérivé de l'épiderme, le follicule pileux.

› Le follicule pileux fait lui-même partie d'un ensemble anatomique : l'appareil pilo-sébacé qui comprend d'autres organes (glande sébacée, glande sudoripare apocrine et muscle pilo-moteur).

› L'appareil pilo-sébacé est une des trois annexes cutanées, avec l'appareil sudoripare eccrine et l'appareil unguéal.

1 Anatomie de l'appareil pilo-sébacé

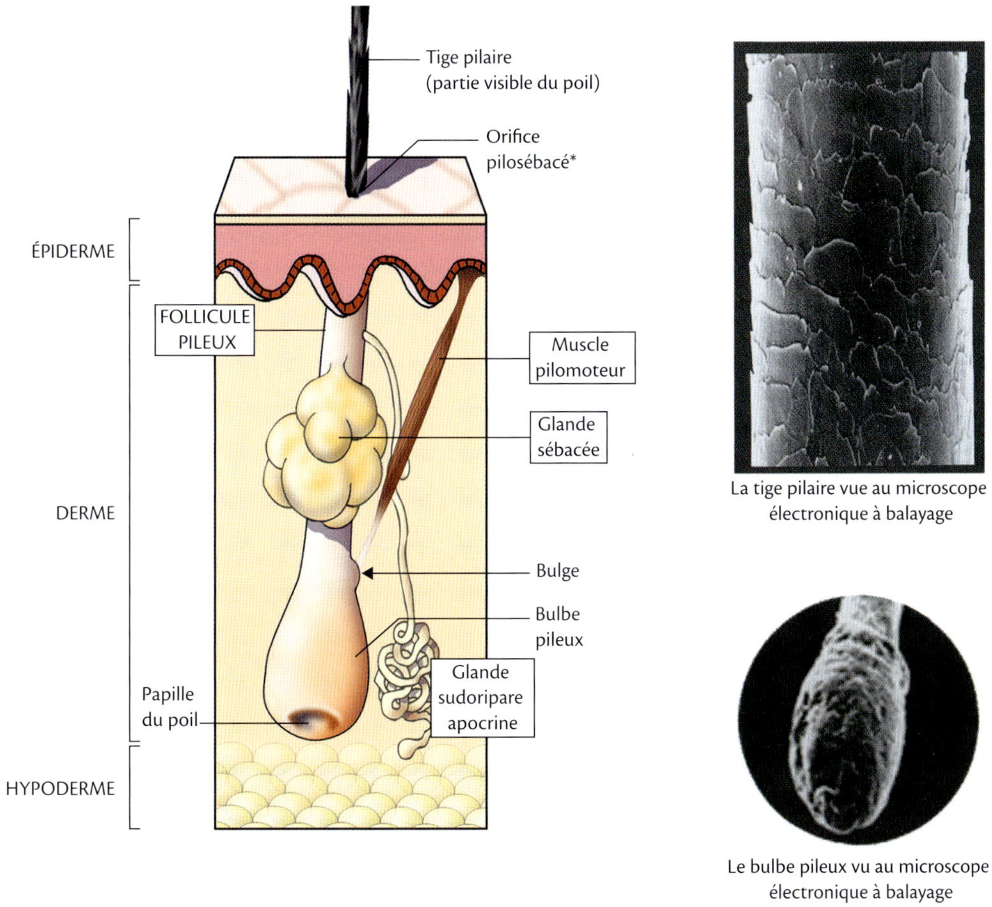

Fig. 18.1. L'appareil pilo-sébacé et les différents organes qui le composent.

Dans sa partie inférieure, le follicule se renfle pour former le **bulbe pileux** (ou pilaire), qui repose au niveau de la jonction dermohypodermique. Le fond du bulbe est déprimé par une expansion du derme, la **papille du poil**.

Le **bulge** est un petit renflement où s'insère le **muscle pilo-moteur**, lui-même tendu dans le grand angle que fait l'appareil pilo-sébacé avec la surface cutanée.

La **glande sébacée** est « suspendue » au follicule pileux par un petit canal, sur le versant postérieur du follicule.

Au-dessus, et uniquement au niveau des aisselles et des régions génitales chez l'homme, s'ouvre par un canal la **glande sudoripare apocrine**.

NB.
- L'orifice pilo-sébacé est aussi nommé ***ostium* folliculaire** – un *ostium*, des *ostia*.
- Le **muscle pilomoteur** est aussi appelé muscle horripilateur ou encore muscle arrecteur. Il provoque le redressement des poils ou « horripilation » et, par voie de conséquence, la « chair de poule ». L'horripilation est un moyen (illusoire…) de lutte contre le froid, dans la mesure où tout muscle qui se contracte dégage de la chaleur. Le phénomène se manifeste aussi au cours d'états émotifs.
- On appelle « **phanères** » (du grec *phaneros*, apparent) des productions cutanées en saillie. Ce sont les écailles des poissons, les plumes des oiseaux, les **poils** et les **ongles** chez les mammifères et donc chez l'homme.
- Dans la langue française, on différencie **poil** et **cheveu**, ce qui n'est pas le cas partout. Mais le distinguo est purement topographique, puisque le cheveu est défini, selon les dictionnaires consultés, comme un « poil qui recouvre le crâne de l'homme » ou comme un « poil de la tête de l'homme ».

2 Caractéristiques des poils chez l'homme

1. Distribution

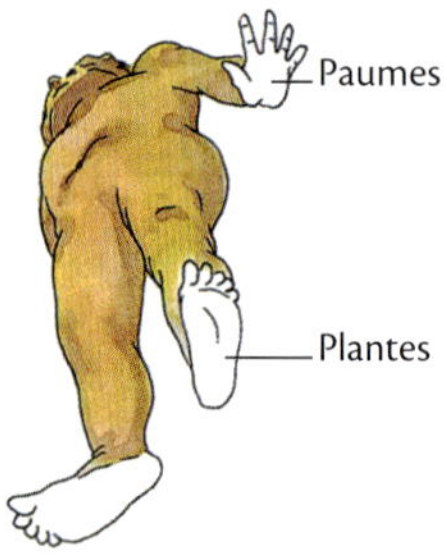

Fig. 18.2. Les régions du corps dites « glabres ».

› Les poils sont répartis sur toute la surface du corps, sauf les paumes et les plantes, régions dites glabres.

2. Nombre

› Chez l'adulte, le nombre de poils est estimé à 5 millions.

Parmi ces 5 millions, 1 million de poils sont implantés sur la tête, dont 100 000 à 150 000 cheveux.

3. Les différentes sortes de poils

Il existe, chez l'homme, trois variétés de poils.
- **Les poils « matures » ou « terminaux »** : ils sont épais (plus de 40 µm de diamètre), pigmentés et longs. Dans les deux sexes, ils sont représentés par les cheveux, les cils et les sourcils, les poils des aisselles et du pubis. Dans le sexe masculin, ils sont également présents au niveau du menton, des joues et de la lèvre supérieure où ils façonnent la barbe et la moustache, et au niveau de la poitrine.
- **Le duvet** : les poils duveteux, minces (moins de 30 µm de diamètre), incolores et presque invisibles, recouvrent la plus grande partie de la surface cutanée. Leur taille définitive est inférieure à 2 cm de long.
- **Le lanugo** : il constitue une variété de poils hébergés par le fœtus et le nouveau-né.

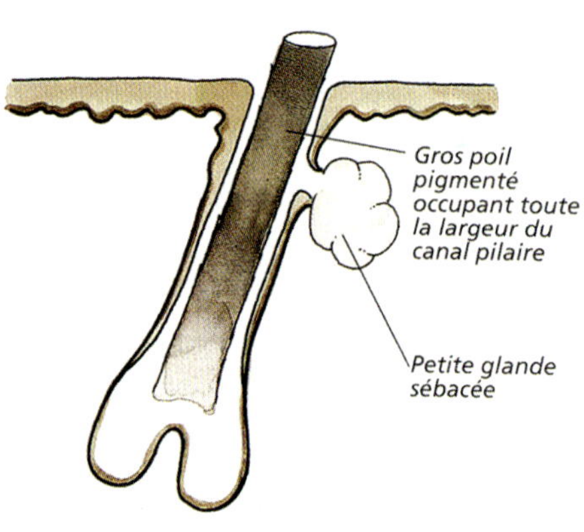

Fig. 18.3. Poil « mature » dans un follicule dit « terminal ».

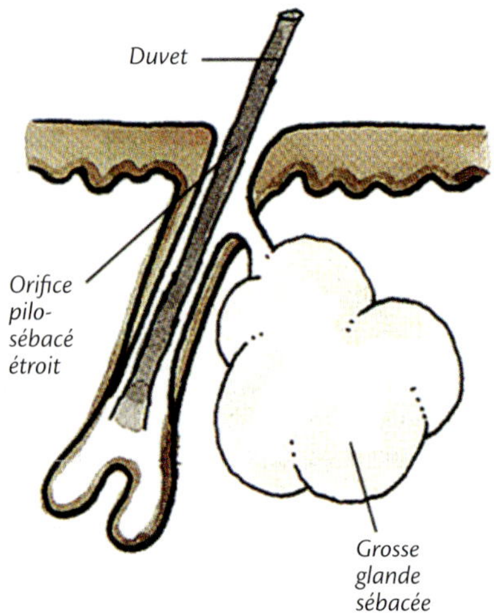

Fig. 18.4. Poil « duveteux » dans un follicule duveteux.

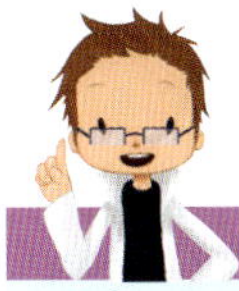

Info +

Les cheveux : des chiffres étonnants

Nombre

100 000 à 150 000. Ils sont d'autant plus abondants qu'ils sont de couleur plus claire. Leur nombre est légèrement plus important chez la femme.

Densité

100 à 300/cm².

Diamètre

50 à 100 µm. Il se réduit avec l'avancée en âge.

Surface

6 m² pour une chevelure longue de 20 cm.

Pousse

0,3 à 0,5 mm/jour, soit 1 cm/mois, ce qui représente une production quotidienne pour l'ensemble du cuir chevelu de 30 à 60 mètres.

Longueur maximale

90 cm.

Poids

Une chevelure complète pèse 100 g environ.

Durée de vie d'un cheveu

2 à 7 ans.

Perte physiologique quotidienne des cheveux

50 à 100.

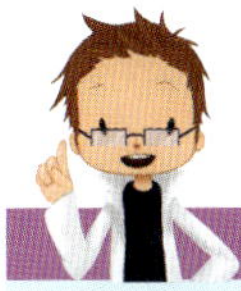

Info +

Les cheveux : un support très prolifique du langage populaire

Les cheveux sont au centre de multiples expressions populaires. On peut :

- se faire des cheveux blancs (se faire du souci) ;
- couper les cheveux en quatre (subtiliser à l'excès) ;
- se prendre les cheveux ou encore se crêper le chignon (se quereller) ;
- faire dresser les cheveux sur la tête (inspirer un sentiment d'horreur) ;
- s'arracher les cheveux (être furieux et désespéré) ;
- amener des arguments tirés par les cheveux (amenés d'une manière peu logique) ;
- coiffer quelqu'un (séduire : « … elle était au lit, belle et coiffée, à coiffer tout le monde », Madame de Sévigné) ;
- coiffer sur le poteau (dépasser un concurrent à l'arrivée d'une course) ;
- être né coiffé (avoir de la chance) ;
- arriver comme un cheveu sur la soupe (arriver mal à propos) ;
- avoir mal aux cheveux (avoir mal à la tête pour avoir trop bu) ;
- saisir l'occasion par les cheveux (la saisir rapidement)…

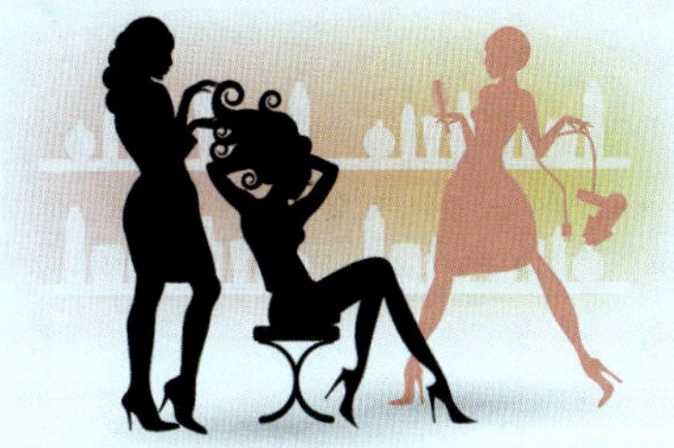

Fig. 18.5. La chevelure, objet de tous les soins !

3 Structure du follicule pileux et du poil

1. Mécanisme de la formation du follicule pileux et du poil… pour comprendre leur structure

Le follicule pileux est une invagination profonde de l'épiderme dans le derme, c'est-à-dire un reploiement de l'épiderme, que l'on peut imaginer enfoncé dans le derme, comme un doigt de gant. Ce sac, renflé à son extrémité inférieure, est constitué par deux gaines : la gaine épithéliale externe et la gaine épithéliale interne.

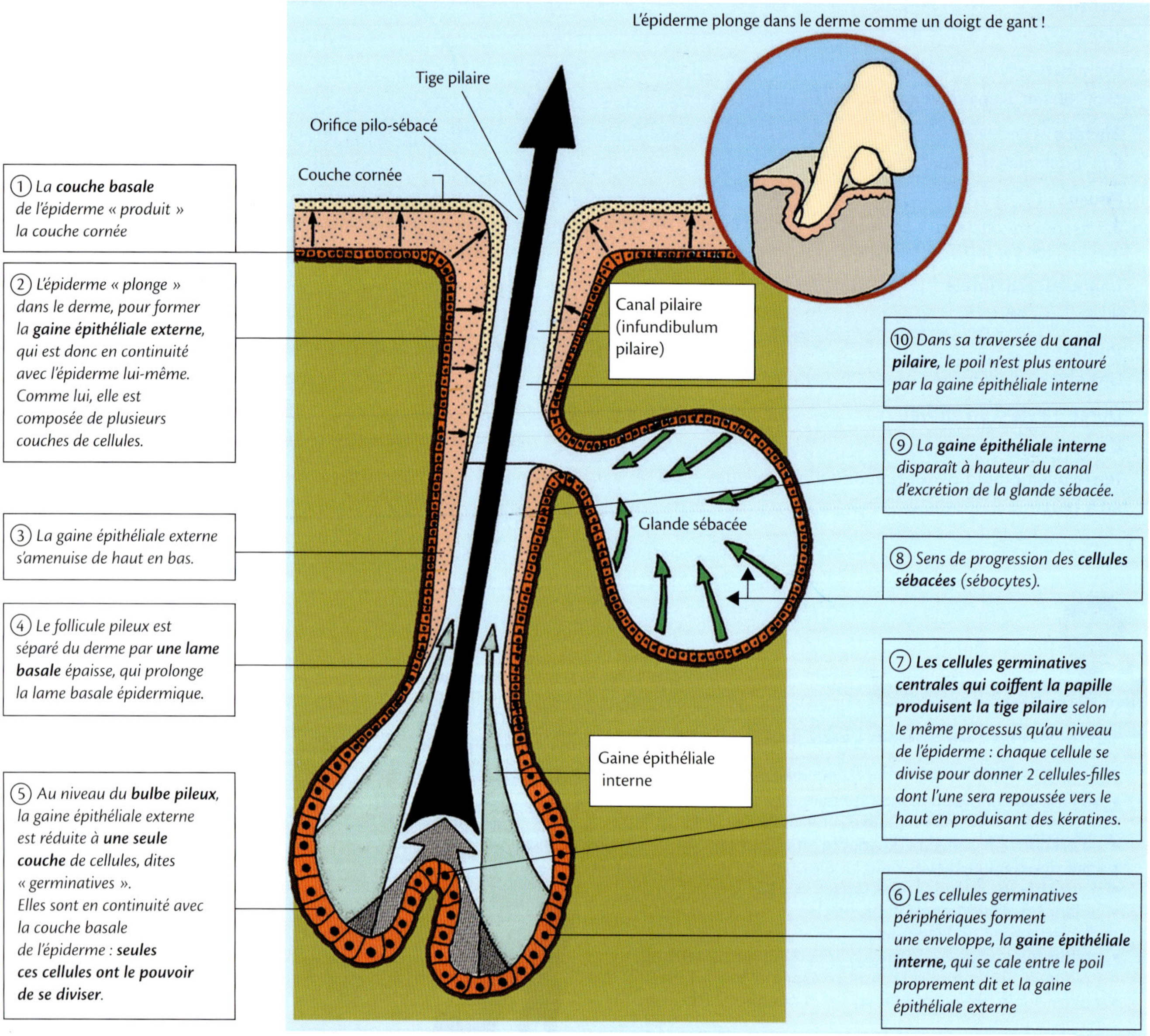

Fig. 18.6. Formation du follicule pileux.

2. Schéma en coupe longitudinale des constituants anatomiques du follicule pilo-sébacé

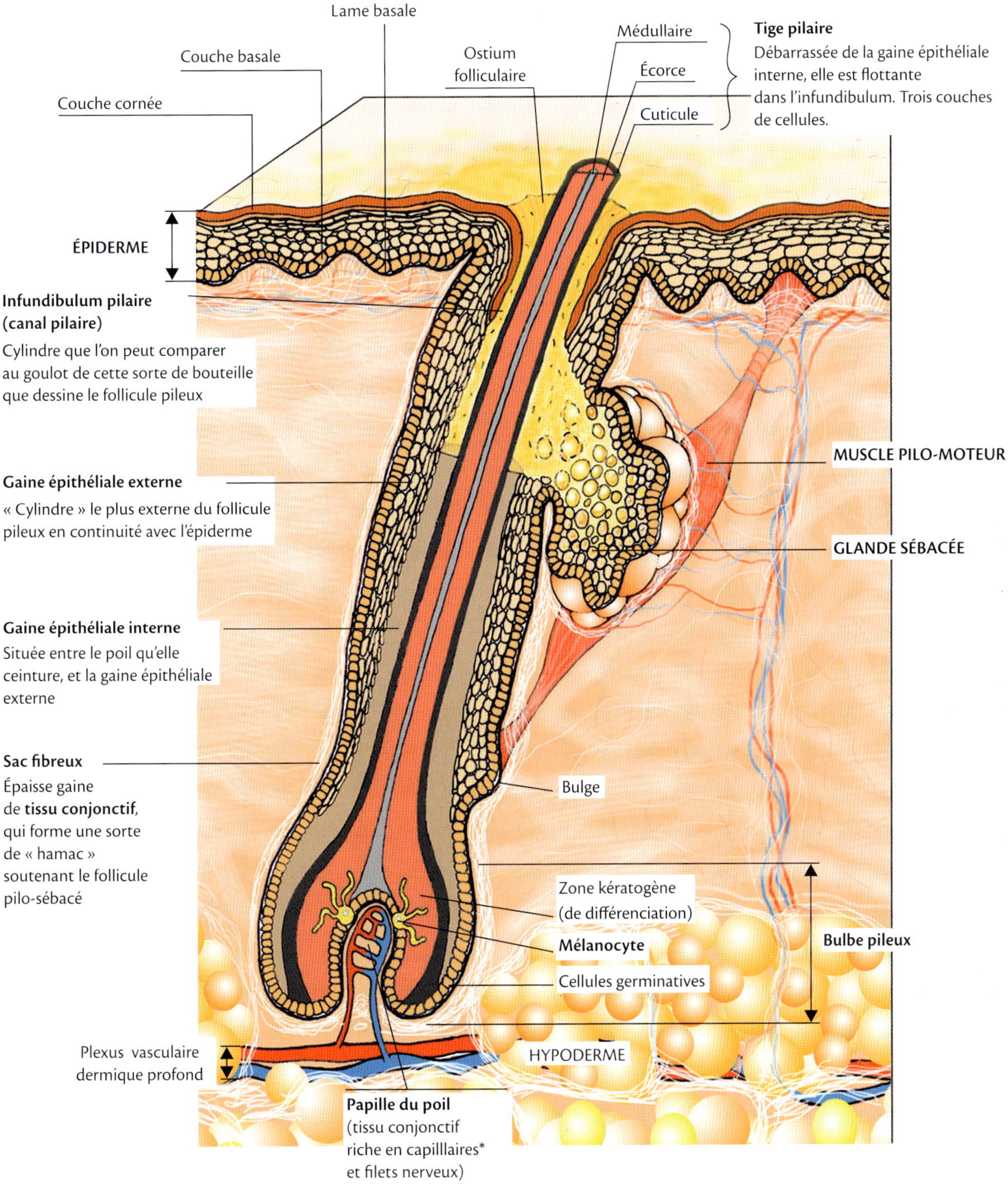

* Les très nombreux capillaires situés dans la papille pilaire assurent l'apport des matériaux nécessaires à la construction du poil : le cuir chevelu, par exemple, produit entre 0,20 et 0,30 g de kératine par jour... Il existe aussi des terminaisons nerveuses libres dans les papilles, où elles sont entremêlées aux vaisseaux. Elles interviennent dans la vasomotricité et donc dans la nutrition des poils et des cheveux.

Fig. 18.7. Coupe longitudinale (dans le sens de la longueur) d'un follicule pilo-sébacé qui montre ses différents constituants.

Focus sur…

La tige pilaire

› **Toutes les cellules de la tige pilaire sont remplies de kératines.**

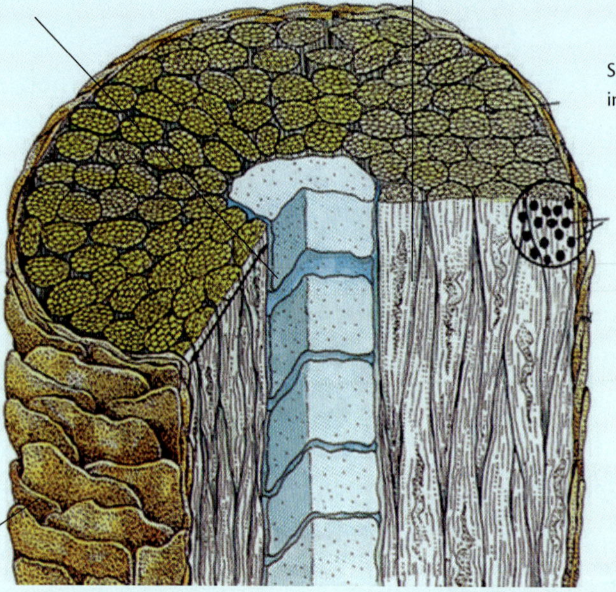

** Les « grains » de mélanine (mélanosomes), qui remplissent les cellules du cortex, ne sont représentés que partiellement.*
Les kératines produites par les cellules qui donnent naissance aux poils sont des protéines légèrement différentes de celles qui remplissent les cellules cornées. Ce sont des kératines « dures », celles des cellules cornées étant dites « molles ».

Fig. 18.8. Coupe longitudinale et transversale du poil.

3. Origine de la couleur des poils

› **La couleur naturelle des poils et des cheveux comporte un large éventail de teintes. Ce sont les mélanines qui sont responsables de leur coloration. Ces pigments sont produits par des mélanocytes selon le même processus que dans l'épiderme.**

› **Dans les follicules pileux, les mélanocytes se localisent un peu au-dessous du sommet de la papille, où ils sont mêlés aux cellules germinatives, ce qui explique que le pigment soit distribué uniquement aux cellules qui vont former l'écorce, laquelle est donc seule colorée.**

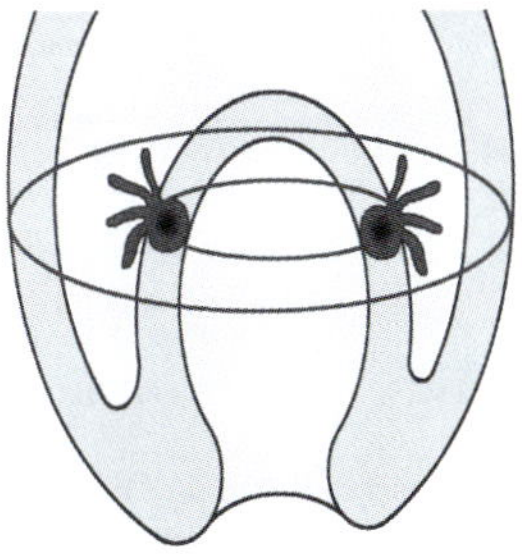

Les mélanocytes sont situés sur une même ligne circulaire un peu au-dessous du sommet de la papille

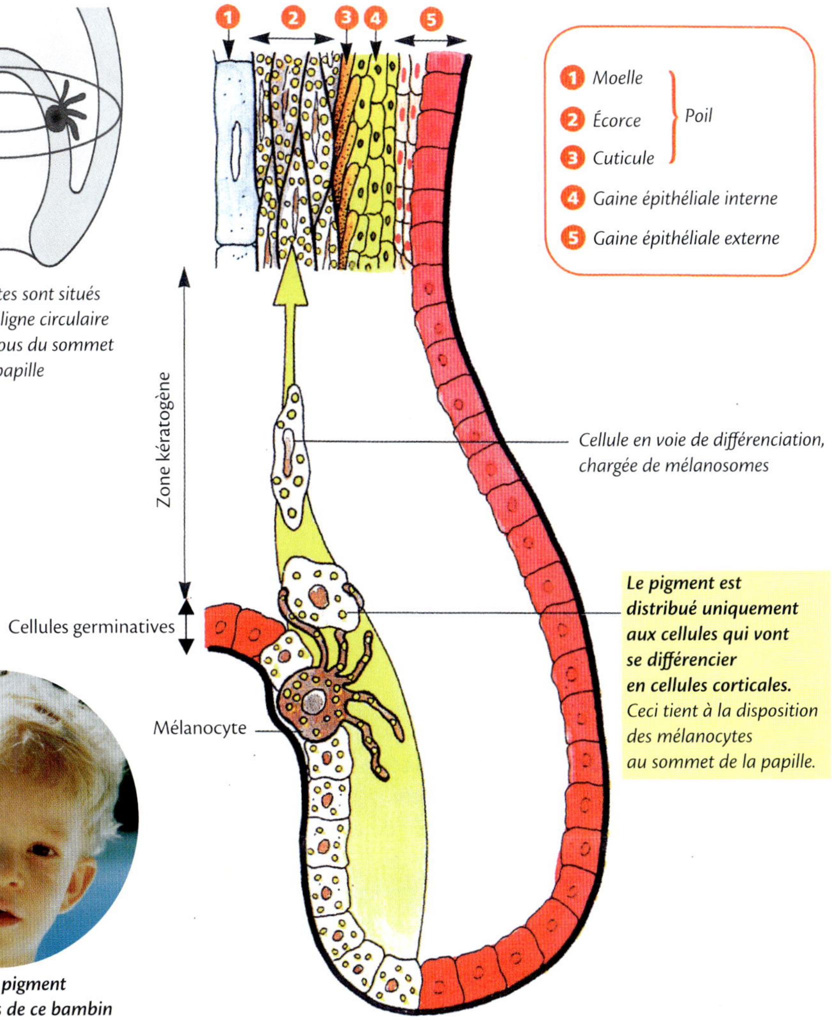

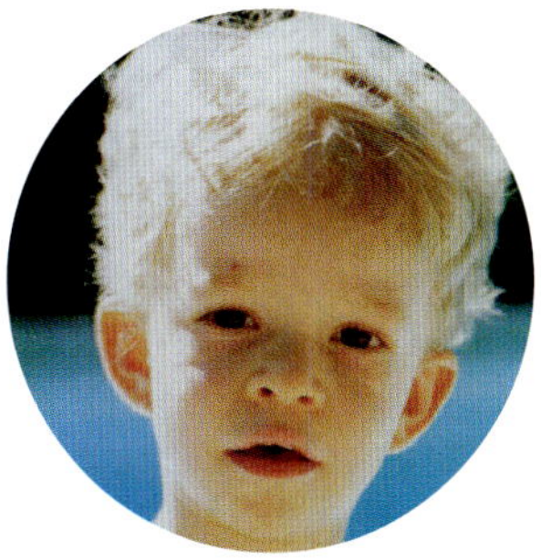

Ainsi, on perçoit le pigment des cheveux blonds de ce bambin « à travers le voile lumineux de la cuticule, qui en est totalement dépourvue » *(THIERS)*

Fig. 18.9. L'explication de la coloration de l'écorce, et seulement de l'écorce.

NB. Le taux de multiplication des cellules germinatives qui produisent les poils est le plus élevé que l'on connaisse. Ceci explique la chute des cheveux au cours de traitements de certains cancers avec des médicaments qui bloquent la multiplication cellulaire (médicaments dits « antimitotiques »).

4 Physiologie

1. Cycle pilaire

Certains animaux, comme les caniches ou les moutons, ont des poils qui poussent sans interruption. Chez l'homme et chez la plupart des mammifères, le follicule pileux a une activité intermittente et fabrique une tige de kératine en quelques années, l'élimine puis la renouvelle au bout d'un certain temps. On parle de **cycle pilaire** qui comprend trois phases : anagène, catagène et télogène.

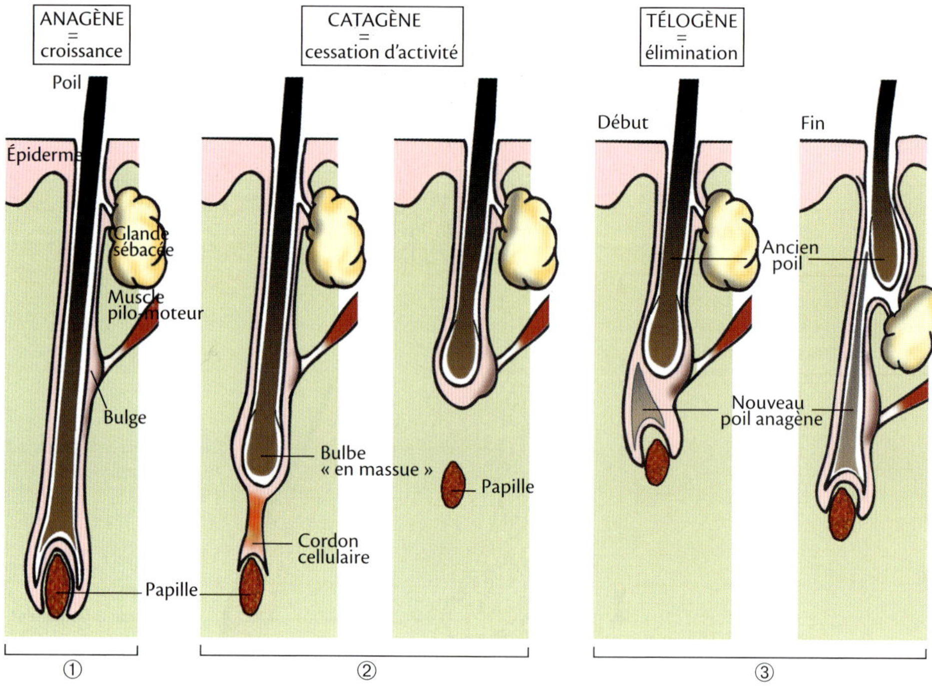

Fig. 18.10. Le cycle pilaire en images.

1. Le poil s'allonge sans arrêt, grâce aux mitoses ininterrompues des cellules germinatives.
Durée : 3 ans en moyenne pour les cheveux.
Dans les autres territoires cutanés, la durée de cette phase varie de quelques semaines (20 à 25 semaines au niveau des jambes) à plusieurs mois.
2. La formation du poil est interrompue, car les cellules germinatives cessent de se diviser. Le bulbe mort se dégage de la papille, à laquelle il reste relié par un cordon cellulaire, et finalement s'en dégage. Il y a rupture de la liaison bulbe-papille.
Durée : 3 semaines pour les cheveux.
3. Le poil mort est progressivement éliminé, alors qu'un nouveau poil est en formation, grâce au rétablissement du contact bulbe-papille et à la reprise de l'activité des cellules germinatives : un nouveau poil entre à son tour en phase anagène et il existe donc pendant un certain temps deux poils dans le follicule.
Durée de la phase d'expulsion : 3 mois pour les cheveux.

2. Croissance et développement des poils : les données essentielles

- Le capital de follicules pileux est acquis à la naissance.
- Au cours d'une vie, chaque follicule est capable d'assurer une vingtaine de cycles. Une assurance qui garantit une chevelure satisfaisante pendant toute la vie…
- Facteurs de croissance :
  - *facteur génétique* : la durée du cycle pilaire et notamment de la phase anagène est programmée génétiquement et conditionne la longueur des cheveux. Il faut environ sept ans pour atteindre le bas du dos…, ce qui ne sera jamais possible si l'on a une phase de croissance programmée pour trois ou quatre ans ;
  - *facteurs alimentaires* : un apport convenable en acides aminés et particulièrement en acides aminés soufrés est indispensable aux cellules germinatives pour produire les kératines pilaires, des vitamines (A, B6, C, H) sont également nécessaires à la croissance des poils et cheveux ;
  - le *facteur essentiel* responsable de la croissance des poils est hormonal.

› **Le contrôle de la croissance des poils (comme le contrôle de la sécrétion sébacée) est sous la dépendance des androgènes.**

3. Rôles des poils

- **Lutte contre le froid ?** Par rapport aux toisons protectrices des mammifères, la pilosité de l'homme paraît bien illusoire pour assurer cette fonction…
- **Une fonction tactile ?** La **fonction tactile** des cils peut être retenue.
- **Une fonction de protection ?** On peut reconnaître à la chevelure un rôle de **protection du cuir chevelu contre les UV du soleil**. Pour preuve : les cancers sont rares à ce niveau, sauf chez les chauves…

➤ On observe des structures nerveuses autour du follicule pileux. Souvent en relation avec des cellules de Merkel, elles assurent au poil une fonction tactile. Très développée chez certains animaux, cette fonction a perdu de son importance chez l'homme.

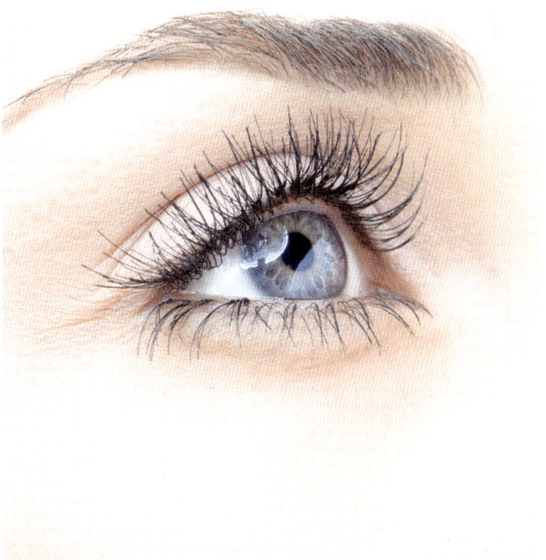

Fig. 18.11. Les cils : des poils différents…
Ils ne possèdent pas de muscle pilo-moteur.
Ils ne blanchissent pas avec l'âge.

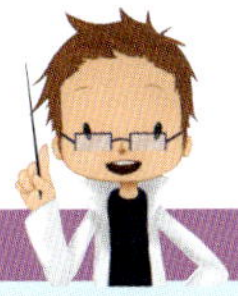

Bon à savoir

Il est normal de perdre tous les jours une centaine de cheveux…

Ce phénomène est mis en évidence par le **trichogramme**, une technique qui consiste à prélever une cinquantaine de cheveux dans plusieurs zones du cuir chevelu et à observer au microscope la forme du bulbe, qui est différente au cours des phases du cycle pilaire. Il permet ainsi d'évaluer la proportion de cheveux en phase anagène, catagène ou télogène.
On dénombre dans une chevelure normale : 80 à 90 % de cheveux en phase anagène et 6 à 20 % de cheveux télogènes. La phase catagène est très courte et il est donc rare de rencontrer des cheveux catagènes.
Conséquence : lorsqu'on possède 100 000 cheveux (chiffre minimum), 6 % au minimum sont en phase télogène, ce qui représente 6 000 cheveux voués à l'expulsion. Puisque cette période dure 3 mois (c'est-à-dire environ 100 jours), il est normal de perdre : 6 000/100 = 60 cheveux tous les jours (ce qui est un chiffre plancher étant donné les chiffres minima pris en compte pour faire cette évaluation).
Un pourcentage de télogènes trop élevé permettra de discuter le caractère pathologique d'une chute de cheveux.

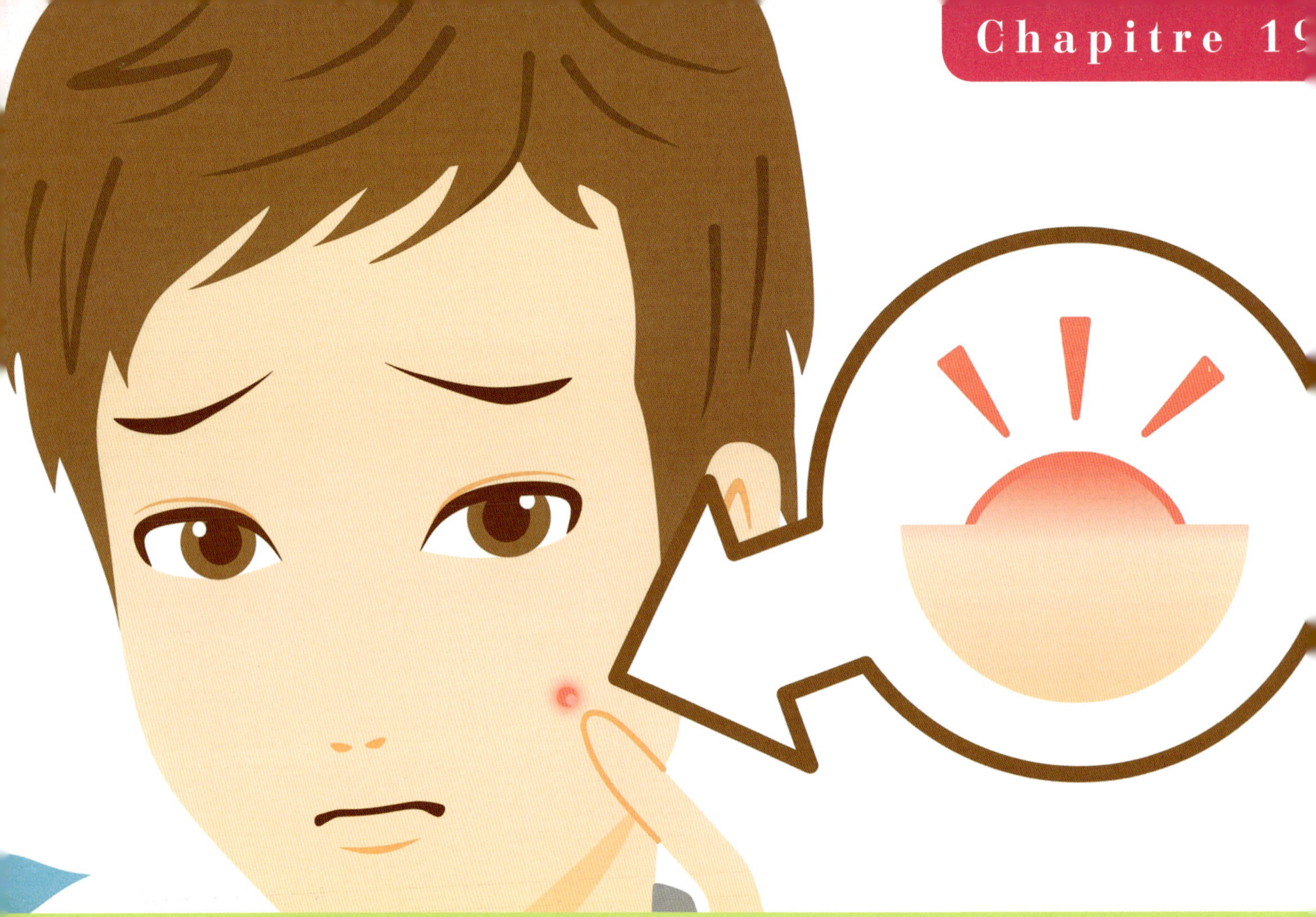

Chapitre 19

La glande sébacée, responsable de bien des tourments…

La glande sébacée

Savoirs à acquérir

- **Description de la glande sébacée :**
  - connaître la distribution et l'importance des glandes sébacées selon les régions du corps ;
  - être capable d'indiquer le groupe de glandes dont fait partie la glande sébacée ;
  - savoir décrire, à partir d'un schéma fourni, la structure de la glande sébacée.
- **Physiologie :**
  - connaître la nature lipidique du sébum ;
  - savoir indiquer le rôle des androgènes dans la production du sébum ;
  - être capable de préciser le rôle du sébum dans l'acidité du pH de la surface cutanée.

› La glande sébacée fait partie d'un ensemble anatomique : l'appareil pilo-sébacé qui comprend d'autres organes (follicule pileux, glande sudoripare apocrine et muscle pilomoteur).
› L'appareil pilo-sébacé est une des trois annexes cutanées, avec l'appareil sudoripare eccrine et l'appareil unguéal.

1 Description

➤ Les glandes sébacées sont au centre de cette maladie redoutée des adolescents, l'acné…

1. Caractéristiques générales

Localisation

› Une glande sébacée est annexée à chaque follicule pileux.

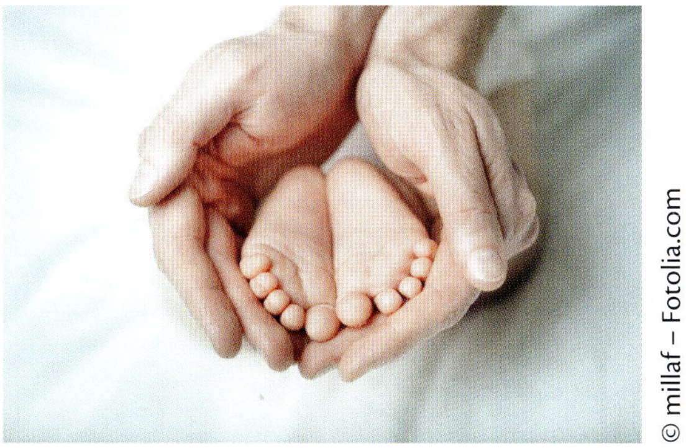

Fig. 19.1. Les glandes sébacées sont présentes dans toutes les régions de la peau sauf les régions dépourvues de poils.

NB. Dans certaines régions du tégument, des glandes sébacées s'ouvrent directement à la surface de la peau : paupières, aréole des seins, lèvres.

Distribution

› C'est dans la région médio-faciale que les glandes sébacées sont les plus nombreuses et les plus volumineuses.

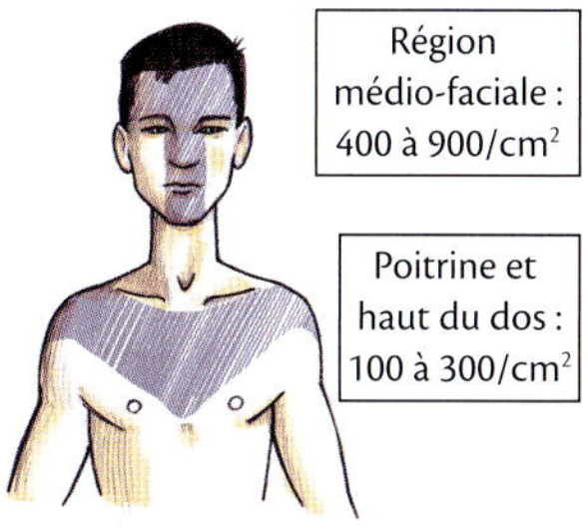

Fig. 19.2. La densité des glandes sébacées est variable selon les zones cutanées.

2. Morphologie

› La glande sébacée est une glande exocrine acineuse.

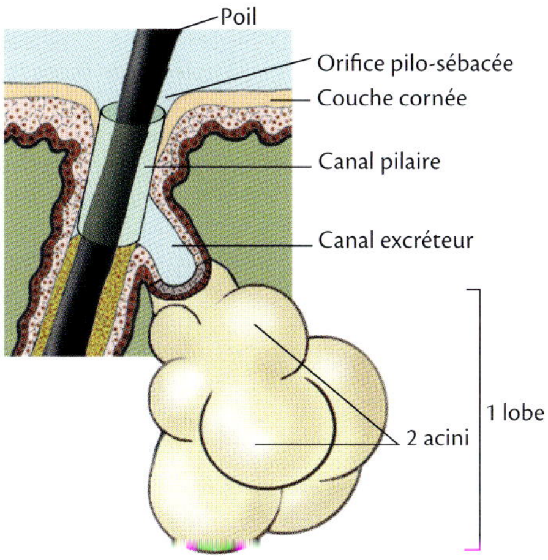

Fig. 19.3. La glande sébacée est composée de plusieurs acini qui se groupent en un ou plusieurs lobes.

› Dans la région médio-faciale, le haut de la poitrine et du dos, les glandes sébacées sont volumineuses.

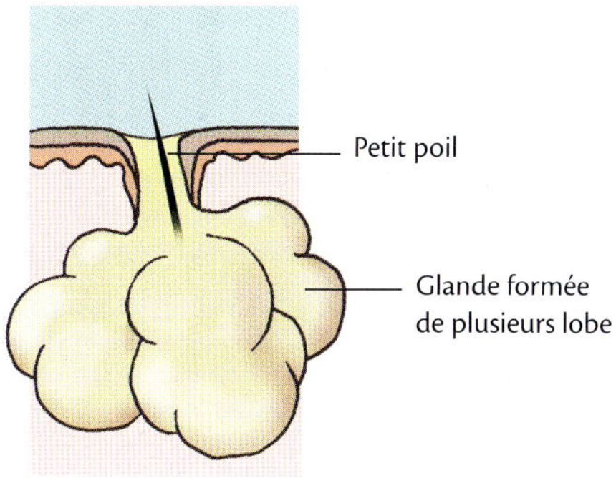

Fig. 19.4. Le poil est très petit et la glande sébacée volumineuse, formée de plusieurs lobes.

2 Structure de la glande sébacée et mécanisme de la production du sébum

› La glande sébacée est entièrement occupée par de nombreuses couches de cellules, appelées sébocytes.

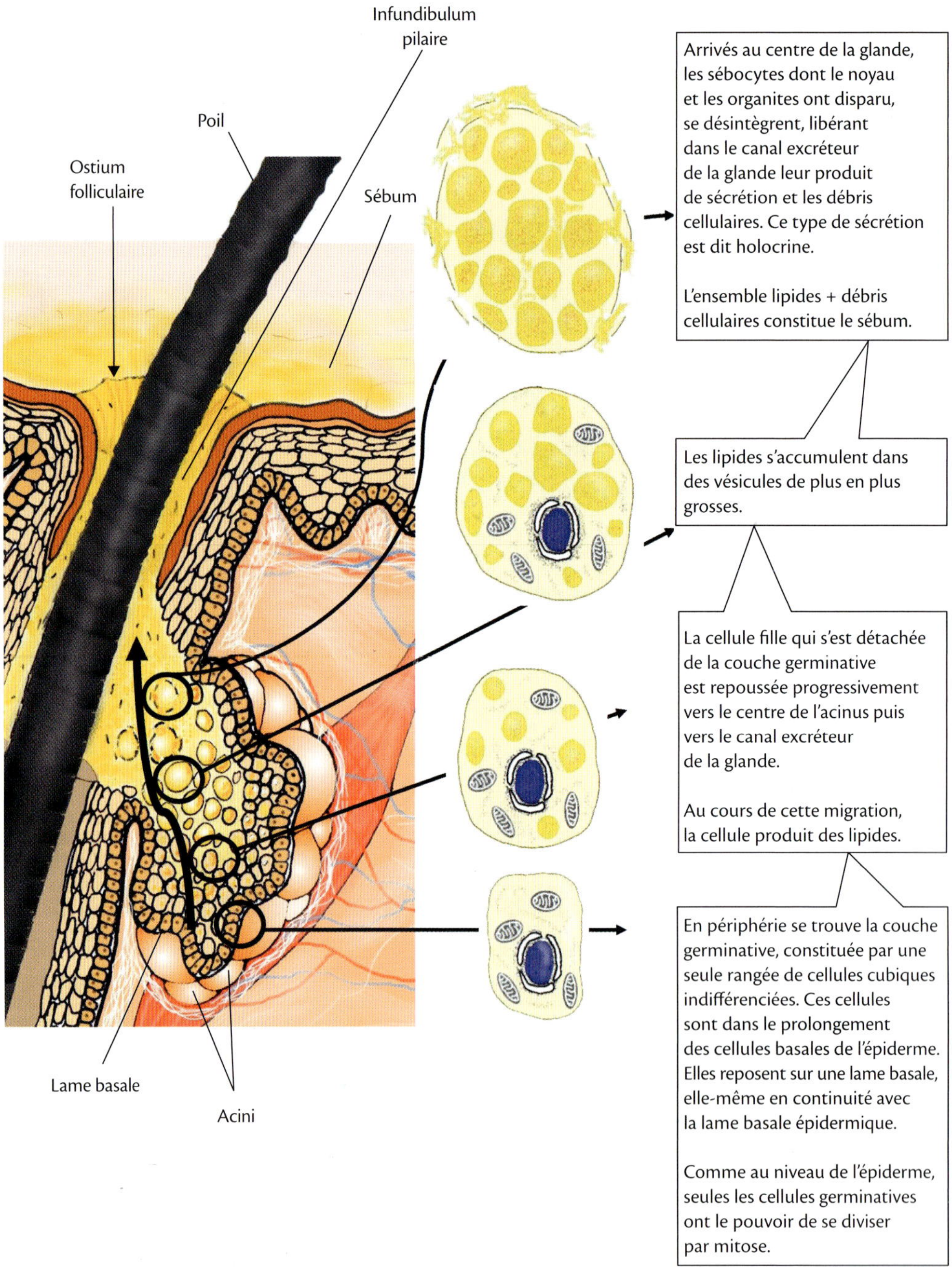

Fig. 19.5. Coupe longitudinale d'une glande sébacée et mécanisme de la production du sébum.

› Aucun nerf n'entoure la glande sébacée. Par contre, elle est entourée d'un riche réseau vasculaire, ce qui laisse prévoir sa commande hormonale.

3 Physiologie

1. Le sébum

Composition du sébum

> Le sébum est composé de **lipides** produits par les sébocytes.

> Les **lipides** qui constituent le sébum sont représentés essentiellement par des triglycérides et des acides gras.

Facteurs de variation de la production de sébum

- Dans les régions où les glandes sébacées abondent, le flux de sébum est important.
- La production de sébum est plus importante chez l'homme que chez la femme.
- La sécrétion sébacée varie avec l'âge : elle débute à la puberté, atteint son maximum chez l'adulte et diminue après la cinquantaine.

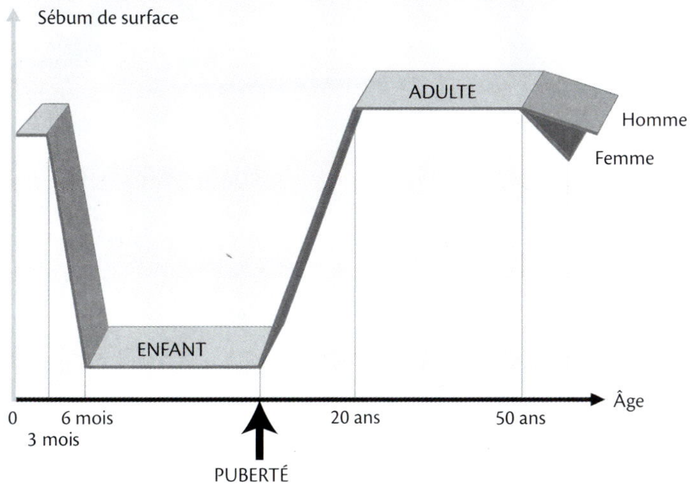

Fig. 19.6. Les variations de la sécrétion de sébum avec l'âge.

2. Régulation de la sécrétion sébacée

> La sécrétion de sébum est sous la dépendance et le contrôle des androgènes.

3. Rôles du sébum

> Le sébum est le principal responsable de l'acidité du pH de la surface cutanée, grâce aux acides gras qu'il contient. Par voie de conséquence, le sébum contribue à limiter le développement de la flore pathogène de la surface cutanée, qui préfère les milieux voisins de la neutralité.

Les autres rôles du sébum sont les suivants :

- le sébum est un **nutriment** pour les micro-organismes résidents ;
- grâce à son effet **occlusif**, le sébum **diminue l'évaporation d'eau à la surface cutanée** lorsque l'humidité externe est faible ;
- enfin, si une peau grasse engendre parfois des problèmes de **peau grasse**, voire d'acné, pendant les dix ou quinze ans de sécrétion sébacée maximale, elle est d'un contact agréable.

> **Occlusif** signifie « obturer ».

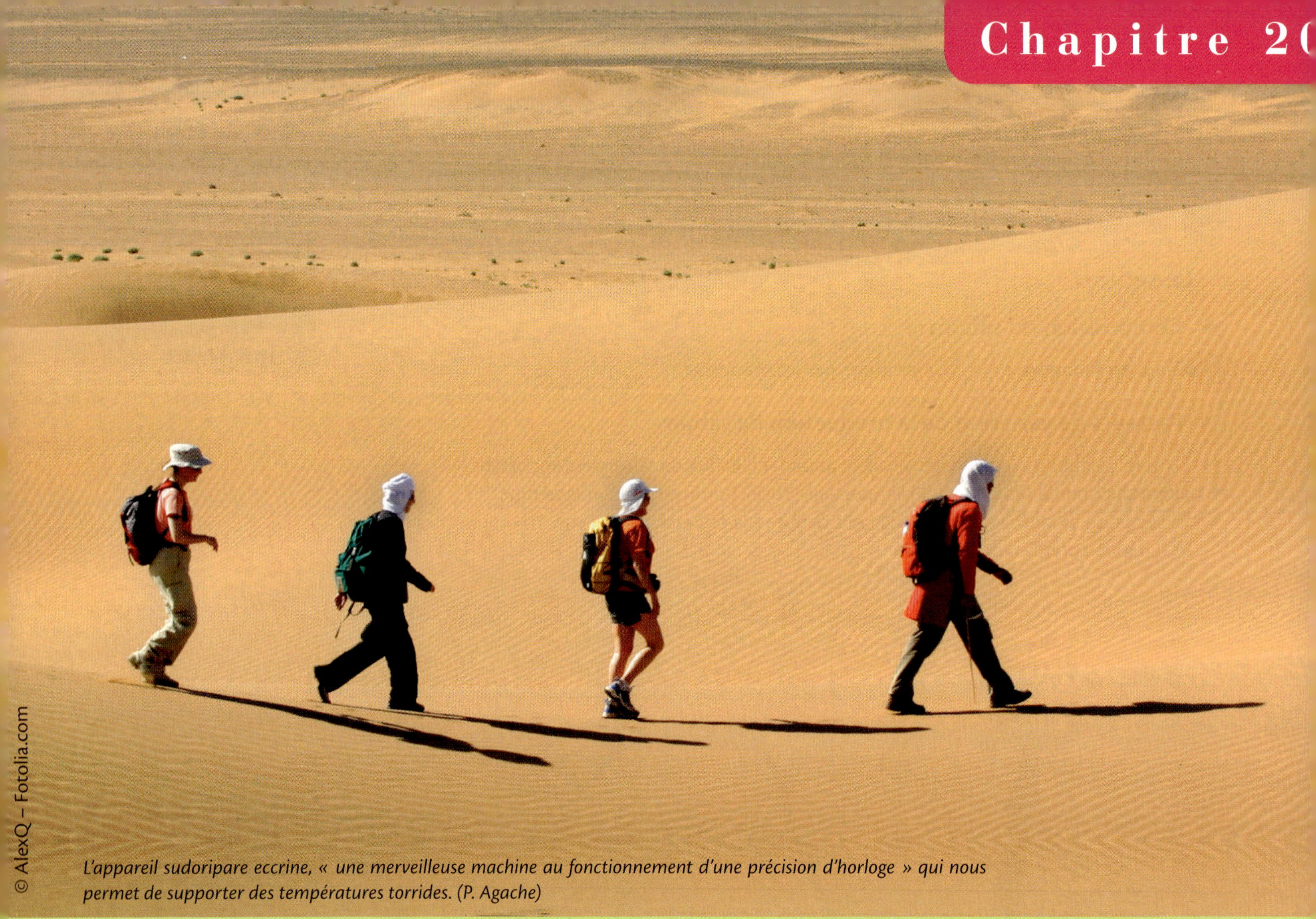

L'appareil sudoripare eccrine, « une merveilleuse machine au fonctionnement d'une précision d'horloge » qui nous permet de supporter des températures torrides. (P. Agache)

L'appareil sudoripare eccrine

Savoirs à acquérir

- **Description :**
  - connaître la distribution des glandes sudoripares eccrines dans la peau ;
  - connaître le groupe de glandes dont fait partie la glande sudoripare eccrine ;
  - être capable d'annoter, sur un schéma fourni, la morphologie de la glande sudoripare eccrine.
- **Physiologie :**
  - connaître le contrôle de la sudation par le système nerveux ;
  - connaître la composition de la sueur ;
  - connaître le rôle essentiel de la sueur dans l'élimination de la chaleur excédentaire de l'organisme.

› L'appareil sudoripare eccrine est formé d'innombrables petites glandes en tube, les *glandes sudoripares eccrines*, qui rejettent à la surface de la peau de la vapeur d'eau et de la sueur. Ce dispositif, unique dans le règne animal, permet à l'homme de supporter des efforts physiques intenses, même dans un climat torride, tout en maintenant sa température interne entre 37 °C et 41 °C (température extrême que peut supporter le cerveau). La marge est donc étroite pour éliminer la chaleur excédentaire.

1 Description de la glande sudoripare eccrine

1. Caractéristiques générales

Distribution

› Les glandes sudoripares eccrines sont présentes partout dans la peau.

Nombre

› 3 à 4 millions, nombre définitif à la naissance.

Densité

› 100 à 200/cm² en moyenne.

Mais la densité varie avec le site anatomique : elle est maximale aux paumes et aux plantes (600/cm²), sur le front et les joues (300/cm²).

2. Morphologie

› La glande sudoripare eccrine est une glande exocrine tubuleuse.

Ce tube de 2 à 5 mm de long et « suspendu » s'ouvre à la surface de la peau par un **pore**.
Son extrémité est borgne et se localise au fond du derme réticulaire à environ 1 mm de la surface, où elle se replie en peloton, le **glomérule sudoripare**.

› Au point de vue physiologique, la glande sudoripare eccrine comprend deux parties : le peloton sécrétoire et le conduit sudorifère.

- Le **peloton sécrétoire** représente les 2/3 initiaux du glomérule. Il est le lieu de production de la sueur par des cellules spécialisées
- Le **conduit sudorifère** véhicule la sueur vers le pore. Il est lui-même composé de trois parties :
  - un segment qui fait partie du glomérule, dans le prolongement du peloton sécrétoire ;
  - un segment dermique ;
  - un segment intraépidermique qui s'enroule comme un ressort dans l'épiderme.

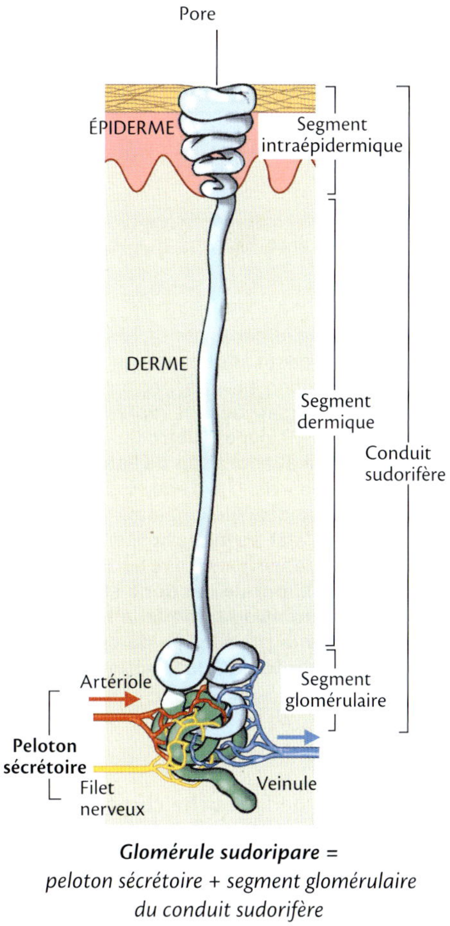

Fig. 20.1. L'appareil sudoripare eccrine.

2 Physiologie

1. La sueur

Composition de la sueur

- **Eau** : 99 %.
- **Éléments minéraux** : Na^+, K^+, Cl^-.
- **Substances organiques** :
  - urée ;
  - acides lactique et pyruvique, produits du métabolisme des cellules qui produisent la sueur. Ils renforcent l'acidité du pH de la sueur.

pH de la sueur

Il se situe **entre 5 et 6.**

Rôles de la sueur

Rôle essentiel

› L'appareil sudoripare eccrine est avant tout destiné à éliminer de la chaleur de l'organisme.

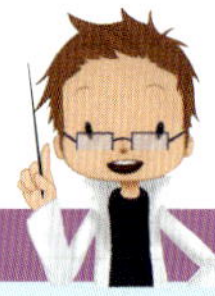

Bon à savoir

Mécanisme de l'élimination de la chaleur par l'appareil sudoripare eccrine

L'activité cellulaire nécessite de l'énergie. Cette énergie, si elle n'a pas été utilisée pour un travail spécifique, apparaît sous forme de chaleur, inutilisable, sinon pour assurer la température corporelle. Elle doit donc être évacuée dans le milieu extérieur.
L'appareil sudoripare eccrine représente le dispositif essentiel pour éliminer cette chaleur.
Mais, pour qu'une déperdition calorique se réalise, il ne suffit pas que la sueur soit sécrétée, encore faut-il qu'il y ait **évaporation de l'eau composant la sueur**.
Or, l'évaporation de 1 g d'eau, c'est-à-dire le passage de la forme liquide à la forme gazeuse, consomme une quantité d'énergie de l'ordre de 2,4 kJ, qui est prise dans le milieu où se fait ce changement d'état. Le milieu concerné est ici l'organisme : il en résulte pour celui-ci une déperdition de chaleur, l'énergie nécessaire au changement d'état étant de l'**énergie thermique excédentaire**.
La sécrétion sudorale est donc sollicitée pour éliminer la chaleur produite au cours du travail musculaire et/ou lorsque la température extérieure est trop élevée (au-delà de 33 °C), sans compter la production de chaleur qui provient de l'activité permanente du cœur, des muscles respiratoires, du fonctionnement des glandes… (métabolisme de base).

Autres rôles de la sueur

- **Hydratation de la couche cornée** : la sueur possède une forte teneur en urée, constituant du NMF, dont on connaît le rôle pour conserver une hydratation minimale à la couche cornée en atmosphère sèche, et par conséquent sa souplesse.
- **pH de la surface cutanée** : la sueur participe à donner son pH acide à la peau et contribue ainsi à l'équilibre de la flore cutanée microbienne.
- **Sudation dite « psychique »** : cette sudation, de survenue immédiate sous l'influence d'émotions, est localisée au front, aux paumes, aux plantes et aux aisselles mais peut envahir le corps tout entier. Il s'agit d'une sueur « froide », de signification fonctionnelle inconnue.

2. Contrôle de la sudation

› La sudation thermique relève d'un mécanisme réflexe, qui se met en route lorsque la température du sang qui baigne le centre nerveux qui contrôle la sudation, l'hypothalamus, dépasse 37,2 °C.

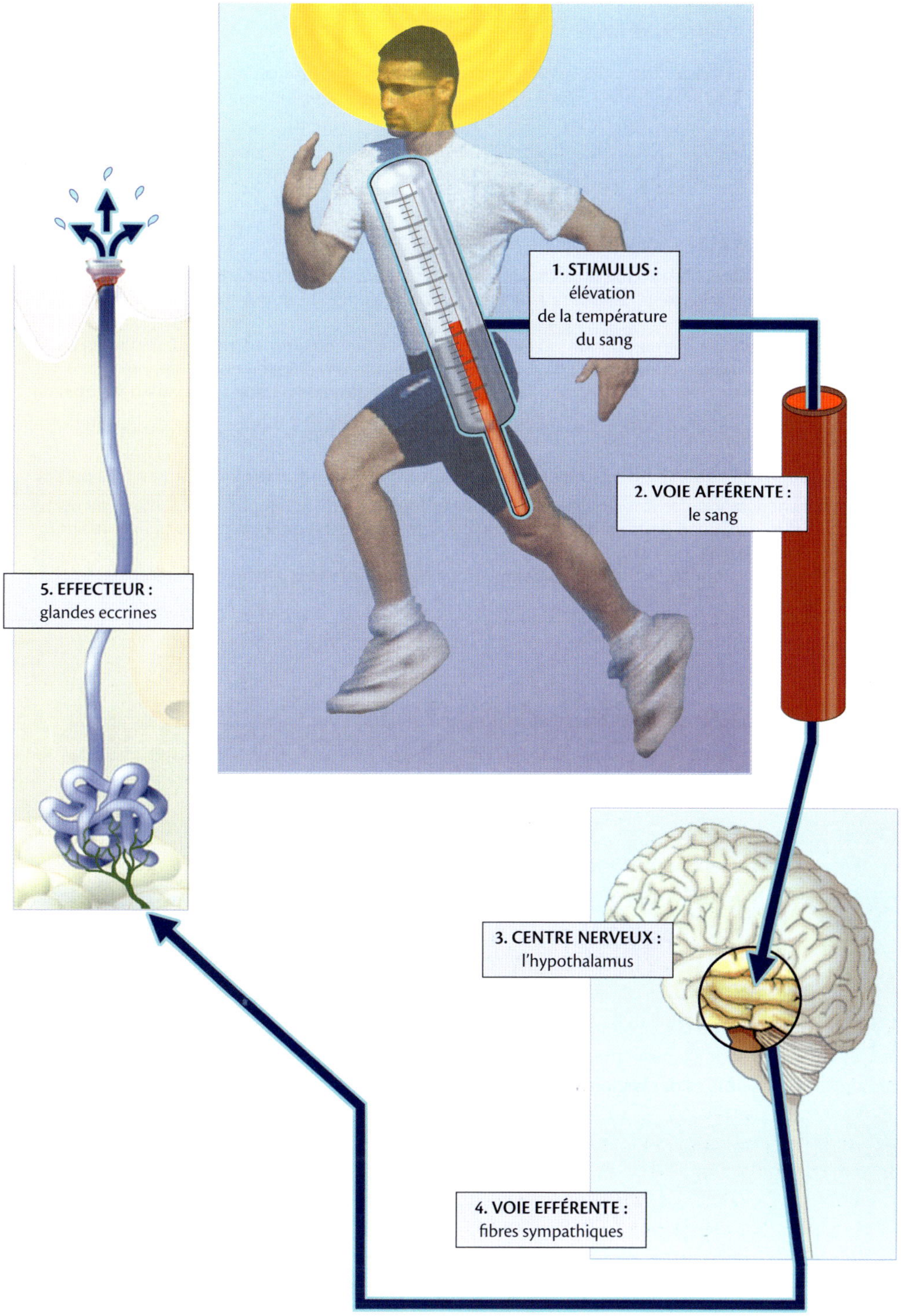

Fig. 20.2. La sudation thermique : un mécanisme réflexe.

➤ **Les animaux homéothermes (mammifères et oiseaux) ont une température constante, indépendante du milieu extérieur.**

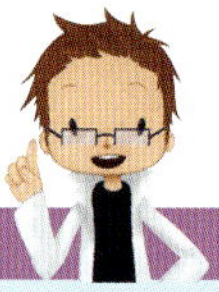

Info +

La thermorégulation en bref

De l'Arctique au Sahara, l'homme s'acclimate aux températures extrêmes du globe : de – 70 °C pour la banquise nord de la Sibérie à + 65 °C dans la chaleur torride des sables sahariens.

› **Définition. On appelle thermorégulation l'ensemble des mécanismes qui permettent à l'homme de maintenir constante sa température interne (on parle d'homéothermie) autour de 37 °C.**

L'adaptation au froid est limitée

- *La vasoconstriction des vaisseaux dermiques* est le mécanisme physiologique le plus efficace : en dérivant le sang de la peau vers l'intérieur de l'organisme, il permet d'éviter les déperditions de chaleur.
- *La graisse hypodermique* offre un isolement thermique efficace chez certains mammifères enrobés d'une masse de graisse importante, mais complètement inefficace chez l'homme.
- *Le frisson thermique*, qui correspond à la contraction de certains muscles, dégage de la chaleur mais ce système de lutte contre le froid s'épuise en 3 à 5 heures.
- Quant à *l'horripilation*, elle n'a aucun effet chez l'homme pour le protéger du froid.

L'adaptation à la chaleur est assurée chez l'homme par un système de climatisation très précis.

- *Une vasodilatation des artérioles dermiques* se produit lorsque la température centrale du corps est trop élevée, avec pour corollaire une augmentation du débit sanguin qui augmente la libération de calories à l'extérieur.
- *L'évaporation de sueur* constitue évidemment un mécanisme très efficace pour éliminer la chaleur excédentaire de notre corps.

3 Une autre glande sudoripare : la glande sudoripare apocrine

› **La glande sudoripare apocrine fait partie de l'appareil pilo-sébacé.**

› **La glande sudoripare apocrine est, à tous points de vue, complètement différente de la glande sudoripare eccrine.**

1. Distribution

Chez l'homme comme chez la femme, les glandes sudoripares apocrines sont exclusivement localisées au niveau des aisselles, du pubis et des régions génitales.

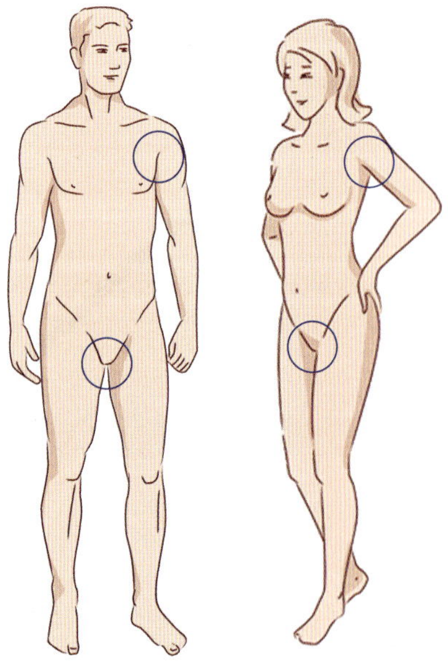

Fig. 20.3. Localisation des glandes sudoripares apocrines.

2. Description

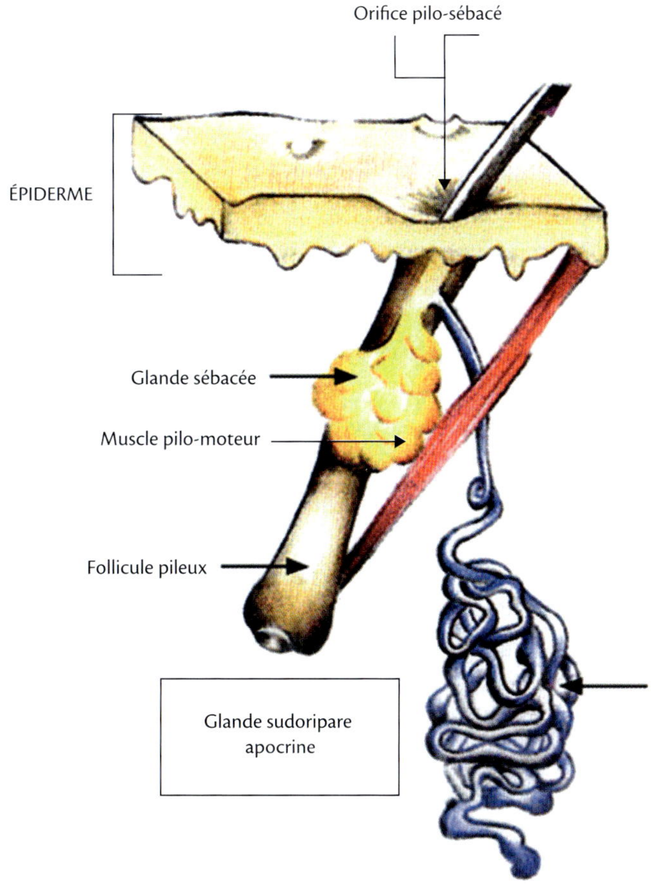

Fig. 20.4. La glande sudoripare apocrine.

- La glande sudoripare apocrine est toujours **associée à un follicule pilo-sébacé.**
- **Le canal de la glande sudoripare apocrine s'ouvre dans l'infundibulum pilaire** au-dessus du canal excréteur de la glande sébacée.
- La glande sudoripare apocrine est une **glande exocrine tubuleuse.**

> **Les glandes sudoripares apocrines sont très nombreuses chez les mammifères.**
>
> **Les glandes qui sécrètent le cérumen dans les oreilles, une substance grasse, jaune-brun, sont des glandes apocrines spécialisées.**

3. Physiologie

Nature de la sécrétion apocrine

La sécrétion apocrine n'a aucun point de ressemblance avec la sueur.

Il s'agit d'un liquide visqueux, laiteux, blanchâtre ou jaunâtre. Inodore au départ, cette sécrétion peut acquérir une odeur parfois désagréable : les lipides qu'elle contient sont en effet dégradés à la surface de la peau par des bactéries et libèrent des acides gras malodorants.

Rôle de la sécrétion apocrine

La sécrétion apocrine véhicule l'odeur spécifique de chaque individu.

Ce rôle apparaît accessoire chez l'homme dont l'odorat est peu développé. Dans le monde animal au contraire, il est vital pour la reconnaissance des membres de l'espèce, l'avertissement de l'approche d'un prédateur mais aussi dans la reconnaissance ou l'attraction sexuelle.

Néanmoins, il faut admettre qu'**il existe une odeur particulière à chaque être humain**, aisément reconnue par le chien, même sur un vêtement.

Bon à savoir

Les odeurs corporelles et les bromhidroses

Signaux olfactifs vitaux chez les animaux, les odeurs corporelles sont diversement interprétées par l'homme depuis la nuit des temps.

1. Origines de l'odeur « normale » de la peau humaine

- ***Rôle des glandes apocrines*** : ces glandes produisent une **sécrétion lipidique** (ce n'est pas de la sueur !) qui est la principale responsable de l'**odeur spécifique de chaque individu.** Une odeur qui s'affirme comme un vecteur d'attraction ou… de répulsion (ne dit-on pas parfois de quelqu'un : « Je ne peux pas le sentir » ?).
- ***Rôle de la sécrétion sébacée*** : riche en acides gras très divers chimiquement, le sébum est aussi impliqué, mais ***a minima***.
- ***Et la sueur ? Quel rôle ?*** Composée essentiellement d'eau (99 %), **la sueur n'a pas d'odeur !** Le seul effet de la sueur dans le problème des odeurs corporelles est de diluer mais aussi de **disperser** et d'**étaler les sécrétions odoriférantes des glandes apocrines et sébacées, surtout lorsqu'elle est produite en grande quantité (hyperhidrose).**

2. Les « mauvaises odeurs » corporelles ou bromhidroses

Les bromhidroses (du grec ***bromos***, « fétide ») sont liées à la dégradation des sécrétions lipidiques apocrines et sébacées par des **bactéries libératrices d'acides gras** volatils et odorants. L'hygiène corporelle joue ici un rôle déterminant pour éviter ce phénomène.

Bon à savoir

Tableau 20.1. Les glandes sudoripares eccrines et apocrines : fondamentalement opposées.

	Glandes sudoripares eccrines (GSE)	**Glandes sudoripares apocrines (GSA)**
Localisation anatomique		
	Partout dans la peau	Sites précis : aisselles, régions génitales
Histologie		
Morphologie	GSE et GSA sont toutes les deux des glandes exocrines, tubuleuses simples, pelotonnées	
Lieu d'excrétion	À la surface de la peau (pores)	Dans l'infundibulum pilaire
Peloton sécrétoire : situation	Derme réticulaire	Profonde, parfois jusque dans l'hypoderme
Physiologie		
Produit de sécrétion	Sueur	Produit de sécrétion épais, riche en lipides
Rôle	Thermorégulation	Odeur spécifique de chaque individu

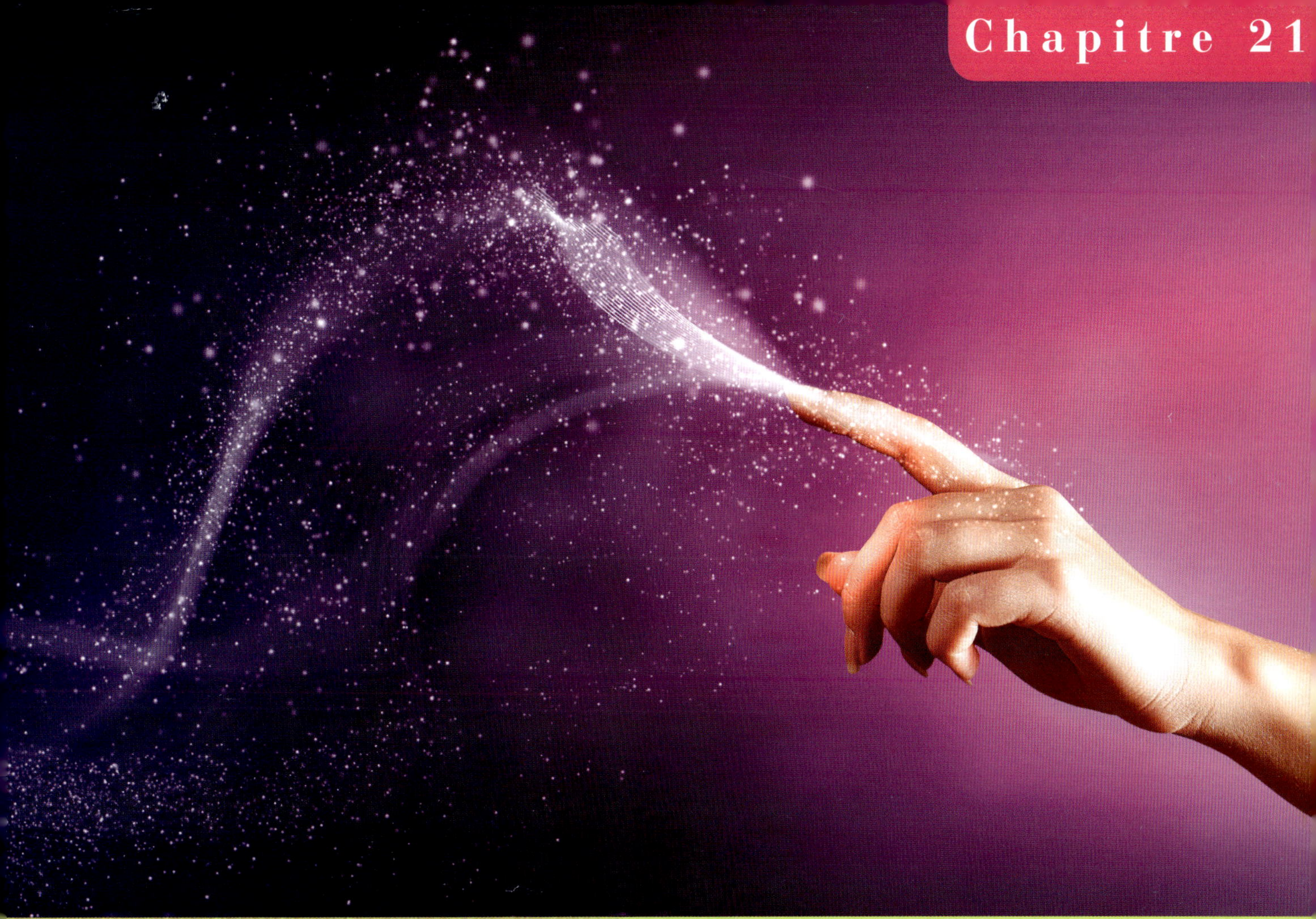

Chapitre 21

L'ongle : une masse de kératine magique, et objet de tous les soins

L'appareil unguéal

Savoirs à acquérir

- **Description :**
  - être capable d'indiquer, sur un schéma fourni d'une vue supérieure de l'extrémité d'un doigt, les différentes parties de l'appareil unguéal : repli sus-unguéal, cuticule, ongle, lunule, zone rosée, bord libre ;
  - être capable d'indiquer, sur un schéma fourni de la coupe longitudinale de l'appareil unguéal : la racine, la matrice, le lit de l'ongle.

- **Physiologie :**
  - connaître le taux de croissance mensuel des ongles ;
  - être capable d'établir la différence de croissance entre celle des ongles et celle des poils ;
  - connaître le rôle des ongles dans la protection des extrémités digitales.

› L'ongle est une lame cornée qui protège la face dorsale des extrémités des doigts et des orteils. Il s'intègre dans un ensemble de structures constituant l'**appareil unguéal**.

› L'appareil unguéal fait lui-même partie des **annexes cutanées**.

> ➤ De forme rectangulaire et convexe, l'ongle s'insère dans la peau comme un verre de montre.
>
> ➤ Son grand axe est longitudinal aux mains et transversal aux pieds.

1 Description

1. Morphologie

› L'**ongle** (aussi dénommée « lame » ou « tablette unguéale ») est une plaque dure de kératine.

› Il est bordé par des « bourrelets » de tissus mous qui le surplombent, les replis unguéaux : replis latéraux et repli sus-unguéal.

➡ Les replis unguéaux

L'ongle s'insère dans la peau comme un verre de montre : il est bordé par des « bourrelets » de tissus mous qui le surplombent, les **replis unguéaux** représentés par les replis latéraux et par le repli sus-unguéal.

› Le repli sus-unguéal est une expansion de la peau de la face dorsale de la phalange distale qui recouvre la racine de l'ongle. La cuticule termine le repli.

➡ La lame unguéale

Elle présente deux parties : la racine et l'ongle visible.

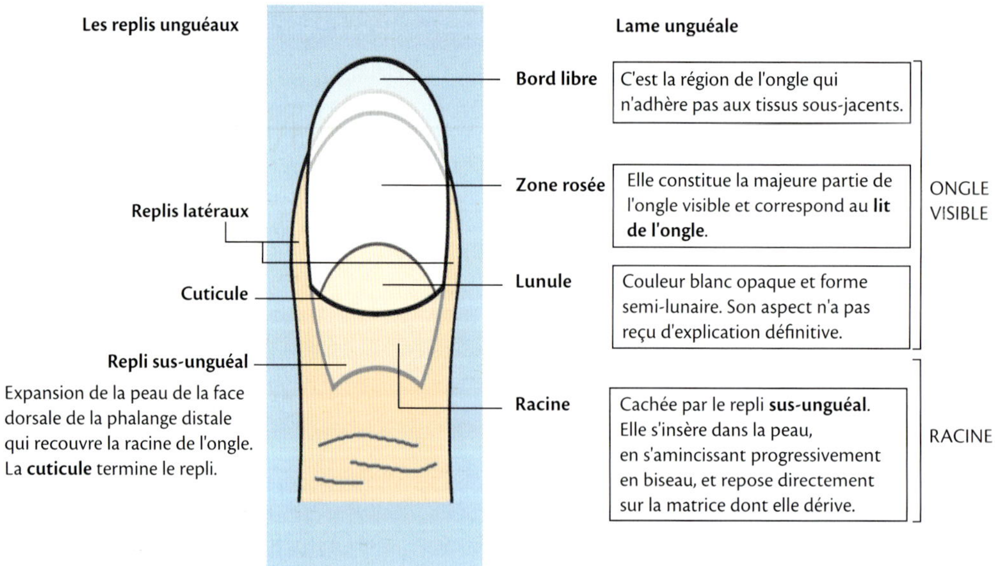

Fig. 21.1. Morphologie de l'ongle.

Info +

Les « ongles » des animaux

Les ongles sont faits d'une substance dure, la kératine, identique à celle qui entre dans la constitution des poils et des cheveux. Chez les animaux, les griffes, les sabots et les cornes sont également formés de kératine, comme nos ongles, mais beaucoup plus développés que nos ongles, dont l'utilité est moins importante.

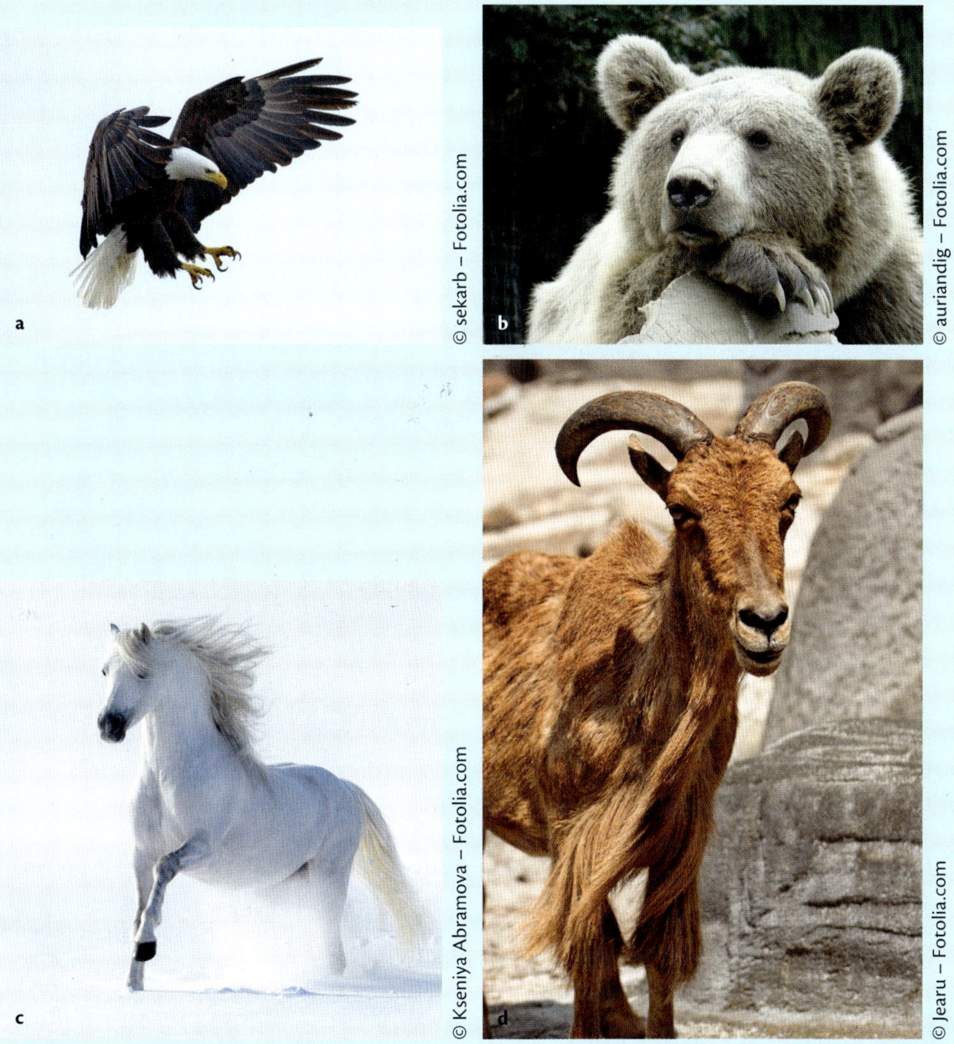

Fig. 21.2. Les « ongles » des animaux et leurs cornes : de la kératine.
a. Les serres des oiseaux de proie sont puissantes pour saisir leurs proies.
b. Les ours mangent un peu de tout : poissons, petits animaux, racines qu'ils déterrent grâce à leurs griffes.
c. Le cheval n'a qu'un ongle, son sabot, assez développé pour supporter le poids de son corps.
d. Les cornes de certains animaux, comme la chèvre, sont aussi formées de kératine, une arme redoutable.

2. Structure de l'appareil unguéal sur une coupe longitudinale de l'extrémité d'un doigt

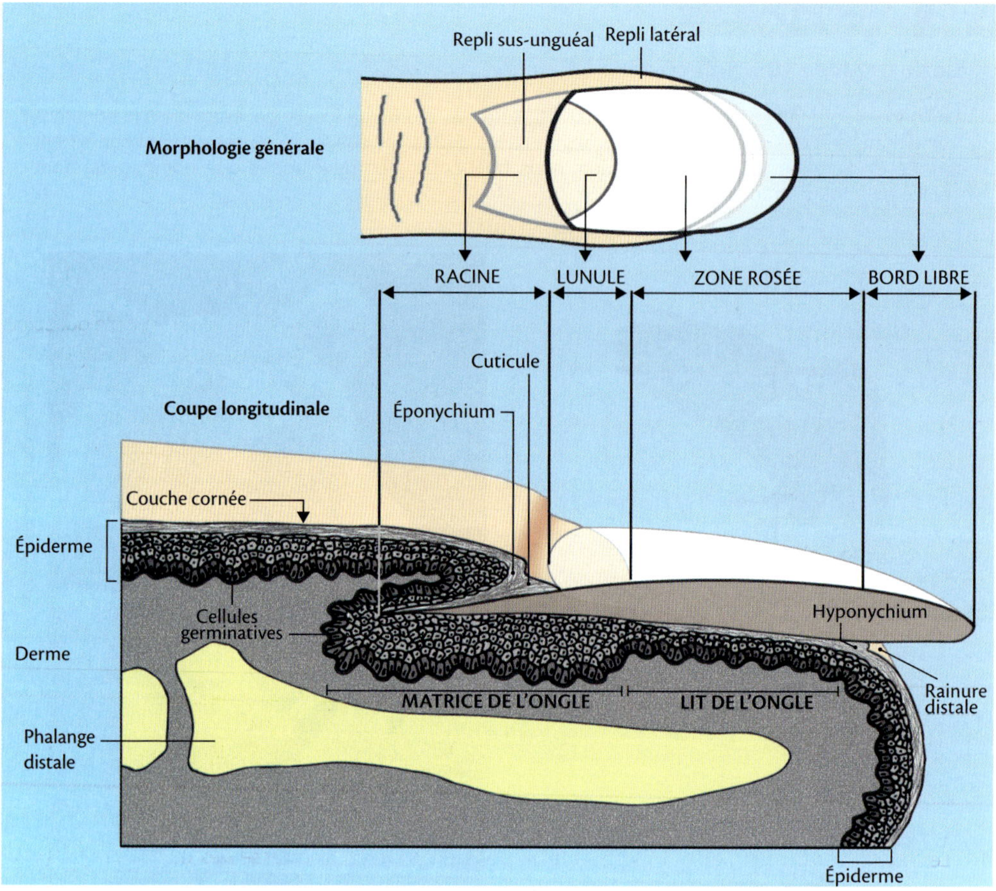

Fig. 21.3. L'appareil unguéal.

➡ La matrice de l'ongle

- Elle est constituée d'un **repli de l'épiderme** de la région dorsale des doigts et des orteils.
- C'est elle qui **donne naissance à l'ongle**.
- Elle a la **même structure que l'épiderme** avec lequel elle est en continuité.
- Elle est **épaisse** et comprend une **couche germinative, dont les cellules ont seules le pouvoir de se diviser, comme dans l'épiderme**.
- Au-dessus se trouve une couche de 6 à 10 assises de cellules épineuses qui s'aplatissent progressivement en allant vers le haut, comme dans l'épiderme.
- Pas de couche granuleuse.
- Pas de mélanocytes « actifs », sauf chez les sujets noirs.

› **L'ongle est formé par la matrice grâce aux divisions successives des cellules germinatives, selon un processus identique à celui qui se passe dans l'épiderme.**

➡ Le lit de l'ongle

Il est formé :

- d'**épiderme**, comme il en existe partout ailleurs dans la peau, mais dont les cellules basales ne présentent que très peu de mitoses ;
- de **derme** sous-jacent, mais pas d'hypoderme. Le derme est donc en contact direct avec le périoste de la phalange distale.

La lame unguéale

La lame unguéale est constituée de **cellules anucléées**, empilées les unes sur les autres. Les cellules contiennent des **fibres de kératines dures** parallèles à la surface de l'ongle.

Bon à savoir

Un peu de vocabulaire

- L'**éponychium** est constituée par les couches supérieure et inférieure de la couche cornée du repli sus-unguéal qui viennent se confondre sur l'ongle.
- La **cuticule** est une expansion cornée de l'éponychium.
- L'**hyponychium** est un épaississement épidermique de l'extrémité distale du lit de l'ongle qui se prolonge par la pulpe du doigt. Il correspond à la zone où la lame unguéale se détache de son lit. La matière cornée qu'il produit s'accumule naturellement dans la **rainure distale**.

2 Physiologie

1. La croissance des ongles

Les faits

- La croissance des ongles est continue et uniforme, alors que celle des poils est cyclique.
- Le taux de croissance moyen est de 0,10 mm par jour, c'est-à-dire de 3 à 4 mm par mois aux mains. Il est deux fois moins rapide aux pieds.

Les facteurs de croissance

- Les **microtraumatismes répétés** peuvent accélérer la pousse des ongles.
- Les facteurs nutritionnels : comme pour la pousse des poils, la pousse des ongles nécessite un **apport continuel et normal en acides aminés, en vitamines**.

2. Les rôles des ongles

- **Rôle de protection** : les ongles protègent les extrémités digitales, soumises à de nombreux traumatismes.
- **Rôle dans la préhension** : l'ongle offre à la pulpe un plan de contre-pression qui permet de tenir des objets au bout des doigts. De la même manière, le boutonnage d'un vêtement serait bien difficile si ce plan n'existait pas… S'ils sont de taille convenable, les ongles permettent aussi la prise d'objets fins (épingle…).
- **Rôle de défense** : les ongles servent à déchirer, couper, griffer, gratter…

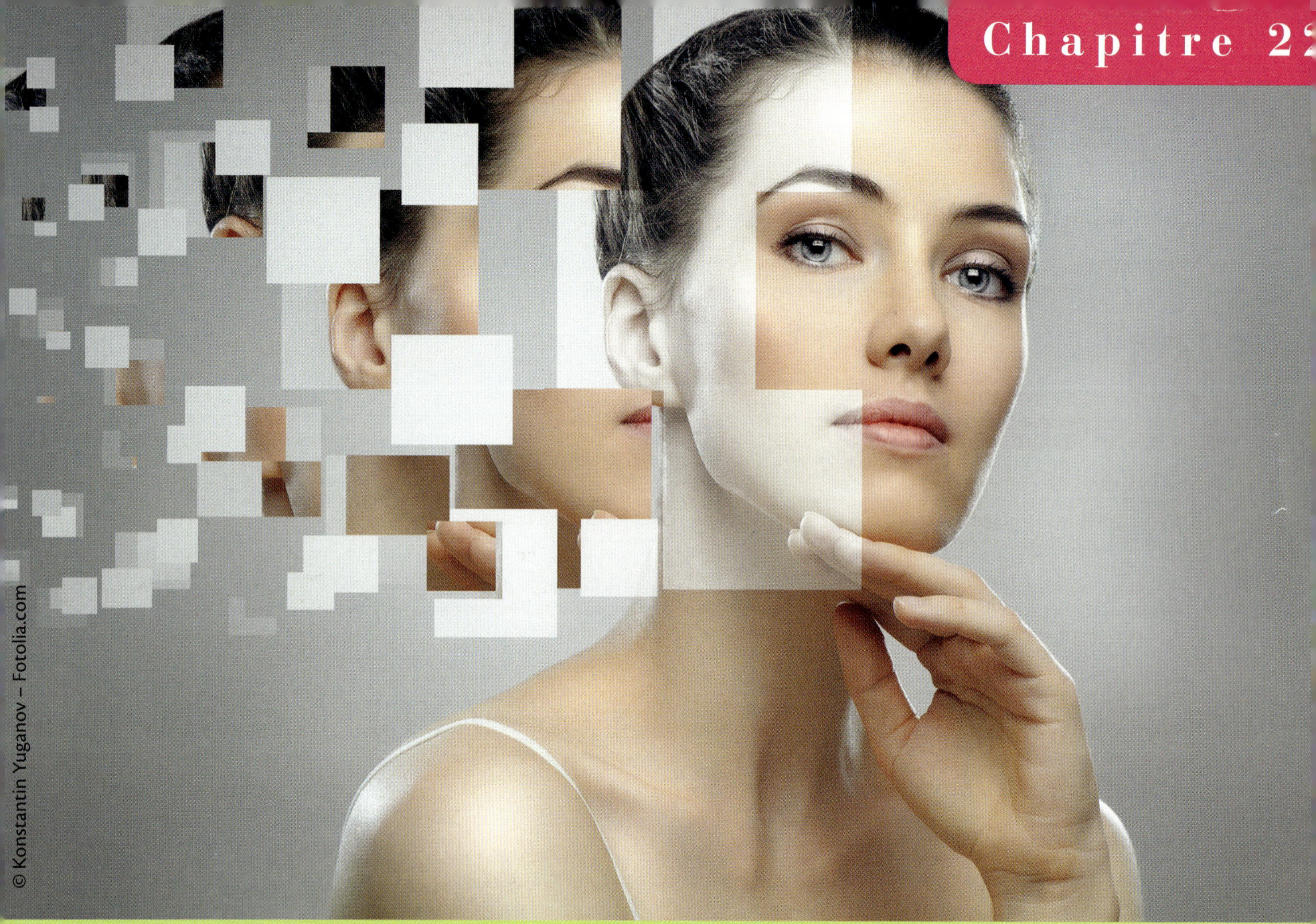

Les types de peau : de multiples facettes…

Le film hydrolipidique de surface et les types de peau

Savoirs à acquérir

Le film hydrolipidique de surface (FHL)

- Être capable d'indiquer les deux principaux constituants du FHL.
- Être capable d'indiquer la valeur moyenne du pH de la surface cutanée et son rôle dans le développement de la flore microbienne résidante.

Les types de peau

- Connaître les éléments qui déterminent les types de peau en fonction du taux de sébum, des modifications d'hydratation de la surface cutanée, des troubles de la desquamation, du sexe, de la pigmentation.
- Savoir indiquer pour chaque type de peau les caractéristiques, les différents signes visuels et/ou tactiles, les éventuels facteurs aggravants :
  - modifications de la sécrétion sébacée : peaux séborrhéiques, peaux mixtes, peaux alipidiques ;
  - modifications de l'hydratation cutanée : peaux sèches ;
  - troubles de la desquamation : peaux rêches ;
  - peaux sensibles.

› Depuis des décennies, les peaux sont qualifiées de grasse, sèche, normale…, en fonction des modifications d'un mélange d'eau et de lipides qui recouvre la surface de la peau : le film hydrolipidique (FHL). Les variations du FHL ont sans aucun doute un rôle important pour différencier divers types de peau, mais on sait aujourd'hui que d'autres mécanismes sont en cause.

1 Le film hydrolipidique de surface

› Le **film** hydrolipidique de surface (FHL) est une mince couche d'un mélange de liquides aqueux et graisseux, qui s'étale en couche mince à la surface de la peau, sauf au niveau des paumes et des plantes.

› **Film** est un mot anglais qui signifie « pellicule », utilisé d'abord en photographie, puis au cinéma. Il est lui-même issu du latin et désigne une « couche mince » qui recouvre une surface.

1. La composition du FHL et l'origine de ses constituants

› Le FHL est une émulsion H/L (hydrophile/lipophile), qui comprend donc une phase aqueuse et une phase huileuse.

Tableau 22.1. Nom et origine des deux principaux composants du FHL.

Phase	Nom du composant	Origine du composant
Phase aqueuse	Sueur	Glandes sudoripares eccrines
Phase huileuse	Sébum	Glandes sébacées

› D'autres composants font partie du FHL : la PIE dans la phase aqueuse et les lipides qui forment le « ciment » qui solidarise les cellules cornées dans la phase huileuse.

2. Le rôle du FHL

› Le rôle essentiel du FHL est de donner son pH acide à la surface cutanée (entre 4,2 et 6).
› Ce « manteau acide » est lui-même destiné à limiter la multiplication des germes pathogènes tout en préservant le développement de la flore résidante, la plupart des micro-organismes se développant à un pH voisin de la neutralité.
› Ce sont surtout les acides gras du sébum qui donnent son pH acide au FHL et donc à la surface de la peau. Les acides contenus dans la sueur interviennent aussi.

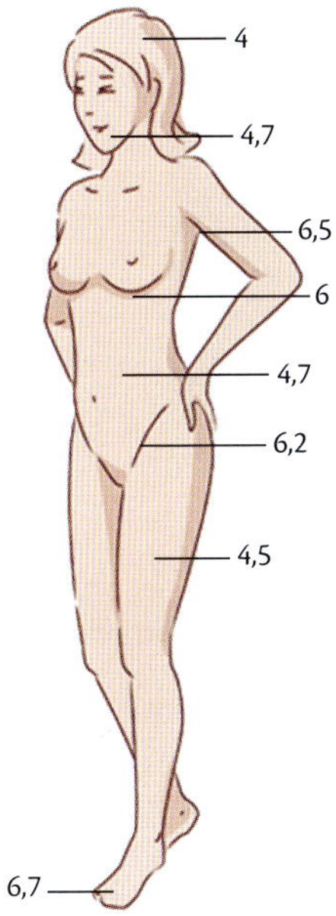

Fig. 22.1. Le pH varie avec les territoires cutanés.

À retenir

- pH surface cutanée = 4 → 6,5

3. Les paramètres qui différencient les types de peau

1. Les modifications du taux de sébum à la surface de la peau permettent de distinguer les peaux grasses, les peaux alipidiques, les peaux mixtes.
2. Les modifications de l'hydratation de la surface cutanée sont responsables des peaux dites « sèches », c'est-à-dire déshydratées.
3. Des troubles de la desquamation provoquent les peaux « rêches ».
4. Des troubles mal élucidés induisent les peaux dites « sensibles ».
5. La pigmentation de la peau, le sexe, l'âge, certains états physiologiques sont autant de critères qu'il faut également prendre en considération.

- La notion de peau « normale » est volontairement oubliée car elle désigne avant tout la peau « idéale », douce, ferme, veloutée…, autant d'adjectifs qui caractérisent essentiellement la peau de l'enfant avant la puberté. Une appréciation de toute manière subjective, et qui n'est que le reflet d'un moment : qui n'a pas d'un jour à l'autre quelque imperfection à reprocher à sa peau ? « Un fait essentiel : il est à peu près impossible de parler de peau normale » (Jean-Paul Escande).
- Bien entendu, les différentes modifications de la physiologie cutanée peuvent interférer ou s'ajouter, ce qui explique la profusion de terminologies qui existent dans le vocabulaire professionnel, une peau grasse pouvant être également sèche et… pourquoi pas sensible.

2 Les types de peau liés à des modifications du taux de sébum à la surface de la peau

1. Les peaux grasses (ou séborrhéiques)

› **Cause : les peaux grasses sont dues à la séborrhée qui est, par définition, « une augmentation de la production de sébum par les glandes sébacées » (Le Robert).**

Il est donc inutile de parler d'« hyperséborrhée »… ou encore de « peau grasse séborrhéique », qui est un pléonasme. Quant à distinguer « peau grasse » et « peau séborrhéique », c'est un étonnement !

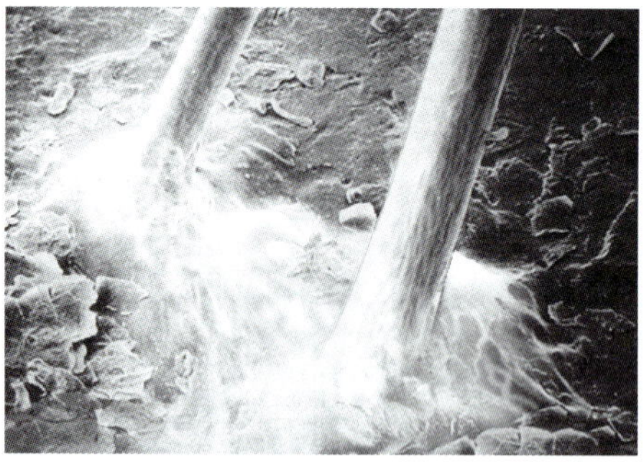

Fig. 22.2. La séborrhée est responsable des peaux grasses.

➡ Les signes cliniques de reconnaissance d'une peau grasse

Tableau 22.2. Les signes de reconnaissance d'une peau grasse par l'examen visuel et tactile.

Examen visuel	Examen tactile
Localisation : zone médio-faciale (front/nez/menton), car les glandes sébacées sont très nombreuses et volumineuses dans ce territoire cutané	Effleurage superficiel : aspect granité
Teint brillant	Pli cutané : épais
Ostia folliculaires dilatés	
Lésions ou cicatrices d'acné fréquentes	

2. Les peaux alipidiques

› Cause : les peaux **alipidiques** sont dues à une baisse du taux de lipides à la surface de la peau par insuffisance de la sécrétion de sébum. Ce trouble peut être constitutionnel mais il est surtout l'apanage de la femme après la ménopause, lorsque surviennent des modifications hormonales importantes.

➡ Les signes cliniques de reconnaissance d'une peau alipidique

- **La région médio-faciale est peu grasse**, contrairement à ce qu'il est habituel d'observer dans ce territoire où la sécrétion sébacée est habituellement plus abondante que partout ailleurs.
- **Par contre, les régions latérales du visage et d'autres régions cutanées ont l'aspect des territoires appauvris en sébum**, un aspect qualifié de « sec », bien que ce terme ne soit pas convenable (« sec » signifie déshydraté…).

➤ Dans alipidique, comme dans de nombreux mots, a- signifie « sans ». « Alipidique » signifie donc « qui manque de lipides ».

➤ La peau peut être à la fois alipidique par manque de sébum, et sèche par manque d'eau, c'est-à-dire déshydratée… Ce dernier cas étant même certainement très fréquent.

3. Les peaux mixtes

› Les peaux dites « mixtes » constituent un état physiologique, puisque les glandes sébacées sont plus nombreuses et plus volumineuses dans la région médio-faciale que dans les régions latérales du visage.

➤ La peau mixte est finalement une peau « normale » !

➡ Les signes cliniques de reconnaissance d'une peau mixte

La **peau « mixte » présente les signes des peaux normalement nourries en sébum dans la région médio-faciale**, contraintement aux régions latérales du visage, naturellement peu riches en sécrétion sébacée.

3 Les modifications de l'hydratation cutanée : les peaux sèches (ou déshydratées)

› Par définition, une peau sèche est une peau qui manque d'eau, c'est-à-dire une peau déshydratée, étant entendu que le trouble se situe ici au niveau de la surface cutanée.

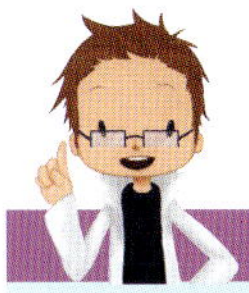

Info +

Les peaux sèches

1. Peau sèche en esthétique-cosmétique : ne pas se tromper d'étage !

- **La peau « sèche » en esthétique-cosmétique se situe à la surface de la peau.**
- **Mais la peau peut manquer d'eau à l'intérieur**, dans le derme. Le « réservoir d'eau de l'organisme » est tari au cours de déshydratations aiguës qui se manifestent dans certaines pathologies, qui n'intéressent évidemment que la médecine.

2. Les causes des peaux sèches en surface

- **L'insuffisance de la sécrétion sébacée** : le sébum a un effet occlusif qui diminue l'évaporation d'eau à la surface cutanée, lorsque l'humidité ambiante est faible. Conséquence : la peau peut être déshydratée en surface à cause d'une insuffisance de la sécrétion sébacée, constitutionnelle ou hormonale (c'est ce que l'on observe notamment chez les femmes après la ménopause).
- **Le déficit en *natural moisturing* ou *moisturizing factor* (NMF).**

Focus sur…

Le NMF

1. Définition : le NMF est un mélange de substances hygroscopiques, c'est-à-dire capables de capter l'eau du milieu ambiant, même en milieu très aride.
2. Composition : urée, acides aminés, acide pyrrolidone carboxylique…
3. Localisation : à l'intérieur des cellules cornées.
Conséquence du déficit en NMF : les peaux sèches manquent bien d'eau au niveau de la couche cornée car les constituants du NMF ont la propriété d'absorber l'humidité de l'air ambiant.

➡ Les signes cliniques de reconnaissance des peaux déshydratées

Tableau 22.3. Les peaux déshydratées : les signes de reconnaissance.

Cause	Examen visuel	Examen tactile	Données de l'interrogatoire
Diminution de l'hydratation de la surface cutanée : – par manque de sébum ; – et/ou par manque de NMF.	Localisation : régions latérales du visage	Effleurage : peau qui manque de douceur (signe essentiel)	Sensation de peau qui tire
	Teint : manque d'éclat +/- rougeurs	Pli cutané : peau fine	Peau qui supporte mal : intempéries, contacts prolongés avec l'eau, le savon…

➡ Les facteurs déclenchants ou aggravants

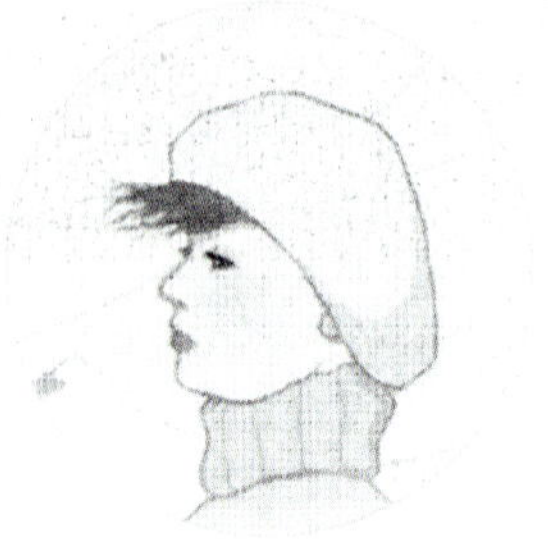

› **Eviter :**
les intempéries :
le froid quand
l'humidité est faible,
le temps venteux…

› **Eviter :**
.les savons
trop alcalins,
.les nettoyages
trop fréquents.

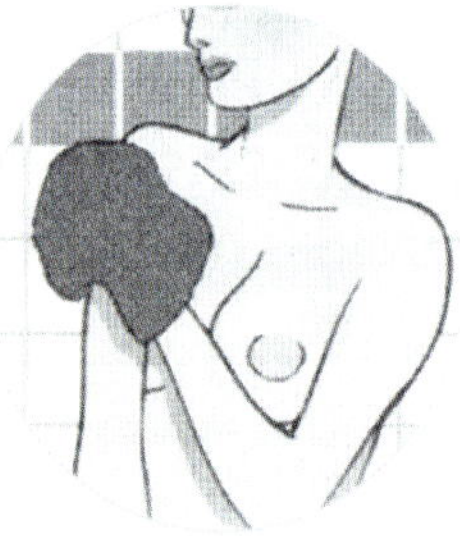

› **Utiliser :**
.savons surgras,
.pains
dermatolo-
giques.

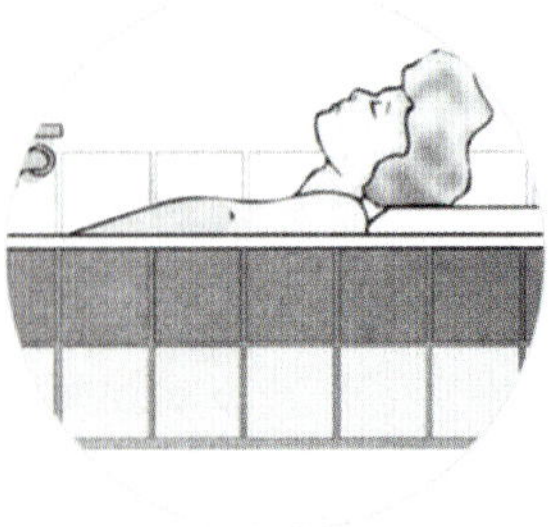

› **Eviter :**
.les contacts
prolongés avec
l'eau calcaire,
.les bains mous-
sants trop déter-
gents.

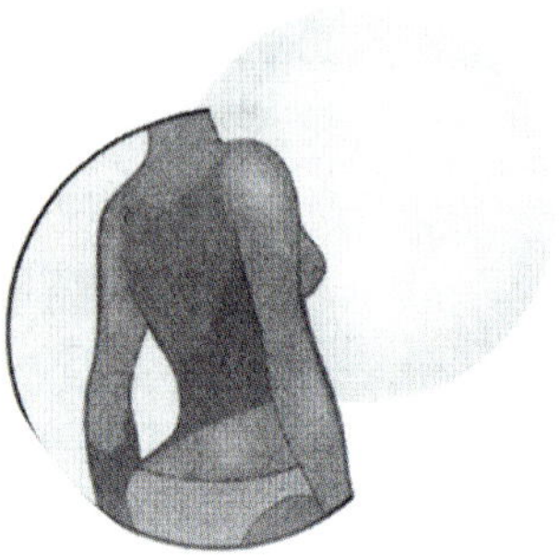

› **Eviter :**
les expositions
chroniques au
soleil.

Fig. 22.3. Les facteurs aggravants… à éviter !

4 Les troubles de la desquamation : les peaux rêches

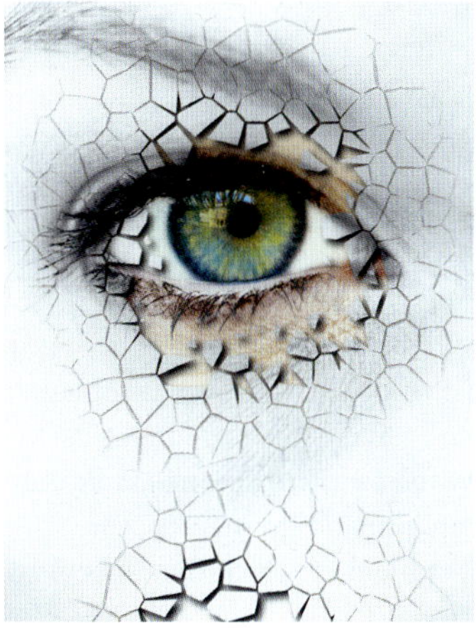

© Jürgen Fälchle – Fotolia.com

Fig. 22.4.

› Les peaux dites « rêches » sont dues à un trouble de la desquamation, qui produit un toucher rugueux de la peau à l'effleurage superficiel.

➡ La cause essentielle des peaux « rêches » : un trouble de la desquamation

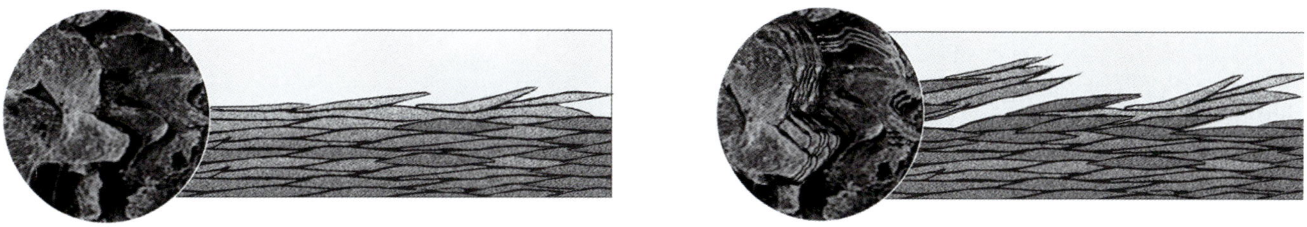

Fig. 22.5. Différence entre une peau normale et une peau rêche telle que l'on pourrait l'observer au microscope.

➡ Les signes cliniques de reconnaissance des peaux rêches

Tableau 22.4. Les peaux rêches : la reconnaissance clinique.

Examen visuel	Examen tactile	Données de l'interrogatoire
Desquamation parfois imperceptible	Effleurage : peau rêche	Les personnes âgées sont surtout concernées. Facteurs incriminés : – savons/détergents ; – saison (hiver) ; – médicaments ; – erreurs diététiques.

➤ Pour expliquer l'altération de la cohésion des cellules les plus superficielles de la couche cornée dans les peaux « rêches », on incrimine essentiellement une anomalie de l'organisation des lipides (céramides surtout) qui « cimentent » les cellules cornées.

➤ Exogène : qui provient de facteurs extérieurs.

➤ Endogène : qui provient de facteurs internes.

➤ Ne pas confondre :

– peau sensible et peau « sensibilisée » (à une substance donnée), qui est du domaine de l'allergie.

– peau sensible et peau « irritable », qui est due au contact de la peau avec un produit irritant.

5 Les peaux sensibles

❯ Une peau sensible est une peau qui réagit de manière exagérée et anormale à des facteurs variés, exogènes ou endogènes.

Plus de la moitié des femmes dans le monde se plaignent d'avoir la peau « sensible » et parlent, pour décrire cet inconfort cutané, de peau « réactive », de peau « irritable »...
Il s'agit d'un concept mal compris, mais on ne peut pas nier sa réalité.

➡ Les signes de reconnaissance des peaux sensibles

- **Âge** : le phénomène « peau sensible » se manifeste à tout âge, quel que soit le type de peau.
- **Sujets à risques** : les femmes de phototype clair, avec une peau fine, rougissant facilement, volontiers « stressées ».
- **Régions cutanées touchées** : l'hyperréactivité cutanée se limite à quelques zones du visage et elle est rarement permanente chez un individu donné.
- **Les signes sont essentiellement subjectifs** : échauffements, picotements, tiraillements, sensation de brûlure...
- **Un signe cutané objectif** : un discret érythème est observé dans la moitié des cas.

6 Les autres aspects biologiques de la peau

1. Les caractéristiques des peaux sombres

➡ Le système mélanocytaire crée la différence avec les peaux claires

❯ Grâce à la qualité des mélanines produites par leurs mélanocytes, les peaux sombres ont un avantage biologique considérable sur les peaux claires.

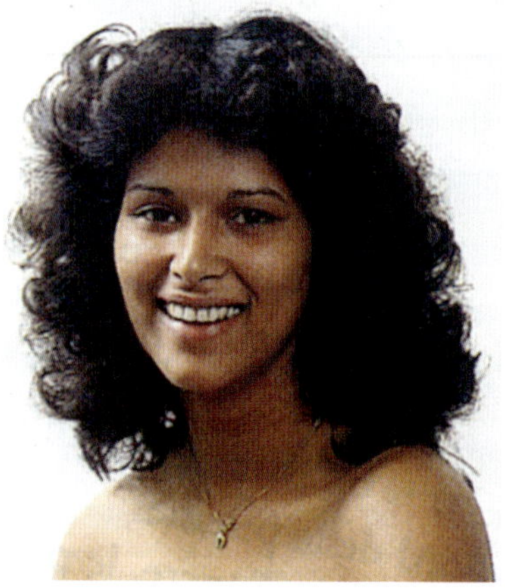

Fig. 22.6. Les peaux sombres ont une protection naturelle contre le soleil.

➤ Photoprotection (du grec *phôtos*, « lumière ») signifie : protection contre la lumière.

➤ L'incidence du mélanome chez les sujets à peaux foncées est pratiquement nulle : inférieure à 0,9 pour 100 000 habitants.

- **L'épiderme des peaux sombres présente une protection maximale contre les UV.** Il est entre 10 et 30 fois plus photoprotecteur que l'épiderme blanc.
- **L'avantage est considérable pour les sujets à peau foncée :**
  - pas ou très peu de cancers de la peau ;
  - une peau jeune... plus longtemps, car moins touchée par le vieillissement actinique que les peaux blanches.

➡ Caractéristiques mineures

Les variations normales de la pigmentation

- La pigmentation des peaux sombres n'est pas forcément uniforme et, chez un même sujet, il existe souvent des zones naturellement plus claires, comme le tour des yeux.
- Une ligne plus claire verticale est souvent observée au milieu de la face antérieure du thorax, surtout chez l'enfant, ou encore à la face antérieure du bras, partant de l'aisselle.
- Des bandes brunes longitudinales des ongles sont très fréquentes chez les sujets noirs.

La couche cornée

Paumes et plantes des sujets noirs sont peu colorées car l'épaisseur de la couche cornée est très importante dans ces régions, si bien que les « grains » de mélanine ne parviennent pas jusque dans les couches les plus superficielles de l'épiderme.

Un inconvénient

Les peaux sombres font plus souvent des **cicatrices chéloïdes** (voir Partie 3, « Dermatologie appliquée ») que les peaux claires.

2. La peau de l'homme : des différences avec la peau de la femme

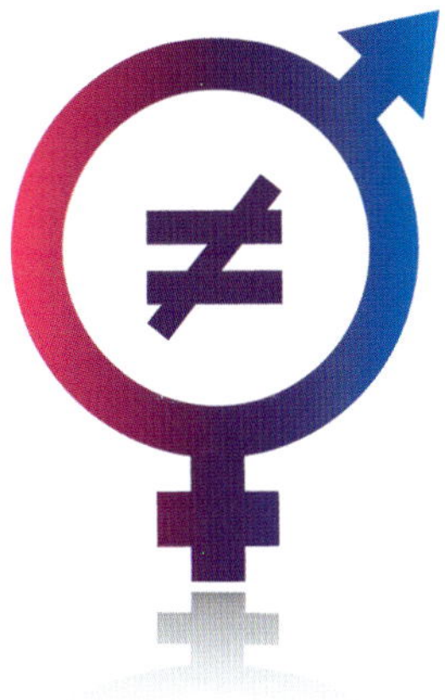

Fig. 22.7.

1. La peau masculine est plus grasse. La forte imprégnation en **androgènes** (les hormones mâles) de la peau masculine explique cette caractéristique.
2. La peau masculine est plus épaisse que celle de la femme car le **collagène** dans le derme est plus abondant que chez la femme.
3. Le flux sanguin est plus abondant dans la peau de l'homme car le réseau circulatoire est plus dense que chez la femme. D'où une plus grande tendance aux **rougeurs** cutanées.
4. Jeune plus longtemps ? Un film de surface plus riche en lipides, un épiderme plus épais, un derme plus dense en collagène, une peau plus irriguée peuvent-ils faire espérer un vieillissement cutané plus tardif ? Aucune certitude, d'autant que le tissu adipeux est plus lâche chez l'homme, ce qui favorise l'affaissement des traits.
5. Une observation : les hommes se plaignent rarement d'avoir la peau « sensible ».

3. La peau de l'enfant

› **Le jeune enfant a une peau plutôt alipidique puisque ses glandes sébacées sont en sommeil.**
› **Mais c'est surtout dans trois fonctions principales que la peau de l'enfant exprime des différences avec la peau de l'adulte : la fonction « barrière », la fonction de protection contre le soleil et la fonction de thermorégulation.**

➡ La fonction « barrière »

À la naissance, la couche cornée est incomplètement formée, si bien que la perméabilité cutanée est très grande pendant les deux premières semaines.
En outre, il existe chez le nourrisson une situation particulière où toutes les conditions sont réunies pour favoriser une importante pénétration, la **dermite du siège (érythème fessier du nourrisson)** : la peau de cette région est souvent altérée et hyperhydratée (couches).
Il est donc important, en hygiène infantile, d'éviter tout produit pouvant avoir une action systémique, et dont l'innocuité n'est pas formellement établie.

> La synthèse de la vitamine D dans l'épiderme nécessite les UVB. Cet effet bénéfique du soleil est insuffisant pour satisfaire, surtout l'hiver, les besoins de l'enfant. Un apport supplémentaire en vitamine D est donc nécessaire dans les premières années de la vie.

La fonction de protection contre le soleil

Les mélanocytes sont fonctionnels tardivement chez les enfants : leur peau est donc mal protégée contre les UV. Conséquence : le soleil est dangereux pour la peau des enfants.

- Les phototypes clairs sont particulièrement concernés.
- **Les coups de soleil violents avant 15 ans favorisent l'apparition plus tard du mélanome.**
- Une nécessité absolue : **il faut protéger les enfants contre le soleil.**

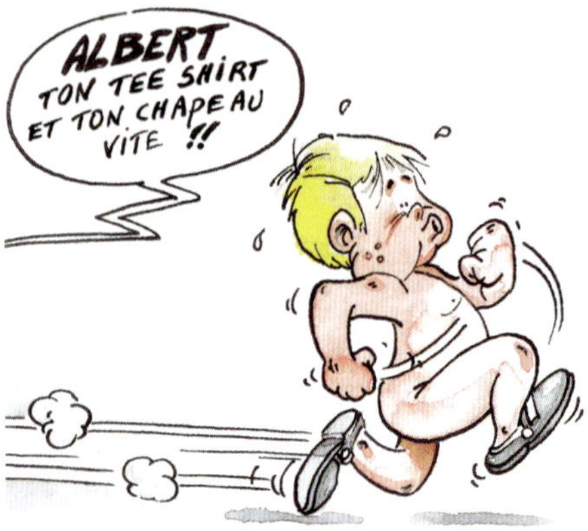

Fig. 22.8. Le tee-shirt et le chapeau sont obligatoires.

Bon à savoir

Les enfants : surtout pas de coups de soleil !

Il faut « photoprotéger » les enfants en respectant des règles solidement établies.

- L'**éviction solaire** : dans les deux heures qui encadrent la position du soleil au zénith.
- Le **tee-shirt**, en coton assez épais : incontournable !
- Le **chapeau** : obligatoire.
- Les **lunettes de soleil** : indispensables en cas de forte exposition.

La fonction de thermorégulation

Le système très sophistiqué de protection contre la chaleur n'est pas complètement mature chez le jeune enfant. Conséquence : l'enfant est très sensible à un mauvais coup du soleil, le coup de chaleur.

Ce sont les infrarouges qui provoquent hyperthermie et déshydratation, qui peuvent avoir des conséquences dramatiques. Le coup de chaleur est dû à une accumulation d'erreurs : exposition solaire prolongée, vêtements mal adaptés, boissons rares…

4. Peau et grossesse : une peau pour deux !

> La peau change pendant la grossesse du fait des profonds remaniements hormonaux que subit la future mère : elle est le siège de modifications physiologiques responsables de symptômes caractéristiques et parfois de dermatoses spécifiques.

> Le mélasma (voir Partie 3, « Dermatologie appliquée ») survient pendant la deuxième partie de la grossesse. La protection solaire est indispensable pendant la grossesse, le soleil étant le responsable de cette dermatose, dans un contexte hormonal modifié.

Les modifications de la pigmentation de la peau

Une augmentation de la pigmentation de la peau est très fréquente en cours de grossesse, surtout chez les femmes brunes.

Elle se manifeste :

- au niveau des régions cutanées normalement plus colorées (aréole des seins, aisselles, région génitale, face interne des cuisses) ;
- parfois également au niveau de la ligne médiane abdominale, du pubis jusqu'à l'ombilic. Précoce, cette hyperpigmentation s'accentue jusqu'à l'accouchement et régresse ensuite.

➡ Les modifications vasculaires

Elles sont représentées essentiellement par les **angiomes stellaires**, qui apparaissent surtout au niveau du visage et du dos des mains (voir Partie 3 « Dermatologie appliquée ») entre le deuxième et le cinquième mois de grossesse, et régressent le plus souvent après l'accouchement.

➡ Les vergetures

➤ Les vergetures doivent leur nom à leur aspect qui rappelle celui des cicatrices provoquées par des coups de verges (longues baguettes qui servaient à fouetter).

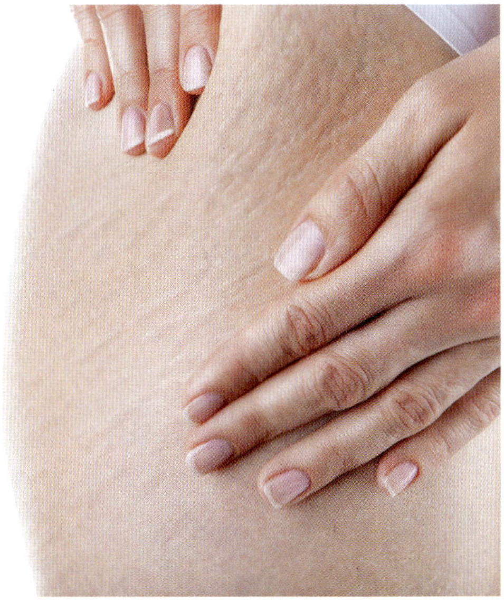

Fig. 22.9. Les vergetures marquent la peau de nombreuses femmes enceintes.

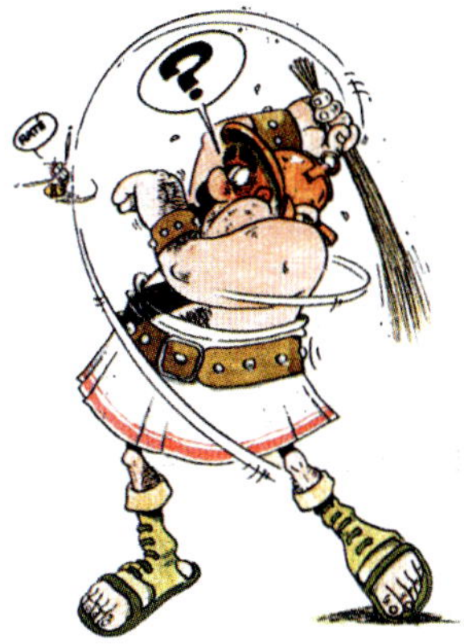

Fig. 22.10. Les Romains étaient maîtres dans le maniement des verges.

Les **vergetures** sont des « fractures » linéaires du derme, recouvertes d'un épiderme plissé, car mal sous-tendu.

- **Aspect** : des stries parallèles et allongées, de **couleur pourpre** ou rose au début puis blanc nacré, larges de quelques millimètres à un centimètre. Au niveau des vergetures, plus de poils ni de sécrétion sébacée ni de sécrétion sudorale.
- **Localisations** : seins, racines des cuisses, abdomen.
- **Cause des vergetures** : les vergetures apparaissent le plus souvent au cours de la grossesse (les primipares – femmes enceintes pour la première fois – sont les plus exposées) et au moment de la puberté. On incrimine donc des interventions hormonales, mais le mécanisme des vergetures reste obscur (facteur génétique ? distension mécanique ?).

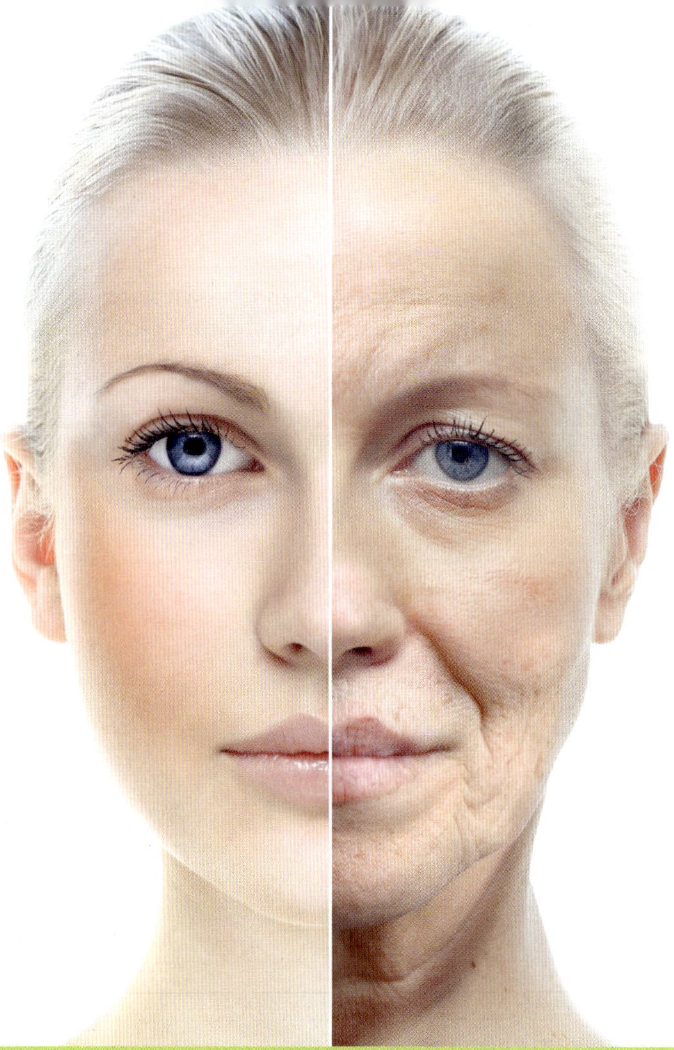

« Vieillir est encore la seule manière que l'on ait trouvée de vivre longtemps. »
(Sainte-Beuve)

Le vieillissement cutané

Savoirs à acquérir

- Savoir distinguer vieillissement naturel et vieillissement actinique.
- Connaître les principaux facteurs incriminés dans le vieillissement cutané.
- Être capable de préciser le rôle déterminant du soleil.
- Connaître les différents signes visuels et/ou tactiles du vieillissement cutané.
- Connaître les effets du vieillissement sur les phanères.

BP/Bac Pro

- Savoir expliquer la formation des rides.

› Comme tous les systèmes qui constituent l'organisme, le système tégumentaire vieillit. Il se trouve même dans une situation particulière dans la mesure où il étale au grand jour les altérations dues à la sénescence.

› Le vieillissement cutané est caractérisé par un ensemble de modifications qui touchent les différentes structures de la peau et de ses annexes.

› Mais il faut différencier :
– le vieillissement naturel (ou chronologique), événement physiologique progressif et inéluctable ;
– le vieillissement actinique, dû au soleil, qui se greffe sur le vieillissement naturel.

1 Les six facteurs incriminés dans le vieillissement cutané

➤ La peau dite « sénescente » n'est évidemment pas un type de peau mais une évolution naturelle de la structure et de la physiologie de la peau au fil du temps.

1. Le facteur génétique : primordial !

Comme tous les organes, la peau de chacun d'entre nous ne vieillit ni de la même façon ni au même moment.
Mais l'inégalité est ici frappante : l'âge d'apparition et le nombre de cheveux blancs, la localisation et la profondeur des rides et, finalement, la précocité des premières atteintes de l'âge, sont autant de caractères inscrits dans notre patrimoine génétique.

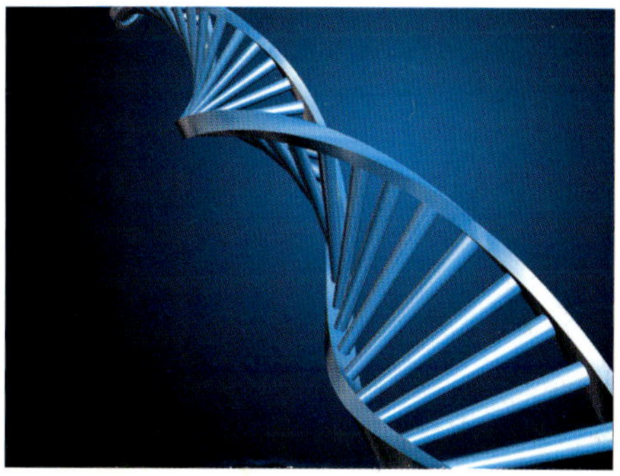
© nali – Fotolia.com

Fig. 23.1. Le facteur génétique : primordial !

2. Le facteur nutritionnel : des carences sont en cause

Des carences en vitamines (A, E, C), en oligo-éléments (sélénium…) peuvent être néfastes pour la peau.

3. Le tabac : responsabilité prouvée

L'effet néfaste du tabac est expliqué par l'action conjuguée de deux facteurs.

- **La nicotine a un effet vasoconstricteur** qui entraine une baisse de la circulation sanguine dans la peau du visage et donc une diminution de son oxygénation.
- **Chez les femmes, la nicotine et ses dérivés entrainent une réduction de la production d'œstrogènes**, responsable d'une accélération du vieillissement cutané, comme à la ménopause.

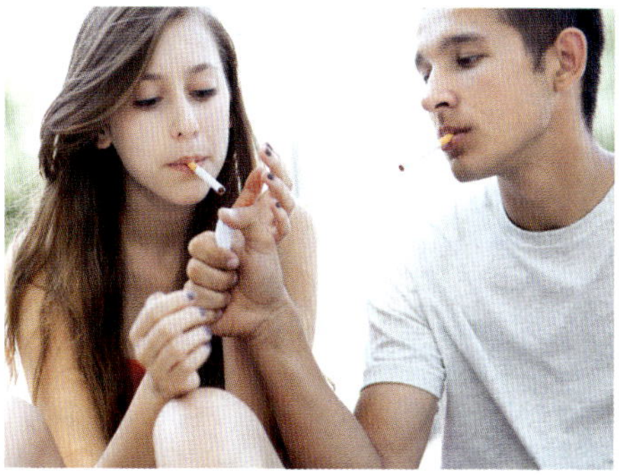
© Edyta Pawlowska – Fotolia.com

Fig. 23.2. Tabac : responsabilité prouvée.

4. La baisse des hormones féminines à la ménopause

Elle provoque des modifications cutanées.

5. Le jeu des muscles peauciers du visage creuse les rides

6. Le soleil responsable n° 1 du vieillissement cutané

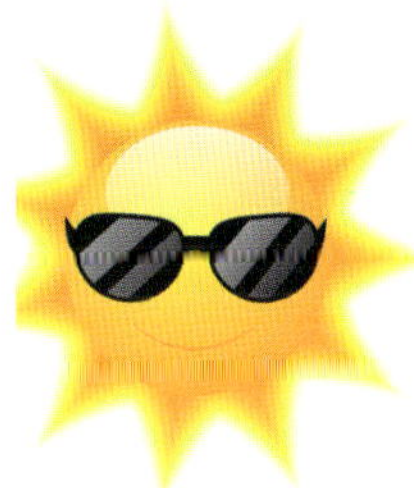
© evgenya-m – Fotolia.com

Fig. 23.3.

« Trop de tempêtes internes, (...) de crises de doute, de gifles du sort m'ont chiffonné le front, creusé entre les sourcils une ride profonde, drapé lourdement les paupières, molli les joues creuses, abaissé les coins de la bouche... »

J. Cocteau (1946)

2 Les signes cliniques habituels du vieillissement naturel de la peau et des phanères

1. Les signes du vieillissement de la peau

➡ Les rides d'expression

Elles sont produites par l'action répétitive des muscles du visage au cours des jeux de physionomie.
Le soleil accentue les rides d'expression.

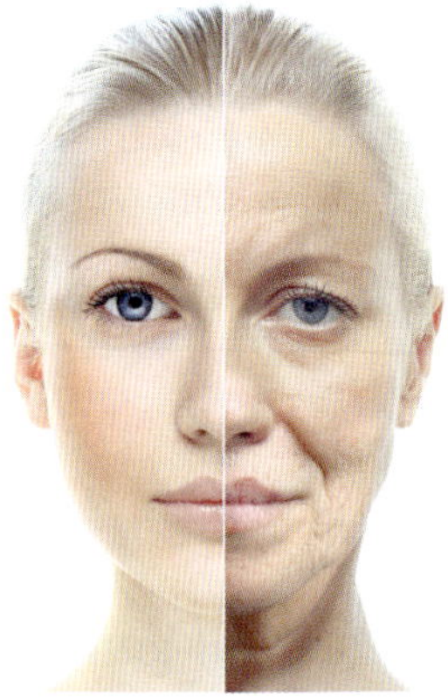
© Valentina R. – Fotolia.com

Fig. 23.4. Les rides d'expression et la ptôse cutanée.

➡ La ptôse cutanée

Elle est due à un relâchement du tissu élastique dermique, combiné aux effets de la pesanteur.

➡ La « sécheresse » cutanée

Il s'agit en fait d'une peau « rêche » à l'effleurage superficiel car il existe un trouble de la desquamation des cellules cornées les plus superficielles.

➡ L'amincissement de la peau

L'amincissement de la peau est dû à une diminution de la synthèse de tous les constituants du derme, le collagène surtout.

➡ La diminution de la « tonicité » de la peau

La diminution de la « tonicité » de la peau est due à la diminution de la synthèse des molécules (GAGs) qui maintiennent l'eau dans le derme.

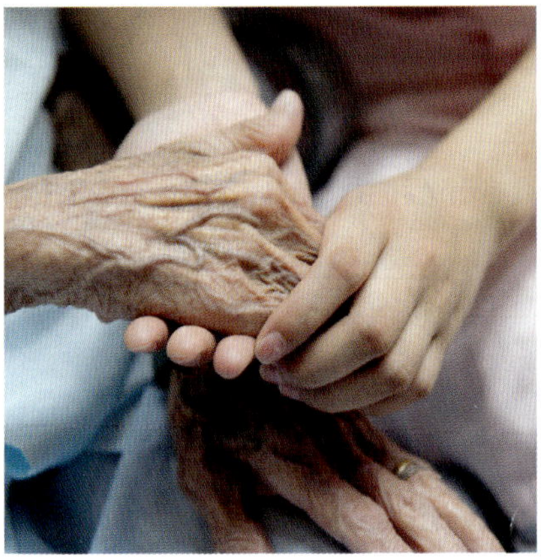
© xy – Fotolia.com

Fig. 23.5. L'amincissement de la peau et la diminution de sa tonicité (bien visibles au niveau des mains).

2. Le vieillissement des phanères

➡ Les cheveux

Canitie (blanchissement naturel des cheveux) + Alopécie (chute anormale des cheveux).

➤ Chez l'homme, les poils du nez et des oreilles augmentent en taille et en nombre alors que les sourcils deviennent broussailleux. Chez la femme, les poils de la lèvre supérieure sont plus volumineux.

➡ Les autres poils de l'organisme

Même évolution que les cheveux... sauf les poils du nez et des oreilles, qui augmentent en taille et en nombre alors que les sourcils deviennent broussailleux. Chez la femme, les poils de la lèvre supérieure sont plus volumineux.

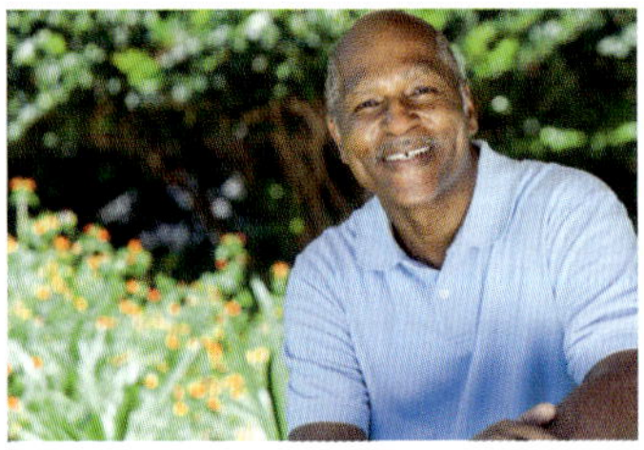
© spotmatikphoto – Fotolia.com

Fig. 23.6. Vieillissement des cheveux : rares et blancs.

➡ Les ongles : des anomalies multiples

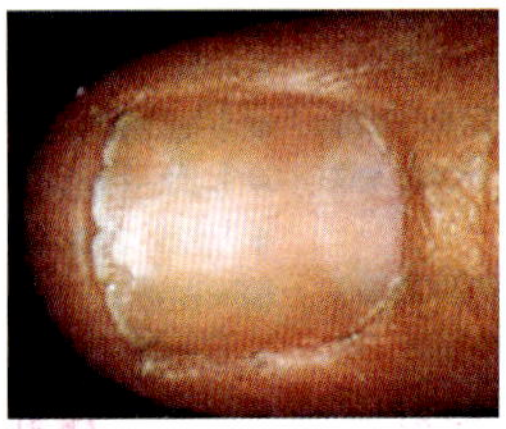

a. Fragilité unguéale.

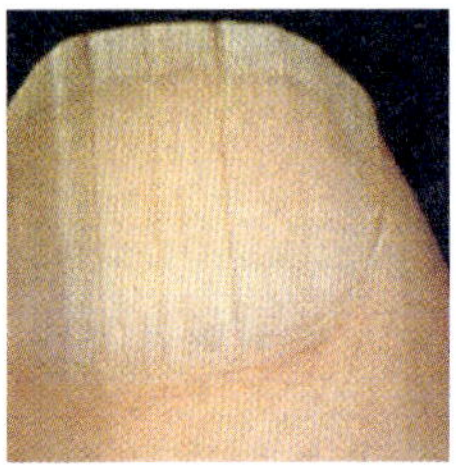

b. Stries longitudinales accentuées.

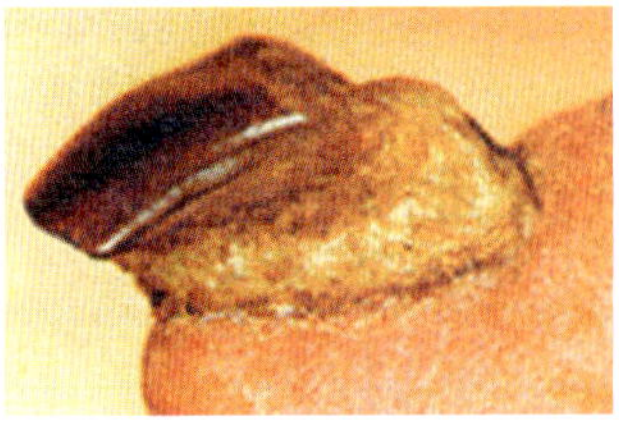

c. Onychogryphose.

Fig. 23.7. Anomalies des ongles des personnes âgées.

Bon à savoir

Les anomalies de la peau de la personne âgée

Lentigos
Petites taches brunes sur les mains et le visage qui augmentent en nombre au fil du temps. Le soleil est en cause.

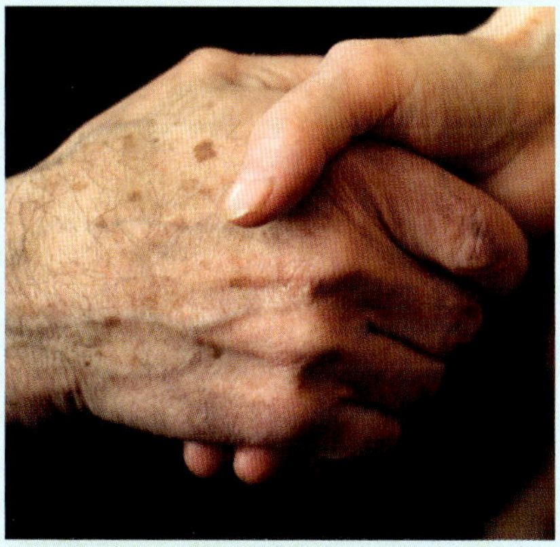

Fig. 23.8. Lentigos.

Verrues séborrhéiques
Proliférations épidermiques sans danger mais qu'il faut faire enlever, car inesthétiques.

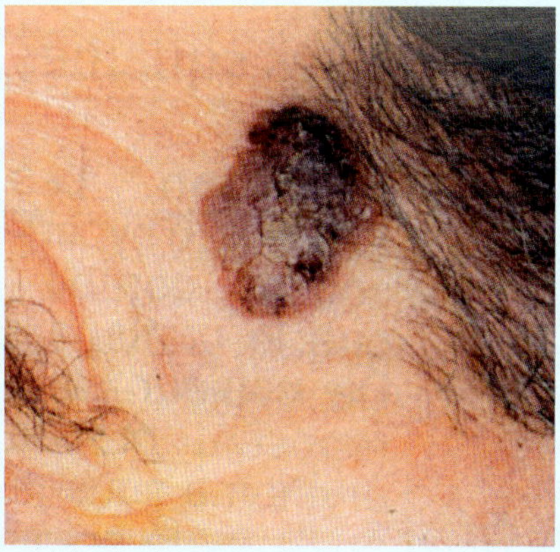

Fig. 23.9. Verrue séborrhéique.

Carcinomes (épithéliomas)
Ce sont des cancers aux aspects multiples qui siègent au niveau du visage, du dos des mains et du cuir chevelu des chauves.
Un « bouton » qui ne guérit pas chez une personne de plus de 50 ans doit motiver une consultation médicale, surtout si ce « sénior » a été exposé au soleil d'une manière chronique du fait de sa profession.

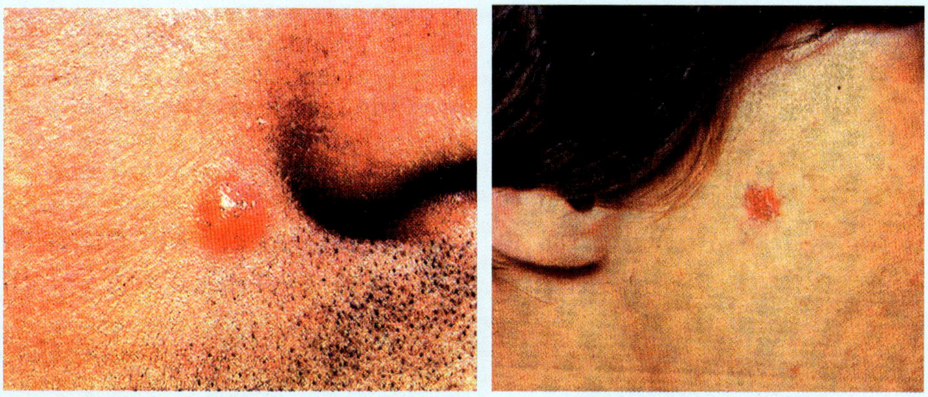

Fig. 23.10. Carcinomes.

BP/Bac Pro

Les rides : de l'aspect à la formation

› Profondes de 100 µm à plusieurs mm, les rides sont des dépressions linéaires de la peau visibles à l'œil nu, délimitées par deux bords formant un bourrelet.

1 Description

Il existe deux formes de rides : les rides temporaires et les rides d'expression.

1. Les rides temporaires

Elles sont fines et peu profondes et disparaissent lorsqu'on tire sur leurs bords avec les doigts.
Elles se rencontrent sur les zones protégées du soleil (thorax, abdomen…), où elles finissent par devenir permanentes.

2. Les rides d'expression

Elles sont produites par l'action répétitive des muscles du visage au cours des jeux de physionomie.
Elles se développent perpendiculairement à la direction de contraction de ces muscles. Les zones du visage touchées par ces rides sont le front, la région orbitaire, la racine du nez, les sillons naso-géniens, la région orale. Chez les jeunes, elles ne sont visibles que lors de la mimique mais, progressivement, elles creusent définitivement la peau lorsque le collagène dermique est modifié par le vieillissement des fibroblastes. **Le soleil accentue les rides d'expression.**

2 Formation des rides

› Les rides se constituent dans le derme. En cause au cours du vieillissement de la peau : la diminution du nombre de fibroblastes dermiques et de leur capacité de synthèse. Avec pour conséquence : des fibres de collagène et des fibres élastiques moins denses et fragmentées, qui assurent moins bien leur rôle d'« armature » de la peau.

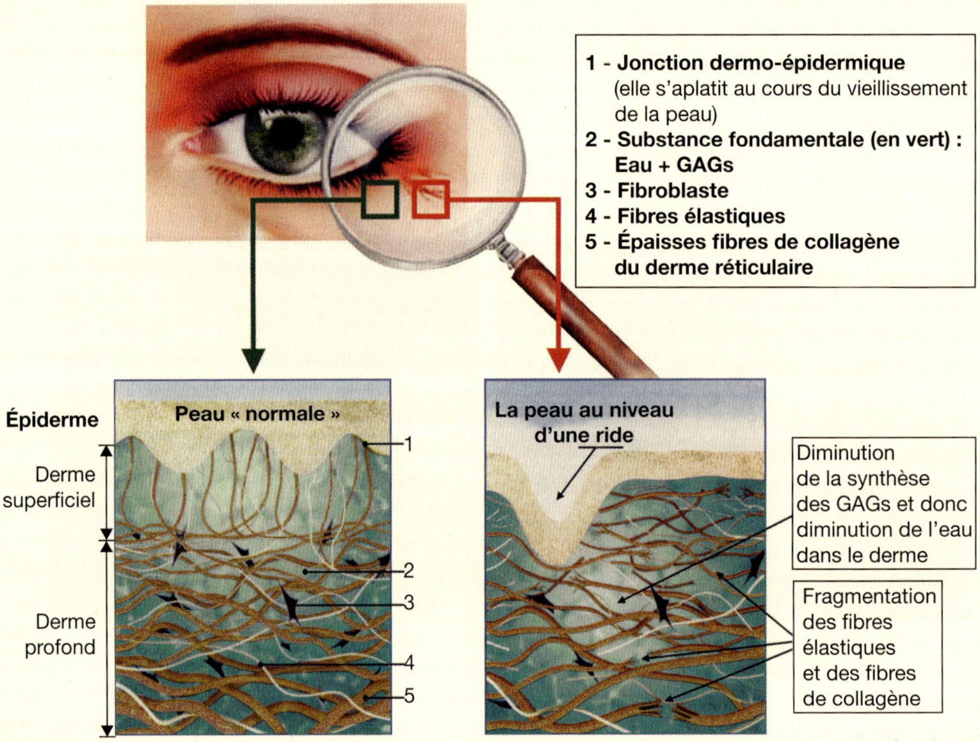

Fig. 23.11. Formation de rides d'expression au niveau de l'angle externe de l'œil (rides dites « de la patte d'oie »).
C'est la contraction répétitive du muscle orbiculaire de l'œil qui les provoque, car le derme, en vieillissant, perd son « armature » de collagène pour résister aux tractions.

BP/Bac Pro

Modifications de la structure du derme au cours de la vie et incidences sur les qualités de la peau

› Le derme subit des modifications de sa structure, essentiellement au cours du vieillissement, avec des conséquences néfastes pour la peau.

1. Les fibroblastes. Ces cellules clés du derme diminuent en nombre et leur pouvoir de synthèse se réduit.
Conséquences :
- réduction considérable de l'épaisseur du derme ;
- diminution de la production des fibres et des glycosaminoglycanes du derme.

2. Les fibres de collagène. Leur structure n'est pas modifiée mais leur production est diminuée et les faisceaux sont dissociés.
Conséquence : l'architecture du derme est modifiée, et ses propriétés mécaniques altérées.
Effet au niveau de la peau : les rides d'expression dessinées par le jeu des muscles peauciers du visage restent « bloquées » et se creusent.

3. Les fibres élastiques. Elles diminuent en nombre et sont fragmentées.
Conséquence : les propriétés élastiques du derme s'affaiblissent.
Effet au niveau de la peau : relâchement (ptôse).

4. Les glycosaminoglycanes. Leur synthèse est diminuée.
Conséquence : le pouvoir de rétention de l'eau dans le derme baisse.
Effet au niveau de la peau : diminution de la fermeté et de la « tonicité » de la peau.

BP/Bac Pro

Pour résumer : les étapes de la vie de la peau

On peut distinguer plusieurs étapes dans la vie de la peau : l'enfance, où la peau est considérée comme « idéale », l'adolescence, l'âge adulte, la sénescence une fois le « cap hormonal » franchi.

Au cours de cette avancée chronologique, la peau va perdre progressivement ses qualités originelles et subir des modifications spécifiques caractérisant chaque étape.

Avec, en filigrane, une diminution et un ralentissement progressifs de ses fonctions.

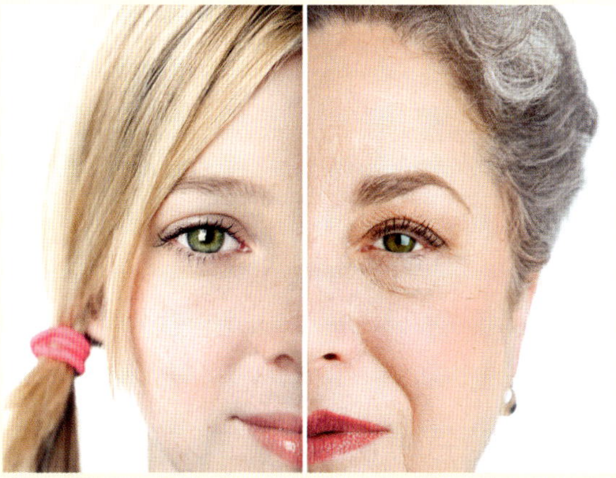

Fig. 23.12. Le temps qui passe s'inscrit sur la peau…

1 La peau de l'enfant

La peau de l'enfant (voir chapitre 22) présente des différences dans trois grandes fonctions de la peau :

- la fonction « barrière » ;
- la fonction de protection contre le soleil ;
- la fonction de thermorégulation.

2 La peau de l'adolescent

Elle est dominée par la **séborrhée** sur la région médio-faciale et l'apparition fréquente de l'**acné juvénile** à la puberté quand le flot des hormones sexuelles est déversé dans le sang.

3 La peau de l'adulte

Elle est génétiquement programmée pour être grasse, alipidique, sèche, mixte, sensible... (voir chapitre 22), avec mille interférences possibles !
Les hormones et les circonstances de la vie seront des facteurs surajoutés.

4 Le « cap hormonal »

Autour de 50 ans, se produit dans les deux sexes un grand chambardement hormonal : une chute importante de la production des hormones sexuelles. Chez la femme, ce phénomène, dû à l'arrêt définitif de l'activité des ovaires, porte le nom de **ménopause**, et se lit très vite sur la peau.

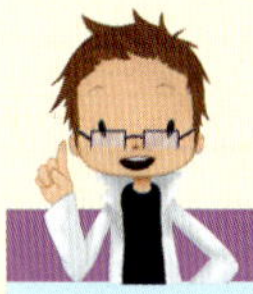

Info +

Vieillissement naturel/Vieillissement actinique : l'opposition

› C'est dans le derme que les modifications histologiques dues au soleil sont les plus importantes avec les effets qui en découlent : épaississement de la peau, rides profondes.

› Ce sont surtout les UVA qui sont responsables des dommages car ils pénètrent plus profondément dans la peau que les UVB.

› L'anomalie essentielle est l'élastose solaire qui correspond à l'accumulation dans le derme d'un tissu élastique anormal, d'où l'épaississement de la peau et des rides très profondes.

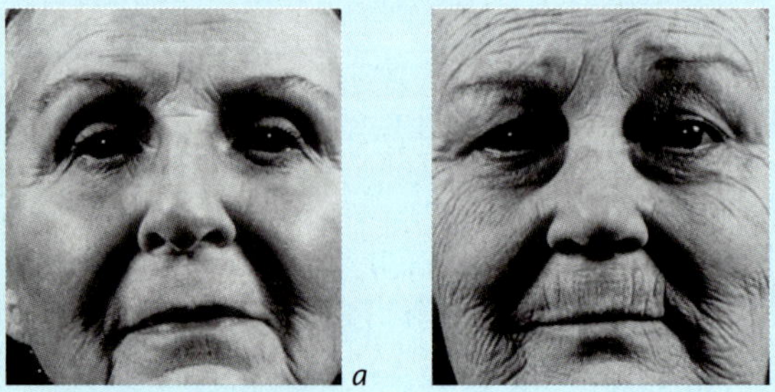

a b

Fig. 23.13. Le vieillissement de la peau.
a. Le vieillissement physiologique : rides peu profondes + peau amincie chez cette vieille dame qui n'a pas subi l'agression UV.
b. L'héliodermie : rides profondes + peau épaisse chez sa sœur jumelle qui a toujours travaillé dehors.

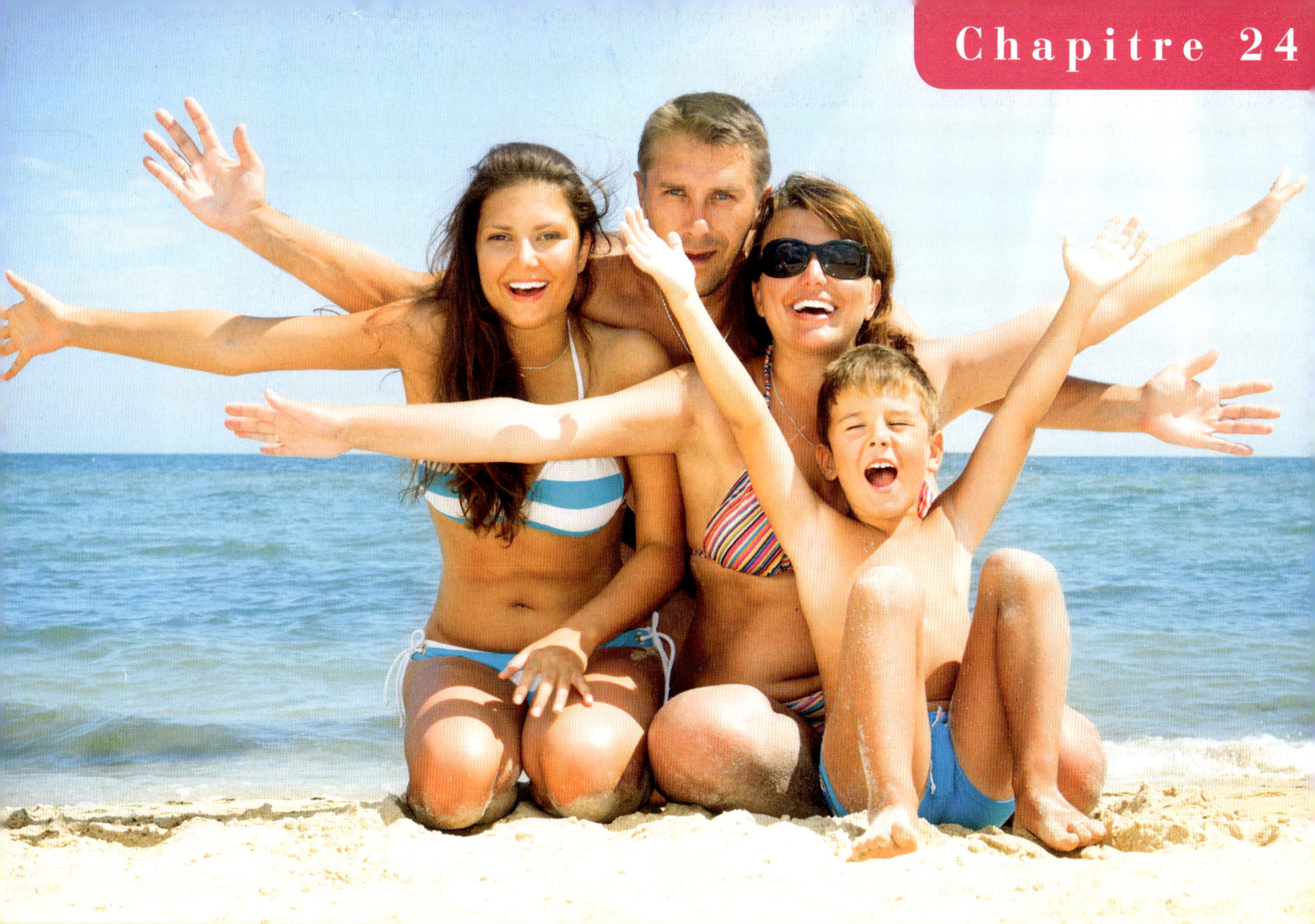

Chapitre 24

Le soleil : un Dieu Janus…

Effets biologiques du soleil sur la peau

Savoirs à acquérir

- Être capable de satisfaire au contrôle de connaissances pour la délivrance de l'attestation de formation du personnel utilisant des appareils UV mis à la disposition du public : réglementation concernant « la vente et la mise à disposition du public de certains appareils de bronzage utilisant des rayonnements ultraviolets » (décret n° 97-617 du 30 mai 1997).

› Au début du siècle dernier, on arborait ombrelles et chapeaux à larges bords pour permettre à l'épiderme de conserver le teint laiteux des héroïnes de romans. Les temps ont bien changé ! Aujourd'hui beaucoup sont accros aux expositions au soleil à répétition pour acquérir une peau caramélisée…

› Mais attention au soleil à tout va ! Il est bien impliqué dans la genèse des cancers cutanés et dans le vieillissement de la peau. Et pour faire bonne mesure, il peut infliger mille autres misères à notre tégument.

› En France, une réglementation a été mise en place en 1997 pour l'utilisation des « appareils de bronzage utilisant des rayonnements ultraviolets ». Une initiative qui s'est déjà montrée efficace pour éviter aux consommateurs de multiples désagréments, sinon des accidents.

1 Le rayonnement solaire

› Le soleil est une gigantesque centrale thermonucléaire qui produit un **rayonnement** formé d'une suite infinie et continue de **radiations électromagnétiques** qui constituent le spectre solaire.

➤ **Rayonnement** est un terme qui désigne une « trace de lumière en ligne ou en bande ».

➤ Les **radiations électromagnétiques** se propagent sous forme d'une onde caractérisée, dans l'espace à un instant donné, par sa longueur d'onde.

➤ La **longueur d'onde** est symbolisée par la lettre grecque λ et s'exprime en nanomètres (ou en mètres).

1. La représentation du spectre solaire

➡ Le spectre solaire est découpé en plusieurs tranches en fonction de la longueur d'onde des différentes radiations

Une règle : l'énergie d'une radiation est inversement proportionnelle à sa **longueur d'onde**.
En pratique, on retiendra que plus la longueur d'onde d'une radiation est courte, plus elle est douée d'énergie et donc dangereuse.
Parmi les radiations qui composent le spectre solaire, il faut retenir : le **rayonnement visible** (λ entre 360/400 nm et 760/830 nm) constitué de radiations colorées qui, associées entre elles, font la lumière blanche du jour, et de radiations invisibles, le **rayonnement ultraviolet (UV)** et le **rayonnement infrarouge (IR)**, dont la longueur d'onde se situe entre 700/780 nm et 4 000 nm.

➡ Le rayonnement ultraviolet (UV)

- Les rayons UV sont des rayons de courte longueur d'onde et sont, par conséquent, doués d'une forte énergie. Ils sont subdivisés en trois zones :
  - les **UVC** (longueur d'onde **entre 200 et 280 nm**), arrêtés par la couche d'ozone ;
  - les **UVB** (longueur d'onde **entre 280 et 315/320 nm**), arrêtés par le quartz ;
  - les **UVA** (longueur d'onde **entre 315/320 et 400 nm**), arrêtés par le verre à vitre.
- La limite UVB/UVA se situe communément à 320 nm. Elle est déterminée par le verre à vitre qui arrête le rayonnement à cette longueur d'onde précise. Il laisse passer le rayonnement au-delà. On dit que le verre à vitre « coupe » les UVB.
- Cependant, c'est la limite à 315 nm qui est prise en compte par la Commission Internationale de l'Éclairage (CIE).

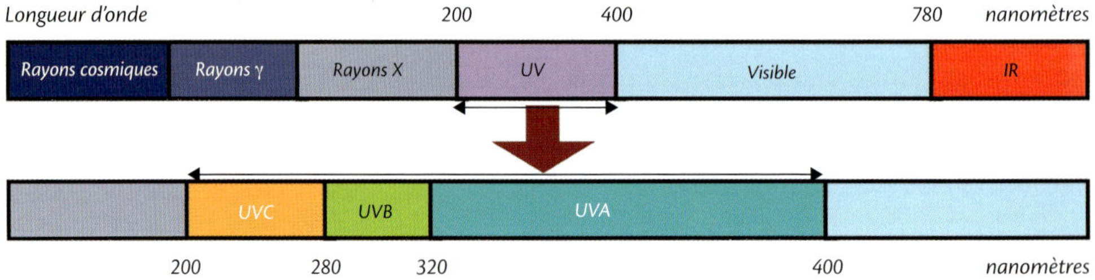

Fig. 24.1. Le spectre solaire.
L'ensemble des radiations électromagnétiques produites par le soleil constitue le spectre solaire.

2. Le rayonnement solaire dans la peau

➡ Les radiations qui nous arrivent sont sélectionnées par l'atmosphère, enveloppe gazeuse qui entoure la Terre

› Au niveau du sol, l'homme n'est soumis qu'aux radiations de longueur d'onde comprises entre 290 et 4 000 nm : une partie des UVB, les UVA, le visible et les IR.

➤ Les rayons de courte longueur d'onde (rayons cosmiques, γ, X, UVC, et une partie des UVB), très énergétiques, empêcheraient toute forme de vie sur Terre et sont heureusement arrêtés par la couche d'ozone qui coiffe la Terre entre 15 et 25 km d'altitude. L'ozone est un gaz dont la molécule est formée de 3 atomes d'oxygène (O_3).

➡ Des facteurs modifient le rayonnement qui parvient au niveau du sol et donc de la peau

1. La hauteur du soleil : soleil à la verticale = danger. En été, au midi solaire lorsque le soleil est au zénith, la quantité d'UV reçue est maximale.

2. L'altitude : la quantité de rayonnement UV augmente de 4 % tous les 300 m. À 3 000 m d'altitude, c'est 40 % d'UV supplémentaires qui nous parviennent.

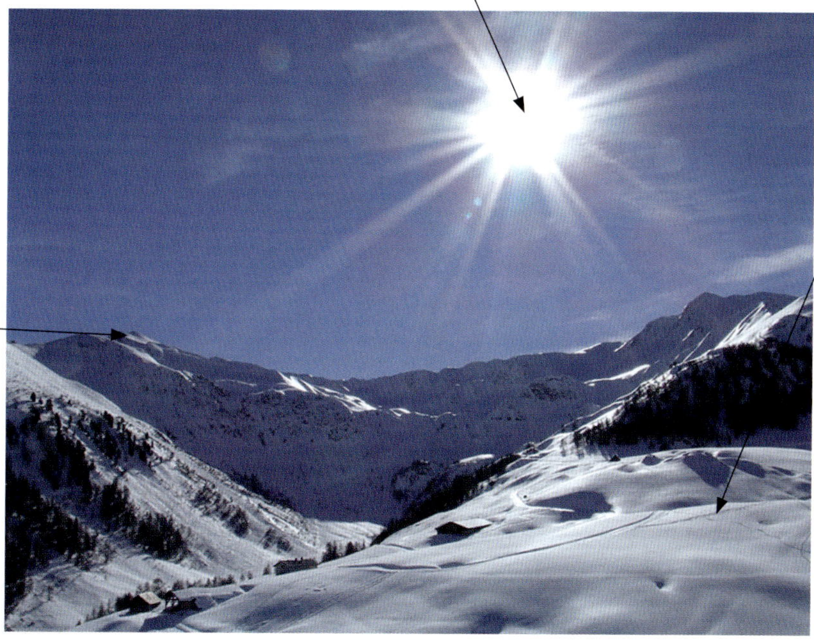

3. La qualité du sol : sur un sol clair, la réflexion est très importante. Le plus redoutable de tous les terrains est le blanc : un mur blanc, le pont blanc d'un bateau, et surtout la neige qui réfléchit 80 % des rayons solaires.

Fig. 24.2. Les principaux facteurs qui modifient le rayonnement solaire au sol.
Dans l'hémisphère nord, les rayons sont plus puissants en juillet.

➡ La pénétration des radiations dans la peau

La peau est soumise en permanence aux radiations UV, visibles, et IR. Leur pénétration est d'abord due aux propriétés de la peau elle-même, qui limitent leur intensité. Elle est aussi fonction de la longueur d'onde du rayonnement.

Focus sur…

Les deux points à retenir

1. La couche cornée absorbe 70 % des UVB.
2. Plus la longueur d'onde d'une radiation est grande, plus elle pénètre loin dans la peau.

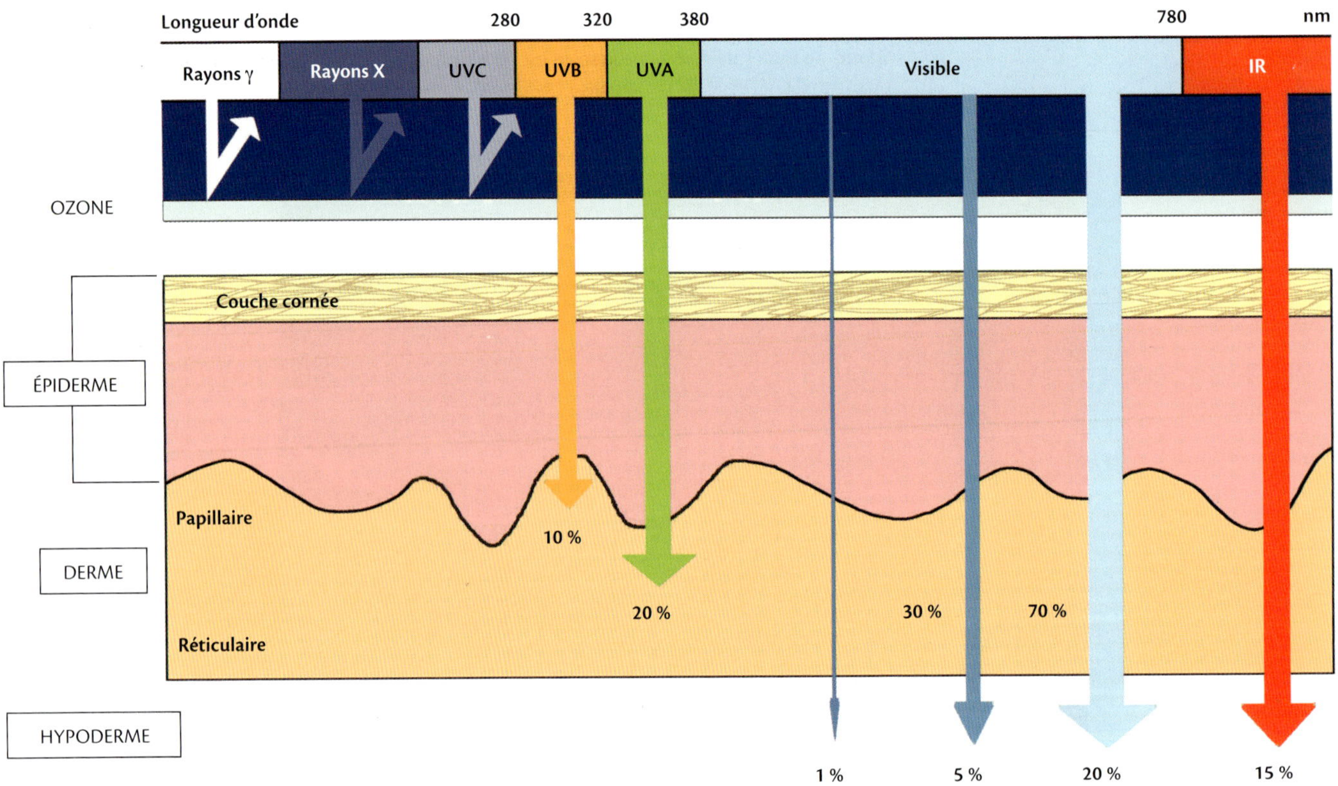

Fig. 24.3. Pénétration des différentes radiations dans la peau (en % de l'énergie reçue à la surface de la peau).

2 Les manifestations liées à l'exposition au soleil des peaux claires

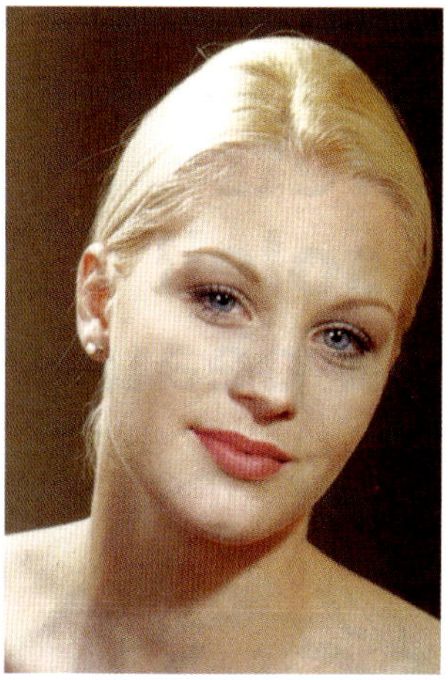

Fig. 24.4. Soleil et peaux claires : un combat inégal !

- L'étude des manifestations liées au soleil est conduite uniquement pour les peaux claires en raison des risques majeurs encourus par ce type de peau.
- Les manifestations cutanées liées à l'exposition solaire des peaux claires sont classées en fonction de leur date d'apparition :
  - immédiates ;
  - retardées ;
  - à long terme.
- Il faut y ajouter des manifestations dermatologiques accidentelles.
- À retenir : chaque manifestation est due à une radiation déterminée.

1. Les trois manifestations immédiates : en demi-teinte

Chaleur/Rougeur/Sueur : un inconfort dû aux IR

- Les IR produisent de la chaleur et provoquent une vasodilatation dermique qui se traduit par une rougeur de la peau.
- L'élévation de la température cutanée déclenche le mécanisme de thermorégulation et donc la production de sueur.

> Si la sudation n'est pas compensée par une absorption d'eau convenable, peut survenir une déshydratation, aux effets parfois dramatiques chez les petits : le coup de chaleur.

Synthèse de la vitamine D : un effet bénéfique dû aux UVB

- Le soleil est indispensable à la synthèse dans l'épiderme de la vitamine D. Le rôle de la vitamine D est de permettre l'entrée du calcium alimentaire de l'intestin dans le sang, qui l'amènera dans les os pour leur donner leur solidité.
- Radiation en cause : UVB.

La pigmentation immédiate : un leurre provoqué par les UVA !

- La pigmentation immédiate est un assombrissement grisâtre de l'épiderme, qui se manifeste dans les minutes suivant l'exposition et qui disparaît en quelques heures.
- Radiations en cause : les UVA.

- Le mécanisme biologique de ce phénomène n'est pas élucidé. Une certitude : ce hâle obtenu dès la première exposition n'est pas dû à la mise en route du processus qui aboutira à une surproduction de mélanines et donc au « vrai » bronzage.
- Quant à sa finalité, elle est également obscure car cette pigmentation n'est pas protectrice.
- De plus, elle s'observe surtout chez les sujets à peau naturellement foncée.

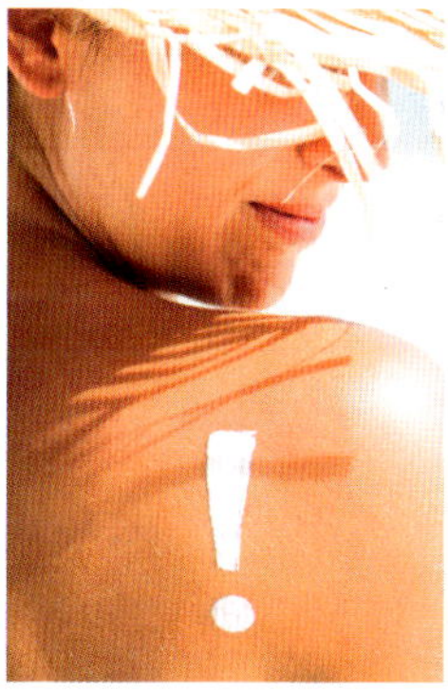

Fig. 24.5. Pigmentation immédiate.
On l'observera dès après la première exposition (prendre soin de se mettre dans la pénombre !). Le ravissement qu'elle déclenche ne durera malheureusement que quelques heures… Dans les solariums, on obtient volontiers, au début, ce genre de « bronzage ».

À retenir

- Un déluge d'UVB sur notre peau n'est pas nécessaire pour que le soleil assure la synthèse de la vitamine D dans l'épiderme : un petit quart d'heure d'exposition de 10 cm^2 de notre tégument tous les deux jours suffit, d'autant que la vitamine D est aussi apportée par l'alimentation (foie, poissons, jaune d'œuf…).
- Attention ! Le verre à vitre arrête les UVB. Ceci explique que les personnes âgées qui observent souvent la vie derrière leur fenêtre, peuvent avoir un apport insuffisant en vitamine D.
- Les UVA ne permettent pas la production de vitamine D dans l'épiderme.

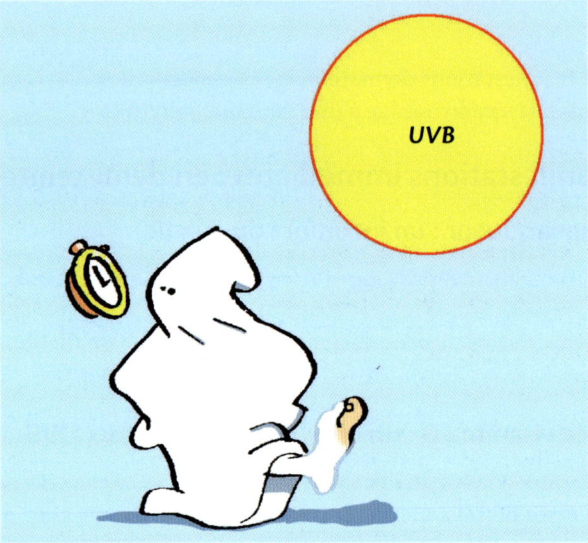

Fig. 24.6. Les UVB du soleil sont indispensables à la synthèse de la vitamine D dans l'épiderme.

Info +

Vitamine D : de la synthèse à l'action

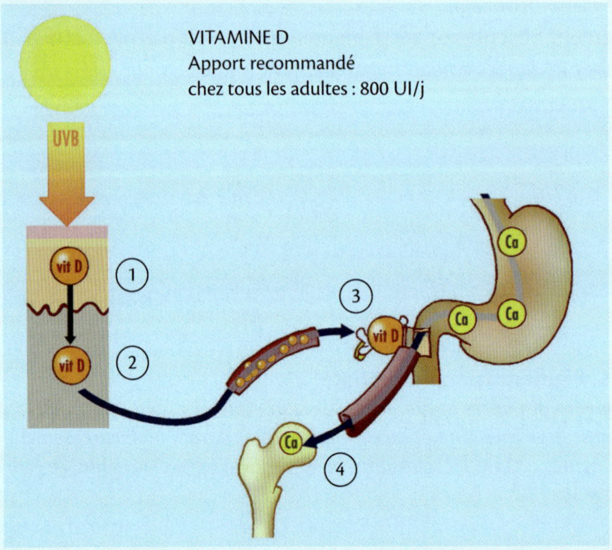

(1) La vitamine D3 est synthétisée dans l'épiderme à partir du 7-déhydrocholestérol (pro-vitamine D3), présent dans les membranes cellulaires. Les UVB sont indispensables.

(2) Stockage dans l'épiderme et le derme et récupération par les vaisseaux dermiques.

(3) La vitamine D3 est nécessaire pour que le calcium alimentaire passe dans le sang à travers la paroi intestinale.

(4) Le calcium, amené par le torrent circulatoire, se dépose dans les os, auxquels il donne leur solidarité.

Fig. 24.7. La vitamine D est synthétisée dans l'épiderme sous l'action des UVB.

2. Les trois manifestations retardées : elles sont dues aux UVB

➡ Le coup de soleil : un mauvais coup du soleil !

› Le **coup de soleil** est une réaction inflammatoire violente qui se manifeste au minimum par un érythème plus ou moins accentué.
› Radiations en cause : UVB essentiellement.

➤ Le coup de soleil est aussi appelé érythème actinique. « Érythème » = rougeur et *aktis* en grec = rayon.

➤ Les UVA peuvent aussi produire un érythème actinique mais à des doses 1 000 fois supérieures à celles nécessaires aux UV.

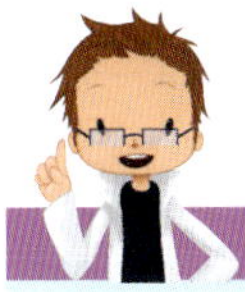

Info +

Le coup de soleil : l'épiderme endommagé

- **On distingue plusieurs degrés d'intensité du coup de soleil** : de l'érythème rose pâle, fugace (1er degré) jusqu'aux bulles (« cloques »).
- **La dose d'UV reçue est le critère essentiel** : l'érythème sera de courte durée pour une dose faible, il sera d'apparition plus rapide, plus intense et plus durable pour de fortes doses. **C'est ainsi que 20 minutes d'exposition à midi, en été, peuvent suffire à déclencher un coup de soleil important**.
- **Déroulement des événements** : l'érythème apparaît entre 3 et 5 heures après le début de l'exposition maladroite. Intensité maximale : entre 2 et 24 heures. L'érythème commence à pâlir après 72 heures.
- Le coup de soleil : une fausse brûlure. L'érythème est la conséquence d'une **dilatation des vaisseaux du derme**. Qu'il se traduise par un simple érythème ou par des phlyctènes, le coup de soleil est une **réaction inflammatoire violente qui provoque de graves dégâts au niveau des cellules épidermiques**.

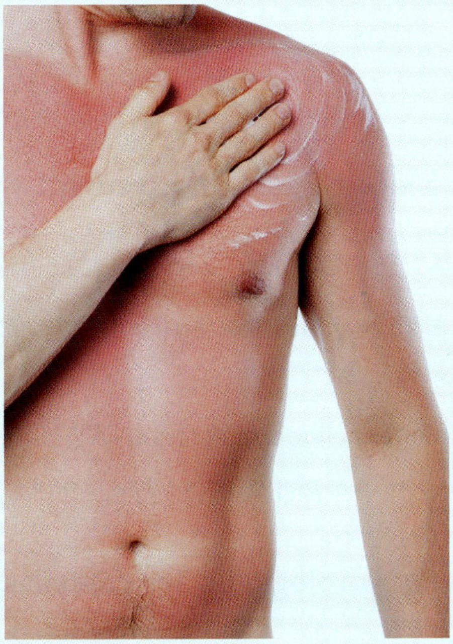

Fig. 24.8. Trop tard !

➡ L'épaississement de l'épiderme : une défense essentielle pour les peaux claires déclenchée uniquement par les UVB !

› L'exposition solaire provoque un épaississement de l'épiderme (hyperplasie épidermique) et en particulier de la **couche cornée** (hyperkératose), qui devient ainsi plus protectrice contre les UV.

› Radiations en cause : UVB.

> **➤ La couche cornée est très épaisse au niveau des paumes et des plantes, ce qui explique que l'on n'observe jamais de coup de soleil dans ces régions.**
>
> **➤ Chez les sujets à peau claire, l'épaississement de la couche cornée est une protection contre les UV plus efficace que le bronzage.**
>
> **➤ Les UVA n'induisent pas d'hyperplasie épidermique. Conséquence : les expositions dans les solariums ne créent pas cette photoprotection.**

➡ Le bronzage : une défense peu efficace pour les peaux claires

› Le bronzage correspond à une augmentation du pigment mélanique dans l'épiderme. Il est photoprotecteur.

› Radiations en cause : UVB essentiellement.

Le bronzage réalise un hâle cuivré qui débute après un à deux jours d'exposition selon son phototype. Ce délai correspond au temps nécessaire aux mélanocytes, sollicités par les UVB, pour synthétiser le stock supplémentaire de mélanines qui sera distribué aux kératinocytes voisins.

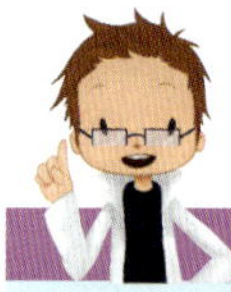

Info +

Le bronzage vu par le biologiste

- Le bronzage est avant tout un mécanisme d'autodéfense de la peau contre l'agression solaire.
- Sous l'action des UVB, tous les stades de la mélanogenèse sont stimulés pour accélérer la synthèse des mélanines.
- La qualité des mélanines produites, génétiquement programmée, n'est évidemment pas modifiée par l'irradiation UV.
- Le bronzage offre de mauvaises garanties : il permet des expositions plus longues ou excessives et augmente ainsi le risque des effets néfastes à long terme.

> **➤ Les UVA sont également bronzants mais, comme pour générer un coup de soleil, il faudrait des doses d'UVA 1 000 fois supérieures à celles qui suffisent aux UVB pour produire un bronzage comparable.**

3. Les manifestations à long terme : désastreuses !

Il faut du temps pour synthétiser un stock supplémentaire de mélanines… C'est pendant ce temps que se font, à long terme, les dégâts dans la peau : cancers et héliodermie essentiellement.

➡ Les cancers cutanés : UVB mais aussi UVA au banc des accusés

Voir Partie 3, « Dermatologie appliquée ».

➡ Le vieillissement actinique (héliodermie) : les UVA à l'index (voir chapitre 23)

› Les UVA sont en cause car ils pénètrent profondément dans le derme, et ceci presque toute la journée six mois par an.

> **➤ L'irradiation par les UV met aussi nos défenses naturelles en danger. On appelle immunosuppression la réduction de la réponse immunitaire sous l'influence de divers facteurs, dont l'irradiation intense par les rayons UV. L'immunosuppression est ainsi responsable du déclenchement ou de l'aggravation de certaines maladies infectieuses. Rayonnements en cause : UVB et UVA.**

4. Les manifestations dermatologiques accidentelles : imprévisibles

➡ Les lucites

Voir Partie 3, « Dermatologie appliquée ».

Les accidents de photosensibilisation

› La photosensibilisation est une réaction cutanée anormale due à un conflit entre une radiation lumineuse et une **substance** présente dans la peau (nommée chromophore).
› Radiations en cause : UVB, UVA, et peut-être des radiations visibles.

➤ La **substance** parvient dans la peau par voie sanguine (médicament) ou par voie cutanée (cosmétiques, médicaments, végétaux).

➤ Une mise en garde relative à l'effet photosensibilisant d'un certain nombre de médicaments et de produits cosmétiques doit figurer (en caractères apparents et indélébiles) sur le corps des appareils de bronzage ou sur une plaque située sur le mur à proximité de l'appareil.

Info +

Les réactions de photosensibilisation

› **Les réactions de photosensibilisation les plus fréquentes sont les réactions dites phototoxiques, qui sont des réactions inflammatoires aiguës.**

- N'importe qui peut déclencher une telle réaction.
- Le plus souvent, l'aspect réalisé est celui d'un « **super coup de soleil** », disproportionné par rapport à l'intensité de l'exposition et strictement limité aux régions irradiées. Le délai d'apparition est variable : immédiat ou au bout de quelques heures, parfois même de 1 à 3 jours après l'exposition solaire.
- De nombreuses substances sont responsables de réactions phototoxiques par voie externe : des substances chimiques présentes dans certains végétaux, des substances incorporées comme parfum dans des cosmétiques (voir Partie 3 « Dermatologie », page 253, « la pigmentation des parfums »).
- Des **médicaments** topiques (qui agissent en étant appliqués sur la peau), ou administrés par voie interne, sont également responsables de réactions phototoxiques.

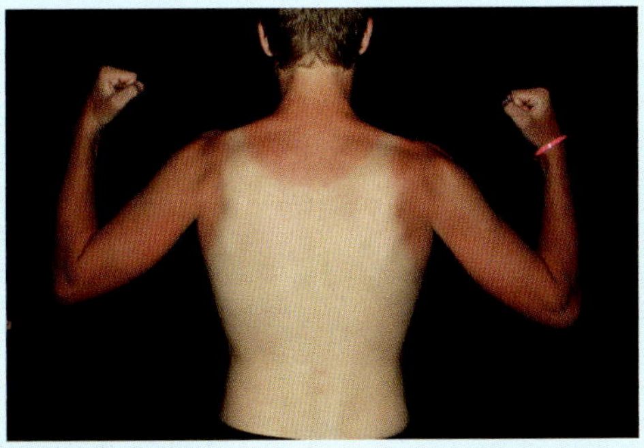

© Hero – Fotolia.com

Fig. 24.9. Accident de photosensibilisation.
Un coup de soleil violent parce que l'on prend un antibiotique, un anti-inflammatoire ou un autre médicament... sous le soleil.

➤ La réaction phototoxique survient dès la première prise du **médicament**, à condition qu'il soit en concentration suffisante dans la peau, tout comme la dose de rayonnement solaire. Ainsi, la prise en hiver, en ville, de tel ou tel médicament sera parfaitement tolérée mais déclenchera, aux sports d'hiver, un cataclysme.

D'autres désordres dermatologiques tous azimuts

Modifications de la pigmentation de la peau

- Le **mélasma** (voir Partie 3, « Dermatologie appliquée »).
- Les **lentigos** : tout le monde est porteur de ces taches pigmentées de quelques millimètres de diamètre, planes, d'un brun plus ou moins foncé, qui siègent au niveau des régions du corps découvertes (dos des mains en particulier). Ils se multiplient au cours de la vie.

Dermatoses aggravées par le soleil

- **Acné** : soleil sous haute protection ! (voir Partie 3, « Dermatologie appliquée »).
- **Rosacée** : même combat...
- **Herpès** : le soleil peut être responsable de « poussées » de cette maladie (voir Partie 3, « Dermatologie appliquée »).

3 Nous ne sommes pas tous égaux sous le soleil : « capital-soleil » et phototypes

1. Le capital-soleil

> Le « capital-soleil » représente les défenses naturelles dont nous disposons pour protéger notre peau contre les effets nocifs du soleil.

Le **capital-soleil** est unique : il fait partie de notre patrimoine génétique et varie donc d'une personne à l'autre. À chaque exposition, nous en dépensons un peu car les mauvais effets du soleil à long terme (cancers de la peau, vieillissement actinique) s'accumulent au cours de la vie.

➤ La moitié du capital-soleil est utilisée avant l'âge de 20 ans, du fait du mode de vie de l'enfant et de l'adolescent davantage tourné vers l'extérieur.

2. Phototypes et mélanotypes

> Le phototype indique la sensibilité de chaque individu au soleil, sensibilité décroissante de I à VI, et sa capacité de bronzage.

> Le mélanotype détermine la qualité des mélanines produites.

➤ Les sujets qui produisent essentiellement des phaéomélanines, incapables d'élaborer un bronzage protecteur, sont « mélanocompromis ».

➤ Les sujets (blonds et bruns), qui bronzent bien et produisent surtout des mélanines noires absorbant les UV sont dits « mélanocompétents ».

Tableau 24.1. Classification des peaux blanches en fonction de leur mélanotype et de leur sensibilité au soleil ou comment évaluer son capital soleil.

<table>
<tr><th>Mélano-type</th><th colspan="4">Caractéristiques</th><th colspan="2">Réactions au soleil</th><th>Phototype</th></tr>
<tr><th></th><th>Couleur cheveux</th><th>Couleur peau</th><th>Couleur yeux</th><th>Taches de rousseur</th><th>Coup de soleil</th><th>Bronzage</th><th></th></tr>
<tr><td>Roux pur 1</td><td>Roux</td><td>Laiteuse</td><td rowspan="4">Claire</td><td>+++</td><td rowspan="2">Toujours</td><td rowspan="2">Impossible</td><td rowspan="2">I Mélano-compromis</td></tr>
<tr><td>Roux-blond 2</td><td>Doré</td><td rowspan="3">Claire</td><td>++</td></tr>
<tr><td>Roux-brun 3</td><td>Châtain</td><td>+</td><td rowspan="2">Souvent</td><td>Peu protecteur</td><td rowspan="2">Mélano-compromis II Mélano-compétents</td></tr>
<tr><td>Blond 4</td><td>Blond</td><td rowspan="3">0</td><td>Moyennement protecteur</td></tr>
<tr><td>Blond-brun 5</td><td>Brun</td><td rowspan="2">Mate</td><td rowspan="2">Foncée</td><td>Rarement</td><td>Protecteur</td><td rowspan="2">III Mélano-compétents IV</td></tr>
<tr><td>Brun-mat 6</td><td>Brun foncé</td><td>Jamais</td><td>Très protecteur</td></tr>
</table>

Info +

Les risques pour l'œil dus aux UV

Les kératites

› Ce sont des inflammations de la cornée.

Elles peuvent être déclenchées en quelques heures par les UV. Les troubles sont importants : sensation de brûlure, douleur.

La cataracte

› Parce qu'ils pénètrent jusqu'au **cristallin**, les UVA induisent, à long terme, une opacification des cellules qui le constituent, nommée cataracte, responsable d'une perte progressive de la vision.

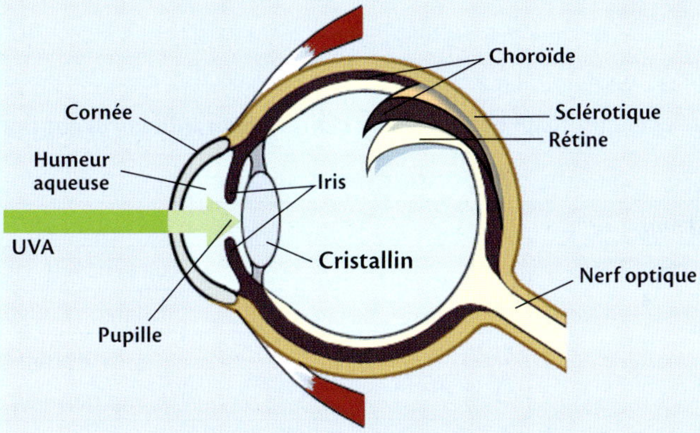

Fig. 24.10. Les risques pour l'œil dus aux UV : la cataracte (essentiellement).

➤ Le **cristallin** est une lentille biconvexe située juste derrière l'iris. Ses variations de courbures permettent à l'œil de former sur la rétine une image nette, lorsque l'on passe instantanément de la vision de loin à la vision de près et vice versa.

Info +

Stop aux idées reçues !

Le parasol préserve du soleil : VRAI ou FAUX ?
Pas forcément ! Il existe un effet « ricochet » des rayons du soleil sur le sable sec (20 %).

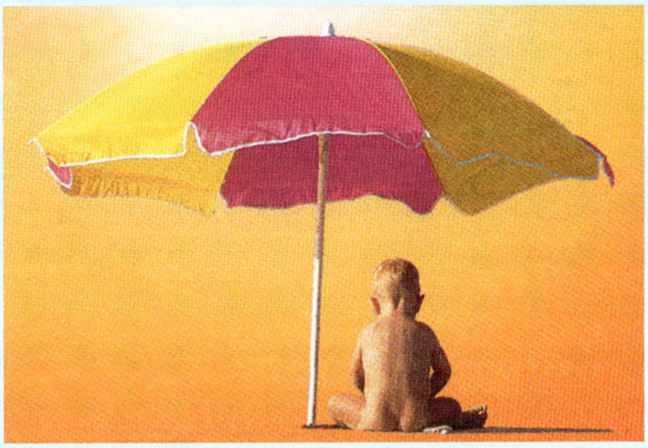

Fig. 24.11. Le parasol : un photoprotecteur aléatoire…

Un ciel nuageux protège des rayons du soleil : VRAI ou FAUX ?
Faux ! Les cirrus à haute altitude transmettent autant d'UV qu'un ciel clair.

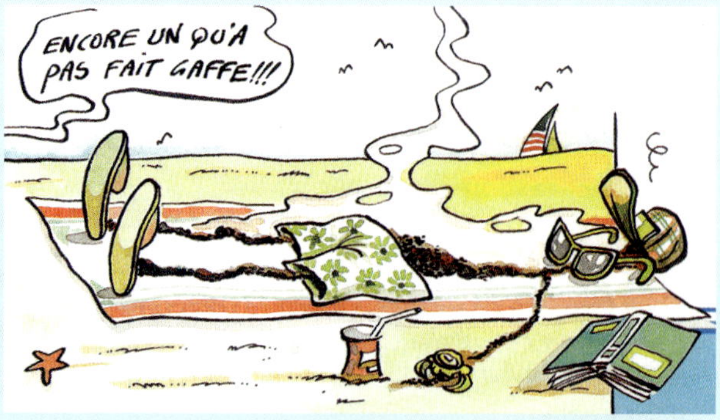

Fig. 24.12. Le soleil et ses dégâts.

À retenir

Effets du soleil sur les peaux claires

Tableau 24.2. Les effets du soleil sur les peaux claires en un tableau synoptique.

Rayonnements solaires		
À chacun son *timing*		À chacun ses effets
MINUTES	UVB	La synthèse vitamine D
	IR	Chaleur/Rougeur/Sueur
	UVA	Pigmentation immédiate
HEURES	UVB	Coup de soleil
	UVA	Lucites
	UVA/UVB	Photosensibilisation
JOURS	UVB	Bronzage
	UVB	Épaississement épiderme
ANNÉES	UVB	Cancers cutanés
	UVA	Vieillissement cutané
	UVA	Cataracte

Info +

Le soleil : un Dieu Janus

Les effets néfastes du soleil sur les peaux blanches ne se comptent pas : coups de soleil, cancers, vieillissement cutané, diminution des défenses immunitaires, réactions phototoxiques… Pourtant, l'homme a un besoin absolu de soleil. Le soleil assure la vie sur terre, grâce aux réactions de photosynthèse, il est bon pour la santé (synthèse de la vitamine D3), il a un effet bénéfique sur certaines maladies de la peau et… il est tellement bon pour le moral !
Un Dieu Janus en somme, avec ses deux faces : des effets bienfaisants et des effets pervers.

3

Dermatologie appliquée

Par G. Peyrefitte

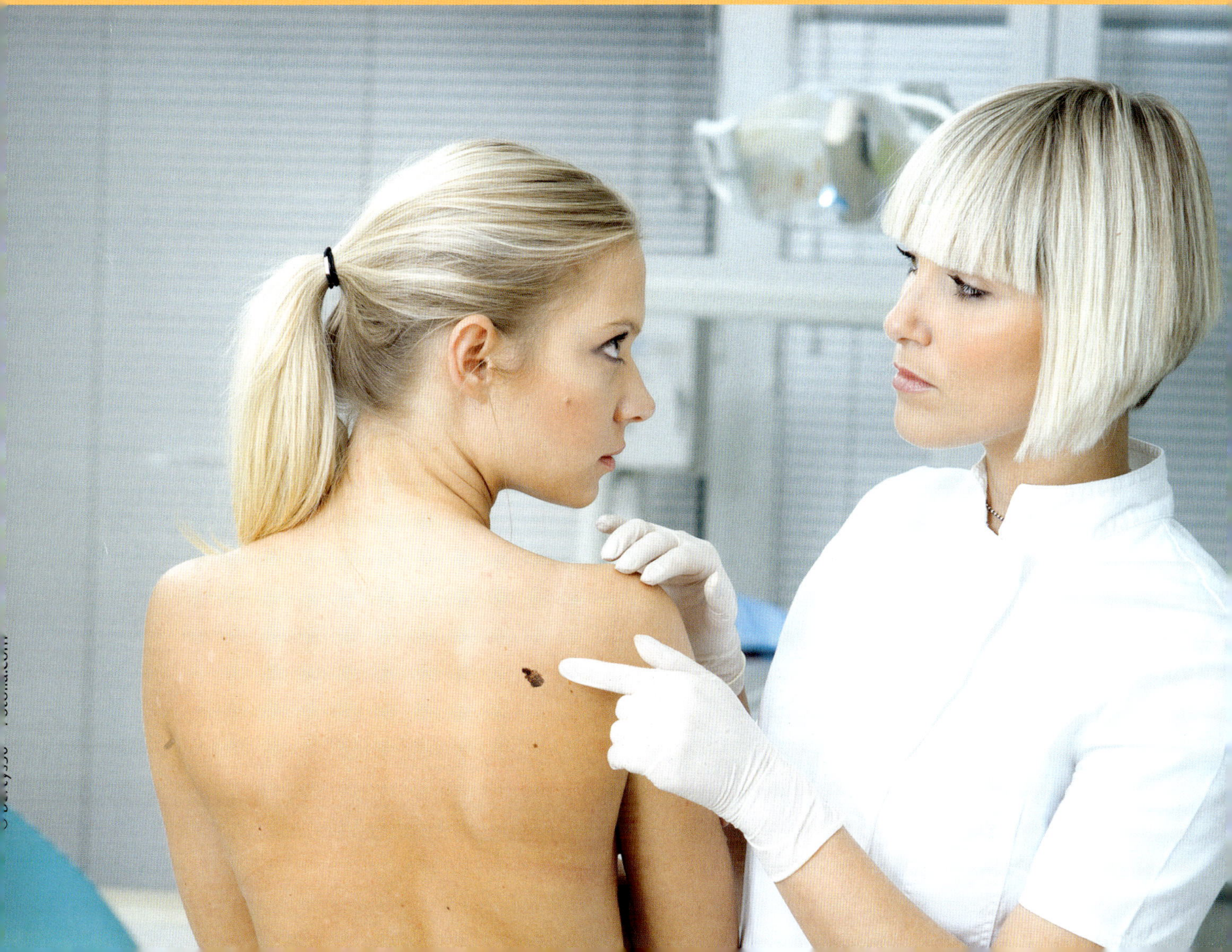

« La plupart des maladies de la peau ne mettent pas la vie en danger, mais beaucoup empêchent de bien vivre. »

(P.-L. Delaire)

La **dermatologie** est définie comme la « partie de la médecine qui étudie et soigne les maladies de la peau. »

Des maladies, nommées **dermatoses**, qui ont une particularité : elles sont à la portée du regard et du toucher, ce qui signifie que la seule **observation** permet dans la grande majorité des cas d'approcher le diagnostic.

Il s'ensuit que la connaissance des maladies cutanées est la responsabilité de tous ceux qui voient la peau des autres. C'est le cas, évidemment, des **esthéticien(ne)s-cosméticien(ne)s** dont il faut exercer l'œil à reconnaître les maladies de la peau les plus courantes. Un œil qui sera surtout à l'affût d'une tache sombre apparue sur la peau : il s'agit peut-être d'un mélanome, un redoutable cancer dont la fréquence ne faiblit pas.

Mais il existe des centaines de maladies de la peau et de ses annexes, qu'il n'est pas facile d'identifier, et dont le diagnostic précis nécessite la compétence du spécialiste.

Dans un **premier chapitre**, seront analysées les **maladies de la peau** proprement dite, leur étude étant menée à partir d'anomalies apparues à la surface du tégument. Des anomalies que l'on appelle **« lésions élémentaires »**, dont une dizaine ont été répertoriées, qui ont pour nom macules, papules, vésicules, squames…

Un **second chapitre** sera consacré à l'étude de quelques **affections des annexes cutanées.**

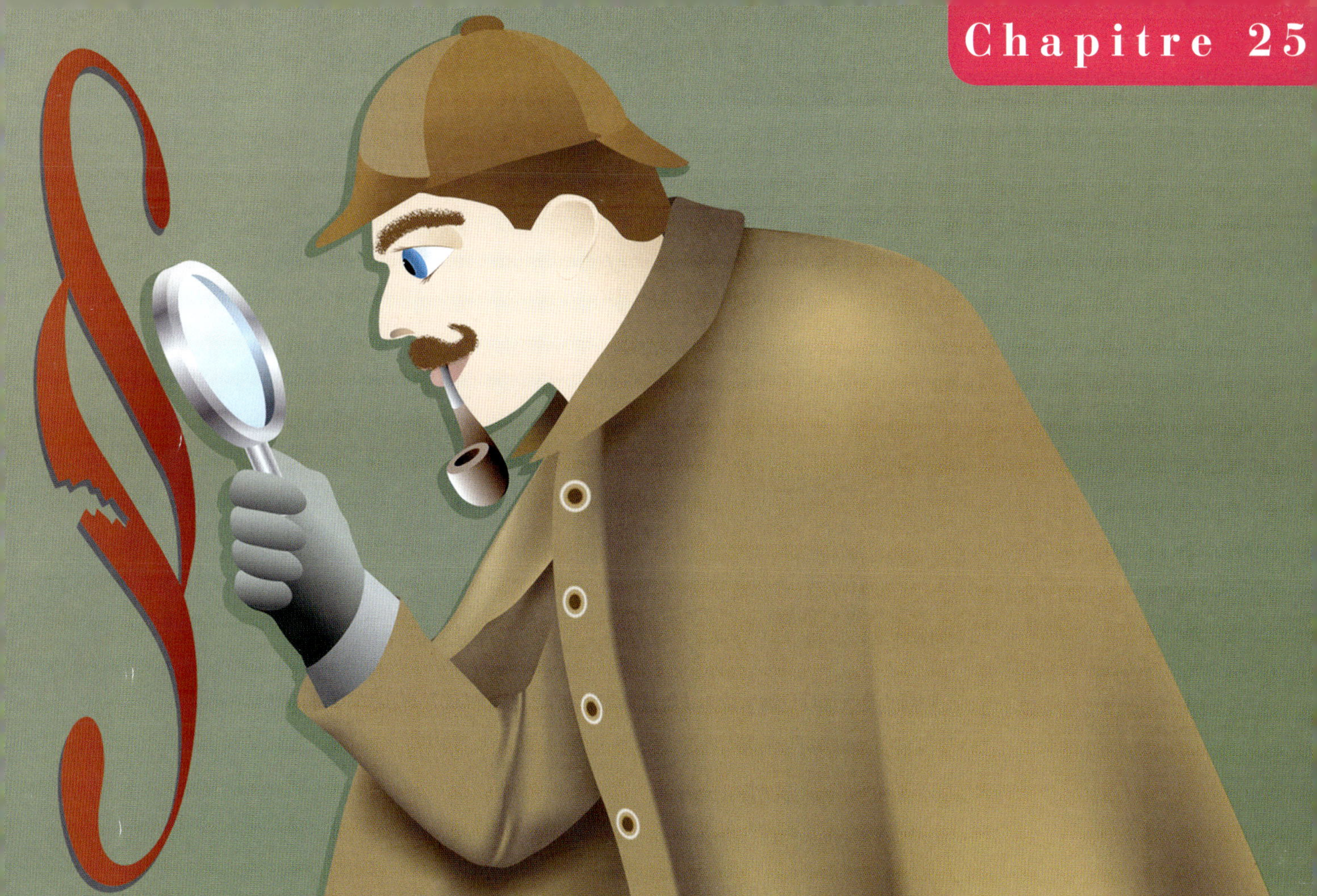

Détection de la lésion élémentaire en dermatologie : une véritable enquête policière.

De la lésion élémentaire à la dermatose

Savoirs à acquérir

L'étude est limitée à la connaissance :

- **des principales lésions élémentaires** : macules, papules, vésicules, pustules, squames, tumeurs cutanées, atrophies cutanées (BP/Bac Pro) ;
- **des exemples de dermatoses** répertoriées dans ce chapitre.

Pour chaque dermatose devront être connus :

- les signes cutanés observés,
- les éventuelles localisations préférentielles,
- la (ou les) cause(s) invoquée(s), ou l'agent causal,
- les éventuels facteurs déclenchants et/ou aggravants,
- la conduite à tenir de l'esthéticien(ne)-cosméticien(ne) : limites d'intervention ou précautions à prendre lors des soins esthétiques.

L'étude des principales maladies de la peau est destinée à sensibiliser l'esthéticien(ne) sur la conduite à tenir face à des anomalies, nommées « lésions élémentaires », apparues à la surface de la peau, et à conseiller une consultation médicale.

› Une définition à connaître : on appelle « lésion élémentaire » en dermatologie une anomalie visible ou/et palpable à la surface de la peau.

La première démarche en dermatologie consiste à débusquer et à reconnaître cette anomalie, grâce à l'observation de son aspect, de son siège, de ses conditions d'apparition, de son évolution… Une véritable enquête policière ! Car la lésion aura souvent été modifiée par le grattage, par une infection surajoutée ou par des traitements intempestifs.

1 Les macules

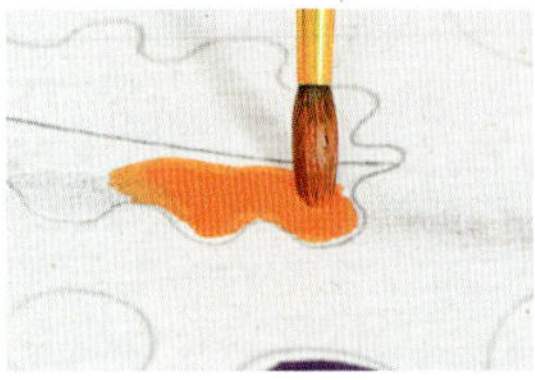

© vvoe – Fotolia.com

Fig. 25.1. Macule : une tache sur la peau.

› Les macules sont des taches à la surface de la peau, sans relief ni infiltration : seule la couleur de la peau est modifiée.

On distingue deux variétés de macules :

- les **macules rouges**, qui sont des **rougeurs** à la surface de la peau ;
- les **dyschromies**, qui sont des **anomalies de la pigmentation** de la peau.

1. Les dermatoses qui se traduisent par des rougeurs du visage

➡ L'érythrose faciale

Signes cutanés/Localisation

› L'érythrose faciale est une rougeur permanente du visage.

Cause/Facteurs aggravants

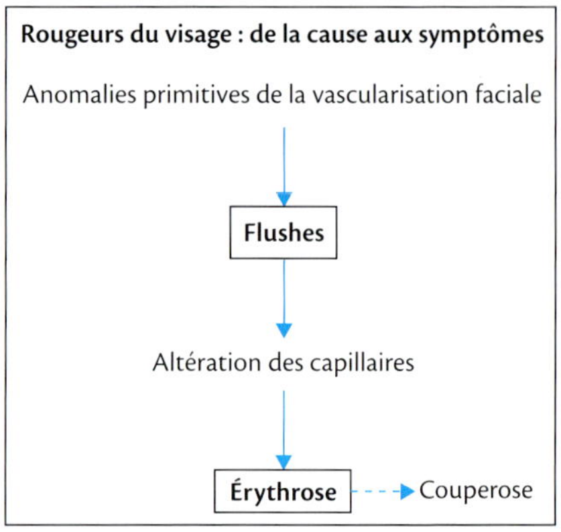

- Cette dermatose bénigne se rencontre surtout chez les **femmes à peau claire**.
- Elle est due à un **ralentissement de la circulation veineuse au niveau de la face**, responsable de dilatations des vaisseaux capillaires veineux.
- **Au stade initial de la maladie**, les dilatations des capillaires sont transitoires (**érythèmes**) : elles sont responsables de rougeurs brutales et passagères du visage nommées ***flushes***. Elles sont déclenchées par les boissons et aliments chauds, alcool, épices, mais aussi les exercices physiques intenses et… par les émotions.

› Les rougeurs passagères sont nommées érythèmes.

Ce n'est que progressivement que les dilatations des capillaires deviennent permanentes, produisant alors une **érythrose**.

« (…) elle rougissait comme une jeune fille, avec une fleur de pudeur qui lui mettait aux joues des tons vifs de pomme d'api. »

Zola, L'Assommoir

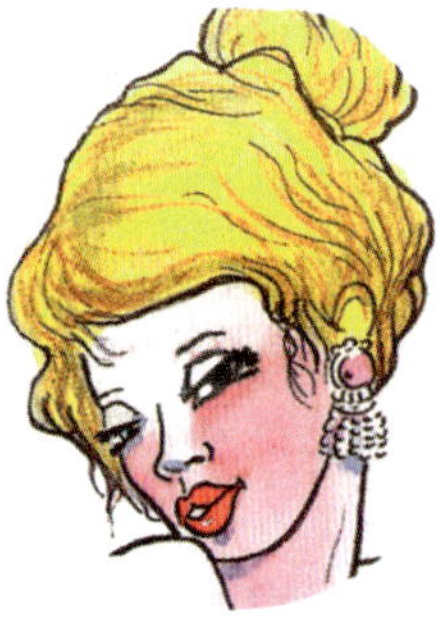

Fig. 25.2. Flush.

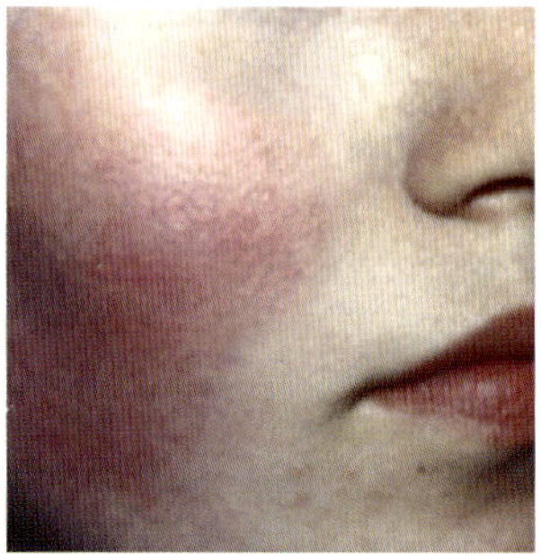

Fig. 25.3. Érythrose chez une jeune fille.

La couperose

Signes cutanés/Localisation

La couperose se manifeste par une érythrose localisée au niveau des pommettes et du nez, sur laquelle sont apparues des **télangiectasies**.

Cause

La couperose correspond à une évolution fréquente de l'érythrose faciale après quelques années.

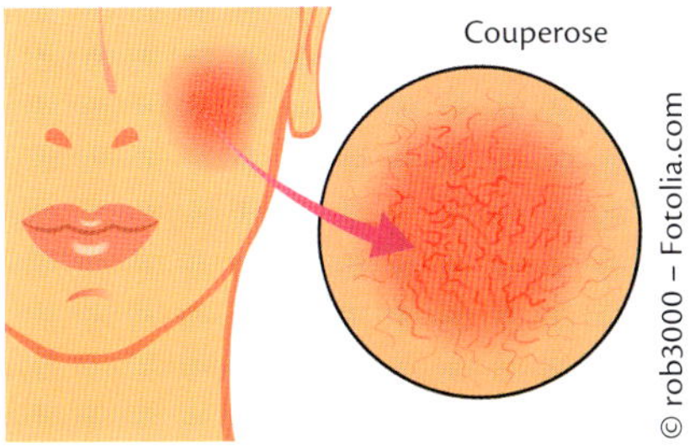

Fig. 25.4. Érythrose + Télangiectasies = Couperose.

Les **télangiectasies** sont des stries très fines, rouges ou bleutées, qui dessinent à la surface de la peau des traînées parallèles, des étoiles ou des arborisations. Elles traduisent des dilatations permanentes des petits vaisseaux du derme, dont le trajet devient visible à l'œil nu.

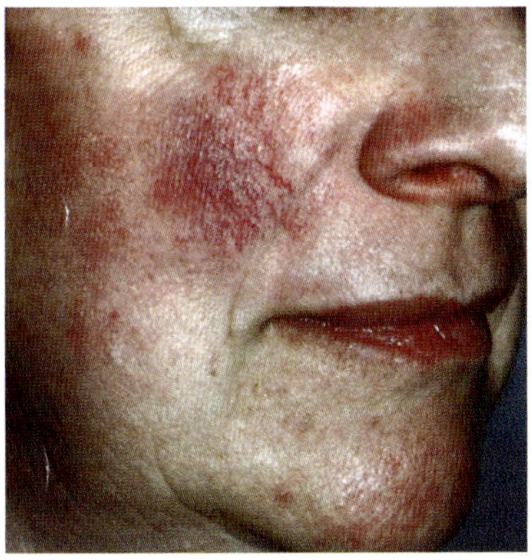

Fig. 25.5. Couperose : ne pas en rougir !
Ce faciès rubicond s'impose facilement et souvent abusivement comme la marque extérieure d'un alcoolisme chronique…

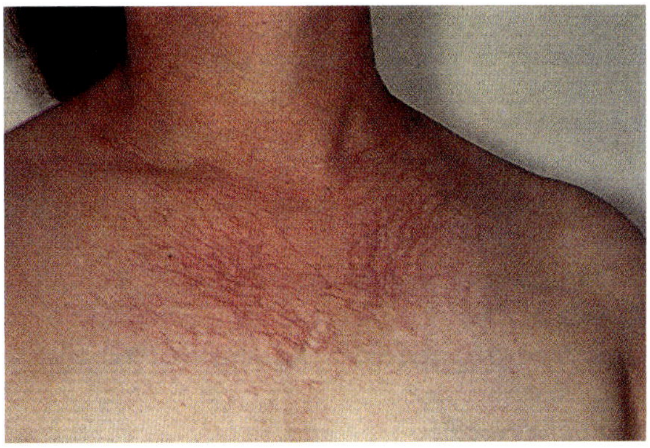

Fig. 25.6. Télangiectasies du décolleté.

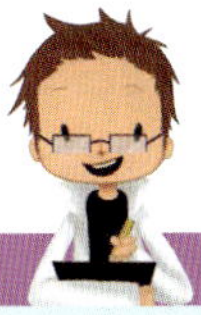

Conduite à tenir

Conduite à tenir de l'esthéticien(ne)-cosméticien(ne) devant des rougeurs du visage

Le faciès « rougeaud », avec son préjudice esthétique et sa connotation péjorative, constitue un inconfort relationnel important. Quelques conseils peuvent être donnés.

- Éviter les facteurs aggravants, en particulier l'exposition au soleil qui augmente la température cutanée et majore donc la dilatation des vaisseaux du derme. L'utilisation de **photoprotecteurs** adaptés pendant les périodes d'ensoleillement fort est recommandée.
- Conseiller un **maquillage adapté** qui constitue un photoprotecteur supplémentaire.
- Éviter les **crèmes trop grasses** qui ont un effet occlusif et augmentent donc la température cutanée.
- Utiliser des **cosmétiques pour peaux « sensibles »**.
- Au stade de couperose, une **consultation chez le médecin traitant** est indispensable : il pourra être amené à orienter le patient vers le dermatologue, lequel dispose de méthodes efficaces pour améliorer cette dermatose.

BP/Bac Pro

La rosacée

Le dernier stade évolutif des rougeurs du visage est représenté par l'apparition de « boutons » (papules et pustules) sur la couperose. On parle alors de **rosacée** (et non d'« acné rosacée » car ces lésions inflammatoires ne touchent pas les follicules pilo-sébacés comme dans l'acné).

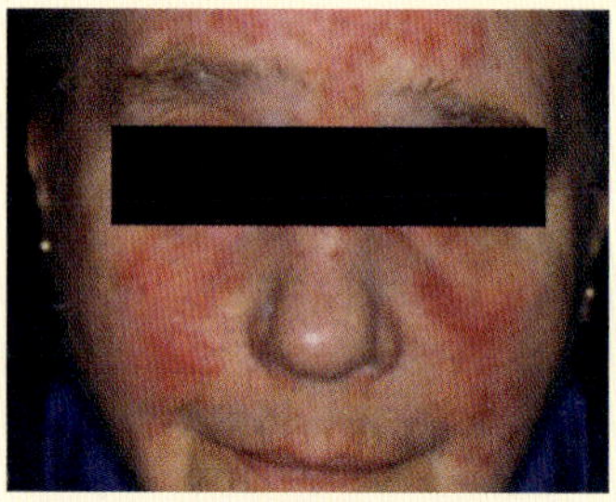

Fig. 25.7. Rosacée.

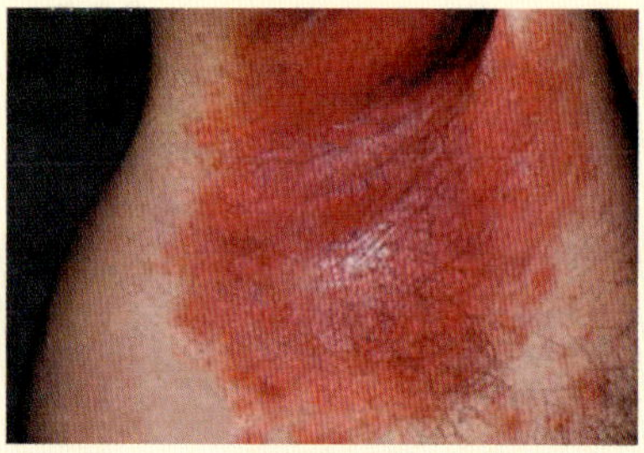

Fig. 25.8. Les intertrigos sont des rougeurs des plis (ici, d'une aisselle), souvent d'origine infectieuse ou allergique.

2. Les anomalies de la pigmentation de la peau (dyschromies)

> **Dyschromie est un mot issu du grec : *dys* exprime un « trouble » et *khrôma* signifie « couleur ».**

- On appelle les anomalies de la pigmentation de la peau des **dyschromies**.
- Il existe deux groupes de dyschromies : les hyperpigmentations (ou hyperchromies) et les hypopigmentations (ou hypochromies).

Les hyperchromies

Elles se manifestent par des macules brunes dues à un **excès de mélanine dans l'épiderme**.

Les éphélides et les lentigos

- Les éphélides sont les « taches de rousseur », macules de quelques millimètres de diamètre, de couleur brun clair, localisées au niveau du visage, des avant-bras et des jambes. Elles sont caractéristiques des sujets de phototype clair.
- Les lentigos sont des petites macules brunes qui se multiplient au cours de la vie sous l'effet du soleil. Tout le monde a des lentigos, au niveau du visage, du dos des mains, des avant-bras…

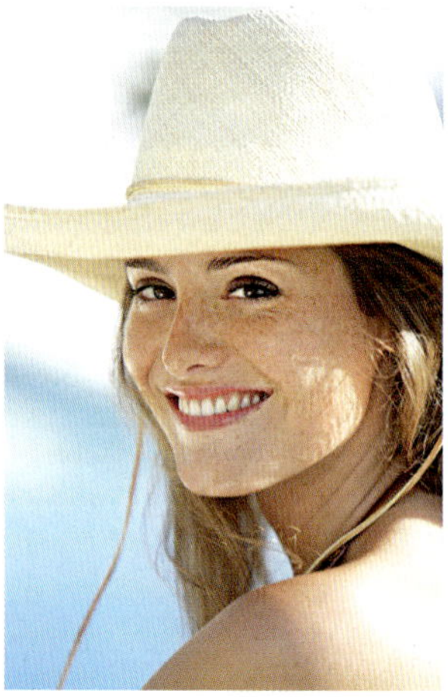

Fig. 25.9. Éphélides.

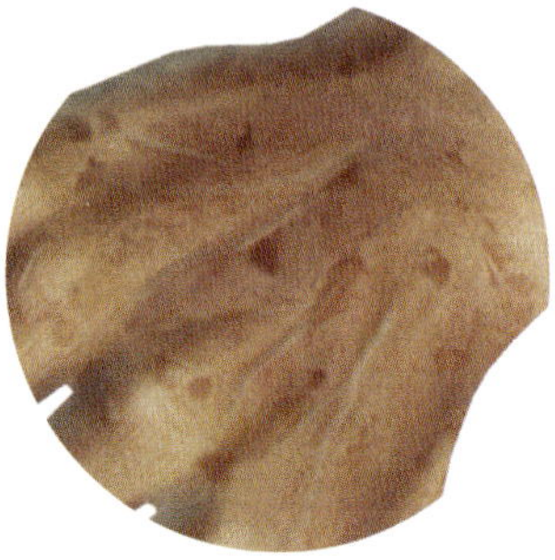

Fig. 25.10. Lentigos au niveau du dos d'une main.

Le mélasma : une hyperchromie due au soleil

Signes cutanés/Localisation

› **Le mélasma se manifeste par de larges macules brunes, à contours irréguliers, localisées au niveau du front, des joues et du menton.**

Cause/Facteurs déclenchants

Le mélasma survient chez la **femme**, surtout brune à peau mate. Deux éléments interviennent pour créer la dyschromie :

- le « climat » hormonal modifié par l'**état de grossesse** (d'où son ancienne appellation de « masque de grossesse ») + le **soleil** ;
- ou des **pilules contraceptives** + le **soleil**.

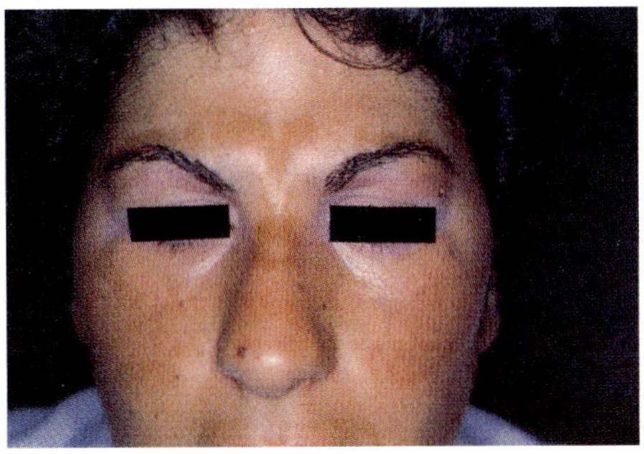

Fig. 25.11. Mélasma (anciennement appelé « chloasma »).

La pigmentation des parfums : le soleil encore en cause...

Signes cutanés/Localisation

› **La pigmentation des parfums se manifeste par des macules brunes dans des territoires cutanés où a été appliqué un parfum (visage, cou, décolleté), ou un autre produit cosmétique, survenant après une exposition au soleil.**

Cause : une substance photosensibilisante

Voir page 243.

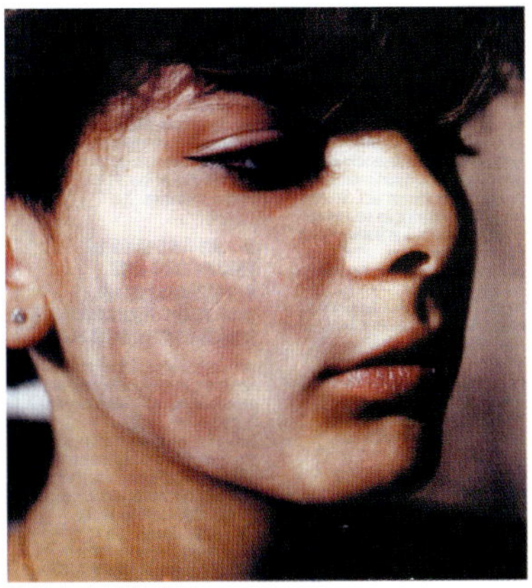

Fig. 25.12. Pigmentation des parfums : quand parfum et soleil ne font pas bon ménage !

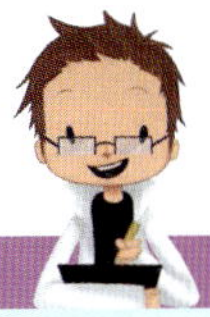

Conduite à tenir

Conduite à tenir de l'esthéticien(ne)-cosméticien(ne) pour éviter ces hyperchromies

- Informer des risques du **soleil** pendant la grossesse et après l'application de cosmétiques.
- Respecter la réglementation sur l'utilisation des **solariums**.

Les hypochromies

Elles se manifestent par des macules blanches dues à une **absence de mélanine dans l'épiderme**.

Le vitiligo

Signes cutanés

Cette dermatose se manifeste par des macules totalement blanches.

Très petites au début, les macules s'étendent, se rejoignent et peuvent recouvrir une grande surface. La bordure des taches est irrégulière.

Localisations habituelles

Le **visage** et le **dos des mains** sont les régions les plus touchées, mais l'ensemble du revêtement cutané peut être atteint, et même les cheveux.

Cause

Disparition des mélanocytes (**maladie auto-immune** ?).

> **Les maladies auto-immunes sont des maladies dues au fait que l'organisme sécrète des anticorps qui détruisent ses propres tissus. Ainsi, chez les personnes atteintes de vitiligo, on connait l'existence d'anticorps antimélanocytes qui détruisent peu à peu les mélanocytes.**

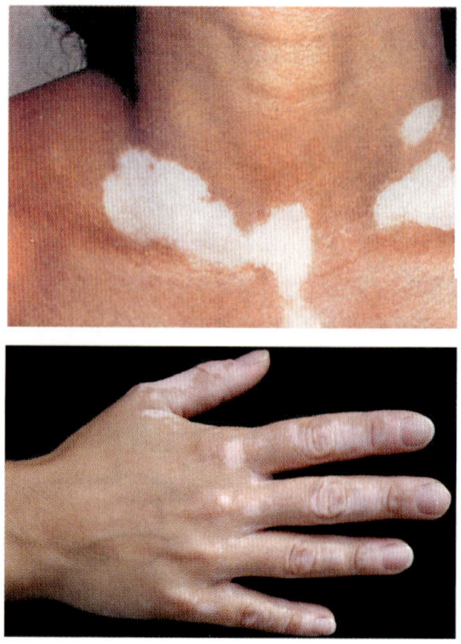

Fig. 25.13. Vitiligo.
Des taches blanches sur la peau, comme celles du pelage du veau… d'où le nom de cette dermatose (vitellus = « veau » en latin).

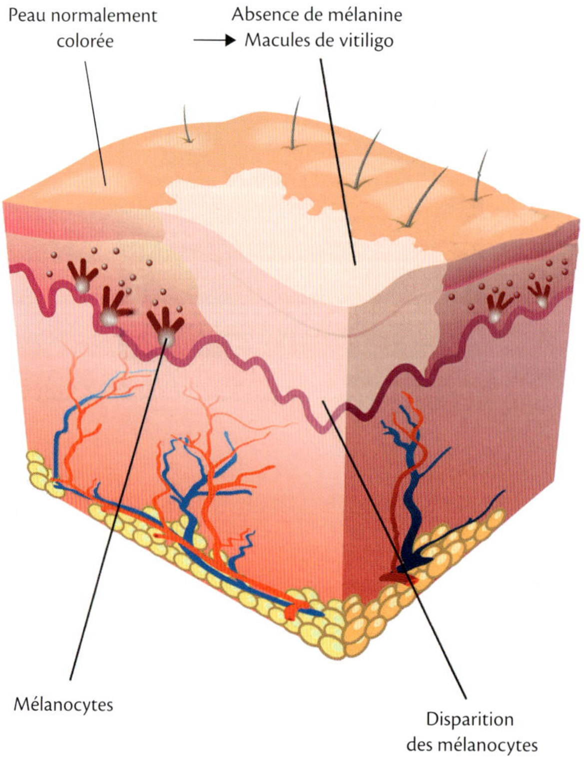

Fig. 25.14. Vitiligo : un épiderme d'où les mélanocytes ont disparu…

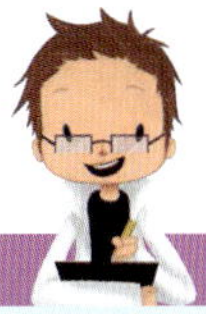

Conduite à tenir

Conduite à tenir de l'esthéticien(ne)-cosméticien(ne) devant le vitiligo

- Les plaques de vitiligo ne peuvent évidemment pas bronzer au soleil, et constituent même des zones en grand danger : il faut donc recommander des **produits antisolaires** puissants pour protéger ces régions.
- Le vitiligo a des conséquences esthétiques souvent mal vécues. Des conseils de **maquillage « camouflage »** avec des produits particulièrement couvrants pourront être proposés.

BP/Bac Pro

L'albinisme : une absence totale de pigmentation (achromie)

Description de la maladie

L'albinos a une peau et une pilosité plus ou moins blanches ; l'iris est rose et les pupilles apparaissent rouges du fait de la réflexion de la lumière par le sang de la choroïde, richement vascularisée et dépourvue de pigment.

Cause

Cette maladie congénitale est relativement rare (1 naissance sur 20 000), il en existe plus de dix formes différentes. Les mélanocytes sont normaux, mais il existe des anomalies de la mélanogenèse : absence de synthèse de l'enzyme indispensable, la tyrosinase, dans le type 1, transfert défectueux des mélanosomes dans le type 2… et des hypothèses pour les autres types.

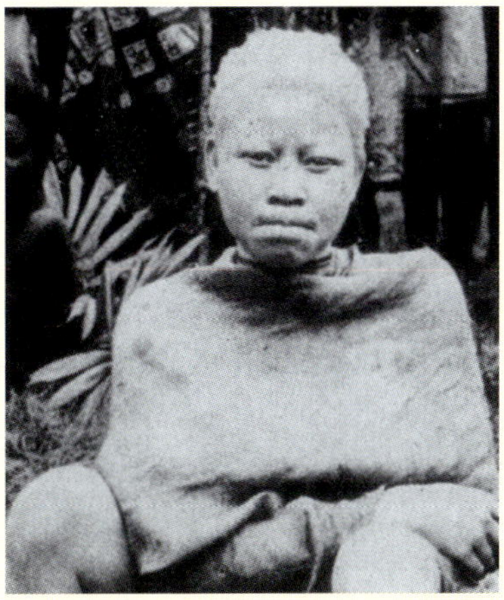

Fig. 25.15. Albinisme chez un sujet de type négroïde.

2 Les papules

› La papule est une lésion en relief, que le doigt qui palpe ressent comme une élevure à la surface de la peau.

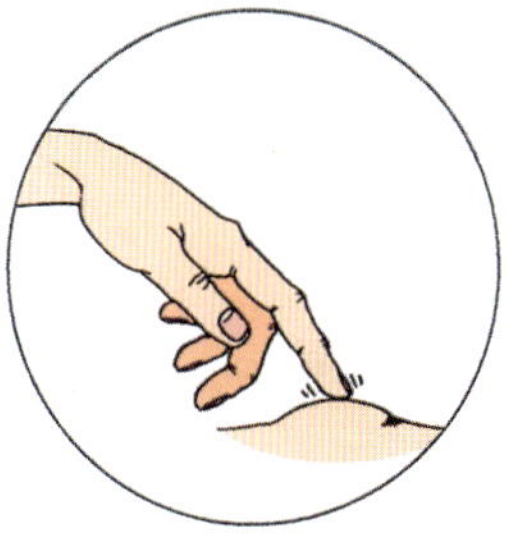

Des dermatoses qui se manifestent par des papules

➡ Les verrues planes : un virus est en cause

Signes cutanés/Localisations

› Les verrues planes sont des élevures situées à la surface de la peau, peu saillantes, comme « posées sur la peau », rosées ou grisâtres. Elles sont localisées sur le visage et le dos des mains.

Elles se multiplient très rapidement et souvent disparaissent comme elles sont venues.

> Il existe plusieurs variétés de verrues d'origine virale : les verrues vulgaires, les verrues plantaires et les verrues planes.
> Le virus en cause fait partie des *Papillomavirus*, dont certains types sont également impliqués comme cofacteurs dans le développement de cancers du col de l'utérus.
> Les verrues d'origine non virale sont les verrues « séborrhéiques » (voir page 231).

Agent causal

Comme toutes les **verrues**, les verrues planes sont dues un **virus**.

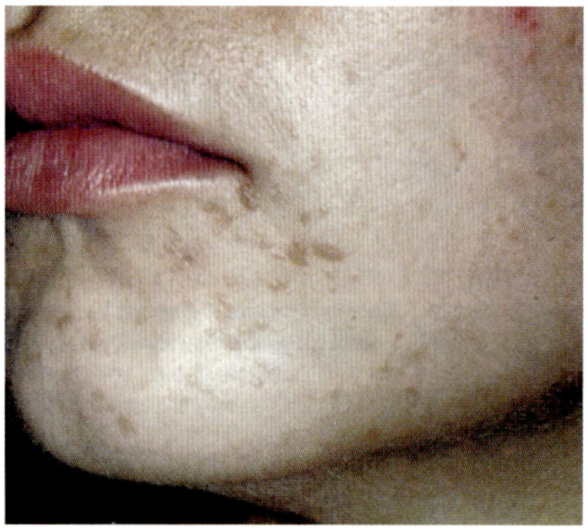

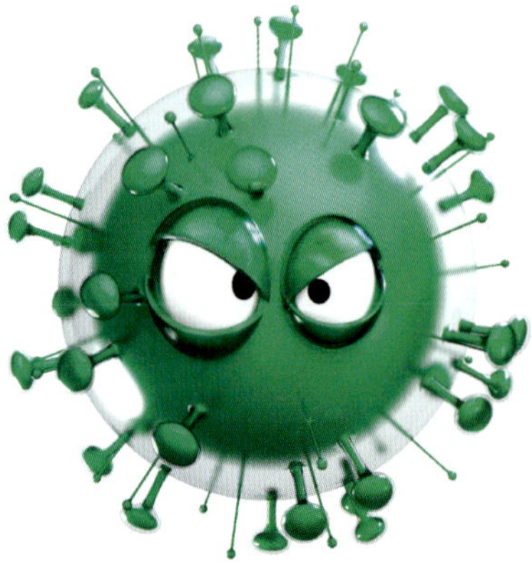

© littletroll – Fotolia.com

Fig. 25.16. Verrues planes.
Un virus est en cause.

La lucite estivale bénigne : quand le soleil donne des boutons...

Signes cutanés

> Prurit signifie démangeaisons de la peau.

Éruption de petites papules, donnant une impression de granité sous la peau. Le **prurit** est féroce.

Localisations

> Il existe d'autres variétés de lucites que la lucite estivale bénigne, dont la lucite polymorphe, qui survient dès les premiers rayons du soleil du printemps, souvent dans les conditions de la vie courante. L'éruption prédomine dans les régions exposées, le visage surtout. Hommes et femmes... de 7 à 77 ans, sont concernés.

- Les **régions du corps « couvertes »** en dehors des périodes estivales : membres, épaules, décolleté.
- Le visage est épargné !...

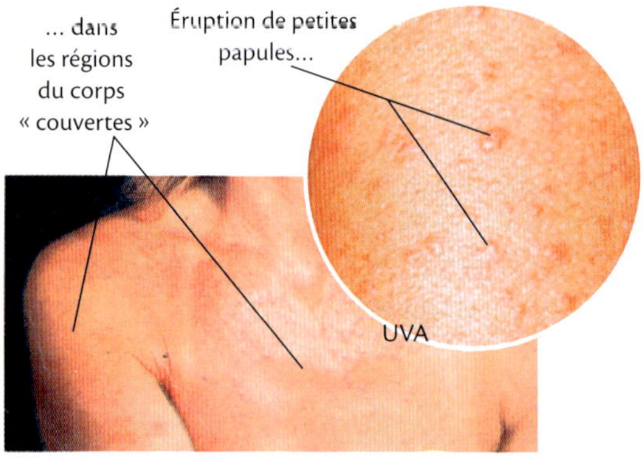

Fig. 25.17. Lucite estivale bénigne.

Cause : les UVA

L'éruption apparaît moins de douze heures après une **exposition intense au soleil**, souvent le premier jour des vacances d'été.
Elle s'estompe progressivement au fil des jours, malgré la poursuite de l'exposition solaire, et disparait entre la 2e et la 3e semaine de vacances.
Tous les ans, le même scénario se déroulera.

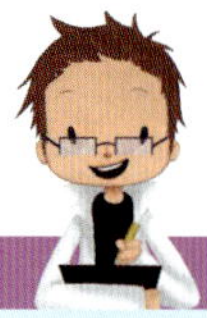

Conduite à tenir

Conduite à tenir de l'esthéticien(ne)-cosméticien(ne) devant des « boutons » prurigineux du décolleté

Les UVA étant responsables de cette dermatose, la lucite estivale bénigne pourra donc être déclenchée par une exposition en **solarium**. Il faudra, ici encore, informer du risque.

BP/Bac Pro

➡ L'urticaire : une dermatose capricieuse

Le scénario : imprévisible

L'**urticaire** se manifeste par une éruption de larges papules remplies d'**œdème**, de taille et de forme variables, accompagnée de **prurit**. En général, les lésions s'effacent en quelques heures, mais peuvent réapparaître de façon capricieuse, durer plusieurs jours, au plus quelques semaines. Mais il existe des urticaires qui se manifestent pendant des années…

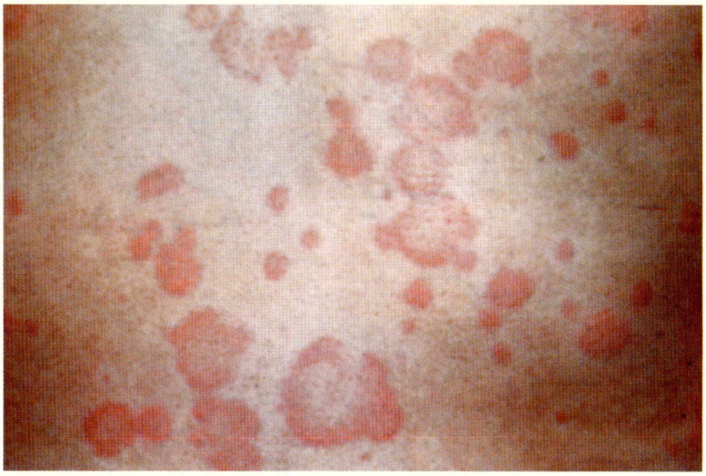

Fig. 25.18. Urticaire.
Dans sa forme typique, l'urticaire offre l'aspect bien connu de piqûres d'orties (urtica *en latin*).

Les causes : multiples et parfois étranges

L'urticaire n'est pas une maladie autonome, mais le symptôme d'une **manifestation allergique** de la peau à de nombreuses causes :

- contact avec des orties, dont l'urticaire tire son étymologie ;
- prise de médicaments, dont la pénicilline et l'aspirine ;
- ingestion d'aliments (œuf, noisette, chocolat, poisson, fruits de mer, tomate, fraise, lait…) ;
- infections, ou encore le soleil…

Mais, le plus souvent, on ne trouve aucune cause à l'apparition d'une urticaire !

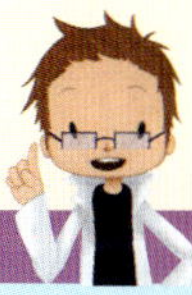

Info +

Une urticaire psychosomatique ?…[a]

Saint-Malo, Bretagne… Attablés face au port, deux vacanciers, Pascale et son époux Marc, commentent le menu du jour.
La carte du restaurant les laisse indécis tant elle est riche en fruits de mer. Marc vient d'opter pour des « fines de claire ». Pascale, elle, sent ses papilles gustatives se réveiller au seul énoncé du mot langouste. Pourtant, trois jours avant, lors de ce même périple en Bretagne, ce crustacé lui a donné une violente crise d'urticaire. Même phénomène six mois plus tôt :

➤ On dit une **urticaire**, comme une azalée…

➤ On appelle **œdème** la sérosité qui infiltre des tissus.

➤ L'**œdème** de Quincke est une urticaire qui touche les muqueuses et se traduit par un gonflement des lèvres et de la gorge, avec le risque de provoquer une asphyxie.

des boursouflures ressemblant à de cuisantes piqûres d'orties ont inopinément surgi sur son visage. « Étrange », s'était-elle dit. Car jamais auparavant ce crustacé n'avait suscité chez elle de telles éruptions cutanées.
Au fond d'elle-même, Pascale en devinait pourtant l'origine. Mais elle n'osait l'avouer à son mari. L'explication ? Elle était fort plausible et pourtant surprenante : la langouste lui donnait de l'urticaire, précisément depuis le jour où son mari l'avait surprise en train d'en déguster avec… son amant !

a. J. Thomas, *Les maladies psychosomatiques : de la tête au corps, les chemins de la guérison*, Hachette.

Les xanthomes

Signes cutanés/Localisation

› **Un xanthome est une petite plaque de couleur jaunâtre, plane ou légèrement saillante, localisée aux paupières.**

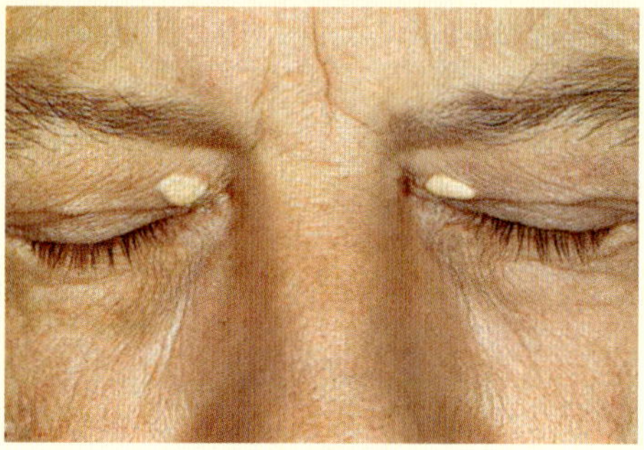

Fig. 25.19. Xanthomes.

Cause

Les xanthomes sont dus à la présence de cellules remplies de lipides, mais ne traduisent pas obligatoirement une anomalie du métabolisme des graisses.

3 Les vésicules

› **La vésicule est une lésion en relief, située dans l'épiderme, de taille inférieure à 3 mm, qui contient un liquide clair.**

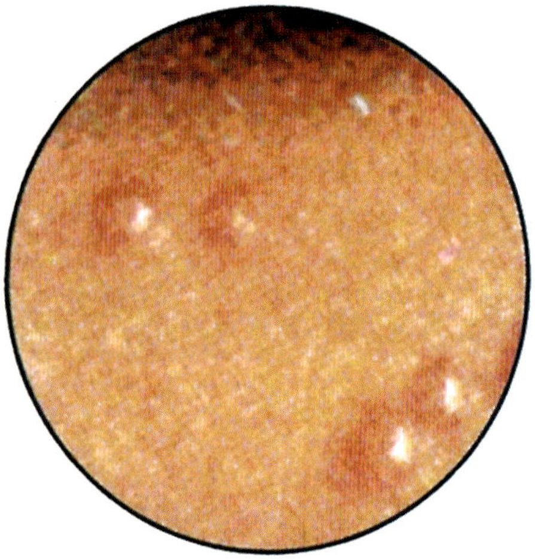

Fig. 25.20. Vésicules.

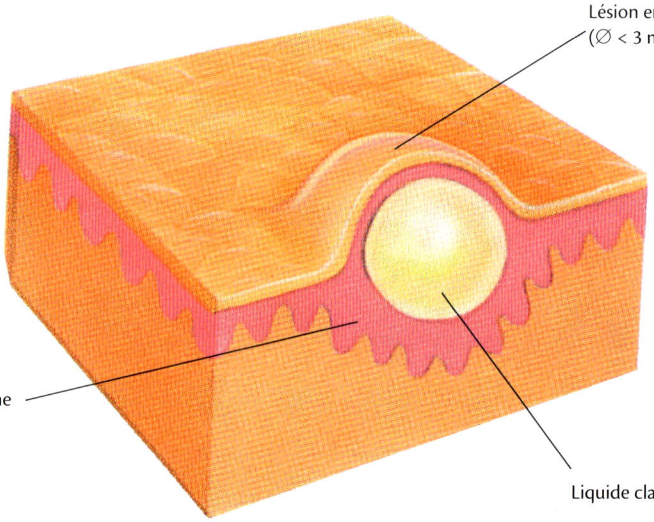

3. Des exemples de dermatoses qui se manifestent par des vésicules

➡ L'herpès : une dermatose virale pour la vie

Signes cutanés

Les premiers signes cutanés de l'herpès sont précédés par une sensation de brûlure, de démangeaisons ou de picotements à l'endroit où l'herpès va se manifester.

› En quelques heures apparaissent les vésicules, groupées « en bouquet », claires puis troubles.

› Guérison en 8 jours : les lésions se dessèchent pour donner des « croûtes », qui tombent sans laisser de cicatrices.

Localisations principales

- Au-dessus de la ceinture abdominale : essentiellement visage et doigts.
- Au-dessous de la ceinture : région fessière et surtout les régions génitales.

Agent causal

Un virus : *Herpes simplex virus (HSV)*. Il existe deux types d'HSV :

- **HSV1**, responsable de manifestations siégeant au-dessus de la ceinture abdominale, essentiellement au visage et aux doigts ;
- **HSV2**, qui provoque des lésions au-dessous de la ceinture : région fessière et surtout régions génitales.

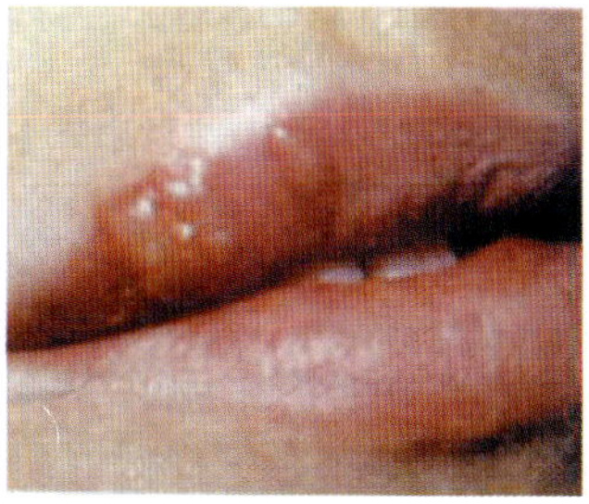

a. Au début.

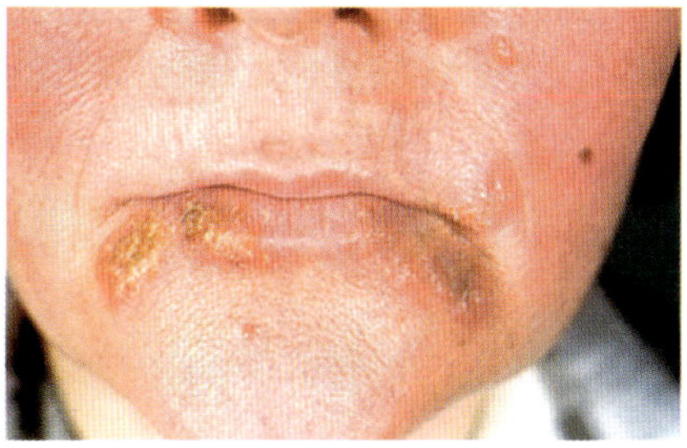

b. En phase de guérison.

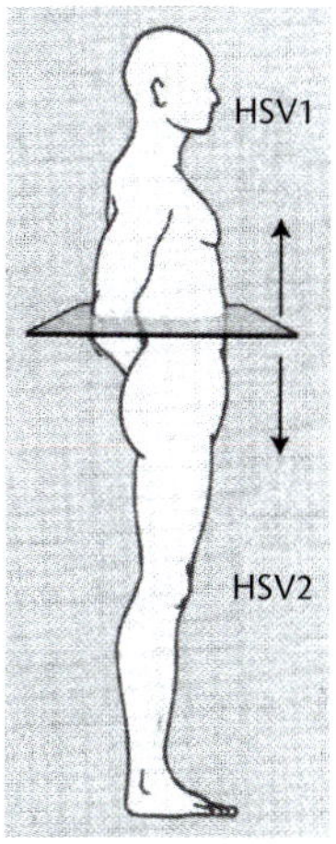

c. Localisations de HSV1 et HSV2.

Fig. 25.21. Herpès.

Facteurs déclenchants

L'herpès est le plus souvent récidivant : on parle d'**herpès « récurrent »**.

Il apparaîtra toujours dans la **même localisation**, à une **fréquence variable**, deux ou trois « poussées » par an, déclenchées par des circonstances variées : affaiblissement de l'organisme, infections microbiennes ou virales (l'herpès labial est le classique « bouton de fièvre »), stress, états de fatigue, exposition solaire surtout en montagne…

> **Récurrent signifie : « qui revient par accès ».**

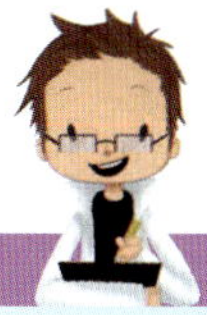

Conduite à tenir

Conduite à tenir de l'esthéticien(ne)-cosméticien(ne) confronté(e) à un herpès

L'herpès étant dû à un virus, il s'agit donc d'une **maladie contagieuse**, transmise par un contact avec une personne qui a elle-même un herpès. Les conseils d'**hygiène** seront rigoureux.

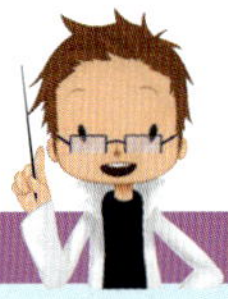

Bon à savoir

Le déroulement de la maladie herpétique

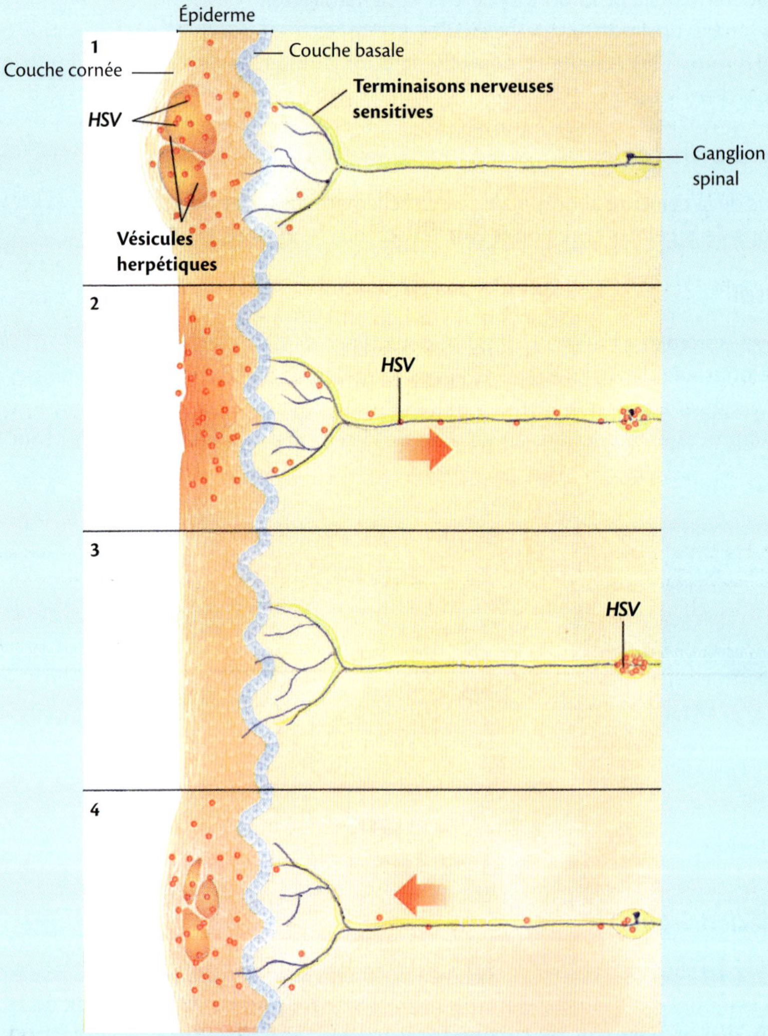

Fig. 25.22. Les étapes de la maladie herpétique.

1. Primo-infection par *HSV*
Inoculation du virus par contact direct (voie cutanée ou muqueuse) par un sujet souffrant d'herpès, **même s'il ne présente pas de symptômes de la maladie.**

2. *HSV* voyage
HSV, ses méfaits accomplis, chemine le long des fibres nerveuses sensitives vers le **ganglion spinal** d'une racine postérieure de la moelle spinale.

3. Période de latence : *HSV* en sommeil
HSV, embusqué dans un ganglion spinal, attend son heure… qui n'arrivera le plus souvent jamais !

4. Récurrence : *HSV* revient à la charge
À la faveur d'un facteur déclenchant local ou général (stress, fatigue), les virus reprennent le chemin inverse vers la peau (ou une muqueuse) pour aller provoquer, au même endroit, les mêmes dégâts !

L'eczéma de contact ou eczéma allergique

Il s'agit d'une **dermatose** qui se déroule en quatre phases.

L'eczéma de contact ou eczéma allergique est une réaction de la peau provoquée par un agent externe, nommé allergène.

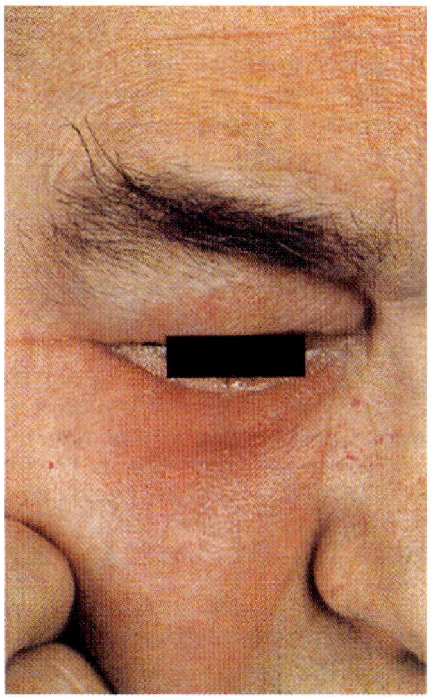

Fig. 25.23. Eczéma de contact des paupières en phase érythémateuse.

> **Le mot eczéma signifie en grec « bouillonner » et a désigné durant des siècles toutes les maladies cutanées se traduisant par une éruption de « boutons ».**
>
> **Le mot allergie vient du grec *allos* qui signifie « autre, différent ». Ainsi, celui qui est « allergique » réagit « autrement » que les autres personnes.**

Signes cutanés

L'eczéma de contact se développe en quatre phases, selon un cycle stéréotypé.

- **La phase érythémateuse** : c'est la première manifestation. Elle est accompagnée de **prurit**, qui persistera jusqu'au dernier stade.
- **La phase vésiculeuse** : elle se manifeste par l'apparition sur le placard rouge de petites **vésicules** transparentes.
- **La phase de suintement** : due à l'ouverture des vésicules, spontanée ou sous l'effet du grattage, elle se traduit par l'écoulement d'une sérosité claire.
- **La phase de desquamation** : elle annonce la guérison si la cause de l'eczéma est supprimée. Le prurit se calme et la peau reprend son aspect normal. Si la cause persiste, le processus devient chronique.

Cause

« N'importe qui peut devenir allergique à n'importe quoi. » Cet aphorisme n'est pas rassurant, mais il s'avère bien réel ! Il existe cependant deux grands coupables : le nickel et le chrome.

- Le **nickel** est un allergène majeur que l'on rencontre dans les bijoux, les accessoires vestimentaires (fermetures éclair, boutons de jean...), les objets métalliques (ciseaux, aiguilles, ustensiles de cuisine, poignées de portes, pièces de monnaie...).
- Le **chrome**, utilisé dans les industries du ciment, des colorants, les industries textiles, du cuir, constitue un allergène très préoccupant.

> **L'eczéma allergique ne se développe pas au premier contact : il faut parfois des mois, ou même des années, pour que la peau réagisse. Il faut impérativement supprimer l'allergène pour que la dermatose guérisse.**

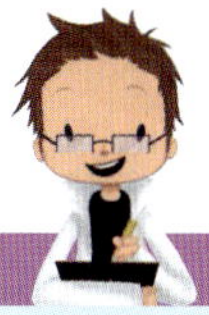

Conduite à tenir

Conduite à tenir de l'esthéticien(ne)-cosméticien(ne) pour protéger ses client(e)s des exceptionnels eczémas de contact aux cosmétiques

N'utiliser et ne conseiller que des **produits cosmétiques dont la formulation est clairement indiquée**, pour éviter des eczémas de contact, toujours possibles, bien que rares.

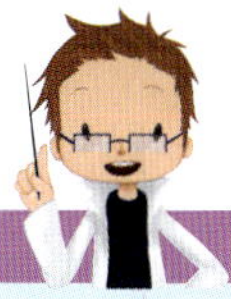

Bon à savoir

L'eczéma constitutionnel ou dermatite atopique

L'eczéma allergique doit être distingué de l'eczéma « constitutionnel » (ou dermatite atopique), qui est une maladie à prédisposition génétique, où les facteurs externes paraissent négligeables. Cet eczéma débute au cours de la 1re année (souvent au 3e mois de la vie) : il prédomine au niveau de la face (les joues surtout).

« **Certaines maladies chroniques ne tuent pas, mais elles empêchent de vivre.** »

Dr P.-L. Delaire

Trois évolutions sont possibles dans la 2e enfance :
1. Guérison complète et définitive, fréquente.
2. Guérison apparente suivie d'une récidive ou d'asthme.
3. Persistance de l'eczéma chez l'enfant plus grand et l'adulte (avec une atteinte caractéristique des plis des coudes et des genoux).

BP/Bac Pro

L'herpès circiné : rien à voir avec l'herpès viral !

Signes cutanés/Localisation

› **Cette dermatose se présente sous la forme d'une ou plusieurs plaques érythémateuses, arrondies, avec de très petites vésicules en périphérie, localisées n'importe où sur la peau.**

La progression centrifuge des plaques est caractéristique : la bordure s'agrandit tandis que le centre apparaît guéri.
Taille des plaques : 1 à 2 cm de diamètre.

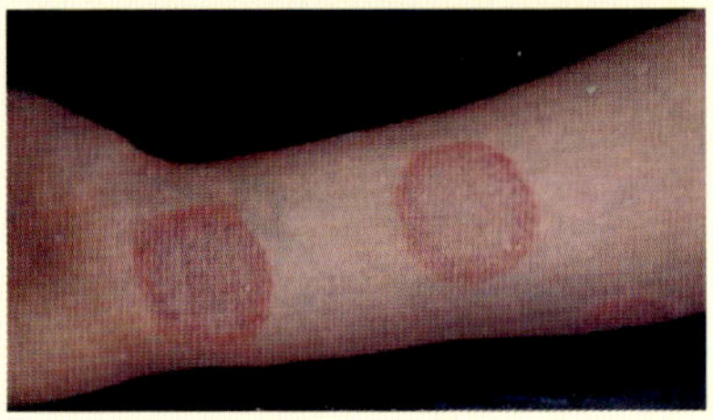

Fig. 25.24. Herpès circiné.

Agent causal : un champignon

Le champignon en cause fait partie des dermatophytes, qui ont une grande affinité pour la kératine, et qui se développent donc dans la couche cornée, dans les poils et les cheveux, et dans les ongles.

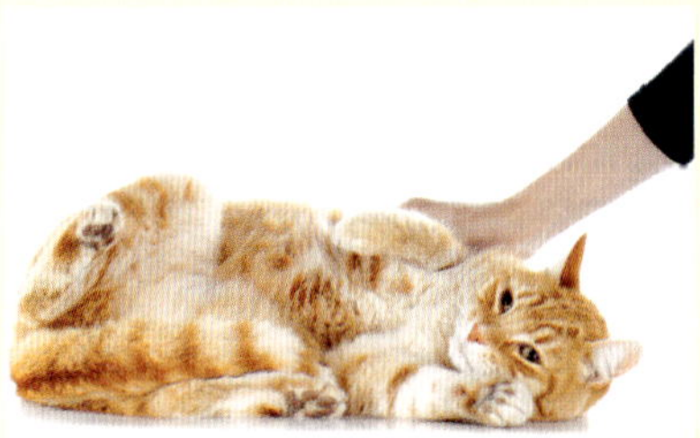

© Magalice – Fotolia.com

Fig. 25.25. Le chat, tellement caressé, grand contaminateur de l'herpès circiné…

Agent contaminateur : le chat grand coupable !

Tous les animaux domestiques (le chat surtout, le chien…) ou d'élevage (bovins, ovins, chevaux…) peuvent transmettre le champignon par **contact direct** ou par l'intermédiaire d'objets souillés.

Le zona

Signes cutanés

› **Le zona se manifeste par une éruption de vésicules sur un fond érythémateux.**

En deux ou trois jours, les vésicules se troublent, se dessèchent ou éclatent et sont remplacées par des croûtes qui tombent en une ou deux semaines.

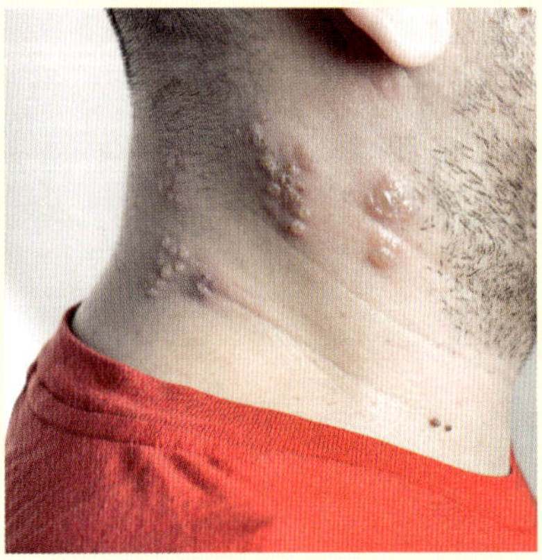

© librakv – Fotolia.com

Fig. 25.26. Zona.

Localisation

Cette éruption a des localisations limitées et précises.
Le **zona thoracique** est le plus fréquent : l'éruption forme une bande plus ou moins large, tendue en demi-ceinture depuis le dos jusqu'à la poitrine (*zona* en latin signifie « ceinture »). Elle se manifeste **d'un seul côté**, ne dépassant jamais la ligne médiane.
D'autres régions du corps peuvent être touchées : abdomen, membres, visage.
Des **douleurs** précèdent et accompagnent l'éruption dans le territoire cutané. À type de brûlure au début, la douleur suit dans le zona thoracique le trajet d'une ou deux côtes. Elle peut persister après la maladie.

Agent causal : un même virus pour deux maladies, le zona et la varicelle

Le zona est une maladie infectieuse causée par un virus : le **virus zona-varicelle (VZV)**, qui provoque également la varicelle.
L'extension typique de l'affection est liée à la diffusion du virus le long des nerfs cutanés.

4 Les pustules

› La pustule est une lésion en relief, contenant du pus.

Les deux variétés de pustules

- Les **pustules folliculaires** témoignent de l'atteinte de l'appareil pilo-sébacé par une infection bactérienne. Elles sont représentées par les **folliculites** (+ les furoncles et les anthrax).
- Les **pustules non folliculaires** siègent dans l'épiderme. L'**impétigo** en est le modèle.

➡ Les folliculites : des pustules folliculaires

Signes cutanés

› La folliculite se présente sous la forme d'une pustule centrée par un poil, souvent entourée d'un halo rouge.

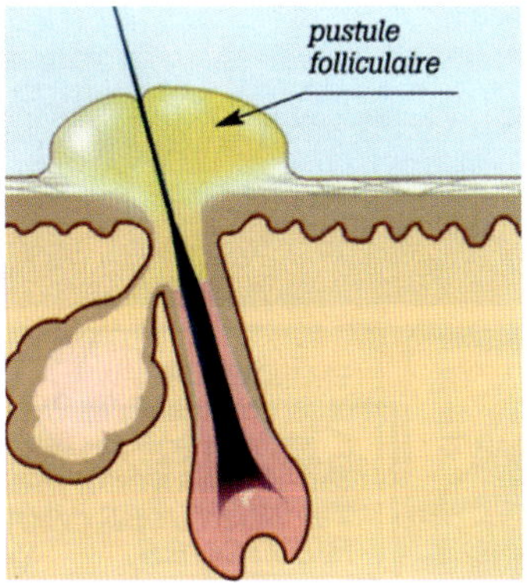

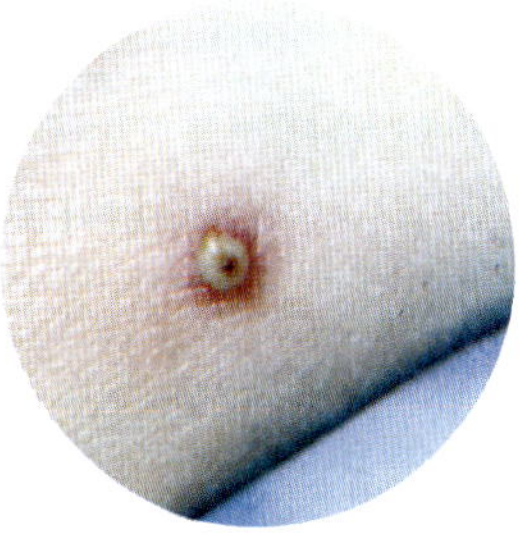

Fig. 25.27. Pustule folliculaire.

Localisations fréquentes

Le visage (barbe chez les hommes), les fesses, le pubis… sont des régions à risque.

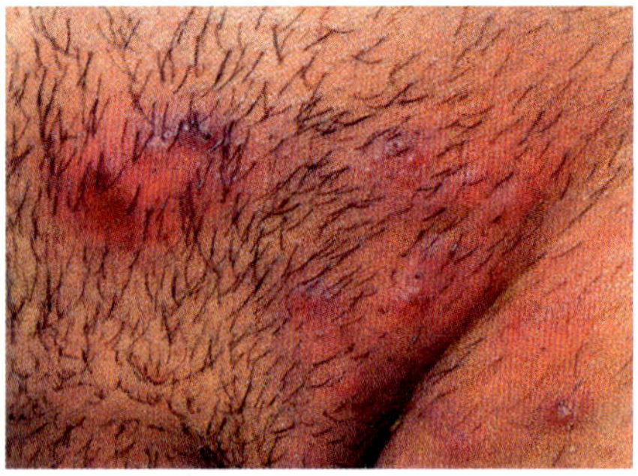

Fig. 25.28. Folliculites au niveau du pubis.

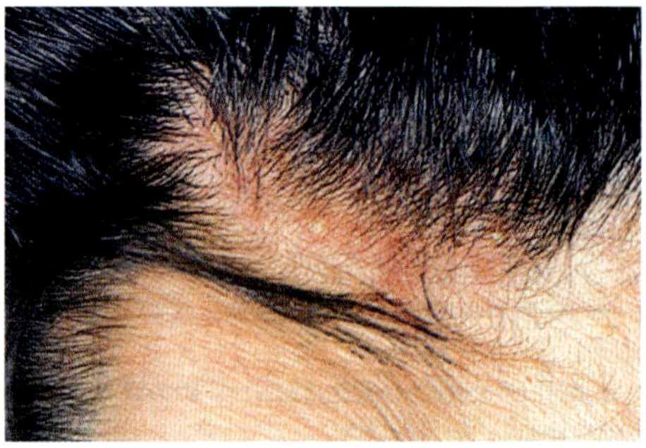

Fig. 25.29. Folliculites du cuir chevelu.

Agent causal

Staphylococcus aureus.

L'impétigo : des pustules non folliculaires

Signes cutanés

L'impétigo se traduit par des pustules situées en dehors des follicules pileux.

Les pustules se rompent rapidement et se recouvrent de croûtes molles jaunâtres.

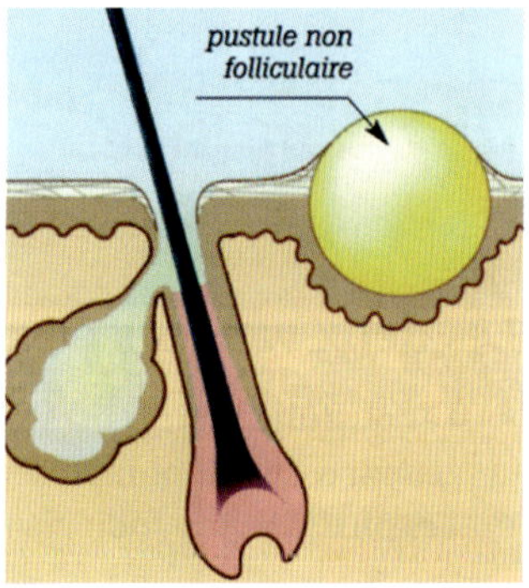

Fig. 25.30. Pustule non folliculaire.

Localisation

L'impétigo, fréquent chez les enfants, se manifeste autour des orifices naturels du visage.

Agent causal

Staphylococcus aureus ou *Streptococcus.*

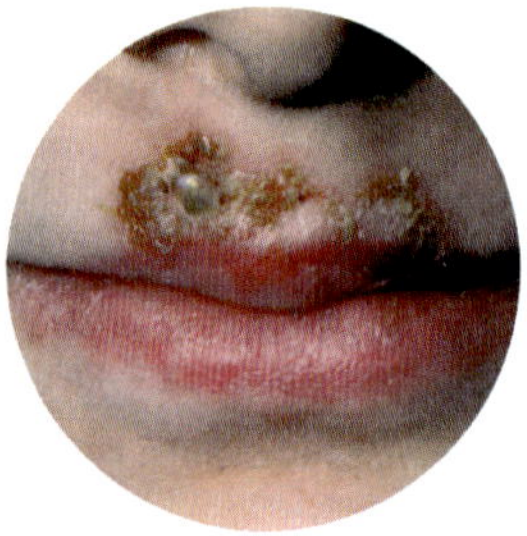

Fig. 25.31. Impétigo péri-oral.

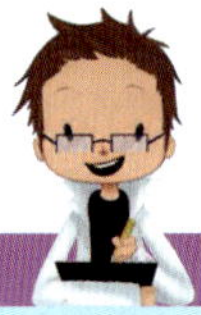

Conduite à tenir

Conduite à tenir de l'esthéticien(ne)-cosméticien(ne) confronté(e) à des lésions purulentes

Les folliculites et l'impétigo sont des **maladies contagieuses** : elles peuvent s'étendre sur le sujet lui-même et atteindre l'entourage soit par contact direct, soit par l'intermédiaire des objets de toilette. Les règles d'**hygiène** doivent être particulièrement strictes.

5 Les squames

› Les squames sont des « pellicules » de couche cornée anormalement épaisse.

1. Le psoriasis : une dermatose qui se manifeste par des squames

Signes cutanés

Le psoriasis se manifeste par des taches rouges (érythémateuses), recouvertes de squames épaisses, blanchâtres.

Localisations habituelles des lésions de psoriasis

Le cuir chevelu (1), les coudes (2), les genoux (3).

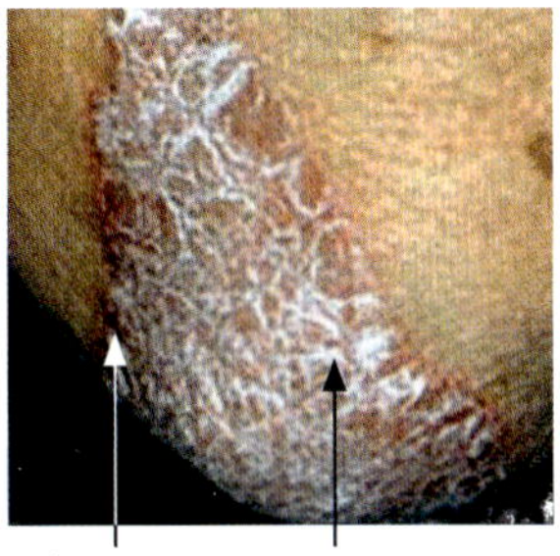

Fig. 25.32. Psoriasis.

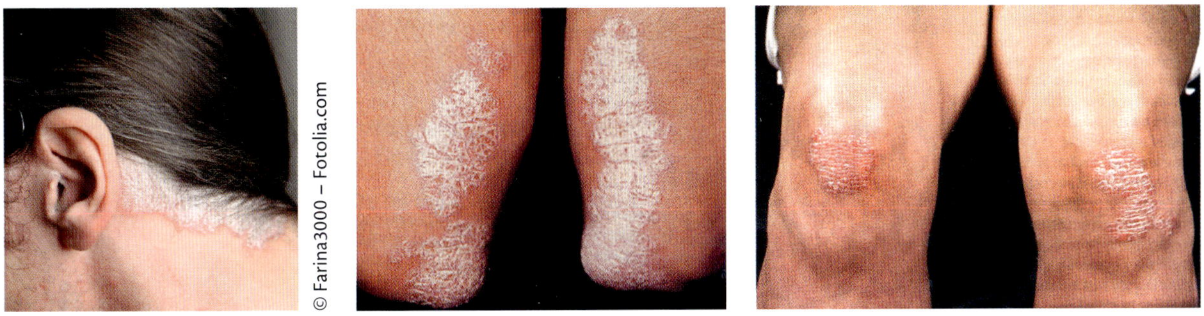

1 2 3

Fig. 25.33. Localisations habituelles du psoriasis : cuir chevelu (1), coudes (2), genoux (3).

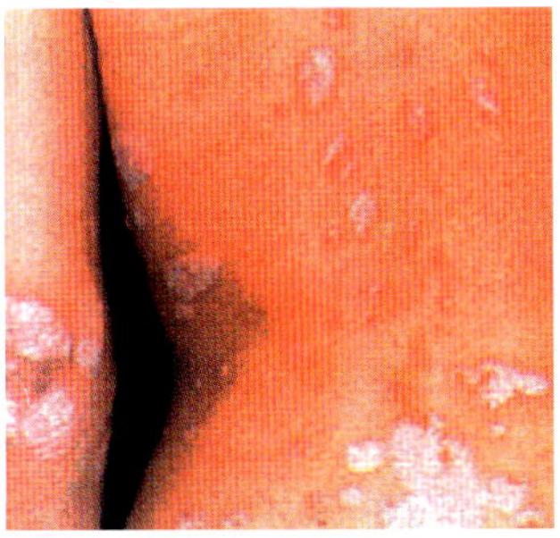

a. La région lombo-sacrée est souvent touchée.

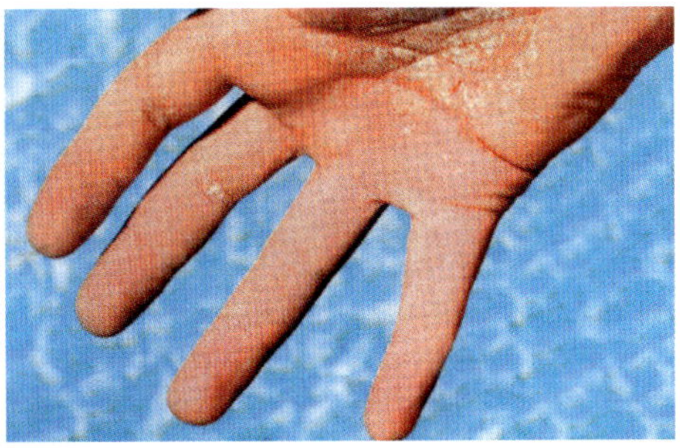

b. Psoriasis des mains, très gênant.

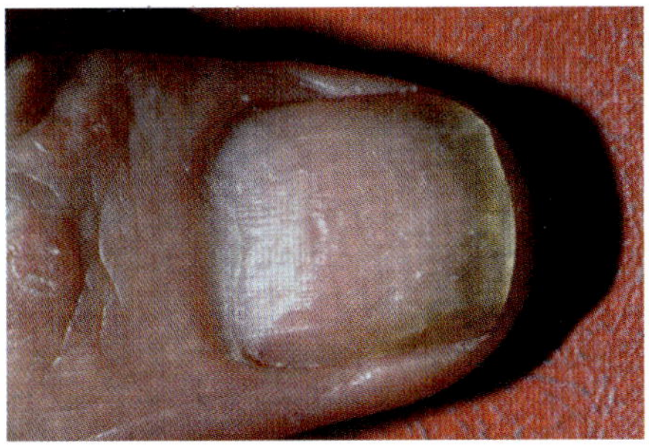

c. Un aspect de psoriasis unguéal.

Fig. 25.34. Attention ! L'ensemble du tégument peut être touché par le psoriasis, parfois dans des régions trompeuses (paumes et plantes, ongles…).

Cause : que se passe-t-il dans les lésions de psoriasis ?

Dans les lésions de psoriasis, les kératinocytes, qui se renouvellent normalement en 30 jours, se renouvellent en 8 jours : **les cellules basales se divisent trop rapidement et les cellules issues des mitoses progressent à grande vitesse vers la surface**. De ce fait, elles s'accumulent donnant l'aspect caractéristique de squames épaisses.

Facteurs déclenchants ou aggravants

De nombreux facteurs peuvent déclencher une « poussée » de la maladie : les **agressions physiques** (grattage, « épluchage » des lésions) ; la prise de certains **médicaments**, les infections bactériennes ; le **stress** au sens large (physique, chirurgical, psychologique).

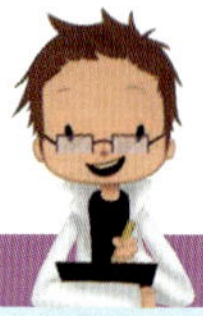

Conduite à tenir

Conduite à tenir de l'esthéticien(ne)-cosméticien(ne) devant une suspicion de psoriasis

Le psoriasis est une **maladie chronique qui affecte profondément l'image de soi**. Celui qui en est porteur connaît sa maladie : il a consulté de nombreux spécialistes, « tout tenté »…
L'esthéticien(ne) doit donc savoir **reconnaître cette dermatose** à l'occasion d'un premier contact, d'une première épilation… Il (elle) saura attendre que la personne porteuse de cette maladie pénible à vivre en parle, et se montrer alors informé(e) de l'évolution des connaissances.

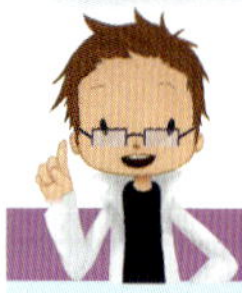

Info +

Le psoriasis : des questions et des réponses

> **➤ Prévalence :** **nombre de cas d'une maladie enregistré dans une population déterminée à un moment donné.**

Le psoriasis : une maladie fréquente ?
Oui. Sa prévalence, estimée à 3 % de la population mondiale, est aujourd'hui revue à la hausse.

Le psoriasis : une maladie « nerveuse » ?
Non. Le stress seul ne peut pas déclencher un psoriasis sans prédisposition génétique.

Le psoriasis : une maladie génétique ?
Oui. Ce qui veut dire que cette maladie est transmise par les ascendants.

Le psoriasis : une maladie contagieuse ?
Non. Ce qui n'empêche pas, comme beaucoup de maladies de la peau, que le psoriasis provoque des réflexes de rejet.

Le psoriasis : une maladie chronique ?
Oui. Le psoriasis apparaît à tout âge (27 ans en moyenne), et sera présent toute la vie avec des poussées et des rémissions de fréquence et de durée imprévisibles.

Le psoriasis : une dermatose qui touche aussi les enfants ?
Oui. Dans un tiers des cas, le psoriasis commence dans l'enfance, avec un pic à l'adolescence.

Le psoriasis : une dermatose qui démange (on dit « prurigineuse ») ?
Non. Mais nombreux sont les malades atteints de cette maladie qui se grattent, ou plutôt qui « épluchent » leurs squames, ce qu'il ne faut pas faire… car on accélère ainsi le processus.

Le psoriasis du cuir chevelu fait-il perdre les cheveux ?
Non. Le bulbe des cheveux n'est pas atteint.

Le maquillage peut-il être utilisé sur le psoriasis du visage ?
Oui. Il sera évidemment choisi dans les gammes pour peaux sensibles.

Le psoriasis peut-il toucher les articulations ?
Oui. On parle de « rhumatisme psoriasique », qui se manifeste plusieurs années après l'atteinte cutanée : articulations des mains, de la colonne vertébrale… Il n'est pas possible de le prévenir.

Le psoriasis : une maladie bénigne ?
Oui. Dans la mesure où cette dermatose ne met jamais la vie en danger…

BP/Bac Pro

2. Autres dermatoses qui se traduisent par des squames

➡ La dermatite séborrhéique

Signes cutanés

› La dermatite (ou dermite) séborrhéique est une dermatose érythémato-squameuse.

Elle se traduit par des plaques rouges, recouvertes de squames grasses et jaunâtres, peu adhérentes. Le prurit est fréquent.

Localisation des lésions

Lisière du cuir chevelu, tête des sourcils, sillons naso-géniens.

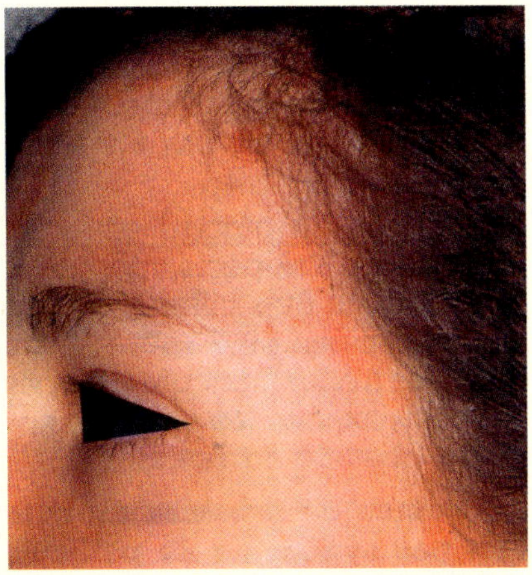

Fig. 25.35. Ce n'est pas un psoriasis, mais une dermatite séborrhéique en lisière du cuir chevelu.

➡ Les pityriasis

« Pityriasis » vient du grec *pituron*, qui signifie « son de blé » et désigne deux maladies de la peau sans gravité : le pityriasis rosé de Gibert et le pityriasis versicolor.

› Ces dermatoses fréquentes ont en commun l'aspect farineux de la desquamation, mais sont d'origine complètement différente.

Le pityriasis rosé de Gibert

Cause

Cette dermatose est due à un **virus**, qui reste à identifier.

Signes cutanés/Localisation

Apparition sur le tronc ou les membres d'une plaque ovalaire, bien limitée, qui mesure 2 à 5 cm de diamètre, finement squameuse : c'est le « médaillon initial ». Quelques jours plus tard apparaît une éruption de lésions de même aspect, mais de petite taille et non squameuses, atteignant surtout le tronc et les racines des membres, parfois le cou. Pas de prurit. Tout disparait spontanément, sans traitement, et sans laisser de trace, en un ou deux mois.

Le pityriasis versicolor (PV)

Cause

Le PV est une **mycose cutanée** due à la prolifération d'une levure saprophyte, qui séjourne naturellement au niveau de la couche cornée, *Malassezia furfur.*

Signes cutanés/Localisation

Il existe deux manifestations du PV :

- en hiver, le PV est dit « pigmenté » : il se traduit par de petites taches chamois, « café au lait », se détachant sur une peau blanche autour. Les lésions sont très finement squameuses, confluent en placards aux contours déchiquetés et siègent au niveau du tronc et du cou. Pas de prurit ;

- en s'exposant au soleil, on pourrait espérer que le bronzage aidant, la coloration de la peau devienne homogène dans les couleurs brunes... Au contraire, le plus souvent, la peau blanche bronze progressivement alors que les régions infestées par le champignon, qui étaient brunes, blanchissent... et ne bronzeront pas. On obtient alors le PV « achromique », qui se manifeste par des taches dépigmentées, sans explication définitive !

Le PV est peu contagieux et les médicaments (dits antifongiques) actuels sont très efficaces.

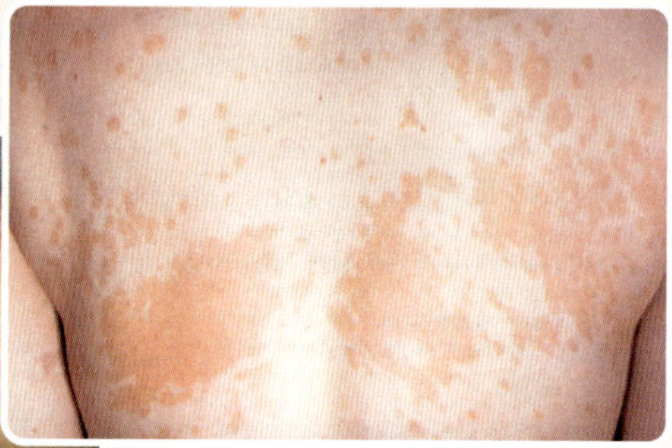

Pityriasis versicolor pigmenté

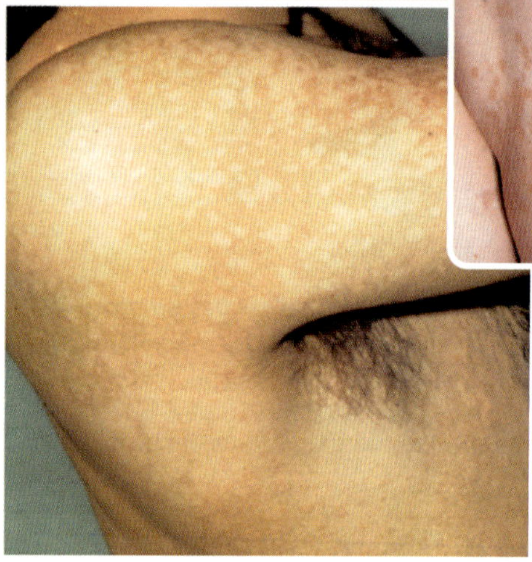

Pityriasis versicolor achromique
La peau en tenue de léopard...

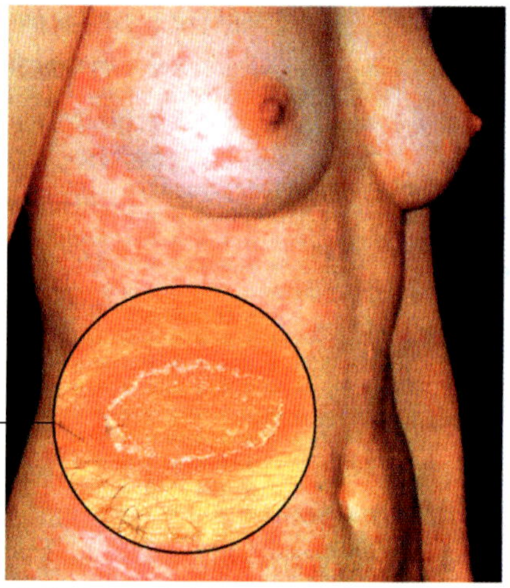

Pityriasis rosé de Gibert
Une éruption impressionnante !

Fig. 25.36. Images de pityriasis.

6 Les tumeurs cutanées

- Une tumeur est une prolifération anarchique et persistante d'un tissu.
- On distingue deux sortes de tumeurs :
  – les tumeurs bénignes, qui ne présentent pas de risques de métastases ;
  – les tumeurs malignes : ce sont les cancers, qui sont capables de donner des métastases.
- Une métastase est la création de foyers d'un cancer initial dans d'autres organes. Il y a donc diffusion de cellules tumorales. Cette dissémination se fait par voie sanguine ou/et lymphatique.
- Les tumeurs cutanées sont des lésions en relief ou incluses dans la peau, développées aux dépens de telle ou telle structure cutanée (épiderme, derme, annexes cutanées...).

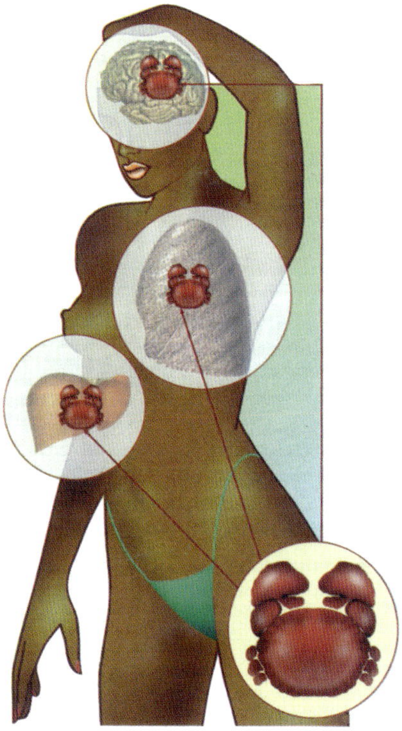

Fig. 25.37. Cancer et métastases.

1. Les tumeurs cutanées bénignes

➡ Les naevi mélanocytaires (ou pigmentaires) ou grains de beauté

Qu'est-ce qu'un grain de beauté ?

Un grain de beauté est une **tumeur bénigne** développée aux dépens des mélanocytes, située en général au niveau de la région dermo-épidermique.

> ➤ ***Naevus*** **en latin signifie « tache, verrue ». On dit : un nævus, des nævi.**
> ➤ **Il existe deux sortes de naevi : les nævi pigmentaires (les grains de beauté) et les nævi vasculaires (les angiomes).**

Signes cutanés et localisations des nævi pigmentaires

- L'aspect des naevi pigmentaires est variable : ce sont des taches planes ou en relief, arrondies ou ovalaires, de coloration brune plus ou moins foncée mais homogène, situées dans n'importe quelle partie du corps.

Grain de beauté ou grain de danger ?

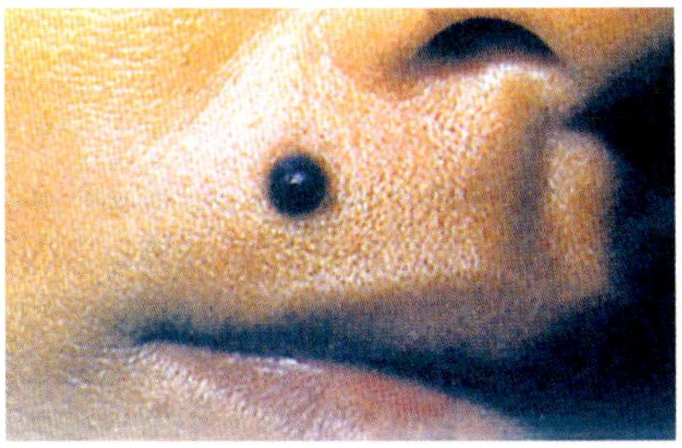

Fig. 25.38. C'est un grain de beauté : bordure nette, régulière ; couleur homogène.

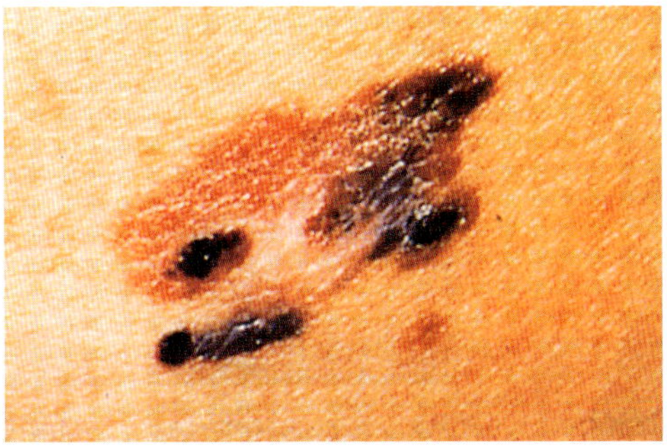

Fig. 25.39. C'est un cancer redoutable, un mélanome : bordure irrégulière, déchiquetée ; couleur hétérogène, polychrome.

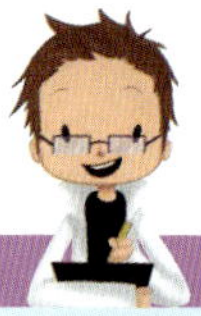

Conduite à tenir

Conduite à tenir de l'esthéticien(ne)-cosméticien(ne) : des réponses à des questions sur les grains de beauté

1. Retirer un grain de beauté peut-il favoriser l'apparition d'un cancer ?
Non, bien sûr ! On retire préventivement les grains de beauté qui risquent d'être irrités, voire traumatisés du fait de leur localisation, ou quand ils constituent un souci esthétique. **Mais au prix d'une cicatrice… définitive.**

2. Que faire quand on a de nombreux grains de beauté ?
Consulter régulièrement un dermatologue ! Il s'assurera qu'il n'existe pas de lésion « à risque ». Les dermatologues consacrent une journée tous les ans (en général en mai) au dépistage des cancers cutanés et en particulier des mélanomes.

3. Qu'est-ce qu'un grain de beauté « suspect » ?
C'est un grain de beauté qui se modifie. Sa couleur qui était bien homogène a changé par endroits, sa bordure qui était bien arrondie ou ovalaire est devenue irrégulière, sa surface n'est plus lisse, son diamètre a augmenté, une rougeur est apparue autour de la lésion, un simple contact a provoqué un saignement… **Autant de signes qui doivent faire consulter d'urgence.**

4. Je me suis arraché un grain de beauté en glissant sur un rocher. Que dois-je faire ?
Consulter son médecin. En principe, il conseillera une consultation chez le dermatologue. Celui-ci complètera certainement chirurgicalement ce qui a été commencé accidentellement, car un grain de beauté traumatisé met du temps à cicatriser et la cicatrice sera de meilleure qualité. Cette intervention, en outre, apportera paix et tranquillité…

Les cicatrices chéloïdes

Signes cutanés/Localisations les plus fréquentes

› Une cicatrice chéloïde est une anomalie de la cicatrisation d'une plaie ou d'une incision dans la peau.
Elle apparaît comme une **masse dure**, dont la surface est tendue, lisse et rouge au début, puis plus pâle. La chéloïde présente des **expansions en « pattes de crabe »**, qui dépassent celles de la cicatrice de départ.

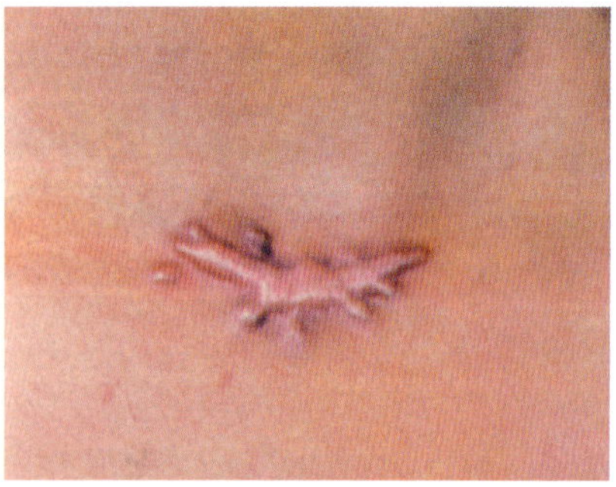

Fig. 25.40. Chéloïde apparue après ablation d'un gros nævus de la base du cou.

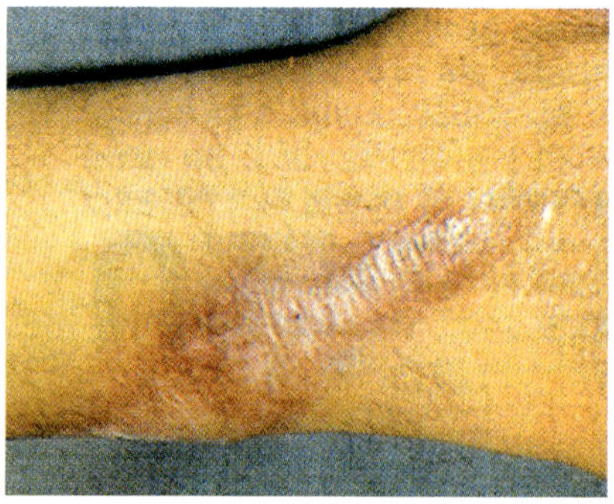

Fig. 25.41. Cicatrice « normale », en voie d'« affaissement ».

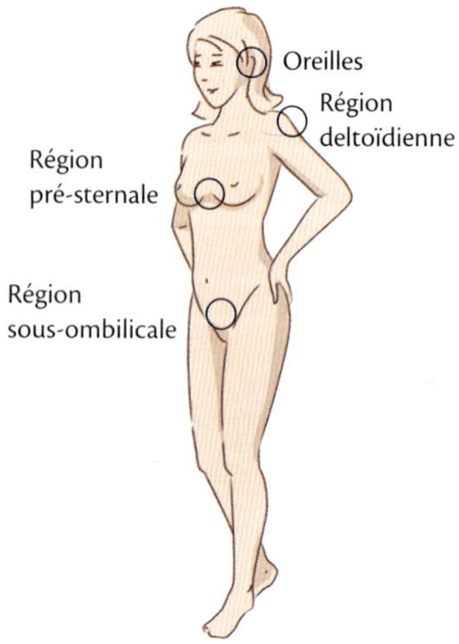

Fig. 25.42. Localisations les plus fréquentes. Les femmes, surtout à peau foncée, sont plus touchées.

Cause

Il existe, au cours du processus de cicatrisation, une prolifération anormale, excessive et anarchique de tissu conjonctif « de réparation ».

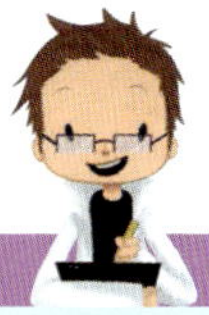

Conduite à tenir

Conduite à tenir de l'esthéticien(ne)-cosméticien(ne) devant les cicatrices

La cicatrisation est un processus qui nécessite une intense activité cellulaire pour « boucher un trou » qui a été creusé dans la peau. Cela se fait avant tout par une production de « nouveau » tissu conjonctif.

- **Une cicatrice est définitive**, quelle qu'en soit l'origine, accidentelle ou chirurgicale.
- **Cicatrices et soleil ne font pas bon ménage !** Il convient de ne pas exposer une cicatrice au soleil, aussi longtemps qu'elle n'est pas blanche.

BP/Bac Pro

Les naevi vasculaires : les angiomes cutanés

Il existe plusieurs variétés d'angiomes cutanés.

Les angiomes plans

Ils sont présents dès la naissance. L'aspect est celui d'une **plaque plane, rouge** plus ou moins foncé (« tache de vin »), située généralement au visage et toujours d'un seul côté.

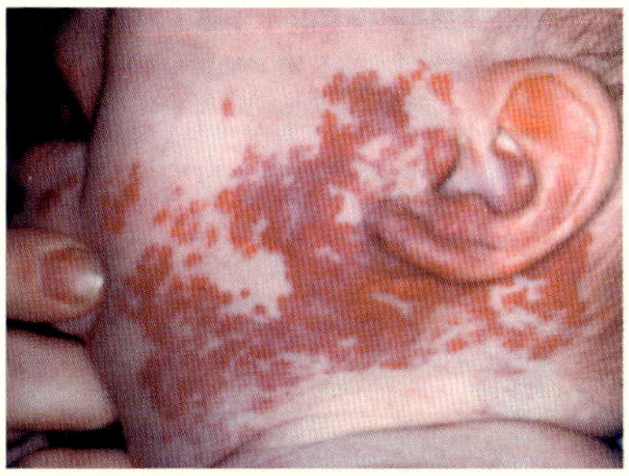

Fig. 25.43 Angiomes tubéreux.

Les angiomes tubéreux

Ils forment des **protubérances très rouges** à la surface de la peau. Ce type d'angiome existe à la naissance ou se développe très rapidement au cours des premiers mois de la vie. Mais, dans la majorité des cas, il diminue de taille et finit par disparaitre spontanément dans la première enfance.

Les angiomes stellaires

Ce type d'angiome se présente sous la forme d'un **point rouge vif d'où partent des arborisations (télangiectasies) en étoile**, apparaissant volontiers pendant l'adolescence ou chez la femme enceinte. Ces angiomes sont dus à un développement excessif des vaisseaux sanguins de la peau, accompagné de dilatations localisées.

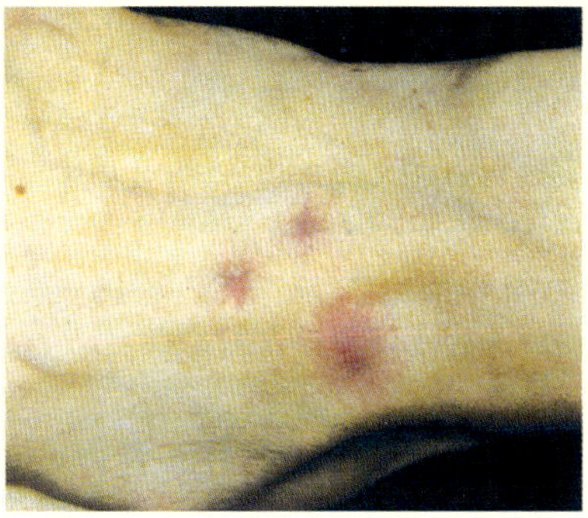

Fig. 25.44. Angiomes stellaires.

Les verrues : des traitements parfois empiriques

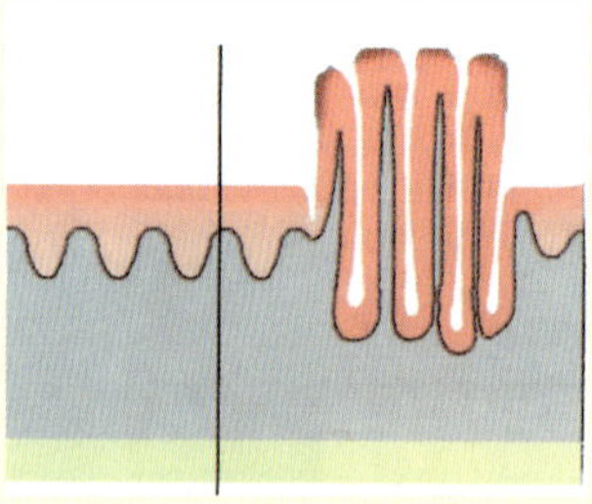

Verrue vulgaire : pousse en dehors.

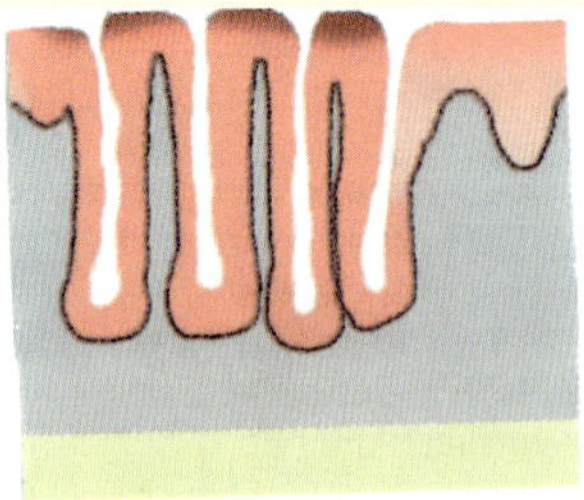

Verrue plantaire: pousse en dedans.

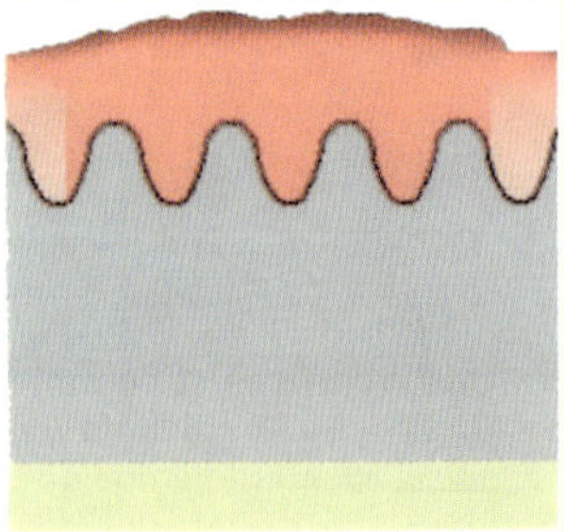

Verrues planes : comme « posées sur la peau ».

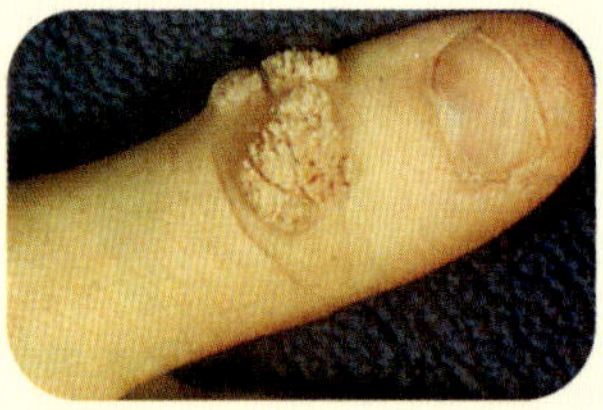

Les verrues vulgaires s'observent surtout chez les enfants au niveau des mains et des doigts.

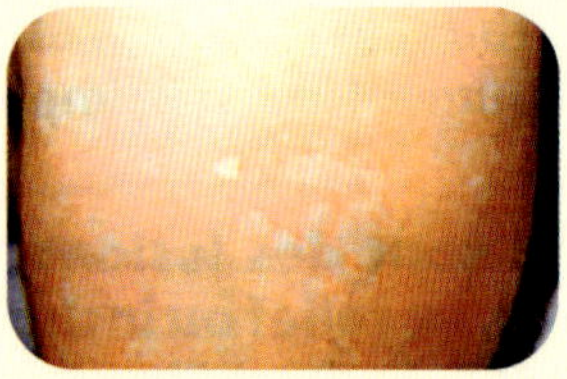

Les verrues plantaires sont de véritables « clous » dans le derme des plantes, douloureux à la pression.

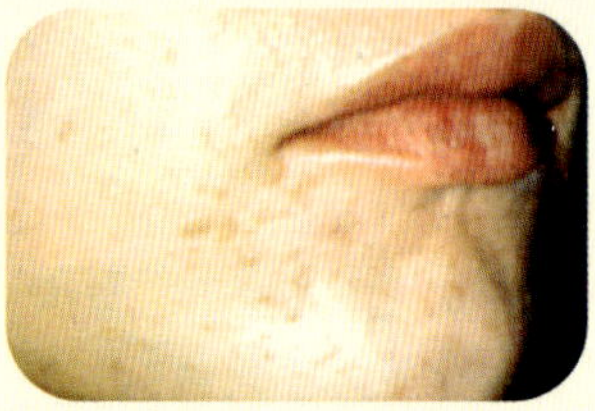

Les verrues planes sont des élevures peu saillantes (papules).

Fig. 25.45. Les différentes variétés de verrues virales.

1. Les verrues sont des proliférations localisées de l'épiderme, classées dans les tumeurs bénignes.
2. Il existe plusieurs variétés de verrues.

Les verrues dues à une infection virale

Elles sont représentées par les **verrues vulgaires**, les **verrues plantaires** et les **verrues planes**.

Leur évolution est capricieuse, parfois désespérante par leur tendance à la récidive. La guérison spontanée (c'est-à-dire sans aucune intervention extérieure) se situe entre 23 et 42 % à 2 mois, 53 % à 6 mois, 65 % à 2 ans et… 95 % à 5 ans.

Des chiffres qui expliquent peut-être que, si tout médecin connait des succès dans le traitement des verrues, les nombreuses recettes « magiques » qui existent peuvent aussi être efficaces…

Les verrues d'origine non virale : les verrues « séborrhéiques »

Ce sont des **proliférations épidermiques avec une surcharge en mélanine**, qui n'ont aucune parenté avec les verrues virales et qui, malgré leur appellation de « séborrhéique », n'ont rien à voir avec la sécrétion sébacée (voir page 231).

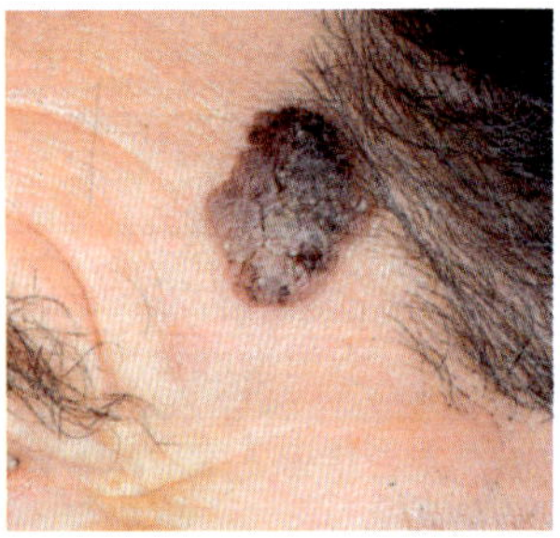

Fig. 25.46. Verrue séborrhéique.
Lésion seulement inesthétique à faire enlever.

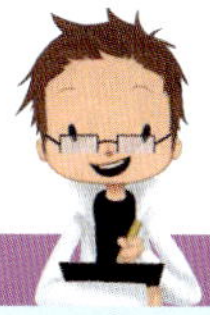

Conduite à tenir

Conduite à tenir de l'esthéticien(ne)-cosméticien(ne) en présence de verrues virales

Toutes les formes de verrues virales sont **contagieuses** : elles sont transmises par contact direct (d'un sujet à un autre) ou indirect (objets contaminés) et auto-inoculables (le virus peut être inoculé d'une main au visage et vice versa). Mais il faut sans doute trouver un hôte « réceptif » (conditions immunologiques particulières) ou des conditions favorables à leur développement (macération par exemple). Les **conditions d'hygiène** doivent donc être particulièrement rigoureuses.

2. Les cancers cutanés

Les 2 groupes de cancers cutanés

ÉPITHÉLIOMAS
- Ils se développent aux dépens de l'epithelium épidermique
- Les plus fréquents.

MÉLANOMES
- Ils se développent à partir des mélanocytes.
- Les plus graves.

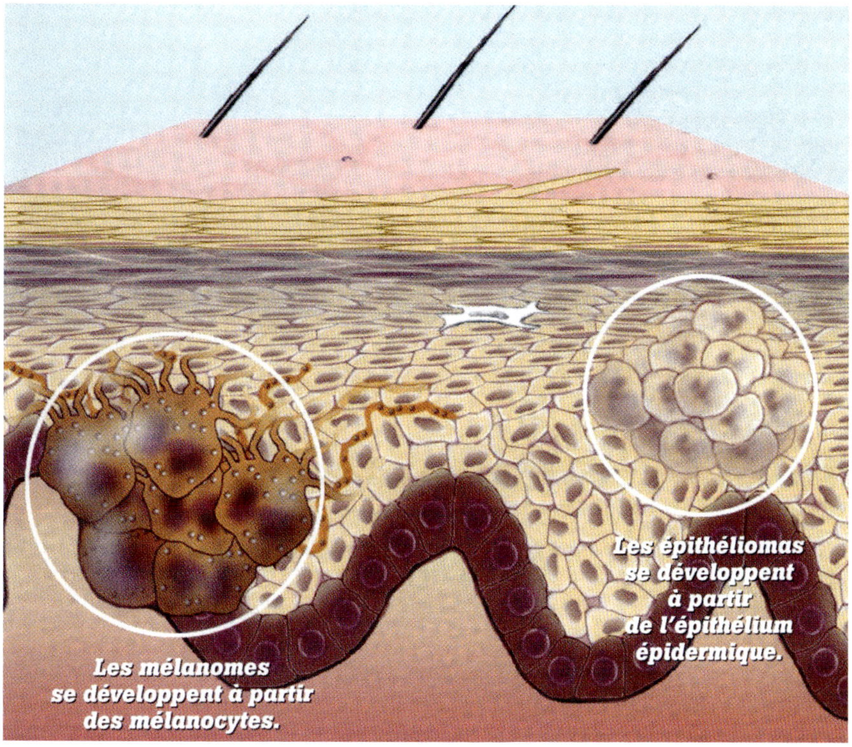

Fig. 25.47. Les 2 types de cancers cutanés.

Les épithéliomas (ou carcinomes)

Signes cutanés : des aspects multiples pour un « bouton » qui ne guérit pas...

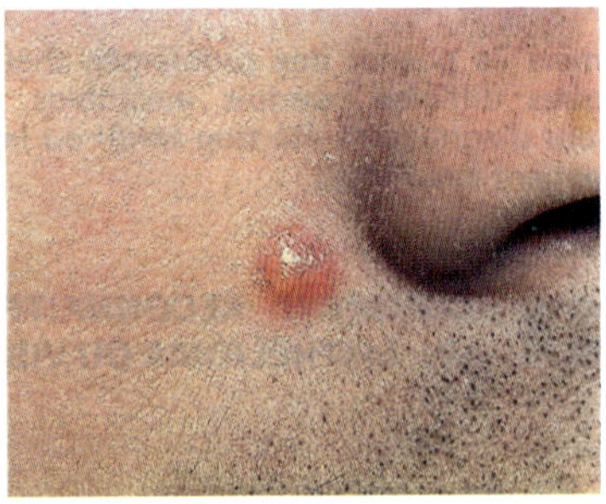

Fig. 25.48. Cet épithélioma se traduit par une unique et grosse « perle ».

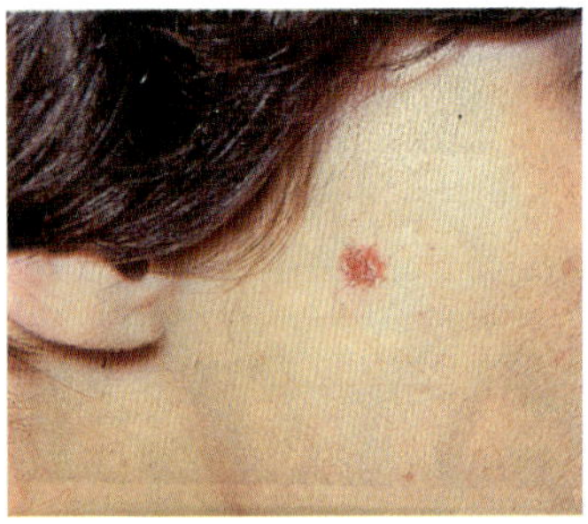

Fig. 25.49. Ici, l'épithélioma débute par une tache rouge.

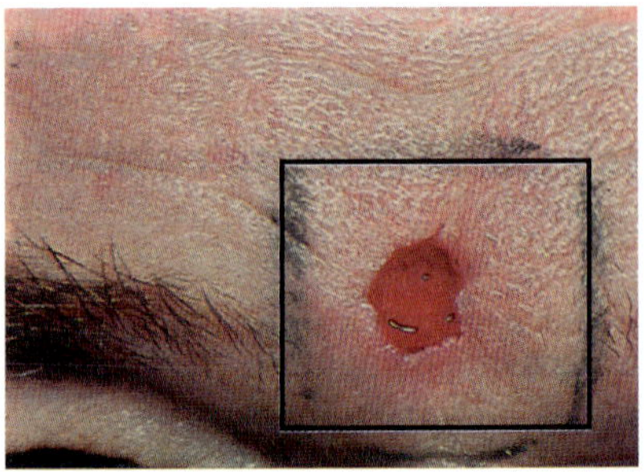

Fig. 25.50. Un épithélioma peut se manifester par une ulcération.

Cause

Les épithéliomas sont la conséquence d'**expositions chroniques au soleil**. C'est la dose totale d'UV (les UVB surtout) reçue au cours de la vie qui est en cause.

Population à risque

La population à risque est constituée par :

- **les personnes âgées**, parce que plus on vieillit, plus la dose totale de l'irradiation augmente ;
- **les sujets à peau blanche** qui vivent dans les régions du globe à fort ensoleillement ;
- **les professions chroniquement exposées au soleil** (agriculteurs, marins...).

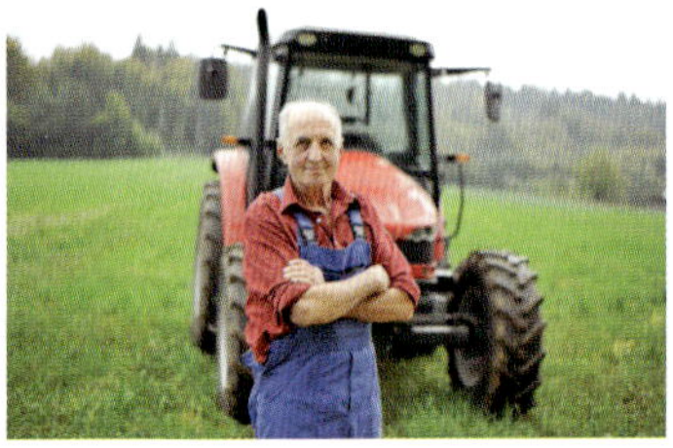

© Visionsi – Fotolia.com

a. Agriculteurs.

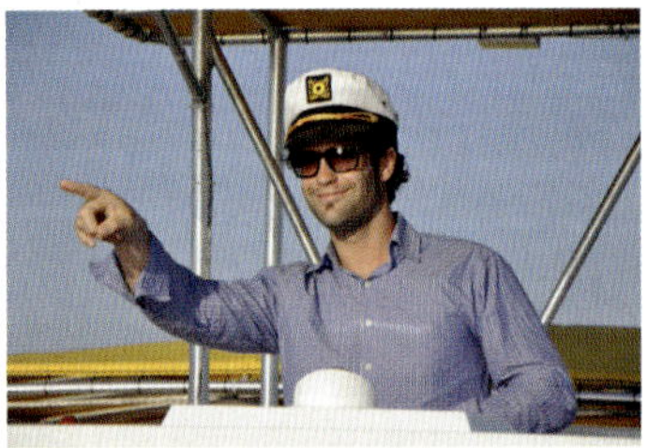

© herzform – Fotolia.com

b. Marins.

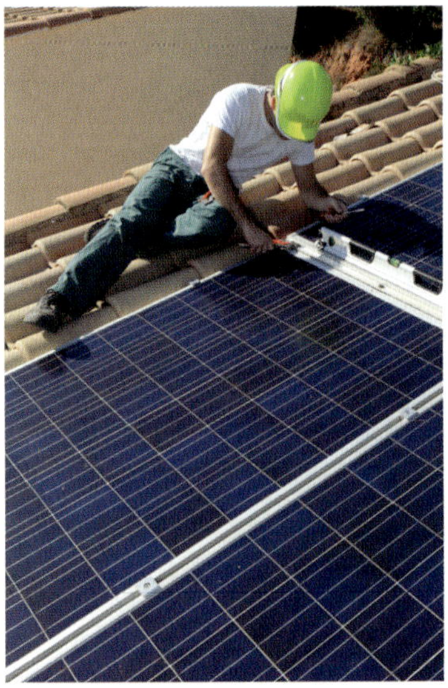

© kalou1927 – Fotolia.com

c. Professions du bâtiment.

Fig. 25.51. Des professions, exposées en permanence au soleil, sont des candidats privilégiés à contracter des épithéliomas.

Localisations : les régions du corps « découvertes »

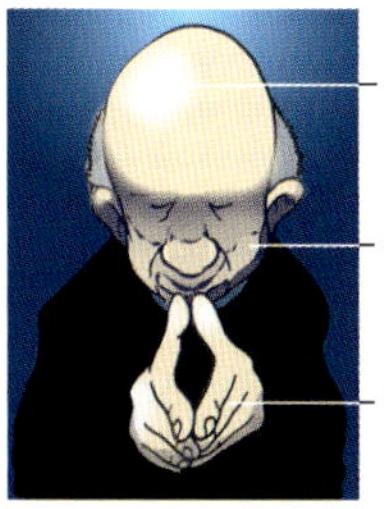
Le cuir chevelu des chauves
Le visage
Le dos des mains

Fig. 25.52. Localisation des épithéliomas : les régions de la peau « découvertes ».

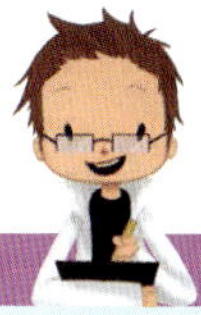

Conduite à tenir

Conduite à tenir de l'esthéticien(ne)-cosméticien(ne) confronté(e) à un « bouton » qui ne guérit pas

Un « bouton » qui ne guérit pas sur le visage ou le dos des mains d'une personne qui travaille depuis longtemps à l'extérieur sans prendre de précautions doit faire évoquer un épithélioma. Il sera opportun de conseiller une consultation médicale.

Les mélanomes

Les deux principales formes de mélanomes

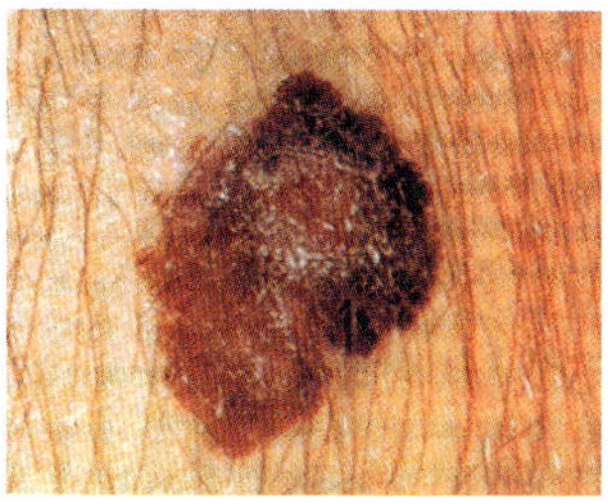

1. Mélanome à extension superficielle
(70 % des mélanomes) : une bombe à retardement !

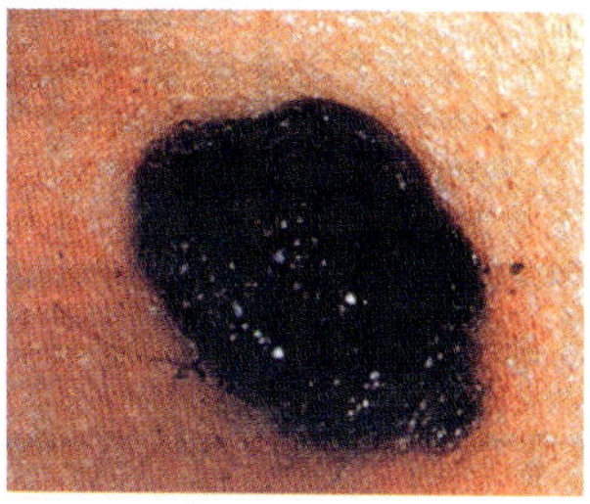

2. Mélanome nodulaire
(10 % des mélanomes) : danger immédiat

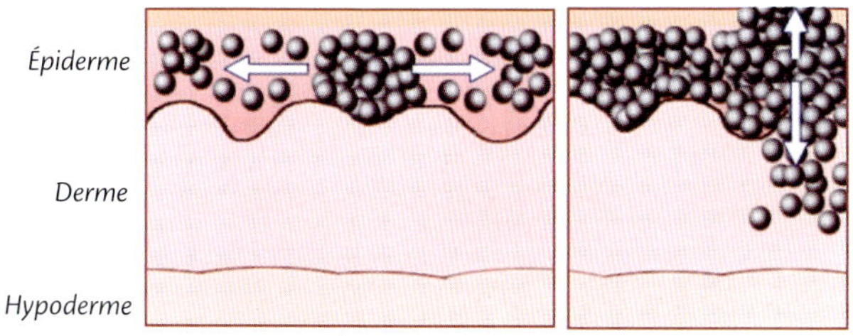

Évolution en 2 temps de la tumeur :

Phase 1
Évolution horizontale dans l'épiderme, qui n'est pas vascularisé. Pas de risque de métastases. Durée : 2 à 7 ans.

Phase 2
Évolution verticale avec envahissement du derme, qui est gorgé de sang → Métastases

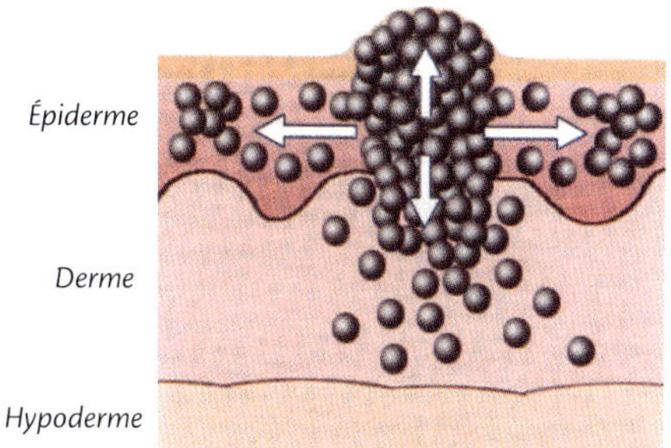

Évolution presque d'emblée verticale de la tumeur qui est donc agressive immédiatement. Aspect en dôme.

Fig. 25.53. Les deux principales formes de mélanomes.

Signes cutanés

On utilise la **règle de l'ABCDE** pour le dépistage précoce du mélanome à extension superficielle, forme la plus fréquente de ce cancer.

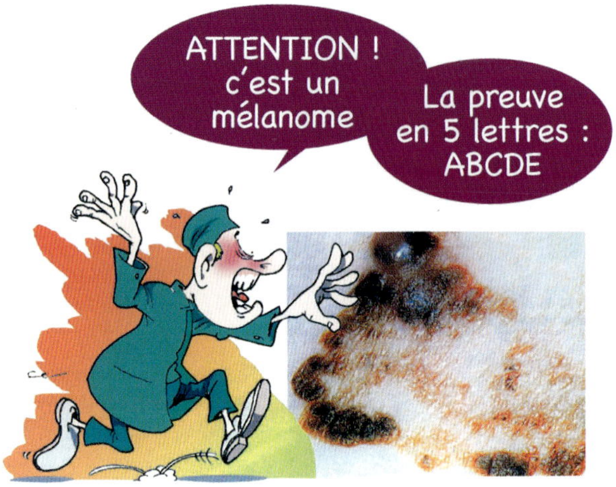
ATTENTION ! c'est un mélanome
La preuve en 5 lettres : ABCDE

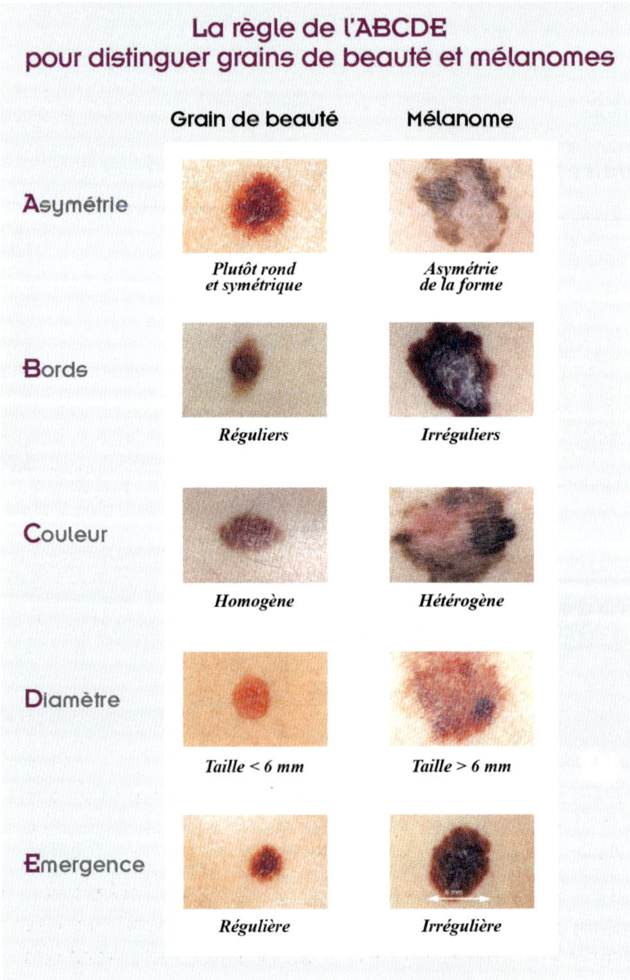

Fig. 25.54. La règle de l'ABCDE pour distinguer grains de beauté et mélanomes.

Cause

Les mélanomes sont provoqués par les **expositions « de loisir »**, de courte durée, mais intenses et répétées.

Portrait-robot du candidat

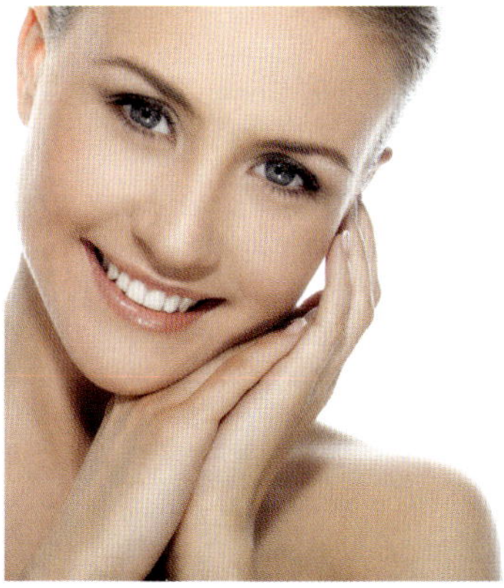

© Sergejs Rahunoks – Fotolia.com

a. Une femme (les femmes sont 2 fois plus touchées que les hommes, à irradiation égale)...

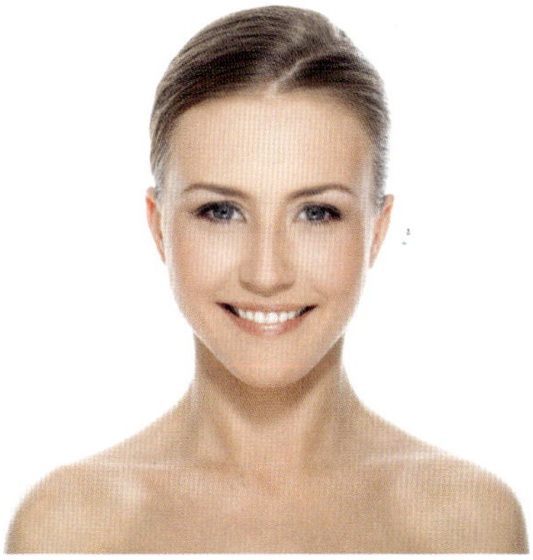

© Sergejs Rahunoks – Fotolia.com

b. ...de phototype clair, et donc à faible capacité de bronzage...

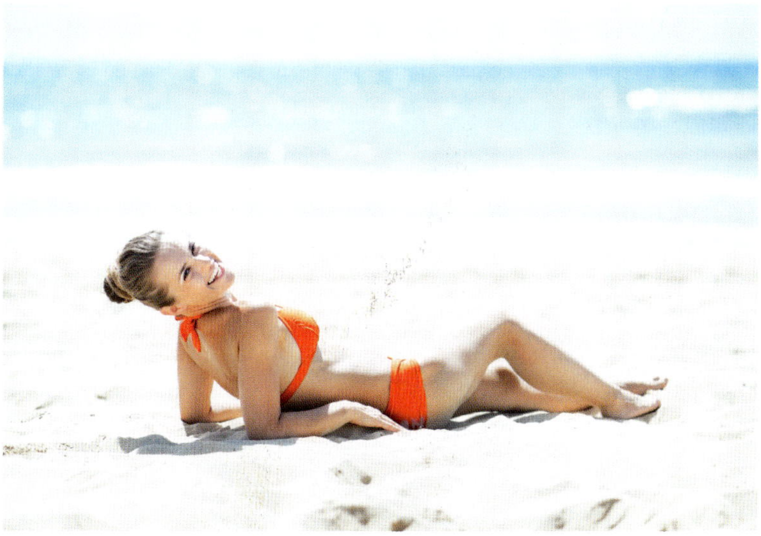

© Alliance – Fotolia.com

c. ...qui aime les vacances au soleil à répétition.

Fig. 25.55. Portrait-robot du candidat au mélanome.

Localisation

Parce qu'ils sont liés à des expositions solaires « de loisir », les mélanomes siègent volontiers sur les **zones cutanées habituellement peu exposées** mais qui subissent occasionnellement des irradiations intenses : **le tronc** chez l'homme et **les jambes** chez la femme.

Ils surviennent le plus souvent **en peau saine**, parfois sur un nævus préexistant. Ce qui confirme que c'est le type d'exposition solaire qui joue : expositions brèves et épisodiques (vacances) mais brutales, de régions normalement « couvertes » où les mélanocytes sont peu sollicités mais... dont l'agression par les UV déclenche un véritable cataclysme.

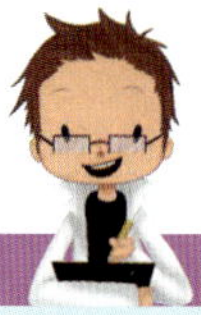

Conduite à tenir

Conduite à tenir de l'esthéticien(ne)-cosméticien(ne) devant un « grain de beauté » récent

En cas d'apparition récente d'un « grain de beauté » chez une femme à peau claire, au bronzage irréprochable… car elle prend des vacances au soleil plusieurs fois par an, il faut penser au mélanome.
Le professionnel de l'esthétique devra, dans ces circonstances, conseiller sans brusquerie, sans attitude alarmiste mais fermement, une **consultation médicale** pour une information qui ne sera jamais superflue.

Focus sur…

Les mélanomes : des points forts pour un problème de santé publique

- **Accusé n° 1** : le soleil.
- **Alarmantes** : les études épidémiologiques (l'épidémiologie est l'étude des facteurs qui influencent la fréquence des maladies).

La tendance à la hausse des cas de mélanome dans les populations à peau claire est un phénomène mondial, qui n'épargne aucun pays. Mais tous ne sont pas logés à la même enseigne : la plus forte incidence au monde est enregistrée en Australie (25 à 30 cas pour 100 000 habitants par an) et à Hawaï. En Europe, les chiffres sont largement inférieurs : les taux les plus élevés sont observés dans les pays nordiques (de l'ordre de 15 pour 100 000). En France, l'incidence du mélanome continue de croître inexorablement, comme partout : le nombre de nouveaux cas en 24 ans (de 1980 à 2004) a triplé. En 2010, il a tué 1 500 personnes !

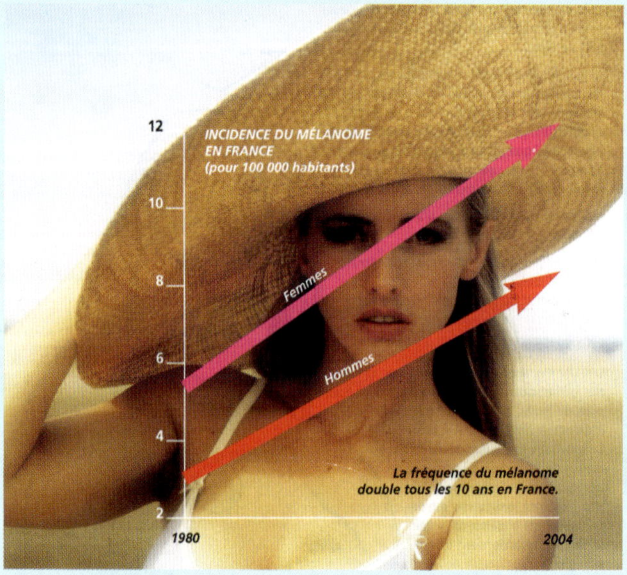

Fig. 25.56. Mélanomes : une progression vertigineuse en France.

- **Danger** : pour les **populations blanches** émigrées dans les pays de fort ensoleillement.
- **Impliqué** : le Syndicat national des Dermatologues, qui organise tous les ans une Journée nationale de prévention et de dépistage des cancers de la peau depuis 1998, de façon anonyme et gratuite. Tous les médias diffusent largement la date de cette action (elle a lieu en général en mai).

- **Incriminées dans la progression des mélanomes** : les modifications des habitudes de vie.

La recherche obsessionnelle du bronzage, le fractionnement des vacances générateur d'expositions répétitives, les coups de soleil, la consommation d'ultraviolets pour prolonger le bronzage estival… se paient au prix fort.

- **Inculpée comme un facteur de risque des mélanomes** : la génétique.

Il est admis de longue date que les expositions solaires constituent le facteur de risque essentiel, mais qui n'explique que… 65 % des mélanomes. Pas plus !

Pour le reste, la **génétique** est sur la sellette dans la mesure où l'on sait qu'il existe une **prédisposition familiale** dans 10 % des cas de mélanome (risque surtout élevé en cas d'antécédents dans la parenté du premier degré), que le risque de mélanome augmente chez les **phototypes clairs** et chez ceux qui sont porteurs d'un **nombre élevé de nævi** (les porteurs de nævi multiples doivent être surveillés régulièrement, à la recherche du « vilain petit canard » parmi les lésions bénignes).

- **Informés** : largement, les habitants de la plupart des pays, par les multiples campagnes orchestrées autour des risques du soleil, du mélanome, de sa prévention, de son dépistage précoce…
- **Jeune** : la moyenne d'âge du mélanome. Elle se situe autour de 30/40 ans.
- **Pas concernés** : les sujets à peau noire, chez lesquels l'incidence du mélanome est pratiquement nulle.
- **Plus touchée** : la femme, deux fois plus que l'homme.
- **Questions toujours d'actualité**
  - Pourquoi le mélanome ne se développe-t-il pas sur les zones exposées en permanence au soleil, comme les mains et le visage ? La relation entre mélanome et soleil n'est pas simple. Il est probable que l'exposition chronique de ces régions aux UVB entraine un épaississement de la couche cornée, ce qui constitue un excellent filtre solaire.
  - Pourquoi les femmes sont-elles deux fois plus sujettes aux mélanomes que les hommes ? Là, pas le moindre élément de réponse pour apaiser les esprits…
  - Pourquoi les produits antisolaires, qui diminuent pourtant la dose d'UV reçue, ne protègent-ils pas contre le développement du mélanome ? Pour expliquer les résultats d'une enquête stupéfiante (1998) qui montre que sous une couche de crème solaire on n'est pas forcément protégé contre le mélanome, il faut dénoncer la **mauvaise utilisation des photoprotecteurs** : les applications doivent être répétées toutes les heures les premiers jours ; il faut choisir la puissance de l'antisolaire en fonction de son phototype et respecter la dose… Autant de règles non respectées, responsables d'expositions mal contrôlées.

BP/Bac Pro

7 Les atrophies

› **Atrophie signifie diminution du volume d'un tissu ou d'un organe.**

La peau peut être le siège d'une atrophie, à cause essentiellement d'une diminution des macromolécules du derme. C'est le cas dans les **vergetures** (voir page 227).

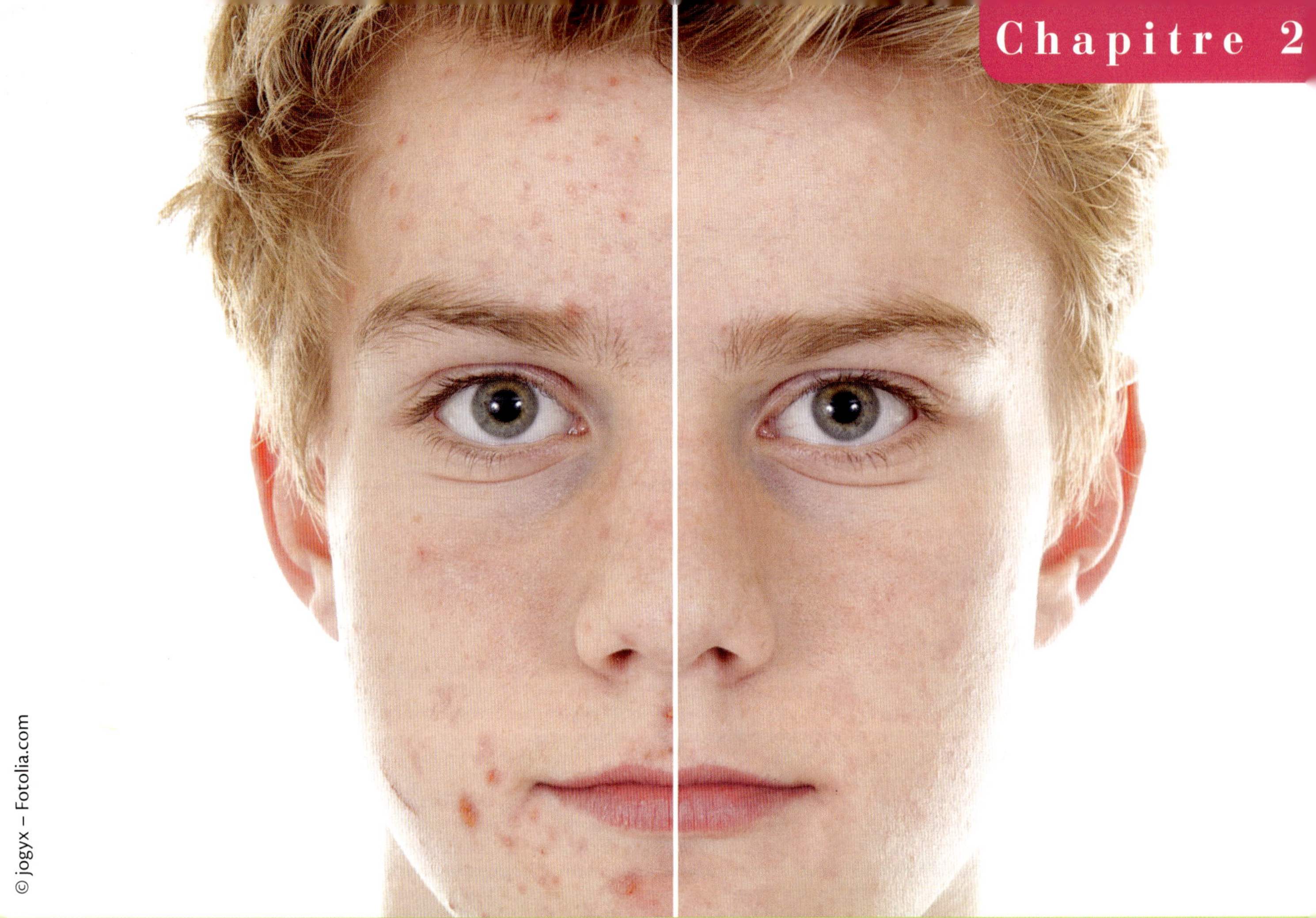

L'acné juvénile : une dermatose qui perturbe la vie des ados.

Les affections des annexes cutanées

Savoirs à acquérir

Savoir définir et décrire les affections suivantes :

- l'acné juvénile ;
- certaines affections du système pileux :
  - parmi les alopécies : la calvitie commune de l'homme et la pelade,
  - l'hypertrichose ;
- certaines onychopathies :
  - ongle hippocratique,
  - onychogryphose,
  - onycholyse,
  - hyperstriations longitudinales,
  - leuchonychies ;

BP/Bac Pro

- états pelliculaires ;
- teignes.

› La pathologie qui touche les annexes cutanées est très riche, dominée par l'acné juvénile, maladie complexe du follicule pilo-sébacé, l'hyperhidrose palmo-plantaire, un problème très invalidant qui touche les glandes sudoripares, et par les multiples atteintes des phanères (les poils et les ongles), qui doivent être parfaitement connues des esthéticien(ne)s-cosméticien(ne)s.

1 L'acné juvénile

› L'**acné** juvénile est une maladie du follicule pilo-sébacé qui touche l'adolescent et qui se manifeste par l'association, chez un même sujet, et en même temps, de plusieurs types de lésions.

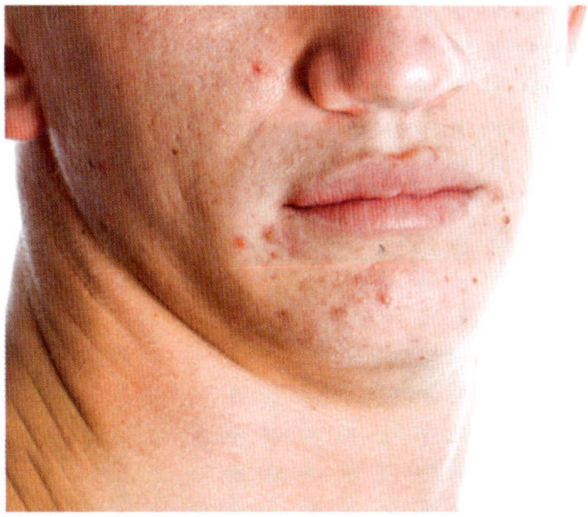

© Olga Sapegina – Fotolia.com

Fig. 26.1. Acné juvénile.

➤ **Le terme acné vient du grec *akhnê*, qui signifie « floraison », sous-entendu... de boutons. L'acné juvénile ne résume pas toutes les acnés : il existe aussi des acnés d'origine professionnelle, médicamenteuse, et une acné particulière, celle de la femme adulte.**

BP/Bac Pro

1. Mécanisme de l'acné juvénile

› C'est dans les follicules pileux du type « sébacé » que se développe l'acné.

Le follicule sébacé comprend un très petit poil et des glandes sébacées volumineuses, formées de plusieurs lobes. Elles sont localisées dans la **région médio-faciale** et le **haut du thorax**.

› Quatre facteurs concourent à la formation d'une lésion d'acné.

1. Une obstruction des orifices pilo-sébacés par un « bouchon » de cellules cornées.
Les cellules cornées qui bordent l'infundibulum pilaire ne desquament pas : elles restent agglutinées les unes aux autres par le ciment intercellulaire modifié, et ne s'éliminent pas en surface. Il se crée ainsi un « bouchon corné », le **micro-comédon**, masse compacte qui empêche l'écoulement normal du sébum.
2. Une augmentation de la production de sébum par les énormes glandes sébacées de la région médio-faciale et de la partie haute du thorax.
Le sébum, bloqué par la masse compacte des cellules cornées, dilate le canal pilo-sébacé et la glande sébacée elle-même. Ainsi se constitue, en 6 mois environ, le **comédon fermé**, ou micro-kyste, ou point blanc. Le comédon fermé peut évoluer vers le stade comédon ouvert. Dans ce cas, la production de sébum étant continue, le comédon fermé arrive à « forcer » l'orifice du canal pour apparaître à la surface.
C'est le « point noir » ou comédon ouvert qui est éliminé en 18 mois en moyenne.
3. Rôle des bactéries.
Des bactéries qui colonisent naturellement la surface de la peau interviennent dans l'acné. *Propionibacterium acnes* est surtout en cause. Ce micro-organisme est responsable de la destruction de la paroi du comédon par des enzymes qu'il produit. Le comédon explose alors dans le derme, entrainant la formation des lésions inflammatoires de l'acné : **papules** et **pustules**.

➤ **Le comédon ouvert est « noir » parce qu'il est chargé des mélanines produites par les mélanocytes qui bordent l'infundibulum pilaire.**

➤ *Demodex folliculorum*, **un petit acarien qui parasite les orifices pilo-sébacés du visage est parfois inculpé dans le mécanisme de l'acné. Il ne porte évidemment aucune responsabilité dans cette dermatose, bien qu'il provoque papules et pustules, mais qui sont accompagnées de prurit.**

4. Le facteur génétique.
L'acné est certainement une affection génétiquement programmée.

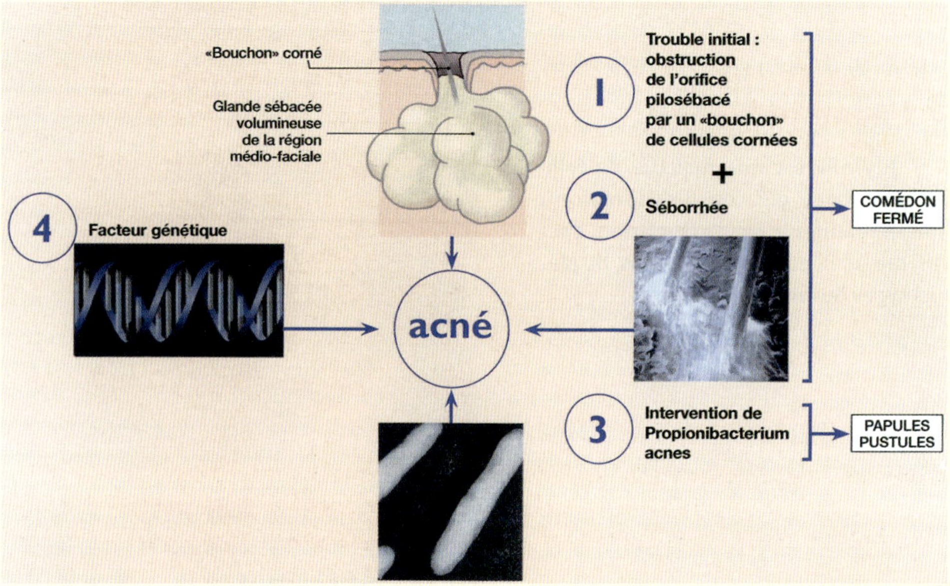

Fig. 26.2. Le mécanisme de l'acné juvénile en images.

2. Description de l'acné

➡ Le candidat à la maladie

Concerné : le garçon (plus souvent que la fille) au moment de la puberté.

➡ Le siège anatomique

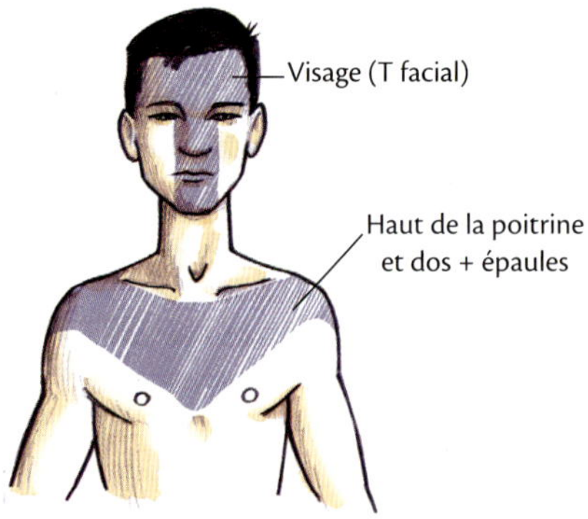

Fig. 26.3. Les régions riches en glandes sébacées de volume important.

➡ Les lésions observées : des « boutons » différents chez un même sujet

- Les **comédons fermés**, qui se présentent comme des petits points blancs, élevures de 1 à 2 mm de diamètre.
- Les **comédons ouverts**, classiques « points noirs », qui mesurent 1 à 5 mm de diamètre.
- Les **papules**, éléments les plus visibles de l'acné, élevures rouges, dures, de petite taille.
- Les **pustules**, qui se développent sur des papules alors recouvertes d'un point purulent.

› L'acné vulgaire est caractérisée par l'association chez un même jeune sujet de ces différentes lésions en même temps. C'est la raison pour laquelle elle est appelée acné juvénile polymorphe.

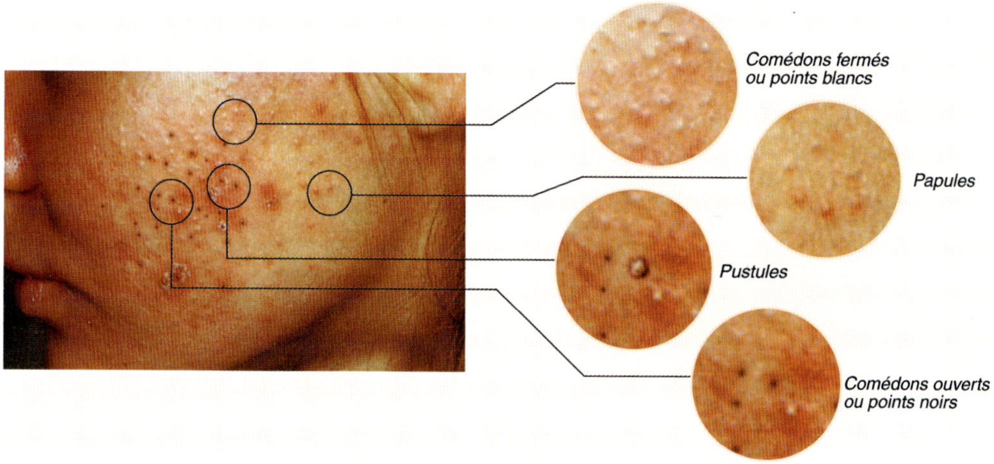

Fig. 26.4. Les lésions caractéristiques de l'acné juvénile : en même temps !

3. Évolution de l'acné juvénile

Elle est **imprévisible**, **traînante**, et se fait par **poussées** sur plusieurs années. D'une manière générale, l'acné guérit vers 18/20 ans. Mais certains adultes ne sont pas épargnés.

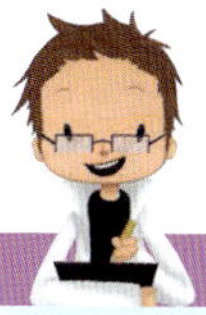

Conduite à tenir

Conduite à tenir de l'esthéticien(ne)-cosméticien(ne) en présence d'un acnéique

Cinq vérités incontournables à connaitre et à faire savoir

1. L'acné est une **maladie dermatologique** et donc l'affaire des médecins.
2. La **stratégie thérapeutique** est bien codifiée et efficace à tous les stades… à condition d'être respectée par le patient.
3. Le **traitement** est souvent long et fastidieux et ses résultats ne sont pas forcément spectaculaires d'emblée. Il faut tenir bon !
4. Cette dermatose doit être **prise en charge précocement** pour éviter les cicatrices, bien entendu définitives, un risque majeur.
5. Marteler qu'il ne faut pas **martyriser** les boutons !

Des principes pour la toilette et des conseils concernant les cosmétiques à faire accepter par le jeune acnéique

- **Le but de la toilette de la peau acnéique** : débarrasser la surface de l'épiderme de ses impuretés et de l'excès de sébum sans l'irriter. La toilette, tout en restant efficace, ne doit surtout pas être agressive cherchant à « décaper la peau ». Sinon, il se produira un effet rebond : une séborrhée réactionnelle. Il faut donc utiliser des **produits d'hygiène doux** : laits démaquillants pour peaux grasses ou pour peaux à tendance acnéique, pains dermatologiques… Le rinçage sera soigneux avec une lotion astringente sans alcool. Cette toilette est faite **le soir**, une ablution d'eau suffisant le matin. Pour les hommes, le rasage mécanique est recommandé.
- **Les crèmes hydratantes** sont souvent nécessaires pour contrecarrer la sécheresse cutanée induite par certains traitements anti-acnéiques locaux.
- **Les produits de protection solaire** sont indispensables en période d'ensoleillement du fait de l'épaississement de la couche cornée provoquée par les UVB qui obstrue davantage les infundibula pilaires.
- **Le maquillage** est autorisé, avec des produits choisis dans les gammes appropriées, testés pour ne pas favoriser l'apparition de comédons (produits « comédogènes »). Il sera enlevé minutieusement tous les soirs.

« Le maquillage (…) a pour but et pour résultat de faire disparaître du teint toutes les taches que la nature y a outrageusement semées (…) ».

C. Baudelaire, Éloge du Maquillage

Des réponses à des idées reçues
- « *L'acné est une maladie infectieuse et contagieuse.* »

Non. L'acné n'est pas une « infection » cutanée et n'est bien entendu pas transmissible.
- « *Le soleil guérit l'acné.* »

Non. Le soleil est un faux ami de l'acnéique : papules et pustules sèchent, la peau est plus douce au toucher mais seulement le temps des vacances. Attention au retour, car les UVB épaississent la couche cornée du canal pilo-sébacé et l'écoulement du sébum sera encore plus difficile. Ce qui se traduit par une explosion de comédons à l'automne.
- « *L'acné dure 10 ans ! Et ça passe tout seul.* »

Non. L'acné n'est pas une fatalité : il existe des traitements pour lui faire la peau !
- « *Tu as des boutons parce que tu manges trop de charcuterie et de chocolat !...* »

Non. On n'a jamais prouvé que la nourriture grasse et le chocolat provoquent de l'acné.

2 Les affections du système pileux

1. Les alopécies

La précision de « anormale » pour définir la chute de cheveux des alopécies est indispensable puisqu'il est normal de perdre tous les jours une soixantaine de cheveux !

Les alopécies sont des chutes anormales de cheveux.

On distingue :
- les **alopécies diffuses** qui touchent l'ensemble du cuir chevelu, parmi lesquelles la **calvitie** ;
- les **alopécies circonscrites**, localisées à certaines régions du cuir chevelu, représentées essentiellement par la **pelade**.

La calvitie commune de l'homme

Définition

La calvitie masculine est une alopécie progressive (la chute de cheveux se développe sur plusieurs années), familiale, et sous dépendance hormonale. Pour ces raisons, ce type d'alopécie est nommé : alopécie androgéno-génétique masculine.

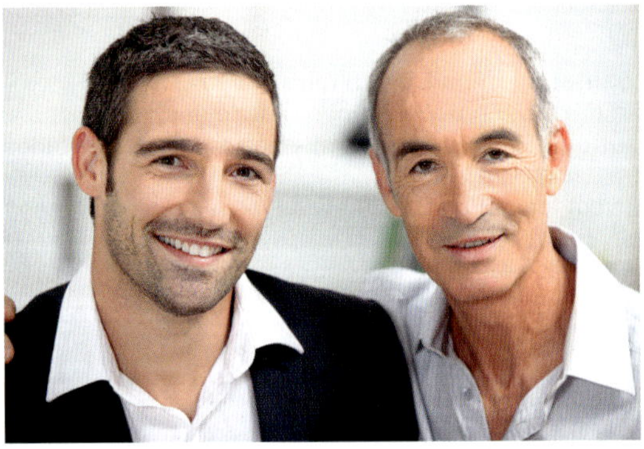
© auremar – Fotolia.com

Fig. 26.5. La calvitie commune de l'homme est volontiers familiale.

Description

L'alopécie débute par un **dégarnissement de la région frontale** qui recule jusqu'au sommet du crâne. En fin d'évolution, **la chevelure reste dense aux tempes et à l'arrière de la tête**, où elle forme une « couronne »

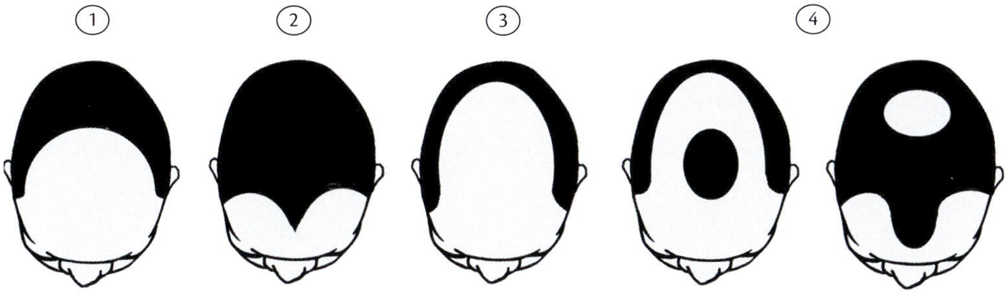

Fig. 26.6. Classification simplifiée des différentes formes de calvitie chez l'homme (d'après P. Bouhanna).

1. Le recul de la lisière frontale jusqu'au sommet du crâne peut être uniforme.
2. Le recul peut se faire selon 2 « golfes » plus ou moins profonds.
3. Au terme de l'évolution de la calvitie persistera une couronne de cheveux dans la région temporo-occipitale.
4. Avec des variantes…

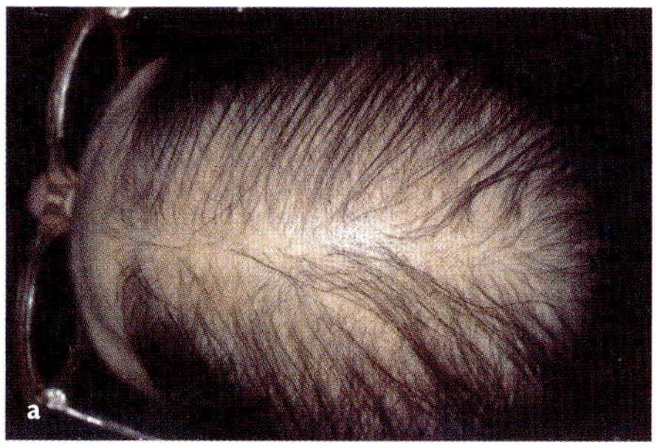

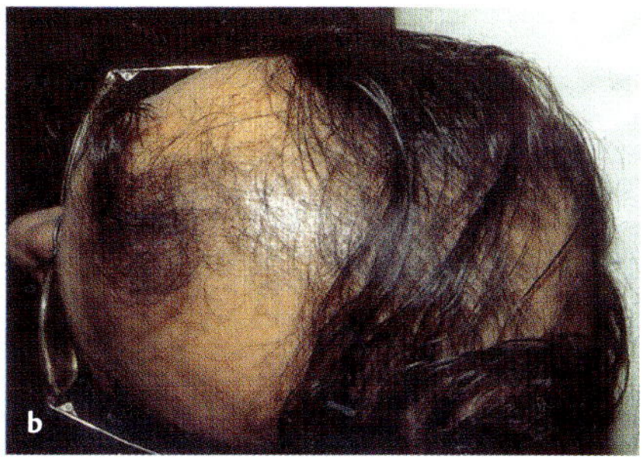

Fig. 26.7. Calvitie.

a. Calvitie androgéno-génétique féminine.
b. Calvitie androgéno-génétique masculine.
La calvitie est un problème de plus en plus fréquent chez la femme. L'aspect est différent de la calvitie masculine : la raréfaction des cheveux touche surtout le sommet du crâne.

➡ La pelade : une chute de cheveux par plaques

Définition

› **La pelade est une alopécie qui se manifeste par des plaques totalement dépourvues de cheveux, contrastant avec la chevelure normale qui les entoure.**

Description/Localisations/Évolution

- La maladie se limite généralement à **une ou plusieurs plaques totalement dépourvues de cheveux**, de 3 ou 4 cm de diamètre, de forme arrondie ou ovalaire, à limites nettes. La peau est lisse, blanc rosé, sans squames ni cheveux cassés.
- **La pelade peut siéger n'importe où au niveau du cuir chevelu** mais aussi dans d'autres territoires cutanés (barbe, sourcils, membres).
- **L'évolution** est imprévisible et capricieuse, la pelade pouvant s'étendre à l'ensemble du cuir chevelu. Mais **elle guérit en général spontanément en quelques mois**, car les follicules ne sont pas altérés, mais seulement en sommeil, dans cette maladie considérée comme une **maladie auto-immune**.

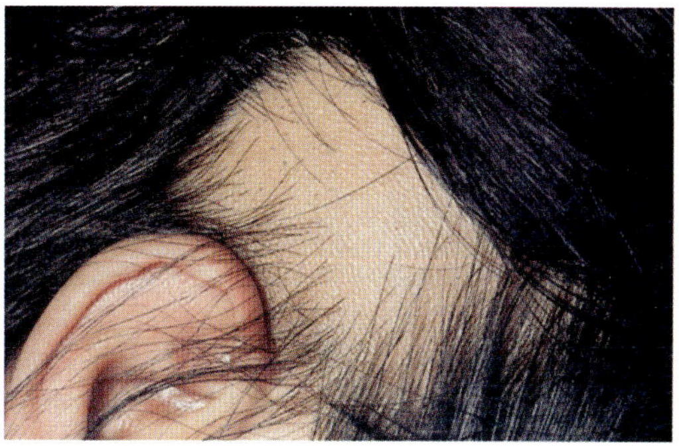

Fig. 26.8. Pelade.

2. L'hypertrichose

› **L'hypertrichose est une exagération de la pilosité normale au niveau des membres inférieurs.**

BP/Bac Pro

Les états pelliculaires

› Les états pelliculaires correspondent à la localisation, au niveau du cuir chevelu, de la dermite séborrhéique.

Il s'agit d'une affection chronique qui évolue par poussées, entrecoupées de rémissions, touchant préférentiellement les hommes de 18 à 40 ans.

Description/Causes

- On distingue deux formes :
  - le « **pityriasis simple** », forme la plus fréquente, se manifeste par des pellicules sèches, non adhérentes, fines et blanches, se détachant de façon spontanée ou par grattage ;
  - le « **pityriasis gras** » se manifeste par des pellicules épaisses et jaunâtres, qui collent au cuir chevelu, et souvent un **érythème au niveau de la lisière du cuir chevelu, accompagné de prurit**.
- La **séborrhée** est incriminée et le rôle d'un **champignon** également discuté. Les poussées sont souvent déclenchées par le **stress**.

Les teignes

› Elles résultent de la pénétration de champignons dermatophytes dans les cheveux (ou les poils de la barbe).

Il en existe plusieurs variétés, qui réalisent des aspects différents en fonction du champignon en cause. Mais dans tous les cas, **les cheveux sont cassés courts, par plaques, le cuir chevelu étant lui-même recouvert de squames**.

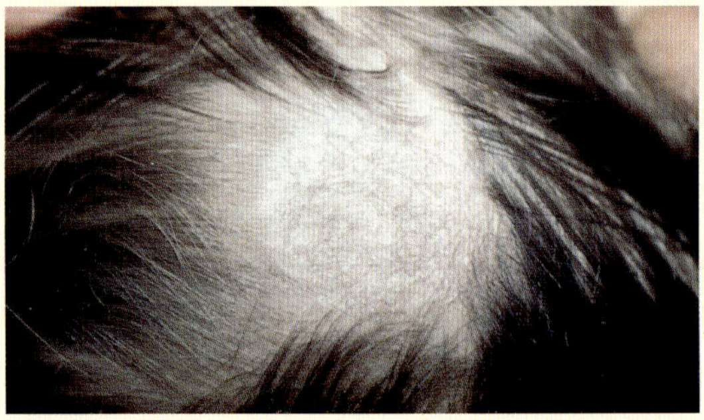

Fig. 26.9. Teigne.

3 L'hyperhidrose palmo-plantaire

› L'hyperhidrose palmo-plantaire est une production excessive de sueur au niveau des paumes et des plantes : un handicap pour la vie de tous les jours.

4 Anomalies et affections des ongles

L'ongle peut être le siège d'anomalies rassemblées sous le nom d'**onychopathies**, le préfixe *onycho-* exprimant que l'on parle d'ongles, et *pathos* signifiant en grec « maladie ».

1. Une modification de la forme des ongles : l'ongle hippocratique

➡ Définition/Description

› Il s'agit d'un ongle bombé dans les deux sens, longitudinal et transversal.

➡ Causes

Les **cas héréditaires** existent, mais l'apparition d'une telle déformation unguéale au cours de la vie amènera le médecin à **rechercher une maladie intrathoracique** (cancer ou infection broncho-pulmonaire chronique, affection cardiaque). L'ongle s'affirme ici comme le miroir d'une maladie interne.

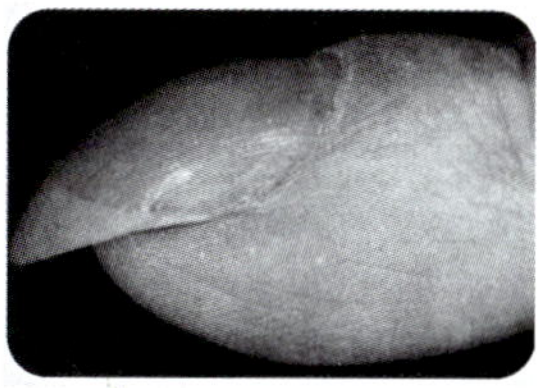

Fig. 26.10. Ongle hippocratique : ongle bombé.

> ➤ L'onychogryphose s'observe chez les personnes âgées, favorisée par la pression des chaussures et l'insuffisance circulatoire.

2. L'onychogryphose : quand les ongles des orteils des personnes âgées sont déformés

➡ Définition/Description

› Épaississement et hypertrophie des ongles qui prennent un aspect en « griffe ». Cette anomalie atteint les orteils, surtout le premier, des personnes âgées.

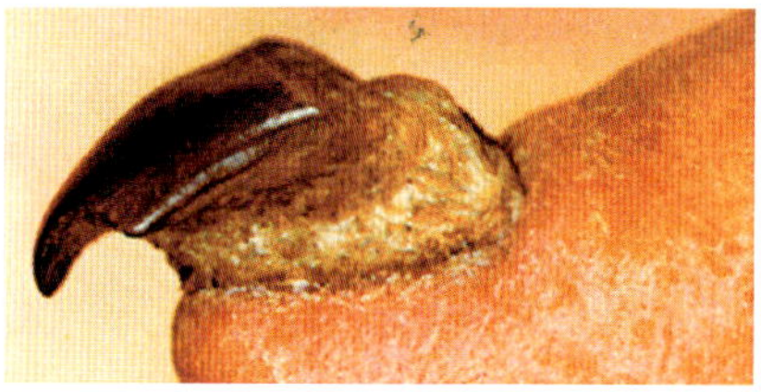

Fig. 26.11. Onychogryphose : ongle en griffe.

3. Une modification de la surface des ongles : les hyperstriations longitudinales

➡ Définition/Description

› Une accentuation des lignes longitudinales qui parcourent normalement la surface des ongles s'observe chez les personnes âgées.

Elle est souvent accompagnée de fissurations du bord libre.

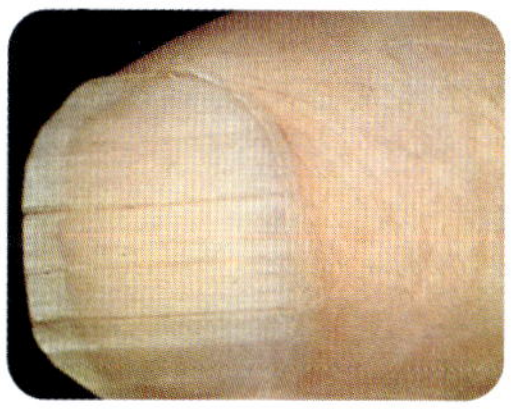

Fig. 26.12. Accentuation avec l'âge des lignes longitudinales normalement présentes à la surface des ongles.

4. L'onycholyse

➡ Définition/Description

> ➤ Les onycholyses sont responsables de la rupture des attaches de l'ongle avec son lit. Les causes en sont nombreuses : infectieuses (mycosiques, bactériennes, virales), dermatologiques (psoriasis), locales (détergents, microtraumatismes répétés).

› L'**onycholyse** est le décollement de l'ongle de son lit.

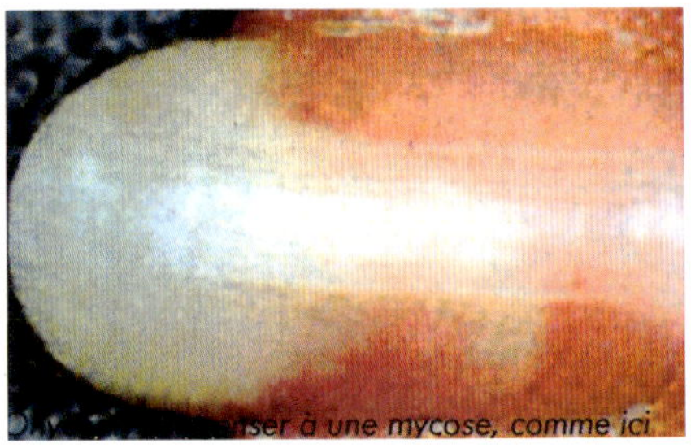

Fig. 26.13. Onycholyse : penser à une mycose, comme ici.

5. Une modification de la couleur des ongles : les leuconychies

➡ Définition/Description

> ➤ Comme bien d'autres anomalies unguéales, les leuconychies sont dues à des microtraumatismes répétés de la matrice. Rien à voir avec un déficit en calcium ou en vitamines, comme on l'entend trop souvent…

› Leuconychie est le mot savant pour désigner un ongle blanc.

Les **leuconychies** sont surtout représentées par les **leuconychies ponctuées**, taches blanches de 1 à 3 mm de diamètre qui suivent la croissance de l'ongle (très fréquentes chez l'enfant, dont les ongles sont fragiles), et par les **leuconychies en bande**.

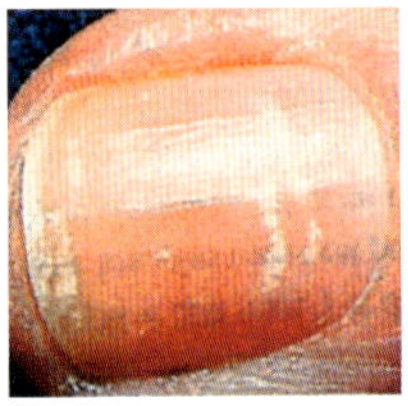

Fig. 26.14. Leuconychies en bandes transversales.

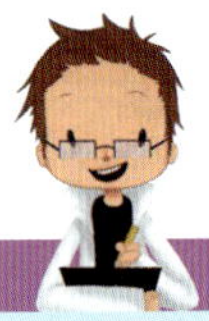

Conduite à tenir

Conduite à tenir de l'esthéticien(ne)-cosméticien(ne) : attention aux soins de manucure intempestifs !

- **L'esthéticien(ne)-cosméticien(ne) peut provoquer des anomalies des ongles** par des soins de manucurie intempestifs :
  - l'introduction mal contrôlée du stick sous le bord libre peut être responsable, à la longue, d'une onycholyse ;
  - une manière trop agressive de « repousser les cuticules » peut provoquer des stries transversales à la surface des ongles ou des leuconychies, comme toute agression de cette région. Garder en mémoire que la matrice est située sous la lunule, au moins en partie, et réagit aux mauvais traitements…
- **Ongle noir : attention danger !** Penser à l'éventualité d'un mélanome sous-unguéal.

Partie 4

Cosmétologie

4

Par M.-C. Martini

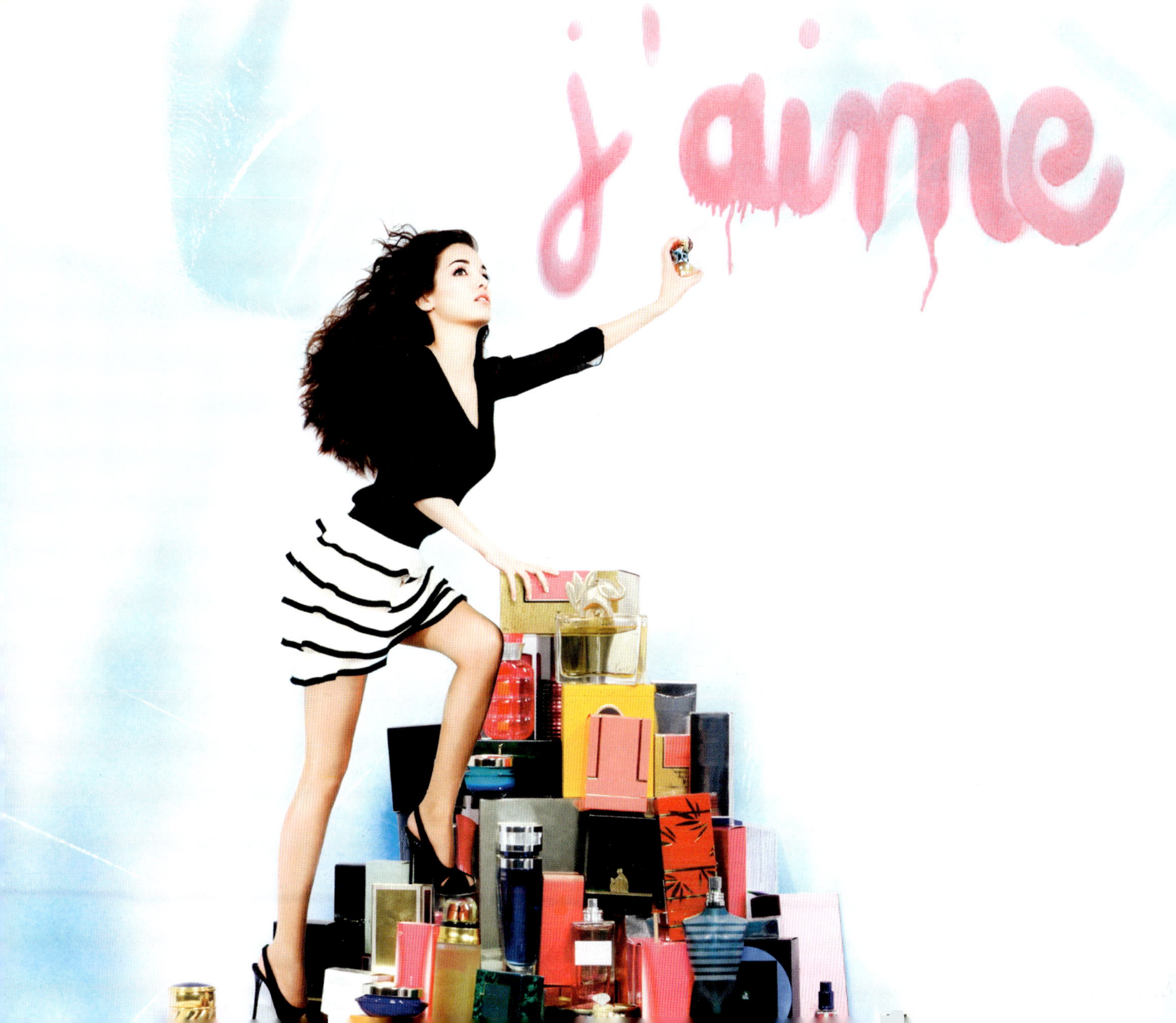

La cosmétologie se définit comme étant « l'étude de tout ce qui se rapporte aux cosmétiques et à leurs applications ». Cette notion est relativement récente, en revanche les cosmétiques et beaucoup de matières premières qui entrent dans leur composition sont connus et utilisés depuis la plus haute antiquité. Le terme **« cosmétique »** a pour origine le vocable grec *kosméticos*, lui-même dérivé du mot *kosmos* qui signifie « parure ».

Les premières pratiques cosmétiques relevées dans l'Égypte antique s'appuyaient uniquement sur l'expérience.

Le haut niveau de raffinement de la civilisation égyptienne a favorisé le développement du culte de la beauté qui s'est accompagné de l'apparition de mélanges destinés à la rehausser ou à la prolonger. Le produit cosmétique était né.

Les premiers traités de cosmétologie sont ceux de Pline l'Ancien et d'Ovide. Ils renseignent sur les diverses matières premières à employer telles que les testicules de taureau, premier ingrédient actif d'origine biologique, la poudre de cornes de cerf et de chèvre riches en kératine, les broyats de fourmis fournissant l'acide formique antiseptique, les farines de céréales dont on extrait maintenant phytostérols et protéines… Ils détaillent déjà l'ensemble des plantes pourvues de vertus médicinales et cosmétiques.

La cosmétologie moderne, dont le véritable essor date des années 1950, a vu exploser le nombre des matières premières tant naturelles que synthétiques et celui des formes cosmétiques proposées. Depuis lors, cette cosmétologie est en constante évolution, exploitant tous les volets scientifiques et biologiques issus de la recherche médicale et pharmaceutique. Parfaitement encadrée par une législation solide qui assure la sécurité des consommateurs, elle déborde néanmoins de créativité et de dynamisme.

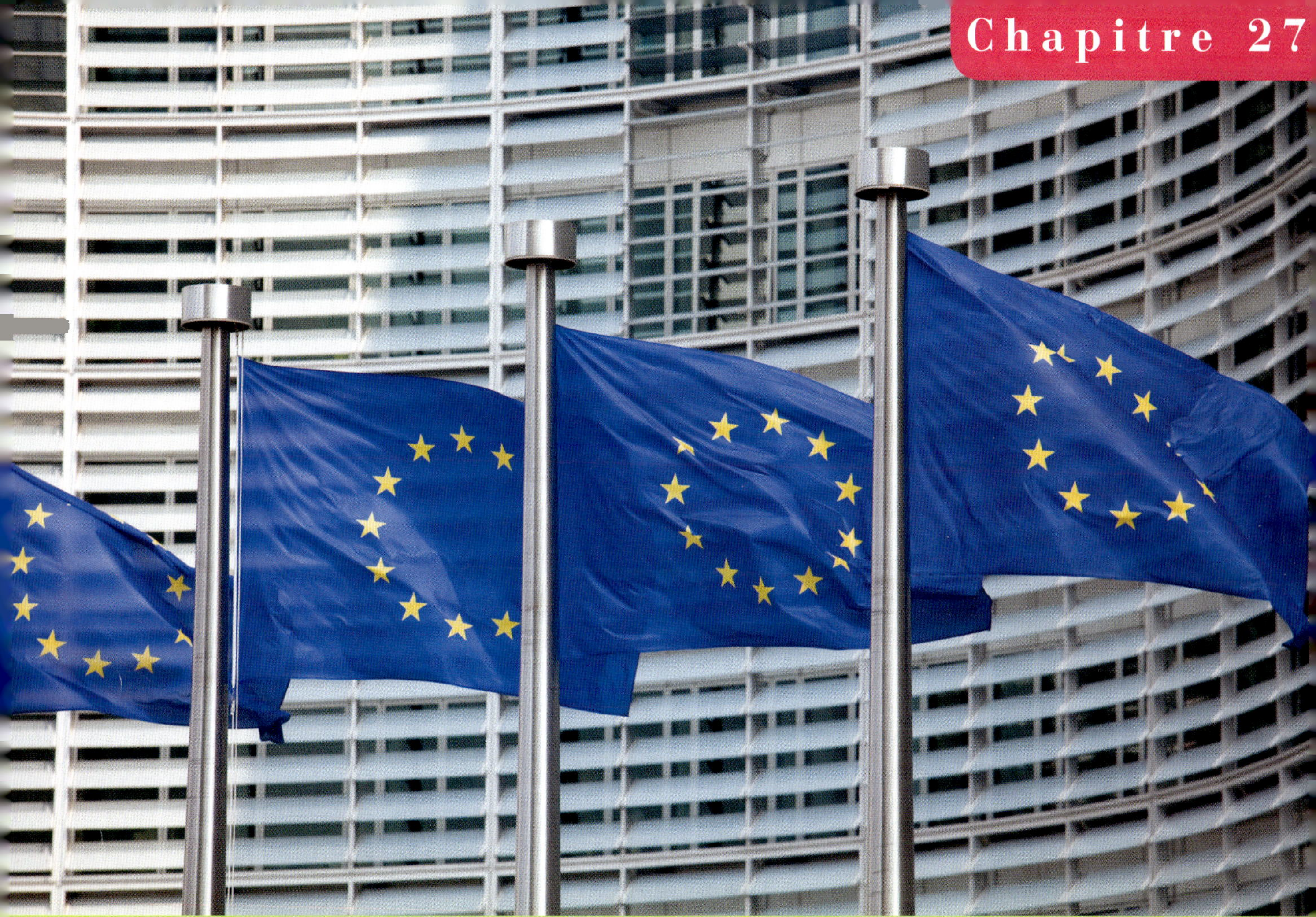

Réglementation relative aux produits cosmétiques et produits d'hygiène corporelle

Savoirs à acquérir

Connaître :

- la définition du produit cosmétique ;
- les principales règles d'étiquetage d'un produit cosmétique ;
- l'existence et le but du dossier cosmétique ;
- la signification du terme « cosmétovigilance ».

Savoir que le but principal de la législation cosmétique est la **sécurité du consommateur**.

1 Législation européenne

Depuis le 11 juillet 2013, il n'existe plus qu'une seule législation cosmétique. Elle est établie dans le Règlement Cosmétique Européen mis en place le 30 novembre 2009 et applicable à tous les États de l'Union européenne. Les États ont eu trois années pour se mettre en conformité avec ce règlement.

› **En France, les produits cosmétiques faisant partie de ce que l'on appelle « les produits de santé », la loi, les arrêtés et les décrets qui les concernent sont insérés dans le Code de la Santé publique.**

2 Objectifs de la législation

1. Définir le produit cosmétique

› **Selon le Règlement européen, la définition du produit cosmétique est la suivante :**
« Un produit cosmétique est une substance ou une préparation destinée à être mise en contact avec les diverses parties superficielles du corps humain, notamment l'épiderme, les systèmes pileux et capillaires, les ongles, les lèvres et les organes génitaux externes, ou avec les dents et les muqueuses buccales, en vue, exclusivement ou principalement, de les nettoyer, de les parfumer, d'en modifier l'aspect, de les protéger, de les maintenir en bon état ou de corriger les odeurs corporelles ».

> **➤ Le produit cosmétique est destiné à une peau saine. Il a une action physiologique et en aucun cas thérapeutique.**

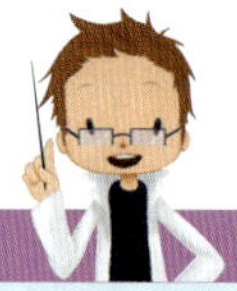

Bon à savoir

Le **produit d'hygiène corporelle** n'a pas de définition particulière. Il fait partie des produits cosmétiques, sa définition est celle du produit cosmétique.

2. Établir la différence entre médicament et produit cosmétique

Il existe une définition officielle du médicament inscrite dans le Code de la Santé publique.
En bref, à la différence du produit cosmétique, le médicament est représenté par toutes les substances ou les préparations destinées à soigner ou à diagnostiquer **une maladie**.

3. Établir une liste de ce qui est considéré comme un produit cosmétique

Exemples : produits anti-rides, dépilatoires, produits de maquillage, préparations pour le bain et la douche, déodorants et antisudoraux, parfums, eaux de toilette et eaux de Cologne… ainsi qu'un certain nombre de produits de soins capillaires.

4. Établir les listes de substances réglementées

Il existe :

- une liste de substances totalement interdites (**liste** dite **négative**) ;
- une **liste restrictive** de substances dont l'utilisation est autorisée mais limitée en concentration dans le produit fini et en sites d'utilisation avec des obligations d'étiquetage particulier ;
- des listes de substances autorisées (listes dites **positives**) :
  - **conservateurs** antimicrobiens,
  - **colorants**,
  - **filtres solaires**.

> **➤ Exemples de composants de la liste négative : antibiotiques, curare, digitaline, nitroglycérine…**

> **➤ Exemples de composants de la liste restrictive : acide borique, borates et tétraborates. Usage : talcs à 5 % maximum et « ne pas utiliser dans les produits pour les enfants de moins de 3 ans »…**

> **➤ Exemples de conservateurs synthétiques : methylparaben, acide propionique…**

> **➤ Exemples de colorants : CI 12 010, CI 45 425…**

> **➤ Exemples de filtres solaires synthétiques : éthylhéxyl-paraméthoxycinnamate, octocrylène…**

5. Décrire les méthodes toxicologiques capables d'assurer la sécurité du produit fini

Depuis la mise en place du Règlement cosmétique, ces méthodes ne peuvent plus utiliser d'animaux. Elles sont dites « alternatives à l'expérimentation animale ». Elles concernent la mise en évidence du caractère irritatif ou allergique de certaines substances ou du produit fini. Des méthodes très spécialisées peuvent aussi en détecter l'éventuel caractère **cancérigène**, **mutagène** ou **reprotoxique** (CMR). Elles font très souvent appel à divers types de cellules en culture.

> **Cancérigène : capable de déclencher l'apparition d'un cancer à plus ou moins long terme.**
> **Mutagène : capable d'induire certaines transformations (mutations) génétiques.**
> **Reprotoxique : toxique sur la reproduction**

6. Imposer au fabricant un certain nombre de règles

1. Faire une « **déclaration d'établissement** » par voie électronique directement auprès de la Commission européenne, c'est-à-dire indiquer qu'il fabrique et/ou conditionne ou qu'il fait fabriquer et/ou conditionner un (ou des) produit(s) cosmétique(s) avec tous les renseignements administratifs nécessaires (nom, prénom, qualification des responsables de fabrication, conditionnement, contrôles...).

2. Effectuer un **étiquetage** complet et précis :

- indiquer un numéro de lot sur tout produit fini ;
- indiquer sur l'étiquetage tous les ingrédients composant la formule dans l'ordre décroissant de leur concentration (pour des concentrations inférieures à 1 %, il est possible de citer les substances dans le désordre). Les ingrédients sont inscrits sous leur dénomination INCI (*International Nomenclature of Cosmetic Ingredients*), simplification de la dénomination chimique, mais plus proche de l'anglais, parfois du latin, que du français ;
- indiquer la valeur de la PAO (période après ouverture) si le produit a une durée de conservation supérieure à 30 mois. Le produit est en effet contaminé par l'utilisateur au cours de son emploi. La PAO indique pendant combien de temps le conservateur ou le mélange conservateur vont garder leur efficacité ;
- indiquer une date de péremption (DM : durée de conservation minimale) si le produit a une durée de conservation inférieure à 30 mois. Certaines substances actives sont très fragiles, très contaminables ou très oxydables. Elles n'ont pas une longue durée de conservation.
- apposer les étiquetages spéciaux pour certaines formes, aérosols en particulier (inflammable...) ;
- signaler les ingrédients « sensibilisants » lorsqu'il en existe dans la formule. On les appelle « allergènes » parce qu'ils sont capables d'induire des réactions allergiques 24 ou 48 heures après l'application du produit. Ces allergènes font partie des listes dites « restrictives ». Ils sont soumis à des limites de concentration et à une obligation d'étiquetage. Ce sont surtout des constituants de parfums et de teintures capillaires ;
- signaler la présence de substances CMR-2 (les substances CMR-1 sont interdites) ;
- signaler la présence de **nanomatériaux** (poudres ultrafines, nanocapsules...).

> **Exemples de substances à durée de conservation brève : la dihydroxyacétone des autobronzants, le rétinol des produits antirides...**

> **Nanomatériaux : matériaux insolubles dont la taille particulaire est comprise entre 1 et 100 nanomètres (nanomètre : millionième de millimètre).**

3. Communiquer la **formule intégrale** du produit fini par voie électronique aux centres antipoison de Paris, Lyon et Marseille. La formule intégrale doit indiquer non seulement tous les composants présents à la fin de la fabrication mais aussi ceux qui ont servi pendant la fabrication et qui ont éventuellement disparu à la fin.

Les **centres anti-poison** doivent connaître les formules qualitatives et quantitatives de tous les produits cosmétiques afin de repérer la (ou les) substance(s) responsable(s) de l'intoxication ou des effets indésirables observés et d'instaurer un traitement efficace le plus rapidement possible.

4. Constituer un **dossier cosmétique** qui doit se trouver à la disposition des autorités compétentes pour inspection éventuelle. Ce dossier ne conditionne pas la mise sur le marché mais doit exister. Il comporte la description de la fabrication et des contrôles physico-chimiques, microbiologiques, toxicologiques et d'efficacité avec les méthodes utilisées.

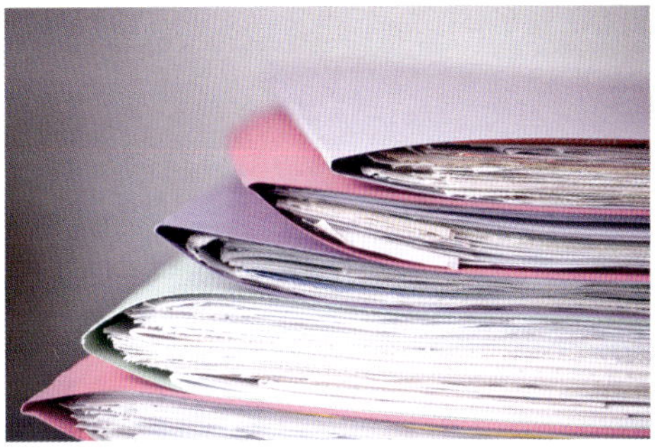

Fig. 27.1.

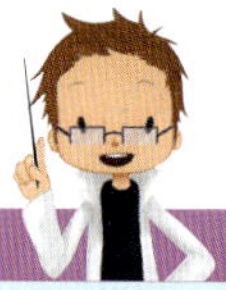

Bon à savoir

Le dossier cosmétique est un élément essentiel pour la protection du consommateur. Il doit être complet et parfaitement conforme aux exigences de la législation.

5. Assurer la **sécurité** du consommateur. La sécurité du consommateur est sous la responsabilité du fabricant qui doit s'assurer que tous les ingrédients qu'il utilise sont de bonne qualité, qu'ils ne contiennent pas d'impuretés nuisibles, qu'ils sont bien tolérés par la peau et ne sont pas cancérigènes. Pour cela, il sera nommé un **évaluateur de la sécurité**, intérieur ou extérieur à la firme, qui prend la responsabilité de l'innocuité du produit.

6. Prouver l'**efficacité** du produit si une activité quelconque est revendiquée. La preuve peut être obtenue :

- par des mesures instrumentales sur un petit nombre de sujets (10 à 20) effectuées dans des laboratoires spécialisés ;
- par une évaluation « clinique » sur un nombre limité de sujets (20 à 50) effectuée par des praticiens expérimentés qui évaluent, par exemple, la disparition des rides ou l'état d'hydratation de la peau ;
- par des tests « consommateurs » effectués sur un grand nombre de sujets (500 ou 1 000) qui répondent à un questionnaire sur les performances du produit.

7. Établir la notion de cosmétovigilance. Elle a pour objet la surveillance du risque d'**effets indésirables** attribuables à l'utilisation d'un produit cosmétique **dans les conditions normales d'emploi**. Elle s'exerce par l'intermédiaire des dermatologues, des hôpitaux, des pharmaciens d'officine, des fabricants et des particuliers eux-mêmes. Tous doivent remplir une fiche descriptive de l'effet constaté, des antécédents du sujet…

> ➤ **Effet indésirable : irritation, eczéma, dermatose qui peut être traitée à domicile.**
>
> ➤ **Effet indésirable grave : effet entraînant une hospitalisation, à la limite un décès.**

3 Réglementations parallèles

1. Système REACH

Le système REACH (*Registration, Evaluation and Authorization of Chemicals*) ne concerne que les ingrédients. Il consiste à enregistrer dans une banque de données centrale les 30 000 substances chimiques produites en quantité supérieure à une tonne par an. Les informations toxicologiques et environnementales sont contrôlées et évaluées pour toutes les substances produites en quantité supérieure à 100 tonnes par an. Bien qu'ayant une législation spécifique, l'industrie cosmétique doit en tenir compte.

> ➤ **Ne pas confondre l'étiquetage CLP avec l'étiquetage cosmétique.**

2. Législation CLP

En marge de la législation cosmétique, la législation **CLP** (*Classification, Labelling, Packaging*) ne concerne que l'étiquetage des produits chimiques en général.

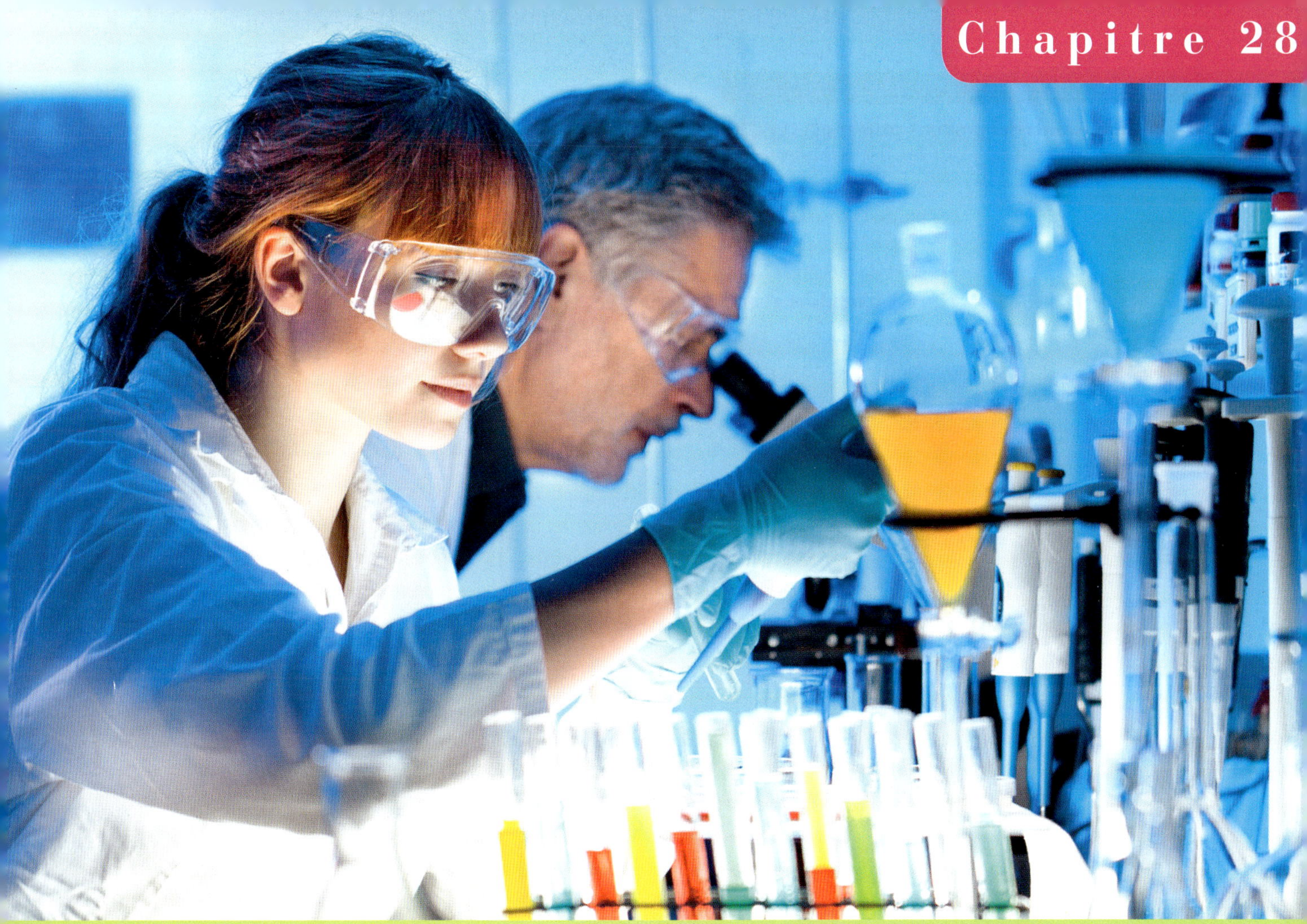

Chapitre 28

Composants des produits cosmétiques et d'hygiène corporelle

Savoirs à acquérir

Pour chaque ingrédient décrit, il sera nécessaire de savoir :

- énoncer son origine ;
- énoncer ses propriétés cosmétiques ;
- donner un exemple de l'ingrédient étudié ;
- donner un exemple de produit cosmétique le contenant.

> **Les émulsions sont des dispersions l'une dans l'autre de deux phases liquides non miscibles entre elles.**
>
> **Phase lipophile : mélange de substances de caractère gras.**
>
> **Phase hydrophile : mélange d'eau et de substances solubles dans l'eau.**
>
> **Miscible : qui se mélange.**

Les produits cosmétiques sont constitués pour environ :

- 20 % de mélanges totalement anhydres (sans eau) ;
- 20 % de mélanges totalement aqueux (à base d'eau) ;
- 60 % d'**émulsions** comportant une **phase lipophile** et une **phase hydrophile**.

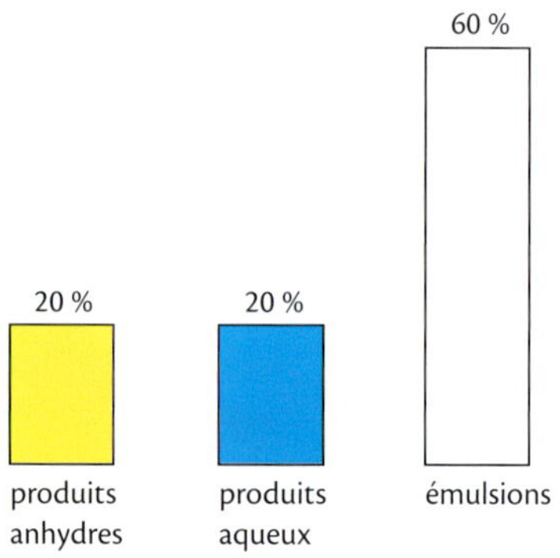

Fig. 28.1. Constitution des produits cosmétiques.

Les formulateurs utilisent de très nombreuses matières premières d'origine naturelle ou préparées par synthèse chimique. Elles seront classées ici en fonction de leur rôle dans la formule et de leurs caractéristiques physico-chimiques. Ce sont :

- des **ingrédients technologiques** qui constituent les bases de la formulation :
  - composés lipophiles ou lipidiques,
  - composés hydrophiles,
  - composés d'origine minérale ;
- des **additifs** qui assurent la conservation du produit et l'agrément des caractères organoleptiques (odeur, couleur, toucher) :
  - colorants,
  - conservateurs antimicrobiens,
  - antioxydants,
  - matières aromatiques ;
- des **ingrédients actifs** tels que vitamines, extraits végétaux, dérivés aminés…

> **Ces matières premières doivent être d'excellente qualité, c'est-à-dire :**
> **– non polluées par des micro-organismes ;**
> **– non polluées par des substances chimiques indésirables (impuretés) ;**
> **– stables à la lumière, à la chaleur, à l'oxydation de l'air.**

1 Ingrédients lipophiles

> **Ce sont des substances grasses d'origine naturelle ou synthétique. Les composés lipophiles ne sont pas solubles dans l'eau mais forment des émulsions avec elle en présence d'un tensio-actif.**

Toutes ces substances sont utilisées dans les formulations d'émulsion huile dans l'eau (H/E) ou eau dans l'huile (E/H) et dans les formulations anhydres (sans eau). Elles constituent une **grande partie de la phase grasse des émulsions.**

1. Hydrocarbures

> **Ils sont constitués par des associations d'atomes de carbone et d'hydrogène en longues chaînes linéaires. Ils peuvent être d'origine minérale, animale ou végétale.**

Hydrocarbures minéraux

Origine

Ils sont issus de la distillation du pétrole. Ce sont :

- les huiles minérales ;
- les vaselines ;
- les paraffines.

Propriétés générales

- Ils se différencient par leur consistance.
- Ils sont filmogènes et **occlusifs** (ils demeurent à la surface de la peau en formant un film imperméable).
- Ils sont inertes (ne réagissent pas chimiquement).
- Ils sont de bonne conservation et de prix peu élevé.

> **Occlusif : qui provoque une occlusion, c'est-à-dire qui bouche un conduit ou un orifice, ici les pores de la peau. Un produit occlusif la rend plus ou moins imperméable.**

> **INCI : *International Nomenclature of Cosmetic Ingredients.***

Caractéristiques spécifiques

- Les **huiles de vaseline** ou **huiles de paraffine** (dénomination **INCI** : *paraffinum liquidum* ou *mineral oil*) : ces substances appelées paraffines liquides sont effectivement liquides et il en existe diverses qualités plus ou moins visqueuses. Elles entrent dans la composition de presque 80 % des émulsions cosmétiques. Elles s'émulsionnent facilement, d'où l'obtention de produits de bonne stabilité. Les huiles minérales sont des bases de formulation utilisées à concentration élevée (10 à 15 %).
- Les **vaselines** sont des produits pâteux à caractère filant et gras.
- Les **paraffines** sont des produits solides. Il en existe différentes variétés dont les points de fusion varient de 60 °C à 80 °C.
- Les paraffines sont des facteurs de consistance. Elles épaississent surtout les émulsions d'eau dans l'huile. Concentration : 6 à 10 %.

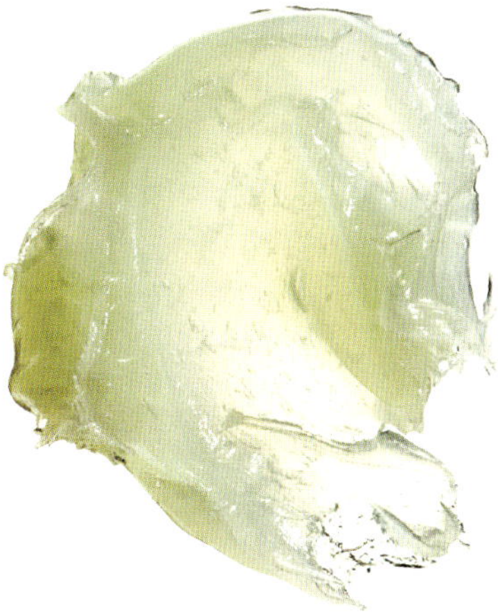

© blueee – Fotolia.com

Fig. 28.2. Bloc de vaseline.

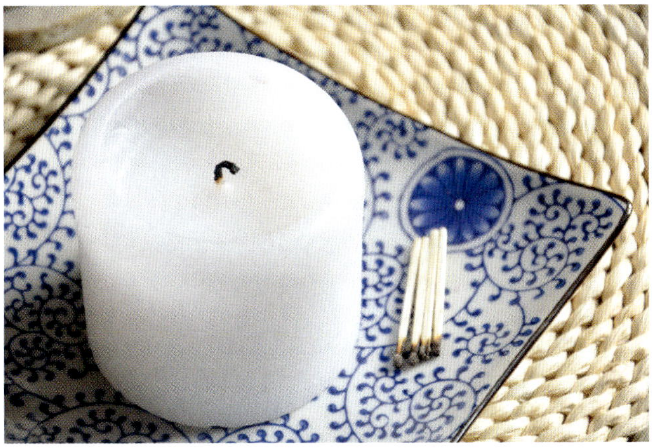

© prunelkaM – Fotolia.com

Fig. 28.3. Bougies de paraffine.

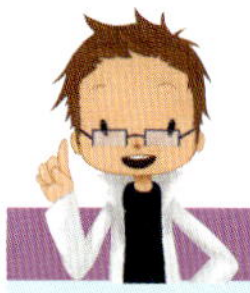

Info +

Certaines paraffines telles que l'**ozokérite** ou la **cérésine** ne sont pas issues de la distillation du pétrole mais extraites directement des champs pétrolifères où elles se trouvent sous forme de filons miniers analogues à ceux des minerais métallifères.

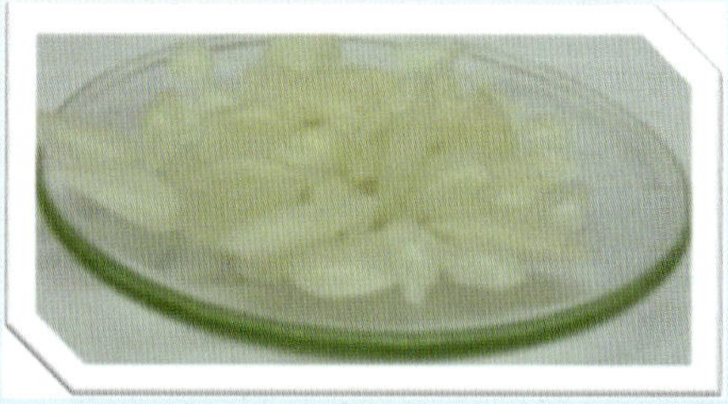

Fig. 28.4. Cérésine.

Utilisations

On trouvera des hydrocarbures minéraux dans les produits de nettoyage : laits de toilette, laits démaquillants, démaquillants divers. Ils jouent le rôle d'anti-déshydratants dans certaines crèmes protectrices ou « nourrissantes ».

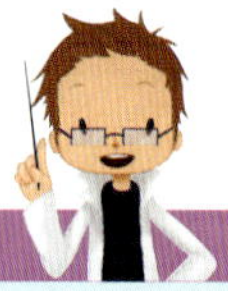

Bon à savoir

Certaines gammes cosmétiques ne tolèrent aucun dérivé du pétrole. On les dit « *oil free* ».
Les hydrocarbures minéraux ne sont pas admis dans les produits dits « bio ».

➡ Hydrocarbures animaux

Ils sont représentés par le squalane ou **perhydrosqualène** (dénomination INCI).

Origine

Il est obtenu à partir du **squalène**, qui se trouve dans le sébum humain et animal mais également dans la graisse des animaux marins.

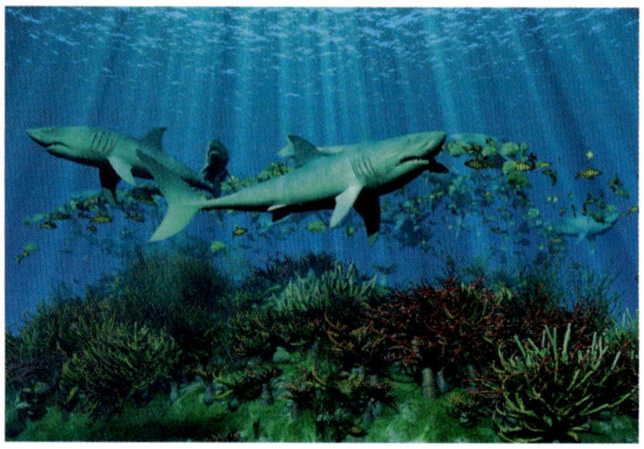

Fig. 28.5. Squale.

Le squalène, trop oxydable, est transformé chimiquement. On obtient ainsi le perhydrosqualène.

Propriétés

C'est un liquide huileux, incolore, stable à l'oxydation. Il ne représente pas une matière de base dans les émulsions comme les hydrocarbures minéraux, mais plutôt un principe actif ou un adjuvant. C'est un surgraissant.

Utilisations

- Dans les crèmes et les laits de beauté.
- Le pourcentage d'utilisation varie entre 2 et 3 %.
- On tend à le remplacer par des **substituts** synthétiques.

➤ **Substitut : produit de remplacement.**

➡ Hydrocarbures végétaux

Le phytosqualane est obtenu à partir de l'huile d'olive. Le rendement est très faible, ce qui en fait un produit très coûteux.

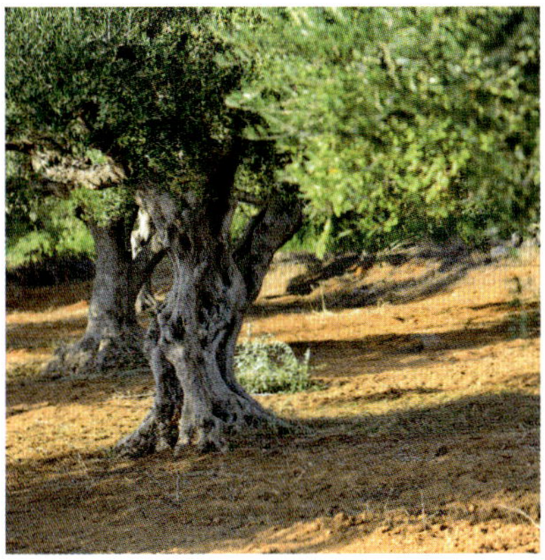

Fig. 28.6. Olivier.

2. Silicones

Origine

Ce sont des polymères synthétiques à base de silicium qui peuvent être linéaires ou cycliques. Il existe donc divers types de silicones :

- les huiles silicones (dénomination INCI : diméthicone, phénylméthicone) ;
- les silicones volatils (dénomination INCI : cyclométhicone).

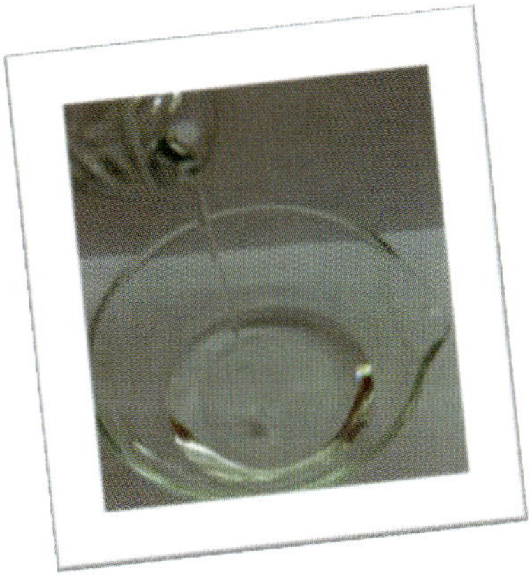

Fig. 28.7. Huile silicone.

Propriétés

- Les **huiles silicones** sont hydrophobes (elles repoussent l'eau). Elles forment un film non gras à la surface de la peau. Elles sont filmogènes. Elles sont inertes chimiquement. Elles donnent un toucher soyeux et réduisent le toucher collant de certains corps gras.
- Les **silicones volatils** s'évaporent en partie assez rapidement et laissent à la surface de la peau un film mince. Ils sont aussi inertes et hydrophobes.

Utilisations

- Les **huiles silicones** donnent du glissant, facilitent l'étalement et servent d'isolant vis-à-vis de l'eau. On en trouve dans de très nombreuses émulsions.
- Les **silicones volatils** sont surtout utilisés dans les produits de maquillage auxquels ils confèrent des propriétés « ***waterproof*** » On les trouve également dans certains shampooings comme **conditionneurs**.

> **Waterproof : mot anglais, de *water*, « eau », et *proof*, « épreuve », signifie « résistant à l'eau ».**
> **Conditionneur : capable de lisser la fibre capillaire et de réparer sa dégradation.**

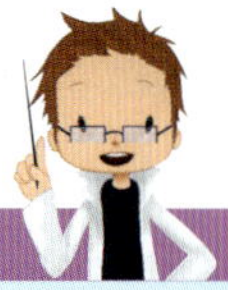

Bon à savoir

Les dérivés siliconés sont exclus des produits « bio ».

3. Acides gras

Les acides gras sont des acides organiques formés d'une chaîne hydrocarbonée plus ou moins longue. Ils se trouvent dans les lipides animaux et végétaux. Ils peuvent être saturés ou insaturés, termes en relation avec leur structure chimique.

> **Chaîne hydrocarbonée saturée : les atomes de carbone sont reliés par une simple liaison :**
> **– C – C**
> **Chaîne hydrocarbonée insaturée : les atomes de carbone sont reliés par une double liaison :**
> **– C = C –**

Propriétés

- Ils ne sont pas solubles dans l'eau
- La plupart des acides gras saturés sont solides à la température ambiante (25 °C). Ils sont peu oxydables.
- Les acides gras insaturés sont liquides. Ils sont très oxydables.

Dénomination des acides gras

En cosmétologie, les acides gras sont désignés, en français comme en anglais, par leur dénomination commune (acide laurique, acide stéarique…) (voir tableau 28.1).
L'étiquetage des acides gras sur un conditionnement doit être effectué selon la dénomination INCI seule reconnue par la législation (ex. : *stearic acid*).

Tableau 28.1. Principaux acides gras.

Acides gras saturés			
Nombre d'atomes de carbone	**Dénomination INCI**	**Dénomination**	**Localisations principales**
C_4	Butyric acid	Acide butyrique	Beurre
C_6	Caproïc acid	Acide caproïque	Graisse de chèvre
C_8	Caprylic acid	Acide caprylique	Graisse de chèvre
C_{10}	Capric acid	Acide caprique	Graisse de chèvre
C_{12}	Lauric acid	Acide laurique	Huile de palmiste
C_{14}	Myristic acid	Acide myristique	Beurre de coprah

Acides gras saturés			
Nombre d'atomes de carbone	**Dénomination INCI**	**Dénomination**	**Localisations principales**
C_{16} C_{18} C_{20} C_{22}	**Palmitic acid**[a] **Stearic acid**[a] Arachidic acid Behenic acid	Acide palmitique Acide stéarique Acide arachidique Acide behénique	Huile de palme Suif Huile d'arachide Cires végétales
Acides gras insaturés			
C_{18} : 1 C_{18} : 2 C_{18} : 3	**Oleic acid**[a] **Linoleic acid**[a] **Linolenic acid**[a]	Acide oléique Acide linoléique Acide linolénique	Huile d'arachide Huile de tournesol Huile de bourrache

a. Ce sont les seuls acides gras utilisés sous forme acide en cosmétologie. Les autres se trouvent sous forme d'**esters**.

> **Ester : combinaison chimique solide (pas un simple mélange) d'un acide et d'un alcool.**

Utilisation

- Les acides gras insaturés sont présents dans les lipides de la peau. Lorsqu'il y a carence (c'est-à-dire manque), les propriétés de la peau sont modifiées d'où leur utilisation comme substances actives dans les crèmes pour peaux sèches et très sèches.
- Ils entrent dans la fabrication ou la composition de très nombreuses matières premières utilisées en cosmétique : tensioactifs, huiles végétales et animales, cires animales…
- L'acide stéarique et l'acide palmitique, acides gras saturés, sont utilisés comme facteur de consistance.

4. Alcools gras

Les alcools gras sont des alcools parfois contenus, à l'état libre, dans les graisses animales et les huiles végétales.

Propriétés

- Lorsque la chaîne carbonée est saturée et suffisamment longue (plus de 10 atomes de carbone), ils sont solides et occlusifs.
- Les alcools gras à chaîne plus courte sont liquides.

Utilisation

- Les alcools cétylique (16 atomes de carbone), stéarylique (18 atomes de carbone), cetostéarylique (C_{16} + C_{18}) sont des alcools gras saturés. Ils sont employés comme facteurs de consistance pour épaissir la phase grasse.
- Comme occlusifs et antidéshydratants.
- Dénomination INCI : *cetyl alcohol, stearyl alcohol, cetostearyl alcohol*

5. Esters gras synthétiques

Ce sont des substances lipophiles d'origine synthétique résultant de la combinaison d'un acide gras avec un alcool à chaîne carbonée plus ou moins longue.

Un ester gras très souvent utilisé est le palmitate d'isopropyle ou *isopropyl palmitate* (dénomination INCI). Il résulte de la combinaison de l'acide palmitique (acide gras) avec l'isopropanol (alcool).

Propriétés

- Les esters gras sont le plus souvent des liquides plus ou moins visqueux.
- Ce sont des substances filmogènes, **émollientes**, de caractère plus ou moins gras.
- Certains esters gras peuvent être surgraissants (lanolate d'isopropyle), d'autres au contraire **matifiants** (benzoates d'alcools gras).
- Ils sont extrêmement nombreux puisque les combinaisons acide/alcool sont multiples.

> **Émollient : hydratant et assouplissant.**

> **Matifiant : fait disparaître l'effet luisant pour fournir une surface mate.**

Utilisation

- Ils sont employés en remplacement des huiles minérales trop occlusives et de caractère trop gras.
- Ce sont des bases de formulation.

6. Triglycérides

> **Glycérol : nom chimique de la glycérine.**

Ils résultent de la combinaison chimique de trois acides gras avec le glycérol. Ils sont d'origine naturelle ou synthétique. On distingue plusieurs types de triglycérides : les huiles végétales, animales, synthétiques et les beurres.

Huiles végétales

Elles sont très utilisées actuellement dans les formulations par suite de l'engouement pour les substances d'origine naturelle végétale et pour leur affinité pour les lipides cutanés.

Origine

On les obtient à partir de graines (huiles d'arachide, de maïs, de tournesol, de soja…) ou de fruits (olive, avocat, palme) par pression et/ou par extraction à l'aide de solvants.

Composition

- Les huiles végétales sont composées principalement de **triglycérides** qui sont des **esters** triples d'acides gras et de glycérol.
- L'acide gras qui participe à la formation de ces esters est en majeure partie l'**acide oléique** dont la molécule ne possède qu'une double liaison. Mais certaines huiles contiennent des acides gras plus insaturés tels que l'**acide linoléique** (deux doubles liaisons) et l'**acide linolénique** (trois doubles liaisons). Ce sont les acides gras polyinsaturés ou AGPI.

> **Huiles de type linoléique : tournesol, soja, sésame, argan…**
> **Huiles de type linolénique : bourrache, onagre, pépins de cassis, macadamia…**

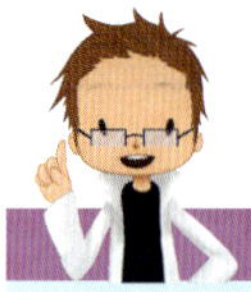

Info +

Une « huile » végétale particulière, l'**huile de jojoba**, n'est pas un triglycéride mais un ester gras linéaire résultant de la combinaison chimique d'un acide gras insaturé à longue chaîne carbonée et d'un alcool gras de même longueur.

- En plus d'une forte proportion de triglycérides, les huiles végétales contiennent une petite quantité d'insaponifiables (voir plus loin).

Propriétés

- Les huiles végétales ne se mélangent pas avec l'eau mais elles peuvent être émulsionnées.
- Elles sont très oxydables et doivent être protégées par des antioxydants.
- Elles sont considérées comme étant surgraissantes, « nourrissantes », protectrices, émollientes, assouplissantes.

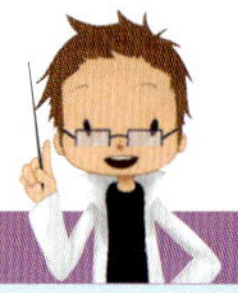

Bon à savoir

Certaines huiles végétales sont onéreuses et peuvent coûter cent fois plus cher que l'huile d'arachide alimentaire (ex. : huile de bourrache).

Utilisations

- Les huiles d'arachide, de tournesol, de soja sont à la base de crèmes ou de laits.
- Les huiles riches en AGPI sont utilisées comme principes actifs dans les formules d'émulsion pour peau sèche puisqu'elles contribuent à restaurer les lipides cutanés.
- L'huile de jojoba a les mêmes emplois.
- L'huile de ricin est utilisée en grande quantité (jusqu'à 50 %) dans les rouges à lèvres comme plastifiant et comme liant.
- Les huiles végétales font partie des formulations d'huiles antisolaires, d'huiles de massage.
- Elles servent à diluer les huiles essentielles utilisées dans les huiles pour le bain ou les huiles de massage.

Principales huiles végétales utilisées en cosmétologie

Tableau 28.2. Huiles riches en acide oléique.

Nom	Origine	Utilisation
Abricot	Amande du noyau	Base de formulation
Amandes	Amandes	Ingrédient actif
Arachide	Graines (cacahouètes)	Base de formulation
Avocat	Fruits (+ ac. palmitoléique)	Ingrédient actif
Camélia	Graines	Ingrédient actif
Macadamia	Noix (+ ac. palmitoléique)	Ingrédient actif
Noisette	Fruit sec	Ingrédient actif
Olive	Fruit	Base de formulation

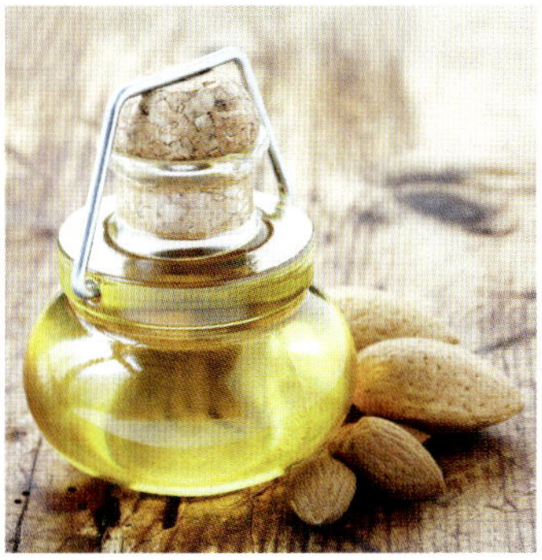

a. Huile d'amande.

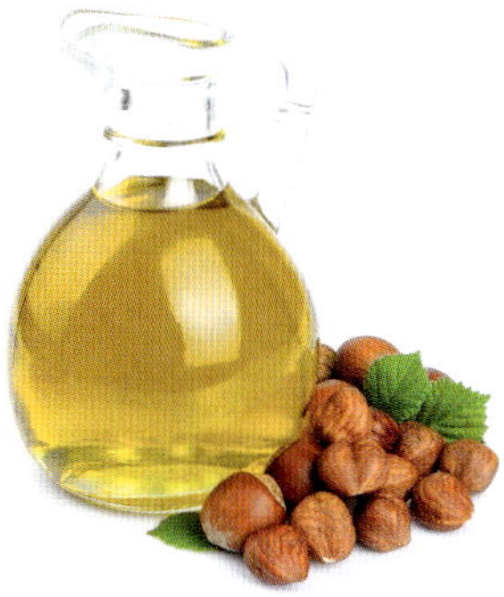

b. Huile de noisette.

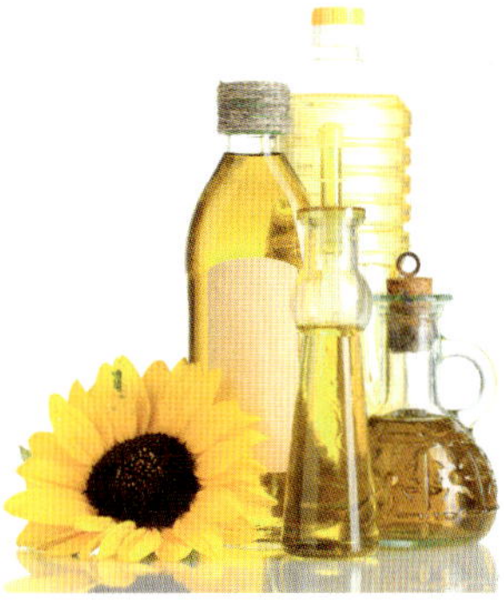

c. Huile de tournesol.

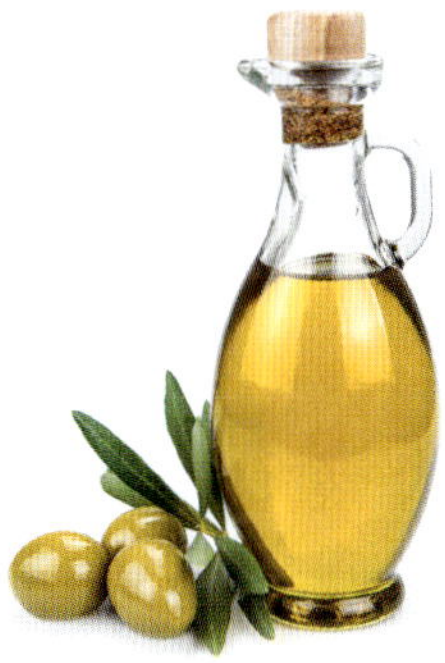

d. Huile d'olive.

Fig. 28.8. Huiles riches en acide oléique.

Tableau 28.3. Huiles riches en acide linoléique (AGPI).

Nom	Origine	Utilisation
Argan	Graines	Ingrédient actif
Baobab	Graines du fruit	Ingrédient actif
Carthame	Graines	Ingrédient actif
Cajou	Noix	Ingrédient actif
Fleur de la passion	Semences, cosses, noyau	Ingrédient actif'
Germes de blé et céréales	Germes	Ingrédient actif
Maïs	Graines	Base de formulation
Œillette	Graines de pavot	Ingrédient actif
Noix	Fruit sec	Ingrédient actif
Pépins	Raisin, fruits rouges	Ingrédient actif
Pin	Pignons	Ingrédient actif
Sésame	Graines	Base de formulation
Soja	Graines	Base de formulation

Tableau 28.4. Huiles riches en acide linolénique (AGPI).

Nom	Origine	Utilisation
Bourrache	Graines	Ingrédient actif
Caméline	Graines	Ingrédient actif
Cassis	Graines	Ingrédient actif
Kiwi	Graines	Ingrédient actif
Kukui	Noix	Ingrédient actif
Onagre = *Primerose oil*	Graines	Ingrédient actif
Pastel	Graines	Ingrédient actif
Rosier muscat = *rose hips*	Fruit	Ingrédient actif

Tableau 28.5. Huiles-beurres riches en acides gras saturés.

Nom	Origine	Utilisation
Babassu	Noyau	Base de formulation
Coco = beurre de coprah	Noix de coco	Crèmes moussantes
Palme	Fruit palmier dattier	Base de formulation
Palmiste	Noyau des dattes	Savons

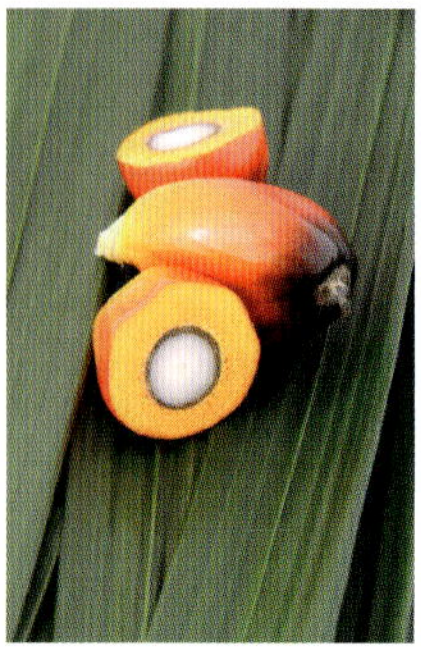

Fig. 28.9. Fruit du palmier à huile.

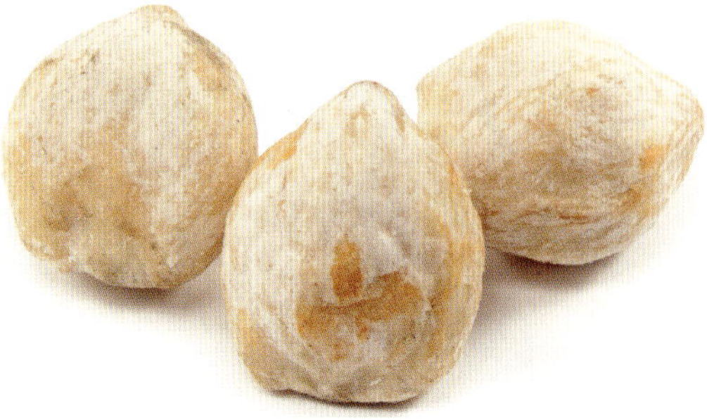

Fig. 28.10. Noix de kukui.

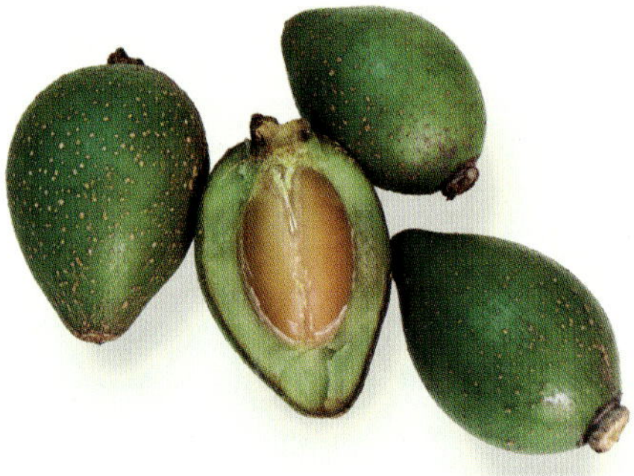

Fig. 28.11. Fruit de l'arganier.

Bon à savoir

Les dénominations INCI de toutes ces huiles correspondent au nom latin, ex. : *Borrago officinalis* (seed oil) pour l'huile de bourrache, *Rosa moscata* (seed oil) pour l'huile de rosier muscat, ou au nom commun anglais, ex. : *corn oil* pour l'huile de maïs, *castor oil* pour l'huile de ricin. Il est possible aussi de trouver les deux dénominations, ex. : *almond oil* ou *Amygdalus communis* (seed oil) pour l'huile d'amande. Compte tenu de la difficulté de mémorisation de tous ces vocables, il est souvent indispensable de se reporter à un dictionnaire ou à un site web pour identifier convenablement le produit.

Info +

- Kukui ou noyer des Moluques, appelé aussi bancoulier. Symbole de Hawaï.
- Arganier : arbuste cultivé au Maroc.
- Macadamia : noyer du brésil cultivé en Australie.
- Œillettes : graines de pavot non toxiques utilisées en pharmacie et en boulangerie.
- Caméline ou lin bâtard : plante herbacée poussant dans le nord de l'Europe.
- Pastel ou *Isatis tinctoria* : plante herbacée cultivée dans le sud-ouest de la France. Pour obtenir l'huile, on utilise les graines. Ses feuilles fermentées fournissent un colorant bleu clair.
- Onagre : plante herbacée qui pousse un peu partout dans les pays tempérés. À ne pas confondre avec un type d'âne du même nom.
- Babassu : palmier d'Amazonie.

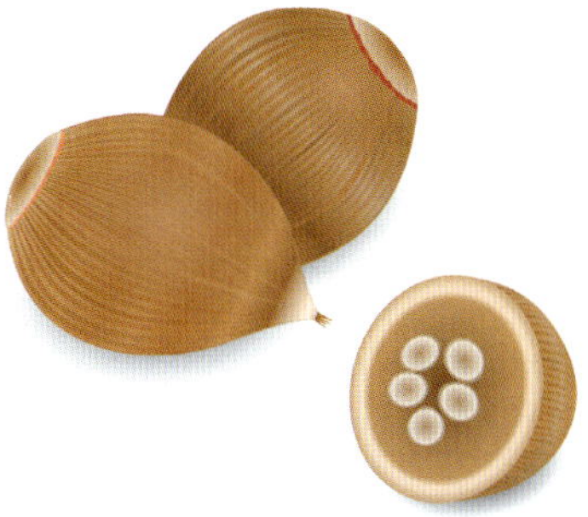

Fig. 28.12. Noix de babassu.

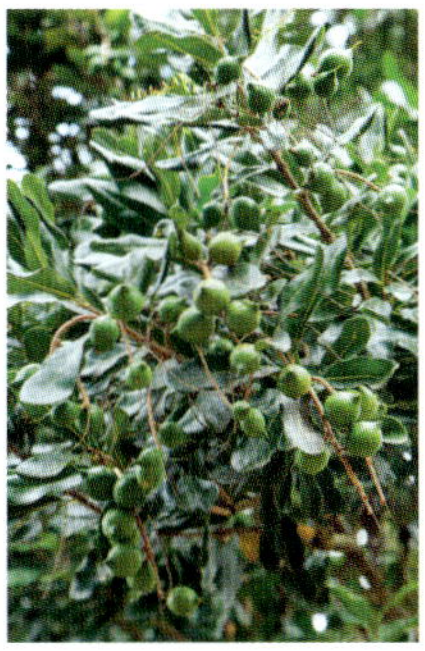

Fig. 28.13. Macadamia.

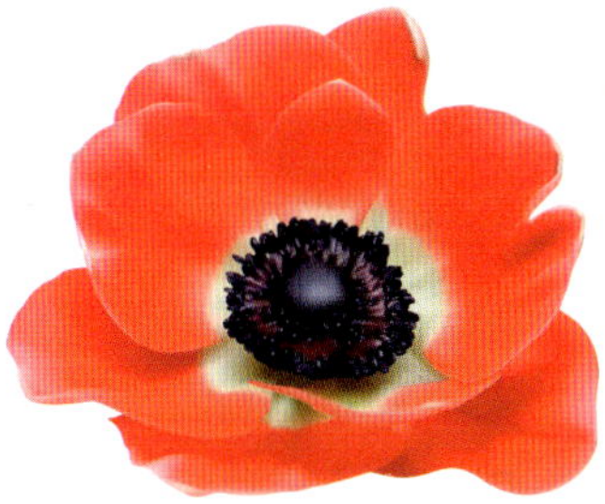

Fig. 28.14. Pavot et ses graines.

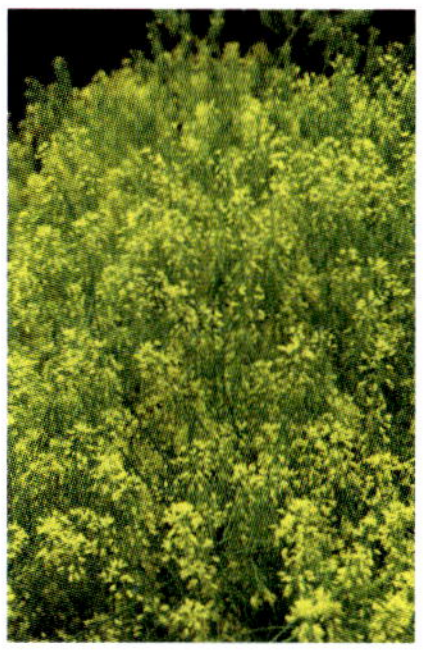

Fig. 28.15. Pastel.

Huiles animales

Ce sont des mélanges gras d'origine animale formés principalement de triglycérides et constituant la graisse des animaux.

Origine

Les plus couramment employées ont été l'**huile de vison**, l'**huile de tortue marine**, les **huiles de squale**. Elles sont extraites des graisses de ces animaux. Elles sont de moins en moins choisies dans un but de protection des animaux.

À noter

Attention, comme on l'a vu plus haut, *castor oil* n'est pas l'huile de castor mais l'huile de ricin.

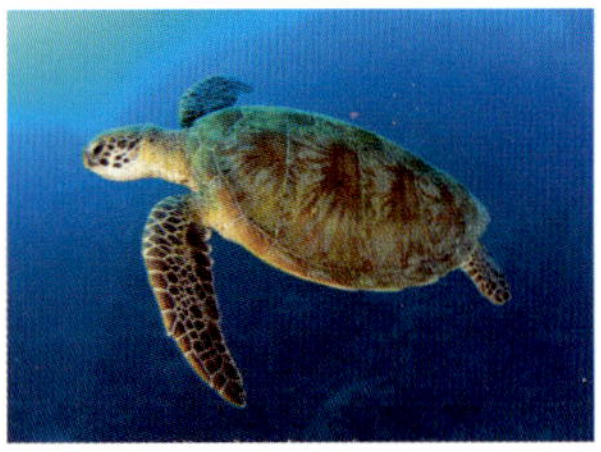

Fig. 28.16. Tortue marine.

Propriétés

- Comme les huiles végétales, elles sont formées de **triglycérides** à base d'acide gras insaturés.
- L'huile de tortue marine contient un hydrocarbure saturé particulier.
- Les huiles de squale contiennent du **squalène**, hydrocarbure en C_{30} avec 6 doubles liaisons.
- L'huile de vison contient une forte proportion d'acide palmitoléique.

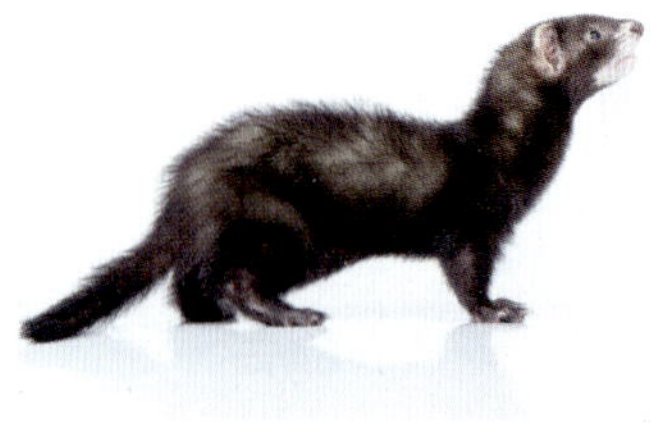

Fig. 28.17. Vison.

Utilisation

- Elles sont employées en faible quantité (2 à 3 %) dans des gammes d'émulsions très protectrices. Elles ne sont jamais des bases de formulation.
- Leur utilisation est de plus en plus contestée par les ligues de protection des animaux lorsqu'elles proviennent des animaux sauvages et même lorsqu'elles proviennent des animaux d'élevage.

Huiles synthétiques

Ce sont des molécules bien définies et non plus des mélanges. Entièrement fabriquées par chimie de synthèse, elles sont reproductibles.

Composition et propriétés

Les triglycérides caprylique-caprique (Miglyol®) sont les plus connus. Ils ne sont pas sensibles à l'oxydation et sont parfaitement reproductibles. Ils résultent de la combinaison chimique d'une molécule de glycérol avec des acides caprylique et caprique. Ils sont totalement lipophiles.

Utilisation

Les triglycérides de synthèse sont des bases de formulation qui peuvent constituer une grande partie de la phase grasse des émulsions.

Beurres

Les beurres sont des mélanges constitués principalement de triglycérides comme les huiles grasses mais dans lesquels on trouve à la fois des acides gras saturés et insaturés.

Origine

Leur origine est principalement végétale.
On utilise surtout :
- le **beurre de karité**, contenu dans un fruit d'Afrique ;
- le **beurre de coprah** (ou huile de coco au-delà de 27 °C), extrait de la noix de coco ;
- le **beurre de cacao**, extrait de la fève de cacao. Longtemps utilisé en pharmacie pour la fabrication des suppositoires, il n'est plus présent que dans certains sticks non colorés pour la protection des lèvres. Il est très peu utilisé en cosmétique. On le trouve surtout en confiserie (chocolat blanc).

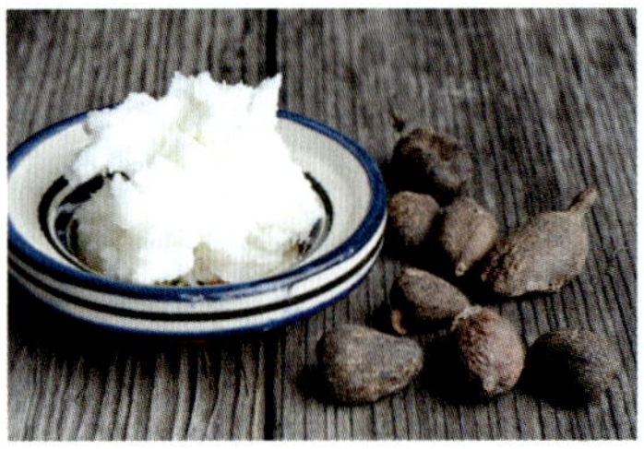

a. Beurre et fruit du karité.

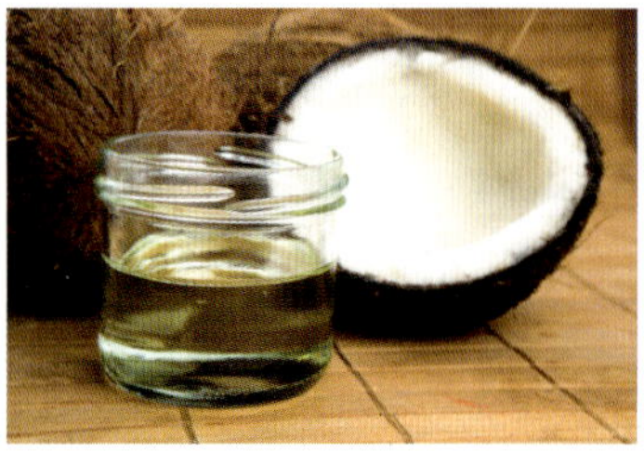

b. Huile et noix de coco.

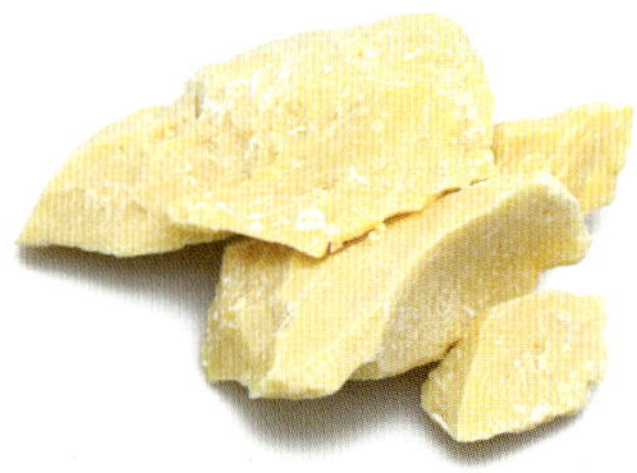

c. Pain de beurre de cacao.

Fig. 28.18. Beurres.

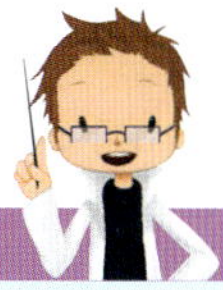

Bon à savoir

Le **suif** est d'origine animale. C'est le vocable appliqué à la graisse de bœuf et de mouton. On ne parle donc pas de beurre bien qu'il soit composé aussi de triglycérides. Par suite des risques de contamination par le prion responsable de l'encéphalopathie spongiforme bovine (ESB), son prélèvement et les traitements imposés pour sa purification sont extrêmement réglementés.

Propriétés

- La consistance pâteuse ou solide des beurres est due à la présence d'acides gras saturés. Le suif, matière première très consistante, est constitué de triglycérides d'acide stéarique et palmitique.
- Le beurre de coprah devient liquide à partir de 27 °C d'où son nom d'huile de coco.
- L'« huile » de palme, pâteuse à température inférieure à 26 °C, peut être considérée comme un beurre.
- Le beurre de karité est très riche en insaponifiables et possède des propriétés de protecteur solaire.
- Excepté la consistance, les beurres ont les mêmes propriétés que les huiles.

Utilisation

- Les beurres sont parfois utilisés en grande quantité (10 à 20 %) dans les formulations de crèmes de beauté.
- Le beurre de coprah entre dans la composition des crèmes à raser et dans les savons, où il est responsable du pouvoir moussant.
- Le suif est utilisé pour la préparation des savons.

7. Insaponifiables

Les insaponifiables sont des mélanges de substances qui ne peuvent pas être saponifiés, d'où leur nom d'insaponifiable. Ils sont présents en très faible quantité (0,5 à 3 %) dans les huiles végétales, animales et dans les beurres. Ils sont considérés comme des ingrédients actifs. Ce ne sont pas des bases de formulation.

➤ La saponification consiste à mélanger, à température élevée, des graisses avec, le plus souvent, de la soude. On obtient ainsi un savon.

Composition

L'insaponifiable contient principalement :

- des caroténoïdes précurseurs de la vitamine A, dont le β-carotène ;
- des tocophérols, dont la vitamine E ;
- des stérols, molécules proches du cholestérol mais d'origine végétale, appelés phytostérols.

Propriétés

Ce sont des mélanges lipophiles qui seront incorporés dans la phase grasse des émulsions en petite quantité (1 à 2 %) compte tenu de leur prix élevé (≈ 457 €/kg).

Utilisation

Les insaponifiables les plus utilisés en cosmétique sont les insaponifiables d'huiles d'avocat, de soja, de maïs et de beurre de karité.
Ils auraient une action d'amélioration de l'état du tissu conjonctif, seraient **antiélastasiques** et amélioreraient l'état des peaux sèches et très sèches.

➤ Antiélastasique : empêche le fonctionnement d'une enzyme, l'élastase, qui détruit l'élastine du derme.

8. Cires

> **Les cires sont des substances lipophiles de consistance solide ayant un point de fusion (pF) supérieur à 50 °C. Elles déposent à la surface des matériaux sur lesquels on les applique un film brillant. Elles peuvent être d'origine végétale, animale ou synthétique.**

➡ Cires végétales

Origine

Les cires d'origine végétale se forment à la surface des feuilles et contribuent à leur imperméabilité. On les recueille à partir de divers arbres ou arbustes poussant dans les pays tropicaux. Ce sont essentiellement la **cire de carnauba** et la **cire de candelilla** mais aussi la **cire de riz**.

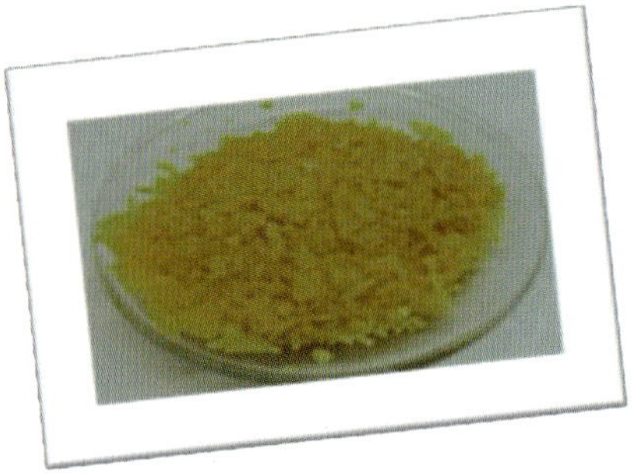

a. Cire de carnauba.

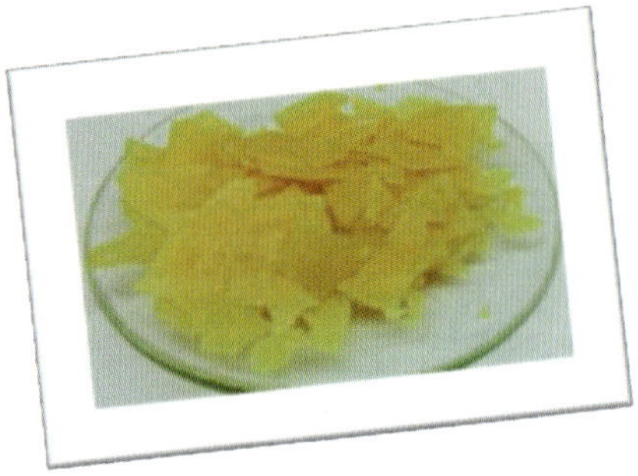

b. Cire de candelilla.

Fig. 28.19. Cires végétales.

Propriétés

- Cire de candelilla et de carnauba se présentent sous l'aspect de pastilles jaune ambré ; la cire de riz est transparente.
- Elles sont insolubles dans l'eau et solubles dans les solvants dits « organiques » (éther éthylique, hexane...).
- Après évaporation du solvant, elles forment un film brillant.
- Leur point de fusion varie de 90 °C pour la cire de carnauba à 75 °C pour la cire de candelilla.
- Elles sont occlusives (elles imperméabilisent la peau).
- Elles sont peu sensibles à l'oxydation.

Utilisation

Elles sont utilisées en quantité ne dépassant pas 8 % comme facteur de consistance, en particulier dans les rouges à lèvres.

➡ Cires d'origine animale

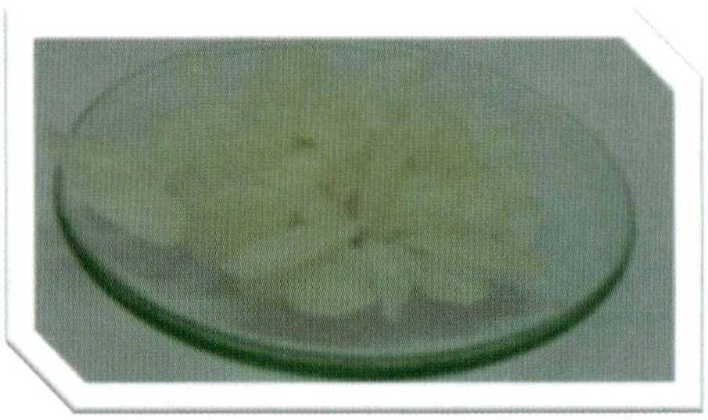

Fig. 28.20. Blanc de baleine ou spermaceti.

Origine

Les cires d'origine animale sont sécrétées par des insectes tels que les abeilles (cire jaune, **propolis**), ou par des mammifères tels que le **cachalot** (blanc de baleine) ou le mouton (**lanoline**).

> La tête du **cachalot** renferme environ 5 tonnes de blanc de baleine (appelé aussi *spermaceti*).
> La **lanoline** est sécrétée par les glandes sébacées du mouton.
> La **propolis** est un mélange complexe de cire, de résine et de substances antiseptiques. Elle sert à colmater les brèches de la ruche et à recouvrir les insectes morts.

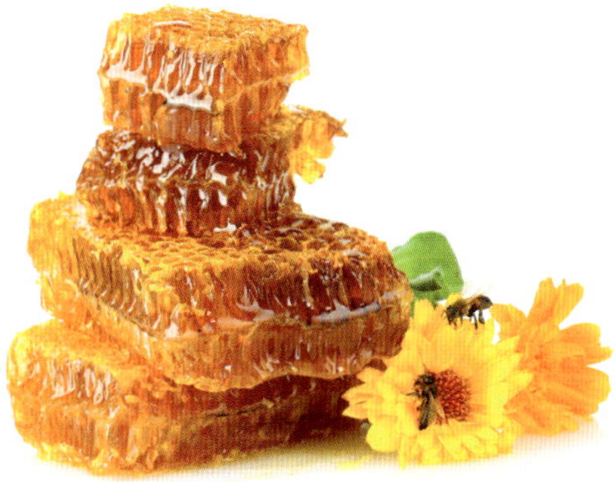
© Africa Studio – Fotolia.com

Fig. 28.21. Rayons de cire d'abeille jaune.

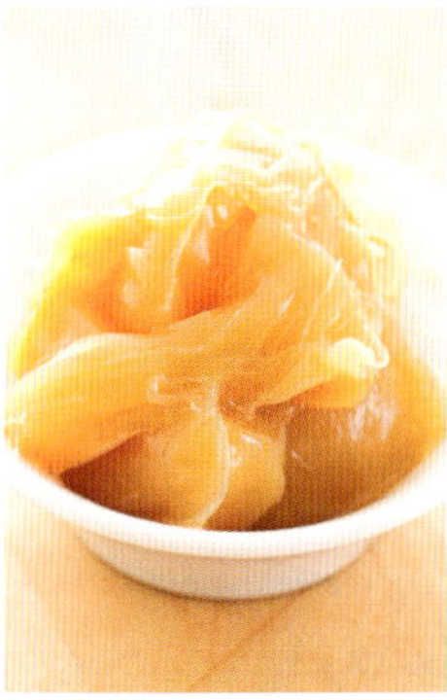
© HLPhoto – Fotolia.com

Fig. 28.22. Lanoline.

Propriétés

- La cire d'abeille issue des rayons est de couleur jaune foncé. C'est l'un des composants essentiels des cires à épiler. La cire d'abeille utilisée dans les formulations cosmétiques est obtenue après décoloration de la cire jaune. Elle est donc blanche. Les deux qualités fondent à 66 °C.
- Le blanc de baleine, la lanoline, la propolis sont des cires par leur composition chimique mais sont des produits pâteux. La lanoline, même de qualité pharmaceutique, est une substance collante, filante, d'odeur forte désagréable, difficile à manipuler.
- La lanoline dite « **anhydre** » est capable d'absorber au moins deux fois son poids d'eau grâce à la présence, dans sa composition, de stérols émulsionnants.
- Le blanc de baleine et la lanoline sont des surgraissants.

> **Anhydre** : sans eau.

Utilisations

- Le blanc de baleine et la lanoline sont introduits dans des crèmes pour peaux très sèches, dans des *cold creams*.
- La propolis est un constituant des sticks pour les lèvres.

➡ Cires synthétiques

Origine

Les cires synthétiques ont plusieurs origines :
- les cires microcristallines résultant de la distillation du pétrole (paraffines) sont considérées comme des cires synthétiques ;
- d'autres sont des polymères d'hydrocarbures ou des polymères issus de mélanges d'esters (ex. : Cera bellina®).

Propriétés

- Les cires synthétiques ont toutes un point de fusion supérieur à 50 °C.
- Elles sont insensibles à l'oxydation, leur conservation est donc parfaite.
- Elles sont généralement incolores et transparentes.
- Leur qualité est reproductible.

Utilisations

- Comme facteurs de consistance et agents de brillance dans les rouges à lèvres.
- Comme agent de régulation du point de fusion des cires à épiler.

9. Dérivés de lanoline

› **Les dérivés de lanoline sont des substances résultant de la modification physique ou chimique de la lanoline afin d'obtenir des propriétés différentes de celles du produit initial.**

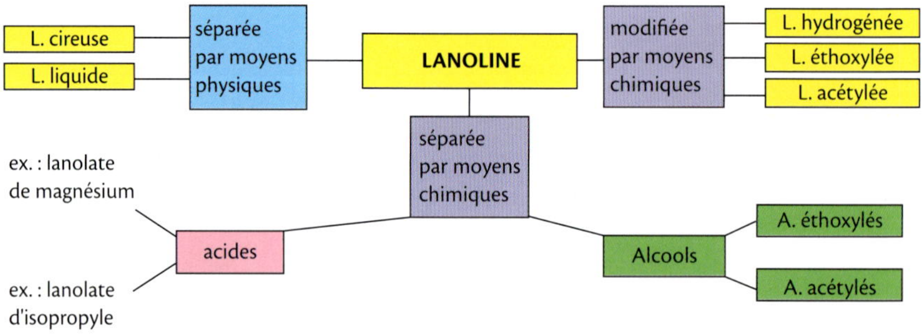

Fig. 28.23.

Propriétés

- La **lanoline liquide** est un surgraissant employé en remplacement de la lanoline pâteuse. Elle est plus facile à manipuler et à mélanger aux autres constituants gras de la formule. En revanche, elle a perdu l'affinité pour l'eau de la lanoline anhydre.
- La **lanoline cireuse** est un facteur de consistance utilisé dans les rouges à lèvres, les sticks et dans les émulsions E/H.
- La plupart des **dérivés de lanoline**, à l'exception des sels d'acide de lanoline (émulsionnants), sont des surgraissants plus ou moins hydrophiles ou lipophiles.

Utilisations

Les dérivés de lanoline sont très utilisés en cosmétique en fonction de leurs propriétés. Ils sont présents dans beaucoup de formulations de :
- rouges à lèvres et sticks ;
- émulsions H/E ou E/H ;
- savons ;
- déodorants.

2 Substances hydrophiles

1. Eau

› **L'eau résulte de l'union d'un atome d'oxygène avec deux atomes d'hydrogène (H_2O). Sa dénomination INCI est *Aqua*, beaucoup plus rarement *Water*.**

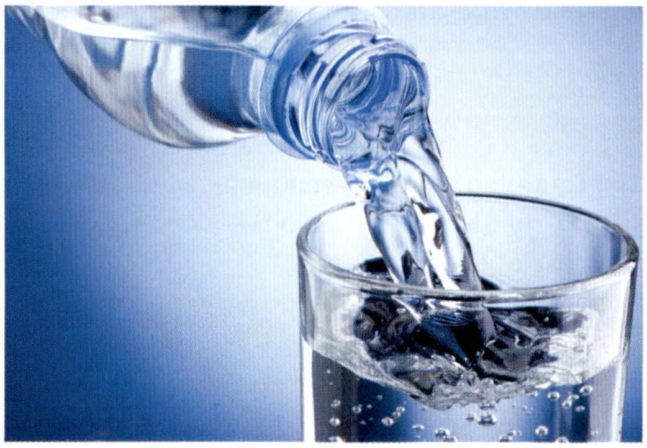

© Hyrma – Fotolia.com

Fig. 28.24.

Caractéristiques cosmétologiques

En cosmétique, l'eau est avant tout un **solvant** qui permet de dissoudre un grand nombre d'ingrédients dits hydrosolubles (solubles dans l'eau).
C'est un **constituant de base de formulation**. Elle entre dans une proportion parfois très importante dans les produits cosmétiques :

- les lotions et les gels aqueux en contiennent jusqu'à 95 % ;
- les émulsions entre 60 et 85 %, parfois 90 % ;
- les shampooings 90 à 94 %.

Ce qui la place au premier rang des composants d'une formule sur l'étiquetage.
Elle est rarement utilisée seule sauf lorsqu'il s'agit d'eaux thermales présentées en « spray », employées pour leur action rafraîchissante, calmante, ou anti-irritante.

Traitements de l'eau

L'eau est un constituant majeur dont la qualité doit être parfaite.
L'eau de distribution des villes est bactériologiquement propre puisqu'elle est buvable mais elle contient des substances souvent indésirables : des hypochlorites (eau de Javel) en quantité parfois perceptible à l'odorat, des électrolytes (sels) qui peuvent perturber les émulsions, quelques micro-organismes enfin qui ne sont pas dangereux pour la santé, mais qui peuvent se développer et proliférer dans un milieu favorable.
Il est donc nécessaire de la purifier et de la stériliser.
On distingue plusieurs sortes d'eau : l'eau adoucie, l'eau déminéralisée, l'eau stérile.

Eau adoucie

› **L'eau dite adoucie est une eau dans laquelle on a seulement enlevé le calcaire (carbonate de calcium). Une eau « dure » devient ainsi une eau « douce ».**

Le calcium est remplacé par du sodium. C'est cette opération qui est réalisée par la ménagère dans les lave-vaisselle.

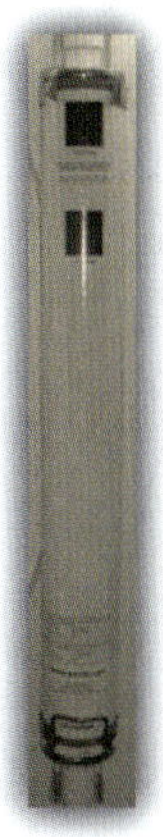

Fig. 28.25. Résine échangeuse d'ions.

Eau déminéralisée

› **L'eau déminéralisée est une eau de laquelle on a éliminé tous les sels. C'est une eau chimiquement « pure ».**

Elle est débarrassée des électrolytes (sels), dont le calcaire, mais elle n'est pas bactériologiquement « propre ». Elle contient des micro-organismes et des micro-algues qui se développent dans les **résines** utilisées pour la déminéralisation. Elle doit donc être filtrée sur des **membranes poreuses** qui retiennent la plus grande partie des polluants.
C'est cette qualité d'eau qui est habituellement utilisée en cosmétologie.

➤ Les résines échangeuses d'ions sont des polymères capables de fixer les parties des sels chargées positivement ou négativement.

➤ Les membranes poreuses qui ont des pores de diamètre de 0,42 µm assurent la propreté bactériologique de l'eau. Celles qui ont des pores de diamètre de 0,22 µm sont des membranes stérilisantes.

Eau stérile

› **L'eau stérile est à la fois déminéralisée et débarrassée de tous les micro-organismes.**

Elle peut être obtenue :

- **par distillation**, c'est-à-dire par ébullition suivie d'une condensation de la vapeur d'eau formée. La vapeur d'eau est débarrassée des sels qui demeurent dans l'eau liquide. On obtient donc une eau totalement déminéralisée et stérile : l'eau distillée. C'est un procédé très coûteux parce qu'il consomme beaucoup d'énergie ;
- **par filtration** sur des membranes de cellulose spéciales dont le diamètre des pores est extrêmement petit : 0,22 µm. C'est le procédé dit de **filtration stérilisante**. C'est le plus courant actuellement.

Les produits cosmétiques sont rarement fabriqués avec de l'eau totalement stérile.

Eau désinfectée par des moyens chimiques

L'eau peut être privée en majeure partie de son contenu en micro-organismes par des moyens chimiques :

- l'eau de Javel qui est une solution d'hypochlorite de sodium ;
- les comprimés de chlorosulfonamide qui libèrent du chlore en présence d'eau ;
- les solutions d'ammoniums quaternaires moins odorantes.

Bon à savoir

Cette eau désinfectée ne peut pas être utilisée pour la préparation des produits cosmétiques. En revanche, elle est très utile pour le nettoyage des surfaces et des ustensiles.

2. Solvants

> Les solvants servent à dissoudre les matières premières solides ou à diluer les liquides.

Alcools proprement dits

Ce sont :

- alcool éthylique ou éthanol (alcool pharmaceutique et alcool des boissons alcoolisées). Dénomination INCI : alcohol ou ethanol ;
- alcool isopropylique ou isopropanol (solvant). Dénomination INCI : isopropylic alcohol ou isopropanol ;
- alcool benzylique (solvant et conservateur). Dénomination INCI : benzylic alcohol.

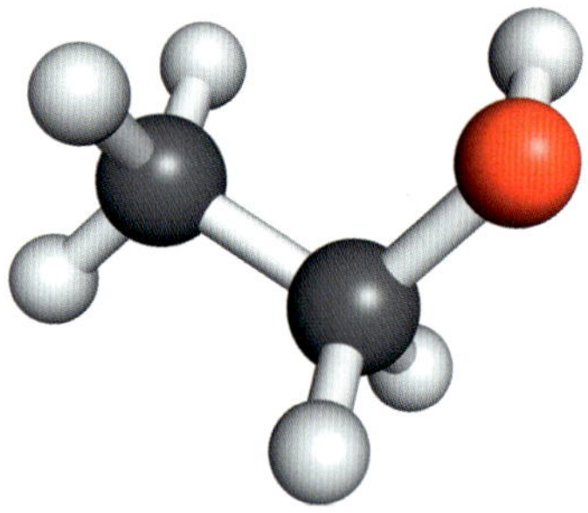

© petarg – Fotolia.com

Fig. 28.26. Molécule d'éthanol.

Focus sur…

Les solutions alcooliques

Le titre d'une solution alcoolique est exprimé par le nombre de volumes d'éthanol contenu dans 100 volumes du mélange à la température de 20 °C.
Exemple : une solution alcoolique à 30 % contient 30 mL d'alcool pur dans 100 mL.

Les solutions alcooliques sont utilisées :

- pour diluer les compositions de parfums (on parle de « parfumerie alcoolique ») ;
- pour préparer diverses lotions après-rasage ou lotions toniques ;
- pour assurer la conservation. L'éthanol présent à une concentration supérieure à 20 % dans une lotion ou un gel se comporte comme un conservateur antimicrobien ;
- pour augmenter la pénétration cutanée des ingrédients actifs.

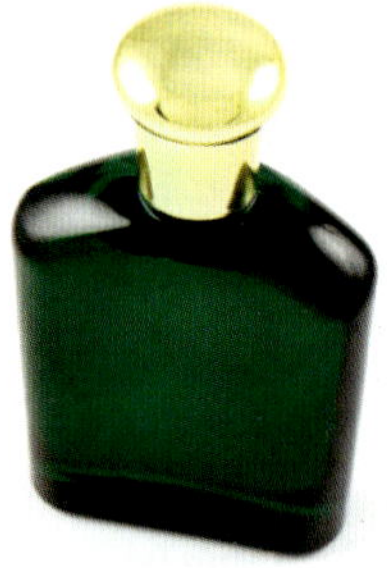

© Hugh O'Neill – Fotolia.com

Fig. 28.27. Après-rasage.

Glycols

Ce sont :

- l'éthylène glycol. Dénomination INCI : ethylenglycol ;
- le propylène glycol. C'est un liquide très peu visqueux obtenu par synthèse chimique. Dénomination INCI : propylenglycol ;
- le butylène glycol. Dénomination INCI : butylenglycol.

Le **propylène glycol** et le **butylène glycol** sont utilisés surtout comme solvant. Le propylène glycol dissout les lipides de la peau, ce qui le rend desséchant.
Il est cependant employé dans de très nombreux produits cosmétiques, émulsions, sticks déodorants.
Propylène glycol et butylène glycol servent de solvant pour la préparation des extraits végétaux hydroglycoliques. Ils en facilitent la conservation.

3. Humectants

Ce sont des *glycols* et des *polyols* : glycérol, sorbitol et propylène glycol sont capables de fixer des molécules d'eau. Ce sont des substances dites « hygroscopiques » (qui absorbent l'humidité).

Glycérol

Le glycérol ou glycérine est obtenu par synthèse ou par hydrolyse des graisses animales et végétales. C'est un sous-produit de la fabrication du savon. Il se présente sous forme d'un liquide visqueux qui semble gras au toucher.
Mais le glycérol n'est pas un corps gras. Il se mélange à l'eau (il est miscible) en toutes proportions.
Dénomination INCI : glycerin ou glycerol.
Le **glycérol** est utilisé surtout comme **hydratant** et **humectant**.

> **Humectant : qui empêche une préparation de se dessécher.**
> **Hydratant : qui apporte une certaine quantité d'eau à la peau.**

Sorbitol

Le sorbitol est obtenu à partir de l'amidon.
Il se présente sous la forme d'une solution aqueuse à 70 %. C'est un liquide visqueux, sucré, appelé « sirop de sorbitol », miscible à l'eau. Dénomination INCI : sorbitol.
Le **sorbitol** est utilisé en association avec le glycérol ou en remplacement du glycérol comme humectant ou hydratant.

Propylène glycol

Voir plus haut.

4. Épaississants et gélifiants

Ce sont des macromolécules d'origine naturelle ou synthétique capables de former des gels en emprisonnant une grande quantité de solvant, généralement de l'eau, dans un réseau en trois dimensions. En faible concentration, ils sont seulement épaississants.

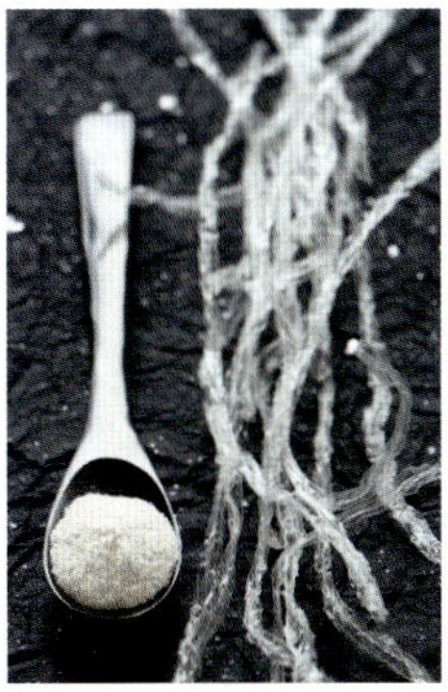
© FOOD-micro – Fotolia.com

Fig. 28.28. Gélifiant.

Gélifiants d'origine naturelle

Origine végétale

Ce sont des **macromolécules polysaccharidiques** extraites :

- d'algues : alginates ;
- de lichens : carraghénates ;
- de la sève des arbres : **gomme** arabique, gomme adragante ;
- de graines ou de pépins : pectine, gommes de guar, de caroube, amidon ;
- de feuilles : gel d'aloès.

Propriétés

- Les polysaccharides sont généralement des poudres dispersibles dans l'eau tiède sous agitation forte. Le gel se forme au refroidissement et au repos.
- Leur conservation est difficile parce qu'ils constituent de très bons milieux de culture pour les micro-organismes.
- Ils sont **épaississants** et **gélifiants**.

> **Molécules polysaccharidiques : molécules de masse moléculaire élevée constituées de plusieurs molécules de sucres.**
> **Gomme : substance visqueuse et collante exsudant de certains arbres. Ce terme est employé à tort dans le cas de la « gomme de guar » extraite de graines et de la « gomme xanthane » obtenue par biotechnologie.**

Utilisations

- Les polysaccharides sont utilisés pour épaissir des lotions, des shampooings.
- Ils sont aussi incorporés dans la phase aqueuse des émulsions pour les épaissir et les stabiliser.
- Ils sont incorporés dans les dentifrices pour les épaissir et leur donner une certaine plasticité.

Origine minérale

Silice colloïdale ou gel de silice

La **silice colloïdale** ou gel de silice est un dérivé oxygéné du silicium.
Elle se présente sous forme d'une poudre impalpable très blanche, extrêmement légère. Elle est très avide d'eau et reforme un gel rapidement. Elle est utilisée comme desséchant, ou, en présence d'eau, comme gélifiant.
Certaines qualités de **silice** colloïdale sont modifiées chimiquement. Elles deviennent plus ou moins lipophiles (affinité pour l'huile) et servent à épaissir des huiles.

> **La forme cristalline de la silice est le quartz.**

La **silice** est utilisée en cosmétique :
- comme gélifiant dans des sticks déodorants ou antitranspirants ;
- dans les dentifrices comme abrasif et gélifiant ;
- comme gélifiant des huiles qui entrent dans certaines formulations d'émulsions ou de micro-émulsions.

Silicates

Les **silicates** sont des sels de silice d'origine naturelle mais qui peuvent être obtenus par synthèse. Les **argiles** sont des silicates épaississants (ex. : montmorillonite, bentonite, Veegum®).
Bentone et hectorite sont des silicates modifiés chimiquement et rendus lipophiles.

Gélifiants semi-synthétiques

Ce sont aussi des polysaccharides, mais ils sont obtenus à partir de matières premières naturelles transformées.

Propriétés générales

Ils sont :
- gélifiants et épaississants ;
- de bonne conservation ;
- insensibles aux variations de pH ;
- dispersibles dans l'eau dans laquelle ils gonflent après une période de repos.

Principaux gélifiants semi-synthétiques

- **Gomme xanthane** (dénomination INCI : xanthan gum) : elle est obtenue par biotechnologie à partir d'un micro-organisme qui agit sur un **substrat** sucré.
- **Dérivés de cellulose** : ils sont obtenus à partir de la cellulose (issue du bois) par transformation chimique. Les plus utilisés en cosmétique sont l'hydroxyéthyl cellulose et l'hydroxypropyl cellulose.

> **Substrat : matériau de base sur lequel s'exerce une action qui l'utilise et le transforme.**

Utilisations

Les mêmes que celles des gélifiants d'origine végétale.

Gélifiants synthétiques

Ce sont principalement les **polymères** carboxyvinyliques (Carbomères ou Carbopol®).

> **Polymères : macromolécules résultant de l'association de plusieurs petites molécules souvent identiques appelées monomères.**

Origine

Ils résultent de l'association de multiples molécules d'acide vinylique (monomère). Les polymères sont donc acides et doivent être neutralisés par des bases minérales ou organiques telles que la soude ou la triéthanolamine. Pour tous les types de carbomères, il n'existe qu'une seule dénomination INCI : carbomer.

Propriétés

- Ils se présentent sous forme de poudres très fines dispersibles dans l'eau sous agitation. **Ils ne fournissent un gel qu'après neutralisation.**
- Ce sont des épaississants et des gélifiants. Ils sont très sensibles aux variations de pH et se liquéfient en milieu acide.
- Ils donnent des gels transparents, d'étalement agréable et rafraîchissant.

Utilisations

Ils sont très utilisés en cosmétique :
- ils servent à épaissir les émulsions pour assurer leur stabilité et améliorer leur étalement. Ils leur confèrent un toucher agréable et rafraîchissant ;
- ils peuvent être à la base de gels-crèmes, produits contenant beaucoup d'eau et très peu d'huile ;
- ils fournissent des gels plus ou moins rigides pour masques, gels capillaires ;
- ils peuvent être utilisés pour l'épaississement de shampooings.

3 Substances pulvérulentes

1. Silicates

Les silicates sont des sels de silice.

Ils sont extrêmement nombreux. On les rencontre sous forme cristalline dans certaines roches. Il s'agit de silicates d'aluminium ou de magnésium contenant aussi du fer. Certains sont des pierres précieuses (topaze, émeraude, grenat), d'autres contenant du potassium ou du sodium sont des roches en feuillet tels les micas. Les silicates d'aluminium amorphes (non cristallisés) sont les argiles.

➡ Talc

Origine

C'est un silicate de magnésium extrait de couches géologiques comme un minerai.

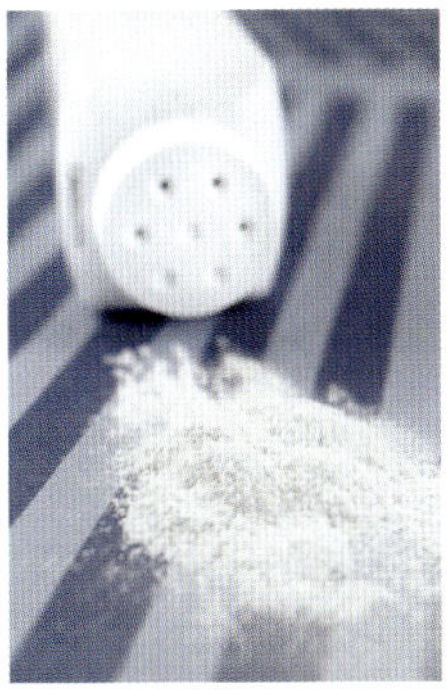

© GVictoria – Fotolia.com

Fig. 28.29. Talc.

Propriétés

C'est une poudre blanche très fine formée de plaquettes glissant les unes sur les autres. Il est très souvent pollué par des micro-organismes pathogènes et doit être stérilisé pour l'utilisation cosmétique et pharmaceutique.
Il est insoluble dans l'eau et dans l'huile et ne forme pas de gel en présence de ces solvants. On le considère donc comme un pigment blanc (voir paragraphe « Colorants »).

Utilisations

Le talc a de multiples utilisations en cosmétique :
- on le trouve dans la formule des poudres libres et des fonds de teint compacts ;
- il constitue à lui seul un produit d'hygiène. Il assèche la peau et adsorbe les corps gras ;
- il permet le glissement du rasoir et adoucit la peau.

➡ Kaolin

Le kaolin est un silicate d'aluminium pur blanc. Il entre dans la composition des poudres libres ou compactes et dans les masques et les fonds de teint.

➡ Argiles

Origine

Elles proviennent de la désintégration du granit qui est une roche siliceuse et sont formées de silicate d'aluminium parfois mélangé à des traces d'autres métaux. On distingue :
- l'argile rouge qui contient de l'oxyde de fer ;
- l'argile verte qui contient du chlorure ferreux.

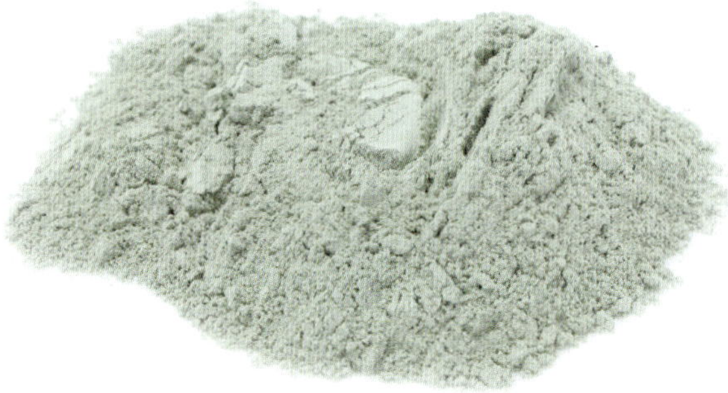

Fig. 28.30. Argile verte.

Propriétés

Elles sont capables de fixer les huiles et les corps gras par **adsorption** (fixation de surface) ou **absorption** (fixation dans la masse). C'est le cas de l'argile verte et du kaolin.
Les argiles sont plastiques en présence d'eau.

Utilisations

Les **argiles** sont employées en cosmétique :
- comme épaississants dans les produits de maquillage ;
- comme adsorbants des graisses dans les masques, dans les shampooings, dans les laits démaquillants pour peau grasse.

2. Oxydes

› **Les oxydes résultent de la combinaison d'un métal avec l'oxygène.**

Origine

Beaucoup d'oxydes existent dans la nature. Ils constituent d'importants gisements de minerais métalliques (oxydes de fer, de manganèse, d'étain, d'aluminium). D'autres sont obtenus par combustion du métal (oxyde de zinc, oxyde de titane…).

Propriétés

- Les oxydes utilisés en cosmétique sont insolubles dans l'eau et dans l'huile. Ils font partie des « pigments ».
- Ce sont des poudres plus ou moins fines dont certaines sont colorées et sont utilisées comme pigments colorés (oxydes de fer, de chrome, de manganèse, de cobalt).
- Ils ont aussi la propriété de réfléchir la lumière et sont utilisés dans les produits solaires (oxyde de titane, oxyde de zinc).

Utilisations

- L'**oxyde de titane** est matifiant et opacifiant, il permet en outre la dilution des colorants.
- L'**oxyde de zinc** est cicatrisant.

- L'**oxyde de titane** et l'**oxyde de zinc** peuvent être obtenus sous forme de poudres ultrafines capables d'absorber intensément tout le rayonnement ultraviolet sans l'aide de filtres synthétiques.

4 Tensioactifs

Les tensioactifs sont des molécules possédant à la fois une affinité pour l'eau (partie hydrophile) et une affinité pour l'huile (partie lipophile). Ils sont dits amphiphiles. Grâce à cette propriété, ils servent de lien entre la partie grasse et la partie aqueuse des émulsions.

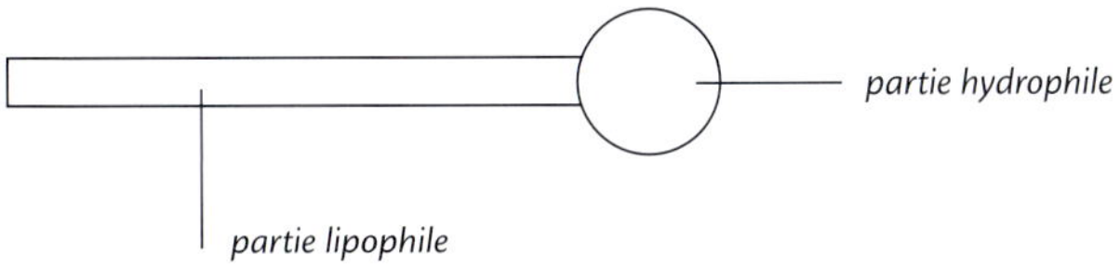

Fig. 28.31. Représentation schématique d'un tensioactif.

1. Propriétés des tensioactifs (TA)

Grâce à leur caractère amphiphile, les tensioactifs s'orientent aux interfaces (entre les particules d'huile et l'eau par exemple). Ils peuvent être :

Détergents

Ils émulsionnent les salissures plus ou moins grasses fixées sur un support, la peau, les cheveux, les ongles..., les tissus.

Mouillants

Ils permettent à un liquide de s'étaler facilement sur une surface solide. Cette propriété va augmenter le pouvoir détergent.

Moussants

Certains tensioactifs moussent beaucoup. La mousse est constituée par des bulles d'air entourées d'un film d'eau piégé entre deux films de tensioactif.

Solubilisants

Dans l'eau, les molécules de certains tensioactifs peuvent s'associer entre elles pour former des sortes de microsphères appelées **micelles**. Les têtes hydrophiles du tensioactif sont orientées à l'extérieur (vers l'eau), les queues lipophiles sont orientées vers l'intérieur. L'intérieur de la micelle peut ainsi recevoir des substances lipophiles (huiles essentielles par exemple) qui ne seraient pas solubles dans l'eau mais qui y sont entraînées par l'intermédiaire de la micelle.

Émulsionnants

Les tensioactifs réalisent le lien entre la partie grasse et la partie aqueuse des émulsions en se plaçant à l'interface, c'est-à-dire à la surface des globules gras qui sont dispersés dans l'eau par l'agitation ou des globules d'eau qui sont dispersés dans l'huile. Leur caractère amphiphile permet leur orientation à l'interface. Ils assurent ainsi la stabilité de la dispersion.
La plupart des tensioactifs sont d'origine synthétique, mais certains, de plus en plus utilisés, sont d'origine naturelle.

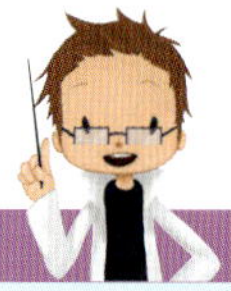

Bon à savoir

Chaque tensioactif possède plusieurs de ces propriétés, mais toutes ne sont pas réunies avec la même intensité dans la même molécule. Certains tensioactifs sont plus détergents, mouillants et moussants, d'autres sont plutôt émulsionnants, d'autres plutôt solubilisants.

2. Différents types de tensioactifs

Tensioactifs dits « anioniques »

La tête hydrophile porte une charge négative.

Propriétés technologiques : Ils sont surtout détergents, mouillants, moussants. Ils sont utilisés surtout dans les shampooings et dans tous les produits de nettoyage de la peau et des cheveux.

Exemples : lauryl sulfate de sodium, savons. Dénominations INCI : Sodium lauryl sulfate, sodium stearate…

Tensioactifs dits « cationiques »

Substantif : se fixe solidement à la surface de la peau, des cheveux et des poils.

La tête hydrophile porte une charge positive.

Propriétés technologiques : ils sont surtout antiseptiques, conditionneurs et **substantifs** à la kératine. On les utilise peu en cosmétique sauf dans les après-shampooings où leur charge (+) permet une bonne fixation sur la kératine qui porte une charge (–).

Exemple : chlorure de trimethylstéaryl ammonium. Dénomination INCI : stearyltrimonium chloride.

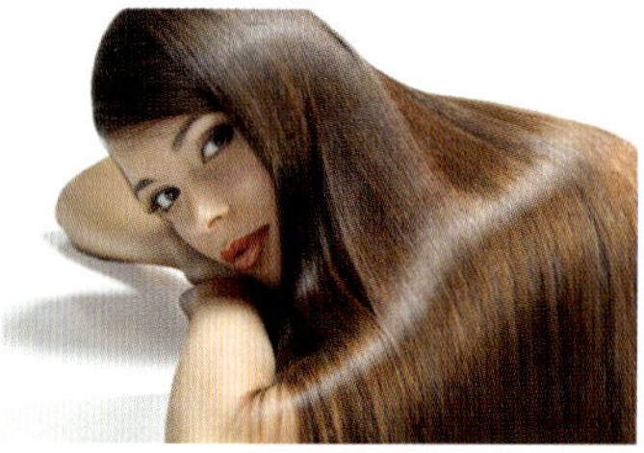

© puhhha – Fotolia.com

Fig. 28.32. Lissant.

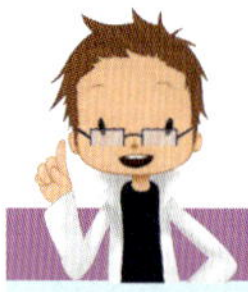

Info +

Tensioactifs anioniques et cationiques ne peuvent pas être mélangés. Mis en présence l'un de l'autre, ils forment une macromolécule insoluble dans l'eau et dans l'huile.

Tensioactifs dits « amphotères »

pH = potentiel hydrogène. Valeur maximale : 14. De 1 à 7 : zone acide. De 7 à 14 : zone alcaline. La valeur 7 représente la zone neutre.

La partie hydrophile porte une charge négative et une charge positive. La nature de la charge varie en fonction du pH.

Ils sont cationiques en milieu acide, anioniques en milieu alcalin.

Propriétés technologiques : ils possèdent à la fois les propriétés des anioniques et celles des cationiques mais à un degré moindre. Ils sont compatibles (ils peuvent se mélanger) avec tous les types de tensioactifs lorsque le **pH** du milieu est compris entre 5 et 8.

Exemple : dénomination INCI : stearylbétaïne.

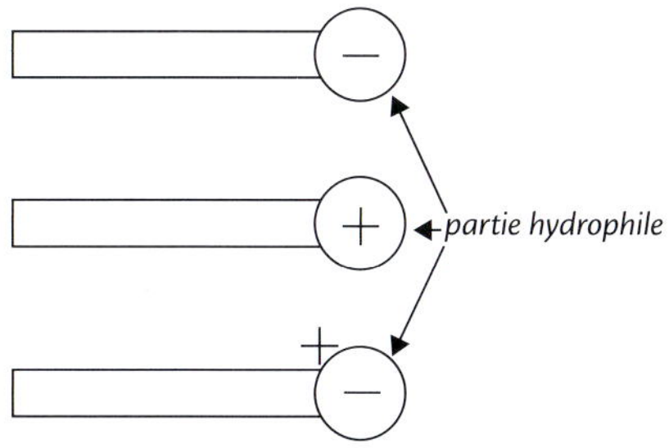

Fig. 28.33. Représentation schématique des tensioactifs de type ionique.

➡ Tensioactifs non ioniques

› Ils ne sont pas ionisables (ils ne portent aucune charge).

Leur partie lipophile est constituée par une chaîne grasse plus ou moins longue. Leur partie hydrophile est elle aussi variable. On peut donc trouver dans ce groupe des substances très lipophiles et d'autres très hydrophiles ainsi que tous les intermédiaires.

Propriétés technologiques : les tensioactifs non ioniques sont surtout émulsionnants, mouillants, solubilisants. Ils ne sont pas sensibles aux variations de pH. Ils sont compatibles avec tous les types de tensioactifs.

Exemples :

- stéarate de sorbitan. Dénomination INCI : sorbitan stearate.
- alcool laurique + 7 molécules d'oxyde d'éthylène. Dénomination INCI : Laureth-7.

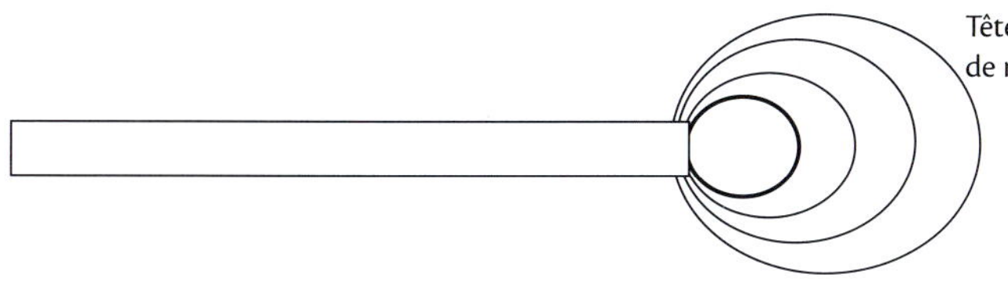
Tête hydrophile variable en fonction du nombre de molécules d'oxyde d'éthylène fixées

Fig. 28.34 Représentation schématique de tensioactifs non ioniques.

3. Tensioactifs d'origine naturelle

- **Cholestérol** : molécule complexe rencontrée dans la plupart des organismes animaux où il participe au transport des graisses.
- **Lécithine** : lipide complexe extrait du jaune d'œuf ou du soja. En cosmétique, les lécithines sont utilisées comme émulsionnants.
- **Saponine** : substance extraite de la saponaire (plante herbacée) ou du bois de Panama (arbre exotique). C'est un produit moussant qui peut, dans les shampooings, remplacer les détergents synthétiques anioniques.
- **Protéines** : elles possèdent un certain pouvoir émulsionnant. Ex. : la caséine, mais elles sont toujours associées à un autre tensioactif.

5 Additifs

1. Conservateurs antimicrobiens

› On entend par conservateurs antimicrobiens les substances qui sont ajoutées comme ingrédient à des produits cosmétiques, principalement pour inhiber le développement des micro-organismes dans ces produits.

➡ Législation

Tous les conservateurs antimicrobiens utilisables dans les produits cosmétiques sont inscrits sur une liste qui constitue l'**annexe V** du **Règlement cosmétique européen**.

Mécanisme d'action

Les conservateurs peuvent être :

- bactériostatiques : ils empêchent le développement des bactéries ;
- bactéricides : ils tuent les bactéries ;
- fongistatiques : ils empêchent le développement des champignons microscopiques ;
- fongicides : ils tuent les champignons microscopiques.

Ils agissent de trois manières :

- ils altèrent les systèmes enzymatiques de la cellule bactérienne ;
- ils dénaturent les protéines ;
- ils modifient le système de reproduction en dénaturant les acides nucléiques.

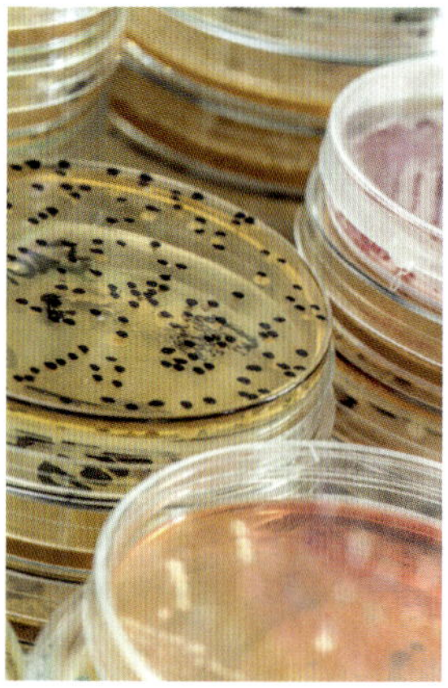

Fig. 28.35. Colonie de micro-organismes.

Rôle des conservateurs

Il est double.

- Les conservateurs protègent les produits cosmétiques des contaminations apportées lors de la **fabrication** par :
  - les matières premières (l'eau, les principes actifs d'origine biologique, les colorants, le talc…) ;
  - les articles de conditionnement ;
  - l'atmosphère des ateliers ;
  - le personnel.
- Les conservateurs ont un rôle protecteur primordial lors de l'utilisation par le **consommateur** qui pollue le produit au moment du prélèvement.

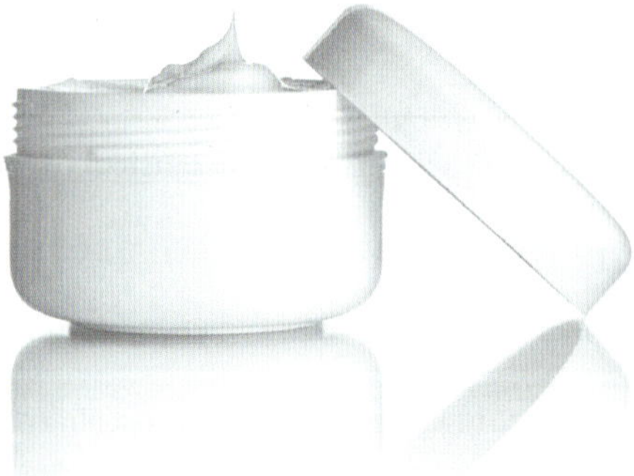

Fig. 28.36. Le pot, facilement contaminable.

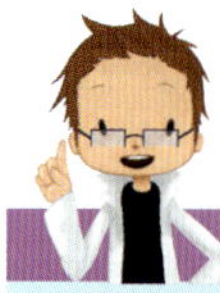

Info +

Lorsque les produits sont préparés selon des procédures spéciales dites **Bonnes Pratiques de Fabrication (BPF)**, ils sont très peu souillés. Si le conditionnement leur évite tout contact avec l'utilisateur (aérosol, flacons doseurs, produits pulsés, présentation unidose…), la présence d'un conservateur n'est pas indispensable.

Principaux types de produits

La législation autorise l'utilisation d'une cinquantaine de molécules antimicrobiennes, mais les plus utilisées sont les suivantes.

- Les **parabens** ou esters de l'acide 4-hydroxybenzoïque étaient présents dans 85 % des produits cosmétiques, surtout sous forme d'esters méthylique ou propylique. Ils sont bactéricides et fongicides. Le soupçon qu'ils puissent être des **perturbateurs endocriniens** a conduit à diminuer ou à supprimer leur utilisation dans certains produits. Ils sont toujours inscrits sur la liste positive des conservateurs. Les principaux sont :
  - méthyl paraben sodé ou non sodé ;
  - éthylparaben sodé ou non sodé ;
  - propyl paraben sodé ou non sodé ;
  - butylparaben.

> **➤ Perturbateurs endocriniens : substances capables de modifier le fonctionnement des glandes sexuelles en particulier.**

Les deux premiers sont reconnus comme étant absents de toute toxicité.

- L'**acide sorbique**, utilisé souvent sous forme de sorbate de potassium, est surtout fongicide. Il n'est jamais utilisé seul, mais toujours en mélange avec d'autres conservateurs.
- Les **donneurs de formol** sont connus par les formulateurs sous leur marque commerciale, mais étiquetés sur les produits sous leur dénomination INCI.

Tableau 28.6. Principaux conservateurs donneurs de formol.

Nom commercial	Dénomination INCI
Germall 115	Imidazolidinyl urea
Bronidox	5-bromo-5-nitro-1,3-dioxane
Bronopol	2-bromo-2-nitropropane-1,3-diol
Dowicil 200	Quaternium-15
Glydant	DMDM hydantoïne
Germall II	Diazolidinyl urea

Ils sont bactéricides, fongicides et très utilisés dans de nombreux produits en remplacement des parabens.

- Le **phénoxyéthanol** est un produit liquide associé aux parabens ou à d'autres polyols.
- L'**acide déhydroacétique** et son sel de sodium sont bactériostatiques.
- L'**éthanol** (*alcool*) peut être actif comme conservateur à condition que sa concentration dans le milieu soit supérieure à 20 %.

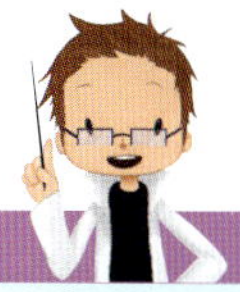

Bon à savoir

- Un mélange de conservateurs est toujours plus efficace qu'un conservateur isolé.
- Les conservateurs seront toujours nommés en fin d'étiquetage puisque leur concentration est toujours inférieure à 1 %.

➡ Utilisation

La plupart des produits cosmétiques doivent contenir des conservateurs antimicrobiens choisis en fonction de la nature de la contamination et de la richesse du milieu.

- Un produit pauvre en éléments nutritifs pour les bactéries, c'est-à-dire ne contenant pas de vitamines, de protéines, d'acides aminés, de sucres, nécessitera peu de conservateurs.
- Un produit riche en éléments nutritifs et conditionné en pots devra contenir une forte proportion de conservateurs.
- Un produit anhydre (= sans eau) pourra dans certaines conditions être exempt de conservateurs puisque bactéries et champignons se développent préférentiellement en milieu humide ou aqueux.
- Un produit conditionné sous forme d'aérosol et contenant de l'alcool pourra ne pas contenir de conservateurs.

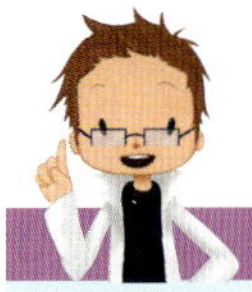

Info +

Pour des raisons de tolérance, la tendance actuelle consiste à diminuer au maximum la quantité de conservateurs à introduire dans les formulations ou à les supprimer.
Les produits dits « bio » ne doivent contenir que les acides sorbique, benzoïque, salicylique, propionique ou l'alcool benzylique.

2. Antioxydants

Les antioxydants sont des molécules capables de capter l'oxygène libre pour empêcher les phénomènes d'oxydation.

Législation

Les antioxydants utilisés en cosmétique n'ont pas de législation propre. Il n'existe pas de liste positive. Mais les produits généralement choisis sont ceux autorisés et réglementés par la législation alimentaire avec en plus quelques autres.

Facteurs favorisant l'oxydation

- Présence parmi les composants de la formule de substances insaturées (huiles végétales en particulier).
- Présence d'air.
- Présence de traces de métaux (fer, cuivre) qui initient l'oxydation.
- Lumière et chaleur.

Rôle des antioxydants

Ils protègent du rancissement les produits cosmétiques contenant des corps gras oxydables tels que les huiles végétales et animales qui contiennent des acides gras insaturés.

Principaux types de substances

Les antioxydants d'origine synthétique ne sont pas admis dans les produits « bio ».

Antioxydants d'origine synthétique

- Di-butyl-hydroxytoluène (BHT), liposoluble.
- Butyl-hydroxyanisole (BHA), liposoluble.
- Propyl-gallate, hydrosoluble.
- Octyl-gallate, liposoluble.
- Dodécyl-gallate, liposoluble.

Antioxydants d'origine naturelle

- Acide ascorbique, hydrosoluble.
- Palmitate d'ascorbyle, liposoluble.
- Acétate d'α tocophérol, liposoluble.
- α tocophérol, liposoluble.

Comme pour les conservateurs, on peut trouver des mélanges d'antioxydants qui sont toujours plus efficaces qu'un produit isolé.

Info +

L'**éthylène diaminetétracemate de sodium** (EDTA) est toujours associé aux antioxydants. Il capte les métaux, fer et cuivre, qui sont des catalyseurs (initiateurs et accélérateurs) d'oxydation.

Utilisation

Les antioxydants sont généralement réservés aux produits gras anhydres ou aux émulsions contenant des corps gras insaturés. On en trouve systématiquement dans les rouges à lèvres, dans les produits antisolaires E/H, dans les crèmes de protection. Leur concentration est généralement dix fois plus faible que celle des conservateurs antimicrobiens. En effet, un excès d'antioxydant, au lieu d'empêcher l'oxydation, l'augmente.

3. Colorants

Une substance colorante est une molécule plus ou moins colorée capable de colorer un support quelconque : cellulose (papier ou textile), nylon ou polyester (textile), kératine (peau, cheveux) par réflexion ou absorption de la lumière visible.

Mode d'action

Le spectre de la lumière visible est formé de 7 couleurs : rouge, orange, jaune, vert, bleu, indigo, violet, correspondant chacune à une bande de longueurs d'onde.
La réflexion du mélange des 7 couleurs produit la lumière blanche.
Le noir est dû à l'absorption de toutes les couleurs.

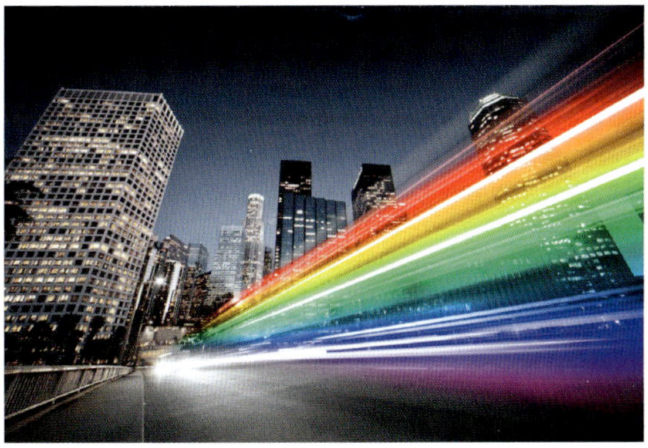

Fig. 28.37. Spectre des 7 couleurs.

La molécule colorante absorbe une partie des radiations visibles et l'œil perçoit les radiations qui n'ont pas été absorbées. Cette propriété est due à la présence dans la molécule de plusieurs groupements chimiques particuliers. Ces groupements chimiques permettent l'absorption d'une partie de la lumière visible.
Exemple : un objet apparaît rouge parce que seule la couleur rouge est réfléchie ; toutes les autres ont été absorbées.

Législation

En cosmétique, il n'est pas possible d'utiliser n'importe quel colorant. En Europe, il existe une liste positive de colorants qui constitue l'**Annexe IV** du **Règlement cosmétique européen**. Ils sont classés

suivant la valeur croissante du numéro du **Color Index (CI)**. Le nom chimique, la couleur, les concentrations maximales autorisées et les limites d'utilisation sont indiqués dans des colonnes séparées.
Ex. : CI 45 350 jaune 6 %

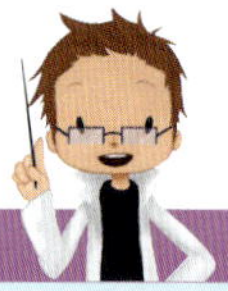

Bon à savoir

- Le Color Index est un dictionnaire américain qui rassemble l'ensemble des colorants présents sur le marché (environ 80 000) utilisables dans tous les domaines.
- Les colorants se trouvant en très petite quantité dans la formule du produit fini, ils se trouvent cités en fin d'étiquetage.

Différentes catégories de colorants

La classification technologique classe les colorants selon leur solubilité. Il existe :
- des **colorants hydrosolubles**, synthétiques ou végétaux ;
- des **colorants liposolubles** d'origine surtout synthétique ;
- des **pigments**, colorants totalement insolubles dans l'huile et dans l'eau, d'origine synthétique ou minérale ;
- des **laques**, insolubles aussi dans l'huile et dans l'eau. Les laques sont obtenues par fixation d'un colorant soluble sur un support inerte (sans réactivité chimique). Le support est une poudre blanche absorbante (hydroxydes d'aluminium, de baryum ou de strontium).

Principaux colorants cosmétiques

Colorants d'origine minérale

- Ce sont des **pigments** et plus particulièrement des oxydes (voir paragraphe « Oxydes minéraux »). Certains sont colorés (oxydes de fer : noir, brun, rouge, jaune). D'autres sont des pigments blancs (oxyde de titane, oxyde de zinc).
- On trouve aussi des sels complexes tels que le pyrophosphate de manganèse (violet) ou le ferrocyanure ferrique qu'on appelle aussi bleu de Prusse.
- Certains métaux (aluminium, cuivre, or, argent) sont aussi inscrits comme colorants.

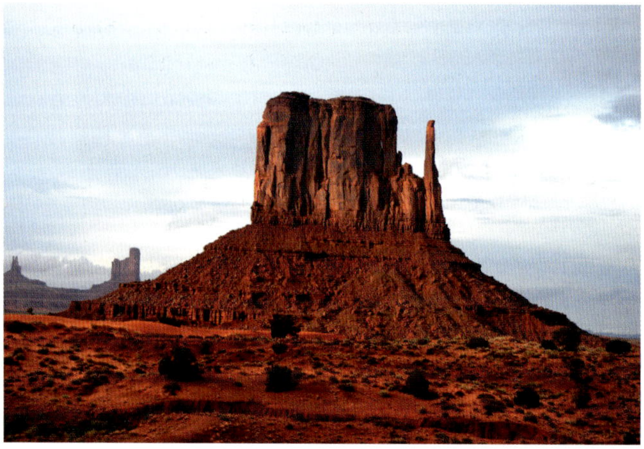

Fig. 28.38. Roches colorées par l'oxyde de fer rouge.

Utilisation : les colorants d'origine minérale sont utilisés dans tous les produits de maquillage, les pigments blancs servent à donner un aspect mat et à diluer les couleurs.

Colorants d'origine animale

- Le **carmin** est encore utilisé actuellement. Il provient de la pulvérisation d'insectes femelles du genre *coccus cacti*. On en retire l'acide carminique, soluble, qui est ensuite présenté sous forme de laque insoluble, le carmin, de **couleur rouge**.

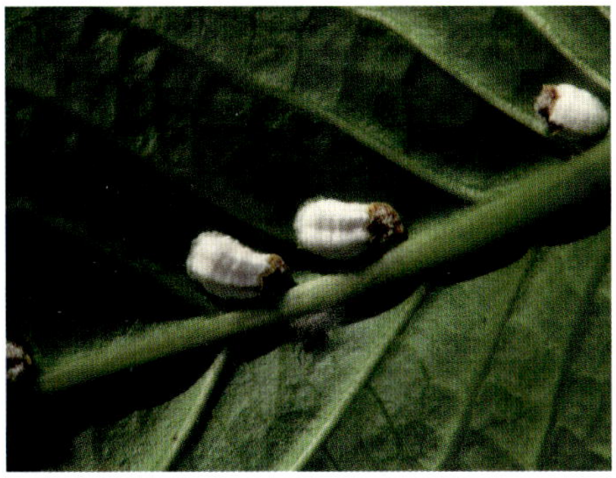

© ChristopheB – Fotolia.com

Fig. 28.39. Cochenilles.

- L'autre colorant d'origine animale est le **noir d'os**. Le noir d'os est une fine poudre noire obtenue par calcination d'os d'animaux dans un récipient fermé. Il se compose essentiellement de phosphate de calcium et de carbone.

Utilisation : le carmin est utilisé surtout dans les rouges à lèvres et les fards à joues ; le noir d'os est incorporé dans les mascaras.

Colorants d'origine végétale

Ces colorants sont extraits des feuilles, des fruits, du bois ou des graines de divers végétaux.

- Les **caroténoïdes** (carotte, huile végétale) sont des colorants **jaunes**.
- Les **chlorophylles** (épinard, luzerne, ortie) sont des colorants **verts**.
- Les **anthocyanes** (baies de cassis, sureau, peau de raisin noir) sont des colorants **rouges** en milieu acide, **bleu mauve** en milieu alcalin.
- Le **rouge de betterave** (betterave rouge) est un colorant **rouge**.
- L'**indigo** est un colorant **bleu** extrait des feuilles de l'indigotier.
- Le **henné** (arbuste d'Afrique du Nord) est un colorant **rouge orangé**.
- Le **brou de noix** (feuilles et écorce verte des noix) est un colorant **brun noir**.
- Des **colorants noirs** sont extraits du **bois de campêche** et du **bois de pernanbouc**.
- L'**alizarine** (extrait de la racine de garance) est un colorant **rouge**.

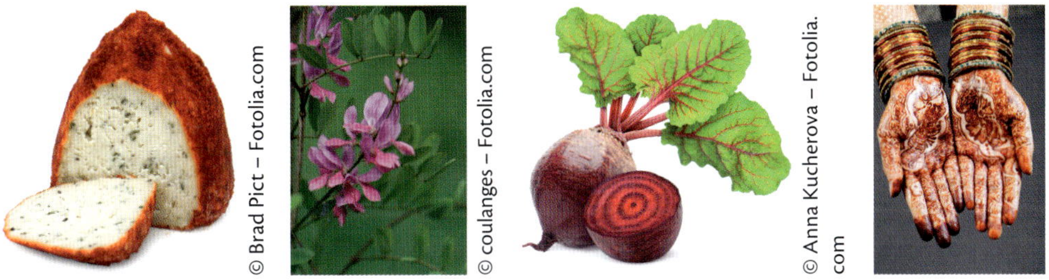

© Brad Pict – Fotolia.com
© coulanges – Fotolia.com
© Anna Kucherova – Fotolia.com
© Qpicimages – Fotolia.com

a. Fromage coloré par le rocou. *b. Indigotier.* *c. Betterave rouge.* *d. Tatouage au henné.*

Fig. 28.40. Colorants d'origine végétale.

Propriétés : ces colorants d'origine végétale sont souvent peu stables à la lumière ; certains changent de couleur en fonction du pH.

➤ Pendant la guerre de 1870, les pantalons des soldats étaient colorés en rouge par l'extrait de racine de garance !

➤ Le pastel ou *Isatis tinctoria* est une plante herbacée cultivée dans le sud-ouest de la France. La fermentation des feuilles fournit un colorant bleu pâle.

➤ Le caramel, colorant alimentaire (E 150), est utilisé pour colorer les lotions.

➤ Le rocou, colorant alimentaire (E 160b) provient d'un arbre d'Amérique tropicale appelé « arbre rouge à lèvres ». Son fruit fournit un colorant rouge.

➤ Le henné ne figure pas à l'Annexe IV. Il est cependant toléré, bien que son constituant principal, la lawsone, soit interdit à l'utilisation cosmétique.

Législation : beaucoup de colorants végétaux sont inscrits à l'Annexe IV. Certains colorants végétaux sont répertoriés au Color Index et portent donc un numéro CI, d'autres ne portent que le numéro Cas (Chemical abstract) et seront étiquetés sous leur nom commun.
Utilisation : encore peu utilisés en cosmétique, à l'exception du henné, de l'indigo et des caroténoïdes.

Colorants d'origine synthétique

Les colorants d'origine synthétique sont extrêmement nombreux. Ils appartiennent à une douzaine de familles chimiques différentes.
En cosmétique, on utilise surtout :

- les **dérivés azoïques** rouges ou jaunes, sous forme de colorants solubles ou de pigments ;
- les **fluorescéines**, colorants jaunes, rouges, roses, violets plus ou moins fluorescents, sous forme de laques ;
- les **phtalocyanines**, colorants verts, bleus, violets ;
- les **dérivés du triphénylméthane**, colorants verts, bruns.

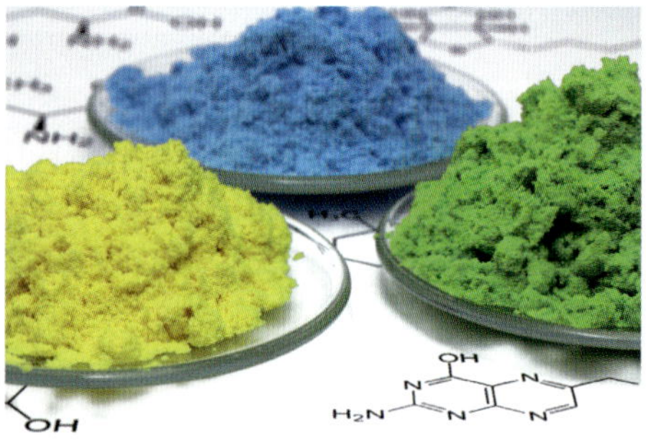
© Schlierner – Fotolia.com

Fig. 28.41. Poudres de colorants.

Propriétés : les colorants synthétiques doivent être :

- stables à la lumière, à la chaleur ;
- insensibles aux variations de pH ;

Ils doivent avoir une bonne tolérance, ne pas être toxiques et ne pas provoquer de réactions allergiques.
Utilisations : les colorants synthétiques peuvent se trouver sous forme de colorants hydrosolubles, liposolubles, de pigments ou de laques :

- les colorants **hydrosolubles** sont utilisés dans les lotions, les shampooings, les gels, quelquefois les savons, les émulsions ;
- les colorants **liposolubles** sont utilisés dans les savons, les huiles, les parfums, les produits solaires, les rouges à lèvres ;
- les **pigments** sont utilisés dans tous les produits de maquillage ;
- les **laques** sont utilisées surtout dans les rouges à lèvres et parfois pour teinter légèrement certaines émulsions.

BP/Bac Pro

Colorants d'oxydation

➤ Arylamine : composé organique à noyau aromatique porteur d'une ou plusieurs fonctions amines fixées sur le noyau.

› Les colorants d'oxydation sont des colorants de la fibre capillaire qui se forment au moment de l'emploi par oxydation de certaines arylamines. La petite molécule aminée pénètre la cuticule du poil, est oxydée au niveau du cortex pour former une macromolécule colorante qui n'est plus extractible d'où une coloration permanente.

- **Origine** : synthétique. Les arylamines sont principalement la **paraphénylène diamine** (PPDA) et la **paratoluylène diamine** (PTDA). Elles sont associées à des « coupleurs » modifiant la coloration tels que : **aminophénols** ou **nitrophénols.** Elles sont oxydées par le peroxyde d'hydrogène (eau oxygénée) en présence d'ammoniaque.

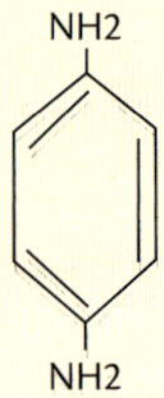

Fig. 28.42.

Propriétés : les colorants d'oxydation ont des couleurs extrêmement variées qui vont du blond au noir en fonction de la concentration de la base aminée et de la nature du coupleur. Ils sont solidement fixés sur la kératine.
Utilisation : dans les teintures capillaires, les shampooings colorants. Les diamines PPDA et PTDA sont susceptibles de provoquer des réactions allergiques très gênantes sous forme d'eczéma ou d'urticaire

sur n'importe quelle partie du corps. Ces réactions peuvent apparaître lors de la première application ou après plusieurs années d'utilisation.

Législation : leur utilisation est très réglementée. Les produits autorisés sont inscrits sur la liste restrictive constituant **l'Annexe III** du **Règlement européen**. Ils sont accompagnés de limites de concentration et de recommandations d'utilisation. Ils sont généralement interdits pour la teinture des cils et des sourcils.

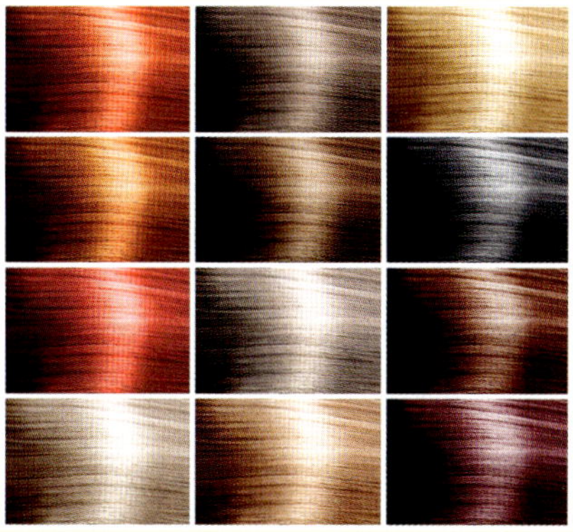

Fig. 28.43.

À retenir

- La définition d'un colorant d'oxydation.
- Son mode d'action.
- La différence entre colorants synthétiques et colorants d'oxydation.

4. Nacrants

> **Le nacrage est un phénomène physique d'absorption, de diffraction et de réflexion différentielle de la lumière frappant des particules solides cristallines.**

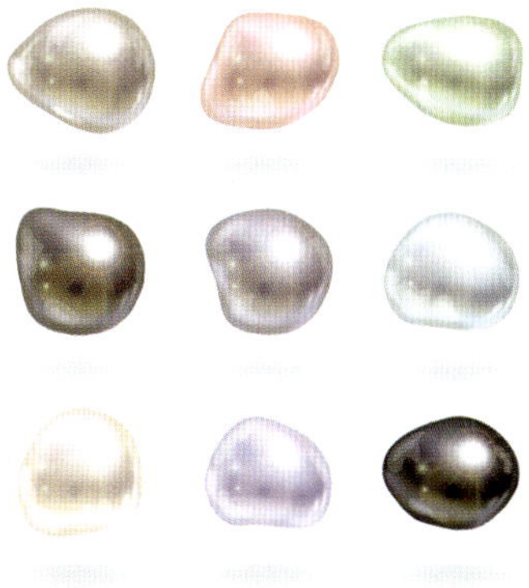

Fig. 28.44. Perles colorées.

Origine

Animale

Le premier nacrant utilisé était d'origine animale. Il s'agissait d'une suspension d'écailles de petits poissons utilisée à l'origine pour la fabrication de perles artificielles. On emploie encore actuellement une suspension de ce type appelée « **essence d'Orient** ».

Minérale

Ce sont les micatitanes et l'oxychlorure de bismuth :

- les **micatitanes** sont constitués de particules de mica recouvertes d'une couche plus ou moins épaisse d'oxyde de titane ;
- l'**oxychlorure de bismuth** se trouve également sous forme de particules réfléchissantes.

Synthétique

Il est possible d'obtenir un phénomène de nacrage à partir de cristaux de stéarate de glycols. Le mélange de stéarates de sodium et de potassium peut aussi fournir un nacrage (crèmes à raser).

Législation

Les nacrants d'origine minérale sont inscrits sur la liste positive des colorants.

Propriétés

- L'**essence d'Orient** est une suspension de guanine (constituant principal des écailles de poisson) dans l'huile de vaseline ou l'huile de ricin. C'est donc un produit liposoluble. C'est un mélange actuellement onéreux réservé aux produits de maquillage haut de gamme.
- **Micatitanes et oxychlorure de bismuth** sont des substances insolubles qui s'apparentent aux pigments. Ils sont généralement associés à des pigments colorés ou peuvent eux-mêmes être colorés.
- Les **stéarates nacrants** sont des molécules amphiphiles qui s'incorporent facilement à la phase grasse des émulsions et aux formulations de shampooings.

Utilisations

- **Essence d'Orient** : les produits de maquillage et plus particulièrement les vernis à ongles de marque.
- **Nacrants minéraux** : produits de maquillage, surtout fards à paupières, rouges à lèvres, vernis à ongles.
- **Stéarates** : shampooings, bains moussants, gels douches, crème à raser.

5. Substances parfumantes

Voir chapitre 31, « Parfums ».

6 Ingrédients actifs

Ce sont des substances isolées ou des mélanges de substances d'origine naturelle ou synthétique qui confèrent une spécificité à un produit fini. Leur présence autorise la revendication d'une activité précise qui doit être confirmée par des tests d'efficacité.

Les ingrédients actifs utilisés en cosmétique sont d'une part déjà extrêmement nombreux, d'autre part leur nombre ne cesse de s'accroître par l'apport des produits d'origine végétale de plus en plus exotique, par celui des produits d'origine marine, et par les contre-types synthétiques de substances biologiques tels que les enzymes ou les oligopeptides.

Les tableaux suivants en rassemblent quelques-uns classés par activités et par ordre alphabétique.

➤ L'eau peut être fixée non seulement par la molécule active elle-même (hygroscopique) mais aussi par les protéines modifiées.

➤ Hygroscopique : capable de fixer une certaine proportion d'eau.

1. Hydratants

Tableau 28.7. Ingrédients actifs hydratants[a].

Dénomination	Origine	Activité	Emploi
Acides aminés	Végétale et animale	**Fixation de l'eau**	Émulsions antirides
Aloès gel	Végétale (feuilles)	**Hygroscopique**	Émulsions antisolaires
Acides gras polyinsaturés	Végétale (huiles)	Restaurent la barrière cutanée	Émulsions peaux très sèches
Alpha hydroxyacides	Synthétique	Hydratants kératolytiques	Émulsions anti-âge
Collagène	Animale (peau de poisson)	Filmogène hydrophile	Émulsions antirides
Chitosane	Animale (carapace de crustacés)	Filmogène hydrophile	Émulsions antirides
Céramides	Végétale ou synthétique	Restaurent la barrière cutanée	Émulsions peaux très sèches
Cholestérol	Animale ou synthétique	Restaure la barrière cutanée	Émulsions peaux très sèches

Dénomination	Origine	Activité	Emploi
Glycérol	Synthétique	Hydratant hygroscopique	Toutes les émulsions
Hyaluronic acid	Biotechnologie	Filmogène hydrophile	Émulsions peaux sèches
Lactates **Na**, NH4	Synthétique	Hygroscopiques	Toutes les émulsions
Lactic acid	Synthétique	Hygroscopique	Avec urée 7 % Peaux très sèches
Pyrrolidone carboxylate de Na	Synthétique	Hygroscopique	Peaux sèches
Sorbitol	Synthétique	Hygroscopique	Toutes les émulsions

a. Ce tableau ne fait pas état des substances antidéshydratantes occlusives (hydrocarbures, alcools gras, cires) qui participent à l'efficacité « hydratante » du produit et qui font partie des **excipients**.

> **Na : sodium**

> **Excipient : substance théoriquement inactive servant de véhicule à un ingrédient actif.**

2. Anti-vieillissement

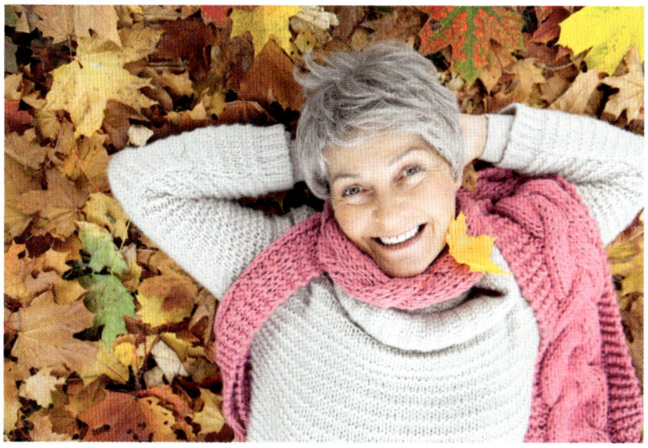
© drubig-photo – Fotolia.com

Fig. 28.45.

Tableau 28.8. Ingrédients actifs anti-vieillissement.

Dénomination	Origine	Activité	Emploi
AHA	Synthétique	Agent de desquamation	Émulsions anti-âge
Ascorbic acid	Synthétique	Antiradicalaire	Émulsions anti-âge
ADN	Laitance de saumon	Stimulant cellulaire	Émulsions antirides
Asiaticoside	Végétale (Centella asiatica)	Stimulant cellulaire	Émulsions antirides
Collagène	Animale (peau de poisson)	Tenseur raffermissant	Sérums coup d'éclat, émulsions antirides
Chitosane	Animale (carapaces de crustacés)	Tenseur raffermissant	Sérums, émulsions antirides
EDTA	Synthétique	Adjuvant antiradicalaire	Émulsions, lotions
Élastine (hydrolysats)	Animale (poisson)	Nutriments cellulaires	Émulsions antirides
Flavonoïdes	Végétale	Antiradicalaires	Émulsions antirides, antisolaires
Ginkgo (extrait)	Végétale	Antiradicalaire	Émulsions antirides, antisolaires

> **AHA : alpha-hydroxyacides.**
> **ADN : acide désoxyribonucléique.**
> **EDTA : éthylène diamine tétracétate.**

Dénomination	Origine	Activité	Emploi
Ginseng (extrait)	Végétale	Antiradicalaire	Émulsions antirides, antisolaires
Gluconates de cuivre et zinc	Synthétique	Stimulants cellulaires	Émulsions antirides
Gelée royale	Animale (abeilles)	Stimulant cellulaire	Émulsions antirides
Isoflavones	Végétale	Stimulants cellulaires	Émulsions antirides
Levure de bière	Fongique	Stimulant cellulaire	Émulsions antirides
Oligoéléments Cu, Zn, Mg	Synthétique ou algosique	Stimulant cellulaire	Émulsions et sérums antirides
Plancton	Végétale	Nutriment cellulaire	Émulsions et sérums antirides
Protéines (hydrolysat)	Végétale	Nutriment cellulaire	Émulsions antirides
Rétinol	Synthétique	Agent de desquamation	Émulsions anti-âge
Super oxyde dismutase (SOD)	Synthétique	Antiradicalaire	Émulsion anti-âge
Salicylic acid	Synthétique	Agent de desquamation	Émulsion anti-âge
Tocophérol	Synthétique	Antiradicalaire	Émulsion anti-rides
Thé vert (extrait)	Végétale	Antiradicalaire	Émulsion et lotion anti-rides
Ursolic acid	Végétale	Stimulant cellulaire	Émulsion anti-rides

➤ Oligoéléments : éléments minéraux présents en très petite quantité.
➤ Cu : cuivre.
➤ Zn : zinc.
➤ Mg : magnésium.

3. Apaisants

Tableau 28.9. Ingrédients actifs apaisants.

Dénomination	Origine	Activité	Emploi
α-bisabolol	Synthétique Végétale : matricaire	**Apaisant**	Lotions, crèmes
Chamazulène	Végétale : matricaire	Apaisant	Lotions, crèmes
Glycyrrhetinic acid	Synthétique	Apaisant	Lotions, crèmes
Gaïazulène	Synthétique	Apaisant	Lotions, crèmes
Avoine (extrait)	Végétale	Apaisant	Lotions, crèmes
Amande (extrait)	Végétale	Apaisant	Lotions, crèmes

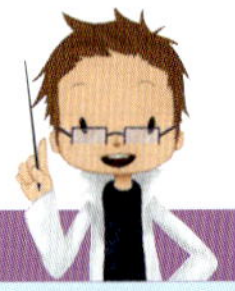

Bon à savoir

Le terme anti-inflammatoire est un terme médical non utilisable en cosmétique bien qu'il traduise la réelle efficacité du produit. Il a donc été remplacé par le terme « **apaisant** ».

4. Séborégulateurs

Ils sont censés diminuer la sécrétion des glandes sébacées, absorber l'excès de sébum et assainir la zone concernée. Quelques-uns ont démontré leur efficacité. Ce sont :

- l'extrait de bardane. Origine : végétale ;

- la S-carboxymethylcystéine. Origine : synthétique.
- les **cyclodextrines**. Origine : synthétique.

Emplois : dans tous les produits, lotions, crèmes, savons liquides destinés à réguler la sécrétion sébacée.

> **Cyclodextrines** : molécules complexes en forme de couronne capables de piéger en leur centre des substances indésirables.

> **Mélanine** : polymère pigmenté responsable de la coloration plus ou moins brune de la peau.

5. Dépigmentants

La plupart d'entre eux agissent par inhibition de la tyrosinase, l'enzyme responsable de la synthèse de la **mélanine**.

Tableau 28.10. Ingrédients actifs dépigmentants.

Dénomination	Origine
Arbutine et arbutosides	Synthétique
Ascorbyl phosphate de magnésium	Synthétique
Busserole (extrait)	Végétale : contient des arbutosides
Kojic acid	Synthétique
Butyl resorcinol	Synthétique

Emplois : crèmes et sérums dépigmentants spécifiques et crèmes anti-âge.

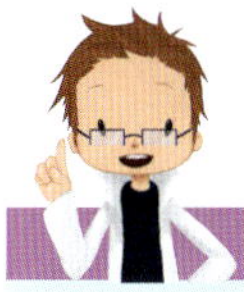

Info +

L'Hydroquinone et ses esters, les sels de mercure, les dérivés de cortisone sont interdits par le Règlement européen mais peuvent être présents dans les produits destinés aux peaux noires et introduits dans l'Union européenne illégalement.

6. Amincissants

Les ingrédients actifs amincissants sont de deux types. Ils agissent soit sur la destruction des graisses soit sur leur formation.

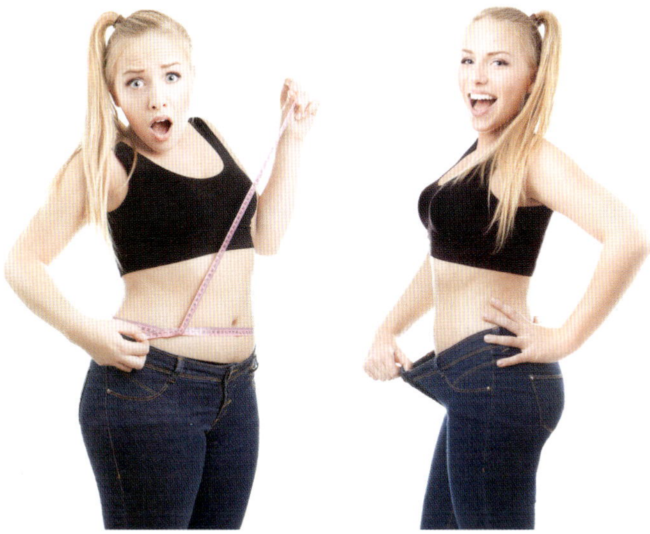

Fig. 28.46.

> **Lipolyse** : destruction des graisses.
> **Lipogenèse** : formation des graisses.
> **Caféine** : molécule possédant la plus grande efficacité. Elle est présente dans de nombreux extraits végétaux (guarana, maté, thé vert...).

Tableau 28.11. Ingrédients actifs amincissants.

Dénomination	Origine	Activité	Emploi
Caféine	Synthétique	↑ **lipolyse**	Gels, crèmes
Guarana (extrait)	Végétale	↑ lipolyse	Gels, crèmes
Plectanthrus (extrait)	Végétale	↑ lipolyse	Gels, crèmes
Chrysanthellum (extrait)	Végétale	↑ lipolyse	Gels, crèmes
Protamine sulfate	Synthétique	↓ **lipogenèse**	Gels, crèmes
Garcinia cambogia	Végétale	↓ lipogenèse	Gels, crèmes
Rutine	Synthétique	↓ lipogenèse	Gels, crèmes
Gymnea sylvestris	Végétale	↓ lipogenèse	Gels, crèmes
Rhodistérol	Algosique	↑ lipolyse	Gels, crèmes

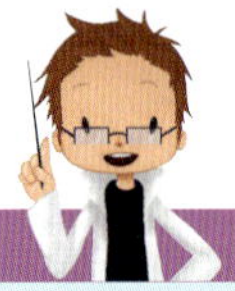

Bon à savoir

Le terme « anticellulitique » est un terme peu apprécié en cosmétique parce que trop proche du médical. On lui préfère le terme amincissant.

7. Bronzants artificiels

La substance incontournable et présente dans presque tous les produits bronzants sans soleil est la **Dihydroxyacétone** (DHA) d'origine synthétique. Elle se combine aux acides aminés de la peau pour fournir une coloration semi-permanente. C'est une substance peu stable et qui développe au cours de la réaction chimique une odeur désagréable, d'où les difficultés de la formulation des produits autobronzants.
L'**érythrulose** d'origine synthétique également est parfois associé à la DHA pour potentialiser son action.
Les autres substances sont des **colorants** qui donnent à la peau une teinte voisine de celle du hâle : extraits de thé noir, extrait de noyer...

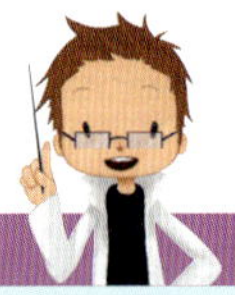

Bon à savoir

Bien que fournissant une coloration voisine du bronzage, la DHA ne protège pas la peau du rayonnement solaire.

8. Filtres solaires

> **Les filtres solaires sont des substances exclusivement ou principalement destinées à protéger la peau de certains rayonnements ultraviolets en absorbant, réfléchissant ou dispersant ces rayonnements.**

Les filtres solaires utilisables en cosmétique sont inscrits sur la liste positive constituant l'Annexe VI du Règlement cosmétique. 27 substances sont actuellement disponibles dont les dénominations INCI sont peu mémorisables. Ils sont tous d'origine synthétique à l'exception de l'oxyde de titane sous forme de poudre ultrafine.

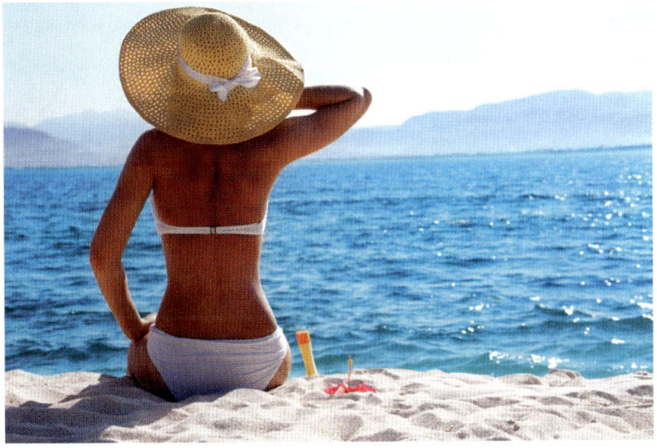

Fig. 28.47.

Les filtres agissent en **absorbant** une partie des radiations ultraviolettes.
On retiendra quelques noms de molécules très utilisées :

- ethylhexyl methoxycinnamate : photoprotecteur UVB ;
- dibenzoylmethane : photoprotecteur UVA ;
- dérivés triazine : photoprotecteurs UVB + UVA.

Ils sont toujours utilisés en mélange de façon à protéger la peau de l'ensemble des radiations nocives.
Les produits revendiquant une protection exclusivement de type physique sont à base de dioxyde de titane et d'**oxyde de zinc**. Ils agissent en réfléchissant et en dispersant les rayons solaires. Ce sont des écrans solaires.

> **L'oxyde de zinc, bien que présent dans de nombreux produits, n'est pas encore inscrit sur la liste positive des filtres solaires.**
>
> **Les fonds de teint, contenant une forte proportion d'oxydes minéraux, sont par eux-mêmes des produits déjà légèrement protecteurs.**

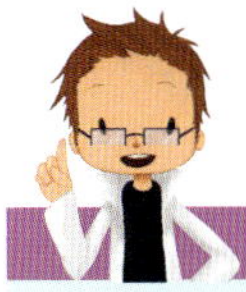

Info +

Pièges à radicaux libres

Ce sont des substances antioxydantes capables de capter les radicaux libres générés par l'exposition solaire.

Leur présence atténue ou supprime les réactions chimiques dues aux radiations solaires qui n'ont pas été filtrées. Seuls, ils ne sont pas suffisamment protecteurs, mais ils accompagnent souvent les filtres et parfois les écrans. On doit les trouver dans les produits antisolaires mais pas dans les après-soleils où ils n'ont plus d'utilité.
Les principales molécules antiradicalaires sont : α-tocophérol, β-carotène, flavonoïdes et extraits végétaux qui en contiennent (extrait de romarin, de Ginkgo biloba…).

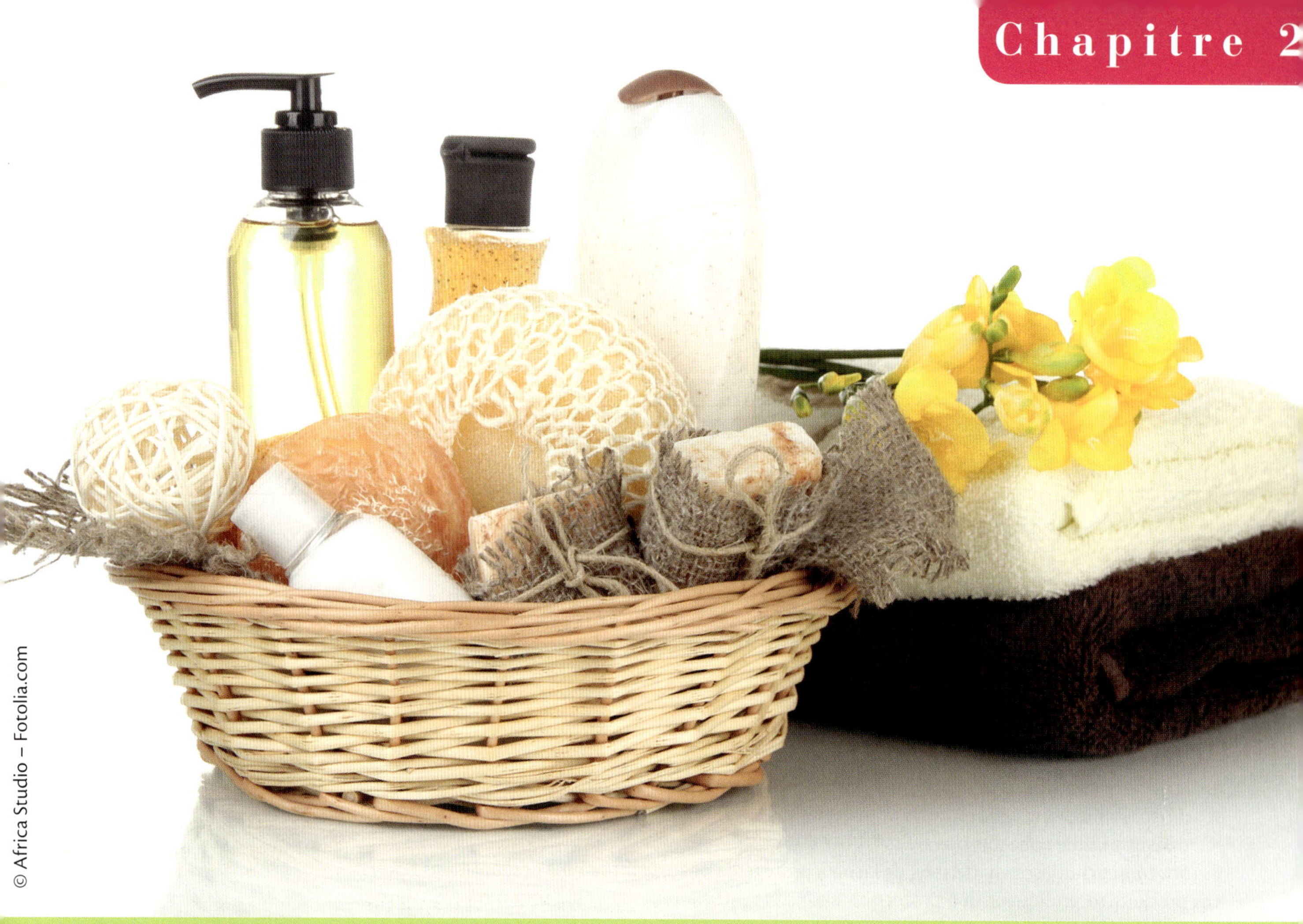

Différentes formes galéniques des produits cosmétiques et d'hygiène corporelle

Savoirs à acquérir

Connaître :

- la définition des différents types de dispersions ;
- les causes et les effets de l'instabilité des émulsions ;
- la constitution et le fonctionnement des trois types d'aérosols ;
- la définition des liposomes, des nanosphères et des nanocapsules ;
- les caractéristiques des poudres.

1 Solutions et dérivés

1. Solutions vraies

› **Une solution vraie résulte du mélange homogène de deux ou plusieurs espèces de molécules. On appelle solvant le système qui comporte l'espèce moléculaire la plus nombreuse. L'espèce la moins nombreuse est appelée soluté.**

Dans une solution à deux composants, les molécules de l'un sont intimement imbriquées aux molécules de l'autre, ce qui conduit à une homogénéité parfaite.

La dissolution a des limites. Au-delà d'une certaine concentration en soluté, liée à la nature du solvant et du soluté, la dissolution n'est plus possible. On dit que la solution est **saturée**.

Exemple : la dissolution d'un morceau de sucre ou d'une pincée de sel (soluté) dans l'eau (solvant) conduit à une solution vraie.

En cosmétique, les lotions transparentes, colorées ou non, sont des solutions vraies.

2. Solutions colloïdales

› **Une solution colloïdale est une pseudo-solution. Elle correspond à la dispersion dans un solvant de macromolécules ou de micelles. On lui donne le nom de « sol ».**

- À la différence d'une solution vraie, une solution colloïdale est **hétérogène**. Les macromolécules demeurent indépendantes des molécules du solvant. Il n'y a pas d'imbrication entre elles.
- Une solution colloïdale diffuse le faisceau lumineux qui la traverse (effet Tyndall).
- En l'absence d'évaporation du solvant ou de phénomène de coagulation par la chaleur, une solution colloïdale est stable dans le temps.

Exemples : le blanc d'œuf est une solution colloïdale d'ovalbumine.

En cosmétique, les solutions d'alginate de sodium ou de dérivés de cellulose utilisées pour former des gels sont des solutions colloïdales. Certains « sérums » à base de polyvinylpyrrolidone (PVP) ou d'alcools polyvinyliques sont des solutions colloïdales.

Une solution colloïdale peut former un gel par coagulation.

> **➤ Macromolécule : molécule de grande taille et de masse élevée.**
>
> **➤ Micelle : agrégats de molécules de tensioactifs qui se rassemblent pour former une microsphère.**

3. Gels

› **Un gel est système rigide formé par un réseau à trois dimensions résultant de la coagulation d'une solution colloïdale.**

Pour former un gel, les macromolécules doivent avoir la possibilité de s'accrocher entre elles. Elles forment ainsi un édifice dont les mailles emprisonnent le solvant qui provoque le gonflement.

Les gels sont sensibles :

- à la chaleur qui peut aider à leur formation mais aussi les détruire ;
- aux agitations violentes qui les liquéfient ;
- aux sels qui peuvent aider à leur formation où les détruire ;
- au temps. Peu à peu le solvant se libère du maillage et suinte hors de la masse du gel qui se contracte et diminue de volume.

© Simone Andress – Fotolia.com

Fig. 29.1. Gel.

Exemples : en alimentation, les gelées de fruits à base de pectine (gélifiant) ; en cosmétique, les gels capillaires à base de polymères vinyliques, les gels amincissants à base de dérivés de cellulose ou de polymère vinyliques.

2 Dispersions

Une dispersion résulte de la fragmentation d'une substance au sein d'une autre substance. Ces deux substances n'ont pas la possibilité de se mélanger et peuvent se trouver sous différents états physiques : solide, liquide ou gazeux.

1. Généralités

Caractéristiques

- Une dispersion comporte toujours deux phases, une **phase dispersée** (ou phase interne ou phase discontinue) et une **phase dispersante** (ou phase externe ou phase continue).
- Une dispersion est **homogène** quand toutes les particules dispersées ont la même taille.
- Une dispersion est **hétérogène** quand les particules dispersées ont une taille différente.

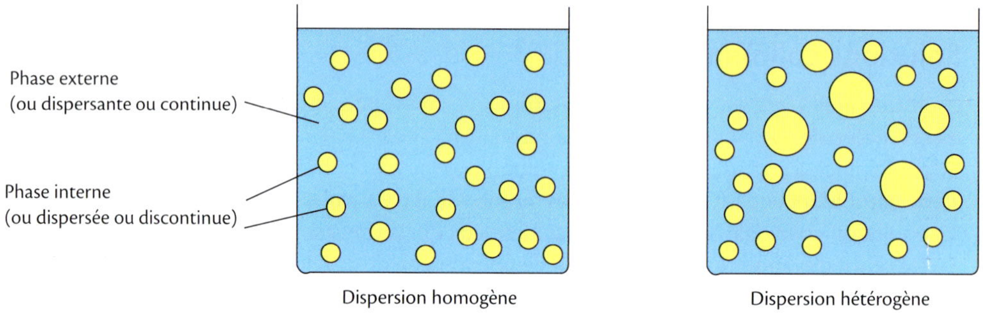

Fig. 29.2. Caractéristiques d'une dispersion.

Différents types de dispersions

Il existe plusieurs types de dispersions (voir tableau 29.1) :

- les émulsions ;
- les suspensions ;
- les aérosols ;
- les mousses ;
- les gels (cas particulier).

Tableau 29.1. Principaux types de dispersions.

Types de dispersions	État des phases		Exemples
	Phase dispersante	Phase dispersée	
Émulsions	Liquide	Liquide	Crèmes
Suspensions	Liquide	Solide	Fond de teint
Aérosols	Gaz	Liquide	Laques capillaires Déodorants pulsés
	Gaz	Solide	Shampooings secs
Mousses	Liquide	Gaz	Mousse à raser
	Solide	Gaz	Mousse latex Mousse silicone

Tension interfaciale : on peut comparer la tension interfaciale entre deux milieux différents à une membrane qui serait constituée par la force d'attraction entre les molécules.

Instabilité des dispersions

Les dispersions ne sont pas des systèmes stables. L'instabilité est provoquée par :

- la **tension interfaciale** qui se manifeste à la surface des deux phases en présence. Plus cette tension est grande, plus les deux phases en présence auront tendance à se séparer. C'est le phénomène de **coalescence** ;

- la **pesanteur** qui fait migrer les particules en fonction de leur densité vers le haut (**crémage**) ou vers le bas (**sédimentation**) ;
- les **charges électriques** des particules qui sont positives ou négatives mais toujours toutes identiques. Dans ce cas, les particules se repoussent et se maintiennent à égale distance les unes des autres. Si, pour une raison quelconque, il y a neutralisation d'une partie des charges, les particules vont se rapprocher puis se réunir pour former des amas. C'est la **floculation** ;
- la **température** qui peut, en particulier dans le cas des émulsions, modifier les caractéristiques du tensioactif stabilisant. C'est l'**inversion de phase**.

Enfin, dans le cas des émulsions, lorsque la taille des globules dispersés est trop hétérogène, les plus petits globules se dissolvent dans les gros qui deviennent encore plus gros en entraînant une augmentation de la viscosité. C'est le **mûrissement**. L'**affinage**, qui consiste à pousser l'émulsion dans une filière percée de trous, permet de réduire la taille des globules et de revenir à la situation initiale.

> **Pesanteur : force d'attraction de la terre vis-à-vis de tous les corps, objets, matériaux présents dans l'atmosphère qui l'entoure.**

Tableau 29.2. Récapitulatif des phénomènes d'instabilité des émulsions.

Cause	Effet	Stabilisant
Tension interfaciale	Coalescence	Émulsionnant
Pesanteur	Crémage ou sédimentation	Épaississant
Charges électriques	Floculation	Sels ionisés
Température	Inversion de phase	Changement de tensioactif
Hétérogénéité	Mûrissement	Affinage

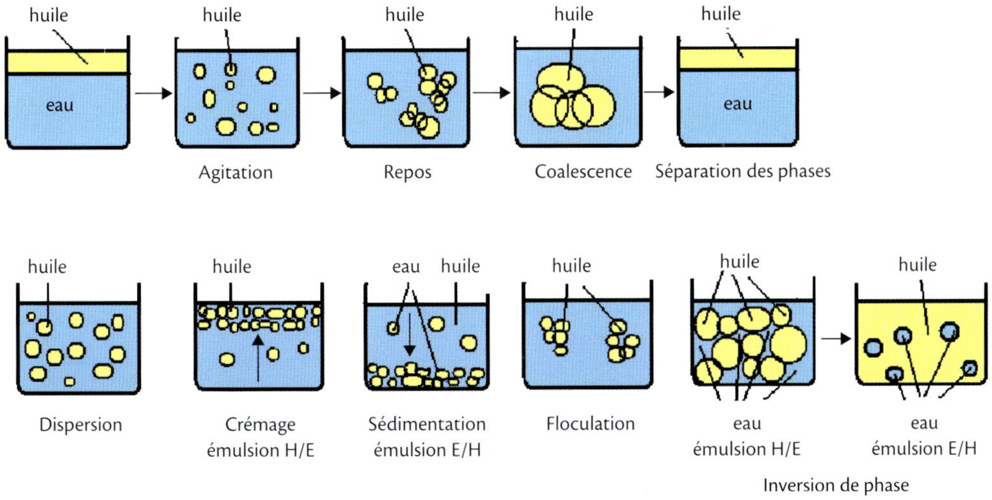

Fig. 29.3. Récapitulatif des phénomènes d'instabilité des dispersions appliqués aux émulsions.

2. Émulsions

Les émulsions sont des dispersions d'un liquide dans un autre liquide, non miscible au premier. Elles sont constituées de 2 phases : une phase hydrophile et une phase lipophile.

Il existe **différents types d'émulsions**.

- Les **émulsions simples** qui peuvent être des dispersions d'huile dans l'eau H/E ou d'eau dans l'huile E/H. Elles peuvent être grossières (gros globules dispersés) et hétérogènes (gros et petits globules) ou fines et homogènes :
  - la phase aqueuse ou hydrophile est constituée par de l'eau additionnée de diverses substances hydrosolubles ;
  - la phase huileuse ou lipophile est constituée par une ou plusieurs substances grasses (lipophiles) miscibles à froid ou plus généralement à chaud.

Ces émulsions sont opaques et de consistances variées, très fluides, fluides, épaisses. Ex. : laits démaquillants, crèmes diverses.

- Les **émulsions multiples** qui sont des émulsions d'émulsions eau dans l'huile dans l'eau E/H/E ou huile dans l'eau dans l'huile H/E/H. Ex. : certaines crèmes autobronzantes.

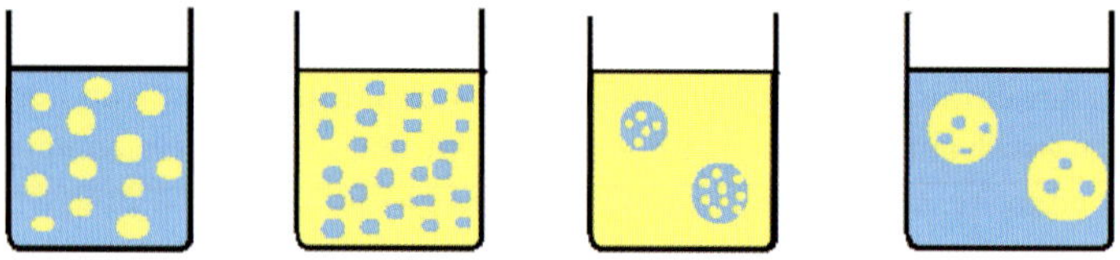

Fig. 29.4. Émulsions simples et émulsions multiples.

> **Submicronique** : au-dessus du micron.
> **Micromètre** : millième de millimètre.

- Les **émulsions submicroniques**, dont la taille des particules dispersées va de quelques micromètres à plusieurs centaines de **micromètres**. Ces émulsions sont opalescentes et sont parfois pulsées sous forme de sprays.
- Les **microémulsions**, dont la taille des globules dispersés va de 50 à 100 nanomètres. Elles sont transparentes et obtenues grâce à une forte proportion de tensioactif (de 15 à 30 %). Ex. : certains fonds de teint fluides.

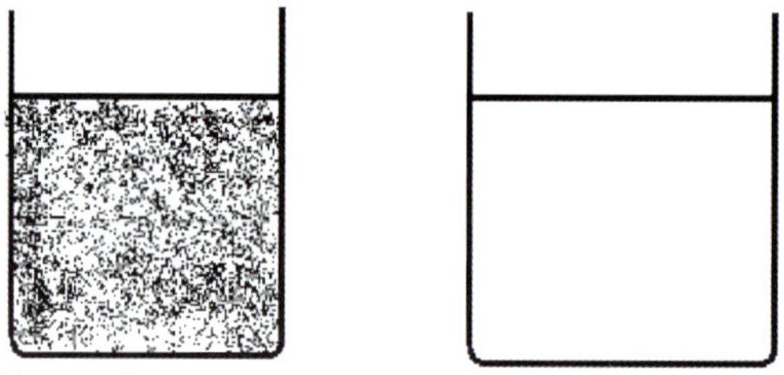

Fig. 29.5. Émulsions submicroniques et microémulsions.

3. Suspensions

Les suspensions sont des dispersions d'un solide sous forme de poudre très fine (phase dispersée) dans un liquide (phase dispersante).

Les suspensions sont aussi instables que les émulsions. Elles sont surtout affectées par la pesanteur. Les particules solides sont maintenues en suspension dans la phase externe grâce à l'épaississement du milieu et à la présence de tensioactifs.
Ex. : fonds de teint fluides.

4. Mousses

Ce sont des dispersions de gaz dans un liquide en présence d'un émulsionnant.

Composition

- Les mousses cosmétiques sont obtenues par mélange à l'intérieur d'un boîtier. On y trouve :
  - une faible proportion de gaz comprimé ou liquéfié (20 %) ;
  - une grande quantité d'une émulsion ou d'une solution contenant un émulsionnant ;
  - un stabilisateur de mousse.

- Le gaz contenu dans le boîtier sert à la fois de propulseur et de phase interne (dispersée). Il s'expanse (se dilate) à la sortie de la valve en donnant son volume à la mousse.

Ex. : mousses à raser, mousses capillaires, mousses autobronzantes, mousses dépilatoires…

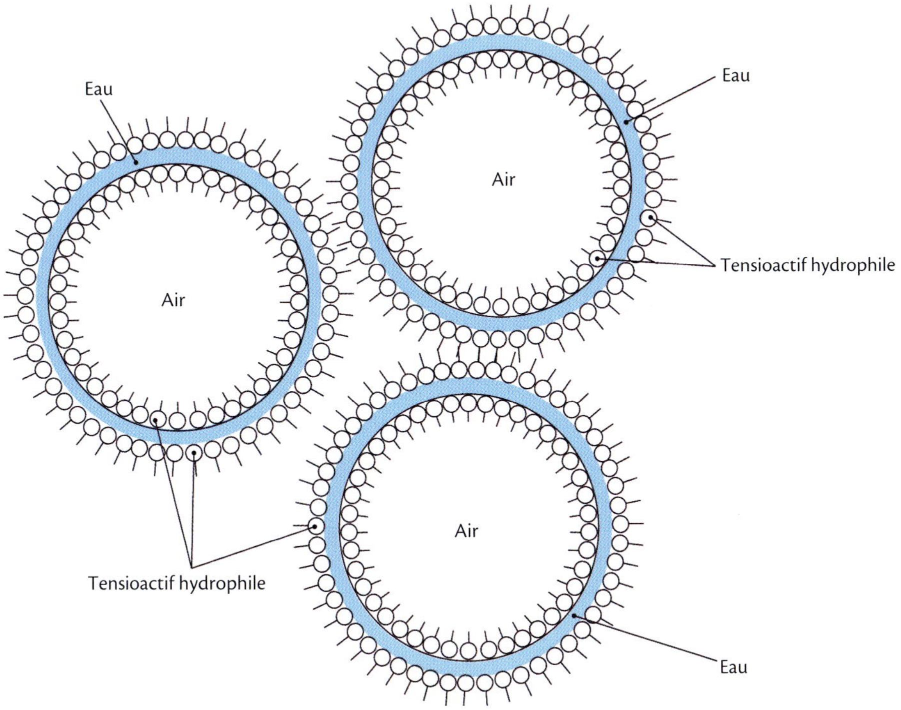

Fig. 29.6. Structure schématique d'une mousse.

Étiquetage

À la différence de la plupart des aérosols, **les mousses ne sont pas inflammables** même en présence du mélange de gaz liquéfié classique : butane-propane. La forte proportion d'eau contenue dans le mélange supprime l'inflammabilité. L'étiquetage se résume donc aux précautions habituelles d'emploi d'un produit cosmétique.

5. Aérosols

Un aérosol est constitué par la dispersion d'un liquide ou d'un solide dans un gaz ; la phase dispersante étant le gaz, la phase dispersée étant le liquide ou le solide sous forme de poudre très fine.

Composition

Un aérosol est composé de :

- un **pulseur** qui peut être un gaz **comprimé** (air, azote principalement), ou **liquéfié** (**butane, propane, isopropane**). Il représente de 50 à 90 % du mélange ;
- un **solvant** (éthanol, isopropanol, eau parfois) ;
- un ou plusieurs **ingrédients actifs** dissous dans le solvant.

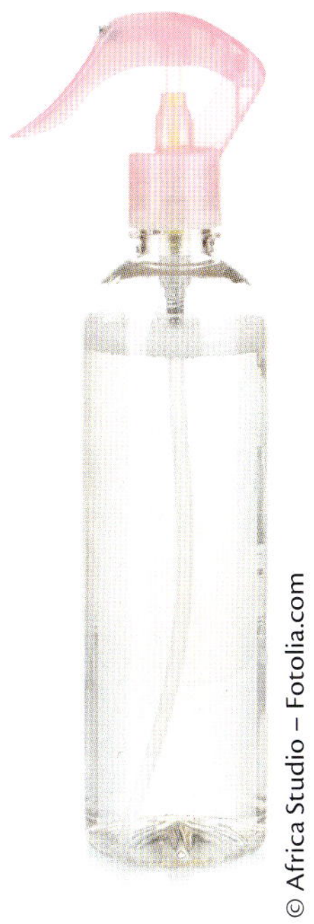

Fig. 29.7.

➤ Propane, butane, isopropane sont des gaz inflammables.

➡ Types d'aérosols

Il existe trois types différents d'aérosols :

- aérosols à **gaz comprimé**. Ce sont des aérosols à deux phases : une phase gazeuse, une phase liquide ;
- aérosols à **gaz liquéfié à deux phases**. Le mélange actif-solvant est miscible au gaz liquéfié. On obtient un mélange homogène. D'où une seule phase liquide surmontée par une phase gazeuse renouvelée jusqu'à épuisement ;
- aérosols à **gaz liquéfié à trois phases**. Le mélange actif-solvant n'est pas miscible au gaz liquéfié. Il y a donc deux phases liquides surmontées par une phase gazeuse renouvelée jusqu'à épuisement.

➡ Fonctionnement

Dans le boîtier, le gaz est comprimé ou liquéfié : c'est le pulseur. Il s'expanse à l'orifice de la valve en projetant de très fines particules de liquide ou de poudre.

- Dans les **aérosols à gaz comprimé**, la pression diminue au cours de l'utilisation, le gaz qui s'échappe n'étant pas remplacé.
- Dans les **aérosols à gaz liquéfié**, la pression ne chute pas en cours d'utilisation, le gaz liquéfié passant à l'état gazeux en fonction de la diminution de pression. La pression à l'intérieur du boîtier demeure constante.

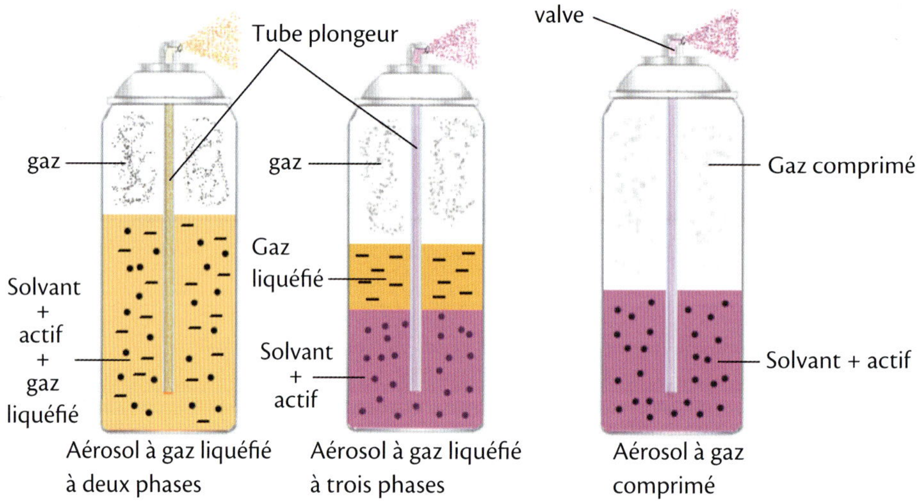

Fig. 29.8. Les différents types d'aérosols.

➡ Étiquetage

- Les aérosols à gaz liquéfié contiennent des gaz inflammables. Ils doivent donc porter une mention spéciale « extrêmement inflammable » et le dessin d'une flamme.
- Ils portent en outre un nombre important de recommandations relatives à l'inflammabilité :
  - protéger des rayons solaires et ne pas exposer à une température supérieure à 50 °C ;
  - ne pas percer ou brûler même après usage ;
  - ne pas vaporiser vers une flamme ou un corps incandescent ;
  - conserver à l'écart de toute flamme ou source d'étincelles ;
  - ne pas utiliser en fumant ;
  - ne pas vaporiser vers les yeux ou sur une peau irritée ;
  - ne pas inhaler intentionnellement ;
  - ne pas utiliser dans une atmosphère confinée ;
  - ne pas laisser à la portée des enfants.
- Le E de l'Europe indique que le produit est conforme à la législation européenne sur les aérosols.

- Le signe **3** (qui ne représente pas le chiffre mais la lettre grecque epsilon Σ renversé) indique que le produit est conforme aux prescriptions de la Directive Aérosols.
- Les chiffres dans un cadre non suivis d'unités indiquent le volume du contenu total (solution active + gaz pulseur liquéfié + pulseur sous forme gaz).
- Les chiffres suivis de « mL » indiquent le volume du contenu **liquide** au moment de la fabrication (solution active + gaz pulseur liquéfié). Ex. : 200 mL.
- Un triangle à traits interrompus entourant le nom d'un matériau (Alu ou acier…) indique le type de matériau constituant le boîtier. Les traits interrompus sont généralement terminés par des flèches qui indiquent que le matériau est recyclable.
- Une grosse flèche en cercle, généralement de couleur verte (sauf si la couleur du conditionnement ne le permet pas) indique que le fabricant verse une taxe à « Éco emballage » pour encourager et favoriser le recyclage.

6. Formes galéniques complexes

Ce sont, pour la plupart, des véhicules de principes actifs.

Liposomes

Ce sont de petites vésicules à membrane lipidique constituée d'une ou plusieurs bicouches de phospholipides et de cholestérol entourant un cœur aqueux.

Il existe trois types de liposomes :

- les petits liposomes unilamellaires **SUV** (*small unilamellar vesicles*). Taille : environ 20 **nanomètres** (nm).
- les gros liposomes unilamellaires **LUV** (*large unilamellar vesicles*). Taille : environ 100 à 500 nm ;
- les liposomes multilamellaires **MLV** (*multilamellar vesicles*). Taille : 1 à 2 **micromètres** (µm).

Ils sont constitués de plusieurs bicouches concentriques.

Utilisation : les liposomes ont pour but de véhiculer des substances actives à travers la couche cornée. Ils servent aussi à la protection de certains ingrédients actifs peu stables.

> **Nanomètre : millionième de millimètre.**

> **Micromètre : millième de millimètre.**

Nanosphères

Ce sont des vésicules polymériques constituées d'un matériau poreux organisé comme une éponge et dont la taille est de quelques nanomètres (nm). Elles font partie des nanoparticules.

Fonctionnement : les substances actives se fixent à la surface et dans les multiples anfractuosités.

Ex. : nanosphères de rétinol ou d'alpha-tocophérol.

Nanocapsules

Ce sont des vésicules constituées de polymères naturels ou synthétiques sous forme d'une enveloppe rigide continue entourant une cavité où se trouve la substance active. Elles font aussi partie des nanoparticules.

Utilisation : nanosphères et nanocapsules sont utilisées pour protéger les ingrédients actifs fragiles de l'oxydation ou de la dégradation. Elles peuvent, dans certains cas, favoriser leur pénétration ou au contraire la limiter à la couche cornée.

Leur présence doit être signalée sur l'étiquetage.

> **Les produits « bio » ne doivent pas contenir de nanoparticules.**

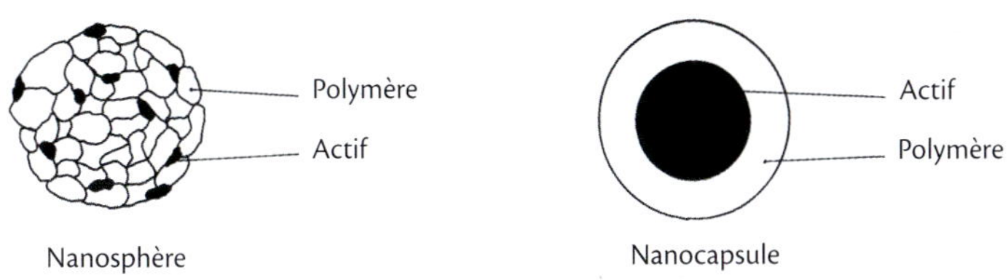

Fig. 29.9. Structure schématique de particules.

Microsphères

Les microsphères sont des vésicules polymériques comme les nanosphères. Elles ont la même organisation. Seule la taille est différente puisqu'elle peut être de quelques centaines de micromètres.

Utilisation : les microsphères peuvent ne pas véhiculer de substances actives. Elles sont alors utilisées en mélange avec d'autres poudres dans les fonds de teint ou les poudres libres comme agents antimottants (évitent l'agglomération des particules de poudre).

3 Poudres

Les poudres résultent du fractionnement d'un solide sous forme de particules de petite taille, en général inférieure à 1/10e de millimètre (100 µm).

1. Caractéristiques

> **Granulométrie** : répartition statistique de la taille des particules.

> **Surface spécifique** : addition de toutes les surfaces des particules.

> **Adsorption** : fixation sur une surface.
> **Absorption** : fixation dans la masse.

Les poudres sont caractérisées par :

- leur **granulométrie** qui intervient sur leur facilité d'écoulement et de mélange au niveau industriel, mais aussi sur le toucher cosmétique. Des poudres grossières de matériaux durs peuvent être abrasives (ex. : sable, poudre d'alumine pour microdermabrasion) ;
- leur **surface spécifique**. La multiplication des particules dans une poudre conduit à une surface très grande, d'où plusieurs conséquences :
  - elles « **adsorbent** » facilement une grande quantité de substances qui se fixent à la surface des particules,
  - elles sont très sensibles aux phénomènes chimiques (réactions diverses, oxydation) et aux contaminations microbiennes ;
- leur **volume « apparent »**. Une grande quantité d'air est emmagasinée par les poudres, ce qui fait que le volume qu'elles présentent est considérablement plus grand que celui du solide non divisé dont elles sont issues. La présence d'une grande quantité d'air entraîne dans certains cas (poudres végétales) la présence de nombreux micro-organismes qui ne se développent pas puisqu'il n'y a pas d'eau mais qui peuvent contaminer facilement les milieux aqueux dans lesquels elles sont introduites.

2. Divers types de poudres

En cosmétique, on distingue :

- les **poudres libres** qui sont des mélanges simples, sans autres additifs, de différents types de poudres généralement d'origine minérale ;
- les **poudres compactes** qui sont des mélanges de poudres, principalement d'origine minérale, additionnés d'un « liant » gras qui permet l'agglomération des particules de poudre pour former un « cake ».

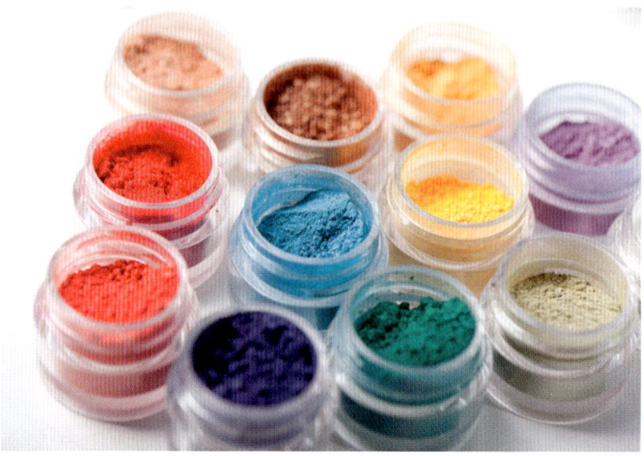

© Csák István – Fotolia.com

Fig. 29.10. Poudre libre.

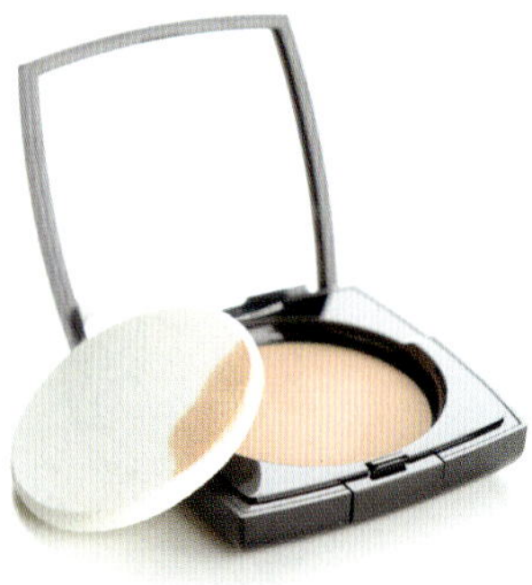

© Africa Studio – Fotolia.com

Fig. 29.11. Poudre compacte.

4 Baumes

› **Les « baumes » sont des sortes de pommades anhydres (sans eau), ou parfois des émulsions très épaisses présentées en tubes et destinées à traiter ou protéger de petites parties du visage (lèvres, contour des yeux).**

Étant donné l'absence d'eau ou le très faible pourcentage d'eau qu'elles contiennent, ces formes sont peu sensibles à la contamination microbienne. Le conditionnement en tubes généralement très petits (5 à 10 g) aide à la conservation.

En cosmétique, on trouve des baumes antisolaires pour les lèvres, des baumes antirides contour des yeux, des baumes contour des ongles.

5 « Sérums »

› **Les « sérums » cosmétiques sont des solutions d'ingrédients actifs dans de l'eau rendue visqueuse par la présence d'un épaississant.**

Ils sont généralement présentés en flacons de petit volume (10 à 15 mL).

Ils n'ont rien de semblable au sérum sanguin ni aux sérums thérapeutiques traitant des affections microbiennes graves (sérum antitétanique). Le terme est lié probablement aux caractères organoleptiques, au petit conditionnement et à la revendication de produit de soin particulièrement efficace.

Les « sérums » sont souvent destinés aux contours des yeux ou des lèvres comme produits anti-rides.

6 Patchs cosmétiques

› **Ce sont des morceaux de film plastique ou de matériau non tissé, adhésifs, occlusifs ou non, chargés ou non chargés en ingrédients actifs.**

Patch en anglais signifie « morceau, pièce, tache » sans que ce terme évoque un quelconque pouvoir adhésif. Ce terme, employé en cosmétique, dérive de l'utilisation médicale (patch occlusif).

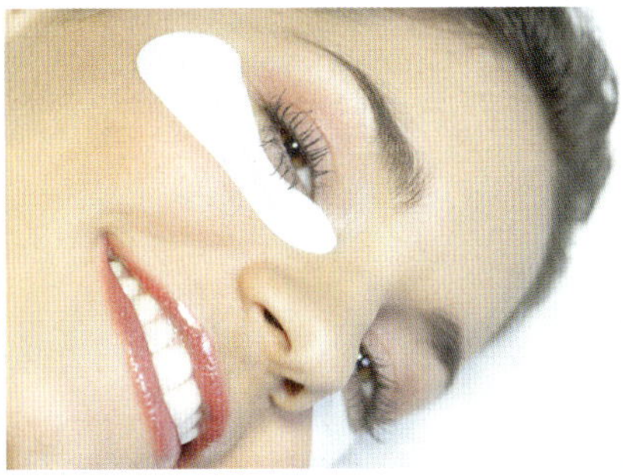

Fig. 29.12. Patch poches sous les yeux.

On distingue :

- les patchs dits **purifiants** qui ne contiennent pas d'ingrédients actifs mais adsorbent l'excès de sébum et éliminent les cellules cornées desquamantes au moment de l'arrachage de l'adhésif ;
- les patchs « **traitants** » formés d'un film plastique occlusif et adhésif. L'ingrédient actif est inclus dans l'adhésif et l'occlusion favorise sa pénétration ;
- les patchs « **gel** » formés de gélifiants très adhérents qui contiennent les ingrédients actifs.

En cosmétique, on trouve des patchs amincissants, des patchs anti-séborrhéiques, des patchs raffermissants…

Info +

Les patches cosmétiques sont différents des systèmes transdermiques utilisés en pharmacie pour administrer certains principes actifs à travers la peau (ex. : médicaments contre le mal de mer), cependant ils peuvent augmenter la pénétration cutanée sans que l'on sache dans quelle mesure et ainsi sortir de la définition du produit cosmétique.

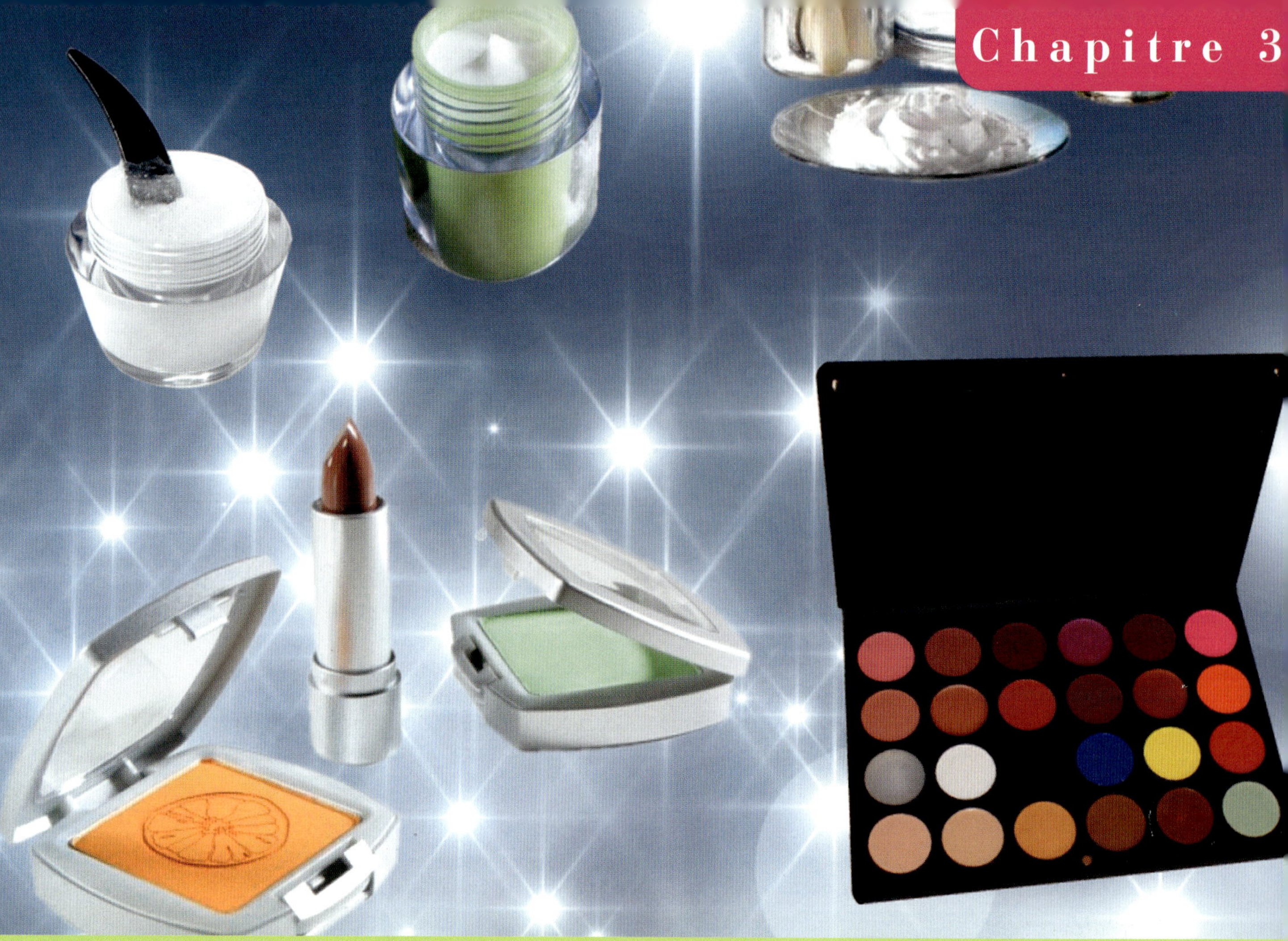

Composition et utilisation des différents types de produits cosmétiques

Savoirs à acquérir

- Connaître les propriétés des différents constituants d'un produit cosmétique.
- Savoir énoncer pour chaque type de produit :
  – les différentes formes galéniques ;
  – les conditionnements ;
  – le(s) ingrédient(s) actif(s).
- Savoir énoncer les modalités d'utilisation et les éventuelles précautions d'emploi.

1 Composition générale et fabrication d'un produit cosmétique

1. Composition générale

➡ Excipient

La composition générale d'un produit cosmétique a été décrite dans le chapitre précédent relatif aux ingrédients. Il est toutefois possible de préciser que les ingrédients technologiques qui sont les bases de la formulation constituent l'**excipient**. Le terme d'excipient (du latin *excipere*, transporter) peut s'appliquer à un seul constituant ou à un mélange de constituants. L'excipient sert à véhiculer les ingrédients actifs mais il peut aussi avoir une activité par lui-même dans certaines applications. Ex. : les hydrocarbures, les cires, les alcools gras (ingrédients occlusifs), dans les produits hydratants ou dans les crèmes de protection.

➡ Adjuvants

Les **adjuvants** sont également des ingrédients technologiques. En cosmétique, ils améliorent les qualités des matières premières de base pour faciliter l'étalement, améliorer le toucher, modifier la pénétration. Ex. : dérivés siliconés, propylène glycol…

➡ Additifs

Les **additifs** sont des ingrédients, souvent indispensables, ajoutés en petite quantité pour assurer la conservation, la coloration et le parfum du produit fini.

➡ Ingrédients actifs

Les **ingrédients actifs** ne sont pas présents dans tous les produits. En revanche, certains produits peuvent en contenir plusieurs. Ils confèrent au produit fini une **spécificité**. L'excipient doit pouvoir les véhiculer au niveau des couches de la peau où leur activité doit s'exercer.

> **➤ Spécificité : caractéristique propre au produit.**
>
> **➤ À la différence des médicaments, en cosmétique tous les constituants de l'excipient sont détaillés dans l'étiquetage.**

➡ Composition générale de base d'une crème ou d'un lait

Émulsions H/E

- La phase lipophile contient généralement : huiles minérales ou végétales (sésame, olive, amande, noisette…), des esters gras (octyl palmitate, isopropyl palmitate), des huiles silicone (dimethicone, cyclomethicone), des épaississants (cires, alcools gras), parfois un antioxydant.
- La phase hydrophile contient : de l'eau, des gélifiants d'origine végétale ou synthétique, un ou plusieurs humectants (glycérol, sorbitol) un ou plusieurs émulsionnants, des extraits divers, des conservateurs.

Émulsions E/H

- La phase lipophile est plus riche avec : hydrocarbures, cires, alcools gras, beurre de karité, huiles insaturées (bourrache), esters gras (cétyl palmitate), un ou plusieurs émulsionnants, antioxydants.
- La phase hydrophile contient : eau, glycérol, conservateurs.

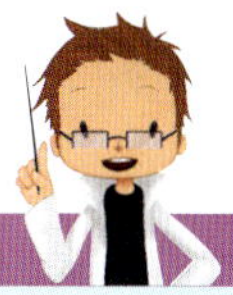

Bon à savoir

Ces compositions de base ne seront pas répétées lors de la description des différents produits.

2 Produits d'hygiène et de toilette

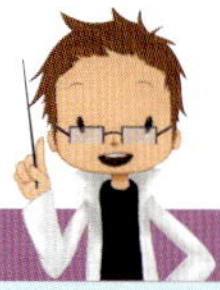

Bon à savoir

Dans la composition de tous ces produits, les additifs sont représentés par l'ensemble conservateur-colorant-parfum. Ils ne seront donc plus cités.

1. Démaquillants

› Comme leur nom l'indique, les démaquillants sont destinés à éliminer le maquillage de la surface de la peau. Ils peuvent être plus ou moins gras. Ce sont le plus souvent des émulsions.

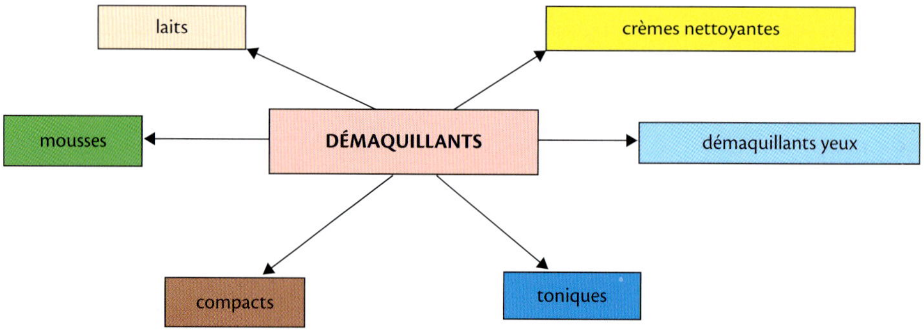

Fig. 30.1.

➡ Laits démaquillants

› Les laits sont des émulsions H/E. Leur composition diffère suivant le type de peau auquel ils sont destinés : grasse, sèche, sensible et réactive… Ils peuvent être rincés ou non rincés.

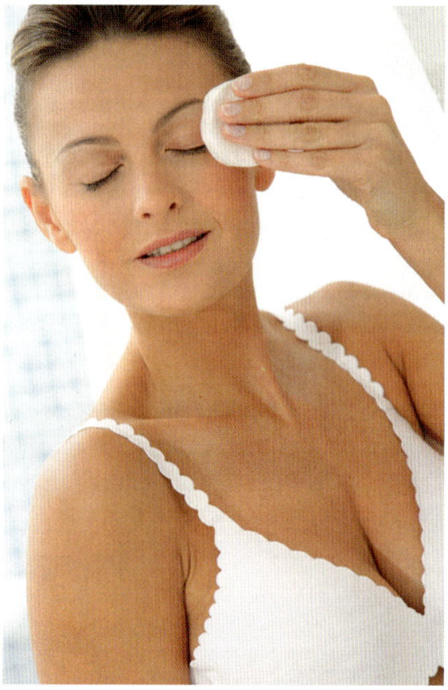

© JPC-PROD – Fotolia.com

Fig. 30.2. Démaquillage.

Composition

Ils sont constitués par :

- des ingrédients hydrophiles :
  - eau purifiée ou eau distillée aromatique (eau de rose),
  - humectants (glycérol, propylène glycol, sorbitol) ;
- des ingrédients lipophiles :
  - huile minérale, indispensable pour un bon démaquillage,
  - huiles végétales (amande douce, noyaux, jojoba),
  - esters gras (palmitate d'isopropyle, oléate de decyle…),
  - cires (lanoline et dérivés),
  - alcools gras (cétylique, stéarylique) ;
- des émulsionnants ;
- des ingrédients actifs (facultatif) :
  - gel d'aloès (hydratant),
  - alpha-bisabolol, allantoïne (apaisant).

Utilisation

Le lait de toilette peut s'utiliser avec ou en l'absence de maquillage. Il est appliqué avec les doigts en légers massages. Le lait, mélangé avec les impuretés, sera éliminé soit à l'aide d'un coton ou d'éponges imbibés de lotion, soit… avec un gant de toilette et l'eau du robinet ou de l'eau minérale. Enfin, la peau sera bien séchée. Ce rinçage est généralement desséchant pour les peaux sèches. Il doit être obligatoirement suivi d'une application de crème. Il est aussi possible d'utiliser un lait démaquillant sans rinçage, en deux applications successives, la première permettant d'éliminer les salissures, la deuxième, non rincée, évitant le dessèchement cutané.

➡ Crèmes nettoyantes

Composition

Ce sont des émulsions contenant les mêmes ingrédients lipophiles et hydrophiles que les laits avec, en plus, des tensioactifs moussants (anionique ou amphotère), des surgraissants et des stabilisateurs de mousse.

Utilisation

Les crèmes nettoyantes sont utilisées pour le visage.
Après application, sous l'action de légers massages avec les doigts ou une brosse très souple, elles forment une mousse qui possède les qualités adoucissantes d'une crème.

➡ Mousses

Composition

Ce sont des émulsions H/E très fluides (même composition que les laits) additionnées d'un gaz propulseur et présentées en conditionnement pressurisé.

Utilisation

La même que celle des laits.

➡ Compacts démaquillants

Composition

Les compacts démaquillants sont des produits solides qui renferment tous les constituants d'une émulsion sauf la phase aqueuse. Celle-ci sera reconstituée par l'eau du robinet ou une eau minérale au moment de la toilette.

Utilisation

Les compacts démaquillants s'utilisent comme des savons, mais lorsqu'ils sont frottés dans les mains avec de l'eau, on obtient une crème légère au lieu d'une mousse.
Ils allient la facilité d'emploi d'un savon à la douceur du lait de toilette.

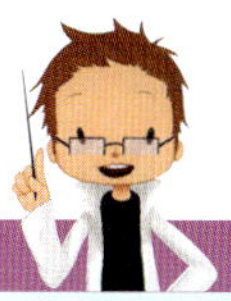

Bon à savoir

En principe, les produits revendiquant l'appellation « bio » sont formulés sans silicones, sans polymères gélifiants synthétiques, sans huile minérale, sans tensioactifs oxyéthylénés.

Toniques ou lotions faciales

Les lotions faciales sont des liquides transparents à une phase ou parfois à deux phases qu'il est nécessaire de mélanger par agitation avant usage.

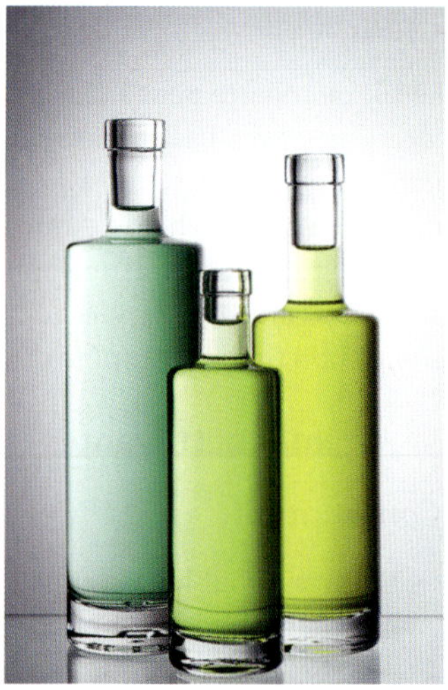

Fig. 30.3.

Composition

- **Composants de base** : eau ou eaux distillées de plantes (rose, hamamélis, fleur d'oranger).
- **Adjuvants** : humectants (glycérine ou sorbitol).
- **Actifs :**
  - astringents (alun, tanins...) qui resserrent les orifices pilo-sébacés ;
  - produits d'origine végétale : extraits de millepertuis, guimauve, calendula officinalis (souci des jardins) pour leurs propriétés adoucissantes et émollientes, extrait d'hamamélis pour ses propriétés vasoconstrictrices.

➤ L'alcool éthylique est parfois incorporé dans les lotions, mais sans excéder 40 %. Les toniques alcoolisés sont réservés aux peaux grasses.

Utilisation

Si l'eau du robinet est très calcaire, elle peut provoquer des irritations tant sur les peaux sèches que sur les peaux grasses. L'emploi d'une lotion est alors justifié.
Après l'application d'une lotion, la peau doit être bien séchée et enduite d'une crème hydratante.

Démaquillants pour les yeux

La sensibilité de l'œil et des paupières et la nature de certains fards (fards *waterproof*) imposent pour ces produits des formulations spéciales.
Il existe deux types de démaquillants pour les yeux :

- démaquillants pour fards hydrosolubles destinés à éliminer les maquillages classiques ;
- démaquillants pour fards *waterproof*, beaucoup plus difficiles à enlever.

Démaquillants pour fards hydrosolubles

Ce sont des lotions aqueuses ou des gels aqueux.
Composition :

- hydrolats (bleuet, rose) ;
- tensioactif doux.

Ces produits doivent avoir un pH voisin de celui des larmes (7,5) et être **isotoniques** (même concentration saline que les larmes) afin de ne pas provoquer de picotements.
Ils diluent rapidement fards à paupières et mascara.

➤ Isotonique : ayant la même concentration en sel que le milieu environnant.

Démaquillants pour fards waterproof

Seuls les produits huileux ou les crèmes E/H permettent d'éliminer ce type de maquillage.
Ils peuvent parfois piquer les yeux et doivent être rincés soigneusement à l'aide de lotions adoucissantes sous peine de provoquer un gonflement et une irritation de la **conjonctive**.

➤ Conjonctive : muqueuse recouvrant la cornée de l'œil.

2. Produits nettoyants

La première qualité d'un agent nettoyant est sa détergence, c'est-à-dire sa capacité à enlever les souillures. Elle s'établit en deux temps : mouillage de la surface puis mise en suspension des particules de salissures.

Les produits nettoyants doivent respecter le pH de la peau.

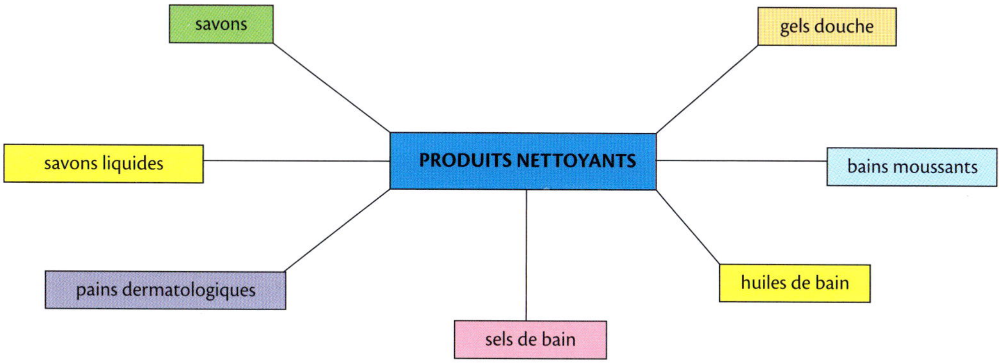

Fig. 30.4.

Savons

Un savon est un sel d'acide gras résultant de l'action d'une base (soude ou potasse) sur une graisse végétale ou animale.

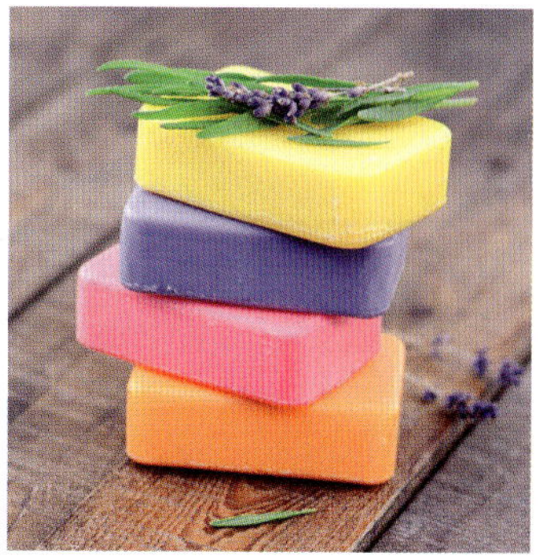

Fig. 30.5.

Composition

Savons de toilette :

- **composants de base** : stéarate et palmitate de sodium avec en plus parfois laurate ou cocoate de sodium ;
- **adjuvants** : opacifiant (oxyde de titane).

Info +

- Savons **surgras** : ils sont enrichis en lanoline, huile d'amandes douces et contiennent une certaine proportion de glycérine.
- Savons **transparents** : ce sont des savons auxquels on ajoute de la glycérine pour empêcher la cristallisation du stéarate et l'opacification.
- Savon ***de Marseille*** : c'est le type même du savon sans aucun additif, atteignant parfois un pH voisin de 10. Par cela même, il ne convient pas à toutes les peaux.

Caractéristiques

Les savons ont deux caractéristiques essentielles : ce sont des **tensioactifs anioniques** et ils sont **alcalins**.

Mis au contact de l'eau, ils libèrent la base (soude ou potasse) qui leur a donné naissance et font monter le pH cutané (qui se situe normalement entre 5 et 6) jusqu'à 8,5-9. Certains sujets à peau fragile et sèche ne supportent pas les savonnages répétés qui peuvent provoquer des irritations.

Les savons ont un pouvoir moussant élevé, sauf en eau dure (très calcaire) où ils précipitent sous forme de sels de calcium, ce qui laisse des traces de salissures sur les parois des lavabos et des baignoires.

Utilisation

Le visage étant en contact permanent avec l'extérieur, les toilettes sont plus fréquentes que pour le reste du corps. En conséquence, si l'on tient à utiliser le savon, il devra être peu agressif, surgras de préférence.

Pour l'hygiène du corps, tous les types de savons peuvent être utilisés pour les **peaux normales**. Dans tous les cas, il faut éviter les savonnages trop fréquents.

Syndets solides ou « pains dermatologiques »

Les syndets sont des mélanges de *détergents synthétiques* (**syn**thetic **det**ergents) créés par les Américains lors de la Seconde Guerre mondiale pour mousser en eau de mer.
Ils ressemblent à des savons, ils s'utilisent comme des savons… mais ce ne sont pas des savons au sens chimique du terme.

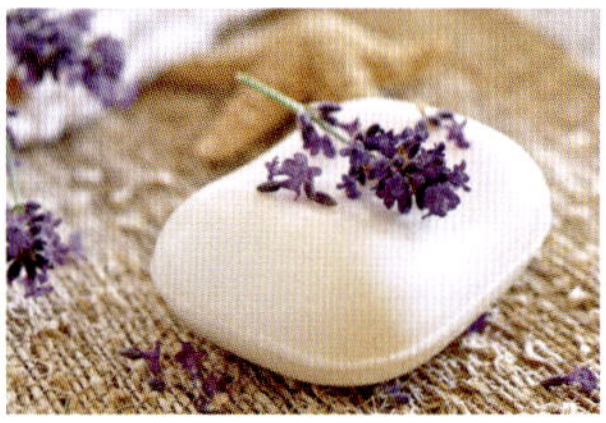

Fig. 30.6.

Composition

- **Composants de base** : tensioactifs anioniques doux (iséthionate et alkylsulfosuccinate de sodium), tensioactifs amphotères.
- **Adjuvants :**
  - plastifiants (huile de ricin hydrogénée, esters de polyols, alcools gras éthoxylés) ;
  - stabilisateurs de mousse (amides de coprah) ;
  - charges (amidon, oxyde de titane…) destinées à « diluer » la trop forte concentration en tensioactif.
- **Actifs** : antiseptiques, surgraissants (peaux sèches et irritables), soufre (acné), acide salicylique (exfoliant), acides organiques (lactique ou tartrique) pour obtenir un pH acide (4 à 6).

Caractéristiques

- Les pains dermatologiques ne s'hydrolysent pas en solution et ne précipitent pas en eau dure.
- Leur pH en solution est adapté au pH de la peau.
- Ce sont de bons nettoyants mais leur rinçage est parfois long et difficile.

Utilisation

Leur usage est justifié sur le visage ou sur le corps lorsque le savon est mal supporté ou en cas d'affections dermatologiques.

Savons liquides

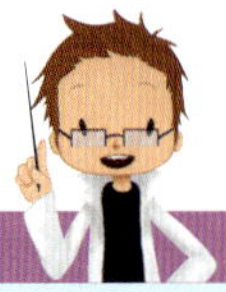

Bon à savoir

L'appellation de « savons » liquides est impropre car pour la plupart, ils ne renferment pas de savon, dans son sens strict, mais des tensioactifs synthétiques. Ce sont donc des syndets.

Composition

- **Composants de base** : tensioactifs anioniques et amphotères très proches de ceux utilisés dans la formulation des shampooings.
- **Adjuvants** : surgraissants, stabilisateurs de mousse.

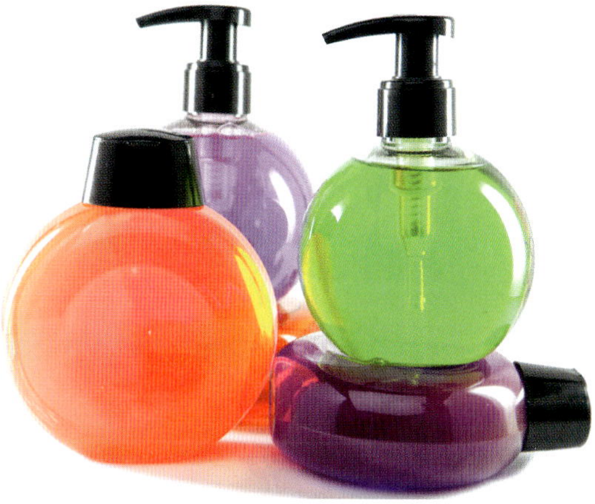

© Konstantin Kulikov – Fotolia.com

Fig. 30.7. Les savons liquides : des syndets.

➤ Les « gels » sont constitués de solutions de tensioactifs épaissies par un dérivé vinylique ou acrylique. Ce ne sont pas de véritables gels. Les gels douche en font partie.

Utilisation

Ces produits peuvent être utilisés comme produits de nettoyage quotidiens.
Ils sont très doux et conviennent aux peaux fragiles et sèches.

Bains moussants

Composition

- **Composants de base** : eau + tensioactifs anioniques choisis pour leur pouvoir moussant (ex. : alkylsulfates, alkyléthersulfates, paraffines sulfonates).
- **Adjuvants :**
  - stabilisateurs de mousse ;
  - épaississants ;
  - surgraissants (dérivés de lanoline, esters gras, huiles hydrophiles) qui protègent la peau de l'effet détergent des tensioactifs anioniques.

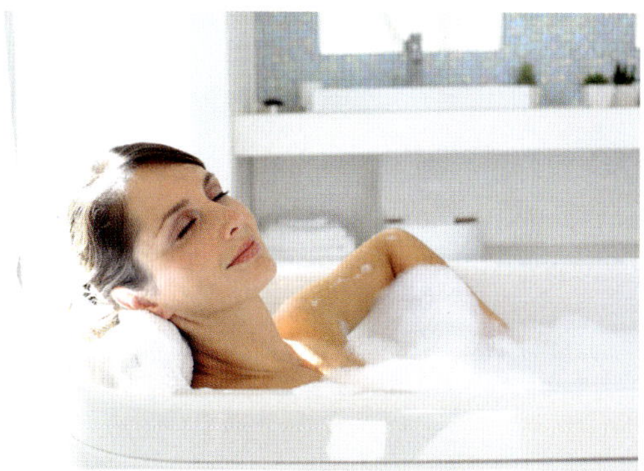

© goodluz – Fotolia.com

Fig. 30.8.

Utilisation

Les bains moussants peuvent être à l'origine d'irritation de la peau. C'est la raison pour laquelle un **rinçage** soigneux à l'eau claire est indispensable.
Outre le nettoyage de la peau, ils procurent également une certaine relaxation et un authentique plaisir.

➡ Gels douche

> Les gels douche sont des solutions de tensioactif gélifiées.

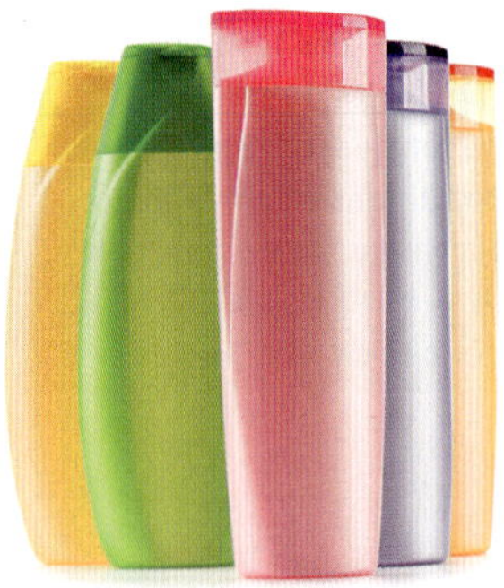
© monticellllo – Fotolia.com

Fig. 30.9.

Composition

- **Composants de base** : eau + mélange de tensioactifs anioniques doux (alkylsulfosuccinate) et de tensioactifs amphotères (cocoamidopropylbétaïne = CAPB).
- **Adjuvants** : gélifiant (gomme xanthane) en grande quantité.
- **Actifs** : hydratants (glycérine), amincissants (caféine)…

Utilisation

Pour le nettoyage du corps et parfois des cheveux. Ils ne modifient pas le pH cutané.

➡ Huiles de bain

> Les huiles de bains sont des huiles minérales, végétales ou synthétiques rendues hydrodispersibles (dispersibles dans l'eau du bain) par la présence d'un tensioactif en quantité importante.

Composition

Composants de base :
- huile minérale ou végétale ou synthétique (1 partie) ;
- tensioactif non ionique (1 à 3 parties) ;
- eau déminéralisée.

Utilisation

Les huiles de bain sont particulièrement indiquées pour les peaux très sèches.
Elles sont dispersées dans l'eau du bain et forment ainsi des pseudosolutions opalescentes.
Elles peuvent aussi être directement étalées sur la peau à l'aide d'un gant de toilette humide. Après rinçage, elles laissent un film gras très fin.

➡ Crèmes pour le bain

> Ce sont des bains moussants contenant une forte proportion de substance grasse.

On évite ainsi un trop grand dessèchement de la peau mais c'est au détriment de la mousse.

Sels de bain

Composition

- **Composants de base** : cristaux de carbonate et de bicarbonate de sodium, cristaux de chlorure de sodium (sel marin) ou cristaux de borate de sodium.
- **Additifs** : colorant et parfum en solution pulvérisés à la surface.

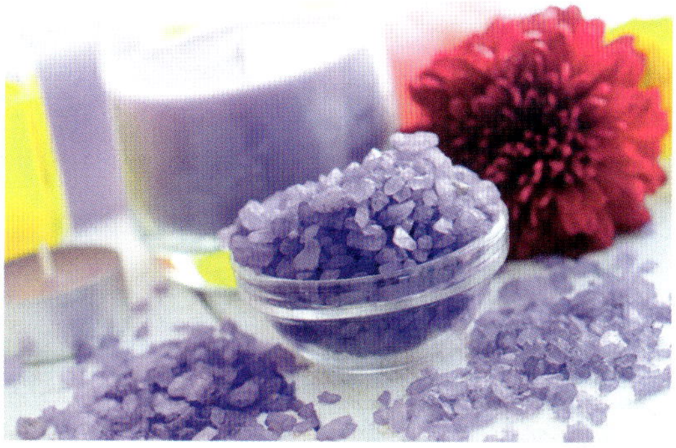

Fig. 30.10. Les sels de bain : pour adoucir l'eau, la colorer, la parfumer...

Utilisation

Ils sont très solubles dans l'eau. Ils adoucissent l'eau, la parfument et la colorent.

3. Déodorants et antitranspirants

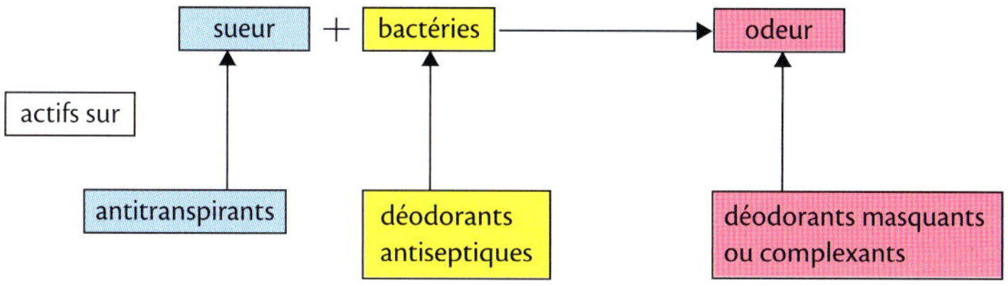

Fig. 30.11.

Déodorants

Les déodorants sont des produits destinés à supprimer ou à masquer les mauvaises odeurs dues à la décomposition de la sueur apocrine par les bactéries de la peau.

Présentation

Ils se présentent sous différentes formes : aérosol, stick, roll-on, crème.

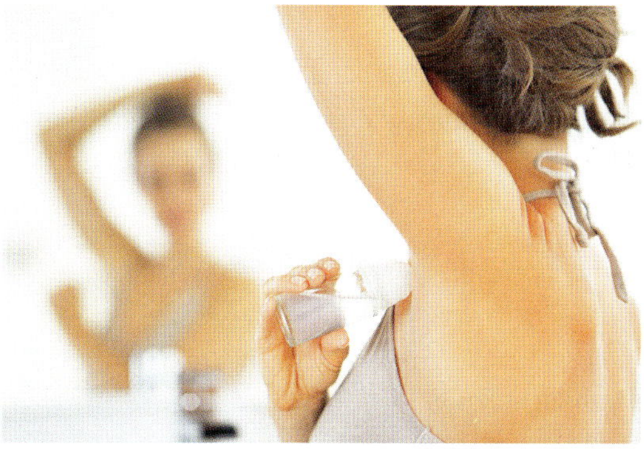

Fig. 30.12.

Composition

Aérosols

- **Composants de base** : solution de l'ingrédient actif dans un solvant (eau ou mélange hydro-alcoolique).
- **Adjuvants gras** (myristate d'isopropyle) pour ralentir l'évaporation.
- **Gaz pulseur** (isobutane-propane).

Sticks

- **Composant de base** : stéarate de sodium.
- **Adjuvant** : propylèneglycol ou glycérol pour obtenir la transparence.
- **Actif** (antiseptique ou complexant) dissous dans la masse.

Roll-on ou flacon à bille

- **Composant de base** : solution hydroalcoolique de l'ingrédient actif.

Quelle que soit la forme, les **ingrédients actifs** peuvent être :
- des antimicrobiens (ex. : triclosan) ;
- des complexants (ex. : ricinoléate de zinc) ;
- des adsorbants (ex. : poudre d'oxyde d'agaric ou d'oxyde de zinc) ;
- des masquants (ex. : **parfums**).

> **Actuellement, il semble que beaucoup de déodorants ne contiennent plus d'antimicrobiens mais seulement des parfums.**

Antitranspirants

Les antitranspirants sont des produits destinés à limiter la production désagréable de sueur axillaire et palmo-plantaire.

> **L'hyperhidrose est une production de sueur anormalement excessive. Les antitranspirants sont souvent insuffisants pour la réduire.**

Mode d'action

L'hydroxychlorure d'aluminium, ingrédient actif des **antitranspirants**, mis en présence d'eau, forme de l'acide chlorhydrique, d'où un pH très bas des solutions (parfois voisin de 2,5). L'irritation qu'il provoque après application produit inflammation et hyperkératose qui obstruent les pores sudoraux. Ce blocage réduit l'écoulement de la sueur mais également la sécrétion.

> **Les antitranspirants possèdent également des propriétés déodorantes puisqu'ils empêchent la sueur d'être présente et dégradée.**

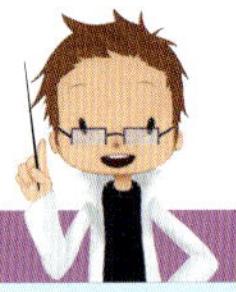

Bon à savoir

- Ne pas confondre déodorants et antitranspirants. Leur mode d'action est différent.
- La mention « antitranspirant » doit être signalée sur le conditionnement.

Présentation

Comme les déodorants, les antitranspirants se présentent sous des formes diverses : aérosols, sticks, solutions, crèmes.

Composition

Aérosols

- **Composant de base** : solution de l'ingrédient actif (hydroxychlorure d'aluminium) dans un solvant (eau ou mélange hydroalcoolique).
- **Adjuvants :**
  - ester gras (myristate d'isopropyle) pour ralentir l'évaporation ;
  - silicone volatil pour éviter le bouchage des valves.
- **Pulseur** : mélange de gaz isobutane-propane.

Sticks

- **Composant de base** : émulsion solide H/E (phase grasse cireuse + phase aqueuse + émulsionnant).
- **Actif** : hydroxychlorure d'aluminium ou d'aluminium et de zirconium en suspension dans l'émulsion.

Roll-on ou flacon à bille

Composant de base et actif : solution hydroalcoolique d'hydroxychlorure d'aluminium.

Crèmes

- **Composant de base** : émulsion H/E (huile minérale ou ester gras synthétique + cire + alcool cétylique + Eau + émulsionnant non ionique).
- **Adjuvants** : surgraissant (dérivé de lanoline) et humectant (sorbitol).
- **Actif** : hydroxychlorure d'aluminium.

> **Les produits « bio » ne doivent pas contenir de sels d'aluminium, ce qui permet de douter de leurs performances.**

4. Produits de rasage

Les produits de rasage sont des crèmes ou des savons appliqués sur la peau pour ramollir le poil et faciliter le rasage mécanique.

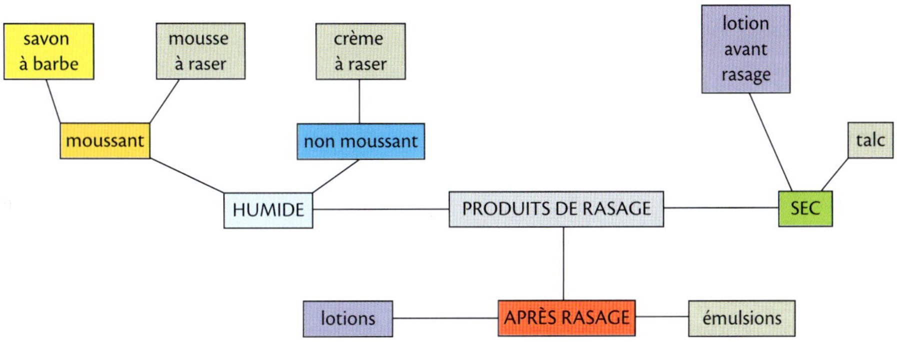

Fig. 30.13.

Produits pour rasage humide

Ces produits moussants ou non moussants se présentent en bâtons, savons, crèmes et aérosols.
Qu'ils soient moussants ou non moussants, ils doivent :

- ramollir et humidifier le poil ;
- prévenir les irritations en protégeant la peau du rasoir ;
- limiter la destruction du film hydrolipidique de surface ;
- respecter le pH de la peau.

Produits moussants

Savons à barbe

Présentation : autrefois sous forme de savonnettes cylindriques. Actuellement sous forme de bols en plastique dans lesquels est coulé le savon.
Ils nécessitent l'utilisation d'un **blaireau**.
Composition : celle des savons.

> **Blaireau : gros pinceau, à l'origine en poils de blaireau d'où le nom. Les blaireaux sont aussi constitués par des fibres de nylon ou des soies de porc.**

Crèmes à raser moussantes

Présentation : tubes en plastique.
Composition :

- **composant de base** : dispersion de 40 à 60 % de **savon** de sodium et de potassium dans un mélange d'eau et de glycérine ;
- **adjuvants :**
  - anti-irritants (allantoïne, huile de calendula, α-bisabolol),
  - filmogènes (polyvinylpyrrolidone [PVP]) pour protéger la peau du rasoir.

> **Les crèmes à raser moussantes sont généralement d'aspect nacré par suite de la cristallisation des stéarates de sodium et de potassium.**

Utilisation : les crèmes à raser moussantes sont appliquées sur la peau humide en couche épaisse. La mousse est obtenue par frottement circulaire d'un blaireau imprégné d'eau. Elles sont, comme tous les savons, très alcalines (pH 10) et nécessitent un rinçage soigneux pour ne pas irriter la peau.

Mousses à raser

> **Les proportions pulseur-émulsion sont respectivement 40 %-60 % ou 50 %-50 %. La forte proportion d'eau contenue dans l'émulsion diminue l'inflammabilité du pulseur.**

Présentation : aérosol.
Composition :

- **composant de base** : émulsion H/E fluide ;
- **adjuvants :**
  - anti-irritants : allantoïne, huile de calendula, α-bisabolol,
  - filmogènes : polyvinylpyrrolidone (PVP) pour protéger la peau du rasoir ;
- **gaz propulseur** : mélange butane-propane ou isopropane.

Utilisation : forme la plus utilisée actuellement, l'émulsion H/E est, à l'origine, non moussante. La mousse est produite à la sortie de la valve par l'évaporation du gaz propulseur. Ces mousses sont utilisées sans blaireau, ce qui assure leur succès.

Produits non moussants

Crèmes à raser sans blaireau

Présentation : tubes en aluminium ou plastique.
Composition :

- **composant de base** : émulsion H/E ;
- **adjuvants :**
  - lubrifiant (huile silicone),
  - gélifiant (carbomère, dérivé de cellulose),
  - humectants (glycérol, sorbitol).

Utilisation : elles sont appliquées sur la peau en couche plus ou moins épaisse pour faciliter le rasage. Elles permettent un rasage plus rapide. Elles sont peu irritantes puisque leur formulation est celle d'une émulsion H/E de type crème de jour.
Mais elles laissent un film gras sur la peau :

- elles sont parfois difficiles à rincer ;
- elles collent sur le rasoir.

➡ Produits pour rasage sec

Ils sont réservés au rasage par rasoir électrique souvent irritant qui est amélioré par l'emploi de produits avant-rasage : les lotions ou les talcs.

Lotions avant-rasage

Elles sont utilisées pour rendre le poil aussi dur et raide que possible.
Présentation : flacons à opercules ou flacons-pompes.
Composition :

- **composant de base** : alcool à 30, 40 ou 60 % ;
- **actifs :**
  - astringents (acide gallique, eau d'hamamélis),
  - produits capables de redresser le poil (« pilo-dresseurs »),
  - antiseptiques (triclosan),
  - agents lubrifiants (silicones).

Talcs

Par leur effet lissant, ils permettent un bon rasage à sec.
Présentation : boîte poudreuse, sticks.

Composition :

- **poudre :**
  - **composant de base** : talc, mélangé à du carbonate de magnésium et du stéarate de zinc,
  - **adjuvant** : agent anti-**mottage** (poudre de polyamide) ;
- **sticks :**
  - **composant de base** : talc, mélangé à du carbonate de magnésium et du stéarate de zinc,
  - **adjuvant** : eau + gélifiant pour assurer le **compactage**.

> **Mottage : particularité qu'ont les particules de poudre de s'agglomérer entre elles.**

> **Compactage : opération qui consiste à exercer une pression suffisamment forte sur un mélange de poudres pour obtenir un gâteau compact.**

Produits après-rasage

Présentation

Ils se présentent sous diverses formes : lotion hydroalcoolique en flacon verre ou flacon pompe, sticks en étuis, gels en tube, crèmes fluides en bouillottes plastiques operculées.

Caractéristiques

Ils doivent :

- créer après le rasage une sensation de fraîcheur et de bien-être ;
- calmer les irritations ;
- favoriser la cicatrisation des petites coupures ;
- dans certains cas, diminuer le temps de saignement (**hémostatique**).

> **Hémostatique : qui arrête le saignement. Ex. : eau oxygénée, pierre d'alun, alginate de calcium.**

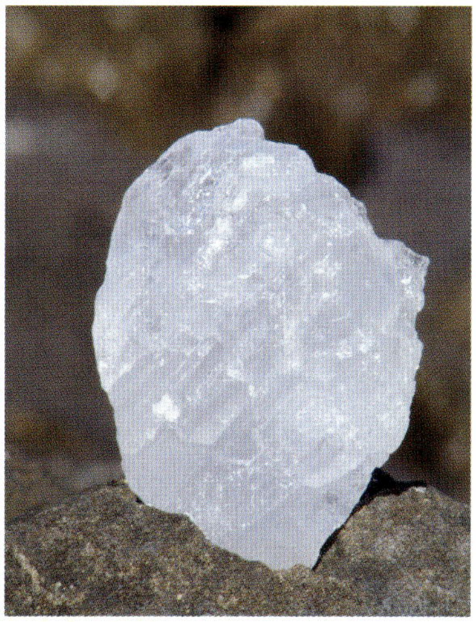

Fig. 30.14. La pierre d'alun, réputée pour arrêter le saignement des petites coupures provoquées par le rasage.

Composition

Lotions

- **Composant de base** : alcool à 30, 40 ou 60 %.
- **Actifs :**
  - menthol (rafraîchissant) ;
  - hydrolats (lavande, hamamélis, bleuet…), anti-irritants ;
  - hydratants (sorbitol, glycérol) ;
  - astringents : alun de potassium à 2 %, extraits d'hamamélis ;
  - antiseptiques : bromochlorophène, triclosan ;
  - cicatrisants : sels de zinc, allantoïne.

Sticks

- **Composant de base** : stéarate de sodium + eau (en faible proportion).
- **Adjuvant** : forte proportion d'alcool ou de propylène glycol.
- **Actifs** : identiques à ceux des lotions.

Émulsions fluides

- **Composant de base** : émulsion H/E.
- **Adjuvants :**
  - gélifiant adoucissant (Carbopol®, gomme xanthane) ;
  - cicatrisants (allantoïne) ;
  - alcool (en faible quantité).

3 Produits de soins esthétiques

1. Produits de gommage

Le gommage ou soin exfoliant élimine les cellules cornées desquamantes et prépare la peau pour la rendre plus réactive aux autres soins esthétiques. Il peut être mécanique ou chimique.

Exfoliant : littéralement qui enlève les feuilles. Par extension, qui enlève les cellules cornées desquamantes.

Le terme peeling est employé à tort en cosmétique. Il correspond à une pratique médicale.

Certains produits dits « gommants » ne sont que des mélanges de substances adoucissantes ne contenant aucun ingrédient réputé actif.

Présentation

Quel que soit le type de gommage, les produits utilisés se présentent sous forme de gel, gel-crème, gel douche, mousse, crème.

Composition

- **Composants de base :**
  - **gel** : gel de carbomère ou d'hydroxyéthylcellulose ;
  - **mousse** : émulsion fluide H/E pulsée par un mélange isobutane-propane ;
  - **crème** : émulsion H/E ;
  - **gel-crème** : gel contenant une petite proportion d'une substance grasse (huile végétale, ester gras synthétique…).
- **Actifs** : voir plus loin.
- **Adjuvants** : huile de macadamia, huile d'hibiscus, huile d'amande (surgraissants), acide hyaluronique (tenseur), alkylsulfosuccinate et/ou iséthionate de sodium (détergent).

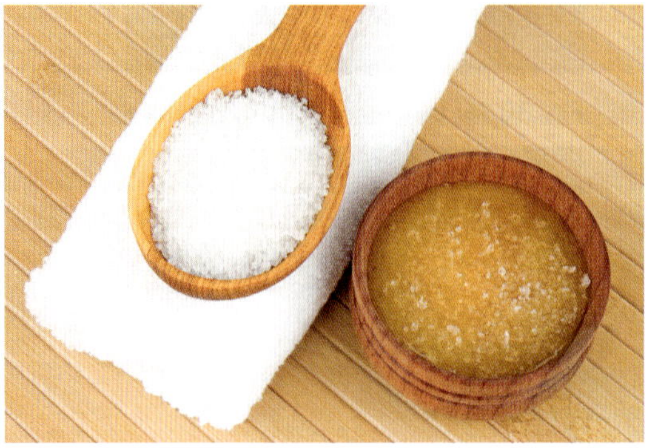

Fig. 30.15. Exfoliants pour la peau.

Ingrédients actifs de gommage mécanique

Origine végétale

- Poudre de noyaux d'abricot.
- Poudre de bois de santal.

- Microbilles de cire de jojoba.
- Poudre de coque de grain de riz.
- Poudre de noix de coco.
- Poudre de résine de benjoin et de damar.

Origine minérale

- Microcristaux de carbonate de calcium.
- Microcristaux d'oxyde d'aluminium.
- Microcristaux de silicate hydraté.
- Poudre de nacre.
- Poudre de perles de culture.

Ingrédients actifs de gommage chimique

Origine synthétique

- Acide glycolique.
- Acide salicylique.

Origine enzymatique

- Extrait de papaye.
- Extrait de figue de barbarie.

2. Masques

Les masques sont des préparations pâteuses appliquées surtout sur le visage pour raffermir, adoucir, maintenir la peau en bon état. Ils peuvent aussi favoriser la pénétration des ingrédients actifs.

Les masques doivent :

- avoir une consistance onctueuse ;
- être suffisamment adhérents sur la peau ;
- s'enlever facilement.

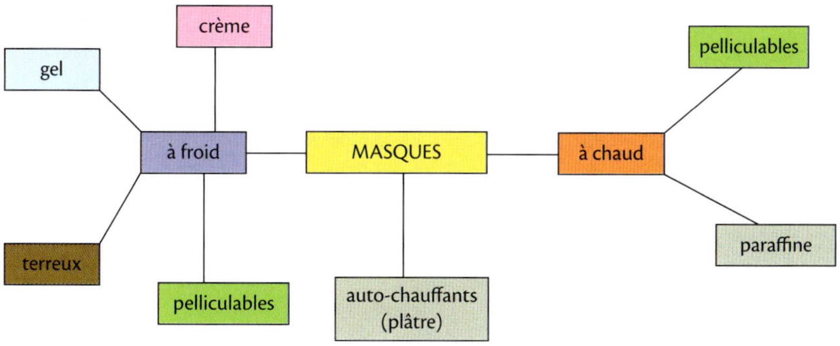

Fig. 30.16.

Masques appliqués à froid

Utilisation

Tous ces masques sont appliqués au doigt ou au pinceau, en couche épaisse et régulière sur le visage (même sur les lèvres et les paupières pour certains) et/ou le décolleté. Le temps de pose est variable selon les masques, généralement de 10 à 20 minutes. Ils sont retirés à l'aide d'un mouchoir en papier qui absorbe l'excédent, puis avec des éponges humidifiées à l'eau tiède pour parfaire le retrait.

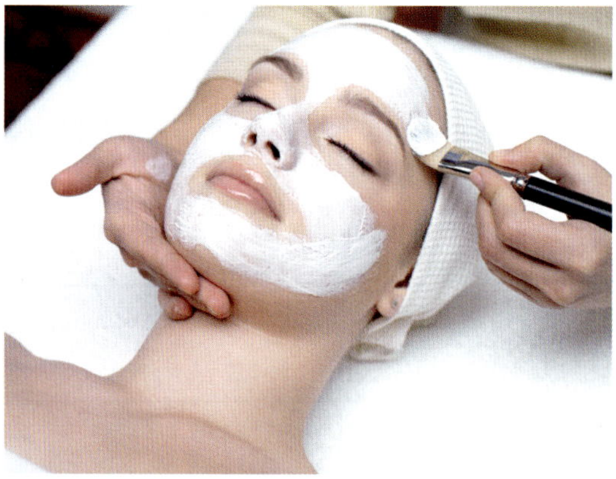

Fig. 30.17. Masque crème.

Présentation, composition et utilisation

Tableau 30.1. Présentation, composition et utilisation des masques appliqués à froid.

Type de masque	Présentation	Composition			Utilisation
		Base	**Adjuvants**	**Actifs**	
Crème	Pots ou tubes	Émulsion H/E	– Gélifiant : *alginate* – Humectants : *glycérol* – Silicates	Extraits végétaux ou biologiques	– Peaux normales – Traitement en fonction des actifs
Terreux	– Poudre en sachet dose à diluer dans l'eau ou une lotion – Pâte en pot	**Bentonite**	– Absorbants : *kaolin* – Adoucissants : *talc* – Humectants : *glycerol* – Acidifiants : *acide citrique*	– Huiles essentielles antiseptiques – Boues marines ou thermales	– Peaux grasses – Absorbent le sébum
Gels	Pots ou tubes	– Gomme arabique – Gélatine – Résine acrylique		Extraits végétaux	Peaux vieillies ou déshydratées
Pelliculables	Gels ou crèmes en pots ou en tubes	– Latex – Gommes – Polymère acrylique	– Humectant : *glycérol* – Opacifiant : *oxyde de titane*	Extraits végétaux	– Peaux vieillies ou déshydratées – Appliquer une fine couche d'huile ou de gaze pour faciliter le décollement

➤ **Bentonite** **et montmorillonite sont des argiles.**

Masques auto-chauffants

Présentation

Ils se présentent sous forme de poudre conditionnée en sacs.

Composition

- **Composant de base** : plâtre à prise rapide (sulfate de calcium). Le mélange plâtre et eau provoque une élévation de la température du masque qui, en séchant, durcit.
- **Actifs** : extraits végétaux.

Préparation du masque

Le plâtre sec est délayé dans une quantité d'eau convenable pour obtenir une pâte épaisse (l'eau sera plus ou moins chaude en fonction de l'effet recherché).
On peut aussi utiliser des sels modérateurs en plus ou moins grande quantité, qui permettent de déterminer la crête de chauffe du masque.

Mode d'emploi

Le visage est recouvert successivement par :
- une crème traitante, ou plusieurs crèmes à effets synergiques ;
- éventuellement une mince épaisseur de gaze ;
- le plâtre, enfin, qui doit être appliqué rapidement, en couche épaisse et régulière, à l'aide d'une cuillère ou d'une spatule.

En séchant, le plâtre durcit et se transforme en un véritable moulage de la forme du visage. L'ensemble est compact, occlusif, isolant thermique. L'accumulation sous le masque de la chaleur (qui provoque une **vasodilatation**) et de l'humidification de la couche cornée, favorise la pénétration des ingrédients actifs.

> **Vasodilatation : dilatation des vaisseaux capillaires du derme.**

Utilisation

Les masques au plâtre sont utilisés :
- sur les peaux manquant de fermeté (dites « **atones** ») pour leur action **remodelante** liée à l'immobilisation momentanée du visage, mais aussi pour l'action propre des ingrédients actifs contenus dans les crèmes appliquées préalablement sous le masque ;
- sur des peaux sèches ou d'autres types de peaux parce que l'élévation de la température permet une meilleure absorption des actifs.

Le **retrait du masque** s'effectue par décollement. La cliente doit plisser les yeux et les lèvres : le masque se désolidarise de la peau.

> **Remodelante : restituant la forme.**
>
> **Atone : sans tonus, flasque, sans réaction.**

> **Le temps de pose des masques au plâtre est de 20 à 30 minutes.**

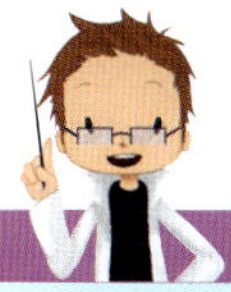

Bon à savoir

Contre-indication des masques au plâtre : peaux à rougeurs diffuses ou **couperosiques**, très sensibles à la chaleur qui entraîne une vasodilatation.

> **Couperose : apparition de vaisseaux capillaires dilatés et rouges, en particulier au niveau des pommettes.**

Masques appliqués à chaud

Masques plastiques pelliculables

Présentation et composition

Ces masques se présentent sous la forme d'un bloc solide à faire chauffer au bain-marie.
- **Composants de base** : latex + cire d'abeille.
- **Adjuvants** : oxyde de titane, oxyde de zinc (opacifiants).

Utilisation

Ils s'appliquent sur tous les types de peaux (sauf s'il existe des problèmes vasculaires) en fonction des substances actives contenues dans la crème appliquée au préalable. Comme avec les masques paraffine, ces masques sont responsables d'une légère vasodilatation qui favorise la pénétration des actifs. L'action occlusive favorise l'humidification de la couche cornée.
Lorsqu'ils sont fondus, ils s'appliquent en couche épaisse, au pinceau, sur le visage recouvert ou non d'une gaze et enduit d'une crème contenant des ingrédients actifs adaptés au type de peau.

Le temps de pose des masques à chaud est de 10 à 20 minutes.

Faire une touche d'essai de la chaleur sur la face interne du poignet.

Ces masques se retirent par décollement.

Masques de paraffine

Présentation et composition

Ils se présentent sous la forme d'un bloc à faire fondre et contiennent :
- **composant de base** : paraffine normale ;
- **adjuvants** : plastifiants permettant de diminuer le point de fusion.

Utilisation

Ces masques sont responsables d'une légère vasodilatation qui favorise la pénétration des ingrédients actifs. L'action occlusive favorise l'humidification de la couche cornée.
Lorsqu'ils sont fondus, ils s'appliquent en couche épaisse, au pinceau, sur le visage recouvert ou non d'une gaze et enduit d'une crème contenant des ingrédients actifs adaptés au type de peau.

Le temps de pose des masques de paraffine est de 10 à 20 minutes.

Faire une touche d'essai de la chaleur sur la face interne du poignet.

Ces masques se retirent par décollement.

3. Sérums

Définition, présentation et composition

Voir chapitre 29, « Différentes formes galéniques des produits cosmétiques et d'hygiène corporelle ».
Les ingrédients actifs qu'ils contiennent conditionnent leurs revendications. Ce sont le plus souvent des sérums anti-rides ou dépigmentants. Les actifs utilisés sont les mêmes que ceux des crèmes de soin mais les mélanges sont plus riches qualitativement et quantitativement.

Utilisation

Ils s'emploient en petite quantité (quelques gouttes) sur les zones à traiter.

4. Crèmes de soins esthétiques

Les crèmes de soins sont des produits destinés à protéger la peau des agressions extérieures (intempéries, pollution…) et à corriger ses éventuels défauts (peau grasse, sèche, sénile, réactive ou sensible) par apport de divers actifs.

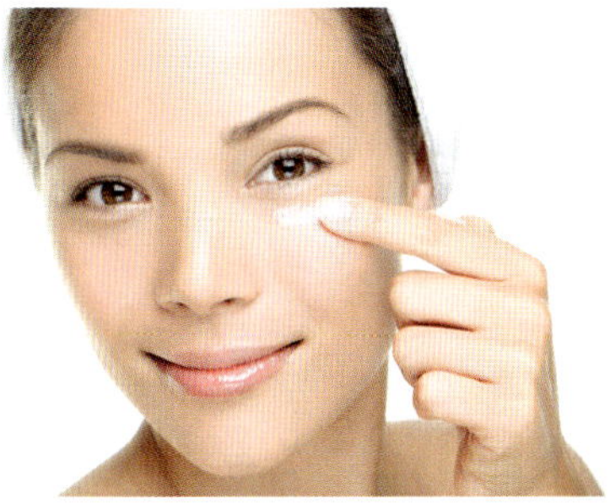

Fig. 30.18. Les crèmes : des utilisations multiples...

Présentation

Les crèmes de soin se présentent en :
- pots (conservation difficile lors de l'utilisation) ;
- tubes plastiques operculés plats ou cylindriques ;
- aérosols (mousses).

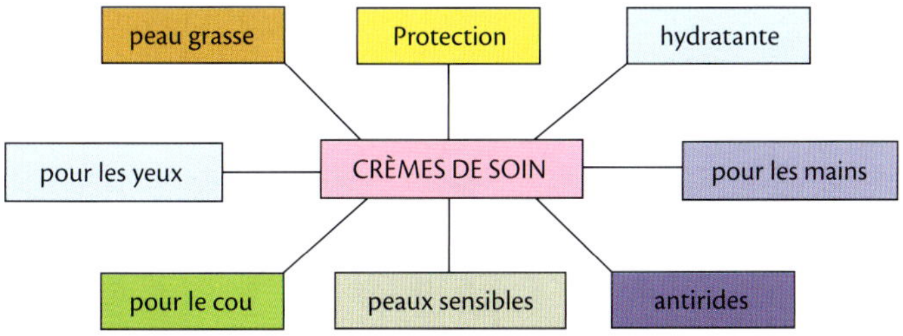

Fig. 30.19.

Composition générale

Les crèmes sont des émulsions E/H ou H/E plus ou moins consistantes. Certaines sont très fluides et peuvent être pulvérisées (émulsions sprayables) ou former des mousses.
D'autres sont des gels-crème (gels contenant une petite proportion de substances lipophiles).
Les ingrédients actifs qu'elles contiennent varient suivant le type de peau et le but recherché.

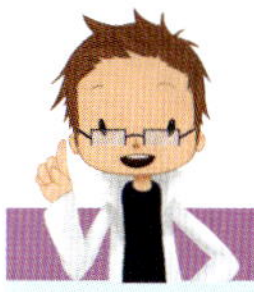

Info +

Les produits revendiquant la mention « bio » doivent être formulés sans silicones, sans huile minérale, sans carbomère gélifiant, sans tensioactifs polyoxyéthylénés.

Tableau 30.2. Caractéristiques, composition et utilisation des différents types de crème.

Type de crème	Caractéristiques	Composition			Utilisation
		Base	**Adjuvants**	**Actifs**	
Protection	– Occlusives – Bonne **rémanence**	Émulsions E/H : *hydrocarbures, cires, alcools gras*	– Surgraissants : *huile jojoba* – Antioxydants	– Filtres solaires – β-carotène	– Protection extrême – Haute montagne – Haute mer
Hydratante		Émulsions H/E : *liposomes*	Humectant : *glycérol*	– Céramides – Urée – Acide hyaluronique	Peaux sèches à très sèches
Peaux grasses		Émulsions H/E ou gels-crème	Matifiants : *kaolin, argiles*	– **Méthionine** – Extraits végétaux – Huiles essentielles antiseptiques	– Peaux à tendance acnéique – Absorbe le sébum
Anti-rides **Anti-âge** **Anti-vieillissement**	– Règle l'hydratation – Rétablit le film hydrolipidique – Active les cellules – Assure une protection solaire	Émulsions H/E	Voir crème hydratante	Voir tableau du chapitre 28 + filtres solaires et dépigmentants	– Peaux abîmées prématurément – Peaux vieillies – Soin des peaux encore jeunes
Contour des yeux	– Innocuité parfaite – Rémanence	Émulsion H/E fluide ou gel-crème	Voir crème hydratante	– Tenseurs : ***hydrolysats*** *protéines végétales* – Apaisants : *azulène*	– Ridules – Poches
Pour le cou	Proche des crèmes anti-âge	Émulsion H/E	Voir crème hydratante	– Tenseurs : *hydrolysats protéines végétales* – Élastine	Voir crèmes anti-âge. La peau du cou évolue comme celle du visage.
Peaux réactives ou sensibles	– Formule simple – Pas de composants sensibilisants	Émulsion H/E	– Hydratants : *glycérol* – Agents d'étalement : *silicones*	Voir tableau « apaisants », chapitre 28	Soins du visage et du cou
Pour les mains	– Consistantes – Non collantes – Pas d'aspect gras	Émulsions H/E	– Occlusifs : *cires* – Dépigmentants : *dérivés vitamine C*	– Hydratants : *glycérol* – Surgraissants : *beurre de karité*	Soins des mains abîmées

➤ **Rémanence : capacité de demeurer en place.**

➤ **Méthionine : acide aminé soufré.**

➤ **Hydrolysats : résultat de la désintégration des protéines par l'eau à température élevée et en milieu acide ou alcalin. Ce sont des mélanges d'acides aminés et de petits peptides.**

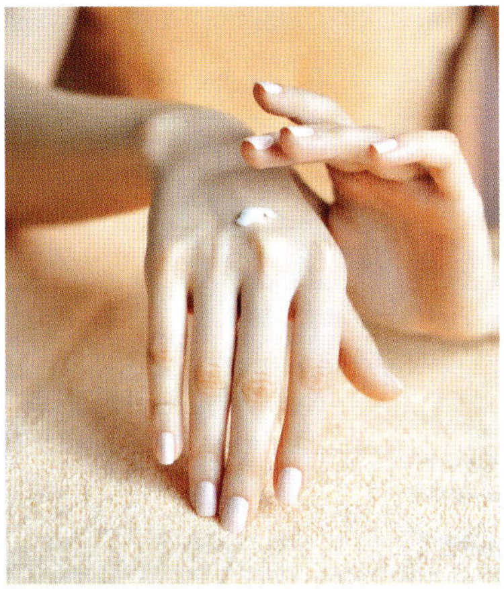

© nmelnychuk – Fotolia.com

Fig. 30.20. Crème pour les mains.

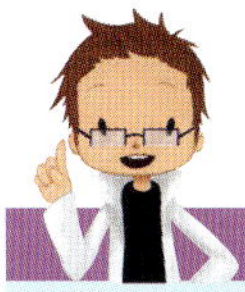

Info +

- Les **liposomes**, par leur structure même, jouent un rôle important dans l'hydratation cutanée. Certains véhiculent des extraits végétaux ou d'autres ingrédients actifs.
- Les crèmes dites « antiacnéiques » sont des médicaments, l'acné étant considérée comme une maladie.
- La conservation des crèmes pour les yeux au cours de l'utilisation doit être particulièrement étudiée.

4 Produits solaires

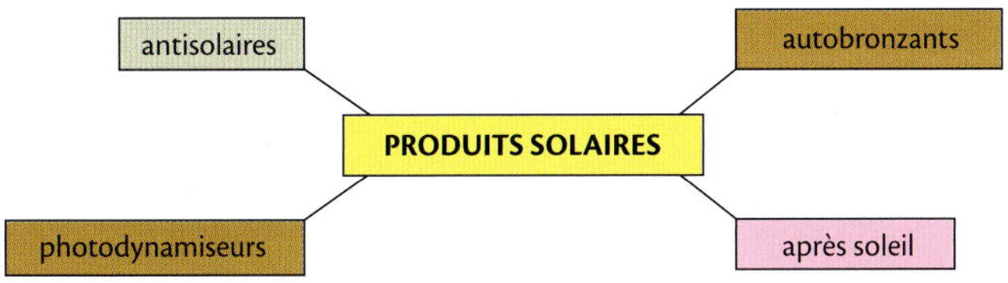

Fig. 30.21.

1. Produits antisolaires

› **Ce sont des produits qui permettent de protéger la peau des érythèmes solaires et du vieillissement cutané.**

> ➤ **Érythème** : **dénomination médicale d'une rougeur plus ou moins intense provoquée par une brûlure légère ou une irritation.**
> ➤ **Érythème solaire** : **« coup de soleil ».**

➡ Présentation

Écrans, filtres, antiradicalaires sont incorporés aux véhicules classiques tels que :

- émulsions H/E ou E/H ;
- gels-crèmes ;
- gels ;
- sticks ;
- huiles ;
- baumes ;
- sprays.

Composition et utilisation

Tableau 30.3. Composition et utilisation des produits antisolaires.

Type de produit	Composition			Utilisation
	Base	**Adjuvants**	**Actifs**	
Crèmes et laits	Émulsion H/E ou E/H : *huiles de sésame, de coco*	– Hydratants : *glycérol* – Antioxydants : *α-tocophérol*	– Filtres ou filtres + écrans – Filtres + antiradicalaires	Visage et corps toutes les 2 heures
Gels	Eau + gélifiant	Fixateurs sur la peau : *polymères* ***cationiques***	Photoprotecteurs hydrosolubles	– Visage – Spécial hommes
Huiles	– Huile minérale – Huile végétale – Ester gras	Antioxydants	Filtres + antiradicalaire	– Corps – Protection faible due à la fluidité
Sticks	Corps blanc des rouges à lèvres	– Antioxydants – Water proof : *silicones*	– Filtres + écrans – Cicatrisants : *vitamine A* – Apaisant : *allantoïne*	Lèvres, nez, cicatrices, nævi
Baumes	Émulsions E/H très épaisses	Kaolin	Filtres + Oxyde de zinc Oxyde de titane	Lèvres pour haute protection
Sprays	– Eau-alcool – Propylène glycol – Esters gras	– Silicones – Glycérol	Filtres Oxyde de titane Oxyde de zinc	– Enfants et adultes – Pulvérisations fréquentes

Cationique : qui porte une charge positive permettant la fixation sur la peau chargée négativement.

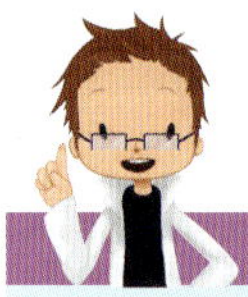

Info +

- Les produits antisolaires revendiquant la mention « bio » doivent être formulés sans filtres synthétiques, sans nanoparticules de dioxyde de titane, ce qui complique considérablement la formulation et fait douter de l'efficacité du produit fini.
- Le monoï est un mélange d'huile de coco et d'huile essentielle de fleurs de tiaré. Très connu en Polynésie, il est utilisé pour graisser la peau et la protéger de l'eau de mer. Il ne protège pas des radiations solaires sauf s'il est additionné de filtres synthétiques.

Indices de protection

L'indice de protection ou facteur de protection solaire (FPS) est le rapport entre la dose minimale érythématogène (DME) avec protection par rapport à celle sans protection.

La dose minimale érythématogène est la plus petite dose de rayonnement UVB qui induit un érythème.

$$\text{FPS} = \text{IP} = \frac{\text{DME avec protection}}{\text{DME sans protection}}$$

Le Facteur de Protection solaire (FPS) du produit antisolaire est le chiffre indiquant la force de protection du produit antisolaire vis-à-vis des **ultraviolets B**. Il doit être accompagné actuellement par une cotation indiquée dans le tableau récapitulatif. On trouve parfois sur les conditionnements le terme SPF ou *Sun Protective Factor.*

À retenir

Catégorie de protection	FPS (UVB)
Faible	6 10
Moyenne	15 20 25
Haute	30 50
Très haute	50 +

Le facteur de protection vis-à-vis des ultraviolets A est calculé mais n'est pas exprimé. Il doit être obligatoirement le tiers du FPS.

BP/Bac Pro

Application des produits antisolaires

Six règles doivent être respectées :

- **appliquer le produit en quantité suffisante** (on applique en général la moitié ou le quart de la dose testée expérimentalement pour être efficace et l'on divise donc l'efficacité dans les mêmes proportions !) ;
- **répéter les applications toutes les 2 heures** (parce qu'il s'agit de produits à action de surface qui sont éliminés par la transpiration) **et après les baignades** ;
- **choisir la puissance de l'antisolaire en fonction du phototype.** Les sujets de phototype clair, sans espoir de pigmentation, utiliseront des produits à haute protection pendant toutes les vacances ;
- **tenir compte du territoire du corps à protéger.** Le visage, le cou et les mains, irradiés tout au long de l'année, doivent être préservés par des produits puissants alors que l'on peut tolérer, pendant la période des vacances, une protection moindre pour le reste du corps ;
- **adapter la protection aux conditions d'ensoleillement.** En altitude, par exemple, pour le ski, on utilisera des produits de très haute protection ;
- **ne pas négliger la présentation cosmétique en fonction du territoire** pour faciliter l'application et donc les chances d'utilisation : crème pour le visage, lait pour le corps…

2. Produits autobronzants

Les produits autobronzants colorent la peau en l'absence de soleil et sans intervention de la mélanine en fournissant une coloration voisine de celle de la pigmentation naturelle.

Présentation

Ils sont présentés sous différentes formes : crèmes, mousses, lotions, émulsions fluides pulvérisables.

Composition

- **Composants de base** : ce sont ceux des formes émulsionnées classiques H/E en évitant les carbomères neutralisés avec de la triéthanolamine.
- **Adjuvants :**
  - glycérol ou sorbitol (hydratants) ;
  - huiles végétales polyinsaturées, dérivés de lanoline (surgraissants) ;
  - filtres solaires (la coloration fournie par la DHA ne protège pas des radiations actiniques).
- **Actifs : dihydroxyacétone ou DHA** associée parfois à l'érythrulose.
- **Additifs** : conservateurs, antioxydants, parfum.

Le pH de la préparation doit être acide (voisin de 5) pour assurer la stabilité de la DHA.
Étiquetage : date de péremption obligatoire.

> **La DHA est utilisée souvent sous forme de liposomes.**

Mode d'action

La DHA, incolore à l'application, se combine chimiquement aux acides aminés contenus dans les cellules de la couche cornée pour former des polymères appelés « mélanoïdines » de teinte variant du jaune au brun clair assez voisine de celle fournie par la mélanine naturelle. C'est une réaction chimique qui n'a rien de commun avec la formation de mélanine. En conséquence, **la coloration obtenue n'est pas protectrice vis-à-vis des radiations solaires.**

Utilisation

- Les produits doivent être appliqués très régulièrement à la surface de la peau après gommage des parties trop cornées (coudes, talons, genoux) susceptibles de réagir davantage et de développer une coloration plus intense que sur le reste du corps.
- La coloration apparaît en 6 heures et demeure jusqu'au renouvellement de la couche cornée.

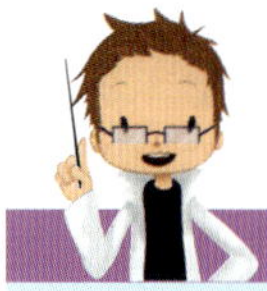

Bon à savoir

Des pulvérisateurs type « airbrush » sont utilisés pour enduire les surfaces importantes (corps entier).

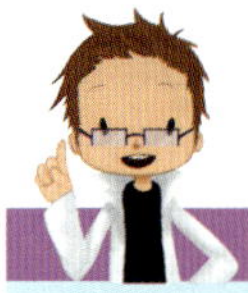

Info +

Tolérance

Les produits contenant de la DHA sont parfaitement tolérés par la peau.
Après une certaine désaffection due aux difficultés d'application, au manque de stabilité et à l'odeur dégagée, ils connaissent actuellement un renouveau d'intérêt parce qu'ils évitent les expositions solaires trop prolongées et trop violentes au début de l'été sur les peaux très claires en apportant une coloration tout à fait acceptable. Ils sont donc recommandés par les dermatologues.

3. Activateurs de bronzage

> **Les activateurs de bronzage ou photodynamiseurs de pigmentation permettent d'accélérer, de favoriser ou d'augmenter légèrement la formation de mélanine.**

Présentation et composition

Ils se présentent généralement sous forme de crèmes ou de laits.
Ils contiennent :

- **composants de base** classiques des produits antisolaires ;
- **actifs :**
  - dérivés de tyrosine,
  - **précurseurs** de la mélanine.

> **Précurseur : qui précède. Il s'agit des molécules qui précèdent la formation de mélanine au cours de sa biosynthèse. En s'associant, elles reforment le polymère au niveau de la peau.**

Mode d'action

En faisant pénétrer dans l'épiderme une quantité importante de tyrosine, on pense qu'une partie sera utilisée en plus de la tyrosine naturelle pour former une quantité de mélanine supplémentaire et donc augmenter la pigmentation. Il en est de même pour les précurseurs mélaniques.

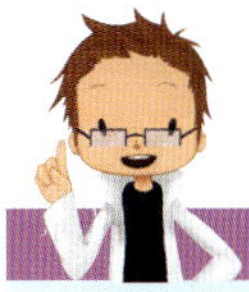

Info +

Le **bergaptène,** ou 5-méthoxypsoralène, a été utilisé pendant longtemps dans des crèmes destinées à accélérer le bronzage. C'est le constituant principal de l'essence de bergamote et il est présent dans certains parfums et dans les eaux de Cologne. Le produit est allergisant et **phototoxique**. Son emploi a donc été réglementé. Il est **interdit à l'utilisation cosmétique** « sauf teneur présente dans les essences naturelles ».

> **Phototoxique : toxique en présence de rayonnement solaire.**

4. Produits après soleil

> **Ce sont des mélanges destinés à calmer l'inflammation et la douleur du coup de soleil et à hydrater la peau.**

Présentation et composition

Les produits après soleil se présentent sous forme d'émulsions fluides, parfois pulsées ou pulvérisées, de gels, de solutions.
Ils contiennent :

- **composants de base** : émulsion fluide H/E contenant des huiles végétales grasses ;
- **actifs :**
  - anti-inflammatoire (gaïazulène, α-bisabolol),
  - antiradicaux libres (extraits de ginkgo, flavonoïdes),
  - cicatrisants (allantoïne, oxyde de zinc ultrafin, vitamine A) ;
- **adjuvants** : élément rafraîchissant (menthol).

Utilisation

Ils doivent être appliqués le plus tôt possible après l'exposition solaire.
Il est nécessaire de renouveler les applications plusieurs fois après l'exposition.

5. Inhibiteurs de pigmentation ou dépigmentants

> **Les dépigmentants sont des substances ou des produits qui empêchent la formation de mélanine en agissant au niveau de la synthèse du pigment. Ils sont destinés à éclaircir la peau mais surtout à atténuer ou faire disparaître les taches pigmentaires dues au soleil ou au vieillissement.**

Caractéristiques et présentation

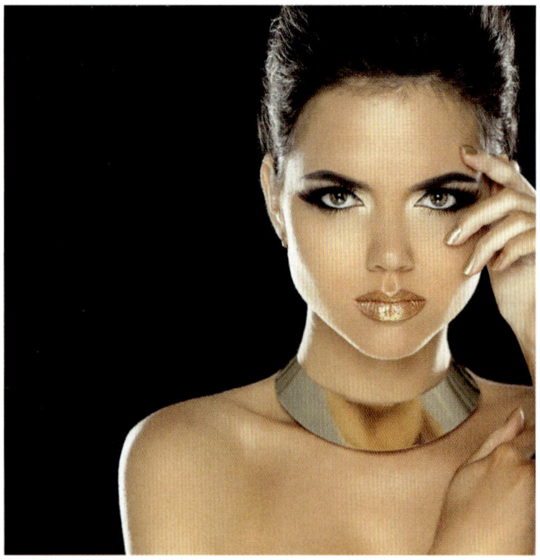

Fig. 30.22.

Les produits dépigmentants doivent être efficaces, ne pas irriter la peau, être d'application facile.
Ils se présentent sous différentes formes : crèmes, sticks, sérums.

Mode d'action

Ils inhibent l'action d'une enzyme, la tyrosinase, indispensable à la formation de la mélanine.

Composition

Un produit dépigmentant comporte :

- **composants de base** : émulsion H/E ;
- **adjuvants** : antioxydant pour empêcher l'oxydation des actifs au sein de la préparation, associé à un complexant pour éliminer les métaux favorisant l'oxydation ;
- **actifs** : souvent en mélange. Principalement acide kojique ou ascorbyl phosphate de magnésium associés à des extraits végétaux (voir chapitre 28, « Composants des produits cosmétiques et d'hygiène corporelle »)

Bon à savoir

Certaines formulations contiennent, en plus des actifs dépigmentants, des filtres solaires.

Info +

L'**hydroquinone** a été utilisée pendant très longtemps en cosmétique à une concentration maximale de 2 %. Cette substance a été interdite totalement à l'utilisation cosmétique en 2001 en tant que dépigmentant. Son emploi demeure autorisé dans les préparations dermatologiques. C'est alors un médicament.

Utilisation

Les crèmes dépigmentantes doivent être utilisées quotidiennement pendant plusieurs semaines et même plusieurs mois en évitant l'exposition au soleil.

5 Produits de beauté des mains et des pieds

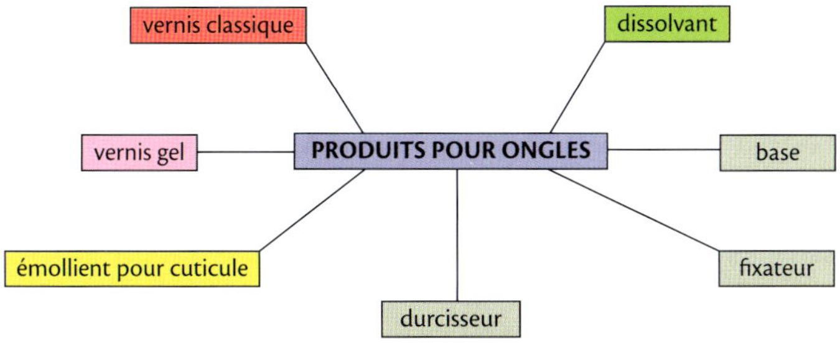

Fig. 30.23.

1. Vernis à ongles

> Les vernis à ongles sont des préparations adhésives qui apportent une coloration superficielle et temporaire aux ongles.

➡ Présentation et caractéristiques

Les vernis à ongles sont présentés en **flacons de verre**, d'un volume variant de 7,5 mL à 15 mL contenant une ou plusieurs billes destinées à permettre une bonne remise en suspension des pigments qui ont tendance à sédimenter.
Ils sont associés à un pinceau serti dans le bouchon du flacon.
Il existe des vernis : translucides, laqués opaques, nacrés.

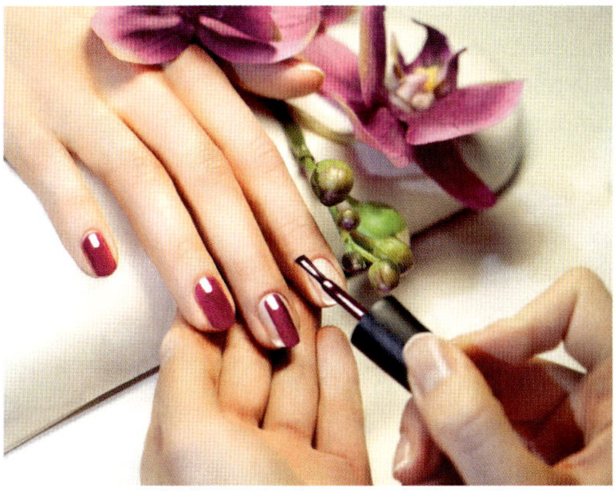

© evasilchenko – Fotolia.com

Fig. 30.24. Le maquillage des ongles, une couche de raffinement et de fantaisie.

Le film de vernis doit présenter les **caractéristiques** suivantes :
- pouvoir adhésif important, dont dépend une tenue durable du maquillage ;
- brillance ;
- facilité d'application ;
- temps de séchage rapide (2 à 3 min) ;
- pouvoir couvrant élevé ;
- souplesse et élasticité ;
- dureté convenable pour résister aux chocs ;
- résistance à l'eau et aux produits de nettoyage ;
- stabilité ;
- innocuité parfaite.

Composition

La composition des vernis à ongles est complexe et totalement différente de celle des autres produits cosmétiques.

Vernis classique

Composants de base

- **Nitrocellulose** : filmogène. C'est un dérivé cellulosique obtenu à partir d'un produit naturel, la cellulose de coton. La nitrocellulose donne au vernis sa résistance mécanique et chimique.
- **Résine** : polymère à base de formol. La résine fournit la consistance et l'adhérence du film à la surface de l'ongle.

Adjuvants

- **Plastifiants** : ils sont destinés à donner de l'élasticité au film de nitrocellulose, qui est lui-même rigide, pour ne pas qu'il se fissure ou qu'il se casse. Ex. : camphre.
- **Solvants** (ex. : acétate d'éthyle) : ils permettent la mise en solution de la nitrocellulose et des résines.
- **Diluants** (ex. : isopropanol) : ils servent à diluer le mélange agents filmogènes + plastifiants + solvants.
- **Agents de thixotropie** (ex. : bentones) : ils diminuent la viscosité du vernis quand on l'agite, le rendant plus fluide.

➤ La thixotropie d'un milieu visqueux correspond à une diminution de la viscosité de ce milieu sous agitation mécanique et reprise de la viscosité initiale quand l'agitation cesse.

Actifs

- **Colorants solubles** qui fournissent des vernis translucides aussi bien dans les flacons que sur les ongles après séchage. Ces vernis sont peu colorés et ne modifient que légèrement la teinte initiale de l'ongle. Par contre, la brillance est importante.
- **Pigments insolubles** qui fournissent des produits opaques, dénommés « vernis laqués » ou « vernis crème ». Les principaux pigments utilisés sont :
  - les pigments inorganiques : oxydes de titane et de fer ;
  - les pigments organiques : dérivés azoïques ;
  - des poudres métalliques de bronze, d'aluminium.
- **Quelques actifs** sont censés améliorer la qualité de l'ongle : hydrolysats de kératine, collagène…

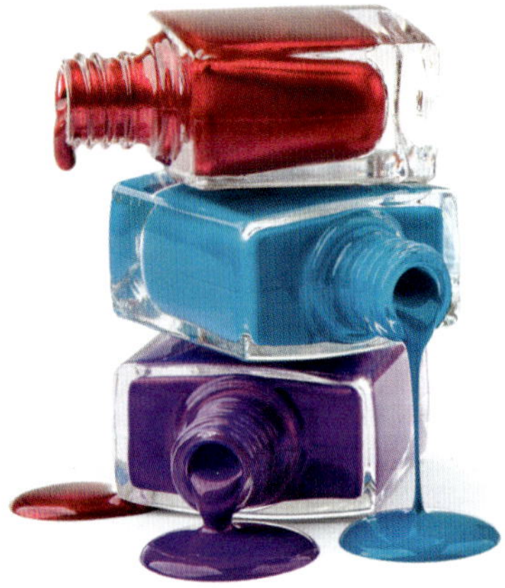

Fig. 30.25.

Additifs

- **Agents nacrants** (ex. : oxychlorure de bismuth) : ils fournissent les « vernis nacrés ».
- **Paillettes** : ce sont des particules de matière plastique (polyéthylène).

Vernis gels

Ils sont à base de mélange d'acrylate et de méthacrylate polymérisés sous rayonnement ultraviolet grâce à un agent photosensible. Leur application est identique à celle d'un vernis classique mais ils nécessitent l'utilisation d'une lampe génératrice d'UV.
Un autre type de vernis gel est à base de polyuréthane catalysé sous l'effet d'une lampe à LED.
Ces vernis sont semi-permanents. Ils demeurent intacts pendant une semaine et ne peuvent s'éliminer qu'avec de l'acétone, parfois de l'isopropanol ou par limage. Dans le meilleur des cas, certains se pèlent.

Il existe aussi une présentation de vernis gel qui ne nécessite pas de polymérisation. La composition de ce type de vernis est plus proche de celle du vernis classique puisqu'il contient de la nitrocellulose, mais la résine formolée est remplacée par un mélange de plusieurs polymères acryliques. Son séchage est presque instantané.

> **Les vernis pour enfant ne contiennent pas de nitrocellulose. Ils sont à base de résines acryliques.**

Utilisation

- La **conservation** du produit est délicate. On doit maintenir très propre le filetage des flacons pour éviter la présence de vernis qui rendra l'ouverture très difficile lorsqu'il aura séché (on peut utiliser un peu de dissolvant pour le nettoyer).
- **Précautions d'emploi** : ne jamais laisser un flacon ouvert ou incomplètement fermé parce que les vernis sèchent très rapidement. Éviter de laisser le vernis près d'une source de chaleur ou au soleil (→ épaississement).
- **Risques à l'emploi** : ils sont peu nombreux. Toutefois, les vernis à ongles peuvent donner des **allergies**. La résine est le plus souvent en cause.

Les ongles peuvent, avec le temps, devenir jaunes. Si la coloration est superficielle, elle disparaît rapidement lorsqu'on cesse l'application. Si la coloration est plus profonde (due aux vernis de couleur sombre appliqués constamment), il faudra plusieurs mois avant de la voir disparaître.

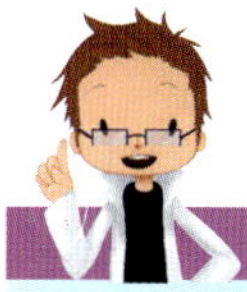

Info +

Les vernis contiennent des substances explosives et inflammables (nitrocellulose, solvants), mais le vernis lui-même n'est plus dangereux par suite de la dilution des constituants explosifs et inflammables avec les autres ingrédients.

2. Dissolvants

Les dissolvants sont des mélanges de solvants permettant le démaquillage de l'ongle.

Composition

- **Composants de base** : ce sont des solvants (ex. : acétate d'éthyle).
- **Adjuvants** : surgraissants (ex. : huile de ricin).

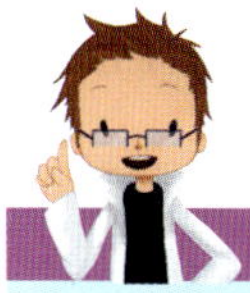

Info +

Les vernis gels polymérisés sont enlevés à l'aide d'acétone ou d'isopropanol 70 %. L'acétone est très desséchant et n'entrait plus jusqu'ici dans la composition des dissolvants.

Utilisation

Un tampon de coton imprégné de dissolvant est maintenu sur l'ongle un bref instant pour dissoudre le vernis. Une deuxième application est parfois nécessaire pour l'éliminer complètement.

3. Bases pour vernis

> **Les bases pour vernis sont des vernis incolores très adhérents qui s'appliquent sur l'ongle avant le vernis coloré.**

➡ Présentation et caractéristiques

Comme les vernis à ongles, les bases sont présentées en flacons en verre, avec un bouchon muni d'un pinceau.
Les caractéristiques sont les mêmes que celles que l'on attend d'un vernis destiné au maquillage de l'ongle, mais avec un temps de séchage plus rapide.

➡ Composition

C'est pratiquement celle d'un vernis, sans colorants ni agents thixotropants. Les **résines** sont en quantité plus importante que dans les vernis de façon à augmenter l'adhérence.

➡ Utilisation

Les bases s'appliquent au pinceau sur l'ongle bien démaquillé. Étant très adhérentes elles-mêmes, elles facilitent la tenue du vernis.
Le vernis ne doit être appliqué qu'après séchage complet de la base.

4. Fixateurs

> **Les fixateurs sont des produits incolores appliqués après le vernis coloré, pour améliorer sa résistance et sa brillance.**

➡ Présentation et composition

Comme les vernis, les fixateurs sont présentés en flacons de verre avec un pinceau serti dans le bouchon.
Il existe aussi des fixateurs en bombe aérosol à pulvériser sur le vernis.
La composition est pratiquement celle d'un vernis, sans colorants ni agents thixotropants. Les **solvants** sont en quantité plus importante que dans les vernis de façon à augmenter la fluidité.
Les fixateurs présentés en bombe aérosol contiennent en plus :

- des huiles de silicone volatiles ;
- des dérivés de la lanoline ;
- un gaz propulseur.

➡ Utilisation

Les fixateurs présentés en flacons de verre s'utilisent comme les vernis à ongles. Il faut simplement, lors de l'application, prendre garde à ne pas dissoudre le vernis déjà posé.
Les fixateurs présentés en aérosol provoquent un séchage plus rapide du vernis par suite du refroidissement dû à l'évaporation du gaz propulseur et du solvant.

5. Durcisseurs

> **Ce sont des produits filmogènes liquides appliqués sur l'ongle pour lui conférer plus de résistance ou le renforcer.**

➡ Composition

Ils contiennent :

- un filmogène : nitrocellulose ;
- une résine ;
- des fibres en suspension qui constituent une trame résistante ;
- des solvants ou plastifiants ;
- du formol qui se combine à la kératine pour la durcir.

Bon à savoir

La **législation** autorise une concentration maximale de 5 % de formol dans les durcisseurs pour ongles. L'étiquetage du produit doit porter la mention : « contient de la formaldéhyde ».

Précautions d'emploi

Protéger la cuticule des ongles avec un corps gras.

6. Émollients pour cuticule

Ce sont des produits liquides très alcalins destinés à ramollir et à faciliter l'élimination de la cuticule en excès.

Présentation

Les émollients se présentent sous forme :
- de liquide dans des flacons du même type que les flacons de vernis, avec ou sans pinceau (on prélève alors le liquide avec un bâtonnet cardé) ;
- de crème en pots ou en tubes ;
- de crayons-feutres imprégnés du produit.

Info +

Mention spéciale d'étiquetage : « contient un agent alcalin. Éviter tout contact avec les yeux. Danger de cécité. Tenir à l'écart des enfants ».

Composition

- **Composants de base** : base alcaline (ex. : **soude** ou **potasse** + glycérine).
- **Adjuvant** : gomme ou résine comme épaississant.

> **Le pH de la solution est très élevé, compris entre 10 et 12.**
>
> **La soude et la potasse sont inscrites à l'Annexe III du Règlement cosmétique qui impose une concentration maximale à ne pas dépasser : 5 %.**

Utilisation

Appliquer à l'aide de bâtonnets ou de crayons-feutres sur le pourtour de l'ongle. Laisser en contact plusieurs minutes. Rincer soigneusement.
Éviter le contact avec les yeux.

7. Produits de soin

Crèmes pour les mains

Les crèmes pour les mains sont des émulsions H/E hydratantes et protectrices destinées à maintenir les mains en bon état.

Composition

- **Composants de base** : ce sont ceux d'une crème de protection peu grasse.
- **Adjuvant** : parfois un dépigmentant.
- **Actif** : glycérine (hydratant) en forte proportion + autres hydratants.

> **Kératolytique** : qui détruit la kératine. Utile pour amincir les parties cornées des talons.

Utilisation

Plusieurs fois par jour, après chaque contact avec l'eau et les détergents.

Crèmes pour les ongles

Les crèmes pour les ongles sont des émulsions E/H très grasses destinées à assouplir le pourtour de l'ongle et à reconstituer le film lipidique éliminé par les solvants.

Composition

- **Composants de base** : ceux d'une émulsion E/H très riche en cires.
- **Adjuvants** : dérivés de lanoline ou d'huile de ricin.

Utilisation

Le soir sur le pourtour de l'ongle avec ou sans élimination du vernis.

Crèmes pour les pieds

Les crèmes pour les pieds sont des émulsions H/E hydratantes et protectrices, parfois kératolytiques, destinées à maintenir la peau des pieds en bon état.

Composition

- **Composants de base** : ceux d'une émulsion H/E peu grasse.
- **Adjuvants** : kératolytiques (ex. : acide salicylique ou acide lactique).
- **Actifs** : glycérol et urée (hydratants).
- **Additifs** : conservateurs, parfum.

Utilisation

Régulièrement après le bain.

Sels pour les pieds

Les sels pour les pieds sont des sels cristallisés, chargés en huiles essentielles ou en extraits végétaux destinés à tonifier, décongestionner ou rafraîchir les pieds. Ils doivent être dissous dans l'eau du pédiluve.

Composition

- **Composants de base** : sel de mer ou sel de la Mer Morte ou alun ou sesquicarbonate + bicarbonate + carbonate de sodium.
- **Actifs** : huiles essentielles antiseptiques (ex. : huiles essentielles de romarin), extraits végétaux (ex. : extrait de calendula).
- **Additifs** : colorants, parfum.

Utilisation

Dans l'eau du bain tiède pendant 10 à 15 minutes.

6 Produits d'épilation

1. Cires à épiler

> **Les cires à épiler sont des mélanges adhésifs que l'on applique sur les poils pour permettre leur arrachage.**

Bon à savoir

Par hygiène et pour assurer une meilleure sécurité, les cires recyclables sont de plus en plus abandonnées en France. Elles sont remplacées par des cires à usage unique.

➡ Cires tièdes

Ces cires doivent être chauffées avant utilisation à environ 35 °C.

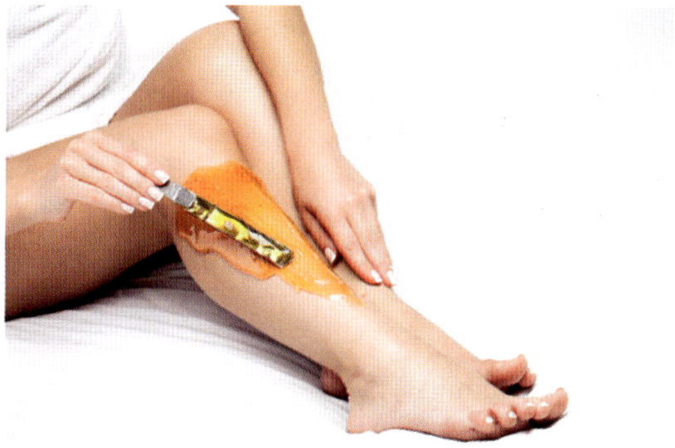

Fig. 30.26. Épilation à la cire.

Présentation

Elles sont conditionnées en pots de 100 grammes à 1 kilogramme.

Composition

- **Composants de base** : colophane et cire d'abeille (jaune)
- **Adjuvants :**
  - paraffines ;
  - cires de carnauba et de candelilla ;
  - corps gras (ex. : lanoline). Les substances grasses ont un certain pouvoir adoucissant et permettent d'abaisser le point de fusion du mélange résine-cires.
- **Actifs** : anti-inflammatoires (ex. : gaïazulène).
- **Additifs** : colorants, de préférence pigments minéraux.

➤ La colophane est une résine naturelle extraite des sécrétions de certains conifères. Elle confère à la cire ses propriétés adhésives.
➤ La cire jaune donne à la cire à épiler sa consistance et sa résistance.

Utilisation

Voir Partie 5, « Technologie des appareils et des instruments ».

➡ Cires froides

Les cires froides sont des produits capables de fixer les poils à froid avec une adhérence suffisante pour permettre leur arrachage.

Présentation

- En tube, pour l'usage public.
- Sous forme de bandes enduites de cire prêtes à l'emploi.
- En pot, pour les professionnels.

Composition

Composants de base : mélange de résines.

> **Les cires dites « au sucre » sont un mélange de saccharose caramélisé et d'acide citrique.**

Utilisation

Voir Partie 5, « Technologie des appareils et des instruments ».

2. Produits pré- et post-épilatoires

➡ Produits pré-épilatoires

Les produits pré-épilatoires sont destinés à nettoyer et préparer l'épiderme pour augmenter l'adhérence des cires et éviter rougeurs et démangeaisons.

Présentation

Ils se présentent sous forme de gels et de lotions.

Composition

- **Composants de base :**
  - pour les gels : gélifiants (ex. : carbomères) ;
  - pour les lotions : eaux florales ou mélanges hydroalcooliques.
- **Actifs :**
  - huiles essentielles antiseptiques ;
  - extraits végétaux rafraîchissants, antiseptiques (ex. : extrait d'origan).

➡ Produits post-épilatoires

Les produits post-épilatoires sont destinés à nettoyer la peau des restes de cire, à éviter une repousse trop rapide des poils, mais aussi les petits désagréments qui suivent une épilation : rougeurs et picotements.

Présentation

Ils sont présentés sous forme d'huiles ou de lotions.

Composition

- **Composants de base :**
  - pour les huiles : huile végétale ou ester gras synthétique ou mélange des deux composants ;
  - pour les lotions : eaux florales ou mélanges hydroalcooliques.
- **Actifs :**
  - antirepousse (extraits végétaux de **sabal** + **épilobe** + courge) ;
  - apaisants (ex. : α-bisabolol…) ;
  - antiseptiques (ex. : huile essentielle de thym…) ;
  - rafraîchissants (ex. : huile essentielle de menthe).

> **Sabal : palmier nain de Floride dont on utilise les baies.**
>
> **Épilobe : plante herbacée des climats tempérés poussant en altitude. Elle fournit des grappes de fleurs roses en été.**

3. Dépilatoires

› **Les dépilatoires chimiques sont des produits capables de dénaturer la kératine pilaire sans attaquer la kératine épidermique.**

➡ Présentation et caractéristiques

- Les crèmes sont conditionnées le plus souvent en tube.
- Les laits sont présentés généralement en bouillottes.
- Les mousses sont conditionnées sous forme aérosol.
- Les dépilatoires doivent :
  - agir rapidement avec efficacité ;
  - être non toxiques et non irritants ;
  - être faciles d'emploi (application aisée, bonne adhérence, enlèvement rapide par raclage ou par lavage) ;
  - avoir une odeur acceptable.

➡ Composition

Les dépilatoires contiennent :

- **composants de base** : ceux d'une émulsion H/E ;
- **adjuvants :**
  - surgraissant (ex. : dérivé d'huile de ricin),
  - gélifiant stable en milieu très alcalin (ex. : carboxymethylcellulose) ;
- **actifs** : **acide thioglycolique** et ses sels additionnés d'un hydroxyde alcalin (hydroxyde de calcium ou de strontium). On obtient un milieu très alcalin (pH 11 à 12).

> **➤ Acide thioglycolique :** acide organique soufré capable de modifier la structure de la kératine en fonction du pH. Il est responsable du changement de structure de la kératine du cheveu dans les permanentes. Dans ce cas, le pH du milieu ne doit pas dépasser 9 sous peine de destruction totale du cheveu.

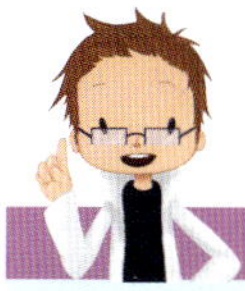

Info +

Ces préparations contenant des substances réductrices sont très sensibles à l'oxydation. D'où la nécessité de conditionnements interdisant l'entrée d'air. Dans le cas contraire, le dépilatoire perd son efficacité rapidement.

➡ Utilisation

- Le produit doit être utilisé sur une peau ne présentant ni écorchures ni lésions dermatologiques.
- Les crèmes sont appliquées à la spatule en couche épaisse, les mousses directement, sans masser.
- Le temps de pose est de 4 à 8 minutes en fonction du produit (jamais plus de 10 minutes). Le temps indiqué dans la notice d'utilisation ne doit jamais être dépassé.
- Après élimination du produit, rincer soigneusement la zone épilée à l'eau tiède.
- L'eau très chaude, le savon, les déodorants, les produits alcoolisés, l'exposition au soleil doivent être évités dans les heures qui précèdent et qui suivent l'épilation.

> **➤ Mousses et laits, trop fluides, ne permettent pas une application sur une petite surface et ne doivent pas être utilisés sur le visage.**

7 Produits de coloration pour cils et sourcils

Il est possible de colorer les cils en appliquant un mascara (voir plus loin « Produits de maquillage »). Les colorations permanentes des cils, des sourcils, de la moustache sont analogues aux colorations permanentes des cheveux mais devraient faire appel à des ingrédients actifs différents.

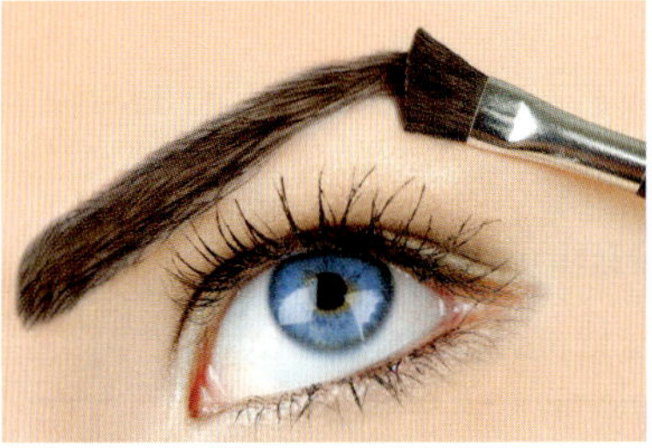
© fuzzbones – Fotolia.com

Fig. 30.27.

1. Coloration permanente

Mode d'action

La coloration permanente de la kératine est obtenue à l'aide de colorants d'oxydation. Il s'agit d'une réaction chimique entre une petite molécule non colorée qui pénètre à l'intérieur du poil et un oxydant, généralement de l'eau oxygénée. Il se forme alors une macromolécule colorée qui demeure prisonnière de la kératine.

Législation

La législation actuelle réserve la plupart des colorants d'oxydation aux colorations capillaires en excluant la possibilité de coloration des cils et des sourcils. Ces colorants sont inscrits sur la liste restrictive du Règlement européen avec limites de concentration en raison de leur potentiel allergisant. Cette législation est rarement appliquée et beaucoup de produits actuellement sur le marché sont à base de substances réglementées interdites pour la coloration des cils et des sourcils. Cependant, l'ANSM tolèrerait leur utilisation par des professionnels uniquement.

2. Produits de coloration

Présentation et composition

Les mélanges colorants sont présentés en tube de 15 à 20 mL, accompagnés ou non d'un pinceau applicateur.
Ils contiennent :

- **composants de base** : ceux d'une crème H/E ;
- **Actifs :**
  - **colorant d'oxydation** ;
  - **coupleur**.
- **Adjuvants :**
  - surgraissants ;
  - gélifiants.

La **substance oxydante** sous forme liquide, visqueuse ou solide est présentée séparément et ajoutée au mélange précédent au moment de l'emploi.

Utilisation

Avant l'emploi, une **touche d'essai** est recommandée et la coloration des cils est contre-indiquée compte tenu des risques encourus.
Des précautions sérieuses doivent être prises pendant l'application et la protection des yeux est impérative. Le temps d'application doit être strictement limité aux indications du fabricant, généralement 7 à 10 minutes. Les mêmes précautions doivent être observées au cours de l'élimination du produit et du rinçage.

➤ Coupleur : substance participant à la réaction chimique pour moduler la coloration. Il s'agit très souvent du résorcinol réglementé comme les colorants d'oxydation.

➤ Le colorant d'oxydation le plus souvent utilisé est la paraphénylènediamine, interdit pour la coloration des cils et des sourcils !

➤ Touche d'essai : application du mélange colorant sur une partie sensible du bras 24 heures avant la coloration définitive. Examen de la zone traitée après ce laps de temps. En cas de rougeur, d'irritation, de démangeaison, renoncer à l'application.

8 Produits de maquillage

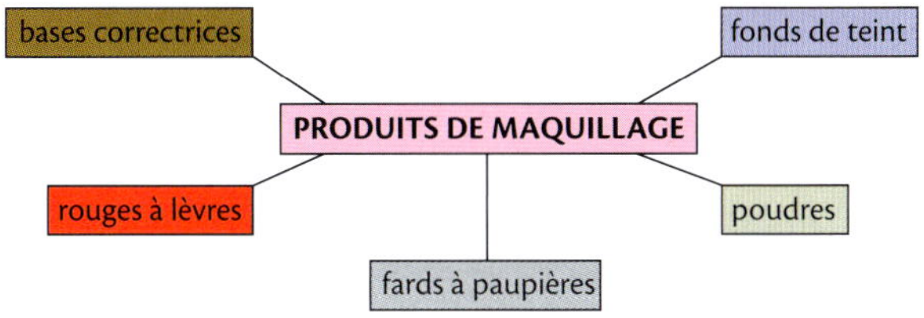

Fig. 30.28.

1. Bases correctrices

› **Les bases correctrices sont des émulsions plus ou moins consistantes destinées à masquer les petites imperfections cutanées (rougeurs, teint jaune, teint trop mat). Sont considérés comme tels les produits anti-cernes et anti-poches pour les yeux.**

➡ Présentation

Les bases correctrices sont présentées sous forme de : crèmes compactes en godets de teintes diverses, poudres compactes, sticks, gels.

➡ Composition

Crèmes

- **Composants de base** : émulsions H/E + mélange de pigments colorés et de colorants.
- **Adjuvants** : oxyde de titane (opacifiant).

Poudres compactes

- **Composants de base** : mélange de pigments + oxyde de titane (opacifiant).
- **Adjuvant** : huile de paraffine ou de jojoba (**liant**).

> **➤ Liant : produit gras permettant le compactage.**

Gels anti-cernes

- **Composant de base** : carbomère.
- **Actifs :**
  - astringent (ex. : extrait d'hamamélis) ;
  - décongestionnant (ex. : extrait de vigne rouge) ;
  - antiradicalaire (ex. : lycopène) ;
  - apaisant (ex. : extrait de *fucus vesiculosus*).

➡ Utilisation

Les crèmes correctrices sont choisies en fonction de leurs teintes.

- Le vert corrige les rougeurs, les zones **couperosiques**.
- Le jaune corrige les cernes bleus.
- Le mauve améliore les teints trop jaunes.
- Le blanc unifie le teint et lui donne de l'éclat.

> **➤ Couperose : rougeur des pommettes due à la dilatation des vaisseaux capillaires.**

2. Fonds de teint

› **Les fonds de teint sont des préparations colorées, destinées à unifier le teint de l'épiderme, à le colorer légèrement et à améliorer l'aspect de la peau en dissimulant ses petites imperfections.**

Présentation et caractéristiques

Les fonds de teint sont présentés sous forme d'émulsions fluides en tubes plastiques, de mousses, de crèmes compactes ou non, de sticks.
Leurs caractéristiques sont les suivantes :
- ils doivent s'étaler facilement et avoir un bon pouvoir couvrant ;
- ils ne doivent pas briller, être irritants, dessécher la peau, être occlusifs.

Certains fonds de teint ont des activités spécifiques : hydratants, matifiants…

Composition

Fonds de teint crème

- **Composants de base** : ceux d'une émulsion H/E ou E/H.
- **Actifs :**
  - mélanges de pigments colorés + oxyde de titane ;
  - glycérol (hydratant) ;
  - antiradicalaires.
- **Adjuvants :**
  - silicones volatils (facilite l'étalement) ;
  - talc (diluant, lubrifiant) ;
  - kaolin (absorbant, matifiant) ;
  - oxyde de titane (anti-UV) ;
  - oxyde de zinc (opacifiant et couvrant) ;
  - stéarate de zinc, opacifiant qui facilite l'adhésion.

> **Le mica-titane peut être incorporé comme agent nacrant. Il a pour rôle de réfléchir la lumière.**

> **Charges : substances inertes et blanches augmentant le volume.**

Fonds de teint compacts (« two-ways cakes »)

- **Composants de base** : corps gras, cires, **charges** et pigments.
- **Additifs** : conservateurs, parfum.

Les *two-ways cakes* peuvent servir à la fois de fond de teint émulsionné (appliqué à l'eau) et de poudre compacte très onctueuse (appliqué à sec), mais ils nécessitent l'application préalable d'une base.

3. Poudres

Les poudres sont des mélanges de pigments destinés à matifier la surface de la peau. Les poudres colorées peuvent aussi la teinter.

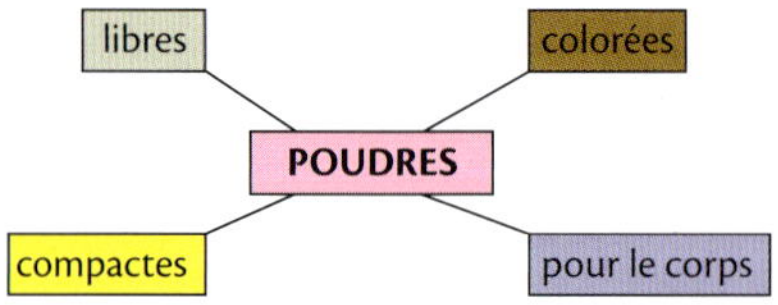

Fig. 30.29.

Présentation et caractéristiques

Les poudres se présentent sous forme de poudres « libres » ou de poudres compactes dans des boîtiers en matière plastique avec ou sans miroir.
Une poudre doit être : couvrante, adhérente, absorbante (sans déshydrater).
Elle doit présenter une homogénéité parfaite, une grande facilité d'application.
Elle doit protéger l'épiderme des agents extérieurs, velouter l'épiderme, fixer le fond de teint.

Poudre libre

Présentation

Les boîtes à poudre ont été, à certaines époques, des objets précieux faits d'écaille, de bois des îles, de **galuchat**...
Dès son industrialisation, la poudre a été vendue dans des boîtes en carton rondes, souvent décorées, avec une houppette duveteuse, en plumes de cygne. Depuis 1960, les poudres sont conditionnées en boîtes plastiques avec disque d'application en velours.
La poudre libre est très légère et a tendance à se répandre. Pour pallier cet inconvénient, elle est souvent présentée en conditionnement « doseur ». Dans le boîtier, un disque distributeur ne laisse passer que la « dose » utile.

➤ Galuchat : peau de raie ou de squale préparée et teinte pour recouvrir des meubles ou des objets précieux. Doit son nom à J.-C. Galluchat, gainier de Louis XV.

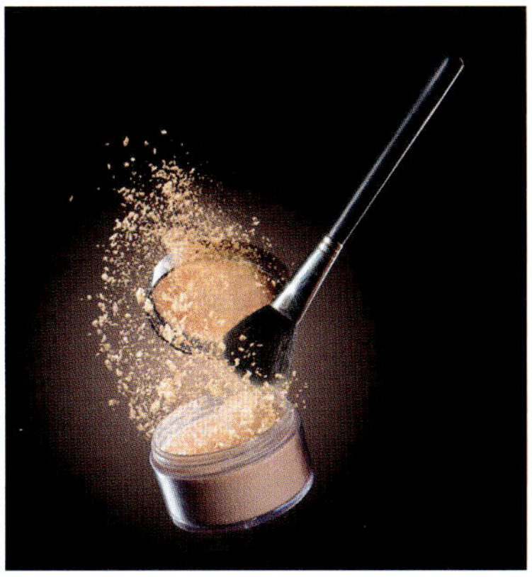
© Jag_cz – Fotolia.com

Fig. 30.30. Boîte à poudre.

Composition

- **Composants de base :**
  - **talc** qui représente 60 à 80 % de la formulation ;
  - **amidon**, substance végétale extraite de céréales ;
  - **oxydes de fer** (jaune, rouge, noir).
- **Adjuvants :**
  - **carbonate de magnésium**, pour fixer les parfums et donner de la légèreté ;
  - **stéarates de magnésium ou de zinc** qui permettent la fixation sur l'épiderme ;
  - **polymères** (ex. : poudre de polyamide), pour éviter l'agglomération des particules de poudre entre elles ;
  - **poudre de soie** (1 %) qui apporte de la douceur et possède un bon pouvoir absorbant ;
  - **agents nacrants**.

➤ L'amidon employé est de l'amidon de riz, d'où le terme de poudre de riz employé autrefois.

Poudre pressée ou compacte

Présentation

Les poudres compactes se présentent en plaquettes rondes, ovales, carrées, rectangulaires... plates ou en dôme. Le boîtier contient le plus souvent un miroir et la houppette est en mousse pour les poudres à l'eau.

Composition

- **Composants de base** : les mêmes que ceux des poudres libres.
- **Adjuvants** : **liant** qui permet aux particules de poudre de se maintenir ensemble (2 à 5 %). Ce liant est un mélange de corps gras (huile de vaseline + lanoline ou un mélange plus complexe) ou un seul corps gras (squalane synthétique) qui agglomère la poudre et permet de la compresser.

➡ Poudres colorées

› **Ce sont des produits de maquillage moins classiques. Appelées « terre de soleil », elles sont à mi-chemin entre les fonds de teint et les poudres libres.**

On les range parfois dans les fonds de teint en raison de leur important pouvoir de coloration du teint et parce qu'elles doivent être de texture grasse pour adhérer à la peau.

Présentation

- Soit en poudre libre dans des pots en terre.
- Soit en poudre compacte en boîtier classique. Assez proches du blush à joues, elles sont souvent utilisées de cette manière.

➡ Poudres pour le corps

Présentation

Elles sont conditionnées en boîtes poudreuses.

Composition

- **Composants de base** : talc (90 %) + magnésie.
- **Additifs** : conservateurs, parfum.

4. Rouges à lèvres

› **Le rouge à lèvres a pour but de modifier la forme et la couleur naturelles des lèvres.**

➡ Différents types de rouges à lèvres

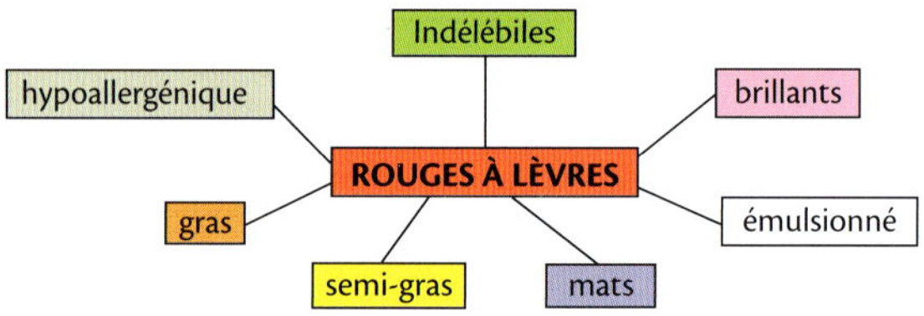

Fig. 30.31.

- **Indélébiles** : ils tiennent très solidement mais teintent la muqueuse (années 1950). On parle aujourd'hui de rouges à lèvres « **non-transfert** » contenant des polymères substantifs à la muqueuse ou des résines silicones associées à des silicones volatils. Ces formulations ont l'inconvénient de dessécher les lèvres et peuvent être mal tolérées.
- **Gras** : ils restent en surface et produisent un effet de grande brillance mais tiennent moins bien.
- **Semi-gras** : ils brillent tout en tenant sur la lèvre (tendance actuelle).
- **Brillants à lèvres** (*lip-gloss*) : transparents, ils sont utilisés pour modifier légèrement la couleur naturelle des lèvres ou pour en aviver l'éclat. Ils contiennent des corps gras à forte brillance et des résines silicone.
- « **Mats** » : mats à l'application, ils apportent un maquillage sophistiqué et une bonne tenue. Pour obtenir des rouges à lèvres mats, il faut ajouter des poudres absorbantes : talcs, kaolin, silices, oxyde de titane ou des poudres d'origine synthétique (dérivés de polyéthylène).
- **Hypoallergéniques** : brillants, gras, souvent non parfumés ou contenant des parfums eux-mêmes certifiés hypoallergéniques, ils sont vendus de préférence en parapharmacie.
- **Émulsionnés** : ils contiennent des proportions d'eau variables de 2 à 15 %. Ils revendiquent une action hydratante.

➡ Présentation

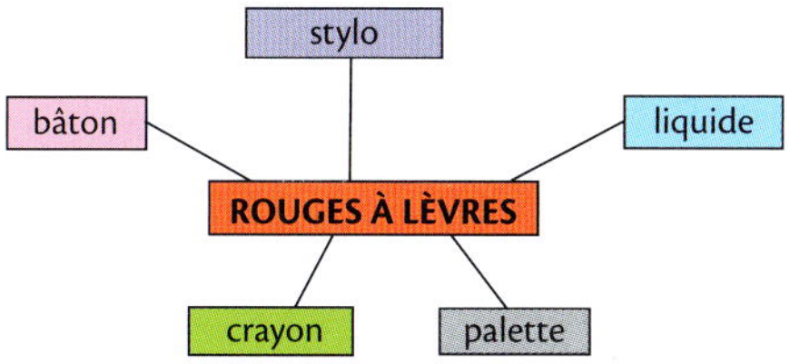

Fig. 30.32.

Bâtons et sticks labiaux

Leur extrémité est en forme d'obus, de bec de canard ou en pan coupé, forme la plus courante aujourd'hui.
Diamètre standardisé : entre 11,75 et 12,75 mm mais pouvant atteindre 14 mm.

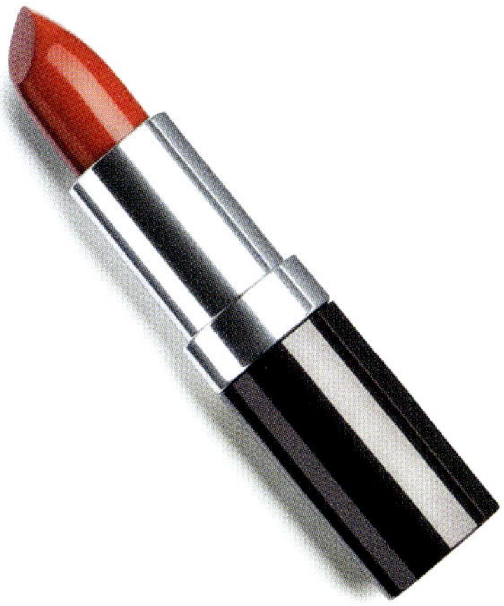

© picsfive – Fotolia.com

Fig. 30.33. Bâton de rouge à lèvres.

Stylos ou applicateurs automatiques

Apparus en 1978, ils sont plus longs et plus fins que les bâtons traditionnels. Ils ont une texture particulière et permettent un maquillage plus précis, en particulier une modification du contour des lèvres. Les brillants à lèvres sont aussi présentés sous cette forme.
Diamètre théorique : 8 à 9 mm.

Liquides

Ils se présentent en flacons avec applicateur à embout mousse.

Rouges à lèvres en palette ou en pot

Présentation réservée aux palettes de maquillage.

Crayons

Ils sont utilisés essentiellement pour dessiner le contour des lèvres. La mine a la composition d'un rouge à lèvres sec. Elle est incluse dans une enveloppe en bois de cèdre comme dans les crayons pour les yeux.

➤ **Raisin : terme ancien dû au fait que les premiers rouges à lèvres étaient colorés par le colorant extrait des peaux de raisin.**

Caractéristiques d'un rouge à lèvres classique

Le **bâton de rouge** ou « **raisin** » **doit être** :
- résistant et marquer sans trop de pression ;
- stable à la température normale, ne pas couler ni cristalliser ;
- stable dans le temps (plus de 30 mois dans la réglementation actuelle), sans risque de rancissement, de dénaturation.

Il ne doit pas :
- s'émietter, devenir cassant ;
- avoir un goût ou une odeur gênants ;
- irriter la muqueuse labiale.

➤ **Non-transfert : qui ne tache pas les verres, les tissus ou... les lèvres du partenaire.**

Le **film** déposé sur les lèvres doit être brillant, souple, onctueux et glissant, d'une adhérence convenable (plusieurs heures), *waterproof* (résistant à l'eau et à la salive), si possible « **non-transfert** ».
La **teinte** doit être la même dans le tube et sur les lèvres. Elle doit être inaltérable, c'est-à-dire ne pas se modifier au cours du temps.

Composition

Un rouge à lèvres est composé de deux parties : le corps blanc d'une part, les pigments d'autre part, intimement mélangés.

Composants du « corps blanc »

La pâte grasse appelée « corps blanc » ou « corps cire » est constituée par un mélange complexe de substances grasses qui sont :
- **cires** : cires animales (cire d'abeille), cires végétales (carnauba, candelilla), cires minérales (ozokérite ou cérésine), cires de synthèse pour la brillance et la consistance ;
- **corps gras pâteux** : minéraux (vaseline), végétaux (beurre de karité, beurre de coprah), animaux (lanoline) ou de synthèse (palmitate de cétyle, dérivés de lanoline) pour la douceur et l'adhérence aux lèvres ;

› **Les alcools gras sont toujours présents mais différents de ceux que l'on trouve dans les émulsions. Ils sont liquides.**

- **huiles** : huiles minérales (paraffine liquide, isoparaffine), végétales (huile de jojoba, huile de macadamia, huile de ricin), ou synthétiques (esters gras synthétiques, huiles silicones). L'huile de ricin peut être présente en très grande quantité (50 à 60 %) pour sa viscosité et son onctuosité.

Pigments

➤ **Le carmin, colorant d'origine animale, est réservé à certains rouges à lèvres hypoallergéniques.**

Les colorants doivent être impérativement insolubles. Ce sont des **pigments** et des **laques** (voir paragraphe « Colorants ») dispersés dans le corps blanc :
- oxydes de fer jaune, rouge, brun ;
- laques de fluorescéine, de couleur rose, rouge ou violette ;
- pigments azoïques, rouge, jaune, orange.

Adjuvants

➤ **Thixotropie : voir paragraphe « Vernis ».**

- Oxyde de titane (opacifiant, diluant des pigments).
- Agents de thixotropie (bentone, argiles modifiées).
- Agents nacrants, mica-titanes en particulier ou oxychlorure de bismuth.

Additifs

- Parfums fruités souvent hypoallergéniques.
- Antioxydants naturels (alpha-tocophérol) ou synthétiques (BHA, BHT).
- Conservateurs.

Actifs

- Cicatrisants : vitamine A, allantoïne.
- Filtres solaires, à concentration faible, souvent incorporés pour une protection quotidienne vis-à-vis d'un faible ensoleillement.
- Agents de « repulpage » : collagène, **GAGS**.

> **GAGS : glycosaminoglycanes, constituants du derme.**

5. Fards à paupières

Fards à paupières poudre

Présentation

Les fards à paupières poudre se présentent en poudre compacte pressée, dans de petits boîtiers individuels ou en palette de teintes diverses.

Composition

- **Composants de base :**
  - pigments et poudres inertes (talc et **polyamide**) qui donnent du glissant ;
  - liant (en général lipophile). Il permet le compactage des poudres par agglomération des particules entre elles et facilite l'application.
- **Adjuvants** : agents nacrants.
- **Additifs** : conservateurs.

> **Les poudres de polyamide (nylon) évitent l'agglomération des poudres de pigment.**

Utilisation

On prélève généralement les fards à paupières poudre avec un pinceau plat ou une minuscule éponge souple au bout d'un bâtonnet. Le choix des couleurs est fonction de la carnation, du type de maquillage, mais pas systématiquement de la couleur des yeux.

Crayons et « khôls »

Présentation

- Les **crayons** sont constitués d'une mine grasse incluse dans un cylindre de bois.
- Les **khôls** sont des bâtons gras, plus ou moins durs, placés dans un étui tournant type étui de rouge à lèvres.

Les deux formes sont protégées par un capuchon de métal ou de plastique.

Composition

Crayons et khôls sont des produits anhydres.

- **Composants de base** : pigments noir, marron, bleu, violet, vert + cires et divers corps gras. Leur composition se rapproche de celle des rouges à lèvres.
- **Additifs** : antioxydants, parfum.

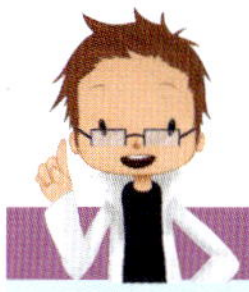

Info +

Les vrais khôls étaient à l'origine composés de sulfure de plomb et/ou de sulfure d'antimoine. L'emploi des métaux de ce type est interdit en cosmétique par suite de leur toxicité même si l'application n'est effectuée que sur une très petite surface. Certains pays orientaux les emploient encore.

Utilisation

Ils servent à maquiller le bord de la paupière et les sourcils.
Les crayons à sourcils sont les plus durs. Les crayons à paupières remplacent parfois les eye-liners à condition d'être suffisamment souples pour ne pas blesser.

➡ Eye-liners

> **Les eye-liners sont des produits liquides plus ou moins visqueux, filmogènes, capables de se fixer solidement sur le bord de la paupière après séchage.**

Présentation et caractéristiques

- Les eye-liners sont présentés dans un flacon accompagné d'un pinceau très fin qui permet l'application.
- Le trait fourni par l'eye-liner doit être précis et soutenu.
- Le produit doit s'étaler facilement au pinceau et sécher rapidement.

Composition

- **Composants de base** : eau + pigments + gélifiant + agent filmogène.
- **Adjuvants** : plastifiants.

Utilisation

Les eye-liners sont appliqués en traits fins sur les bords inférieurs et supérieurs des paupières au ras des cils.

➡ Mascaras

> **Le mascara est un produit pigmenté utilisé pour maquiller les cils, les allonger, les recourber et leur donner de la couleur.**

Présentation

Les mascaras sont présentés sous forme de **cakes** en boîtiers, de **crèmes** en mini-tubes, de **liquides** visqueux en étuis accompagnés d'une brosse.

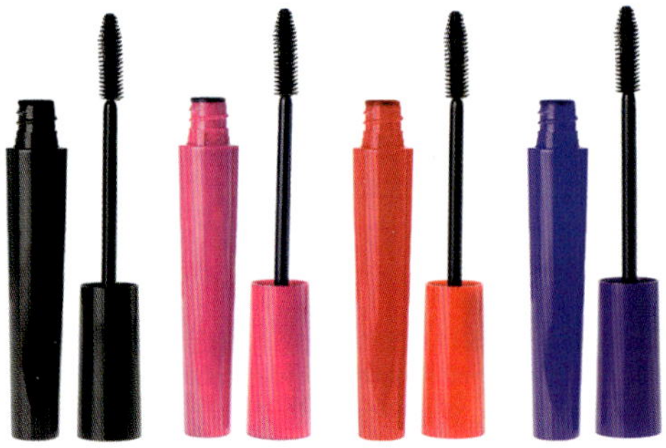

Fig. 30.34. Mascaras.

Composition

Composants de base

- **Cakes** : savons (stéarate de sodium) contenant une forte proportion de pigment. Ils sont hydrosolubles. Ils se dissolvent avec les larmes et l'eau mais ils sont encore très utilisés.
- **Crèmes** : émulsions H/E ou E/H fluides.
- **Mascaras fluides** : solutions alcooliques de résines (colophane) plastifiées avec de l'huile de ricin.

Adjuvants

- **Crèmes** : résines pour l'adhérence sur les cils (polyvinylpyrrolidone, résine acrylique).
- **Mascaras fluides** : sirop de glucose ou éthylcellulose pour l'empesage et le recourbement des cils ; silicones volatils dans les formules *waterproof* et pour accélérer le séchage.

> **Pour obtenir un bon résultat, la nature et la qualité des brosses doivent être adaptées au liquide à étaler.**

Actifs

- Kératine, protecteur naturel des cheveux et des cils, extraite de plumes d'oiseaux.
- Panthénol qui favorise la pousse.
- Acides aminés qui stimulent la croissance et renforcent la structure du cil.
- Mucopolysaccharides, fortifiants et hydratants.
- Peptides, régénérants et nourrissants.

Bon à savoir

Certains mascaras sont dits « hypoallergéniques » et sont effectivement extrêmement bien tolérés.

9 Produits capillaires

1. Shampooings

> Les shampooings sont des produits plus ou moins détergents destinés à nettoyer les cheveux et le cuir chevelu.

➡ Composition générale

- **Composants de base** : eau, détergents, viscosants.
- **Adjuvants** : nacrants, conditionneurs, stabilisateurs de mousse.
- **Additifs** : conservateurs, séquestrants, colorants, parfum
- **Actifs** : choisis en fonction de la spécificité du shampooing.

➡ Différents types d'ingrédients

Détergents

- **Tensioactifs anioniques**. Ex. :
  - laurylethersulfate de sodium ou de triéthanolamine, les plus couramment employés dans les shampooings classiques ;
  - alkylsulfoacétate de sodium (tensioactifs « doux » = peu décapants)

Bon à savoir

Le laurylsulfate de sodium, beaucoup trop décapant et irritant, n'entre plus dans la formulation des shampooings modernes.

- **Tensioactifs amphotères**. Ex. : Cocoamidopropylbétaïne ou CAPB. Ils sont moins détergents et légèrement moins moussants que les anioniques mais très bien tolérés en général.
- **Tensioactifs non ioniques** : dérivés de méthylglucoside.

Épaississants

Les épaississants ou viscosants sont des substances qui permettent d'augmenter la viscosité. Ex. : chlorure de sodium, amides-alcool d'huile de coco ou de ricin (cocamide, ricinamide).

Stabilisateurs de mousse

La mousse formée par les détergents a généralement tendance à s'affaisser et parfois même disparaître par rupture du film qui entoure les bulles d'air. Les stabilisateurs de mousse ont pour but de maintenir le volume de mousse dans son état initial. Ex. : dérivés d'acides gras de coprah, aminoxydes.

Nacrants

Ce sont des mélanges de stéarates d'éthylènediglycol et d'un tensioactif anionique sous la forme de « bases nacrantes ». C'est la cristallisation du stéarate dans le milieu qui donne l'effet nacré. Le nacrage d'un shampooing est facultatif. Il est utile cependant pour masquer des ingrédients actifs insolubles en suspension (ex. : argile, zinc pyrithione…).

Conditionneurs

Ce sont des substances capables de remettre le cheveu « en condition » normale après un décapage ou une agression grâce à leur **substantivité** pour la fibre capillaire. Ils apportent au cheveu douceur et brillance, diminuent l'électricité statique et facilitent le démêlage. Ex. : polymères cationiques (chargés positivement), silicones (dimethicones ou silicones volatils) qui agissent par action de surface.

> **➤ La substantivité d'une substance correspond à sa capacité de fixation sur la kératine, en particulier sur la fibre capillaire.**

Conservateurs et séquestrants

Les plus couramment employés dans les shampooings sont :
- esters de l'acide parahydroxybenzoïque (parabens) en mélange ;
- donneurs de formol (Bronopol®, Bronidox®) ;
- imidazolidine urée (Germall 115®) en mélange avec des parabens

Info +

L'EDTA (éthylène diamine tétracétate de sodium) fait souvent partie de la formulation des shampooings non pas pour complexer les ions calcium, absents des eaux déminéralisées, mais pour potentialiser l'action des conservateurs en complexant les ions fer ou cuivre utiles au développement des micro-organismes.

Colorants et parfums

Leur présence est facultative. Certains shampooings demeurent volontairement incolores et transparents afin d'évoquer la pureté du mélange. Pour les autres, coloration et odeur sont souvent associées (couleur verte et odeur de pomme verte, couleur orange et odeur d'abricot…).

➡ Caractéristiques des différents types de shampooings

En général, les shampooings doivent laisser la chevelure souple, brillante, facile à coiffer, sans électricité statique.
Ils ne doivent pas modifier le pH du cuir chevelu.
Les caractéristiques principales des divers types de shampooing sont les suivantes.

Shampooings classiques

Ils sont à base de tensioactifs anioniques de base sans aucun additif de soin. Ils sont généralement bon marché. Ce sont de simples produits d'hygiène.

Shampooings de soin cosmétique

- **Shampooings conditionneurs** (ou shampooings 2 en 1) :
  - ils assurent à la fois nettoyage et remise en condition du cheveu ;
  - ils contiennent des polymères cationiques ayant un rôle de conditionneur. Les détergents utilisés sont des mélanges de tensioactifs anioniques et amphotères.

- **Shampooings pour usages fréquents** : ils sont à base d'associations de tensioactifs anioniques doux et amphotères.
- **Shampooings bébés :**
  - ce sont des mélanges de tensioactifs anioniques très doux et de tensioactifs amphotères et non ioniques ;
  - ils ne contiennent que peu ou pas d'additifs.
- **Shampooings « volumateurs »** : ils permettent d'obtenir des cheveux plus épais, plus résistants et contiennent :
  - un mélange de tensioactifs anioniques et amphotères ;
  - un filmogène (polyquaternium-30) ;
  - un dérivé de kératine.
- **Shampooings pour cheveux fins** : leurs caractéristiques sont souvent identiques à celles des shampooings volumateurs.

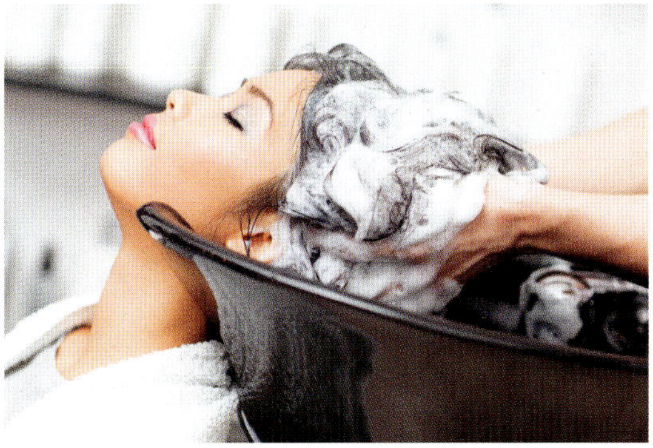

© luminastock – Fotolia.com

Fig. 30.35.

Shampooings traitants

> **Les shampooings traitants doivent renfermer des éléments actifs permettant de corriger un état anormal du cuir chevelu.**

Shampooings pour cheveux secs

Cause : manque de sébum.

- **Composants de base** : tensioactifs anioniques et amphotères.
- **Ingrédients actifs** : surgraissants (ex. : huile de ricin, lécithine).

Shampooings pour cheveux gras

Cause : excès de sécrétion sébacée.

- **Composants de base** : tensioactifs anioniques.
- **Ingrédients actifs** : actifs soufrés susceptibles de réguler la sécrétion sébacée (ex. : carboxyméthyl-cystéine), argile qui adsorbe les corps gras.

Shampooings antipelliculaires

Cause : **hyperkératose** du cuir chevelu associée à une hypersécrétion sébacée ce qui conduit à des pellicules grasses. La présence d'une levure, *Malassezia furfur*, entretient l'état anormal du cuir chevelu.

- **Composants de base** : tensioactifs anioniques doux.
- **Actifs** : antifongiques et kératolytiques (détruisant l'excès de kératine). Ex. : zinc pyrithione, octopyrox.

> **Hyperkératose** : nombre excessif de cellules cornées qui s'accumulent à la surface de la peau.

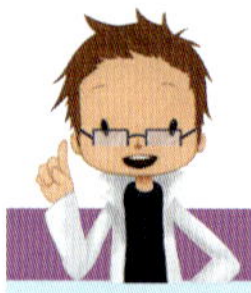

Info +

Le sulfure de sélénium est un produit toxique dont la concentration est limitée à 1 % dans les shampooings antipelliculaires cosmétiques. Au-delà de cette concentration, le produit est un médicament.

Shampooings secs

› **Les shampooings secs sont des mélanges de poudres qui agissent par absorption du sébum et des salissures et qui sont ensuite éliminées par un brossage énergique.**

Présentation

Ils se présentent souvent sous forme d'aérosol, ce qui permet une dispersion facile de la poudre sur toute la longueur du cheveu.

Composition

- **Composants de base** : absorbants et adsorbants des graisses (amidon de riz ou de maïs, **kieselguhr**, argiles diverses).
- **Actif** : alcalinisant abrasif destiné à détacher les salissures (ex. : carbonate de sodium).

> **Kieselguhr est un mot allemand qui désigne une variété de silice hydratée.**

Utilisation

Les shampooings secs sont saupoudrés ou pulvérisés sur une partie ou la totalité de la chevelure et doivent être laissés en contact quelques minutes pour absorber le sébum en excès. Ils sont ensuite éliminés par brossage. Ils permettent d'espacer l'emploi des shampooings liquides.
Inconvénient : ils peuvent laisser un voile blanchâtre sur les cheveux foncés.

2. Masques capillaires

› **Les masques capillaires sont des préparations pâteuses destinées à l'application directe sur la chevelure pour assurer les soins des cheveux abîmés et du cuir chevelu.**

➡ Présentation et caractéristiques

Les masques capillaires sont présentés sous forme de pots ou de tubes de matière plastique.
Plusieurs sortes de masques capillaires sont présents sur le marché : des masques nutritifs, réparateurs, pour cheveux colorés ou permanentés, pour cheveux secs…
Ils peuvent renfermer des poudres adsorbantes ou pas. Leur formulation est toujours complexe.
Ils doivent :

- être assez consistants pour ne pas couler ;
- s'éliminer facilement à l'aide d'un shampooing ;
- avoir plus d'efficacité qu'un shampooing traitant.

➡ Composition

Masques crème

Ils sont surtout destinés aux cheveux secs ou abîmés.

- **Composants de base** : eau, alcools gras, huiles végétales diverses (sésame), beurres (karité), émulsionnants.
- **Adjuvants** : silicones volatils, conditionneurs (ex. : polyquaternium-30).

- **Actifs** : huiles essentielles, hydrolysat de protéines végétales, hydrolysats de kératine, alcool de lanoline, panthénol…

Masques pâtes

Ils sont surtout destinés aux cheveux gras.

- **Composants de base** : eau, kaolin, huile végétale (tournesol), acide stéarique.
- **Actifs** : huiles essentielles (basilic, sauge, romarin, lavande…).
- **Adjuvants** : chlorure de sodium, sels minéraux.

Utilisation

- Les masques capillaires doivent être appliqués en couche épaisse sur le cuir chevelu et les cheveux.
- Ils doivent y demeurer environ 15 minutes de façon à obtenir une efficacité convenable des substances actives.
- Ils sont éliminés par utilisation d'un shampooing doux.

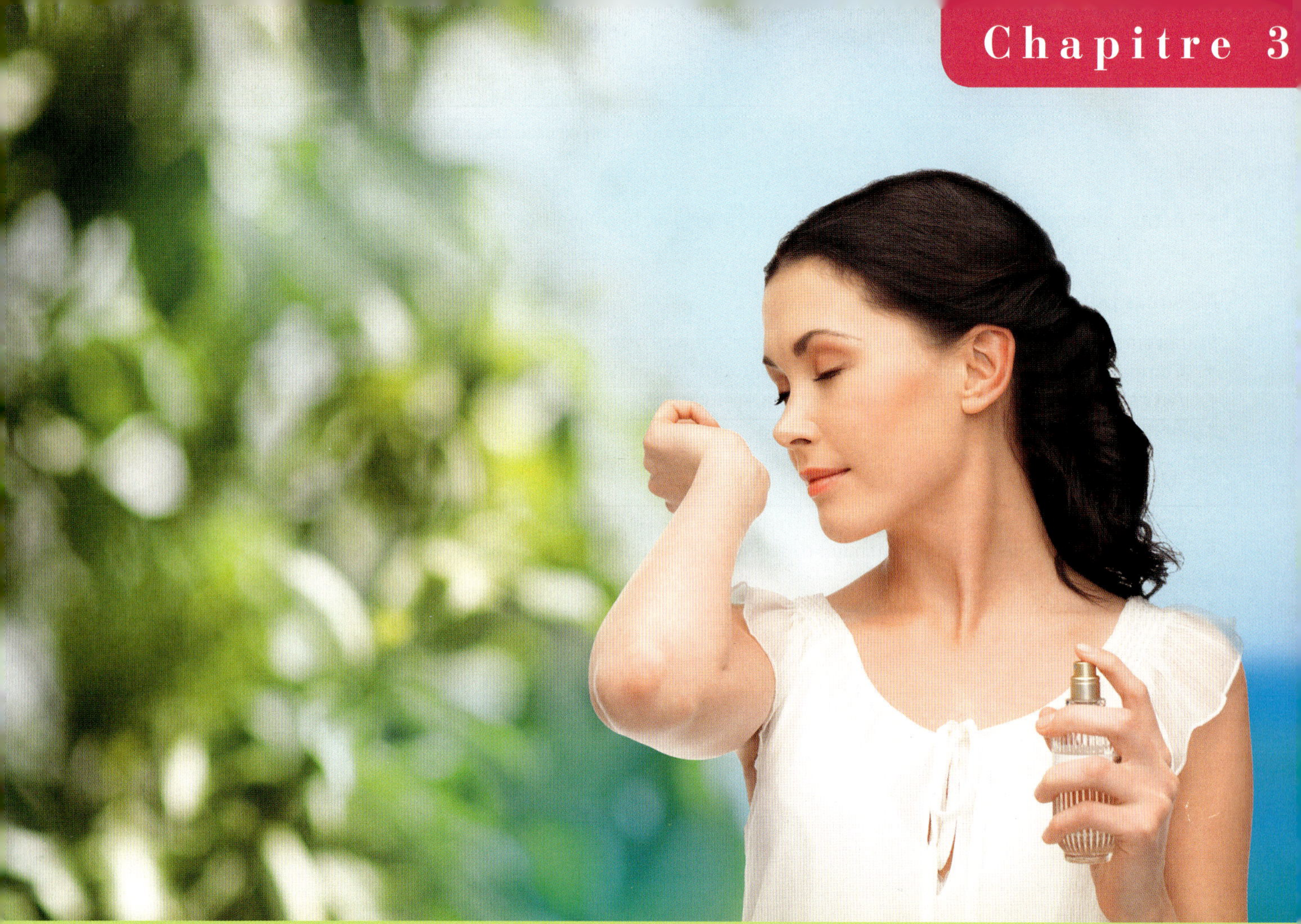

« Un parfum éveille la pensée. » (Victor Hugo)

Les parfums

Savoirs à acquérir

Connaître :

- les diverses origines des matières premières aromatiques et citer quelques exemples de chacune d'entre elles ;
- les diverses méthodes d'extraction des matières aromatiques végétales et les produits obtenus ;
- les règles principales de la composition d'un parfum.

BP/Bac Pro

1 Histoire du parfum

L'emploi du parfum est d'origine très ancienne. Il s'est développé sur tout le pourtour méditerranéen pour s'étendre par la suite aux autres pays. Dans l'Égypte ancienne, les matières aromatiques étaient réservées à l'embaumement des corps et aux cérémonies religieuses. L'encens, en particulier, participe encore de nos jours aux célébrations. Les peuples de l'époque utilisaient les baumes, les résines, les gommes qui se récoltaient sur place (myrrhe, encens, galbanum, opoponax, styrax). Les notes parfumées étaient lourdes et tenaces.

Vinrent ensuite les macérations de fleurs et de feuilles dans l'huile et dans le vin dont usaient les Grecs, hommes et femmes, puis les Romains. Les croisades favorisèrent la connaissance des senteurs orientales dans la haute société médiévale. Mais surtout, faisant suite à la découverte de la route des Indes, le développement du commerce avec l'Asie permit d'étendre la gamme des odeurs avec le musc, les épices et la vanille.

Dès le XIVe siècle, l'usage des parfums se répandit peu à peu en Europe. La mise au point de la distillation affina l'extraction des substances aromatiques dont la distribution était réservée à la corporation des parfumeurs-gantiers. La célèbre Eau de la Reine de Hongrie fut offerte à Charles V en 1370. Elle était obtenue par distillation de fleurs de romarin qui avaient macéré dans l'eau-de-vie pendant 50 heures. Les notes florales ont alors la préférence : rose, violette, fleur d'oranger, lavande, mais toujours associées au musc.

La cour de Louis XIV utilise les parfums pour couvrir les odeurs corporelles et pour désinfecter les têtes et les perruques, mais seuls les nobles ont accès à ces produits rares et onéreux. Sous la régence de Philippe d'Orléans, les parfums musqués et orientaux sont particulièrement prisés.

L'usage du parfum s'étend à la cour de Louis XV que l'on qualifie de « cour parfumée ». C'est ainsi que Jean-Marie Farina en 1769 présente sa fameuse Eau de Cologne qui réunit des essences de bergamote, lavande, romarin, cédrat, thym, citron, néroli, de l'eau de mélisse et de l'eau de fleur d'oranger. C'est le début de la parfumerie alcoolique d'aujourd'hui.

Il faut attendre cependant la fin du XIXe et le début du XXe siècle pour voir exploser le nombre et la richesse des compositions avec l'apparition des matières aromatiques d'origine synthétique.

2 Composants des parfums. Matières aromatiques

› **Les matières aromatiques sont des substances formées de molécules volatiles (capables de fournir des vapeurs rapidement) qui permettent la perception d'une odeur.**

1. Origine

Les matières aromatiques peuvent avoir une origine naturelle et sont dans ce cas connues et utilisées depuis la plus haute Antiquité, ou une origine synthétique due au développement de la chimie de synthèse au cours des cent dernières années.

➡ Origine végétale

Les substances aromatiques proviennent de :

- **fleurs** : jasmin, rose, violette, muguet, oranger, lavande, lavandin, tubéreuse ;
- **feuilles** : menthe, verveine, laurier, oranger, vétiver ;
- **tiges** : foin, boswellia (encens), patchouli (petite plante aromatique d'Asie et d'Océanie) ;
- **racines** : costus, iris ;
- **fruits** : orange, citron, bergamote, lime (fruit d'une variété de citronniers qui porte le même nom), bigarade (orange amère produite par un oranger, le bigaradier) ;

- **lichens** : mousse de chêne ;
- **arbres** (bois) : santal, eucalyptus, ylang-ylang (ou ilang-ilang), arbre cultivé en Indonésie et à Madagascar ;
- **résine** : myrrhe, térébenthine.

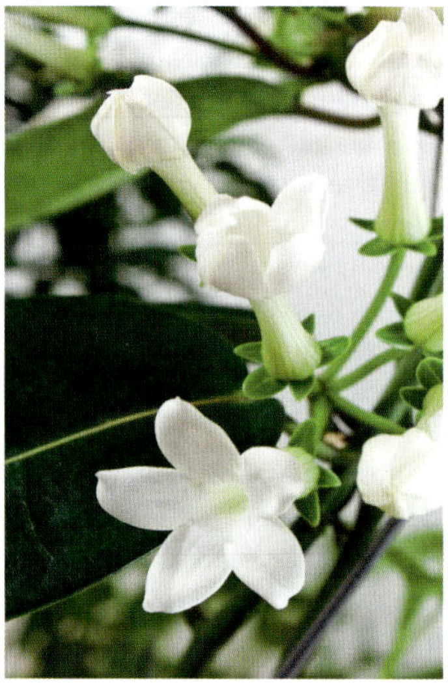

Fig. 31.1. Jasmin.

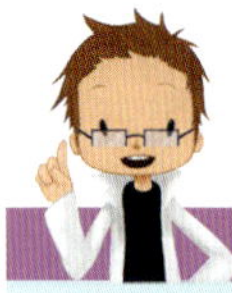

Info +

- Le vétiver est une graminée coriace qui pousse à l'état sauvage à Ceylan et en Inde orientale, cultivée aux Antilles, au Brésil, à Haïti, à l'Île Maurice, à la Réunion. La distillation des racines fournit une huile essentielle très aromatique.
- La vanille est une liane cultivée à Madagascar et à la Réunion. Les gousses sont séchées, pulvérisées et macérées dans l'alcool. Après évaporation de l'alcool, on obtient un liquide visqueux très odorant.

Origine animale

Ce sont : le castoréum, la civette, le musc et l'ambre gris.

- **Castoréum** : sécrétion **odorante** des glandes génitales du castor.
- **Civette** : matière onctueuse et odorante sécrétée par l'animal du même nom au niveau d'une poche anale. L'habitat naturel de la civette est en Abyssinie.
- **Musc** : une seule espèce animale fabrique le musc, le **porte-musc mâle**, mammifère de la même famille que le cerf, vivant sur les pentes de l'Himalaya. On prélevait autrefois la glande à musc dans des conditions déplorables qui entraînaient la mort de l'animal.
- **Ambre gris** : cette matière est en réalité un « calcul » intestinal rejeté à la mer par le cachalot au large du Pérou, des côtes d'Angleterre, du Japon, d'Australie et d'Alaska. Le cachalot se nourrit de calamars dont les becs irritent, cisaillent et perforent ses parois digestives, fabriquant des concrétions qu'il élimine alors dans la mer. Très malodorant à cet instant, le bloc d'ambre, parfois volumineux (on en a découvert un de 60 kg et de 1,20 m de haut !), peut flotter pendant des dizaines d'années à la surface des océans. Au fil du temps, il se purifie et laisse peu à peu apparaître sa note ambrée.

> **Odorant : qui développe une odeur. Ces sécrétions animales, en grande quantité, ont une odeur généralement nauséabonde, alors qu'elle devient suave en quantité réduite.**

> **Étant donnés sa rareté et son prix, le musc naturel n'est plus employé aujourd'hui.**

➡ Origine synthétique

Après identification du constituant principal d'une essence naturelle, il est possible de le reproduire par synthèse.
Exemple : les arômes de fruit sont souvent synthétiques.
L'acétate de linalyle est un constituant de l'essence de lavande.
Il est aussi possible de synthétiser des notes parfumées qui n'existent pas dans la nature. Exemple : les notes vertes, les notes marines…

2. Obtention des matières aromatiques végétales

Les modes d'obtention des matières aromatiques végétales sont très variés. La plupart sont industrialisés et automatisés. Peu d'entre eux demeurent artisanaux.

➡ Hydrodistillation

C'est un procédé très ancien qui consiste à entraîner les matières odorantes volatiles par de la vapeur d'eau à partir de fleurs, de feuilles et même de racines broyées. L'ensemble est condensé dans un serpentin réfrigéré. L'appareil est un alambic utilisé aussi pour l'obtention de l'alcool et des eaux de vie.
On obtient de cette façon des **huiles essentielles** qui se séparent de l'eau. La plupart sont plus légères que l'eau et flottent à la surface où on les recueille à partir de récipients dits « vases florentins ».

> **On parlait autrefois d'essences de lavande, de rose, de violette… Le terme actuel est celui d'huiles essentielles.**

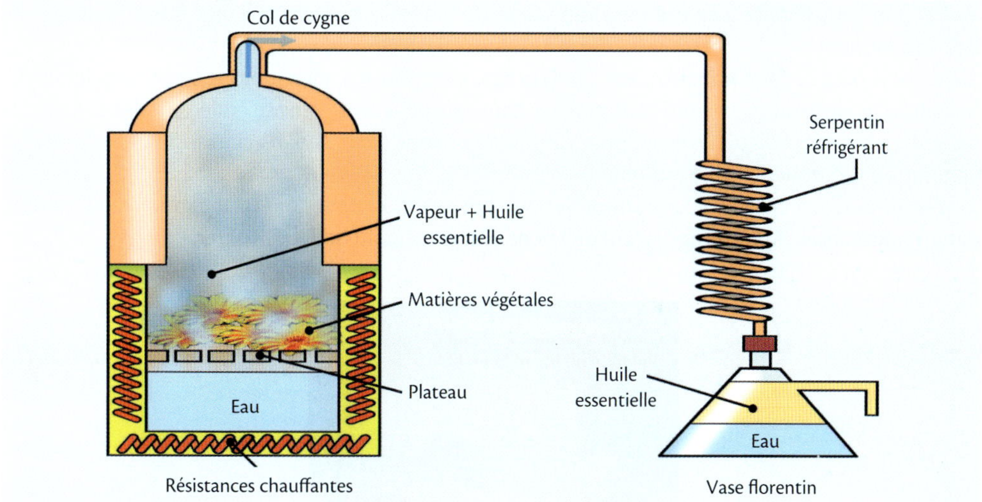

Fig. 31.2. Alambic pour hydrodistillation.

➡ Extraction par solvants volatils

C'est un procédé industriel moderne. Les parties de plantes sont coupées ou broyées, placées sur des plateaux dans de grands cylindres clos, les extracteurs.
Les extracteurs sont remplis de solvants tels que l'hexane ou le cyclohexane dans lesquels les matières odorantes vont se dissoudre. Après évaporation du solvant, qui est recyclé (utilisé à nouveau), on obtient :

- soit ce qu'on appelle la **concrète**, lorsqu'il s'agit de plantes fraîches ;
- soit ce qu'on appelle le **résinoïde**, lorsqu'il s'agit de racines, de baumes ou de plantes sèches.

Concrètes et résinoïdes sont ensuite traités par l'alcool à 95 %. La solution obtenue est refroidie à – 15 °C (glaçage). Les cires et les impuretés se solidifient. Après filtration et évaporation de l'alcool, on obtient les **absolues**, totalement solubles dans l'alcool.

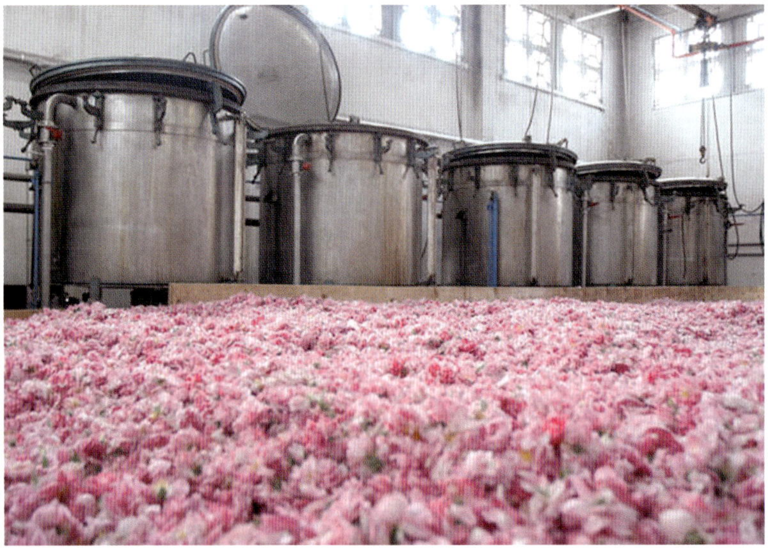

Fig. 31.3. Extracteur à solvant volatil.

Extraction par les graisses (solvants non volatils)

> **Baratte : machine à battre la crème du lait pour en extraire le beurre.**

Les graisses utilisées sont généralement un mélange de graisse de porc et de bœuf.
L'extraction peut se faire **à chaud** dans des sortes de **barattes** où sont mélangées les graisses et les plantes à extraire.
L'extraction peut se faire **à froid**. C'est l'**enfleurage**, procédé très ancien et artisanal dans lequel les fleurs fragiles (tubéreuse, jasmin) sont piquées dans une couche de graisse étalée sur des châssis. Les matières odorantes volatiles s'échappent des fleurs et sont piégées dans la graisse. Ce procédé est historique et pratiquement abandonné.
Dans les deux cas, on obtient des **pommades** qui sont ensuite traitées par l'alcool pour en extraire les matières odorantes. Après évaporation de l'alcool, on obtient aussi des **absolues**.

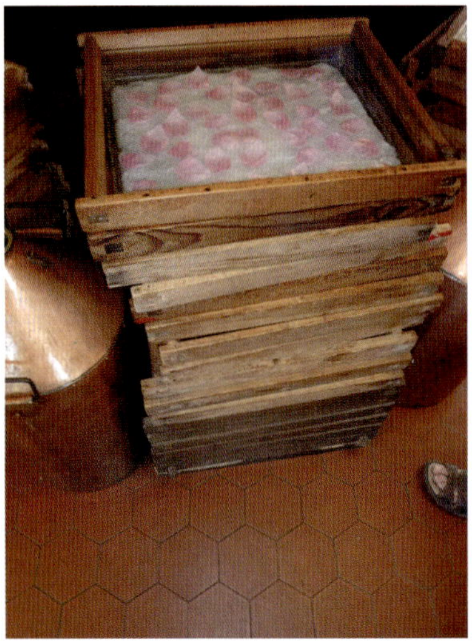

Fig. 31.4. Technique de l'enfleurage.

Expression ou extraction par l'eau

C'est un procédé très ancien et artisanal réservé aux agrumes. L'écorce des fruits entiers est lacérée par les aspérités de cylindres tournants. L'**huile essentielle** exprimée des écorces est entraînée par l'eau dont on la sépare par centrifugation. Ce procédé est encore actuel. Il est mis en œuvre dans des machines automatiques perfectionnées.

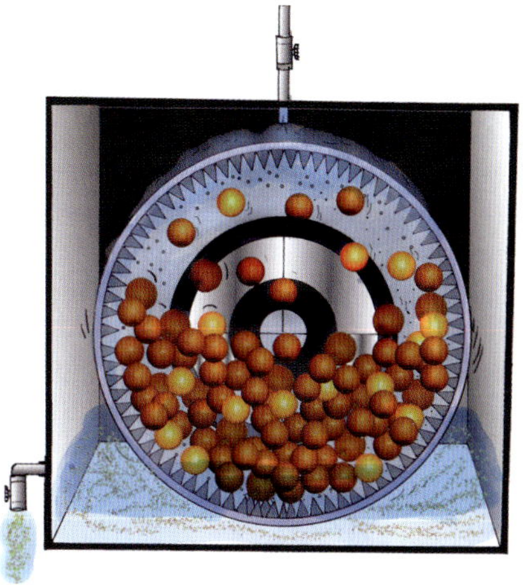

Fig. 31.5. Extracteur à eau pour agrumes.

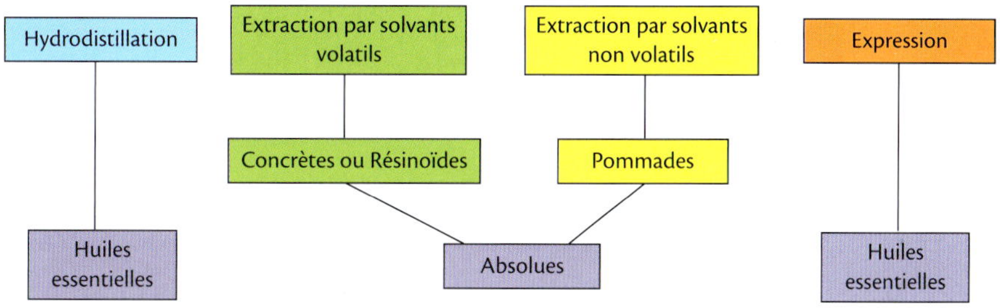

Fig. 31.6. Résumé des méthodes d'extraction des matières aromatiques naturelles et des produits obtenus.

➡ Synthèse

Les matières aromatiques d'origine synthétique sont obtenues par voie chimique à partir de matières premières généralement dérivées de l'industrie du pétrole.

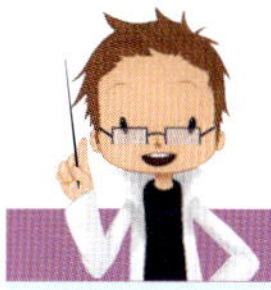

Bon à savoir

L'**infusion** est un terme prêtant à confusion. Il ne s'agit pas d'une tisane. C'est une simple dissolution à froid dans l'alcool des matières aromatiques surtout d'origine animale, recueillies directement sans autre transformation.

3. Propriétés des matières aromatiques

Les matières aromatiques sont :

- liposolubles ;
- volatiles ;
- sensibles à l'oxydation ;
- solubles dans l'alcool et miscibles entre elles.

4. Utilisations des matières aromatiques

➡ Parfumerie alcoolique

Voir plus loin « Parfumerie alcoolique ».

➡ Parfumage des produits cosmétiques

Les « compositions » sont utilisées sans dilution pour le parfumage des produits cosmétiques. Il est nécessaire de les solubiliser pour les introduire dans les lotions, les gels aqueux, les sticks transparents. Les produits cosmétiques contiennent en général, de 0,1 à 0,3 % de « composition ».
Seuls quelques formulations spéciales et les bains moussants destinés à être dilués en contiennent jusqu'à 3 %.
Les produits anhydres et les émulsions E/H contiennent toujours plus de parfum que les produits aqueux pour masquer l'odeur des corps gras.

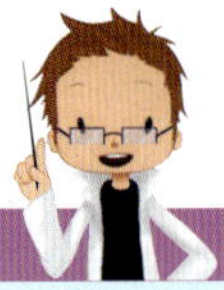

Bon à savoir

Une « composition » est un mélange d'huiles essentielles, d'absolues et de matières premières synthétiques. C'est un parfum concentré.

5. Parfumerie alcoolique

› **Le terme générique de « parfum » désigne un mélange ou « composition » d'huiles essentielles, d'absolues et de substances synthétiques, dilué à des concentrations variables, dans un solvant hydroalcoolique.**

➡ Différents produits parfumants

Le pourcentage d'alcool (ou éthanol) dans le mélange hydroalcoolique et celui de la composition parfumante peuvent varier de 96 % à 70 % pour l'éthanol, de 2 % à 30 % pour les matières aromatiques. On obtient ainsi plusieurs types de produits :

- les **« extraits » ou parfums proprement dits** contiennent plus de 20 % de la composition dans de l'alcool à 96 % ;
- les **eaux de parfum** contiennent 12 à 18 % de la composition dans de l'alcool à 70 ou 80 % ;
- les **eaux de toilette** contiennent 8 à 12 % de la composition dans un alcool à 85 % ;
- les **eaux de Cologne** contiennent 4 à 5 % d'une composition spéciale dans un alcool à 70 % ;
- les **eaux de senteurs** contiennent 3 à 4 % d'une composition parfumée spéciale dans de l'alcool à 20 % ou sont constituées d'eaux florales avec présence d'un conservateur et parfois de glycérine. Elles semblent réservées aux bébés et aux enfants.

➡ Présentation

La présentation d'un parfum est toujours une recherche esthétique. On trouve :

- flacons de verre ou de cristal de petite contenance (20 à 30 mL) conçus par des « designers » pour les extraits ;
- flacons de verre de 125 à 200 mL pour les eaux de parfum et de toilette ;
- flacons de verre de 250 à parfois 500 mL pour les eaux de Cologne ;
- flacons de verre pulvérisateur avec gaz pulseur (aérosol) ;
- flacons-pompes en verre.

Bon à savoir

Les flacons en matière plastique ne peuvent pas être utilisés à cause de la porosité du matériau. Les substances volatiles constituant les parfums s'évaporent à travers les parois du flacon.

➡ Composition

- **Composants de base** : alcool à différents pourcentages + matières premières aromatiques (voir paragraphe « Matières aromatiques »).
- **Additifs** : antioxydants, colorants.

3 Fabrication d'un parfum

La fabrication d'un parfum est dévolue à un créateur spécialisé, le « nez », qui travaille avec environ 2 000 matières premières différentes classées par notes olfactives : boisées, aldéhydiques, citronnées, fougère, tabac, vertes, anisées… dont il va essayer le mélange.

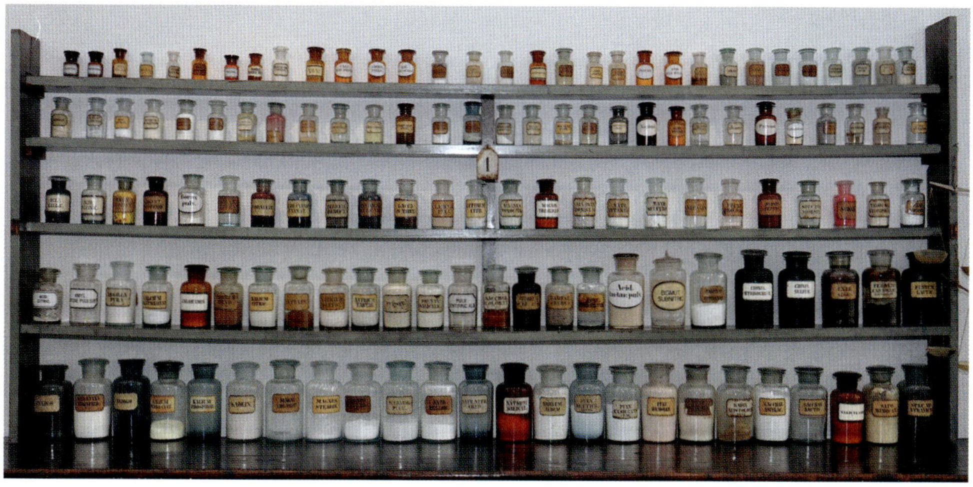

Fig. 31.7. Orgue du parfumeur.

1. Réalisation de la « composition »

Elle est obtenue par utilisation de tous les types de matières premières, aussi bien synthétiques que naturelles : huiles essentielles + absolues + matières premières synthétiques.
Il existe toujours dans un parfum 3 notes : notes de tête, de cœur et de fond, mélangées en proportions différentes.

- Les **notes de tête** (20 %) sont données par les **substances de tête** (citron, bergamote, menthe…), matières premières végétales et synthétiques, très volatiles (qui s'évaporent très rapidement), peu tenaces. C'est la phase fugitive, donnée au débouché du flacon.
- Les **notes de cœur** (25 à 30 %) sont données par les **modificateurs**, matières premières végétales (géranium, cèdre…) et synthétiques (terpinéol, eugénol, linalol…), moyennement volatiles et tenaces. Cette phase dure plusieurs heures.
- Les **notes de fond** (50 à 55 %) sont données par les fixateurs. C'est la phase qui caractérise le parfum et dure plusieurs jours. Les matières premières, très peu volatiles et très tenaces, qui la constituent, déterminent le caractère principal du parfum (vétiver, patchouli, mousse de chêne, santal…).

2. Dilution de la composition

Lorsque la composition est au point (après de multiples essais), elle est filtrée, purifiée, à nouveau filtrée, maintenue au repos pendant plusieurs semaines (phase de maturation), puis diluée dans l'alcool à 96 %.

BP/Bac Pro

4 Familles et sous-familles olfactives

1. Familles olfactives

La profession définit actuellement 7 grandes familles d'odeurs et 38 sous-familles dont seulement quelques-unes seront citées ici.

➡ Ambrée ou orientale

Elle regroupe des parfums ayant des notes douces, poudrées, vanillées et parfois animales très marquées (Shalimar de Guerlain, Opium de YSL, Poison de Dior) à base de musc, épices, bois précieux.
Sous-familles : ambrée épicée (girofle, muscade, cannelle), ambrée vanillée, ambrée boisée (santal, ambre, cèdre), ambrée florale…

➡ Chyprée

Elle regroupe des parfums à odeur tenace de bergamote, mousse de chêne, vétiver, patchouli (Miss Dior de Dior, Ysatis de Givenchy, Coco de Chanel).
Sous-familles : chyprée florale, chyprée fruitée, chyprée verte, chyprée aromatique…

➡ Florale

À prédominance d'une seule fleur : muguet, capucine, violette, rose… (Joy de Patou, Paris de YSL).
Sous-familles : florale fraîche (Anaïs-Anaïs de Cacharel), florale aldéhydique (Chanel n° 5, Arpège de Lanvin), aldéhydique fraîche (Mitsouko de Guerlain), florale aquatique (notes marines)…

➡ Hespéridée

À base de bergamote, citron, orange, mandarine, pamplemousse. Ce sont surtout des eaux de Cologne et l'Eau de Rochas.
Sous-familles : hespéridée aromatique (thym, romarin, estragon), hespéridée boisée, hespéridée épicée…

➡ Fougère

Mélanges de notes lavandées, boisées (Brut de Fabergé). Parfums pour homme.

➡ Boisée

À base de santal, cèdre. Ce sont aussi des florales aldéhydiques boisées (Calèche d'Hermès, Parfum d'Hermès) ou des boisés aromatiques ou frais (Invictus, Eau de Lacoste Noir, Chrome United, Fan di Fendi…).
Sous-familles : boisée aromatique, boisée fraîche, boisée conifère, boisée épicée, boisée ambre…

➠ Cuir

À base de bouleau, d'isobutylquinoléine, de ciste, de tabac. Elles représentent des notes sèches qui veulent reproduire l'odeur caractéristique du cuir avec une odeur de fumée de tabac (Cuir de Russie de Chanel). Parfums pour homme.
Sous-familles : cuir tabac, cuir fleuri.

2. Destination des parfums

- Les **parfums pour homme** font partie des familles : boisée, hespéridée, cuir, fougère, avec une préférence pour la présence de vétiver, les deux premières étant les plus vendues.
- Les **parfums pour femme** se trouvent le plus souvent dans les familles et sous-familles florales, florales fruitées avec des notes d'amande, chyprées et ambrées orientales. La famille des fleuris (rose, violette, tubéreuse, jasmin) représente actuellement 63 % des ventes et le mariage des fleurs et des fruits concerne 40 % des fleuris.
- Les **mixtes** gagnent du terrain (16 %) avec des notes vertes et musquées, des hespéridés, des bois et des fleurs.
- Les **parfums pour « jeunes »** font leur apparition avec des revendications « sport » ou « nuit ».
- Les **parfums pour enfants** sont des niches à faible pourcentage de vente. Ils appartiennent généralement aux sous-familles florales fraîches. Ils sont faibles en degré alcoolique ou sans alcool lorsqu'il s'agit de parfums pour bébés. Le mélange est légèrement glycériné.

3. Chronologie des parfums

La composition d'un parfum demeure en principe toujours la même quoiqu'elle puisse légèrement évoluer en fonction de l'approvisionnement en matières aromatiques et des exigences de la législation. Mais les goûts des consommateurs évoluent constamment, obligeant les créateurs à toujours plus de nouveauté et d'originalité. De très sérieuses études sont d'ailleurs de plus en plus souvent entreprises en amont de la création pour déterminer quelles sont les attentes du consommateur. Des panels de testeurs sont utilisés pour évaluer l'effet sensoriel des fragrances et éviter les rejets. La mise sur le marché demande donc une très longue mise au point.
La maison Guerlain est à l'origine, depuis sa création en 1828, d'environ 700 parfums dont beaucoup sont remis périodiquement sur le marché.
Actuellement, tous fabricants confondus, environ 300 nouveaux parfums sont créés chaque année mais certains, malgré les études, ont une durée de vie très courte.
Le tableau ci-dessous répertorie les parfums les plus célèbres mis sur le marché depuis la fin du XIXe siècle.

Tableau 31.1. Chronologie des parfums.

Date	Nom	Fournisseur	Note
1882	Fougère Royale	Houbigant	Fougère
1889	Jicky	Guerlain	Orientale
1905	L'origan	Coty	Florale
1910	Tabac blond	Caron	Tabac-Cuir
1912	L'heure bleue	Guerlain	Florale
1917	Chypre	Coty	Aldéhydique
1919	Mitsouko	Guerlain	Aldéhydique
1921	Chanel n° 5	Chanel	Aldéhydique
1924	Cuir de Russie	Chanel	Tabac-Cuir
1925	Shalimar	Guerlain	Orientale

Date	Nom	Fournisseur	Note
1927	Arpège	Lanvin	Aldéhydique
1935	Joy	Patou	Florale
1946	Vent vert	Balmain	Verte
1947	Miss Dior	Dior	Chypre
1954	Diorissimo	Dior	Florale
1960	Mme Rochas	Rochas	Aldéhydique
1964	Brut	Fabergé	Fougère
1970	Chanel n° 19	Chanel	Verte
1975	Anaïs-Anaïs	Cacharel	Florale
1977	Opium	Saint-Laurent	Orientale
1987	Poison	Dior	Orientale
1990	Samsara	Guerlain	Orientale
1996	Organza	Givenchy	Épicée-boisée
2001	Coco Mlle	Chanel	Orientale
2006	Rumeur	Lanvin	Aldéhydique
2006	Soir de Lune	Sisley	Chypre
2006	Insolence	Guerlain	Florale
2007	Absolutely	Givenchy	Florale
2008	Jasmin noir	Bulgari	Florale-boisée
2009	J'adore	Dior	Florale
2010	Eau noire	Dior	Orientale
2011	Aqua di gioia	Armani	Hespéridée
2011	Premier parfum	Lolita Lempika	Florale-Boisée
2012	Coco noir	Chanel	Orientale
2013	L'eau rose	Balenciaga	Florale

4. Circuits de distribution

- La **distribution sélective** : parfumeries, boutiques *duty free* des aéroports. C'est la principale source de vente des parfums de grande marque. Certaines marques sélectionnent leur lieu de vente en fonction de la localisation, de la présentation, de l'image que peut véhiculer le magasin.
- La **distribution de masse** ou *mass market* talonne depuis quelques années la distribution sélective, surtout dans les pays émergents. Elle représente 93 % des ventes au Brésil et 58 % en Russie.
- La **VPC** ou **vente par correspondance** qui, autrefois, présentait ses catalogues, fait appel actuellement à Internet et aux réseaux sociaux avec vidéo et application pour smartphone. La présentation s'accompagne d'argumentation publicitaire avec un discours faisant appel à l'émotionnel, racontant une histoire agréable qui induit l'idée de confort et de bien-être.

5. Marketing du parfum

Le lancement d'un parfum s'appuie sur plusieurs éléments indissociables les uns des autres. Ce sont :

- la **fragrance** qui a été mise au point soigneusement à l'aide de panels de testeurs entraînés ou non ;

- le **flacon**. Un flacon de parfum sort des mains d'un designer et ne peut être comparé à un vulgaire emballage. C'est généralement une œuvre d'art qui se doit d'être en accord avec la note générale du parfum et le discours qui l'accompagne. De plus, le flacon d'un parfum pour homme ne sera pas identique à celui d'un parfum pour femme ;

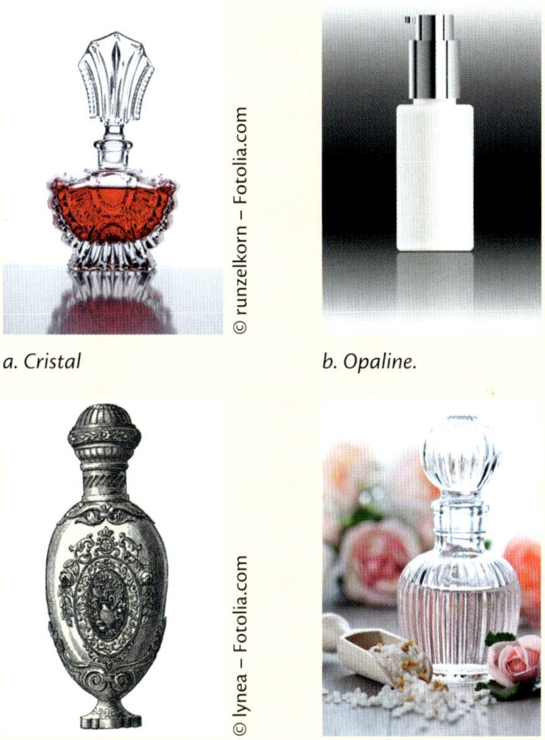

a. Cristal — © runzelkorn – Fotolia.com

b. Opaline. — © kotoyamagami – Fotolia.com

c. Métal gravé. — © lynea – Fotolia.com

d. Cristal. — © victoria p. – Fotolia.com

Fig. 31.8. Flacons.

- l'**argumentation verbale et visuelle**. Les publicités télévisées ont un impact considérable sur le public. Elles véhiculent généralement une image de luxe qui fait rêver et qui fait oublier le prix du précieux mélange ;
- le **conditionnement extérieur** qui sert d'écrin et qui doit correspondre à la beauté du flaconnage ;
- enfin la **marque** qui participe à l'envie d'achat. Elle est associée également à l'image d'un luxe inaccessible à la majeure partie des consommateurs, celui de la haute couture.

6. Législation

La parfumerie alcoolique est soumise à la législation générale sur les alcools. Par ailleurs, de nombreuses substances qui, pendant longtemps, sont entrées dans la composition des parfums, ont été interdites et sont inscrites dans l'Annexe II du Règlement cosmétique. D'autres font partie de la liste restrictive de l'Annexe III. Il est alors nécessaire de les mentionner sur l'étiquetage et leur concentration est limitée. En effet, leur potentiel allergisant a été démontré et il est préférable, pour la sécurité du consommateur, qu'elles soient écartées ou que le consommateur soit informé de leur présence.

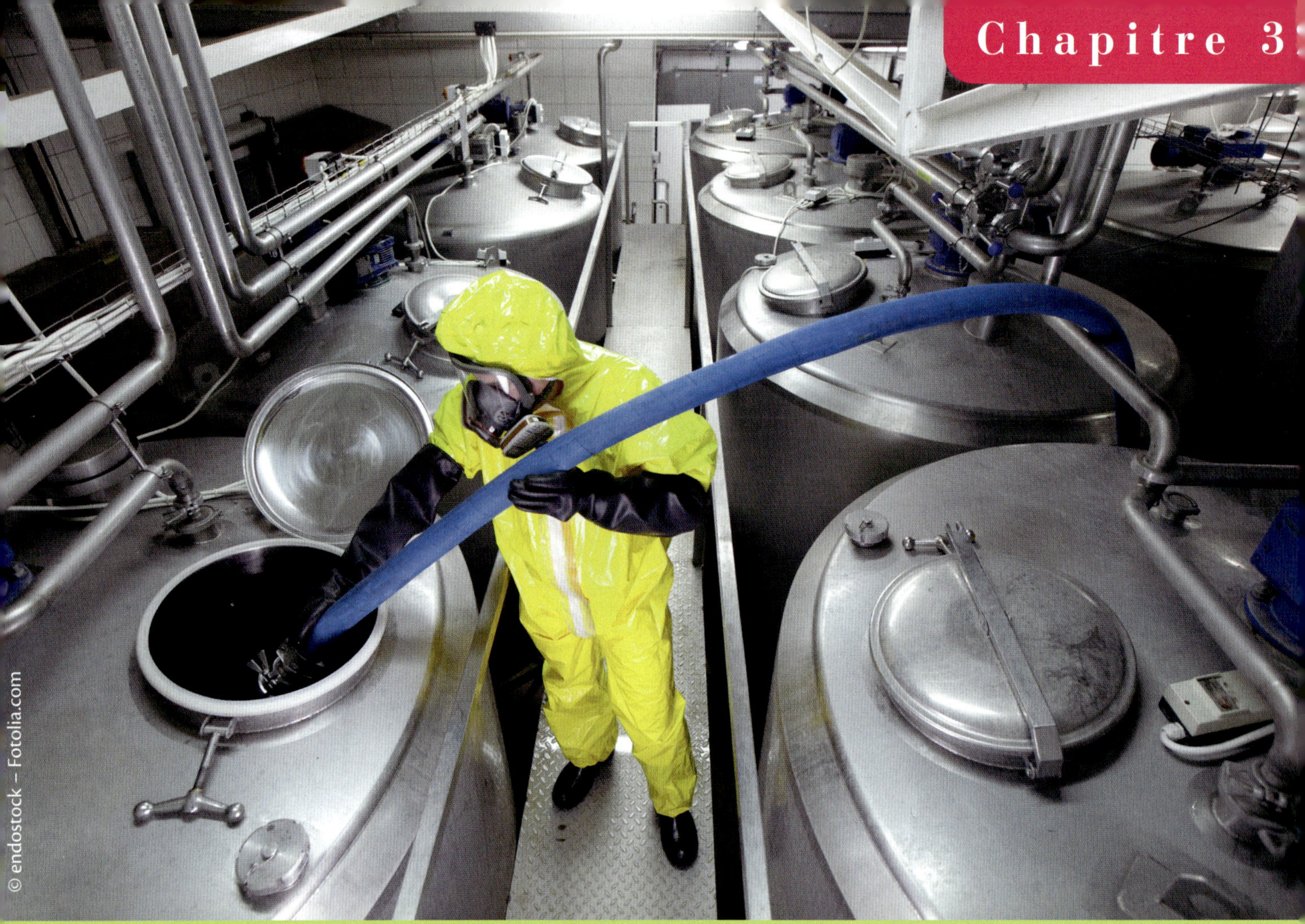

Conditions de fabrication des produits cosmétiques – Essais, tests et contrôles

Savoirs à acquérir

Connaître :

- le déroulement de la mise au point de la formulation d'un produit cosmétique ;
- les contrôles à réaliser sur les matières premières ;
- les contrôles à réaliser sur le produit fini ;
- les modalités du test de contamination artificielle ;
- le but de l'évaluation sensorielle et la représentation graphique des résultats ;
- la définition des « descripteurs » et des « panels ».

BP/Bac Pro

1 Fabrication et contrôles

Un produit cosmétique se développe en trois phases :

- mise au point de formulation en laboratoire ;
- fabrication pilote ;
- fabrication industrielle.

1. Mise au point de formulation

La mise au point de formulation s'effectue sur de petites quantités : 100 g ou 300 g. Elle est souvent longue et fait appel à l'expérience pratique du formulateur pour le choix des matières premières et le mode de réalisation. Il est parfois possible de s'aider de modèles statistiques tels que les « **plans d'expérience** ».
C'est au cours de la mise au point de formulation que le choix du mélange conservateur ou du mode de conservation est effectué. Lorsque la formule semble établie définitivement, on peut la réaliser sur une quantité un peu plus importante (2 ou 3 kg) et procéder à plusieurs types de contrôles.

> **Les plans d'expérience ont pour but d'essayer de réduire le nombre d'essais en faisant varier les divers facteurs indépendants de façon ordonnée et d'interpréter les résultats.**

➡ Contrôles organoleptiques

Couleur, odeur, transparence, toucher, goût… qui permettent de décrire le produit.

➡ Contrôles microbiologiques

Ils consistent, à ce stade, en un contrôle de l'efficacité du (ou des) conservateur(s) par mise en œuvre du test de contamination artificielle. Par ailleurs, un test de contamination répétitif peut permettre de déterminer la PAO : réensemencement avec 10^3 germes plusieurs fois pendant la période proposée selon la norme NF EN ISO 14730.

Info +

Le test de contamination artificielle consiste à introduire dans le produit fini, en présence du mélange conservateur, un nombre de germes bien défini (10^6 ou 10^7) et à incuber le tout à l'étuve à 37 °C pour les bactéries, à 28 °C pour les champignons et levures. On procède ensuite à une numérotation des germes 7 jours, 14 jours et 28 jours après le début de l'incubation.
Le conservateur est efficace si l'on observe :

- pour les bactéries, une diminution de 2 log à 48 heures et de 3 log à 7 jours (soit 10^4 au lieu de 10^7) ;
- pour les champignons et levures, une diminution de 2 log à 14 jours.

Dans les deux cas, on ne doit pas constater d'augmentation ultérieure (à 28 jours).
Les germes utilisés sont : *Staphylococcus aureus*, *Pseudomonas aeruginosa*, *Escherichia coli*, *Candida albicans*, *Aspergillus niger*. Ils doivent être inoculés séparément dans le milieu à étudier.

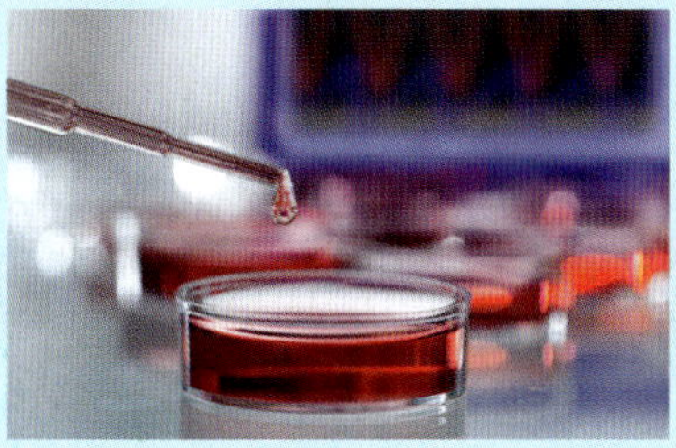

© luchshen – Fotolia.com

Fig. 32.1. Ensemencement sur boîte de Pétri.

Contrôles physico-chimiques

Ils portent sur :

- le **pH** (mesuré à l'aide d'un pHmètre sur une dilution à 10 % du produit à étudier) ;
- la **consistance** estimée à l'aide d'un pénétromètre à cône ou à aiguille ;
- la **viscosité**. La mesure est effectuée à l'aide d'un viscosimètre à écoulement ou à mobile tournant ;
- l'**examen microscopique** au temps zéro pour déterminer la taille des particules dispersées dans une émulsion ou une suspension (microscope à oculaire micrométrique) ;
- le **sens des émulsions** (évalué à l'aide d'un ohmmètre par mesure de la résistivité). Les émulsions E/H ne conduisent pas le courant électrique. Les émulsions H/E sont, au contraire, conductrices du courant.

Contrôles de stabilité

Ils sont réalisés en temps réel (3 ans) à température ambiante (25 °C) ou de préférence en vieillissement accéléré à l'étuve. Les correspondances sont les suivantes :

- 1 mois à 40 °C = 6 mois en temps réel ;
- 2 mois à 40 °C = 12 mois en temps réel ;
- 4 mois à 40 °C = 24 mois en temps réel ;
- 6 mois à 40 °C = 36 mois en temps réel ;

Tous les contrôles organoleptiques et physico-chimiques sont effectués après 1 mois, 3 mois, 6 mois de conservation au cours du vieillissement accéléré. On compare les caractéristiques organoleptiques et physico-chimiques avec celles mesurées au **temps zéro**.

> **Pour certains produits susceptibles d'être portés à des températures inhabituelles (crèmes solaires par exemple), les essais de stabilité sont réalisés à 45 °C ou à 50 °C.**

> **Temps zéro : juste après la fabrication.**
> **L'efficacité des antioxydants est évaluée en particulier par dosage de l'indice de péroxyde ou par spectrophotométrie.**

2. Fabrication pilote

Elle est réalisée sur un lot de 100 à 300 kg de façon à mettre au point convenablement le procédé de fabrication. En cas de difficultés et de dénaturation de la formule, le coût engagé est moins grand que sur des productions importantes.

Les contrôles sont d'abord des contrôles techniques du procédé de fabrication :

- température ;
- vitesse d'agitation ;
- contrôles de dispersion ;
- contrôles du refroidissement…

Les contrôles du produit fini à ce stade sont surtout des contrôles physico-chimiques.

3. Fabrication industrielle

Elle doit être réalisée selon les Bonnes pratiques de fabrication (BPF) dans le but de limiter les contaminations. Les lignes directrices concernant les BPF relatives à la fabrication des produits cosmétiques ont été publiées par l'**ANSM**.

Par ailleurs, tout produit fini subit les contrôles organoleptiques et physico-chimiques déjà décrits lors de la mise au point de formulation, ainsi qu'un contrôle microbiologique qui consiste en un compte des germes éventuellement présents après fabrication. La limite tolérée est de 10^3 pour la plupart des produits, de 10^2 pour les produits pour les yeux et les produits pour bébés avec absence de germes **pathogènes**.

> **ANSM : Agence nationale de sécurité du médicament.**

> **Pathogène : capable de provoquer une maladie.**

2 Sécurité du produit fini – Contrôles de tolérance

Outre les contrôles organoleptiques, physico-chimiques, microbiologiques et les contrôles de stabilité qui sont les mêmes que ceux réalisés lors de la mise au point de formulation, le produit fini doit subir des contrôles de tolérance.

Ils ont une importance capitale, **puisqu'en aucun cas, le produit cosmétique ne doit nuire à la santé**. On doit donc s'assurer de l'innocuité totale du produit mis sur le marché.

Les tests ont été, pendant longtemps, effectués sur l'animal (lapin, cobaye, hamster) en toute légalité. L'utilisation des animaux pour tester l'innocuité du produit fini a été interdite définitivement dans tous les États de l'Union européenne par le Règlement cosmétique européen applicable depuis juillet 2013. On a donc recours soit aux méthodes dites « alternatives » représentées surtout par des tests sur cultures cellulaires ou sur peau artificielle reconstituée, soit à des volontaires humains. Les méthodes alternatives doivent être **validées**, c'est-à-dire acceptées par une commission spéciale qui les reconnaît comme étant équivalentes à des essais sur animaux ou sur humains.

Ces tests sont extrêmement nombreux et font appel à des méthodes **in vivo** ou **in vitro**.

> **In vivo : essai sur matériel vivant.**
> **In vitro : essai sur matériel inerte.**

1. Tests de tolérance cutanée in vitro

Ils ont pour objet de mettre en évidence les réactions d'irritation ou de causticité.

- Le **test sur peau reconstruite** (validé) selon la ligne directrice OCDE n° 430 n'est applicable qu'aux substances chimiques corrosives. Il n'est pas applicable aux produits finis.
- Le **test au MTT** (sel de tétrazolium incolore que les cellules vivantes transforment en colorant bleu) est applicable aux ingrédients et aux produits finis. Des morceaux de peau humaine (**explants** de chirurgie esthétique) sont mis en présence du produit à tester et du colorant. Si le produit est toxique, beaucoup de cellules meurent et la coloration bleue n'apparaît qu'en faible quantité. Après **lyse** des cellules demeurées vivantes, on dose le colorant par spectrophotométrie. On obtient un pourcentage de **viabilité**.
- Le **test d'agressivité cutanée** après applications répétitives (JO du 11 mai 1993) a jusqu'ici été réalisé sur le dos du lapin albinos. Il est maintenant remplacé par des patchs tests répétitifs sur l'homme. L'interprétation est cependant difficile en cas de réaction : irritation ? Allergie ?
- Le **test d'irritation sur muqueuse** était autrefois réalisé *in vivo* sur la muqueuse **jugale** du hamster (JO du 9 juin 1991). On ne propose pas actuellement de méthodes officialisées. Il rejoint les tests de tolérance cutanée sur cultures cellulaires. Théoriquement, il est à réaliser sur le produit fini (rouges à lèvres).

> **Explants : morceaux de tissu corporel coupés pour un prélèvement.**
> **Lyse : désintégration.**
> **Viabilité : maintien en vie.**

> **Jugale : de la joue.**

2. Tests de tolérance oculaire

Le seul test oculaire ***in vivo*** ou test de Draize (JO du 9 juin 1992) réalisé autrefois sur trois lapins peut être transposé à l'homme sous contrôle d'un ophtalmologue. Il consiste en une instillation dans l'œil du produit dilué dans les conditions d'utilisation.

On note les valeurs de l'irritation oculaire (IO) : rougeur, irritation, larmoiement, opacification de la cornée. Résultats :

- IO < 15 = faiblement irritant ;
- 15 < IO < 30 = moyennement irritant ;
- 30 < IO < 50 = irritant ;
- IO > 50 = très irritant.

Il est applicable au produit fini ou aux ingrédients.

Les tests ***in vitro*** sont plus nombreux et plus acceptables, ce sont :

- le **HET CAM** (*Hence Egg Test Chorio Allantoidic Membrane*) (Arrêté du 29 novembre 1996) sur œuf embryonné. On apprécie :
  - la dilatation des capillaires,
  - les hémorragies de la membrane selon une cotation ;
- la **méthode de relargage du rouge neutre** (Arrêté du 27 décembre 1999). On apprécie la viabilité cellulaire sur culture de **fibroblastes** en présence du produit à étudier. Le rouge neutre colore toutes les cellules vivantes. Lorsque les cellules meurent, elles lais-

> **Fibroblastes : cellules du derme qui génèrent collagène et élastine.**

sent s'échapper le colorant qui est éliminé. On dose le colorant demeuré dans les cellules vivantes. On obtient, par différence, un pourcentage de mortalité ;
- la **méthode de diffusion en gel d'agarose** (Arrêté du 30 décembre 1999). On apprécie la viabilité cellulaire sur culture de fibroblastes par l'intermédiaire d'un gel d'agarose coulé sur la couche de cellules et sur lequel on dépose le produit qui imbibe un disque de papier absorbant. On mesure le diamètre moyen de la plage de lyse cellulaire.

Ces trois tests sont validés et officialisés. Le premier est le plus utilisé parce que simple et rapide.

3. Tests de sensibilisation

➤ Sensibilisation : réaction allergique.

Le plus ancien et le plus connu est le Test ***in vivo*** de Magnusson & Kligman. Il était réalisé sur le cobaye. Actuellement, certains laboratoires le réalisent sur des volontaires sains en trois phases indispensables pour l'obtention d'une réponse valable :
- **phase d'induction** : applications quotidiennes du produit pendant trois semaines ;
- **phase de repos** sans applications pendant deux semaines ;
- **phase « déclenchante »** par une seule application.

Ce test appliqué à l'homme pose des problèmes d'éthique qui ne sont pas résolus. En effet, il est possible d'induire des sensibilisations à vie par ce procédé.

Des tests de sensibilisation sont parfois effectués en clinique dermatologique sur des sujets déjà sensibilisés.

Un test de sensibilisation effectué sur un nombre réduit d'animaux est considéré comme une méthode alternative ***in vitro***. C'est le LLNA (*local lymph node assay*) mis en œuvre sur quatre souris. On mesure la prolifération des **lymphocytes** dans les nodules lymphatiques de la souris après application quotidienne sur l'oreille du produit à tester pendant trois jours.

➤ Lymphocytes : cellules du derme liées aux phénomènes d'allergie.

Dans un but pronostique, des études « **structure-activité** » sont de plus en plus souvent réalisées directement sur les nouvelles molécules afin de diagnostiquer leur éventuel potentiel allergisant.

➤ Structure-activité : en fonction de la structure chimique d'une molécule, il est possible de déduire son activité bénéfique ou nocive.

4. Tests de phototoxicité

Ils sont exigés par la législation si l'ingrédient actif absorbe le rayonnement UV. Ils sont inutiles s'il ne les n'absorbe pas. Les tests *in vivo* de photosensibilisation sont identiques aux tests de sensibilisation avec en plus une exposition aux UV pendant la phase d'induction.

5. Essais de toxicité transcutanée

Ils étaient préconisés par un arrêté datant de 1982 et rarement effectués, le produit cosmétique, par sa définition même, étant d'application superficielle. Le Règlement cosmétique actuel indique : « Il doit être tenu compte de toutes les voies d'absorption possibles en plus de l'application cutanée (inhalation, ingestion involontaire…) qui peuvent conduire à une **absorption systémique** ». D'où l'obligation d'établissement d'une marge de sécurité basée sur le calcul de la NOAEL (*No observed adverse effects level*).

➤ Absorption systémique : passage dans la circulation générale de l'organisme.

Une attention particulière doit être apportée à tout élément pouvant influer sur le profil toxicologique :
- taille des particules, en particulier présence de nanomatériaux ;
- impuretés ou produits de décomposition éventuels des ingrédients ;
- interaction des ingrédients entre eux.

Ce test est pratiquement réservé aux ingrédients et fait partie de leur profil toxicologique.

6. Tests de cancérogénicité

Ils ne concernent que les ingrédients et sont affaire de spécialistes.

3 Évaluation sensorielle

L'évaluation sensorielle a pour but de quantifier les perceptions subjectives lors de l'application d'un produit de la même façon objective que peut le faire le physicien ou le chimiste quand il l'analyse.

1. Caractéristiques

L'analyse sensorielle fait intervenir : le toucher, l'odorat, la vision, le goût.
Elle aide à déterminer des préférences et des différences (test **hédonique**).
C'est une épreuve notée sur une échelle de 1 à 9 :

1. Extrêmement désagréable
2. Très désagréable
3. Modérément désagréable
4. Légèrement désagréable
5. Ni agréable ni désagréable
6. Légèrement agréable
7. Modérément agréable
8. Très agréable
9. Extrêmement agréable

On appelle **descripteurs** les termes que l'on doit utiliser pour décrire les sensations observées au moment de l'application ou de l'utilisation du produit. Ex. : collant, brillant, mat, glissant, huileux, mouillé, râpeux…
L'analyse sensorielle peut être utilisée indifféremment pour :

- des matières premières ;
- des produits finis.

➤ Hédonique : caractéristique d'agrément (« j'aime ou je n'aime pas »).

2. Applications

L'analyse sensorielle peut être mise en œuvre pour :

- le tri de formulations ;
- le choix de matières premières ;
- le contrôle de qualité ;
- la modification d'une formulation pour une meilleure adéquation à la demande ;
- la modification d'une formulation pour abaisser le prix sans modifier la qualité ;
- le **contre-typage**.

➤ Contre-typage : fabrication du produit à l'identique.

3. Détermination d'un profil sensoriel – Présentation des résultats

L'évaluation est faite en test de comparaison sur deux produits finis A et B pour lesquels on définit un certain nombre de descripteurs. Chaque descripteur est noté par un **panel** de sujets entraînés, sur une échelle allant de 1 à 9 ou de 0 à 10. Les résultats sont présentés horizontalement ou en étoile.

➤ Panel : groupe d'expérimentateurs.

NOTATION	1 9
Facilité d'étalement (1)	________B_________A_______
Savonnage (2)	____B__________A___________
Blanchiment (3)	___A_______________B______
Onctuosité (4)	________B_____________A__
Pénétration (vitesse) (5)	_____________B_________A__
Film résiduel (6)	__B__________A____________
Collant (7)	_______A_____________B_____
Brillant (8)	___B_________A____________

Fig. 32.2. Exemple : représentation horizontale.

Les représentations se font actuellement de plus en plus en étoiles beaucoup plus représentatives, le nombre de branches correspondant au nombre de descripteurs. Ici, une étoile à 8 branches.

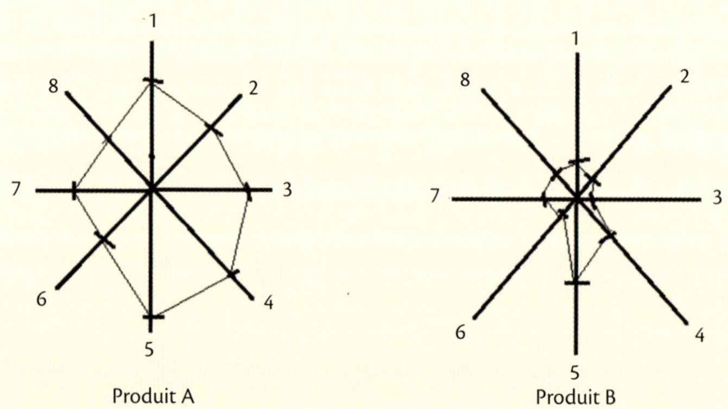

Fig. 32.3. Représentations en étoiles.

Partie 5

Technologie des appareils et des instruments

Par D. Sauvajol, G. Volpi

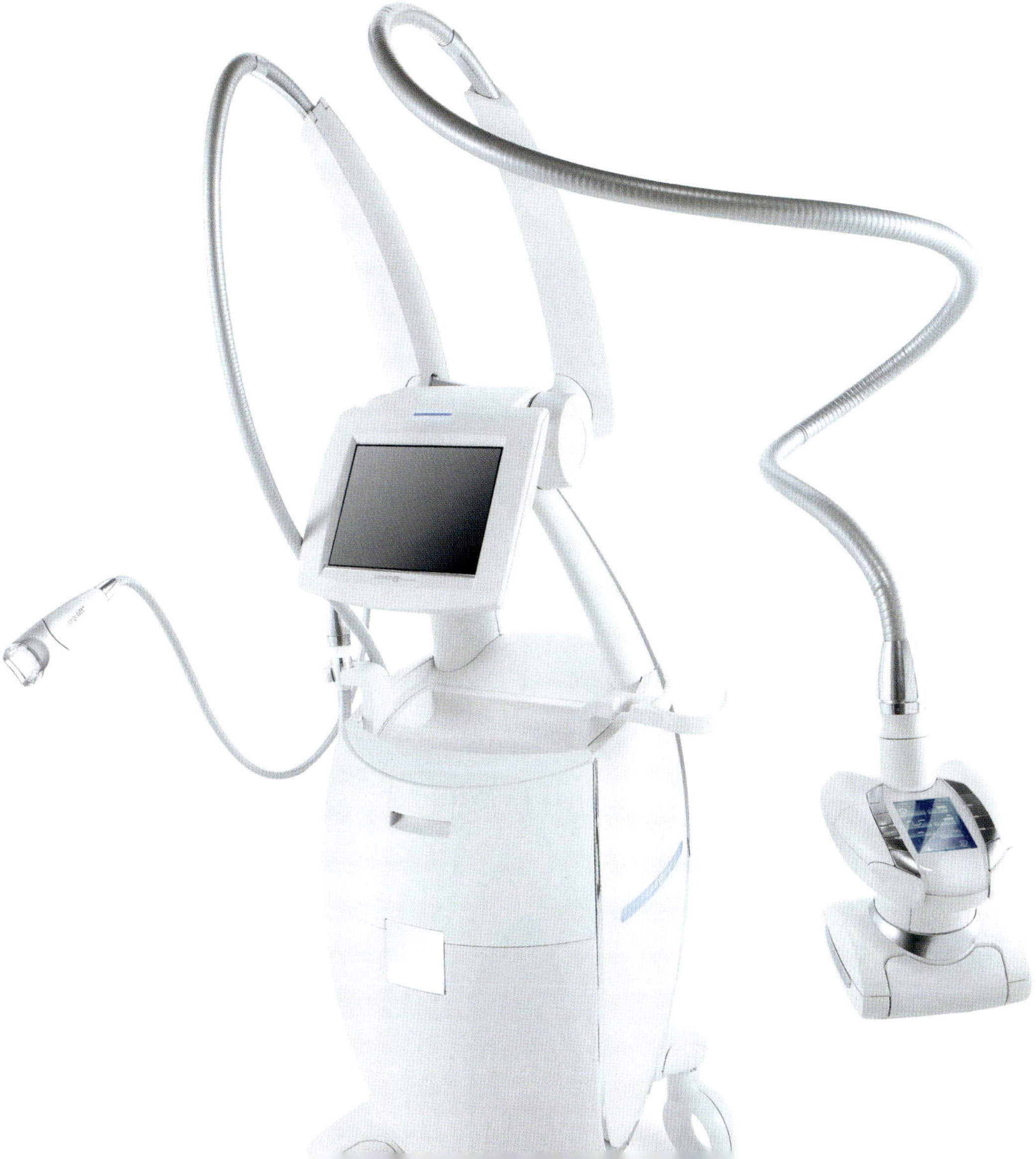

« **La technologie est l'ensemble des savoirs théoriques et pratiques concernant un domaine technique.** »

Le Robert

La main, avec les mille gestes qu'elle est capable d'accomplir, est sans conteste l'outil fondamental de la pratique esthétique. Sans la suppléer, l'utilisation d'appareils enrichit depuis de nombreuses années l'éventail des soins destinés à embellir la peau et la silhouette. Leur nombre et leur diversité vont en grandissant, au rythme des progrès des disciplines fondamentales, physique, chimie, biologie, et du talent des ingénieurs. Des ingénieurs, dont un des pionniers est sans doute le docteur Just Lucas-Championnière, ce chirurgien de la fin du XIXe siècle qui ne pouvait imaginer alors que le génial pulvérisateur destiné à projeter des antiseptiques qu'il avait inventé serait immortalisé dans le domaine de l'esthétique…

Des informations scientifiques sont évidemment indispensables pour une utilisation rationnelle des appareils proposés. Elles nécessitent, en premier, des bases de physique concernant notamment l'électricité et les ondes acoustiques. Elles sont exposées de façon brève et concise dans un premier volet.

L'étude de chaque appareil est ensuite conduite selon le protocole incontournable établi par l'Éducation Nationale.

Dans un troisième volet, sont analysés méticuleusement les instruments utilisés dans les techniques esthétiques : pinces à ongles, à envies, limes, pinceaux, éponges, spatules, brosses…, autant d'outils nécessaires pour la manucure, le maquillage, l'épilation, les soins du visage.

L'enseignement de la technologie des appareils et des instruments utilisés dans les soins esthétiques représente un des socles de la formation de l'esthéticien(ne)-cosméticien(ne).

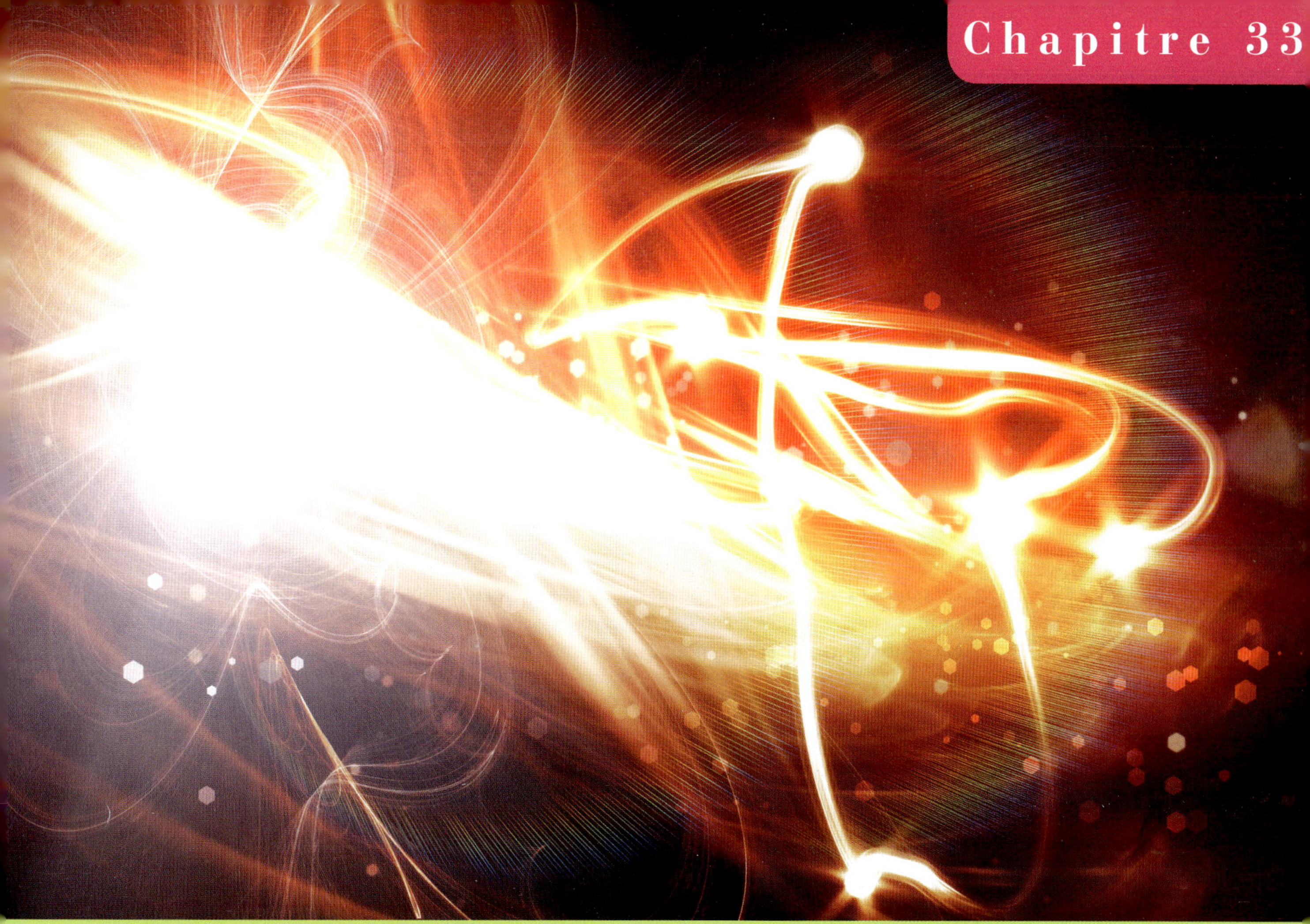

Chapitre 33

Courants et ondes utilisés en soins esthétiques[1]

Savoirs à acquérir[a]

Courant électrique

- Différents courants :
  - galvanique ;
  - alternatif de basse, moyenne et haute fréquence.
- Plaque signalétique d'un appareil électrique.
- Risques électriques.

Ondes acoustiques

- Production.
- Caractéristiques.

a. Limites de connaissances : correspondent aux limites de connaissances du programme de sciences en CAP (BO n° 5 d'août 2001).

1 Sylvain Hubert (docteur en électrochimie) et Aurélien Noir (docteur en sciences analytiques).

De nombreuses techniques de soins esthétiques font actuellement appel à des matériels utilisant des agents physiques : l'électricité, des vibrations mécaniques ou des radiations électromagnétiques. Leur maniement nécessite des connaissances théoriques qui sont rappelées dans ce chapitre.

1 Courant électrique

1. Définitions et vocabulaire de base

› **Le *courant électrique* est un déplacement « ordonné » de porteurs de charges au travers d'un conducteur :**
– électrons dans un conducteur solide ;
– ions dans un conducteur liquide (solutions ioniques).

Les bons **conducteurs solides** sont les métaux.

Les **solutions ioniques** contiennent des **anions**, atomes ou molécules chargés négativement, et des **cations**, chargés positivement. Ces deux types de charges sont libres de se déplacer dans le liquide et ont donc la potentialité de conduire un courant électrique.

À noter

Le **corps humain**, constitué de 70 % d'eau, contient en suspension, dans tous ses liquides (sang, lymphe, liquide interstitiel) et dans les divers tissus qui le constituent, des sels dissous (chlorures de sodium, de potassium…). C'est donc un **conducteur du courant électrique**.

› **En électricité, il existe *quatre grandeurs* de base : l'intensité, la tension, la résistance et la puissance.**

- **L'intensité (I)** représente la quantité d'électrons circulant dans un endroit donné du conducteur, en 1 s. L'unité de mesure de l'intensité est l'**ampère (A)**. En électroesthétique, on utilise comme unité la millième partie de l'ampère : le **milliampère (mA)**, voire le millionième : le microampère (μA).
- **La tension électrique (U),** nommée aussi la **différence de potentiel** existant entre deux points du conducteur, permet la circulation des porteurs de charge. La comparaison peut être faite ici avec une circulation d'eau entre deux récipients à travers un tuyau : le courant d'eau ne peut se faire que s'il y a une différence de hauteur entre les deux récipients. La tension est exprimée en **volts** (V) et millivolts (mV).

> **Le mot « volt » vient du nom du physicien Volta.**

- **La résistance (R)** traduit la plus ou moins grande difficulté qu'ont les porteurs de charge à circuler dans le conducteur. Plus la résistance est grande, plus l'intensité du courant est faible. La résistance est exprimée en **ohms (Ω)**. La **loi d'Ohm** établit une relation simple pour les appareils électriques chauffants entre tension, intensité et résistance : $\mathbf{U = R \times I}$.
- **La puissance (P)** est la quantité d'énergie consommée (appareil récepteur) ou produite (appareil générateur) en 1 s. La puissance correspond au produit de l'intensité par la tension : $\mathbf{P = I \times U}$. La puissance est exprimée en **watts (W)**.

2. Les différents courants

➡ Courant continu/courant galvanique

Définitions

› **Un *courant continu* est un courant dont l'intensité ne varie pas au cours du temps. Il est donc unidirectionnel : le déplacement des porteurs de charges se fait toujours dans le même sens.**

Le générateur qui entraîne ce type de courant maintient une tension électrique constante entre ses pôles.

› Le *courant* ***galvanique*** est un courant continu de faible intensité (de l'ordre du milliampère [mA], voire du microampère [μA]) utilisé pour ses actions sur l'organisme.

> **➤ Le mot « galvanique » vient de Galvani, médecin et physicien italien du XVIIIe siècle, qui étudia les effets du courant électrique.**

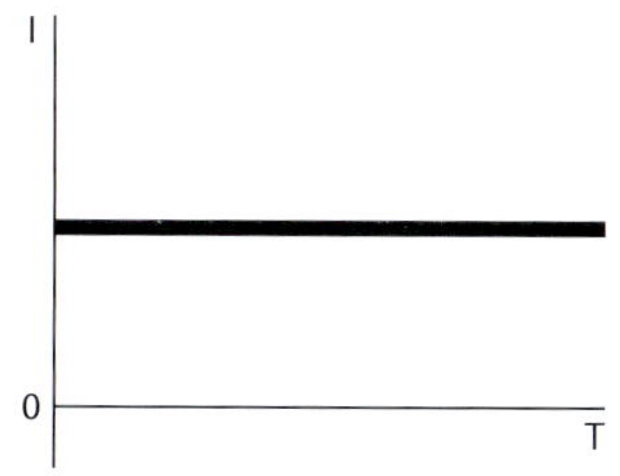

Fig. 33.1. Courant continu.

Utilisation du courant galvanique en esthétique

› Le courant galvanique est utilisé pour la *pénétration de produits ioniques*. C'est le principe de la ionophorèse. L'intensité du courant galvanique sera alors ajustée pour l'efficacité du soin attendu et la profondeur de pénétration du produit.

L'**électroesthétique** implique l'utilisation d'électrodes spécifiques aux soins appliqués sur le client. Les électrodes sont recouvertes par des éponges que l'on imbibe du principe actif choisi.
Une tension électrique est appliquée aux électrodes. Lorsque les électrodes sont mises en contact avec le corps du client (lequel correspond électriquement à une résistance), l'ensemble forme un circuit électrique fermé, dans lequel un courant électrique va donc circuler. Ce courant électrique aura les mêmes variations que la tension électrique.
Les densités de courant utilisées ne dépassent généralement pas 0,3 mA par cm^2 de surface d'électrode. Ainsi, pour une densité de 0,3 mA/cm^2 et une électrode de surface 4 cm^2, l'intensité du courant galvanique imposée est de 0,4 mA.
Chaque produit possède sa propre polarité. Il sera de signe positif s'il contient des espèces chimiques cationiques, et de signe négatif s'il contient des espèces chimiques anioniques.
Sachant que deux charges de même signe ont tendance à se repousser (répulsions électrostatiques), on comprend que :

- si le produit à faire pénétrer est cationique (chargé positivement), l'électrode portant l'éponge imbibée sera reliée au pôle positif du générateur de façon à repousser les charges et les faire pénétrer dans la peau ;
- si le produit à faire pénétrer est anionique (chargé négativement), l'électrode portant l'éponge imbibée sera reliée au pôle négatif du générateur.

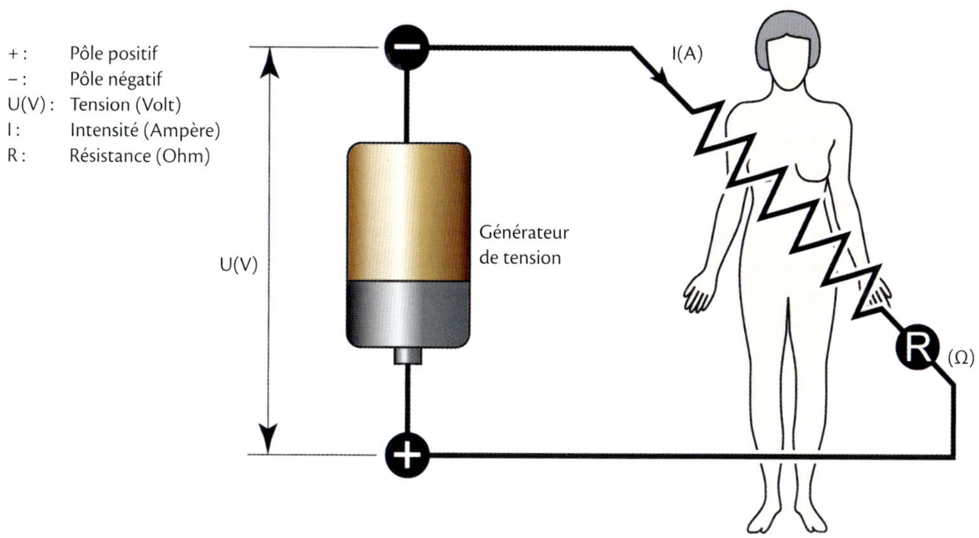

Fig. 33.2. Principe de l'électroesthétique.

Les courants variables

Définitions

› Un *courant variable* est un courant dont la valeur de l'intensité va changer au cours du temps.
› Parmi les courants variables, on appelle *courant alternatif* ou *sinusoïdal*, un courant électrique qui change périodiquement de sens.

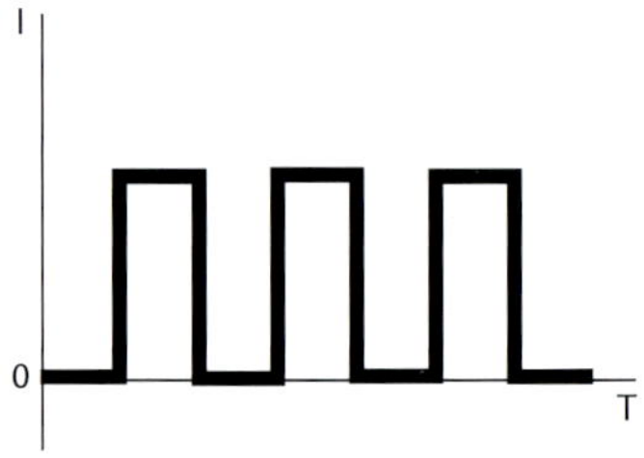

Fig. 33.3. Courant rectangulaire utilisé en électrostimulation.

Caractéristiques d'une tension alternative sinusoïdale

› Les grandeurs caractéristiques d'un tel signal sont l'amplitude, la période, la fréquence et la tension efficace.

- L'**amplitude** (aussi appelée tension maximale) est notée $\mathbf{U_{max}}$. En sortie des prises électriques, par exemple, la tension maximale est de l'ordre de 310 V.
- La **période** ***T*** et la **fréquence** ***f*** :
  - la **période** ***T*** est la plus petite durée au terme de laquelle cette tension alternative retrouve la même variation et la même valeur ;
  - on utilise plus couramment la **fréquence** ***f*** : c'est le nombre de périodes (ou de cycles) par seconde ; la fréquence s'exprime en hertz (Hz).

$$f = \frac{1}{T}$$

- La **tension efficace** est notée $\boldsymbol{U_{eff}}$. La tension du réseau électrique en France habituellement annoncée est de 220 V. Il s'agit en fait de la tension efficace mesurée avec un voltmètre ou calculée par la formule suivante :

$$U_{eff} = \frac{U_{max}}{\sqrt{2}}$$

Physiquement, pour une tension périodique, elle correspond à la valeur de la tension continue qui produirait le même échauffement par effet Joule en traversant la même résistance.

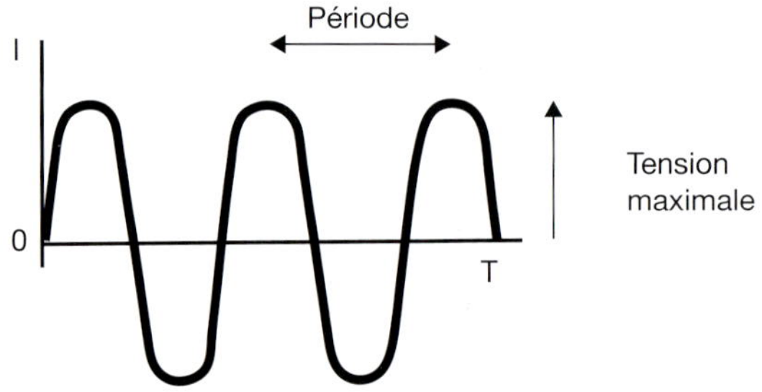

Fig. 33.4.

Les différents types de régime alternatif

On obtient un courant alternatif par un générateur fournissant une tension alternative, par exemple la tension du réseau électrique EDF. La fréquence du secteur EDF est de 50 Hz soit T = 1/50 = 0,020 s c'est-à-dire 20 ms.

On distingue trois types de régime alternatif en fonction du domaine de fréquence : l'alternatif de basse fréquence, de moyenne fréquence et de haute fréquence.

L'alternatif de basse fréquence : fréquence entre 1 Hz et 2 500 Hz

Selon les courants, ils peuvent avoir une action excitomotrice.

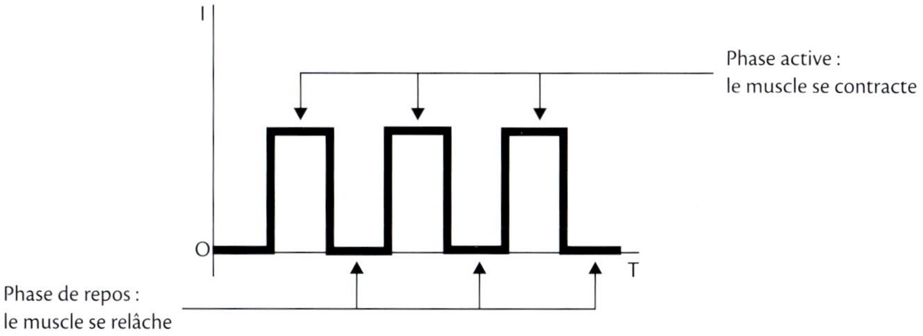

Fig. 33.5.

L'alternatif de moyenne fréquence : fréquence de 2 500 à 100 000 Hz

Il s'agit du domaine des courants interférentiels utilisés pour une meilleure pénétration dans les tissus, permettant un soulagement des douleurs résistantes.

L'alternatif de haute fréquence : plus de 100 000 Hz

Les variations de hautes fréquences ne permettent pas l'excitation musculaire. Seul l'effet sensitif thermique est attendu en électroesthétique. L'appareil à haute fréquence produit cet effet : l'énergie thermique produit une vasodilatation.

3. Plaque signalétique d'un appareil électrique

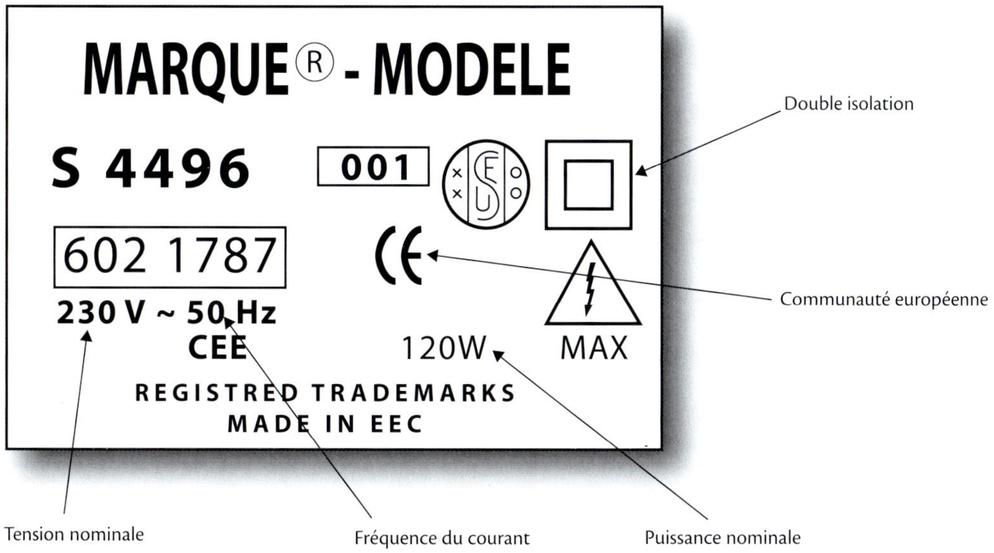

Fig. 33.6. Exemple de plaque signalétique d'un appareil esthétique.
Une plaque signalétique indique toujours la ***tension nominale*** *d'utilisation de l'appareil électrique, sa* ***puissance électrique****, c'est-à-dire l'énergie qu'il consomme par seconde, et la* ***fréquence du signal*** *électrique admis.*
En France, la valeur nominale de la tension électrique fournie sur le secteur est de 230 V et de 50 Hz. Le ***symbole CE*** *garantit un appareil respectant les normes de sécurité européenne.*
On retiendra aussi le symbole de la ***double isolation*** *indiquant un fonctionnement sur n'importe quelle prise y compris celles sans prise de terre.*

4. Risques électriques

Les accidents dus à l'électricité proviennent généralement d'erreurs humaines : des consignes de sécurité strictes doivent donc être respectées lors de la manipulation d'appareils électriques, et être largement diffusées sur le site d'activité des professionnels de l'esthétique.

➡ Les causes des accidents d'origine électrique

Les causes des accidents d'origine électrique les plus fréquemment rencontrées dans le milieu professionnel de l'esthétique concernent :

- l'utilisation d'appareils électriques défectueux, ou anciens et ne répondant pas aux normes de sécurité ;
- le non-respect des règles de la sécurité électrique.

➡ Les règles de la sécurité électrique

Règles générales qui doivent être respectées aussi bien dans la vie quotidienne que dans le milieu professionnel

- Tout appareil électrique doit obligatoirement être relié à la terre pour éviter que le courant fourni par le secteur, et destiné à faire fonctionner l'appareil, ne passe à travers le corps de celui qui l'utilise, par suite d'une défectuosité quelconque.
- Ne jamais toucher une prise avec les mains mouillées.
- Ne pas tirer sur le fil d'un appareil pour le débrancher, mais sur la fiche.
- Débrancher les appareils électriques avant de les nettoyer ou d'en changer une pièce (l'ampoule d'une lampe par exemple).
- Ne pas laisser une rallonge branchée à une prise sans qu'elle soit reliée à un appareil.
- Faire vérifier régulièrement le matériel et les installations électriques.
- Signaler les anomalies du matériel (grésillement, odeur, fils dénudés au niveau de la prise...).

Règles dominantes dans le domaine professionnel de l'esthétique

› Le risque majeur tient à l'utilisation simultanée du courant électrique et de l'eau.

- Ne jamais toucher une prise avec les mains mouillées.
- Ne pas manipuler les appareils sous tension avec les mains humides.
- Éviter de poser un appareil branché sur un plan de travail mouillé ou à proximité d'un point d'eau.
- Ne pas remplir, purger ou nettoyer un appareil relié au secteur.
- Ne jamais faire un soin utilisant un appareil électrique alors que les mains ou les pieds du client trempent dans l'eau.

Et d'autres règles...

- Avant d'entreprendre un soin esthétique par effets du courant électrique, l'esthéticien devra s'assurer que le client ne porte aucun objet métallique extra- ou intracorporel (pacemaker, certains modèles de stérilets, certaines prothèses, piercings...).
- Être attentif à la parfaite qualité de la surface des électrodes : en cas d'imperfections, des brûlures ponctuelles peuvent être provoquées, qui seront ressenties non pas pendant le traitement, mais après.
- Les soins doivent être effectués sur une peau parfaitement nettoyée. En effet, le film gras qui recouvre la peau a un effet isolant qui peut obliger à augmenter l'intensité ; mais ce film lipidique n'étant pas homogène, des brûlures peuvent alors se produire dans les régions cutanées moins grasses.
- L'installation du client doit être très étudiée pour éviter le déplacement des électrodes et/ou des mauvais contacts qui pourraient conduire à augmenter mal à propos l'intensité, et générer des brûlures.

Les dommages de l'électricité sur l'organisme

› On appelle ***électrisation*** **les effets du passage du courant électrique à l'intérieur du corps humain.**
› **L'*électrocution* est la mort immédiate provoquée par un courant électrique.**

À noter

Le courant alternatif et le courant continu sont tous deux susceptibles d'occasionner des accidents électriques.

Action sur la peau

Brûlures superficielles ou profondes.

Action sur les muscles squelettiques

Intensité 10 mA : contraction des muscles des membres sans gravité, pouvant aller jusqu'à la crispation durable (*à partir de 4 min 30 s de durée de passage du courant*), avec même impossibilité de lâcher l'objet conducteur.

Action sur les muscles respiratoires

- *Intensité 20 mA pendant 60 s* : tétanisation des muscles intercostaux de la cage thoracique qui interviennent dans les mouvements respiratoires.
- *Intensité 30 mA pendant 30 s* : paralysie de ces mêmes muscles respiratoires.

Action sur le muscle cardiaque

- *Intensité 40 mA pendant 3 s ou 75 mA pendant 1 s* : fibrillation ventriculaire, phénomène correspondant à des contractions rapides et désordonnées des cellules qui constituent les ventricules, abolissant du même coup l'action de pompage du cœur et entraînant l'arrêt de la circulation sanguine si elle persiste.
- *Intensité 1 A pendant 25 ms* : arrêt cardiaque.
- *Intensité 2 A pendant 0 ms* : atteinte des centres nerveux par arrêt circulatoire.

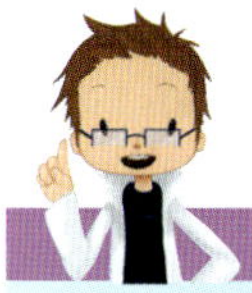

Info +

La **gravité des dommages** provoqués par l'électrisation dépend :
- de l'**intensité** du courant traversant le corps (les troubles apparaissent à partir d'une intensité de l'ordre d'une dizaine de mA) ;
- de la durée du passage du courant dans l'organisme ;
- du **degré d'humidité** de l'atmosphère et donc de la peau ;
- de la **sensibilité du sujet** (sa résistance électrique).

À noter

- Le **seuil de perception des effets sur la peau** varie de 0,5 à 1 mA, en fonction du sujet et de l'état du tégument.
- L'**électroesthétique** utilise des courants de faibles intensités qui n'exposent naturellement pas le client aux risques électriques énoncés.

2 Ondes acoustiques

1. Définition

› **Une *onde acoustique* est une perturbation mécanique qui se propage.**

La grandeur perturbée est la pression de l'air. Une onde acoustique qui se propage est une succession de compressions (les molécules constituant l'air se serrent les unes contre les autres dans un volume donné) et de dépressions (les molécules s'éloignent les unes des autres) de l'air.

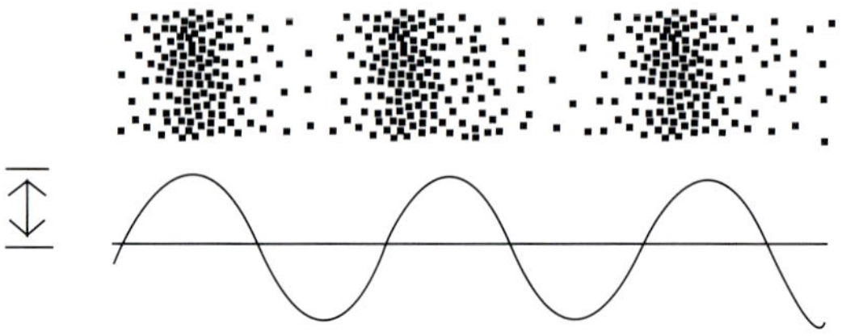

Fig. 33.7.

À noter

Une onde acoustique, tout comme une onde électromagnétique (lumière), ne transporte pas de matière mais uniquement de l'énergie.
Cependant, à la différence des ondes électromagnétiques, qui peuvent se déplacer dans le vide, une onde acoustique ne peut se propager que dans un milieu constitué de matière (air, eau, bois...).

2. Vitesse de propagation des ondes acoustiques

› **Dans l'air et à 25 °C, une onde acoustique se déplace à la vitesse de 340 m/s soit environ 1 000 km/h.**

Cela est rapide, mais pas instantané : c'est pourquoi, lors d'un orage, on entend le tonnerre après que la foudre est tombée (et après qu'on a vu l'éclair).

› **La vitesse d'une onde acoustique dépend de la *température* et de la *nature du milieu* dans lequel elle se propage.**

Tableau 33.1. Vitesse de l'onde acoustique en fonction du milieu.

Milieu	Vitesse de l'onde acoustique (en m/s, à température ambiante)
Air	340 m/s
Eau	1 500 m/s
Tissus mous de l'organisme humain	≈ 1 600 m/s
Os	4 000 m/s

3. Caractéristiques des ondes acoustiques

Tout comme un signal électrique, une onde acoustique se caractérise par **sa période** T, ou plus souvent par sa **fréquence** f.

4. Classification des ondes acoustiques

Les ondes acoustiques peuvent être classées en plusieurs catégories selon leur fréquence.

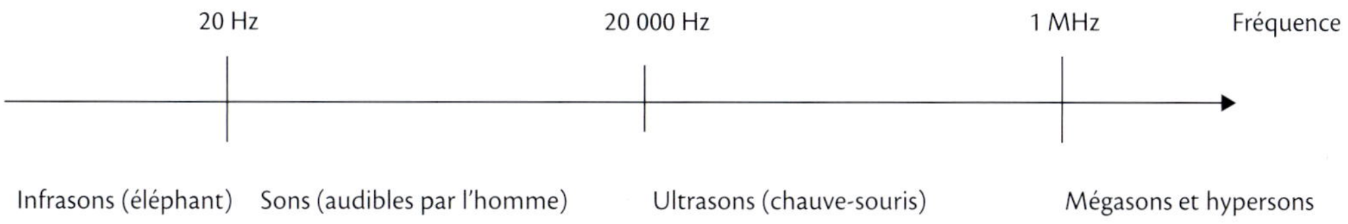

Fig. 33.8.

5. Les ondes ultrasonores

Principe de production

Le principe de production d'ondes ultrasonores diffère de celui des ondes sonores, généralement créées par vibration d'une membrane via le phénomène d'induction.
C'est la découverte de la **piézoélectricité**, par les frères Pierre et Jacques Curie, qui a permis de produire facilement des ultrasons. Pierre Curie avait en effet découvert qu'un quartz vibre en émettant des ultrasons quand il est soumis à une tension électrique de haute fréquence.

Un *émetteur classique d'ultrasons* est constitué d'un convertisseur 220 V/50 Hz → 1 000 V/20 000 Hz, ainsi que d'un matériau piézoélectrique en quartz ou céramique, appelé aussi transducteur piézoélectrique.

Lorsque l'appareil est connecté à la tension électrique du secteur, celui-ci est converti en signal électrique haute tension et haute fréquence par le convertisseur de l'appareil. Ce signal haute fréquence va alors exciter les particules du matériau piézoélectrique, ce qui va provoquer leur oscillation (la fréquence d'oscillation est propre à chaque matériau). Ces oscillations vont alors se transmettre aux particules constituant l'air (ou l'eau dans le cas d'un bac ultrasons) et donner lieu à une propagation d'ondes ultrasonores. Pour un stérilisateur à ultrasons, on utilise des céramiques piézoélectriques qui se trouvent sur les parois intérieures du bac.

Caractéristiques des ultrasons

Les principales caractéristiques des ondes ultrasonores sont : leur fréquence et leur longueur d'onde, leur mode d'émission, leur puissance et leur propagation.

Longueur d'onde et fréquence

Si on pouvait filmer une onde pendant une certaine durée, on obtiendrait la figure suivante :

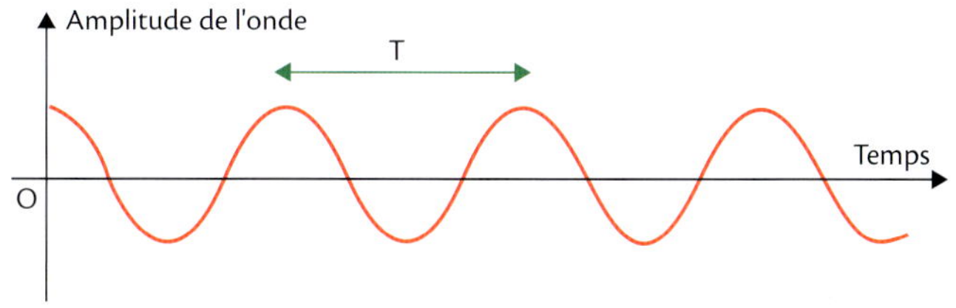

Fig. 33.9.

- De la même manière que pour le signal électrique, la **période *T*** de l'onde est la durée minimale séparant deux instants où l'onde présente les mêmes caractéristiques – même valeur, et même sens d'évolution.
- La **fréquence *f*** de l'onde est le nombre de fois où l'onde présente les mêmes caractéristiques – même valeur, et même sens d'évolution – en 1 s, et se définit, comme nous l'avons vu, par la relation : $f = \frac{1}{T}$ avec f en hertz (Hz) et T en secondes (s). Les fréquences d'ultrasons utilisées pour la stérilisation vont de 20 à 40 kHz.

Si maintenant, on pouvait prendre une photographie de l'onde – donc en avoir une image *à un instant donné* –, on obtiendrait la figure suivante :

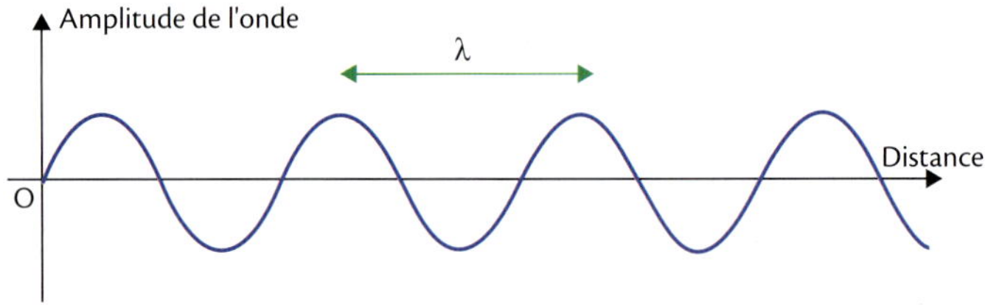

Fig. 33.10.

- La **longueur d'onde** λ est l'équivalent de la période, mais dans l'espace au lieu du temps. C'est la distance qu'il faut pour qu'une onde retrouve la même valeur, dans le même sens. Elle s'exprime donc en unité de longueur, **l'unité légale étant le mètre (m)**.
- La **fréquence d'une onde** et sa longueur d'onde sont liées, et leur relation dépend de la nature du milieu où se propage l'onde. Ainsi une onde ultrasonore se propageant dans les tissus mous du corps et de fréquence égale à 45 kHz a une longueur d'onde égale à 33 mm, soit 0,033 m. Dans le même milieu, un ultrason de 750 kHz aura une longueur d'onde de 2 mm.

À noter

On retiendra que plus la fréquence de l'onde est basse, plus la longueur d'onde associée est grande.

Mode d'émission

Il existe deux modes d'émission pour les ondes ultrasonores :

- le **mode continu** où la puissance demeure constante au cours du temps ;

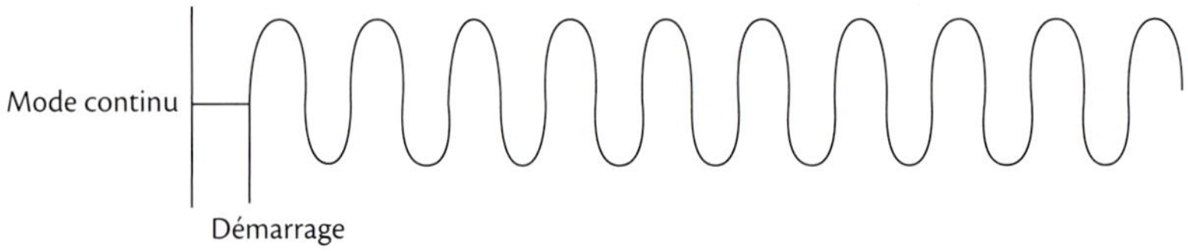

Fig. 33.11.

À noter

Au niveau de la thérapie par les ultrasons, le mode continu est utilisé lorsque l'on recherche un effet thermique au niveau de la zone traitée.

- le **mode pulsé** où le faisceau est interrompu de façon régulière pendant un temps prédéterminé.

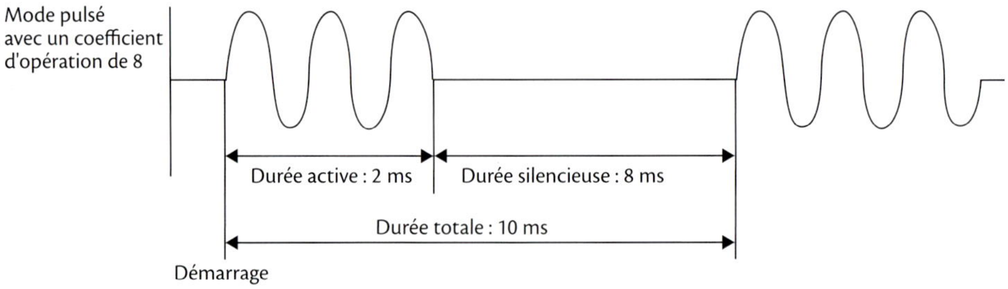

Fig. 33.12.

La durée active du faisceau peut varier entre 0,5 et 2 ms. La durée silencieuse du faisceau est ajustée en fonction et varie entre 8 et 9,5 ms.
Au niveau thérapeutique, l'effet thermique est moindre qu'en mode continu à cause de cette durée d'interruption qui va laisser le temps à la chaleur de se disperser. On utilisera ainsi ce mode pour avoir un effet analgésique et anti-inflammatoire.

Propagation d'un ultrason

Quand un faisceau d'ondes ultrasonores rencontre sur son parcours un milieu différent de celui où il se propage, différents phénomènes ont lieu.

- **La réflexion de l'onde** : à la surface de séparation entre les deux milieux, une partie des ondes est réfléchie (comme la lumière sur un miroir) et repart avec un angle égal à l'angle d'incidence.
- **L'absorption de l'onde** : une partie des ondes va être absorbée par le matériau constituant le milieu. Le pourcentage d'absorption (rapport de l'énergie acoustique absorbée sur l'énergie acoustique incidente) dépend de la nature du milieu, comme le montre le tableau ci-dessous.

Tableau 33.2. Pourcentage d'absorption de l'onde en fonction du milieu.

Milieu	% d'absorption
Sang	5
Muscle	26
Peau	41
Os	98

Le pourcentage d'absorption dépend aussi de la fréquence de l'onde ultrasonore. Plus la fréquence de l'onde est élevée, plus l'onde est absorbée facilement.

- **La transmission de l'onde :** une partie des ondes va continuer son chemin (éventuellement en changeant de direction) sans être absorbée ni réfléchie.

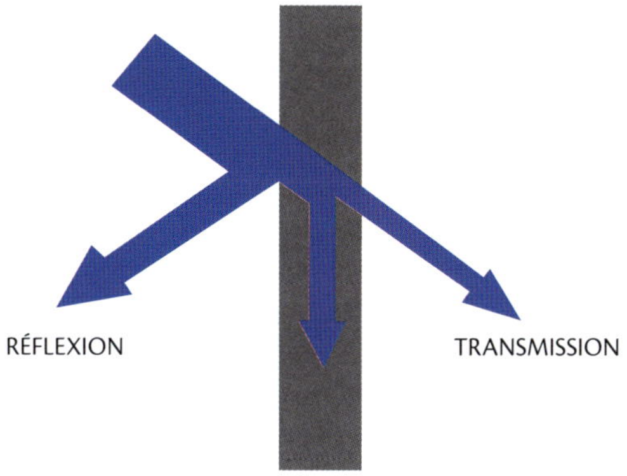

Fig. 33.13.

Puissance d'un ultrason

On parle souvent pour les ultrasons de **densité de puissance** (ou intensité).
Lors d'une stérilisation par ultrasons, on travaille généralement à des densités de puissance supérieures à 1 W/cm^2.
En sonothérapie, on travaille avec des densités de puissance de 0,5 à 2 W/cm^2.

> **La densité de puissance est la quantité d'énergie acoustique reçue en 1 s par 1 cm^2 d'une surface (surface d'un objet en cas de stérilisation ou surface de peau en cas de sonothérapie). Elle s'exprime en *W/cm^2*.**

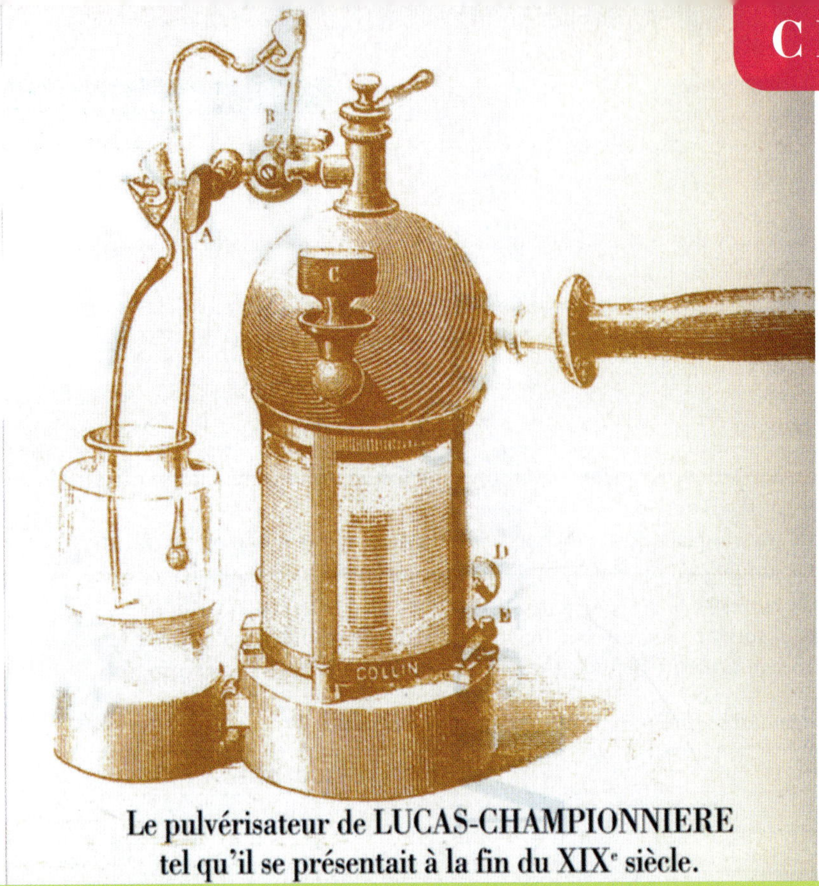
COLLIN
Le pulvérisateur de LUCAS-CHAMPIONNIERE
tel qu'il se présentait à la fin du XIXe siècle.

Lucas-Championnière, dont le prénom est Just (et non Lucas) était chirurgien. Il a codifié la technique de l'opération de l'appendicite (1885) et... inventé ce pulvérisateur destiné à l'époque à projeter des antiseptiques.

Appareils utilisés dans les soins esthétiques[1]

Savoirs à acquérir

- **Appareils pour l'observation de la peau :**
  - être capable d'énoncer la fonction globale de l'appareil.
- **Appareils pour les soins esthétiques de la peau, appareils pour l'épilation, appareils pour l'hygiène :**
  - connaître la fonction globale ;
  - savoir identifier et préciser le rôle des différents organes et des accessoires ;
  - connaître le mode d'emploi en condition normale d'utilisation ;
  - connaître les opérations de maintien en bon état de fonctionnement et de nettoyage et être capable de les justifier ;
  - être capable de justifier le choix d'un appareil en fonction du diagnostic, des effets recherchés.
- **Appareils pour le bronzage :**
  - appareils émetteurs d'ultraviolets : satisfaire au contrôle de connaissances pour la délivrance de l'attestation de formation du personnel utilisant des appareils UV mis à disposition du public ;
  - appareils à pulvérisation de lotion autobronzante.

BP/Bac Pro

- **Matériels spécifiques pour soins esthétiques du corps :**
  - matériels électriques pour une action mécanique, thermique, physicochimique (électropénétration, électrostimulation…) ;
  - matériels émetteurs d'ondes acoustiques.
- **Équipements spécifiques :**
  - hammam, sauna, balnéo-esthétique ;
  - appareils à émission d'ultraviolets.

1 D. Sauvajol, expert international en esthétique-cosmétique, avec le concours de Dominique Redureau, masseur-kinésithérapeute (HEGP Paris), Delphine Lii, professeur d'esthétique (Reims) et Corinne Tosser-Chevillon, professeur d'esthétique (Paris). Illustrations de Gilles Petit, enseignant en génie mécanique-construction. L'ensemble des appareils dont la connaissance est exigée au CAP d'esthétique-cosmétique-parfumerie, est traité dans ce chapitre.

1 Réglementation relative à l'utilisation des appareils

1. La référence : l'arrêté du 6 janvier 1962

› *L'arrêté du 6 janvier 1962* fixe « la liste des actes médicaux ne pouvant être pratiqués que par des médecins ou pouvant être pratiqués également par des auxiliaires médicaux ou par des directeurs de laboratoires d'analyses médicales non médecins ».

› Cet arrêté définit ainsi, par défaut, les limites d'interventions de l'esthéticien-cosméticien tant au niveau des techniques manuelles que dans l'utilisation d'appareils à des fins de soins esthétiques.

› L'article 2.5 interpelle l'esthéticien(ne)-cosméticien(ne) : il concerne l'épilation. « Ne peuvent être pratiqués que par des docteurs en médecine, conformément à l'article L. 372-1 du Code de la santé publique (...) *tout mode d'épilation, sauf les épilations à la cire ou à la pince* ».

➡ L'épilation électrique

Elle est interdite s'il y a des aiguilles.

➡ Utilisation des lasers

Les conditions d'utilisation des lasers pour les épilations ont été fixées (13 juin 2001) par la Commission de la sécurité des consommateurs (CSC) qui demande aux pouvoirs publics :

- « dans l'attente d'une modification de la réglementation, d'interdire l'usage des lasers utilisés sur le corps humain par des personnels n'ayant pas de compétence médicale ou n'exerçant pas sous la responsabilité effective d'un médecin » ;
- de « distinguer les applications qui seraient exclusivement réservées au corps médical de celles qui pourraient faire l'objet d'une délégation à des personnels non médecins », avec cette précision : « au cas où des applications laser pourraient être, réellement et sans danger, conduites en cabinets d'esthétique hors de toute présence médicale, ces applications et le type de matériel devront faire l'objet d'un texte réglementaire précis et mis à jour régulièrement » ;
- « d'exiger de la part des personnes mettant en œuvre les techniques utilisant les lasers et les lampes flash des connaissances minimales qui pourraient être prodiguées dans le cadre d'une formation faisant l'objet d'une réglementation » ;
- « d'élaborer un texte réglementaire qui permettrait à différents services de contrôle d'intervenir sur le terrain, tant sur les personnels que sur les matériels ».

2. Le décret n° 2008-149 du 19 février 2008 fixant les conditions d'hygiène et de salubrité relatives aux pratiques du tatouage avec effraction cutanée et du perçage

- « *Art. R. 1311-1.* – Les dispositions de la présente section s'appliquent à la mise en œuvre des techniques de tatouage par effraction cutanée, y compris la technique du maquillage permanent, et du perçage corporel, à l'exception du perçage du pavillon de l'oreille et de l'aile du nez quand il est réalisé par la technique du pistolet perce-oreille. »
- « *Art. R. 1311-2.* – Les personnes qui mettent en œuvre les techniques citées à l'article R. 1311-1 déclarent cette activité auprès du préfet du département du lieu d'exercice de cette activité. (...) »
- « *Art. R. 1311-3.* – Les personnes qui mettent en œuvre les techniques citées à l'article R. 1311-1 doivent avoir suivi une formation aux conditions d'hygiène et de salubrité prévues par l'article R. 1311-4. (...) »
- « *Art. R. 1311-4.* – La mise en œuvre des techniques mentionnées à l'article R. 1311-1 (...) respecte en particulier les règles suivantes :
  - le matériel pénétrant la barrière cutanée ou entrant en contact avec la peau ou la muqueuse du client et les supports directs de ce matériel sont soit à usage unique et stériles, soit stérilisés avant chaque utilisation ;
  - les locaux comprennent une salle exclusivement réservée à la réalisation de ces techniques. »

2 Appareils et méthodes pour l'observation de la peau

1. Les loupes

> **La lampe-loupe peut se fixer au mur, sur un lit, une table de manucurie, sur une colonne comprenant plusieurs appareils, ou sur un pied tel que présentée sur le schéma suivant.**

Fonction globale

- **Une loupe est un *instrument à lentille convexe et grossissante* qui donne une image virtuelle, droite et agrandie, des objets observés.**
- **La loupe utilisée dans les métiers de l'esthétique est généralement associée à une lampe, constituant la *lampe avec loupe* ou « *lampe-loupe* ».**

La lampe-loupe est un **appareil électrique** à pouvoir grossissant et éclairant. Elle est utile pour l'observation fine de la peau et pour l'exécution de techniques demandant une grande précision.

Identification et rôle des différents organes et accessoires

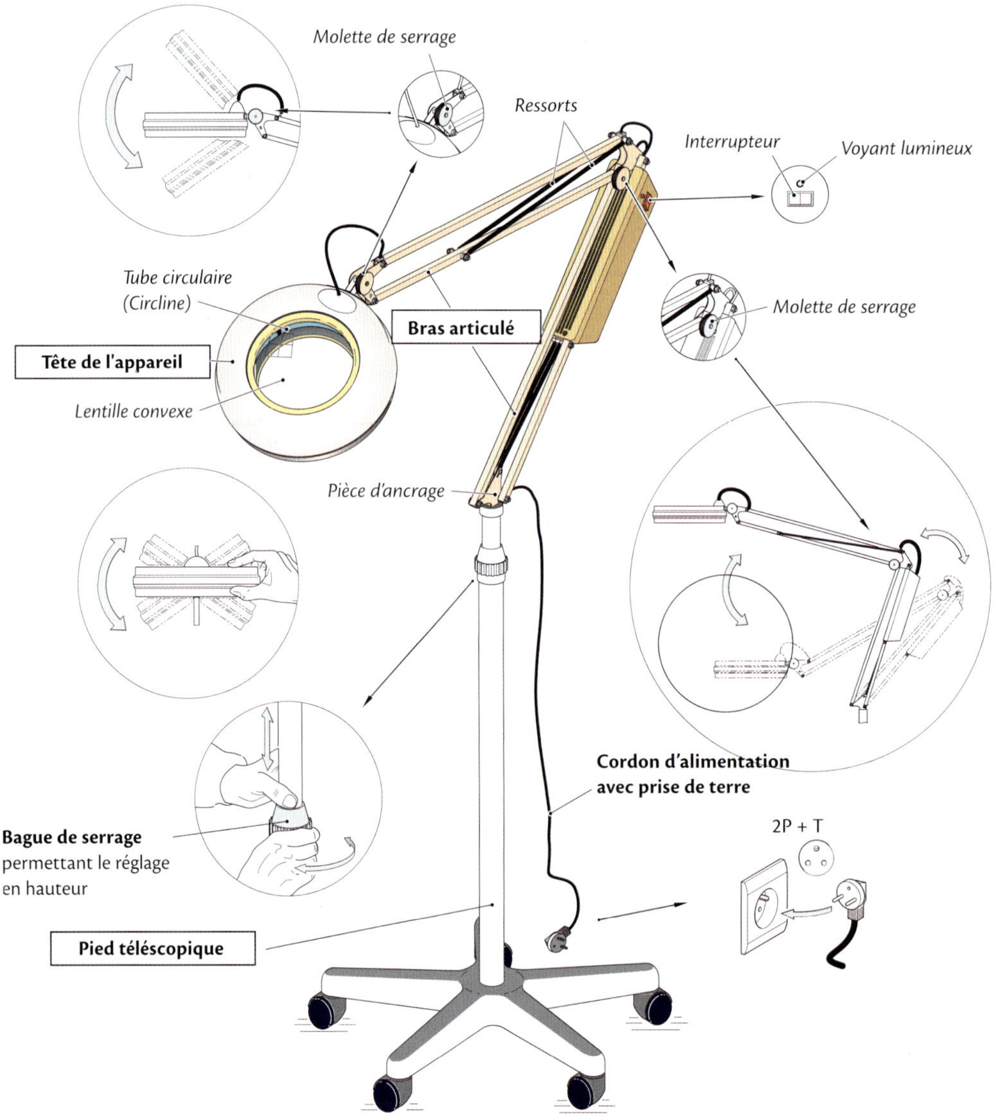

Fig. 34.1.
– *Le **pied télescopique** à roulettes supportant la lampe-loupe permet un déplacement facile.*
– *La **pièce d'ancrage** rend solidaires le bras articulé supportant la lampe-loupe et le pied à roulettes.*
– *Le **bras articulé** développant une amplitude de 90 cm à 1,20 m, avec trois points d'articulation, permet de régler l'orientation dans toutes les directions de l'espace. Des ressorts parallèles relient les différentes parties du bras articulé les uns avec les autres.*
– *La **tête de l'appareil** est orientable dans tous les sens de l'espace pour permettre un ajustement parfait à l'œil du technicien.*

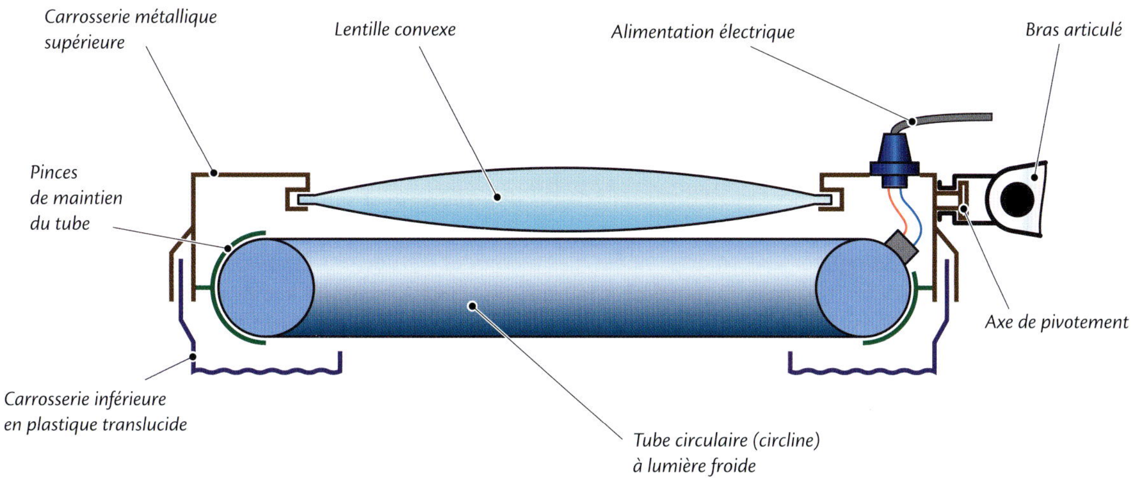

Fig. 34.2. Tête de l'appareil en coupe transversale.
La tête de l'appareil comprend :
– une carrosserie métallique peinte ou chromée ;
– une lentille convexe de 3 ou 5 dioptries (δ) de grossissement, de 12 à 17 cm, enchâssée dans la carrosserie ;
– un tube circulaire (ou circline) de 22 ou 28 W, à lumière froide ;
– un cache protecteur en plastique.

La lampe de Wood

D'autres lampes sont utilisées pour affiner un diagnostic de peau, notamment la **lampe de Wood**.
La lampe de Wood est un appareil électrique permettant l'examen de la peau en provoquant la fluorescence de substances non lumineuses naturellement.
La fluorescence variant selon le type de peau, l'observation de la peau avec la lampe de Wood permet la visualisation des imperfections cutanées sous des formes de fluorescences allant du blanc au jaune pour les peaux sèches à grasses, plus rosée pour les troubles de la vascularisation.

2. Métrologie cutanée : de la théorie aux applications

La **métrologie** est la science des mesures.
Appliquée à la peau, la **métrologie cutanée** explore et quantifie des processus physiologiques cutanés en mesurant différents paramètres : la sécrétion du sébum, l'hydratation de la surface cutanée, son pH, sa température, la perte insensible d'eau (PIE), et bien d'autres.
Ces explorations permettent aujourd'hui de mieux comprendre la physiologie cutanée et ses dysfonctionnements, mais aussi de faire progresser la recherche cosmétologique.

Pour les *professionnels de l'esthétique*, il existe aujourd'hui des appareils équipés de *sondes* spécifiques pour caractériser la peau de chaque client : rides, pigmentation, taux de sébum, hydratation… Ils permettent d'évaluer les effets d'un soin (mesures avant et après le soin), et de choisir le soin le mieux adapté à chaque client.

Des **caméras** équipées de sondes à fibres optiques projettent sur écran une vue agrandie de la surface cutanée permettant un diagnostic de peau, l'élaboration d'un protocole de soin, une évaluation quantifiable par image, avant/après, de l'efficacité du soin réalisé.

À noter

Il existe des sondes qui assurent la mesure simultanée de l'hydratation, de la PIE et de la température de la peau.

Mesure du relief cutané et des rides sur empreintes

La surface cutanée n'est pas lisse : elle est creusée de rides, témoins du vieillissement de la peau, et d'un relief particulier, le réseau microdépressionnaire de surface (RmD). Le RmD n'est pas dû au hasard, mais exprime les propriétés mécaniques du derme et de la couche cornée. Les sillons principaux se forment au sein du derme superficiel où ils restent visibles après séparation de l'épiderme. Les sillons secondaires imprimés sur les plateaux du relief sont d'origine épidermique.
Au cours de ces trente dernières années, des méthodes d'étude ont été mises au point pour apprécier la morphologie de ce microrelief et fournir ainsi des informations sur le vieillissement cutané et l'action des cosmétiques. Parmi ces méthodes, c'est d'abord la **microscopie tridimensionnelle** qui a permis des avancées considérables. Un progrès important est apporté aujourd'hui par des dispositifs de mesure du relief cutané sur **empreintes**.

› **La mesure du relief cutané sur empreintes est destinée à reconstituer une *imagerie en trois dimensions du relief cutané.***
› **Son objectif est de pouvoir suivre les *transformations morphologiques de la surface cutanée* en fonction de l'âge et de quantifier de manière objective l'action d'un cosmétique.**

Le principe de la mesure. La première étape consiste à réaliser une empreinte en négatif de la surface cutanée, au moyen d'une gomme siliconée telle que celles utilisées par les dentistes.
Cette réplique négative, qu'il est possible de stocker et d'archiver (pas d'altération avec le temps) fera l'objet d'une analyse informatisée.

Mesure du pH de la surface cutanée

Le **potentiel d'hydrogène (pH)** est une mesure de la concentration d'ions hydrogène (H^+) dans une solution aqueuse – en l'occurrence celle présente à la surface de la peau.
Le principe de la mesure. L'acidité de la surface cutanée est mesurée grâce à un **pH-mètre** qui utilise la méthode de l'électrode plane en verre. Elle est basée sur la différence de potentiel qui s'établit de chaque côté d'une très fine lame de verre séparant deux solutions, et qui est liée à leur différence de concentration en ions H^+.

Mesure de l'hydratation de la couche cornée

L'eau jouant un rôle prépondérant dans les propriétés mécaniques de la couche cornée et sa perméabilité à des molécules exogènes, cette mesure est aujourd'hui une pratique courante pour tester les cosmétiques.
Le principe de la mesure. De nombreuses techniques existent :
- certaines sont basées sur la mesure des propriétés électriques de la peau (**cornéomètre**) ;
- d'autres mesurent les propriétés mécaniques de la couche cornée (qui reflètent les variations de son hydratation) grâce notamment au **twistomètre** ;
- d'autres reposent sur des mesures électriques.

Mesure de la quantité de sébum excrété

Le principe de la mesure. Le **sébomètre** (« ***Sebumeter*** »), utilise un ruban de matière plastique opaque qui devient de plus en plus translucide en fonction de sa charge en corps gras. La quantité de lipides excrétés est mesurée par évaluation de la quantité de lumière incidente transmise à travers le ruban.

➤ Cornéomètre et sébomètre sont souvent associés dans un même boîtier.

3 Appareils pour les soins esthétiques de la peau

1. Pulvérisateur vaporisateur de Lucas-Championnière

Fonction globale

- *Appareil électrique chauffant* qui permet d'effectuer une pulvérisation plus ou moins chaude de vapeur d'eau et d'une solution aqueuse.
- Actions produites :
  – élimination de traces de maquillage, de pollution, de cellules desquamantes ;
  – ramollissement de la couche cornée (action dite « émolliente ») et ouverture des ostia folliculaires (pour favoriser l'extraction des comédons) ;
  – action spécifique induite par la lotion mise en solution.

Une action « hydratante » ne peut être obtenue que lorsque la solution pulvérisée contient des substances hygroscopiques, c'est-à-dire capables de capter l'eau.

Identification et rôle des différents organes

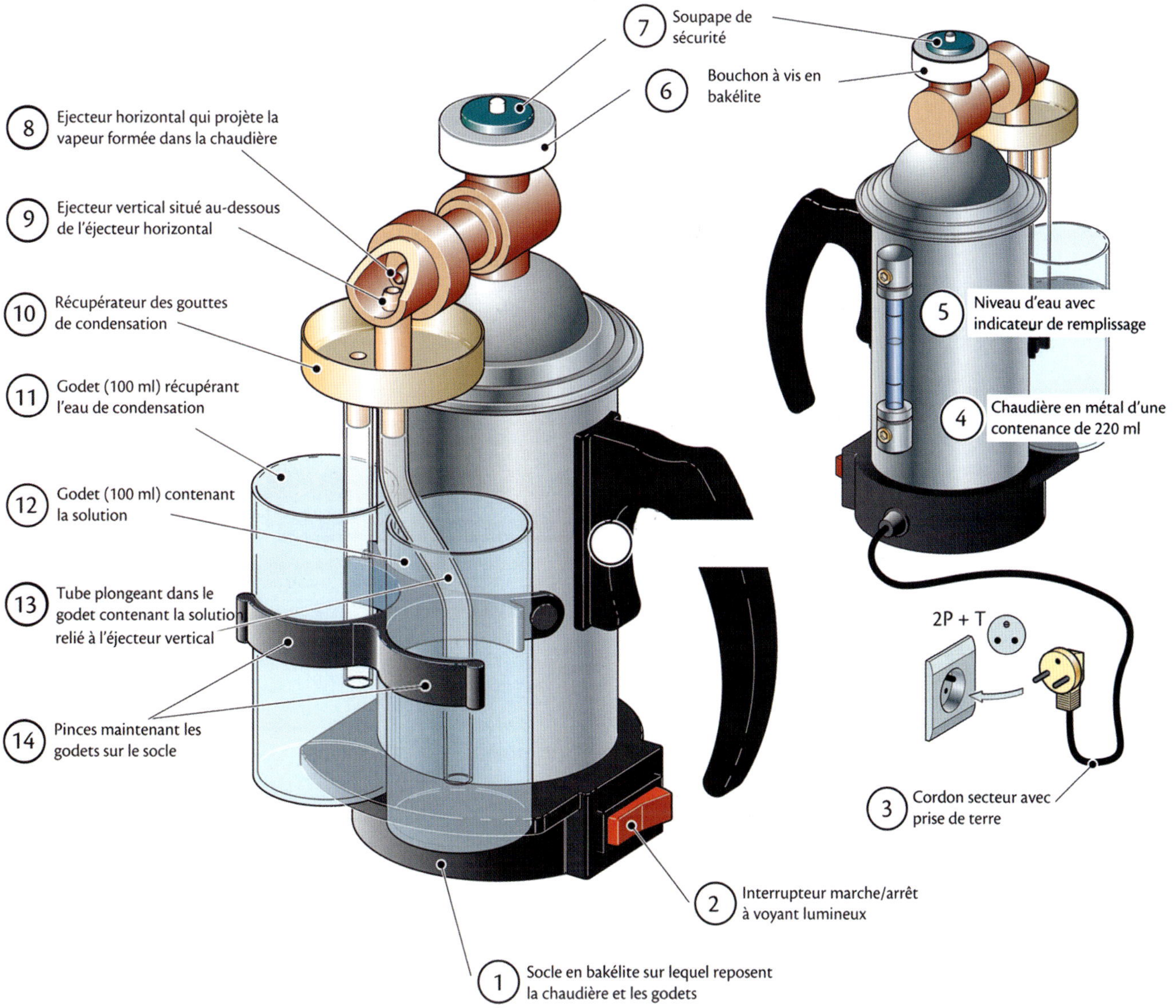

Fig. 34.3. Le Lucas sous 2 angles différents.

› **Accessoires : un entonnoir pour le remplissage – des mandrins (fines tiges métalliques) pour le nettoyage des éjecteurs – un localisateur (tube métallique permettant de canaliser la vapeur sur une surface réduite).**

> **La température de la solution pulvérisée est de 35 °C environ à 15 cm des éjecteurs.**
> **L'appareil fonctionne sous 220 V avec une puissance de 350 W.**
> **Poids : 1,2 kg, hauteur : 22 cm.**

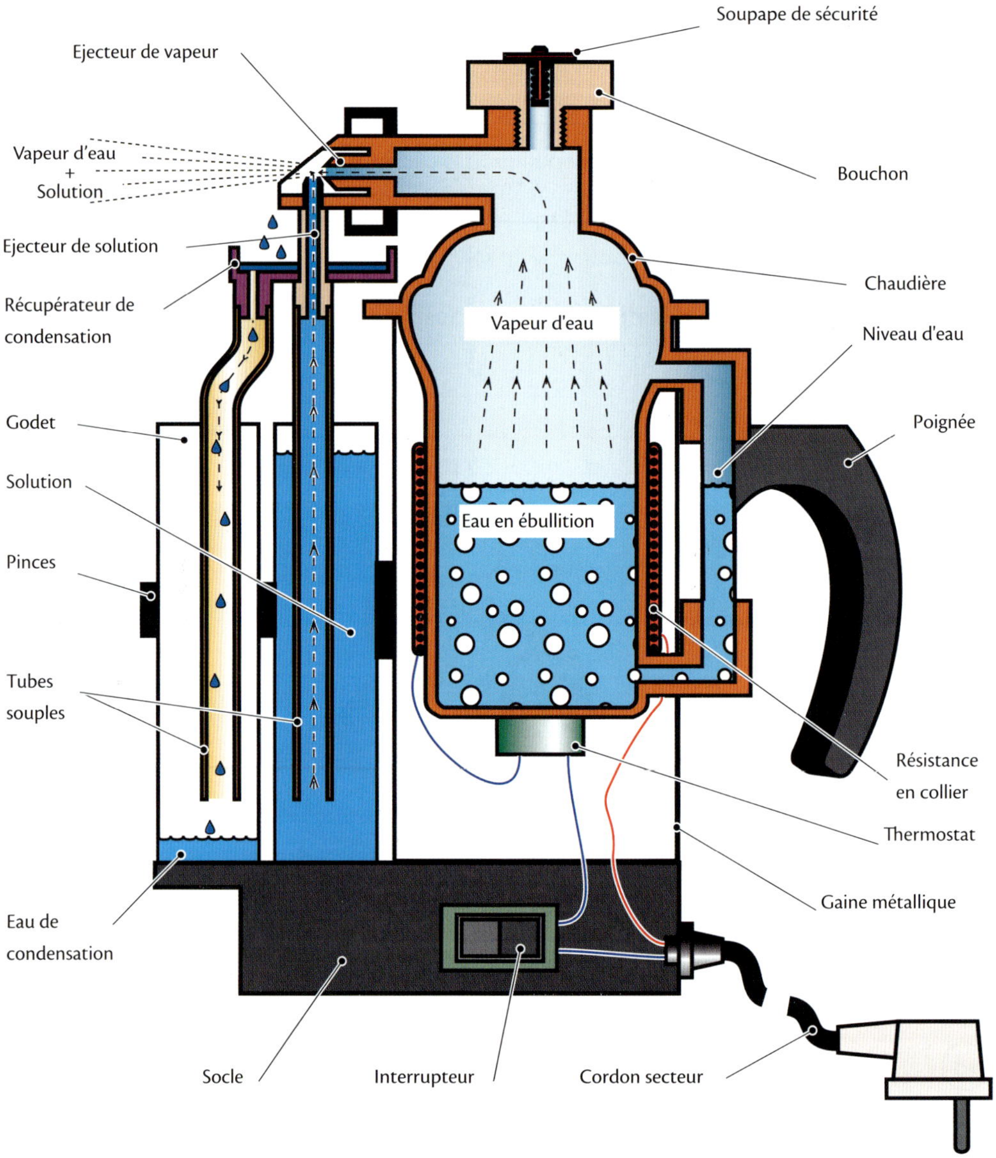

Fig. 34.4. Vue en coupe longitudinale.
La vapeur expulsée par l'éjecteur horizontal chasse de l'air et crée une dépression au-dessus du bec éjecteur vertical : la solution contenue dans le godet est aspirée, si bien que vapeur et solution sont projetées ensemble à l'extérieur.

➡ Mode d'emploi en condition normale d'utilisation

Utilisation

Préparation du client

- Tout appareil électrique peut entraîner une certaine appréhension chez le client, et les pulvérisations peuvent générer, en plus, une sensation de gêne respiratoire chez des personnes non habituées. Il convient donc d'expliquer l'objectif de la pulvérisation et d'installer le client stressé ou présentant des problèmes respiratoires dans une situation de confort et de sécurité : protection des yeux et des voies respiratoires.
- Protéger les cheveux (éviter les charlottes, inefficaces et inesthétiques).

Préparation de l'appareil

1. Vérifier le bon état électrique et le bon état général de l'appareil.
2. Déboucher les éjecteurs avec un mandrin.
3. Remplir la chaudière avec de l'**eau** (distillée de préférence) seulement aux 2/3 en respectant l'**indicateur de niveau d'eau** : une chaudière trop remplie pourrait projeter des gouttelettes d'eau bouillante.
4. Revisser fermement le **bouchon** en vérifiant le bon fonctionnement de la soupape de sécurité.
Adapter éventuellement un **localisateur**.
5. Remplir avec la lotion choisie le godet destiné à cet usage seulement aux 2/3.
6. Brancher la prise électrique et mettre l'appareil en marche 3 minutes avant l'utilisation

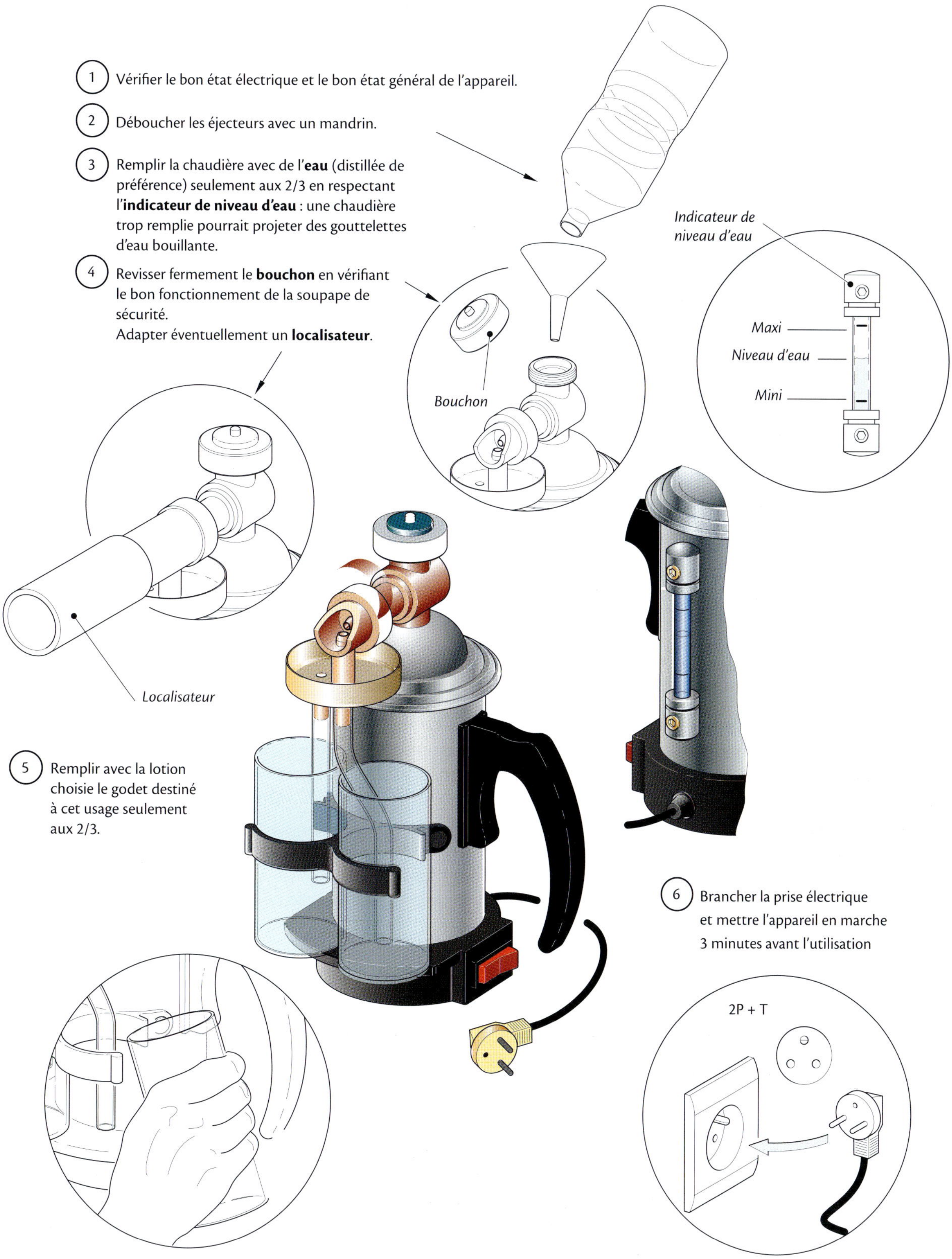

Fig. 34.5.

Mode opératoire

- Tester la chaleur de la pulvérisation sur le poignet.
- Tenir fermement l'appareil sans le pencher, sans le secouer.
- Commencer la pulvérisation au niveau du décolleté, du cou, puis du visage, avec des mouvements lents de va-et-vient.
- Éponger les gouttelettes qui se forment sur la peau.
- Arrêter l'appareil lorsque la solution ne monte plus dans le tube plongeur.
- Éteindre l'appareil et finir la pulvérisation.

Sécurité

- Vérifier le bon état de la prise et du cordon électrique.
- Vérifier le bon fonctionnement de la soupape de sécurité.
- Vérifier à l'aide d'un mandrin la vacuité des éjecteurs.
- **Ne remplir la chaudière qu'avec de l'eau (distillée ou non) sans autre additif.**
- Détartrer régulièrement la chaudière (le détartrage est conseillé environ toutes les vingt utilisations) avec un produit adapté.
- Ne jamais remplir la chaudière complètement et respecter l'indicateur du niveau d'eau.
- Ne jamais plonger l'appareil dans l'eau.
- Ne pas débrancher l'appareil en tirant sur le cordon.

➡ Opérations de nettoyage et de maintien en bon état de fonctionnement

- Lorsque l'appareil a refroidi, vider complètement la chaudière.
- Vider, laver, rincer et sécher les deux godets.
- Nettoyer et enrouler le cordon d'alimentation électrique autour du corps de l'appareil.
- Faire la propreté de l'appareil.
- Ranger l'appareil dans un endroit sec.

➡ Signes éventuels de dysfonctionnement

- *L'appareil ne chauffe pas* : vérifier que la tension du réseau correspond à celle de l'appareil, et que le cordon d'alimentation et la fiche électrique sont en bon état.
- *L'appareil dégage une odeur de caoutchouc brûlé* : après avoir laissé refroidir l'appareil, vérifier que la chaudière a été correctement remplie et que le joint du bouchon est correctement installé.
- *L'appareil laisse échapper des gouttes d'eau brûlante* : vérifier que la chaudière n'est pas trop remplie ou ne contient pas un mélange non approprié.
- *La solution contenue dans le godet mousse* : vérifier qu'elle ne contient pas d'additifs inadaptés (huiles essentielles en particulier).

➡ Indications de l'appareil en fonction du diagnostic de peau et des effets recherchés

Place dans le soin

Après le gommage et avant l'extraction des comédons.

Contre-indications

Il n'existe **aucune contre-indication** à l'utilisation du Lucas-Championnière, quelle que soit la typologie cutanée.

Distance et durée de pulvérisation

La distance et la durée de pulvérisation **(15 à 20 min en général)** varieront en fonction du type de peau.

Peaux grasses

La pulvérisation sera :
- longue pour produire une action émolliente ;
- rapprochée (température plus élevée) pour dilater les ostia folliculaires et ainsi faciliter l'extraction des comédons.

Peaux sèches (c'est-à-dire déshydratées)

La pulvérisation sera longue et éloignée (température plus basse). La solution sera choisie pour produire une imbibition hydrique de la couche cornée, la pulvérisation elle-même n'ayant pas d'action hydratante.

Peaux normales/mixtes

La pulvérisation sera rapprochée dans la région médiofaciale, éloignée sur les régions latérales du visage.

Peaux sensibles

La pulvérisation sera longue et éloignée (donc plus fraîche) pour apaiser la peau.

Solutions spécifiques

Les solutions spécifiques utilisées le plus fréquemment sont :
- des eaux thermales ;
- des lotions toniques, décongestionnantes, calmantes, antiseptiques, etc., pures ou diluées ;
- des eaux florales ;
- des décoctions de plantes émollientes, hydratantes…

2. Vaporisateur avec production d'ozone

Fonction globale

› ***Appareil électrique chauffant*** **qui permet d'effectuer une pulvérisation plus ou moins chaude de vapeur d'eau en présence d'ozone ou de vapeurs aromatiques.**
› ***Actions produites*** **: elles dépendent du programme de vaporisation choisi parmi les trois existants.**

Pulvérisation de vapeur d'eau

- Élimination de traces de maquillage, des cellules desquamantes, de marques de la pollution.
- Ramollissement de la couche cornée (action émolliente) et ouvertures des ostia folliculaires (pour favoriser l'extraction des comédons).

Pulvérisation de vapeur d'eau et d'ozone

Aux actions de la vapeur d'eau s'ajoute l'intérêt de l'ozone pour son action antiseptique.

Pulvérisations aromatiques

Aux actions de la vapeur d'eau s'ajoute l'intérêt des huiles essentielles pour leur action propre.

À noter

Ne pas utiliser l'ozone combiné aux huiles essentielles car le pouvoir oxydant de l'ozone dénature les vertus des huiles essentielles.

➡ Identification et rôle des différents organes et accessoires de l'appareil

L'appareil comprend plusieurs parties.

1. Un pied télescopique à roulettes. Il supporte les différents organes qui composent l'appareil et permet son déplacement facile.

2. Un générateur de vapeur. Il est constitué d'un **réservoir d'eau** (bocal en verre pyrex d'une contenance de 1,5 L) dans lequel est immergée une **résistance** qui chauffe l'eau du récipient pour produire de la vapeur. Il est relié à un tube qui véhicule la vapeur formée vers un générateur de rayons UVC.

3. Le générateur de rayons UVC est situé à l'extrémité d'un bras orientable, au niveau de la **tête de l'appareil** (parfois pivotante) percée d'un orifice par où est évacuée la vapeur.

4. Un boîtier métallique dans lequel se trouvent les circuits électriques alimentant la résistance chauffante et le générateur d'ozone. Les interrupteurs sont localisés dans sa partie supérieure, de même que l'orifice de remplissage du réservoir d'eau, le cordon d'alimentation sortant du boîtier.

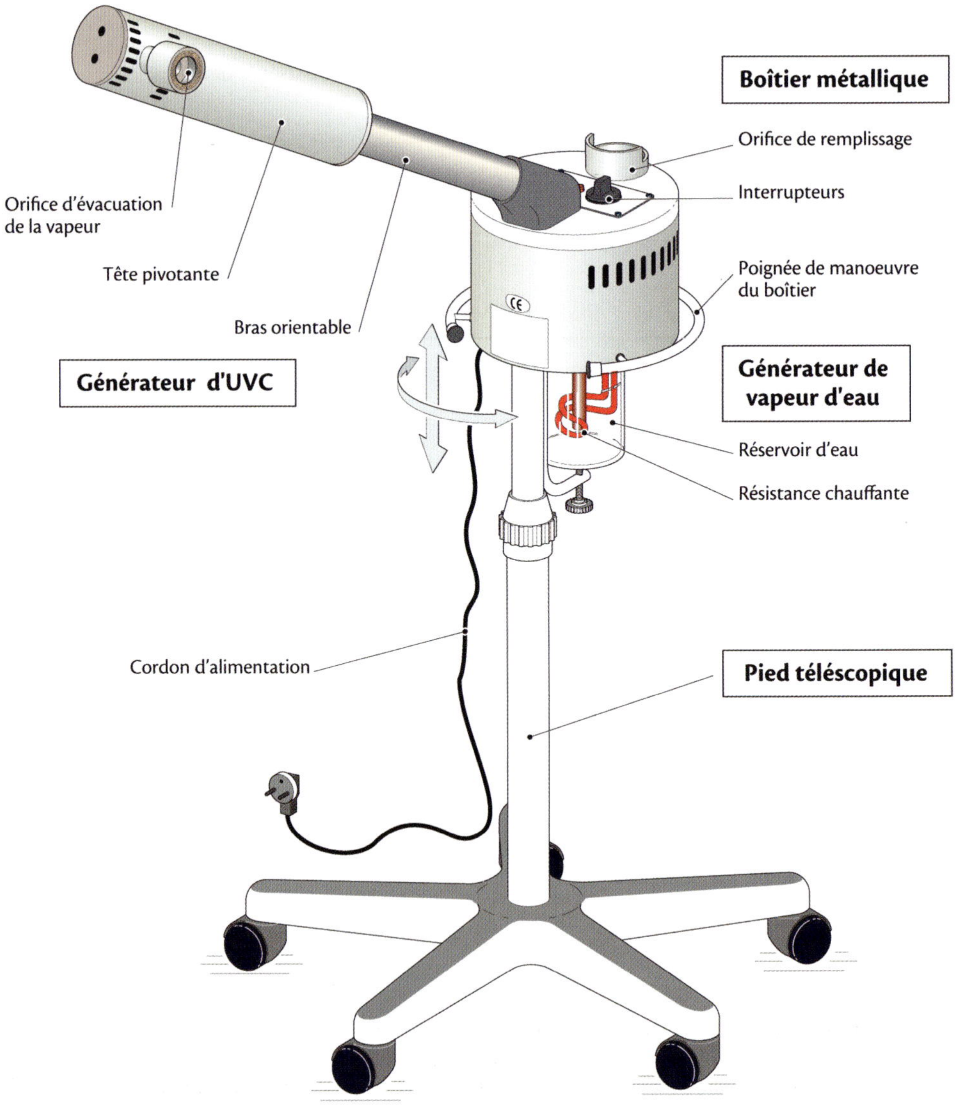

Fig. 34.6. Description générale.

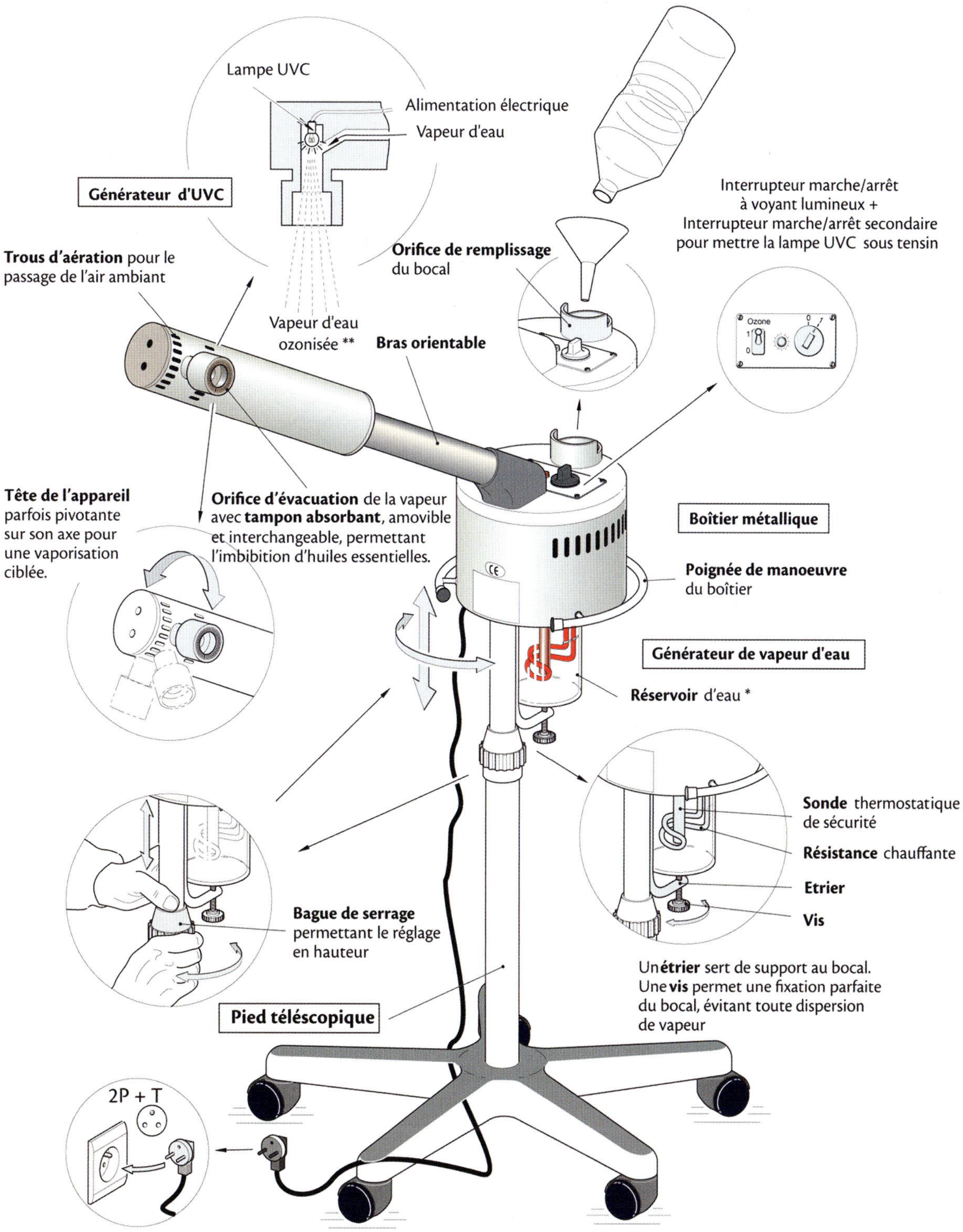

Fig. 34.7. Détails de l'organisation de l'appareil et rôle des différents organes.

** Le **réservoir d'eau** est rendu solidaire du boîtier métallique par un joint en caoutchouc.*

*** L'**ozone** est un gaz dont la molécule est formée de trois atomes d'oxygène (O_3). L'oxygène lui, n'en possède que deux (O_2). Les UVC décomposent les molécules d'oxygène (O_2) en atomes d'oxygène (O) qui, ainsi libérés, se combinent avec d'autres molécules d'oxygène pour former les molécules d'ozone (O_3).*

***Accessoire :** un entonnoir pour le remplissage.*

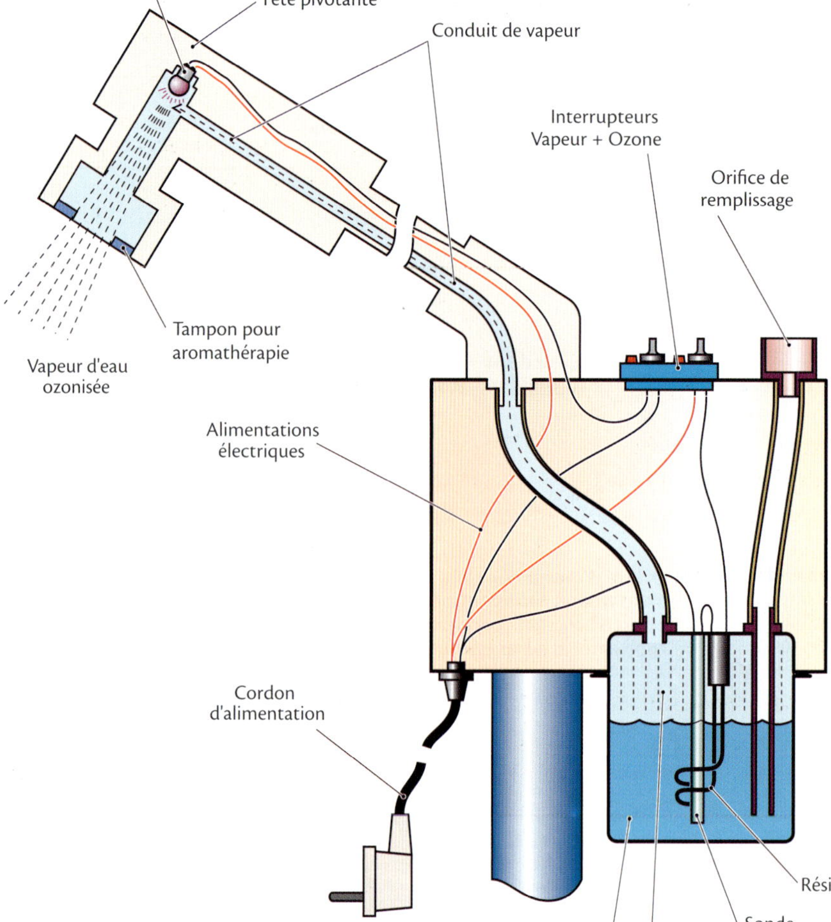

Fig. 34.8. Vue en coupe longitudinale de la partie supérieure de l'appareil.

Mode d'emploi en condition normale d'utilisation

Utilisation

Préparation du client

- Tout appareil électrique peut entraîner une certaine appréhension chez le client, et les pulvérisations peuvent générer, en plus, une sensation de gêne respiratoire chez des personnes non habituées. Il convient donc d'expliquer l'objectif de la pulvérisation et d'installer le client stressé ou présentant des problèmes respiratoires dans une situation de confort et de sécurité : protection des yeux et des voies respiratoires.
- Protéger les cheveux (éviter les charlottes, inefficaces et inesthétiques) et les yeux à l'aide de compresses imbibées d'une lotion apaisante.

Préparation de l'appareil

- Vérifier le bon état électrique et le bon état général de l'appareil.
- Remplir la chaudière aux 2/3 en respectant l'indicateur du niveau d'eau pour éviter tout risque de brûlures, avec de l'eau distillée (ou avec de l'eau du robinet, les appareils actuels permettant de l'utiliser).

- Si diffusion d'huiles essentielles : imbiber le tampon prévu à cet effet.
- Mettre en marche 5 min avant utilisation afin d'obtenir une production de vapeur fine et régulière.

Mode opératoire

- Après avoir testé la chaleur de la pulvérisation sur le poignet, positionner la tête de l'appareil à 40 cm du client en dirigeant le flux de vapeur sur les zones à traiter.
- Choisir le programme en fonction des objectifs recherchés : vapeur, vapeur + ozone ou vapeur + huiles essentielles.

Sécurité

- Vérifier le bon état de la prise et du cordon électrique.
- Vérifier le bon état du joint en caoutchouc qui solidarise le réservoir d'eau avec le boîtier métallique.
- Vérifier la propreté du bocal.
- Utiliser de préférence de l'eau distillée pour remplir le bocal.
- Ne jamais remplir le bocal complètement et respecter l'indicateur du niveau d'eau.
- Vérifier la propreté du tampon recevant les huiles essentielles et le changer régulièrement.
- Ne pas mettre l'appareil en marche face au client. Éviter de cibler le nez et les yeux.
- Ne jamais dévisser le bocal lorsque l'appareil est en marche ou qu'il vient de fonctionner.
- Ne jamais mettre l'appareil en marche sans eau dans le bocal.

➡ Opérations de nettoyage et de maintien en bon état de fonctionnement

- Vider, laver et rincer quotidiennement le bocal contenant l'eau.
- Détartrer régulièrement l'appareil et les résistances avec un produit adapté (le détartrage est conseillé dès que la résistance s'entoure d'un léger dépôt de calcaire).
- Nettoyer et enrouler le cordon d'alimentation électrique autour du corps de l'appareil.
- Faire la propreté de l'appareil.

➡ Signes éventuels de dysfonctionnement

- *L'appareil ne chauffe pas* : vérifier que la tension du réseau correspond à celle de l'appareil et que le cordon d'alimentation et la fiche électrique sont en bon état.
- *De la vapeur s'échappe du bocal* : le joint de caoutchouc est mal installé ou défectueux.
- *L'appareil dégage une odeur de caoutchouc brûlé* : vérifier que le bocal a été correctement rempli et que le joint est correctement installé.
- *L'appareil laisse échapper des gouttes d'eau brûlante* : vérifier que le bocal n'est pas trop rempli.

➡ Indications de l'appareil

Place dans le soin

Après le gommage et avant l'extraction de comédons.

Programme de soin en fonction du diagnostic de peau et des effets recherchés

Les besoins étant identifiés grâce au diagnostic de peau, il convient d'**adapter le programme de soin** : la distance de la tête de l'appareil à la zone ciblée sera déterminée par l'objectif recherché.

- *Peaux grasses* : pulvérisation avec adjonction d'ozone rapprochée (40 cm) et longue (15 min) pour un effet assainissant, émollient, facilitant le nettoyage de la peau et l'extraction des comédons.
- *Peaux sèches (= déshydratées)* : pulvérisation avec adjonction d'huiles essentielles hydratantes, longue (15 min) et éloignée (50 cm, température plus basse).
- *Peaux normales/mixtes* : pulvérisation rapprochée (40 cm) avec huiles essentielles pendant 10 min et ozone pendant 5 min.

> **Les *eaux ou huiles essentielles* spécifiques utilisées le plus fréquemment sont :**
>
> **– *eaux thermales déminéralisées ;***
>
> **– *huiles essentielles* : antiseptiques, bactéricides (lavande, eucalyptus, citron, encens, géranium bourbon, mandarine rouge, marjolaine...), antistress, décontractantes, calmantes (camomille, genièvre baie, bergamote, vétiver, ylang-ylang, orange douce...).**

- *Peaux sensibles* : pulvérisation avec adjonction d'huiles essentielles calmantes, qui sera longue (15 min) et éloignée (50 cm), donc plus fraîche, pour apaiser la peau.

3. Appareils à ultrasons[2]

Quelques mots d'histoire : un certain Pierre Curie...

Tout le monde connaît le nom de Pierre Curie (1859-1906), ce grand savant qui, avec son épouse Marie Curie, a découvert le radium et la radioactivité. Leurs travaux furent récompensés par le prix Nobel de physique qu'ils reçurent en 1903 (avec Henri Becquerel).

En 1880, Pierre Curie travaille avec son frère Jacques pour préparer une thèse de minéralogie, science qui consiste à étudier les propriétés spécifiques de certains minéraux. C'est ainsi qu'ils s'intéressent au quartz, cristal qui peut être translucide, coloré ou fumé. Avec le diamant, il représente l'un des minéraux dont la composition chimique varie le moins.

C'est dans le cadre de ses recherches sur le quartz que Pierre Curie découvre alors un phénomène physique étonnant qu'il décrit sous le nom de piézoélectricité.

De quoi s'agit-il ?

Le physicien démontre que le quartz possède la propriété de se déformer, soit en s'agrandissant, soit en se réduisant (de quelques millièmes de millimètre), dans certaines conditions d'environnement électrique. Ainsi, un élément piézoélectrique a la propriété de se polariser électriquement sous l'action d'une contrainte mécanique. Par exemple, une pression exercée sur un cristal de quartz crée à sa surface un potentiel électrique : c'est un « effet direct ».

Mais le génie de Pierre Curie fut de démontrer dès 1881 l'effet inverse. Il décrit alors ce phénomène physique sous le nom de « piézoélectricité réciproque », qui est de nos jours appelé « piézoélectricité inverse ». Ainsi, un champ électrique appliqué au cristal de quartz provoque sa déformation.

La conséquence en est qu'un cristal de quartz taillé de manière appropriée va donner naissance par l'extrême rapidité de ses déformations successives à une onde vibratoire ultrasonore, donc à des ultrasons. L'évolution des technologies a permis de remplacer désormais le quartz (devenu rare et très cher) par des céramiques piézoélectriques de synthèse qui présentent les mêmes propriétés.

Pierre Curie ne se doutait certainement pas que ce phénomène serait par la suite mondialement utilisé pour tout ce qui nécessite des vibrations rapides (d'abord avec le sonar, puis les montres, les téléphones, les ordinateurs, etc.). Il n'imaginait pas non plus les extraordinaires applications médicales des ultrasons, que ce soit l'échographie ou l'effet Doppler, et certainement encore moins qu'un jour, sa découverte serait appliquée aux soins esthétiques de la peau.

Fonction globale

Description des ultrasons

Définition

> **Il s'agit d'une application directe des propriétés piézoélectriques du quartz, puisque les ultrasons résultent de la création d'une succession régulière de vibrations mécaniques sinusoïdales. Ces vibrations mécaniques traduisent un phénomène d'alternance de « pressions-dépressions » appliquées perpendiculairement à la surface de la peau.**

Or, un « son » correspond précisément à une onde vibratoire qui naît lors de la transformation d'une énergie mécanique en énergie acoustique.

Ainsi, les ultrasons proviennent d'une série de vibrations mécaniques sinusoïdales qui se transmettent de proche en proche dans un milieu matériel (par exemple, la peau). Il convient de noter que le milieu matériel concerné ne se déplace pas avec l'onde ultrasonore mais se contente de transmettre le mouvement vibratoire.

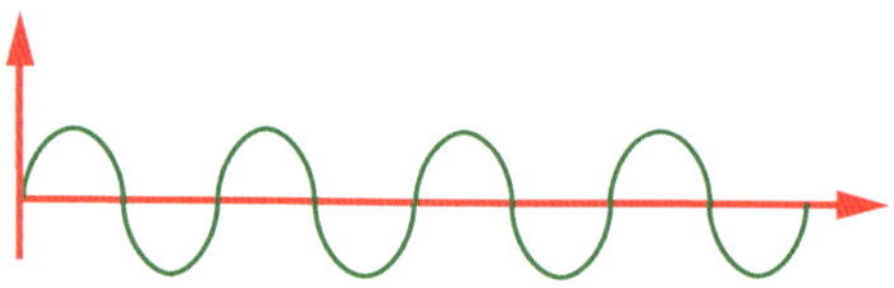

Fig. 34.9.

2 Texte et iconographie : Dominique Redureau (kinésithérapeute DE, Hôpital européen de Paris).

Paramètres

Classiquement, on identifie les ondes acoustiques par leur **fréquence**. Ainsi, en considérant qu'une onde vibratoire est constituée d'un certain nombre de vibrations élémentaires, la fréquence de cette onde représente le nombre de vibrations par seconde et s'exprime en **hertz (Hz)** :

- 1 hertz (Hz) = 1 vibration par seconde ;
- 1 kilohertz (kHz) = 1 000 vibrations par seconde ;
- 1 mégahertz (MHz) = 1 000 000 vibrations par seconde ;

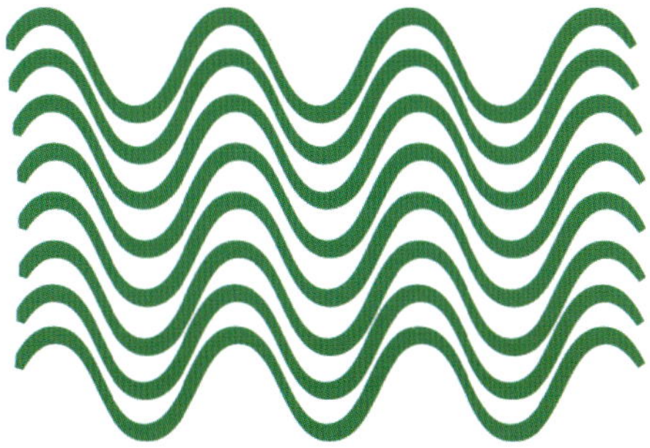

Fig. 34.10.

› **Les *ultrasons* résultent de vibrations dont la fréquence est *supérieure à 17 kHz*.**

Propriétés physiques des ultrasons

Champ de propagation

› **La propagation des ultrasons nécessite un milieu matériel.**

Sur un plan théorique, elle s'effectue en ligne droite dans un milieu strictement homogène. Mais dans les tissus cutanés (qui ne sont pas homogènes), le faisceau ultrasonore est constitué de deux champs :

- un champ proximal convergent ;
- un champ distal progressivement divergent.

Naturellement, seul le premier est utile dans les soins pour obtenir un bon rendement énergétique.

Fig. 34.11.

Vitesse de propagation

› **La vitesse de propagation des ultrasons est fonction du milieu traversé, indépendamment de la fréquence qui n'intervient pas.**

Les ordres de grandeur sont les suivants (en mètres par seconde, m/s) :

- 1 500 m/s dans l'eau ;
- 1 600 m/s dans les tissus mous ;
- 4 000 m/s dans l'os.

Milieu de propagation

› **Aux fréquences utilisées tant pour les diagnostics médicaux (échographie) que pour la physiothérapie (soins esthétiques notamment), les ultrasons se propagent très bien dans les solides et les liquides, assez mal dans les gaz et pas du tout dans l'air.**

En pratique courante, cette notion implique la nécessité absolue d'interposer un milieu matériel de bonne qualité entre la sonde émettrice et la peau du sujet :

- soit par immersion dans l'eau – mais ce n'est pas réalisable dans le cadre de soins esthétiques ;
- soit en utilisant un gel de contact – ce qui constitue donc la seule option possible.

Modes de propagation

La propagation des ultrasons selon un mode strictement longitudinal n'est, en fait, que théorique.

› **Dans l'organisme humain, les plans de séparation entre les tissus (peau/graisse, graisse/muscle, etc.) induisent des changements de trajectoire du flux ultrasonore.**

Ainsi, les ultrasons subissent, comme les rayons lumineux, certaines modifications de la direction initiale qui peuvent se traduire par une réflexion, une réfraction ou une diffraction, dont il faut tenir compte lors du soin.

Absorption et pénétration des ultrasons

› **Pour que l'énergie ultrasonore génère un effet biologique, il est nécessaire qu'elle soit absorbée. Par définition, l'*absorption* correspond à la dégradation de l'énergie vibratoire en chaleur.**

Mais cette absorption est quantitativement très différente selon l'homogénéité des tissus cutanés qui constituent le milieu récepteur. Elle est également fonction de la fréquence des ultrasons. Cela donne lieu à des calculs forts complexes qui nécessitent plusieurs paramètres pour déterminer les « **coefficients d'absorption** » qui doivent être appliqués en fonction de la spécificité des applications.

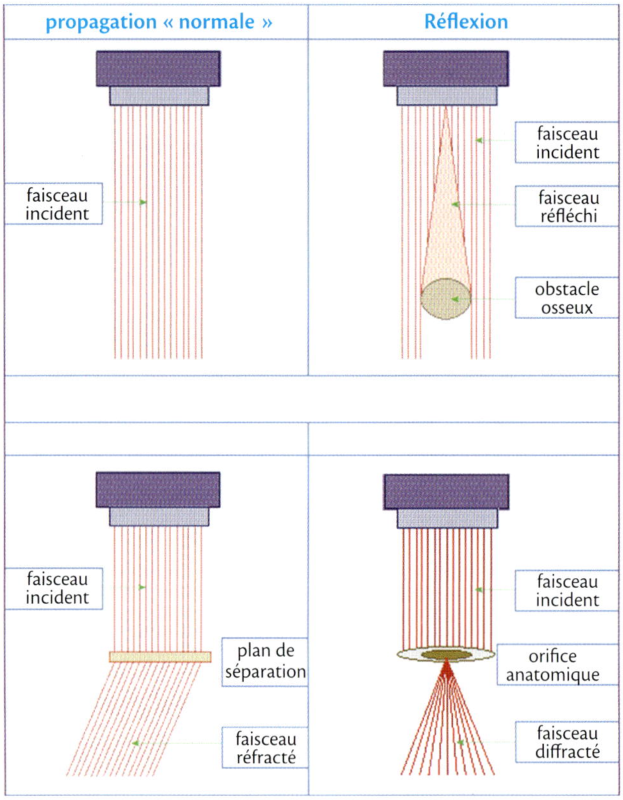

Fig. 34.12.

À noter

Pour simplifier et synthétiser, on peut retenir les notions suivantes.
1. La pénétration des ultrasons est inversement proportionnelle à la fréquence des ultrasons : plus la fréquence est basse, plus la pénétration est importante. Par exemple, en matière de soins esthétiques, on peut estimer que, à puissance égale, les ultrasons de fréquence 1 MHz pénètrent environ trois fois plus profondément que les ultrasons de fréquence 3 MHz.
2. On entend par « profondeur de pénétration » le point qui reçoit encore 10 % de l'énergie ultrasonore initiale (car on sait qu'en dessous de cette valeur, il n'y a plus aucun effet biologique utile).
3. On entend par « profondeur de demi-valeur » le point qui reçoit 50 % de l'énergie ultrasonore initiale (car on estime que cette valeur est encore pertinente sur le plan de l'efficacité).

Pression de radiation

› **Il s'agit de la poussée exercée par le faisceau perpendiculairement à la surface de la tête d'émission de la sonde.**

Il est très facile de l'objectiver sur un liquide traversé de façon verticale par une onde ultrasonore. Ainsi, quelques gouttes d'eau placées sur la surface émettrice de la sonde forment un « geyser » dont la hauteur est fonction de la puissance.

Cavitation

À partir d'une certaine puissance, les ultrasons qui se propagent dans un liquide, libèrent les gaz dissous sous forme de petites bulles. Ce phénomène (identique à celui que l'on observe lorsque l'on fait bouillir de l'eau) porte le nom de « cavitation » et doit, naturellement, être évité dans les soins en veillant à toujours utiliser une puissance appropriée.

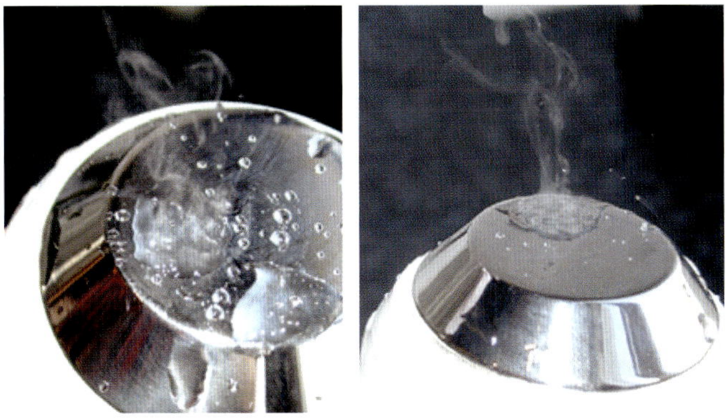

Fig. 34.13. Phénomène de cavitation.

Interférences

Lorsqu'une onde incidente rencontre un obstacle (osseux, par exemple), il se forme en écho une onde réfléchie qui revient vers la source émettrice (c'est le phénomène de réflexion que nous avons vu plus haut). Ces deux vibrations de sens opposés (l'une incidente, l'autre réfléchie) peuvent se combiner pour former des « **ondes stationnaires** » qui restent fixes tout en additionnant les deux énergies.

› **Les interférences génèrent rapidement des sensations inconfortables qui cessent immédiatement en mobilisant légèrement la sonde.**

➡ Identification et rôle des différents organes et accessoires

En pratique courante, un appareil à ultrasons comprend :

- un **générateur** pour créer et transmettre le champ électrique au cristal de quartz (désormais remplacé par une céramique piézoélectrique de synthèse) afin d'obtenir sa mise en vibration ;
- une **pièce à main** contenant la céramique destinée à être appliquée sur la peau du sujet pour transmettre la vibration (cet outil porte différents noms selon les auteurs : projecteur, transducteur ou **sonde** – en esthétique, c'est ce dernier terme qui semble prédominer) ;
- un **potentiomètre** de réglage de la puissance, qui se détermine en watts ;

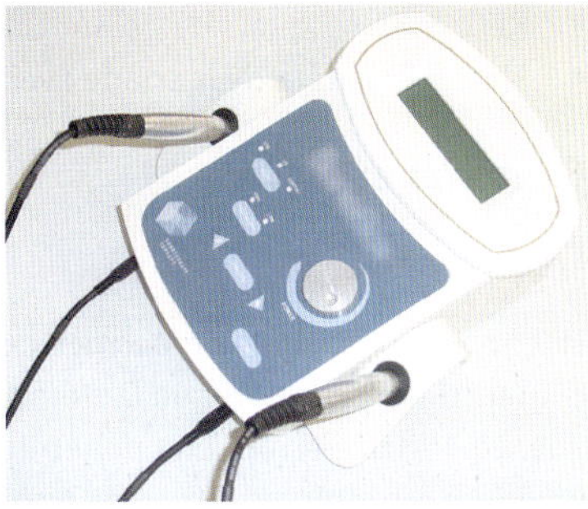

Fig. 34.14. Appareil à ultrasons pour les soins esthétiques du visage (avec deux sondes et deux fréquences).

- un **sélecteur** permettant de choisir le mode d'émission, lequel peut être soit continu, soit interrompu régulièrement (il est alors qualifié de mode « pulsé ») ;
- un **sélecteur de fréquence** (sur les appareils qui en proposent plusieurs).

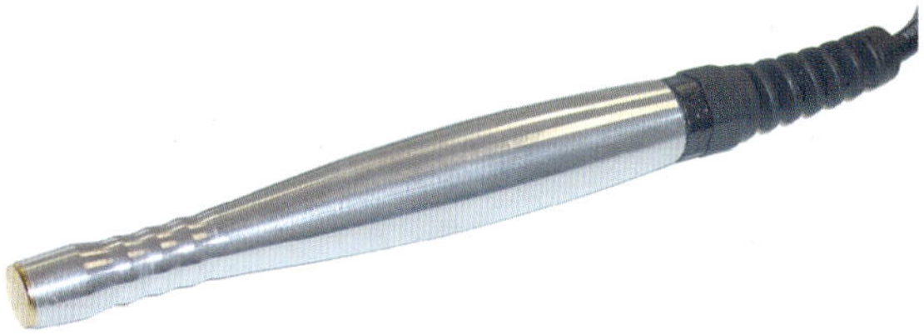

Fig. 34.15. Sonde (la céramique se trouve dans la tête).

Mode d'emploi en condition normale d'utilisation

Utilisation

Avant le soin

Établir son plan de soin avant de mettre l'appareil en marche :
- déterminer la fréquence, le mode et la puissance maximum à utiliser en fonction du soin ;
- procéder au repérage des zones à traiter ;
- réfléchir à la méthodologie employée : travail en points fixes ou en balayages.

Pendant le soin

- Appliquer généreusement le gel de contact sur la zone à traiter avec un pinceau-masque. Réaliser cette opération sur de petites surfaces car le gel sèche très rapidement. Ne pas oublier qu'en l'absence de gel (donc de milieu matériel entre la sonde et la peau), les ultrasons ne sont pas transmis, et qu'il existe alors un risque d'échauffement de la céramique qui peut, de ce fait, être détériorée.
- Ne jamais déclencher l'émission avant d'être assuré d'une adhésion parfaite de la sonde à la peau pour ne pas endommager la céramique piézoélectrique.
- Veiller à placer constamment la sonde perpendiculairement à la peau pour éviter toute déperdition d'énergie.
- Pour éviter les phénomènes d'interférences (provoquant les ondes stationnaires), il convient d'appliquer la théorie du Dr Born :
  - choisir un mode pulsé si la sonde est appliquée sur un point fixe ;
  - choisir le mode continu si la sonde est constamment mobilisée en balayage sur un trajet.

Après le soin

- Remettre immédiatement tous les paramètres à 0 sur l'appareil.
- Retirer les reliquats de gel sur la peau avec une compresse humide avant de continuer le soin.
- Nettoyer la tête de la sonde avec un produit désinfectant antibactérien.

Contrôles et réglages

Fréquence

Le choix de la fréquence permet de transmettre l'énergie ultrasonore au point désiré. En pratique courante, on peut dire que la fréquence 3 MHz porte l'énergie en extrême surface tandis que la fréquence 1 MHz permet une pénétration de plusieurs centimètres (selon la nature des tissus). Ainsi, la première est réservée aux soins esthétiques du visage, la seconde aux soins du corps.

Dosimétrie

L'énergie ultrasonore est absorbée en fonction de la puissance de l'émission. Ainsi, le choix de la puissance utilisée relève d'un double souci : apporter *in situ* l'énergie suffisante pour être efficace, mais ne pas dépasser une certaine dose pour éviter de provoquer des effets indésirables (brûlures notamment). Il convient donc de bien respecter la dosimétrie indiquée par les auteurs en fonction de chaque soin. À cet effet, il est indispensable de vérifier le type d'indication de la puissance sur l'appareil que l'on utilise. Il existe deux options :

- indication des « watts totaux » délivrés par la sonde ;
- indication des « watts/cm^2 » (ce qui rapporte la puissance à la surface émettrice de la sonde). Cette seconde option, devenue beaucoup plus courante, est évidemment la plus commode pour déterminer la puissance maximum à utiliser.

Mais, dans les deux cas, attention à ne pas les confondre !

Mode

Le flux ultrasonore peut être transmis soit en **mode continu**, soit en **mode discontinu** (pulsé), avec un rapport variable « travail-repos », par exemple de 1/5 ou de 1/10. Le mode pulsé réduit les effets thermiques, ce qui permet d'utiliser une puissance plus élevée.

Hygiène

Le gel. Le gel de contact doit toujours être appliqué avec un pinceau et non avec les doigts pour éviter la contamination du flacon par les bactéries cutanées.
L'appareil. Après chaque utilisation, il convient de bien nettoyer le tableau de bord de l'appareil qui risque d'avoir été souillé par les doigts lors des différents réglages.

Sécurité

Les appareils. Utiliser exclusivement les appareils à ultrasons qui respectent les normes réglementaires en vigueur.
Les soins. Bien respecter les indications et, surtout, les contre-indications (voir sections suivantes). Ne pas hésiter à interrompre le soin au moindre effet indésirable.

➡ Maintien en bon état de fonctionnement et nettoyage

Les sondes

Les sondes des appareils à ultrasons ne peuvent pas être stérilisées. Il convient donc d'apporter une attention particulière à leur désinfection qui doit, à l'évidence, être soigneusement effectuée après chaque séance en utilisant une solution antibactérienne appropriée.

L'appareil

Vérifier le bon fonctionnement des différentes fonctions de l'appareil avec les témoins lumineux.

➡ Indications des ultrasons selon diagnostic et effets recherchés

Effets biologiques des ultrasons

Les ultrasons déterminent dans l'organisme deux actions principales, dont la synergie engendre plusieurs effets biologiques : une action mécanique et une action thermique.

Action mécanique

Les vibrations induites par les ultrasons provoquent dans les tissus humains des effets de compression s'alternant avec des tractions selon des cycles correspondant à leur fréquence. Cet effet purement mécanique s'apparente à une forme de « micromassage » par friction.
Il faut noter que les pressions exercées par ce micromassage s'appliquent de façon plus intense au niveau des plans de séparation des différents tissus (par exemple, à la jonction peau/muscle), en raison des phénomènes de réflexion décrits plus haut.

Action thermique

Les frictions induites par le « micromassage » ultrasonore créent localement une augmentation de chaleur, ce qui est logique puisque, classiquement, la peau dégrade toujours une énergie mécanique en chaleur (ce qu'il est aisé de constater en frottant un doigt pendant quelques instants sur la peau). **L'intensité** de cette élévation de température dépend de nombreux facteurs : nature des tissus, différents coefficients d'absorption, phénomènes de réflexion au niveau des plans de séparation, etc. Elle résulte également de deux paramètres importants :

- la puissance appliquée ;
- le mode d'application choisi (continu ou pulsé).

Indications des ultrasons

Ces deux actions de base (mécanique et thermique) se potentialisent selon un mode synergique pour se traduire par différents effets biologiques directement utilisables selon le soin à effectuer.

Effet métabolique

L'énergie ultrasonore engendre au niveau des cellules cibles une activation très sensible des métabolismes. Cette propriété peut être utilisée pour stimuler l'activité biologique de certains métabolismes cutanés spécifiques, dans le but soit de les accélérer (cicatrisation), soit de les réactiver (stimulation des fibroblastes).

Effet phorétique

Les ultrasons induisent une augmentation importante de la perméabilité cutanée. En se combinant à l'effet de la pression de radiation, ce phénomène favorise la pénétration de produits actifs par **« sonophorèse »** selon un mode analogue (mais non identique) à celui de la ionophorèse. Il y a lieu de remarquer que cette action nécessite de disposer de produits actifs sous la forme de gels hydrosolubles.

> **➤ Fibrolytique, sympathicolytique : le suffixe -lytique : « qui détruit, dissout ».**

*Effet **fibrolytique***

Les frictions moléculaires provoquées par le flux ultrasonore s'opposent à la formation des processus fibreux, ce qui permet de diminuer les phénomènes de sclérose des tissus cutanés ou de leurs composants (collagène).

*Effet **sympathicolytique***

Les ultrasons provoquent un blocage neurologique efficace de la transmission orthosympathique, ce qui a pour effet de libérer les effets des afférences parasympathiques et, par conséquent, de générer une vasodilatation de type réflexe au niveau de la microcirculation cutanée.

Effet thixotropique

> **➤ Thixotrope : « se dit de gels qui se liquéfient par agitation et se régénèrent au repos » (Le Robert).**

Par l'agitation moléculaire qu'ils provoquent, les ultrasons augmentent sensiblement le caractère **thixotrope** de certains gels, ce qui leur permet de se liquéfier puis de se régénérer au repos.

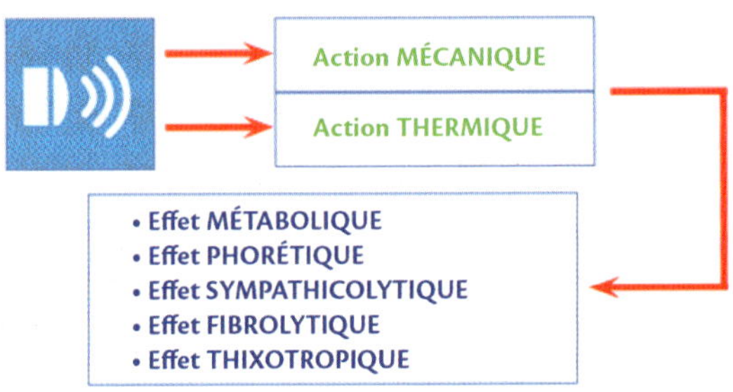

Fig. 34.16.

Contre-indications des ultrasons

Les ultrasons peuvent engendrer des effets péjoratifs qu'il faut connaître et apprécier.

Dangers physiques

Ils sont liés aux propriétés spécifiques des ultrasons précédemment décrites, qui doivent conduire à éviter impérativement :

- la cavitation, qui peut engendrer des dégâts cellulaires (cytolyses) et vasculaires ;
- la production d'ondes stationnaires, qui induit des dégradations biologiques ;
- la transformation excessive de l'énergie acoustique en chaleur qui, si elle est importante, peut provoquer localement des brûlures cutanées.

Il est cependant à noter que ces problèmes sont toujours liés à une puissance inadaptée et que, par conséquent, ils sont très faciles à éviter en pratique courante.

Abstentions médicales

Une abstention de principe est recommandée dans les cas suivants :

- les processus évolutifs connus (cancers cutanés en général et mélanomes en particulier, etc.) pour éviter une activation inappropriée des métabolismes cellulaires ;
- les paralysies sensitives locales ou régionales qui engendrent le plus souvent une inhibition partielle ou totale de la perception ;
- les suites immédiates des pathologies infectieuses locales ;
- les **ostéotomies** récentes ;
- le matériel d'**ostéosynthèse** (non « IRM-compatible ») dans le champ de l'émission ultrasonore ;
- la présence de fils d'or ou de fils crantés (utilisés en médecine esthétique).

> **Ostéotomie : opération consistant à sectionner un os.**

> **Ostéosynthèse : opération consistant à réunir des fragments d'un os fracturé, au moyen de plaques métalliques, de clous, de vis...**

4. Appareil à ionophorèse ou iontophorèse

Fonction globale

> *Appareil électrique qui génère un courant continu de faible intensité* (courant galvanique), destiné à faire pénétrer dans la peau des substances pouvant être ionisées.

Le courant galvanique a un double effet :

- il provoque une vasodilatation cutanée et améliore ainsi les échanges métaboliques ;
- il provoque la pénétration cutanée de principes actifs ionisables d'un produit, par l'intermédiaire d'électrodes posées sur la peau. Les effets obtenus seront fonction des produits sélectionnés : hydratant, antiradicalaire, lipolytique...

À noter

- On appelle « **ionisation** » la pénétration de produits médicamenteux ionisés à visée thérapeutique, **l'ionophorèse** s'attachant à la pénétration d'un produit cosmétique.
- L'appareil est souvent jumelé à une électrostimulation musculaire. Généralement, dans un même appareil existent un générateur de courant pour la ionophorèse et un autre générateur pour l'éléctrostimulation.

Identification et rôle des différents organes et accessoires de l'appareil

Il existe deux sortes d'appareils à ionophorèse : les appareils réservés **aux soins du visage**, avec utilisation d'électrodes et de produits spécifiques, dont le protocole de soins est défini par le concepteur, et des appareils réservés **aux soins du corps**, avec des jeux d'électrodes spécifiques.
Certains appareils conjuguent les deux fonctions : seules les électrodes et l'intensité du courant galvanique varient, le principe de fonctionnement étant le même.

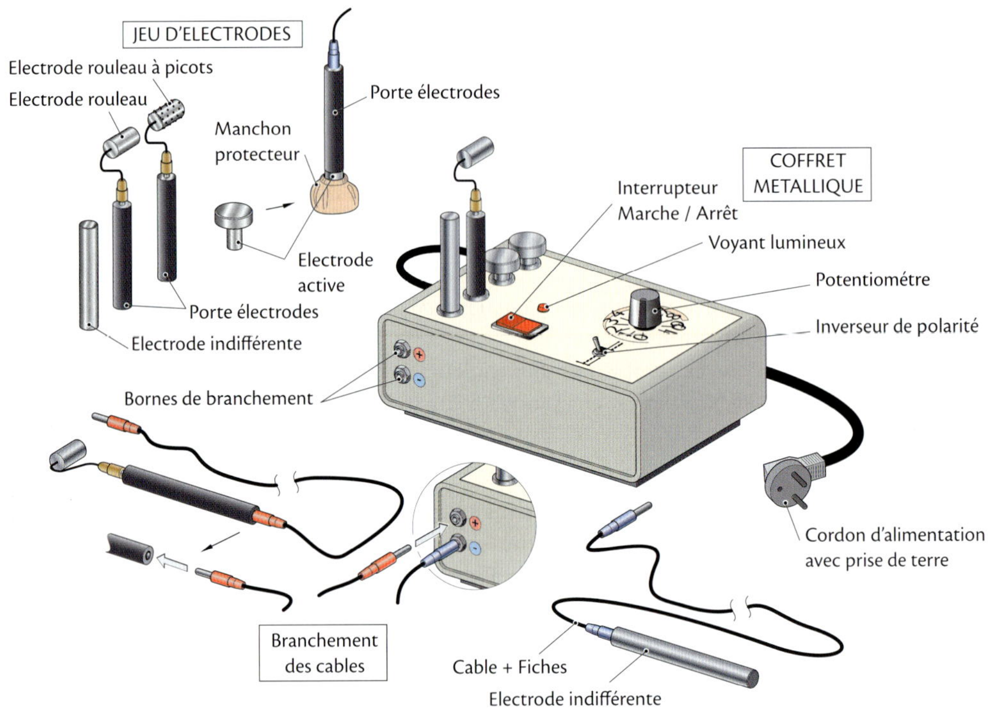

Fig. 34.17. Appareil à ionophorèse visage.

L'appareil est constitué d'un coffret métallique et d'un jeu d'électrodes.

*– Le **coffret métallique** contient un **générateur de courant** continu qui transforme le courant alternatif fourni par le secteur (voir schéma ci-dessous). Il comprend lui-même : un transformateur qui abaisse la tension de 230 V à 60 V maximum, des diodes qui redressent le courant alternatif en courant continu, et un condensateur.*

*– Un **potentiomètre** permet de régler l'intensité. Des fils électriques souples, isolés, rouges ou noirs (polarité + ou –) permettent de transmettre le courant du générateur aux électrodes.*

*– Les **électrodes** se présentent sous des formes et des tailles variées.*

***Pour le visage :** ce sont des éléments en acier inoxydable, en forme de rouleaux, de rouleaux à picots, de boules..., généralement appelées **électrodes actives**. Une **électrode indifférente** tenue par le client, ferme le circuit électrique.*

› **Cet appareil, en inversant la polarité, permet de réaliser un soin désincrustant.**

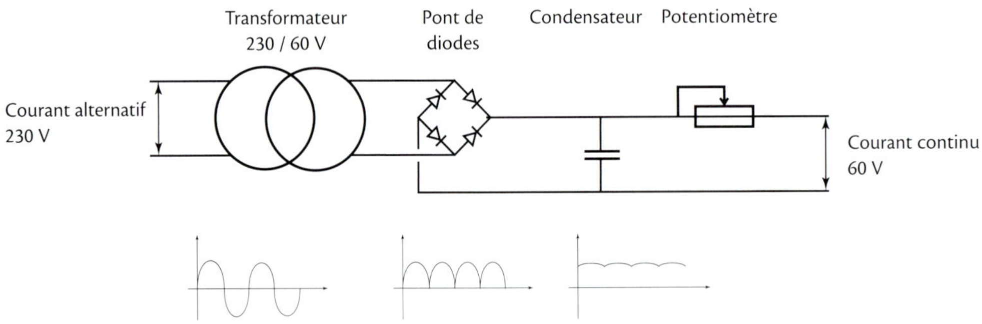

Fig. 34.18. Redressement du courant alternatif en courant continu.

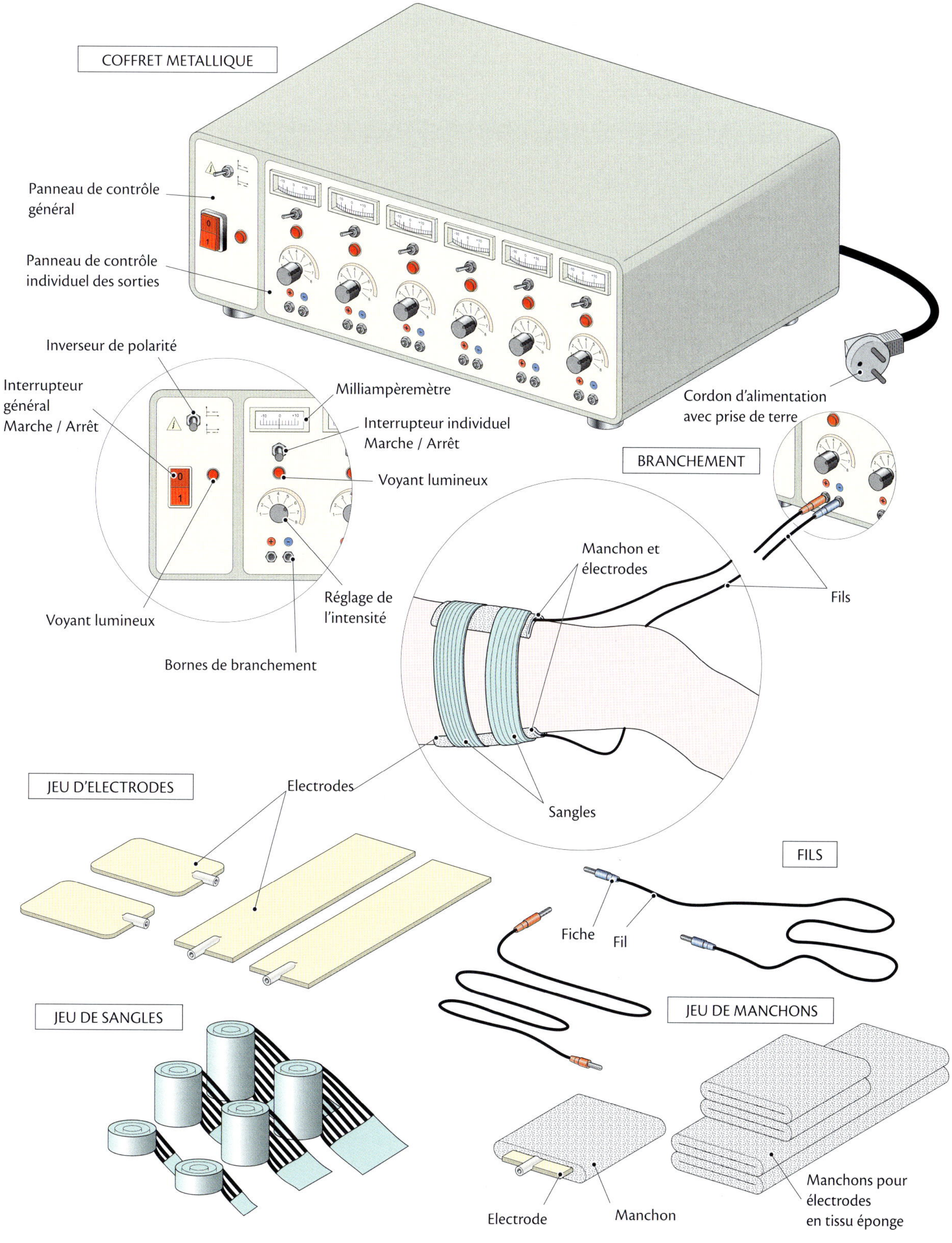

Fig. 34.19. Appareil à ionophorèse corps.

Pour le corps : *les électrodes sont des éléments soit en métal (étain), soit en caoutchouc contenant un produit conducteur de courant (limaille de fer), capables de transmettre le courant électrique. Il existe également des électrodes en polymères conducteurs, en silicone carboné ou en gomme de karaya.*

Mode d'emploi en condition normale d'utilisation

À noter

Utiliser un appareil conforme à la réglementation européenne marqué aux normes CE.

Contrôles

Préparation du client

- Interroger les clients afin d'écarter les porteurs de pacemaker ou de prothèses métalliques.
- Installer le client conformément aux conditions d'hygiène, de confort et de sécurité en vigueur.
- Pour le corps : vérifier que les zones sur lesquelles les électrodes vont être installées ne présentent aucune blessure, excoriation ou autre plaie favorisant le passage ponctuel du courant.

Préparation de l'appareil

- Vérifier le bon état général de l'appareil et des raccordements électriques.
- Vérifier que l'appareil n'est pas sous tension.
- Pour l'appareil corps :
  - vérifier la mise à zéro de tous les milliampèremètres ;
  - vérifier le bon état des électrodes, et notamment qu'elles présentent des surfaces absolument planes (surtout les électrodes en étain) ;
  - vérifier l'état des manchons dans lesquels les électrodes seront installées ;
  - vérifier les sangles de maintien.

Utilisations, réglages

Mode opératoire pour le visage

- Après un démaquillage soigné, appliquer le produit à ioniser sur l'ensemble du visage et du décolleté en couche épaisse et régulière.
- Choisir les électrodes actives adéquates en fonction des zones à traiter. Elles sont en métal inoxydable, de forme rouleau, boule ou styloïde.
- Placer l'électrode indifférente dans la main du client, après lui avoir fait retirer ses bagues.
- Poser une électrode active sur le visage.
- Mettre l'appareil sous tension.
- Monter le milliampèremètre jusqu'à ce que le client ressente un léger picotement. **Attention ! Ne pas dépasser 3 mA (soit 0,003 A).**
- Procéder au soin en suivant les trajets préconisés par le fabricant du produit utilisé.
- Garder toujours les électrodes en mouvement.
- Laisser une électrode active en contact avec la peau avant de baisser le milliampèremètre et de mettre l'appareil hors tension.
- Le soin durera 20 min.

Mode opératoire pour le corps

- Installer le client sur un lit confortable et parfaitement sec.
- Tremper les manchons dans de l'eau déminéralisée et les essorer.
- Préparer les manchons en mettant le produit à ioniser sur les manchons recouvrant les électrodes actives à l'aide d'une gaze imbibée.
- Repérer les zones à traiter.

- Vérifier la polarité du produit à ioniser. Un produit à charge positive sera ionisé à partir de l'anode. Un produit à charge négative sera ionisé à partir de la cathode qui devient alors l'électrode active._Il existe également des produits « amphotères », ionisables aux deux pôles.
- Installer les électrodes actives et indifférentes en opposition si possible, pour permettre une meilleure circulation du courant.
- Vérifier que les électrodes actives et indifférentes présentent la même surface.
- Fixer les électrodes grâce aux sangles avec une pression égale sur l'ensemble de l'électrode.
- Vérifier le confort du client.
- Mettre l'appareil sous tension.
- Monter les milliampèremètres les uns après les autres en interrogeant le client sur son ressenti.

À noter

L'intensité du courant ne doit pas dépasser **0,03 mA/cm²**, soit, pour une électrode de 10 cm x 10 cm, une intensité de **3 mA**.

- Le traitement durera **20 min**.
- Rythme des séances :
  - cinq séances toutes les 2 semaines sont conseillées, par exemple : lundi/mercredi/vendredi/mardi/vendredi (2 mois de traitement) ;
  - le nombre de séances ne doit pas excéder vingt. Au-delà, aucun des effets recherchés ne sera plus optimisé.
- À la fin du soin :
  - baisser doucement et un à un les milliampèremètres ;
  - mettre l'appareil hors tension ;
  - enlever les bandes et les électrodes ;
  - vérifier les zones traitées et procéder à un léger modelage calmant, à sec ou laisser en l'état.

Sécurité

Brûlures

› Le risque le plus important lors d'une séance d'ionophorèse est le risque de *brûlures*.

- Les brûlures occasionnées par ionophorèse sont des brûlures ponctuelles et profondes.
- Le client ne ressent aucun picotement désagréable ou douloureux.
- Elles peuvent être occasionnées par :
  - soit un mauvais état des électrodes ;
  - soit un mauvais état des manchons des électrodes ;
  - soit un contact de la peau et du métal dû à une mauvaise isolation ;
  - soit une excoriation ou une blessure favorisant le passage ponctuel du courant.
- Il faut donc :
  - vérifier la bonne installation des électrodes dans leur manchon de protection ;
  - tenir l'appareil éloigné du client pour éviter qu'il ne change le programme initié par le technicien (plus d'intensité, plus de temps… pour plus d'effet).

Autres précautions

- Vérifier la stabilité de l'intensité 3 min après le début du traitement.
- Éviter de faire ce soin sur une femme enceinte ou portant certains modèles de stérilet.
- Le lit sur lequel est installé le client doit être parfaitement sec.
- Le client doit être isolé de tout contact métallique.

Opérations de nettoyage et de maintien en bon état de fonctionnement

- Retirer les manchons des électrodes et les laver dans une eau légèrement savonneuse, les rincer soigneusement à grande eau, les faire sécher individuellement.
- Rincer et nettoyer les électrodes avec une solution antibactérienne et les sécher.
- Essuyer les électrodes métalliques utilisées pour le corps et les stocker à plat dans un endroit sec.
- Faire sécher les sangles de fixation et les pendre ou les rouler.
- Détacher les fils conducteurs et les rouler.
- Une fois par jour, nettoyer l'appareil et le cordon électrique.
- Faire la propreté de l'appareil.

Signes éventuels de dysfonctionnement

- *L'appareil ne s'allume pas* : vérifier que la tension du réseau correspond à celle de l'appareil et que le cordon d'alimentation et la fiche électrique sont en bon état.
- *Le courant ne passe pas* : vérifier que le client tient correctement l'électrode indifférente dans la main ou que les électrodes sont correctement installées sur le corps de façon à ce que le circuit électrique soit fermé.

Indications de l'appareil en fonction du diagnostic et des effets recherchés

- Les effets sont induits par le produit utilisé.
- Ce traitement permet une pénétration cutanée améliorée par le courant continu. On constate au niveau du visage :
  - une amélioration de la souplesse cutanée ;
  - une impression de « confort » au niveau des zones traitées ;
  - un aspect reposé.
- Au niveau du corps :
  - une amélioration de l'aspect « peau d'orange » ;
  - lié à une hygiène alimentaire et à une hygiène de vie, un affinement des régions traitées.

5. Appareil rotatif

Fonction globale

- Appareil électrique permettant le *mouvement rotatif d'un embout* (accessoire qui se place à l'extrémité de l'appareil).
- En fonction de l'embout utilisé, les *effets obtenus* seront :
  - le nettoyage en profondeur de la peau ;
  - le ponçage et le polissage des ongles.

- Pour les soins esthétiques de la peau, on utilisera des brosses de différentes grandeurs.
- Pour les soins esthétiques des ongles, on utilisera des embouts abrasifs ou des polissoirs.

Identification et rôle des différents organes et accessoires

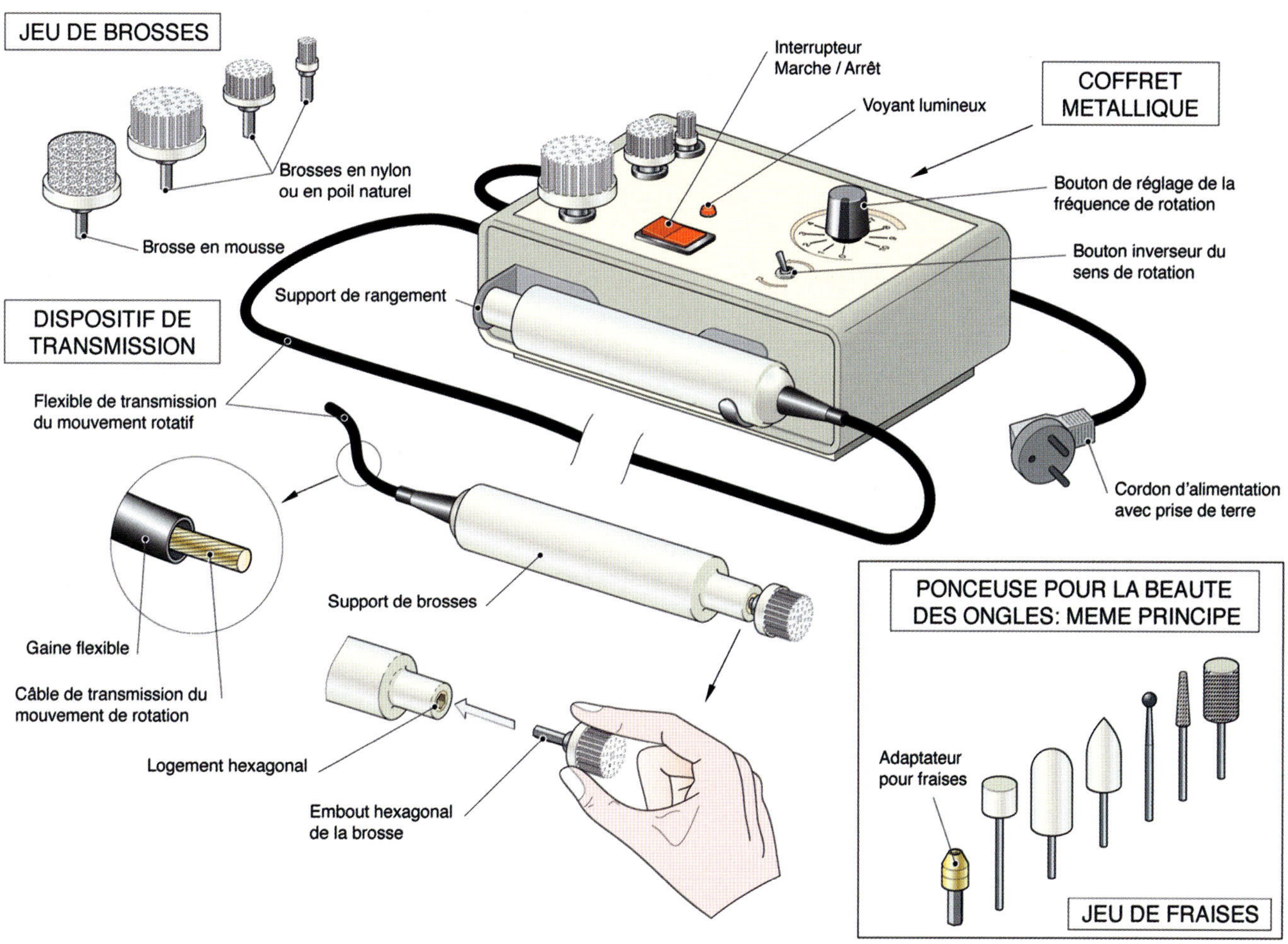

Fig. 34.20. Appareil rotatif.
L'appareil comprend :
*– un **coffret métallique** qui renferme un **moteur électrique délivrant un mouvement rotatif** de 50 à 150 tours/minute pour le visage, de 15 000 tours/min pour les ongles ;*
*– un **dispositif de transmission du mouvement rotatif**. Ce dispositif est composé d'un câble tournant à l'intérieur d'une **gaine flexible** ; le câble, relié au moteur et à **l'embout support de brosses** transmet le mouvement à la brosse.*
***Accessoires :** un jeu de brosses de tailles et de duretés différentes selon la nature du poil.*

Mode d'emploi en condition normale d'utilisation

Utilisation

Préparation du client

Tout appareil électrique peut entraîner une certaine appréhension de la part du client. Il convient d'expliquer l'objectif de l'utilisation de l'appareil à embouts rotatifs.

Préparation de l'appareil

- Vérifier le bon état électrique et le bon état général de l'appareil.
- Placer l'embout choisi à la pièce de fixation.
- Brancher la prise électrique.

Mode opératoire pour les soins esthétiques de la peau

- Choisir la dimension et la dureté de la brosse en fonction des zones à traiter.
- Choisir le sens de la rotation.
- Programmer la vitesse de rotation.
- Passer la brosse en douceur sur les zones à traiter en mouvements circulaires.

Mode opératoire pour les ongles

Choisir l'embout en fonction de l'objectif du soin à effectuer.

Il est rappelé que seuls les soins d'embellissement des ongles sont du domaine de l'esthéticien. Cors, durillons et autres affections épidermiques et unguéales du pied sont de la compétence du pédicure.

Sécurité

- Vérifier le bon état de la prise et du cordon électrique.
- Tester la vitesse et le sens de rotation de la brosse.
- Vérifier la bonne fixation de l'embout.
- Ne pas utiliser sur les peaux sensibles et les régions du corps fragiles.

Opérations de nettoyage et de maintien en bon état de fonctionnement

- Nettoyer et désinfecter les brosses.
- Nettoyer et désinfecter les embouts.
- Nettoyer et enrouler le cordon d'alimentation électrique autour du corps de l'appareil.
- Faire la propreté de l'appareil.
- Protéger les embouts de la poussière.
- Ranger l'appareil dans un endroit sec.

Indications de l'appareil en fonction du diagnostic de peau et des effets recherchés

Pour les soins esthétiques de la peau

- Place dans le soin : après le gommage.
- L'appareil à brosses rotatives peut être utilisé sur l'ensemble du corps.
- Les brosses sont en nylon, en poil naturel ou en mousse.
- L'appareil permet l'élimination des cellules desquamantes, d'un produit de gommage.
- L'appareil affine et adoucit le grain de peau.

Pour les ongles

- L'appareil rotatif est utilisé sur les mains et les pieds.
- Les embouts ou « fraises » sont de formes et de grosseurs différentes.
- Les fraises sont en tungstène, en pierre ponce, en feutre…
- L'appareil permet le limage, le ponçage et le façonnage des ongles.

6. Appareil à électrodes de Mac Intyre

Fonction globale

- *Appareil électrique produisant un courant alternatif de haute fréquence : 100 kHz et plus*, transmis à la surface cutanée à l'aide d'électrodes en verre ou en quartz de formes différentes.
- *Actions produites* : en fonction des électrodes choisies, on obtiendra un effet de vasodilatation, un effet assainissant, cicatrisant, bactéricide, calmant, apaisant.

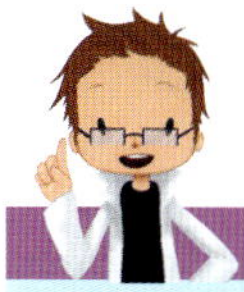

Info +

Utilisation médicale des courants à haute fréquence

C'est le physicien autrichien Nikola Tesla qui, le premier, a constaté à la fin du XIXe siècle que le courant électrique de haute fréquence est sans danger pour le corps humain. Dès 1893, le docteur Arsène d'Arsonval généralise l'emploi de ces courants dans le monde médical : il crée ainsi le *service d'électrothérapie à la Salpêtrière* et appelle cette nouvelle thérapeutique la « d'arsonvalisation ».

Identification et rôle des différents organes et accessoires

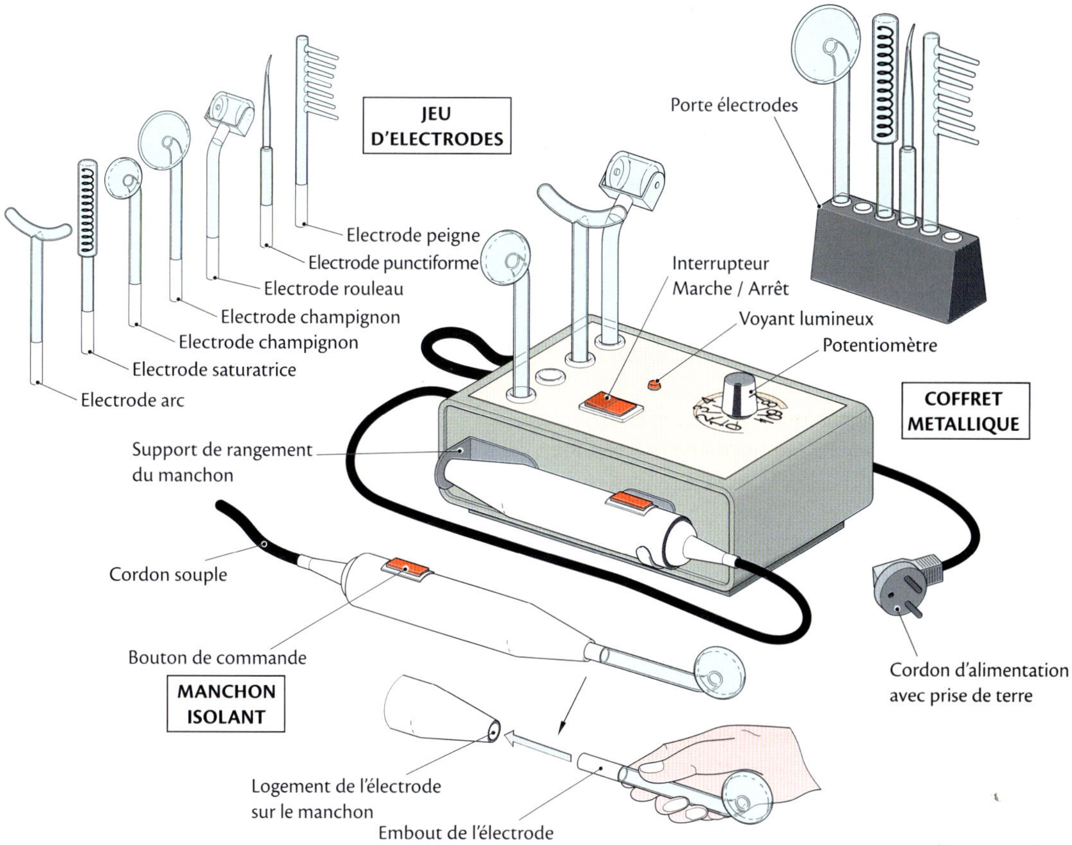

Fig. 34.21. Appareil à électrodes de Mac Intyre.
*– Le **coffret métallique** isolant contient un générateur de haute fréquence. Un **potentiomètre** permet le réglage de l'intensité visualisée par affichage numérique ou sur un cadran. Un **manchon isolant** sur lequel est insérée l'électrode, est relié au corps de l'appareil par un cordon souple.*
*– Les **électrodes de Mac Intyre** se présentent sous des formes différentes pour s'adapter aux zones à traiter. Elles sont en verre, en opaline ou en quartz. L'électrode saturatrice contient une spirale métallique. Elles contiennent un gaz à très basse pression (de l'air, du néon ou des vapeurs de mercure). Sous l'effet du courant, ce gaz est ionisé et produit de la lumière.*

Mode d'emploi en condition normale d'utilisation

Préparation du client

- Tout appareil électrique peut entraîner une certaine appréhension sur des personnes non habituées. Il convient donc d'expliquer l'objectif de l'utilisation de l'appareil à électrodes de Mac Intyre.
- Installer le client selon les normes d'hygiène, de confort et de sécurité.

Préparation de l'appareil

- Vérifier le bon état électrique et le bon état général de l'appareil.
- Choisir l'électrode en fonction de l'effet recherché et de la zone à traiter.
- Désinfecter l'électrode.
- Introduire l'électrode dans le manchon de l'appareil.
- Mettre en marche et régler le potentiomètre au minimum.
- Poser un doigt sur l'électrode et la positionner sur la zone à traiter sans appuyer.
- Augmenter l'intensité à l'aide du potentiomètre, en fonction de la sensibilité du client.
- Procéder au soin pendant 10 min sans interrompre le contact de l'électrode avec la peau du client.
- Mettre un doigt sur l'électrode avant d'interrompre le contact de l'électrode avec la peau du client.
- Remettre le potentiomètre à zéro et arrêter l'appareil.

Les électrodes de Mac Intyre : trois modes d'utilisation

En effluvation

L'électrode est déplacée sur la zone traitée en mouvements lents et réguliers, sans interrompre le contact.

- **Électrode en verre à vide partiel** (lumière violette) : champignon, arc, peigne, rouleau.
  - Effets assainissant et bactéricide.
  - *Indication* : les peaux grasses après l'extraction des comédons.
- **Électrode en verre au néon** (lumière orange) : champignon, arc, peigne, rouleau.
  - Effets calmant, apaisant.
  - *Indication* : les peaux sensibles avant le modelage.
- **Électrodes en quartz à boule de mercure** (lumière bleue) : champignon, rouleau. Cette électrode en quartz laisse passer les rayons UV.
  - Effet bactéricide.
  - *Indication* : les peaux à tendance acnéique.

En étincelage direct

L'électrode est placée à une faible distance de la peau, sans la toucher, produisant ainsi un arc électrique entre l'électrode et la peau.

- **Électrode à vide partiel** (lumière violette) : punctiforme.
  - Effets bactéricide et cicatrisant.
  - *Indication* : les comédons ouverts après l'extraction des points noirs.

En étincelage indirect

L'électrode utilisée est l'**électrode saturatrice**, contenant la spirale métallique que le client tient dans la main après avoir ôté ses bagues.
Le technicien effectue des pianotements et des pincements de Jacquet. Le contact des mains du technicien entraîne un étincelage créant une stimulation tissulaire.
Indication : les peaux ridées et atones.

Sécurité

- Vérifier le bon état de la prise et du cordon électrique.
- Vérifier le bon état de l'électrode et la désinfecter.
- Faire ôter tout objet métallique au client en cas d'utilisation de l'électrode saturatrice.
- Ne pas poser l'électrode après utilisation sur un endroit froid.

Signes éventuels de dysfonctionnement :

– vérifier que la tension du réseau correspond à celle de l'appareil et que le cordon d'alimentation et la fiche électrique sont en bon état ;

– vérifier que le contact soit correctement établi entre le manchon et l'électrode.

Opérations de maintien en bon état de fonctionnement et de nettoyage

- Désinfecter l'électrode.
- Nettoyer et enrouler le cordon d'alimentation électrique autour du corps de l'appareil. Faire la propreté de l'appareil et le ranger dans un endroit sec.
- Manipuler les électrodes avec soin et les ranger de façon à ce qu'elles ne subissent aucun heurt.

7. Appareil à dépresso-aspiration

➡ Fonction globale

> **Cette technique d'aspiration est également appelée dépressothérapie, vacuothérapie, dépressomodelage, lipomodelage.**

- Appareil électrique permettant de réaliser une **aspiration**.
- Actions produites : grâce à la dépression créée par la pompe à vide, une action d'aspiration est exercée dans l'embout de l'appareil qui, appliqué sur la peau, entraîne une succion.

Cette technique d'aspiration entraîne :

- ***sur le visage et à faible puissance :*** une extraction des comédons ouverts, une action anti-rides (ride du lion, rides de la patte-d'oie, sillons naso-géniens), une action de stimulation (ovale du visage, flaccidité du cou, décolleté) ;
- ***sur le corps :*** un assouplissement de la **fibrose** des tissus sous-cutanés, une amélioration de la circulation sanguine cutanée, et donc une meilleure irrigation des tissus (fibrose et troubles circulatoires sont des facteurs d'installation de la **cellulite**).

➡ Identification et rôle des différents organes et accessoires

Il existe des appareils à dépresso-aspiration avec utilisation d'embouts spécifiques, pour des objectifs précis réservés aux **soins du visage**, et des appareils réservés aux **soins du corps**, d'une toute autre dimension, utilisant des programmes très sophistiqués permettant de régler l'intensité d'aspiration, le rythme, le temps, etc. Ces appareils « nouvelle génération » sont des outils coûteux mais à l'efficacité généralement reconnue.

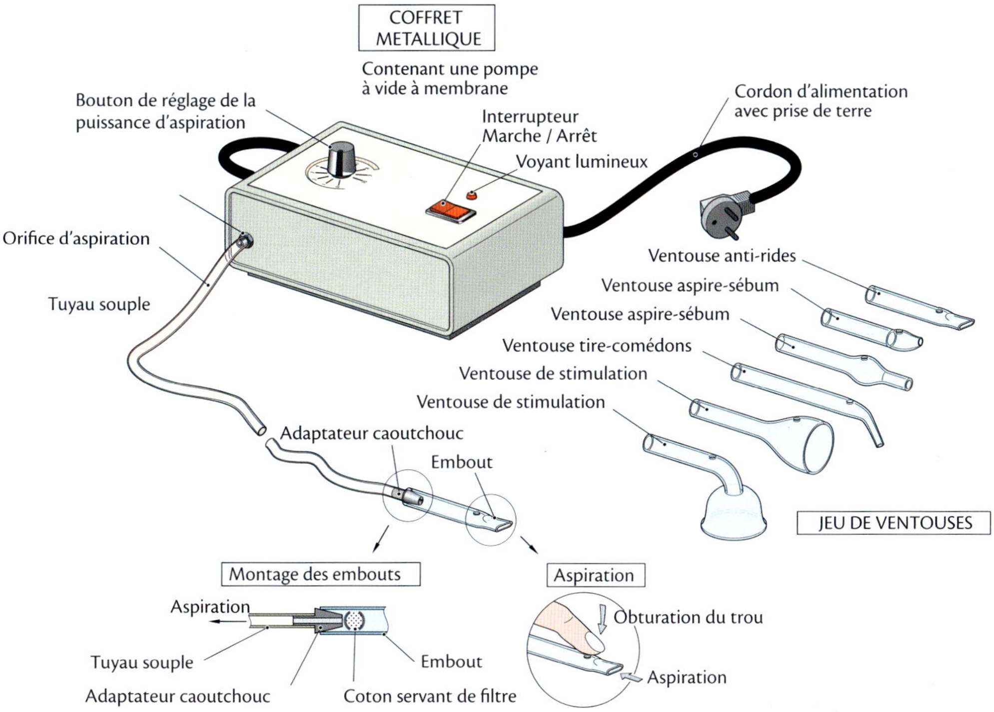

Fig. 34.22. Appareil à dépresso-aspiration visage.
L'appareil à dépresso-aspiration visage est constitué d'un coffret métallique contenant un générateur de vide (pompe à vide à membrane) relié par un tuyau souple à des embouts de verre. ***Les ventouses utilisées pour le visage sont des embouts en verre ou en plastique* :***
*– **tire-comédons** : embout courbé, de faible orifice, présentant un trou sur l'une de ses faces, permettant une aspiration séquencée et punctiforme du comédon ouvert ;*
*– **anti-rides** : embout étroit et plat, de faible orifice présentant un trou sur l'une de ses faces, permettant une aspiration séquencée et horizontale de la ride ;*
*– **stimulation** : embouts renflés, ayant des orifices de différents diamètres en fonction des zones à traiter, présentant un trou sur l'une de ses faces permettant une aspiration séquencée de l'ovale du visage, du décolleté…*
** Des appareils « nouvelle génération » présentent des embouts appelés « cloches » ou « têtes », celles-ci étant équipées de clapets montés en opposition, permettant une saisie de la peau sans pincements ni torsion.*

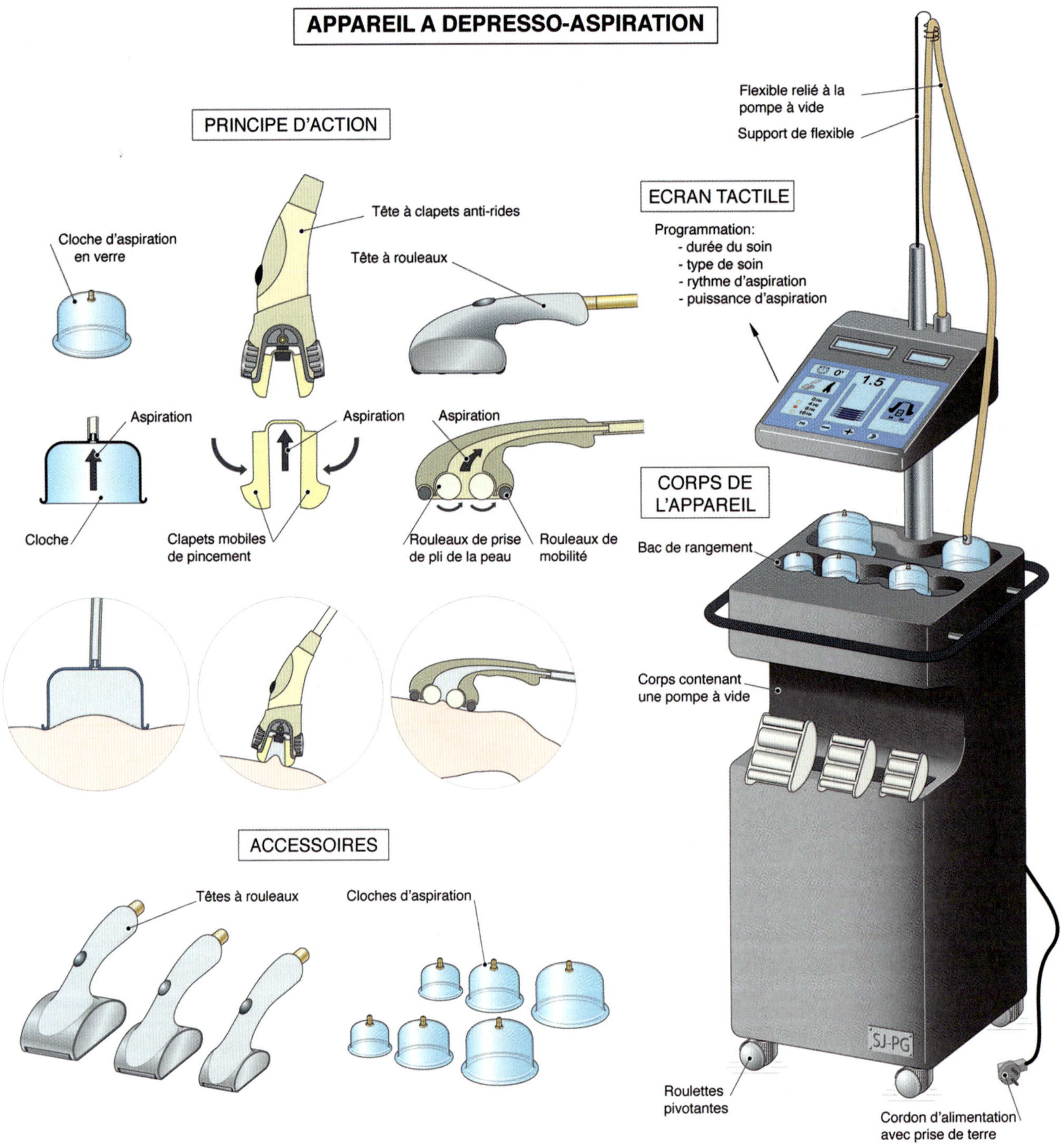

Fig. 34.23. Appareil à dépresso-aspiration corps.

Têtes ou ventouses utilisées pour le corps :

*– les **têtes** équipées de rouleaux souvent motorisés, de différentes grandeurs, permettent une aspiration douce de la peau entre les rouleaux, entraînant un soulèvement de la peau et générant un assouplissement et une meilleure circulation ;*

*– les **ventouses**, en forme de cloche, de différentes grandeurs, ayant une action plus ponctuelle, peuvent être utilisées d'une façon statique ou glissée. Le traitement peut se réaliser à l'aide d'une ou deux ventouses en simultané.*

** Certains appareils sont équipés d'un tableau de commande à microprocesseur.*

› Le maniement de ces appareils nécessite obligatoirement une formation spécifique du concepteur.

➡ Mode d'emploi en condition normale d'utilisation

Préparation du client

Installer le client conformément aux conditions d'hygiène, de confort et de sécurité en vigueur et repérer les zones à traiter.

Mode opératoire pour le visage

- Démaquiller soigneusement le visage et pratiquer une pulvérisation tiède pour dilater les ostia folliculaires.
- Choisir l'embout approprié en fonction de l'objectif recherché, le désinfecter et le brancher fermement au tuyau d'aspiration.
- Brancher l'appareil et régler la puissance de l'aspiration grâce au potentiomètre.
- Boucher avec l'index le trou de prise d'air pour établir le circuit et tester la puissance d'aspiration sur la main.
- Pratiquer le soin dans un mode ponctué ou glissé en fonction des objectifs.

> **➤ Pour l'extraction des comédons ouverts, prendre soin de placer dans l'embout une fine couche de coton servant de filtre.**

Mode opératoire pour le corps

- Le protocole d'utilisation et de réglage de l'appareil appartient à son **concepteur** : réaliser le protocole de soin conformément à ses directives est le premier gage de réussite et de résultats.
- Une formation spécifique au maniement de certains appareils est incontournable.
- Le rythme, l'intensité de l'aspiration doivent être réglés en fonction de la résistance et de la sensibilité de la peau du client, qui ne doit ressentir aucune douleur.

Préconisation pour le traitement corps

- Durée de la séance : 30 minutes.
- Nombre de séances : 15.
- Rythme des séances : 5 toutes les deux semaines avec des intervalles de un à trois jours.
- Après les 15 séances initiales, il faut prévoir des traitements d'entretien progressivement espacés, associés aux règles hygiéno-diététiques habituelles.

➡ Opérations de maintien en bon état de fonctionnement et de nettoyage

- Mettre l'appareil hors tension.
- Retirer les embouts.
- Nettoyer le filtre ou enlever le coton. Laver et désinfecter les embouts.
- Ranger chaque embout dans les loges qui lui sont réservées (les embouts sont des éléments fragiles qu'il faut manipuler avec précaution).
- Le tuyau reliant l'embout à l'appareil doit être rangé.

➡ Signes éventuels de dysfonctionnement

- *L'appareil ne s'allume pas* : vérifier que la tension du réseau correspond à celle de l'appareil et que le cordon d'alimentation est en bon état.
- *L'aspiration ne se fait pas* : vérifier qu'il n'y a pas de fuite d'air entre l'appareil et l'embout.

➡ Indications de l'appareil en fonction du diagnostic et des effets recherchés

Au niveau du visage

- Extraction des comédons ouverts moins douloureuse.
- Action antirides.
- Peau « repulpée », tonifiée.

> **➤ Ce traitement est déconseillé sur les peaux sensibles ou à rougeurs diffuses.**

Au niveau du corps

- Action anti-cellulitique par amélioration de la circulation cutanée.
- Action sur les amas adipeux localisés et amélioration de l'aspect « peau d'orange ».

> **➤ Ce traitement est déconseillé aux personnes présentant des problèmes circulatoires.**

› Les appareils à dépresso-aspiration « nouvelle génération » utilisés par des esthéticiens formés et compétents, sont des outils incontestables et performants pour aider au bien-être et au bien-vivre de la clientèle des instituts de beauté, des spa et des centres de forme.

4 Appareils pour l'épilation : appareils pour fusion des cires appliquées à la spatule

1. Fonction globale

› L'*appareil pour fusion des cires* est un appareil électrique chauffant permettant le passage de la cire de l'état solide à l'état liquide.

Cette transformation permet d'obtenir une cire onctueuse et souple, propre à une utilisation sans danger, sur les différentes zones du corps à épiler.

Il existe deux types d'appareils pour fusion des cires à appliquer à la spatule :

- l'appareil pour fusion des cires recyclables ;
- l'appareil pour fusion des cires jetables.

2. Identification et rôle des différents organes et accessoires

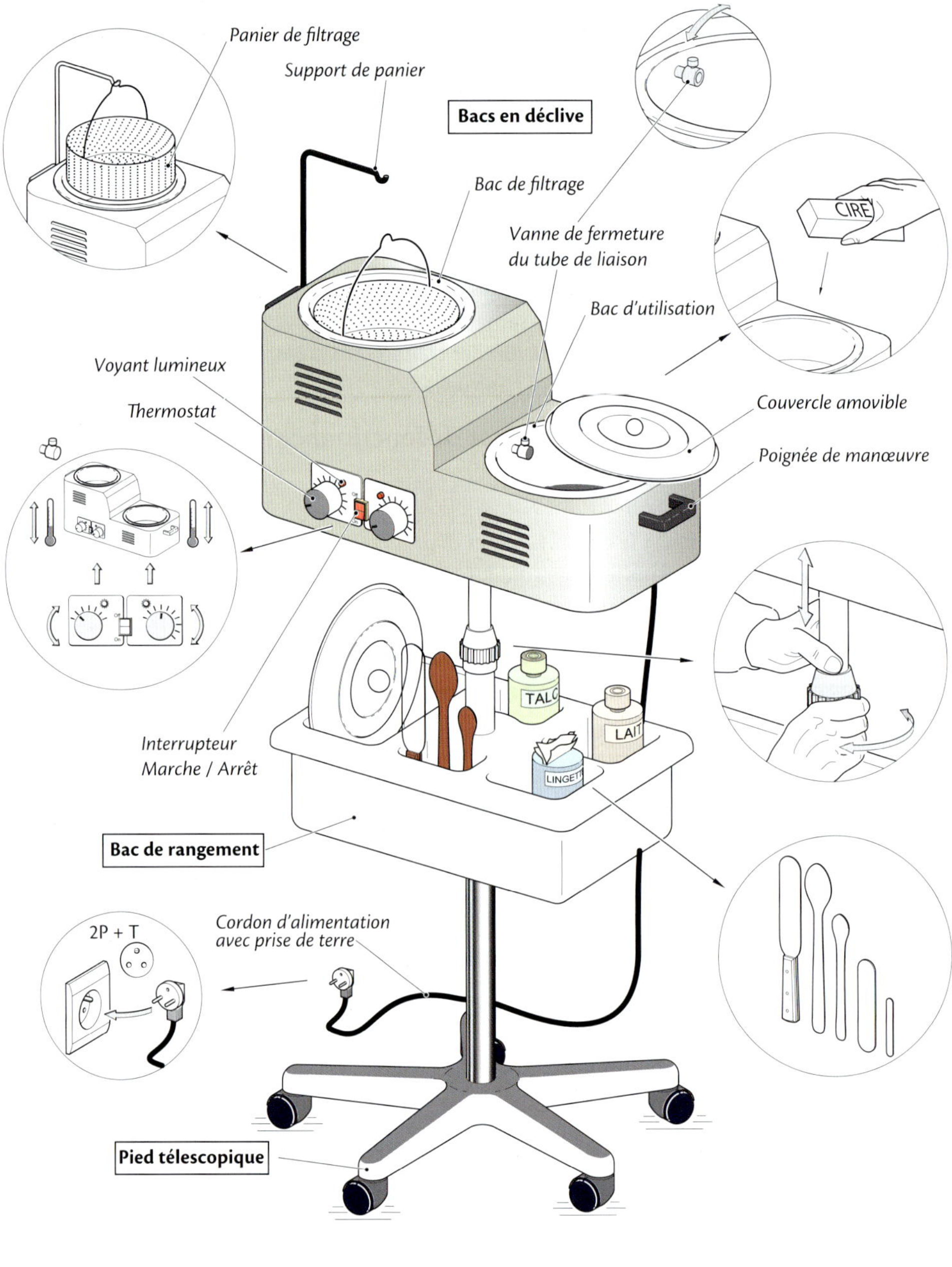

Fig. 34.24. Appareil pour fusion des cires recyclables, vue extérieure.

*• Le **pied télescopique** à roulettes soutenant l'appareil permet un déplacement facile. L'appareil peut être aussi installé sur une table roulante aux dimensions et à la solidité nécessaires.*

• Le corps de l'appareil est en acier inoxydable ou émaillé permettant un meilleur entretien.

*• **Deux thermostats** avec voyants de mise sous tension permettent :*

– l'un, de réguler la température du bac d'utilisation ;

– l'autre, de réguler la température du bac de filtrage et de fonte.

• Le bac d'utilisation reçoit les pains ou pastilles de cire ou la cire filtrée et refondue.

• Le bac de filtrage et de fusion de la cire utilisée est surélevé pour permettre l'écoulement de la cire recyclée par le simple effet de la pesanteur.

• Le tube de liaison entre les deux bacs est muni d'une vanne de fermeture.

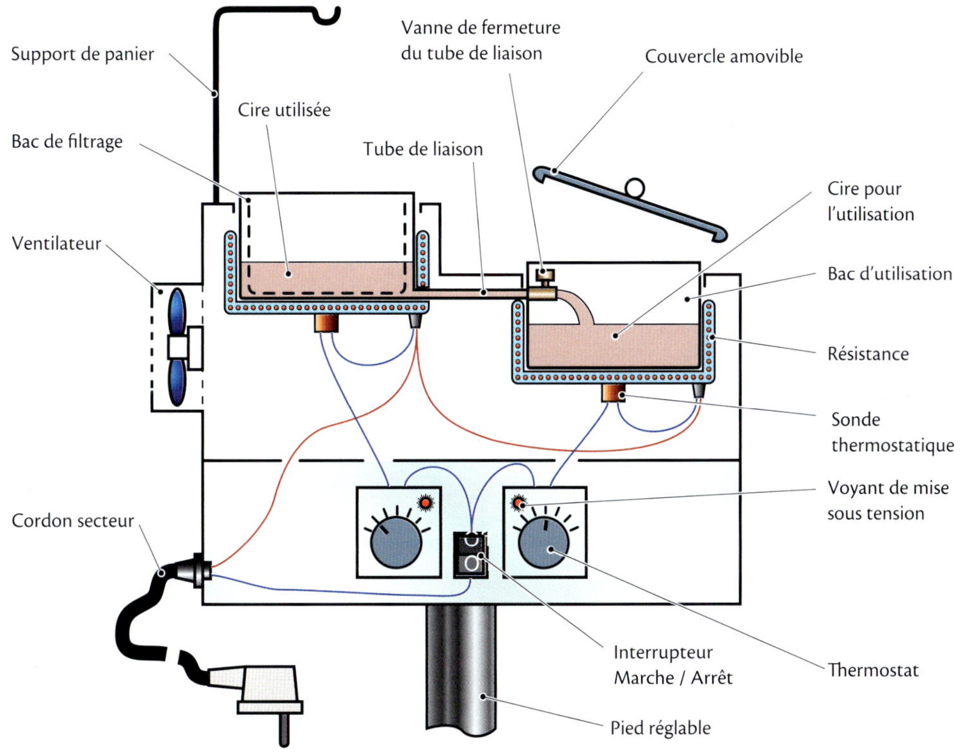

Fig. 34.25. Appareil pour fusion de cire jetable avec ou sans bandes.
- *Une sonde thermostatique est attachée à chacun des bacs.*
- *Un ventilateur permet d'éviter la surchauffe*

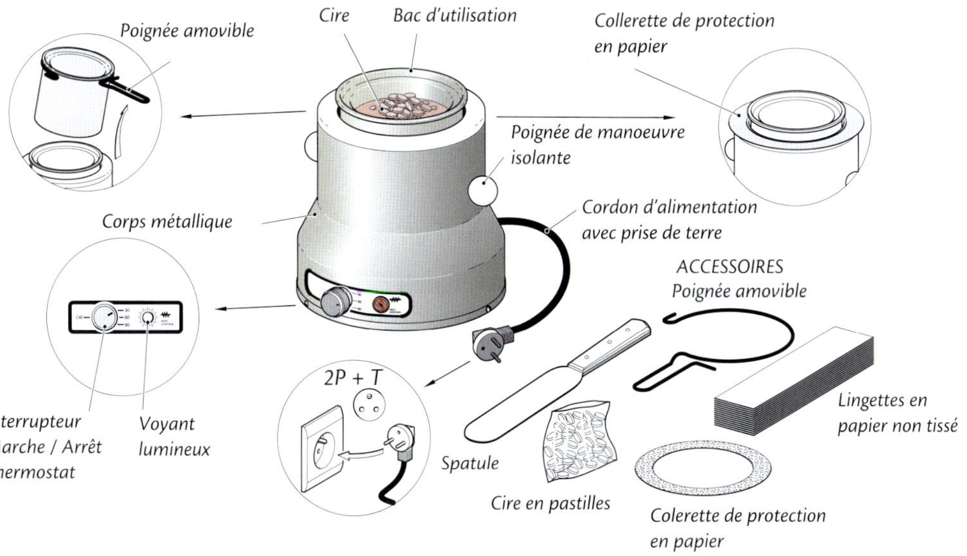

Fig. 34.26. Appareil pour fusion de cire jetable avec ou sans bandes.
- *Cet appareil est de faible encombrement.*
- *Le corps de l'appareil est en acier inoxydable ou émaillé permettant un meilleur entretien.*
- *Les poignées de manœuvre sont en bakélite.*
- *La cuve permet :*

– soit de recevoir un récipient contenant des cires en pain ou en pastilles ;
– soit de recevoir directement la cire.

3. Mode d'emploi en condition normale d'utilisation

Mode opératoire

- La cire est choisie en fonction de l'épilation à réaliser.
- Le temps nécessaire pour amener la cire à bonne température est anticipé en fonction de l'appareil et de la quantité de cire à utiliser.
- Installer le client dans le respect des normes de sécurité, d'hygiène et de confort.
- Mettre les gants de protection.
- Identifier les zones à épiler.
- Désinfecter les zones à épiler.
- Choisir la spatule adaptée.
- Mélanger la cire pour qu'elle soit homogène.
- Tester la température de la cire.
- Étaler les bandes de cires.
- Retirer les bandes de cires ou appliquer la bande de papier non tissé et retirer d'un geste rapide et horizontal.
- Recommencer l'opération jusqu'à l'obtention d'un résultat parfait.

> **Différentes techniques d'application de la cire sont acceptées.**

Contrôles sécurité

- Vérifier que les zones à épiler ne présentent aucune blessure ou plaie.
- S'assurer par l'interrogatoire et l'examen visuel que le client ne présente pas de varices.
- Vérifier que le client ne présente pas de lésions dermatologiques sur les régions à épiler.
- Vérifier le bon état général de l'appareil et des raccordements électriques.
- Vérifier la stabilité de l'appareil.
- Tester la température de la cire avant la première application.

> **Ne jamais mettre dans un four à micro-ondes de la cire à fondre, ni des spatules.**

Hygiène

- Protéger largement les vêtements.
- Utiliser des gants adaptés à la main de l'esthéticien.
- Désinfecter les zones à épiler avant et après l'épilation.
- Ne pas épiler des zones présentant des lésions dermatologiques.

> **C'est par le phénomène de tyndallisation que l'on peut expliquer l'innocuité de la cire recyclable : « procédé de stérilisation qui consiste à porter plusieurs jours de suite une substance putrescible à une température de 60 à 80 °C et à la laisser chaque fois refroidir » (*Le Robert*).**

Opérations de nettoyage et de maintien en bon état de fonctionnement

- Faire fondre les bandes de cires utilisées dans le bac de filtrage prévu à cet effet.
- Monter la température des appareils pour faciliter le nettoyage des parois.
- Nettoyer l'appareil et les spatules à l'aide d'un solvant.
- Ranger les spatules.
- Nettoyer l'aire de travail et le cordon secteur.

5 Appareils pour l'hygiène : stérilisateur à froid (bac de décontamination)

Il existe de nombreux agents de lutte contre les contaminations en milieu professionnel : agents antimicrobiens physiques et chimiques.

› ***La décontamination*** **a pour but d'éliminer ou d'atténuer les effets d'une contamination par des micro-organismes sur les objets et matériels utilisés en milieu professionnel.**

1. Le matériel

› ***Le bac de décontamination*** **est un appareil en matériau compatible avec les produits de décontamination utilisés, répondant aux normes Afnor (Association française de normalisation).**

Le **bac de trempage** est en général en polypropylène (matière plastique obtenue par polymérisation du propylène), de contenance moyenne de 2 L, avec **panier de trempage** et **couvercle** avec ou sans lunettes.
Les produits de décontamination sont des **désinfectants**, c'est-à-dire des produits qui inhibent la croissance ou tuent les micro-organismes de façon rapide, sur les matériels (instruments de travail).

2. Mode d'emploi

- Mélanger le produit décontaminant avec de l'eau tiède en respectant la dilution recommandée par le fabricant.
- Ne jamais mélanger deux produits différents.
- Changer le bain tous les jours sauf si le matériel est particulièrement souillé (dans ce cas changer le bain chaque fois).
- Nettoyer le matériel par brossage à l'aide d'une brosse souple et d'un produit détergent pour éliminer les souillures résiduelles.
- Mettre à tremper le matériel après l'avoir nettoyé à l'eau claire (faire tremper le matériel en se référant au mode d'emploi du produit).
- Retirer le panier contenant le matériel du bac de décontamination avec des gants, qui seront ensuite jetés.
- Rincer le matériel à l'eau du robinet.

À noter

La **stérilisation** peut être réalisée à l'issue de ce protocole.

3. Opérations de maintien en bon état du bac de décontamination et recommandations

- Le bac de décontamination doit être rincé et nettoyé chaque jour avec le (ou les) produit(s) adapté(s) et séché soigneusement.
- Le port de gant est obligatoire.
- Le port de lunettes est recommandé pour éviter toutes projections dans les yeux du produit décontaminant (en cas de projections, rincer immédiatement abondamment à l'eau, avant de consulter un médecin).

Tableau 34.1. Principaux désinfectants et antiseptiques – Classification et indications[a]

Classe	Nom	Utilisation	Observations
Alcools	Éthanol à 70 %	Antisepsie des muqueuses, désinfectant, conservateur	Pas d'action sur les spores et les virus
Biguanines	Chlorhexidine Hibisrub, Cystéal Hibitane	 Lavage chirurgical des mains Antisepsie des plaies et des brûlures	 À conserver à l'abri de la lumière et à moins de 25 °C
Dérivés aminés	Hexamidine (Hémomédine) Héxétidine (Hextril)	Antisepsie des muqueuses	
Ammoniums quaternaires	Chlorure de benalkonium et bromure de cétylpyridium (Cétavlon, Sterlane)	Lavage hygiénique des mains, antisepsie des plaies souillées	*Pseudomonas* et *Serratia* sont résistants, les levures sont peu sensibles
Colorants	Bleu de méthylène, éosine	Antisepsie des muqueuses	Actifs essentiellement sur les cocci à Gram positif
Ions métalliques ou organométalliques	Nitrate d'argent, Cu^{++}, Zn^{++}, organomercuriels (Mercryl, Mercurochrome)	Antisepsie des muqueuses	
Oxydants **– Dérivés chlorés** **– Dérivés iodés** **– Peroxydes** **– Ozone**	 Hypochlorite de sodium Chloramine Alcool iodé, teinture d'iode, iodophores Eau oxygénée O_3	Antisepsie de la peau, en association avec $KMnO_4$ (= liqueur de Dakin) Antisepsie des muqueuses Désinfection Antisepsie de la peau et des muqueuses Antisepsie des peaux lésées Désinfection de l'eau	Solutions peu stables Très toxique
Phénols	Phénol Hexachlorophène	Décontamination des instruments et des locaux Antisepsie de la peau et de la muqueuse buccale	 Toxique
Salicylanilidés et carbanilides	Septivon Solubacter	Lavage hygiénique des mains	
Surfactifs anioniques ou +amphotères		Antisepsie de la peau Désinfection des sols	
Aldéhydes	Formol, glutaraldéhyde	Désinfection des locaux et des instruments	Toxique

a. G. Leyral, 2005.

6 Appareils pour le bronzage

1. Appareils émetteurs d'ultraviolets (UV)

› Synopsis du programme de la formation nécessaire pour satisfaire au contrôle de connaissances pour la délivrance de l'attestation de formation du personnel utilisant des appareils UV mis à la disposition du public[3].

Extraits de l'arrêté du 10 septembre 1997, modifié par l'arrêté du 5 février 2007, relatif à la formation du personnel utilisant des appareils de bronzage à ultraviolets (UV) mis à la disposition du public

« **Art. 1er –** Le programme de la formation prévue à l'article 5 du décret du 30 mai 1997 porte sur les points suivants :

1. Nature physique des radiations UV.

2. Les UV solaires et les UV artificiels : les sources artificielles et leurs différentes caractéristiques.

3. Réactions de la peau aux radiations UV (réactions immédiates, retardées, tardives), comprenant notamment :

1° L'érythème solaire ou coup de soleil

2° Le bronzage

4. Les risques liés à l'exposition aux UV, comprenant notamment :

1° Les photodermatoses

2° Les réactions phototoxiques et photoallergiques

3° Le vieillissement photo-induit

4° Les cancers cutanés et photo-induits

5° Les risques pour l'œil

5. Les modes de calcul des limites d'exposition pour le public exposé aux UV et les bonnes pratiques d'utilisation des appareils de bronzage émetteurs de rayonnements UV.

6. Les recommandations et normes internationales en matière d'exposition aux UV.

7. Les règles générales en matière de photoprotection.

8. La réglementation française en matière d'usage des appareils de bronzage émetteurs de rayonnements UV.

Art. 2 – La durée de cet enseignement initial est de huit heures. Une mise à jour des connaissances est organisée tous les cinq ans pour les personnes concernées, sous forme d'un enseignement de quatre heures portant plus particulièrement sur l'évolution des connaissances récentes et sur les quatre derniers points du programme.

Art. 4 – Cet enseignement et la mise à jour font l'objet d'un contrôle de connaissances.

L'examen dévolu au contrôle de connaissances est d'une durée minimale d'une heure. Cet examen est organisé au plus tard 45 jours après l'enseignement ou la période de mise à jour des connaissances.

Les candidats doivent avoir satisfait à ce contrôle de connaissances pour répondre aux conditions fixées par l'article 5 du décret du 30 mai 1997. Il est délivré une attestation aux candidats qui auront satisfait au dit contrôle. »

➡ Nature physique des radiations UV

Voir chapitre « Effets biologiques du soleil sur la peau ».

➡ Sources de rayonnements UV artificiels

Les lampes au xénon

La lampe au xénon est une lampe à **incandescence** qui produit un rayonnement continu proche de celui du spectre solaire. Elle est utilisée pour évaluer la sensibilité de la peau au soleil.

> **L'incandescence est l'état d'un corps rendu lumineux par une chaleur intense. L'agitation thermique s'accompagne de l'émission de photons : plus la température est élevée, plus l'émission est de longueur d'onde courte.**

Les lampes à vapeur de mercure

Ces lampes se présentent sous forme de tubes.

3 Les informations publiées dans ce chapitre sont tirées du « Cours de formation des enseignants pour l'obtention de l'habilitation à former le personnel utilisant des appareils de bronzage UV mis à la disposition du public » (session novembre 2007).
Organisation : Pr C. Luccioni, Médecin, Chaire de radioprotection, CNAM, Paris.
Personnel enseignant : Dr J.P. Césarini, Médecin, expert CES AFFSSET, Paris ; Dr G. Dixsaut, Médecin, chef unité agents physiques, AFSSET, Maisons-Alfort ; Dr M. Jeanmougin, Dermatologue, Hôpital Saint-Louis, Paris.

➤ **La** **luminescence** **est une émission de lumière déterminée par divers procédés, dont une radiation lumineuse excitatrice : on parle alors de *photoluminescence*.**

➤ **Le** **quartz,** **appelé à l'état pur « cristal de roche », est transparent à la lumière visible et aux UV.**

Info +

Principe de fonctionnement : l'essentiel

Le rayonnement UV artificiel est émis par le phénomène de **luminescence** : dans un tube scellé contenant un mélange gazeux (vapeurs de mercure, gaz rares), une décharge électrique entraîne le phénomène de photoluminescence. Deux technologies principales réalisent l'émission de rayonnements UVA, UVB et UVC.

- Les lampes haute pression : l'énergie émise est très importante, l'enveloppe de la lampe est en **quartz** (transparent aux UVA, UVB et UVC). L'usage d'un filtre est indispensable pour supprimer les UVC et une partie – voire la totalité – des UVB. Le spectre émis dépend de la nature du mélange gazeux, de la pression dans le tube et du filtre utilisé.
- Les lampes basse pression (tubes fluorescents) : une poudre déposée à l'intérieur de l'enveloppe de verre absorbe les UVB et UVC. Il y a émission essentiellement d'UVA.

Contrairement au soleil, les sources artificielles émettent un spectre de raies.

Les lampes à basse pression

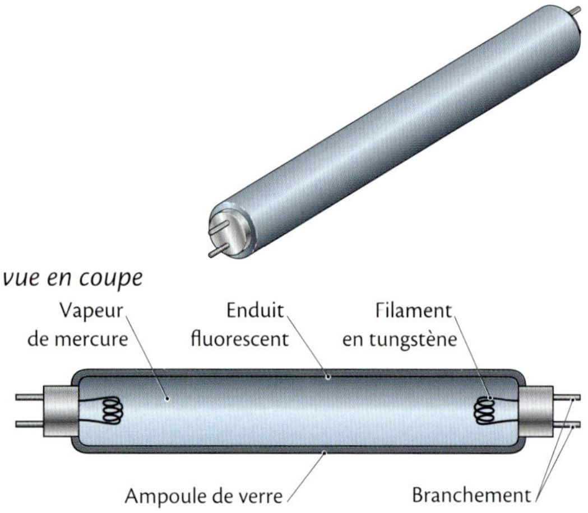

Fig. 34.27. Lampe à basse pression (longueur 1,50 m/1,80 m).

- Elles émettent principalement (à 90 %) la raie 254 nm, et quelques raies, notamment 435 et 564 nm.
- Elles sont utilisées pour la désinfection des locaux inoccupés car l'émission contient des UVC dangereux.

Les lampes à moyenne pression

- Elles émettent les raies 254, 260, 297 et 302 nm, ainsi que des raies dans l'UVA et le visible. Des sels métalliques (« phosphore ») déposés sur la face interne du tube absorbent le rayonnement UVC et modifient l'émission. Ces lampes émettent ainsi du rayonnement visible et du rayonnement UVA et UVB en proportions variables.
- Elles sont destinées à l'usage médical (lampes qui émettent un spectre UVB) ou au bronzage.

› **Les lampes destinées au bronzage émettent essentiellement des UVA, centrés sur 365 nm. L'émission en UVB est limitée à 1 à 2 %.**

Les lampes à haute pression

Ces lampes de petite taille fournissent une grande énergie dans les UVA et le visible, et sont équipées d'un filtre destiné à absorber les UV de longueur d'onde inférieure à 320 nm.
L'émission étant distribuée sur une faible surface, **la densité énergétique est importante**. Un système de miroir permet de la concentrer dans une direction privilégiée et de la répartir uniformément.

À noter

Des études ont montré que la **densité énergétique en UVA** développée par une lampe haute pression est plus de douze fois supérieure à celle du soleil à La Baule le 21 juin à midi.

Les filtres

Le choix et la qualité des filtres sont déterminants pour éliminer certaines longueurs d'onde :

- les filtres à eau absorbent les infrarouges ;
- le verre à vitre « coupe » les UVB et laisse passer les UVA et le visible.

À noter

- Pour déterminer le spectre des lampes, on utilise un **spectroradiomètre** ou un **radiomètre**. Le radiomètre est un appareil portable, d'utilisation simple.
- La **morphologie du corps** explique que certaines régions sont plus ou moins irradiées : les zones « en relief » (fesses, seins…) sont évidemment plus irradiées que les zones « en creux ».

Réactions de la peau aux radiations UV, risques liés à l'exposition aux UV

Voir chapitre « Effets biologiques du soleil sur la peau ».

Modes de calcul des limites d'exposition pour le public exposé aux UV

On peut faire aujourd'hui des estimations quantitatives concernant le **risque d'induire des cancers cutanés** à la suite d'expositions aux UV naturels ou artificiels, en fonction de différents paramètres (facteur génétique, âge, exposition annuelle, avec intervention du facteur professionnel…).

Recommandations et normes internationales en matière d'exposition aux UV

Les différents types d'appareils à UV

La norme NF EN 60-335-26-7 définit les différents types d'appareils UV.

Type UV-1

- Niveau élevé d'émission dans l'UVA.
- Réservé à l'**usage professionnel strict** : ces appareils ne peuvent pas être vendus au public.

Type UV-3

- Niveau d'émission limité dans l'UVA et l'UVB.
- Appareils à **usage professionnel** : ils peuvent être vendus au public.

Types UV-2 et UV-4

- Niveau d'émission élevé en UVB.
- Strictement réservés à **l'usage médical** : ne peuvent être vendus au public.

Recommandations de l'OMS et de l'ICNIRP

L'Organisation mondiale pour la santé (OMS) et la Commission internationale de protection contre les rayonnements non ionisants (ICNIRP) recommandent « de ne pas utiliser les appareils UV à des fins cosmétiques ou à tout autre usage non médical ». Il revient à chacun de prendre ou ne pas prendre en compte cette recommandation. Tout utilisateur doit cependant être informé que cette recommandation concerne en priorité :

- les enfants ;
- les phototypes I et II ;
- les personnes porteuses d'un grand nombre de nævi, ou ayant présenté facilement des « coups de soleil » dans l'enfance, ou ayant des antécédents familiaux de mélanomes ;
- les personnes traitées par un médicament connu pour avoir un effet photosensibilisant ;
- les personnes utilisant le même jour des produits cosmétiques.

À noter

Les produits antisolaires ne doivent évidemment pas être utilisés sous les UV artificiels, non seulement parce qu'ils assureraient une « fausse » sécurité, mais aussi parce qu'ils ont un potentiel de photosensibilisation.

➡ Règles générales en matière de photoprotection

Il existe trois niveaux de photoprotection : la photoprotection naturelle, la photoprotection adaptative et la photoprotection artificielle.

La photoprotection naturelle

Elle correspond à la capacité individuelle à résister à l'agression UV, c'est-à-dire le **mélanotype** de l'individu.

La photoprotection adaptative

Elle se développe après l'agression UV. Elle met en œuvre des **mécanismes d'adaptation et de défense de la peau** : épaississement de l'épiderme, production de mélanines protectrices, activation de molécules antioxydantes, systèmes de réparation de l'ADN. Ces mécanismes sont plus ou moins efficaces selon les individus.

La photoprotection artificielle

Elle est représentée par les **produits antisolaires**. Elle doit être adaptée à la sensibilité solaire individuelle, à la puissance de l'irradiation (rôles importants de l'heure d'exposition, de l'altitude, de la nature du sol...) et au type d'activité.

À noter

Les produits de protection solaire sont aujourd'hui répartis par classes plutôt que par « facteurs de protection » (FPS) :
- classe 1 (FPS 10) : protection faible ;
- classe 2 (FPS 20) : protection moyenne ;
- classe 3 (FPS 30) : protection élevée ;
- classe 4 (FPS 40+) : protection très élevée.

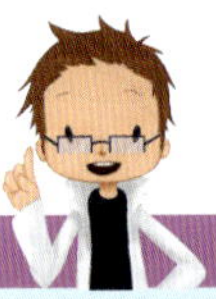

Info +

Messages des autorités de santé...

« Devant l'importance des risques de cancers cutanés que le mode de vie moderne et les menaces d'augmentation de l'UV ambiant induite par la réduction de l'épaisseur de la couche d'ozone tendent à accroître, les autorités de santé internationales et nationales recommandent avec insistance la réduction des expositions volontaires aux UV artificiels et naturels.
L'utilisation d'appareils de bronzage augmente le risque de mélanome cutané d'un facteur compris entre 1,25 et 1,50. Le risque augmente avec la fréquence et la durée des utilisations.
Le risque de développer un cancer cutané spinocellulaire est multiplié par 2,5, et celui de développer un cancer cutané basocellulaire par 1,5 chez les utilisateurs de bronzage artificiel. »

➡ Réglementation française en matière d'usage des appareils de bronzage émetteurs de rayonnements UV : protection et sécurité des consommateurs

La réglementation française constitue la base des règles de « bonnes pratiques » en matière de bronzage artificiel.

1. Seuls peuvent être utilisés à des fins de bronzage les **appareils de type UV1** et les appareils de type UV3. Cependant, ce sont les appareils de type UV1 qui sont réservés à un usage professionnel.
2. Les appareils mis à la disposition du public doivent être conformes à la **norme européenne EN 60-335-2-27**.
3. Il est fait obligation à tous les professionnels utilisant des appareils de bronzage émettant des UV d'en faire la **déclaration auprès du préfet du département**.
4. Les appareils de bronzage mis à la disposition du public ne doivent pas émettre plus de **1,5 % d'UVB**.
5. La conformité des installations, au regard de la réglementation, fera l'objet d'un **contrôle technique obligatoire** réalisé par des organismes extérieurs indépendants, agréés par le ministère de la Santé. Ce contrôle technique aura lieu au minimum **tous les deux ans**.

> **On trouvera la liste actualisée des centres agréés pour procéder au contrôle technique auprès des chambres de commerce régionales ou départementales.**

6. Il est interdit de vendre aux **mineurs** (moins de 18 ans) ou de mettre à leur disposition des appareils de bronzage.
7. Il est fait obligation, dans les centres de bronzage, de disposer d'un **personnel qualifié** ayant reçu une formation spécialisée, ce personnel devant assurer la **surveillance directe des séances de bronzage**.
8. Les consommateurs doivent être informés complètement des risques que présente l'usage d'appareils émettant des UV :

- le corps des appareils de bronzage doit comporter en caractères apparents et indélébiles un certain nombre de mentions obligatoires qui sont prévues à la norme, notamment le **numéro de type UV de l'appareil** ;
- la mention suivante doit être soit fixée sur le corps de l'appareil soit sur le mur à proximité immédiate : « Les radiations UV peuvent nuire aux yeux et à la peau. Lisez attentivement les notices d'information. Portez des lunettes protégeant spécifiquement des UV. Certains médicaments et cosmétiques peuvent augmenter la sensibilité aux UV » ;
- une liste des médicaments et des agents chimiques potentiellement phototoxiques doit être affichée et consultée par les utilisateurs.

9. La réglementation précise également que l'exploitant des appareils UV est tenu de mettre à disposition des utilisateurs des **lunettes conformes aux normes françaises ou européennes.**
10. Publicité. Toute publicité pour des appareils à bronzer ainsi que pour les séances de bronzage doit être accompagnée de la mention : « Les radiations émises par les appareils à bronzer peuvent endommager la peau et les yeux ».
Aucune publicité ou vente d'accélérateurs de bronzage ne doit être faite et seule une peau nettoyée de toute substance, y compris cosmétique, peut être exposée aux radiations UV.
Toute revendication d'un bénéfice pour la santé lié aux expositions UV artificielles pour bronzage est interdite.

À noter

Attention au risque de **lucite** !
Cette dermatose est déclenchée par les UVA et peut donc se manifester après une exposition en solarium : il faut donc interroger et informer !

ANNEXE III

INFORMATIONS DESTINÉES AU PUBLIC

Les informations destinées au public pour l'emploi des appareils UV doivent contenir au minimum les informations portant sur :

- les effets biologiques du rayonnement UV sur la peau ;
- les différents phototypes de peau ;
- les précautions d'exposition à observer en fonction de ces différents phototypes, notamment la durée maximale de la séance pour chaque classe de phototype ainsi que l'espacement des séances ;
- les précautions à respecter chez les sujets non exposés depuis six mois au soleil ou aux UV ainsi qu'en cas de prise de certains médicaments ou d'application de certains cosmétiques ;
- les risques d'effets indésirables en cas de sensibilité individuelle particulière ou en cas d'exposition excessive ;
- les instructions relatives à l'utilisation collective des appareils ainsi que celles relatives à l'emploi des appareils munis d'un couvercle.

Ces informations sont complétées par les mentions suivantes :

« Utiliser toujours les lunettes de protection fournies » ;

« Enlever les cosmétiques bien avant l'exposition et ne pas appliquer d'écran solaire » ;

« S'abstenir de s'exposer pendant les périodes où des médicaments qui augmentent la sensibilité aux rayonnements ultraviolets sont pris, notamment antibiotiques, somnifères, antidépresseurs, antiseptiques locaux ou généraux. En cas de doute, consulter un médecin » ;

« Respecter un délai de 48 heures entre les deux premières expositions » ;

« Ne pas s'exposer au soleil et à l'appareil le même jour » ;

« Suivre les recommandations concernant la durée, les intervalles d'exposition et les distances à la lampe » ;

« Consulter un médecin si des cloques persistantes, des blessures ou des rougeurs se développent sur la peau, ou en cas d'antécédents de pathologie cutanée ».

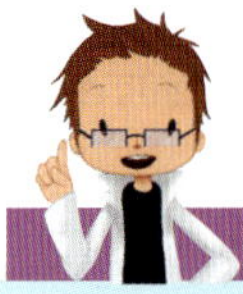

Info +

Mise au point sur les lunettes

› Parce que les UVA provoquent la cataracte, on comprend que la législation soit intransigeante sur la qualité irréprochable des *lunettes, à porter OBLIGATOIREMENT pendant les expositions aux UV artificiels*. La fermeture des paupières ne peut en aucun cas les remplacer.

Le décret 97-617 précise dans son article 6 : « l'exploitant est tenu de mettre à la disposition des utilisateurs des lunettes assurant une protection appropriée des yeux. Sont réputées satisfaire à cette exigence les lunettes conformes aux normes dont les références sont publiées au *Journal Officiel* de la République française ».

Les lunettes de protection sont, au sens de la législation française (circulaire DGS-DGCCRF n° 2002/486) à considérer comme des équipements de protection individuelle (EPI).

La directive européenne qui régit les EPI est la directive 89/686/CEE. Ce texte impose que les **lunettes** soient **marquées *CE*** après examen de type par un organisme notifié. La norme actuellement harmonisée pour présomption de conformité est la norme NF EN 170.

Deux points importants à rappeler :

- les lunettes doivent être considérées comme **unipersonnelles** (circulaire DGS-DGCCRF n° 2002486), c'est-à-dire que chaque client doit avoir sa propre paire de lunettes, mise à disposition à titre gracieux ou moyennant paiement ;
- le courrier DGCCRF Galindo du 14 décembre 2000 impose que « les lunettes doivent pouvoir être fixées devant les yeux de façon fiable », c'est-à-dire qu'elles disposent au minimum d'un **élastique de retenue**.

Recueil de consentement

Un « recueil de consentement », formulaire d'information sur les risques de l'exposition aux radiations UV (à remplir en deux exemplaires dont l'un est conservé par le client et l'autre par l'établissement pendant une durée de deux ans) est recommandé par l'OMS mais n'entre pas dans le cadre de la législation française actuelle (novembre 2007).

Les neufs points du contrôle technique obligatoire

- Hygiène.
- Émetteurs UV.
- Contrôle de l'émission, classe.
- Sécurité électrique.
- Sécurité mécanique.
- Ventilation.
- Information du public.
- Contrôle documentaire.
- Qualification du personnel.

Contrôle hygiène

Le contrôle hygiène porte sur :

- aspect général de propreté du matériel ;
- existence de procédure de nettoyage ;
- état de propreté des locaux ;
- renouvellement de l'air de la cabine ;
- état des cabines de déshabillage, douche, linge.

2. Appareils à pulvérisation de lotion autobronzante

Rappels

Les produits autobronzants sont étudiés dans la partie 4, « Cosmétologie ».
Les produits autobronzants colorent la peau en l'absence de soleil et sans intervention de la mélanine, en fournissant une coloration voisine de celle de la pigmentation naturelle.
Le principe actif est la **dihydroxyacétone (DHA)**.
Plusieurs présentations permettent l'application des produits autobronzants :

- des formes permettant une application autonome : crèmes, mousses, lotions, lingettes ;
- des formes d'émulsions fluides pulvérisables demandant le recours à un technicien.

Fonction globale des appareils à pulvérisation de lotion autobronzante

Les émulsions sont projetées, sous pression, grâce à un aérosol utilisé comme un aérographe, ou, pour un bronzage intégral, une cabine de douche automatisée permettant une pulvérisation uniforme sur l'ensemble du corps.

Cette méthode venue des États-Unis, est appelée « *tanning* ».

Mode d'emploi

Les conseils pour un résultat optimal

- Réaliser un gommage sur les zones du visage ou du corps sur lesquelles sera pulvérisé le produit autobronzant afin d'obtenir un « bronzage » plus durable et homogène.
- Pour les jambes et les bras, réaliser une épilation deux jours avant la séance afin que le produit soit en contact direct avec la peau.
- Éviter de mettre déodorant, crèmes, lotions ou autres substances qui pourraient jouer un rôle d'isolant au produit autobronzant.
- Choisir une teinte d'autobronzant compatible avec le phototype du client.
- Isoler les zones où la coloration n'est pas désirée (avec maillot de bain ou crème en couche épaisse...).

Déroulement de la séance

- Le client devra prévoir des vêtements amples le jour de la séance.
- La séance d'autobronzage ne dure que quelques secondes dans une cabine automatisée.
- Pour l'application au spray ou à l'aérographe, il faut envisager un espace carrelé et facilement nettoyable. Le temps de la séance sera plus long mais les zones à pulvériser seront plus facilement isolées.
- Cette méthode donne un bronzage homogène rapidement, environ 6 h après son application.
- Il est recommandé d'éviter les douches, bains ou sport entraînant une sudation dans les heures qui suivent la séance.
- L'effet de la séance dure environ une semaine.

À noter

Le « bronzage » par autobronzant ne constitue évidemment pas une protection de la peau contre le rayonnement solaire, et ne dispense donc pas des conseils de protection contre le soleil ! Réciproquement, les autobronzants sont sans danger pour la peau… contrairement aux UV.

BP/Bac Pro

7 Équipements spécifiques pour les soins esthétiques du corps

Soins d'eau

➡ Balnéo-esthétique

› Objectif du soin : relaxant, amincissant, tonifiant.

› La *balnéo-esthétique* (ou balnéothérapie, ou thalassothérapie ou hydromassage) reste un soin fondamental des soins du corps. Ce soin est au menu de tous les spas, les Day spas, les centres thermaux.

Équipement : baignoire équipée de buses d'air et d'eau générant un massage sur l'ensemble du corps. Des jets sous l'eau manuels (souvent appelés à tort « jets sous-marins ») peuvent y être associés.

- **Durée de la séance** : 20 min.
- **Rythme des séances** : en fonction des objectifs.

Balnéo-esthétique relaxante

- **Température** : l'eau du bain sera à la température préférée du client (chacun réagissant différemment à la chaleur).
- **Huiles essentielles** : camomille, lavande, marjolaine, orange, petit grain – sels de la Mer Morte…
- **Couleur** : le bleu semble être la couleur relaxante par excellence sans occulter le blanc et le beige.
- **Ambiance lumineuse** : le bleu en mode douce semble recueillir encore tous les suffrages.
- **Ambiance auditive** : de nombreuses formules existent (CD relaxant, classique, opéra…).
- **Projection d'images relaxantes** ou invitant à la méditation.
- **Rythme des séances** : à volonté (en l'absence de contre-indication).

Balnéo-esthétique amincissante

- **Température plus élevée qu'en soin relaxant**, entrainant une forte sudation : à partir de 38 °C en fonction de la résistance du client.
- **Huiles essentielles** : genièvre, cyprès, cèdres, géranium, sauge.
- **Actifs marins** : algues brunes (effets amincissants et antioxydants).
- **Rythmes des séances** : 5 tous les 15 jours. Ex. : lundi, mercredi, vendredi, lundi, vendredi.
- **Nombre de séances** : proposer un forfait de 20 séances, associé à une hygiène alimentaire pour optimiser les résultats.
- **Prévoir un temps de repos** dans un espace détente dédié à cet effet.

➤ **Il a été possible d'observer des pertes d'eau en fin de séance allant jusqu'à 2 kilogrammes chez un jockey entrainé à la sudation, avant la pesée.**

Balnéo-esthétique tonifiante

- **Température** : l'eau du bain sera à la température préférée du client.
- **Huiles essentielles** : citron, romarin, pin + eucalyptus, menthe poivrée…
- **Rythme des séances** : à volonté en l'absence de contre-indication.

➡ Jacuzzi

› Objectif du soin : relaxant, tonifiant et convivial.

Du nom de ses inventeurs Candido et Roy Jacuzzi, le principe du jacuzzi est le même que celui de la balnéo-esthétique.

Le jacuzzi est une des prestations incontournables des spas, hôtels resorts, hôtels de luxe, centres thermaux, piscines. Beaucoup de Day spa offrent aujourd'hui cette prestation.
Ils contribuent à un décor de luxe et de confort. Ils peuvent être enterrés ou posés au sol.

Équipement

- Espace bain pouvant accueillir de 4 à 12 personnes maximum, équipé de buses d'eau et d'air, d'un système de chauffage et de filtrage, entrainant un massage au niveau de la partie du corps immergée.
- La température varie entre 35 et 38 °C, proche de la température du corps pour un plus grand confort.
- L'ambiance environnementale peut être tonique (près d'une piscine), feutrée (lumière, musique), conviviale, ludique (jacuzzi installé à l'extérieur, au milieu de la neige en montagne par exemple).

Réglementation

- Le jacuzzi est soumis à une réglementation stricte (voir circulaire du 27 juillet 2010 de la DGCCRF).
- Se conformer aux règles d'hygiène strictes.

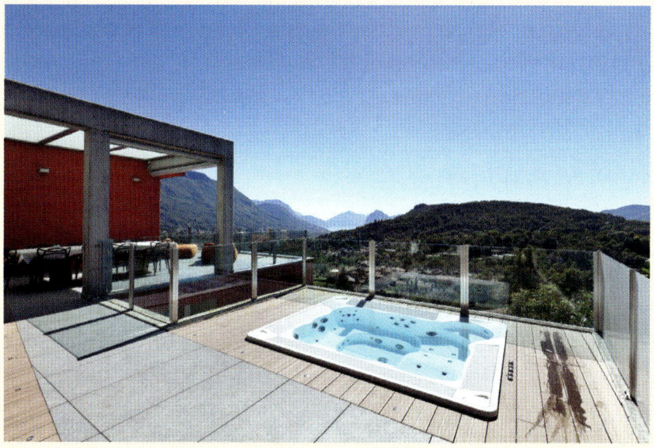

Fig. 34.28.

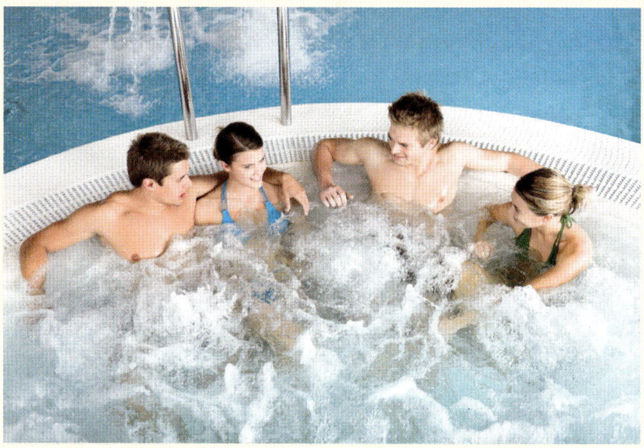

Fig. 34.29. Le jacuzzi : pour un temps de relaxation en pleine convivialité.

Sauna/Hammam

› Objectif du soin : déclencher une sudation importante obligeant l'organisme à se défendre contre la chaleur. Le mécanisme de la sudation entraine une augmentation du métabolisme cellulaire et donc une dépense supplémentaire d'énergie contribuant à maintenir un bon équilibre pondéral.

Équipement

- Un espace plus ou moins grand sera consacré à l'usage du sauna et du hammam.
- Le sauna sera en bois, le hammam sera entièrement carrelé.
- Le sauna et le hammam peuvent se concevoir pour un usage individuel ou collectif.
- Une douche ou un bain glacé seront installés dans l'environnement proche du sauna et du hammam.

Quelle différence entre sauna et hammam ?

- Sauna et hammam concourent au même objectif : la sudation.
- Le sauna est une tradition venue de Finlande. Il produit une chaleur sèche, montant en température jusqu'à 90 °C, grâce à un poêle électrique ou à charbon de bois. La chaleur de l'espace ainsi obtenue entraine une sudation importante.
- Le hammam est issu de la tradition des thermes romains. Il produit une chaleur humide, montant à une température comprise entre 50 et 60 °C, avec un taux d'humidité absolue de 100 %. La sudation obtenue est plus douce.

Ce qu'il faut retenir en pratique

Sauna

- **Chaleur sèche** (hygrométrie comprise entre 10 et 30 %), température très élevée, sudation importante.
- **Une séance peut durer 40 minutes** pendant lesquelles on alterne douche et bain froid.
- **Contre-indication** : problèmes circulatoires, cardio-vasculaires, claustrophobie.

Hammam

- **Chaleur humide** (hygrométrie de 100 %), température à 50 °C rendue supportable par le taux d'humidité, sudation douce. La peau reste humide. La couche desquamante de la couche cornée (« peaux mortes ») s'exfolie, laissant une peau douce et souple.
- **Un gommage et un modelage du corps** sont traditionnellement associés à la séance de hammam.
- **Contre-indications** : problèmes circulatoires, cardio-vasculaires, claustrophobie.

Ces deux soins apportent une détente musculaire et un délassement. Ils soulagent les courbatures, évacuent le stress, favorisent le sommeil et contribuent à conserver un bon équilibre pondéral.

À noter

Il a été observé que les personnes à peau très sèche et qui transpirent peu ont du mal à supporter le sauna. Conseiller plus volontiers le hammam à ce type de client.

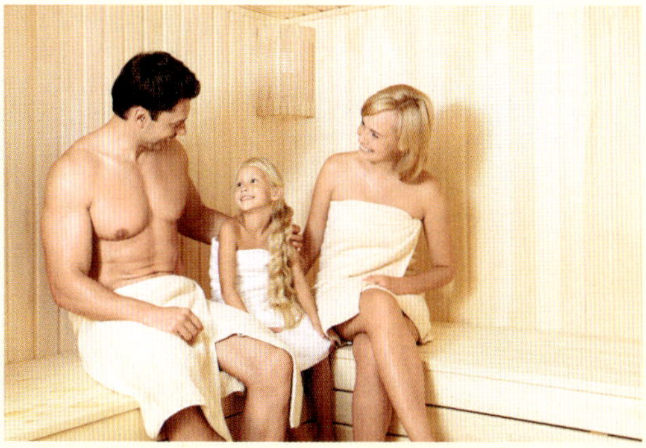

© Deklofenak – Fotolia.com

Fig. 34.30. Le sauna : un soin d'entretien et de bien-être.

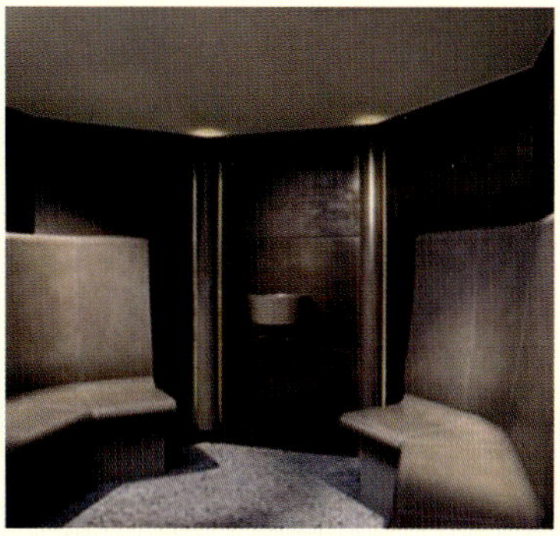

www.tennis-piscines-amenagement.fr

Fig. 34.31. Hammam.

Douches

Douche à affusion

› **Objectif du soin : apporter une profonde relaxation et un relâchement musculaire grâce à une pluie d'eau chaude (idéalement eau de mer) en fins jets.**

Équipement : rangée de douchettes installée au-dessus d'une table carrelée ou en marbre, diffusant une pluie d'eau chaude en fins jets.
Soin : un modelage de l'ensemble du corps est souvent associé à la séance d'**affusion**.

> **Affusion : « procédé thérapeutique consistant à verser de l'eau (froide ou chaude) sur une partie du corps. » (Le Robert)**

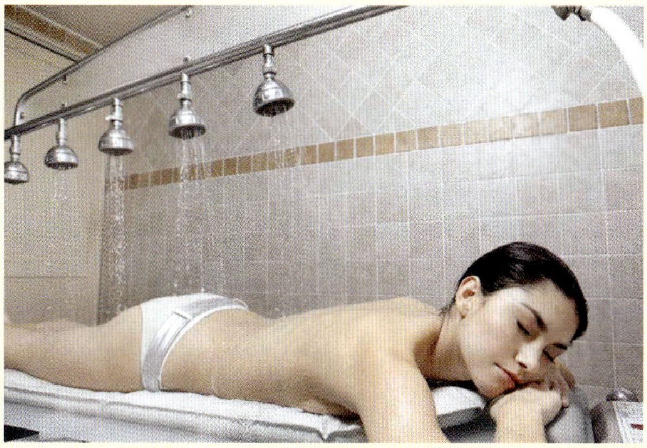

www.flowersway.com

Fig. 34.32. Douche à affusion.

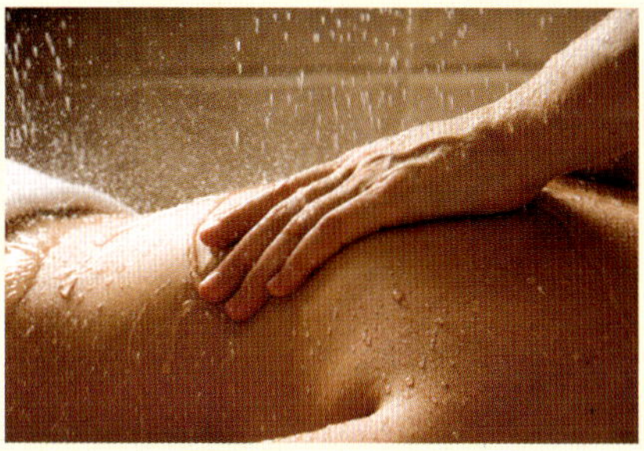

fr.rhonealpes-tourisme.com

Fig. 34.33. Modelage sous affusion.

Douche à jet

Ce soin reste le privilège incontournable de centres très spécialisés (stations thermales, centres de thalassothérapie).

› **Objectif du soin. Des programmes prédéterminés produisent différents effets : détente et bien-être/effets sur les muscles et les articulations/action sur la cellulite.**

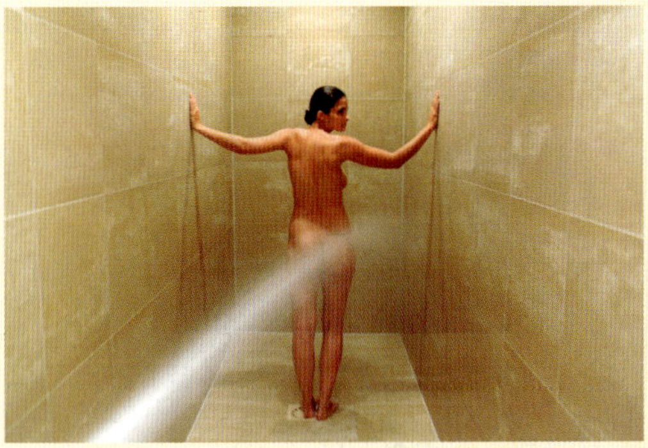
www.thermal.brides-les-bains.com

Fig. 34.34. Douche à jet.

Équipement : un jet à haute pression est projeté sur le corps à environ 5 mètres de distance. Pendant les 10 minutes que dure le soin, les 650 litres d'eau à 35 °C projetés induisent des résonances corporelles spécifiques.
Programmes de soin : la chaleur de l'eau, la pression, le protocole du soin déterminent l'effet recherché. La douche à jet est déconseillée chez les personnes âgées ou fragiles.

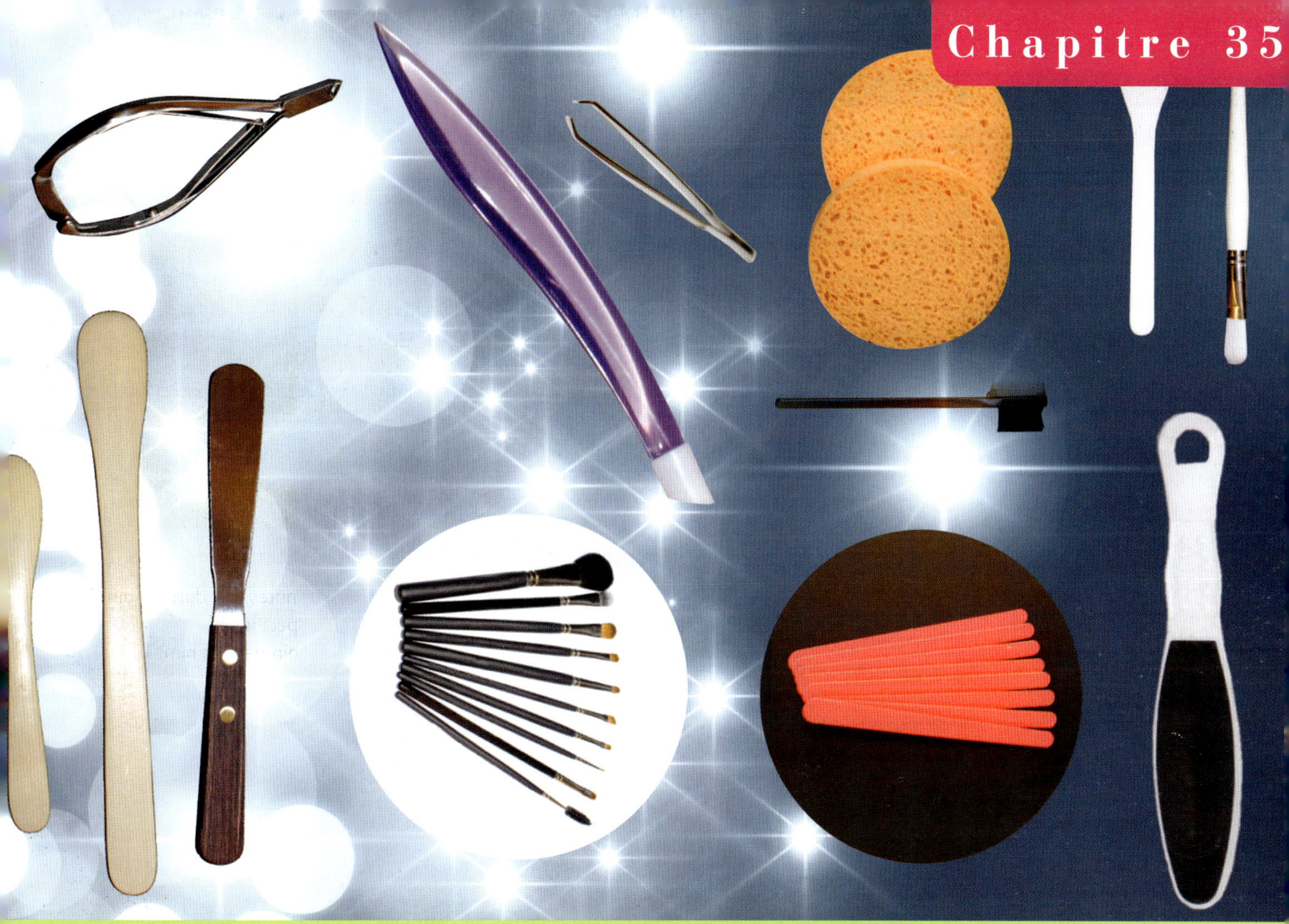

Chapitre 35

Instruments utilisés dans les techniques esthétiques[1]

Savoirs à acquérir

Pour tous les instruments traités dans ce chapitre :

- énoncer la fonction de l'instrument ;
- indiquer ses utilisations ;
- décrire l'instrument ;
- énoncer et justifier les opérations de nettoyage.

1 Graziella Volpi – Professeur de pratique esthétique (Lyon).
L'ensemble des instruments dont la connaissance est exigée au CAP d'esthétique-cosmétique-parfumerie, est traité dans ce chapitre.

› **Les instruments de travail de l'esthéticien-cosméticien pour la manucure, le maquillage, l'épilation et les soins du visage doivent être de bonne qualité et en parfait état.**

Cette règle, qui a valeur de principe, exige le respect d'un **protocole général d'hygiène** :

- avant chaque utilisation, les instruments seront désinfectés avec un produit ou une lingette spécifiques ;
- après chaque utilisation, ils seront :
  - soit lavés avec un détergent doux, bien rincés, essuyés avec un linge propre ou du papier jetable, puis désinfectés, avant d'être rangés dans un étui spécial ;
  - soit décontaminés, par trempage, pendant un temps précis, dans un liquide adapté.
- Ils pourront ainsi être immédiatement utilisables, après séchage.

Évidemment, les instruments de travail doivent être changés dès qu'ils présentent des signes d'usure ou de vieillissement.

On remarquera un **problème de vocabulaire** : la fonction de certains instruments utilisés dans la pratique esthétique est oubliée dans les dictionnaires référents de la langue française, seules leurs indications courantes étant notées. C'est le cas des pinceaux ou encore des spatules.

On observera aussi que les **« tire-comédons »**, instruments en acier inoxydable qui ont pour fonction l'extraction mécanique des comédons par pression de la peau, ont été volontairement oubliés dans cette présentation des instruments utilisés dans les techniques esthétiques. Ils semblent en effet de moins en moins employés, au profit de pratiques manuelles.

1 Les éponges

1. Définition, classification

Définition

Le mot « **éponge** » désigne toute matière capable de s'imbiber de liquides et de les rejeter à la pression.

Classification

Éponges naturelles

L'**éponge** (*stricto sensu*) **est un animal** des mers chaudes, dont l'aspect rappelle plutôt celui d'une plante. Son squelette léger et poreux est constitué d'une multitude de canaux, ce qui lui permet d'absorber de grandes quantités de liquides. Il fournit la matière appelée « éponge », ce mot désignant par extension toute matière qui a cette propriété (*Le Robert*).

À noter

Les éponges de mer sont nommées **phytozoaires** (*phyto* signifie « plante » en grec), qui regroupent aussi les coraux.

Les éponges végétales. Certaines sont issues des fibres d'une famille de plantes à fortes tiges rampantes (dont la citrouille), d'autres du latex.

➤ Le latex est une émulsion sécrétée par certaines plantes, notamment les plantes à caoutchouc, et ayant un aspect laiteux. On produit du latex synthétique.

Éponges synthétiques

Les éponges synthétiques, en mousse ou en latex synthétique, ont aujourd'hui supplanté les éponges naturelles, les formes jetables étant les plus utilisées.

2. Fonctions

➡ Les éponges pour le maquillage

Elles sont utilisées pour :

- appliquer uniformément, estomper ou nuancer des produits de maquillage, tels que la base, le fond de teint (fluide, compact, mousse, « perfecteur de teint », « voile de teint », etc.), l'aquarelle... ;
- retirer et rincer des produits : lait démaquillant, masque, algues, certains produits exfoliants... ;
- protéger les voies respiratoires externes et les yeux pendant une pulvérisation... (liste d'utilisations non exhaustive !)

Elles sont en général en latex naturel ou de synthèse, et présentées sous diverses formes : triangle, losange, biseau, ellipse, ovale (éponge « japonaise » ou « goutte d'eau »). Certaines éponges sont prédécoupées.
L'éponge naturelle de mer (ou **éponge marine**) permet l'application de certains fonds de teint très fluides.

> **On appelle souvent, à tort, les éponges marines « éponges végétales ».**

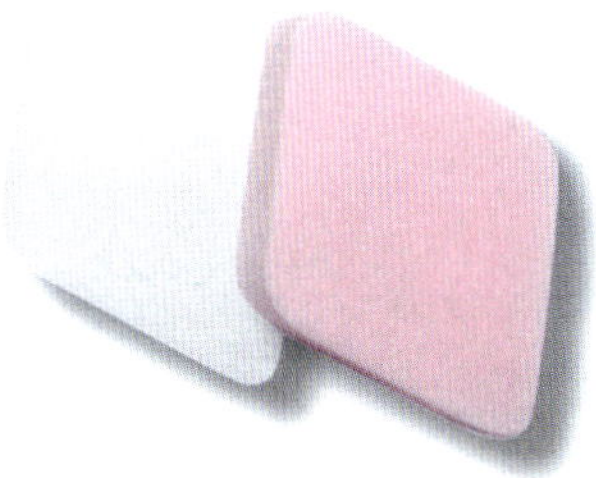

Éponges latex losange

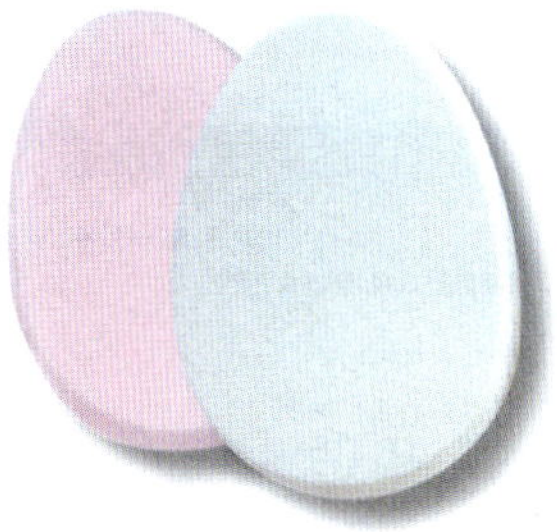

Éponges latex « goutte d'eau »

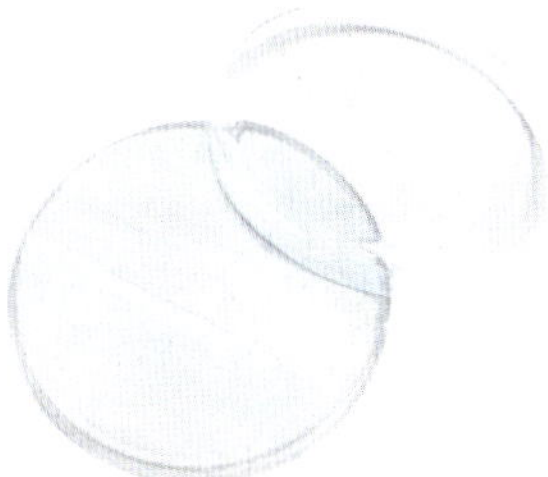

Éponge latex ronde dans boîte acrylique

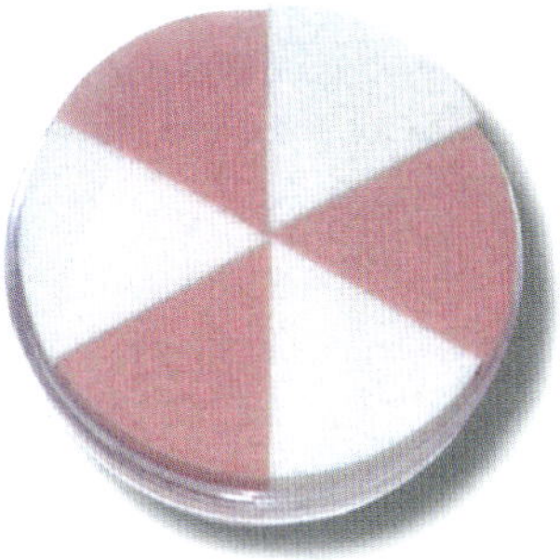

Éponges latex prédécoupées dans boîte acrylique

Éponge latex forme « ellipse »

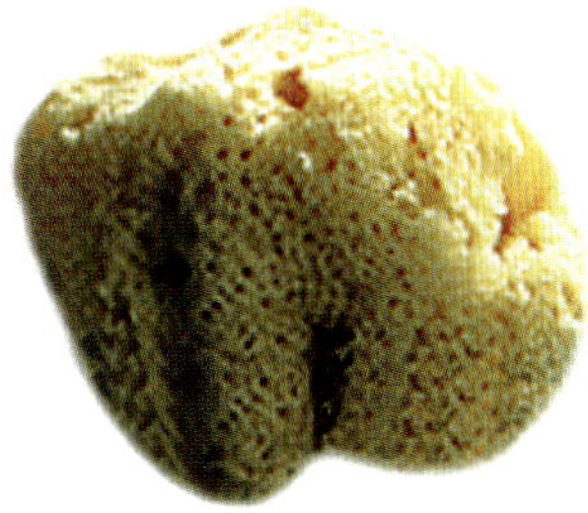

Éponge naturelle (éponge de mer)

Fig. 35.1. Éponges pour le maquillage.

➡ Les éponges pour le démaquillage du visage

Elles sont en général en éponge naturelle de mer, en latex naturel ou de synthèse, ou en mousse.
Elles se présentent sous différentes formes : éponges rondes, grandes lamelles en latex...

› Par mesure d'hygiène, on privilégiera les lingettes à démaquiller, ou les éponges jetables, douces et très absorbantes.

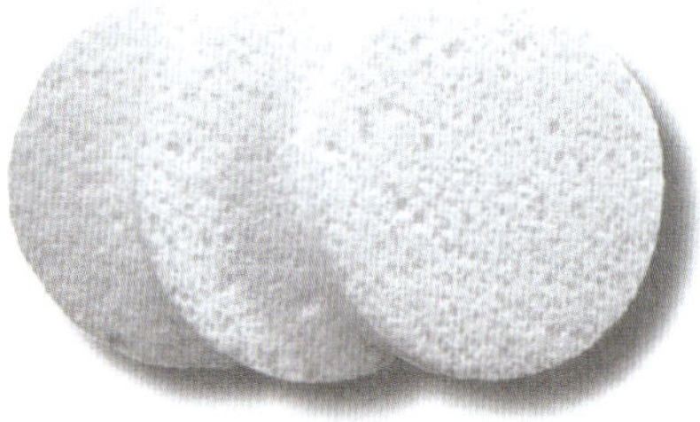

Éponges rondes, blanches, en cellulose

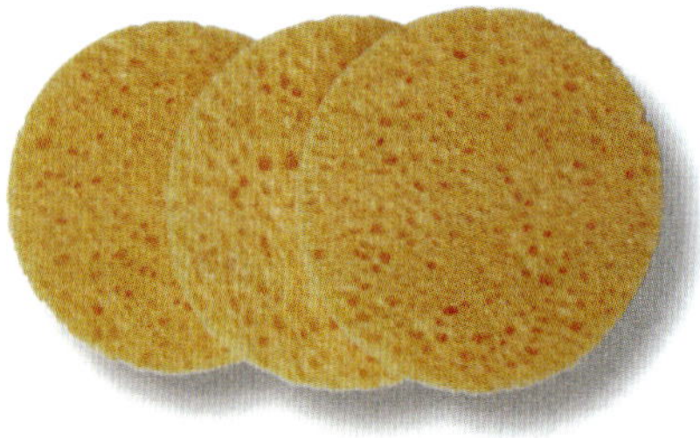

Éponges naturelles de mer

Éponge nouvelle texture
(lavable en machine à 70 °C)

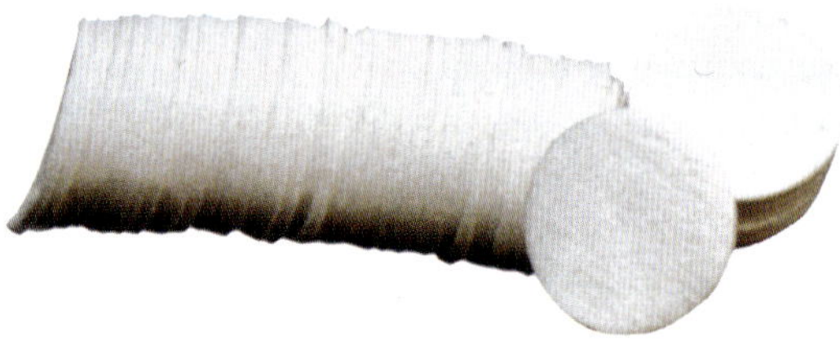

Éponges jetables

Fig. 35.2. Éponges pour le démaquillage du visage.

➤ Parmi les éponges naturelles exfoliantes, on trouve la (ou le) luffa (ou louffa, entre autres orthographes...), plante dont les fibres ont une action exfoliante. Cet accessoire est conditionné sous différentes formes : moufle, lanière, manette, poche rectangulaire...

➡ Les éponges pour les soins du corps

Elles sont utilisées pour ôter les masques, les gommages..., ou appliquer des lotions corporelles. Elles sont, en général, fabriquées en latex naturel ou de synthèse. Elles sont de taille plus grande que les éponges utilisées pour un soin du visage.

Il existe des **éponges « exfoliantes »** fabriquées en fibres de nylon « entremêlées ». Elles permettent de pratiquer un léger gommage, avant une application de crème amincissante par exemple, ou une onction (application d'huile sur la peau).

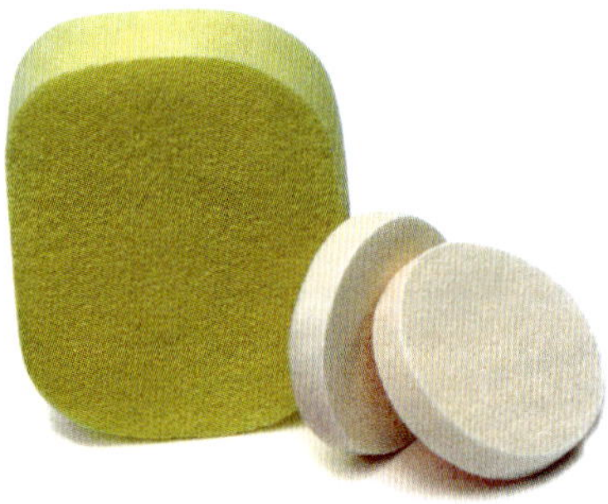

Fig. 35.3. Éponges pour les soins du corps.

3. Opérations de nettoyage des éponges

L'utilisation d'éponges exige une hygiène rigoureuse et une décontamination indispensable.

- Les éponges de maquillage seront lavées avec de l'eau tiède et du shampooing ou avec un détergent doux. Il est nécessaire de les rincer parfaitement.
- Attendre que l'éponge soit parfaitement sèche avant de la remettre dans sa boîte ou son étui.

À noter

Des fabricants conseillent d'imbiber les éponges dans un mélange « alcool + eau », en proportions égales, de les laisser sécher et de les rincer à l'eau très chaude.

2 Les pinces

1. Les pinces à ongles ou coupe-ongles

Fonctions

> La pince à ongles a deux fonctions. Elle sert à :
- couper le bord libre de l'ongle ;
- couper les faux ongles.

Description de l'instrument

- Les pinces à ongles sont en **acier inoxydable**.
- Les **mors** sont **larges**, courbes, épais et bien serrés.
- Il existe plusieurs formes de pinces à ongles.

➤ L'acier est un alliage de fer et de carbone (moins de 1,5 %). L'acier inoxydable renferme du chrome et du nickel. Le nickel peut provoquer un eczéma de contact…

➤ Mors est un mot qui vient de « morsure », et désigne chacune des « mâchoires » de l'instrument.

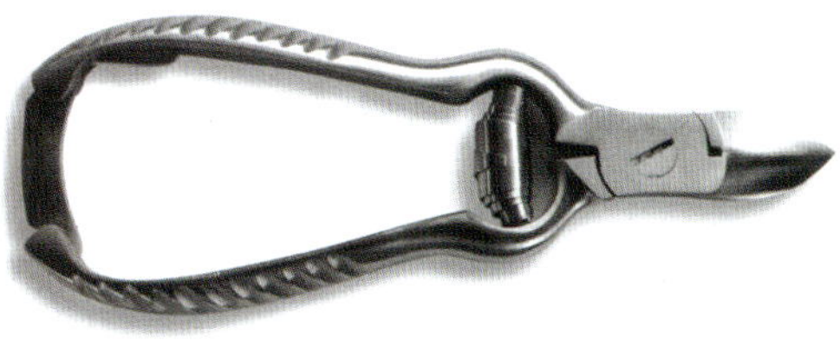

Pince à ongles type « sécateur »

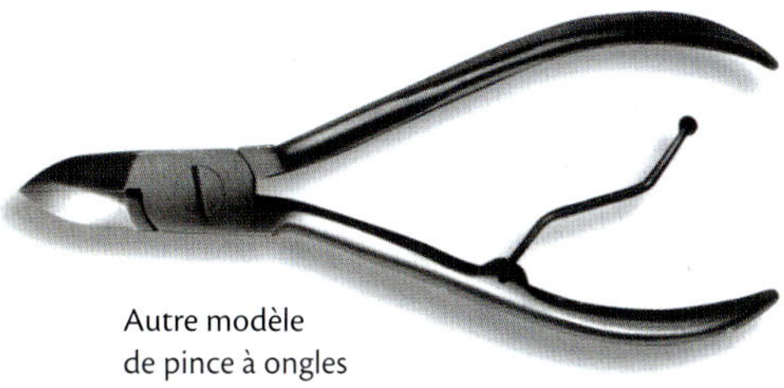

Autre modèle de pince à ongles

Fig. 35.4. Pinces à ongles.

À noter

Il est préférable de couper les ongles avec un coupe-ongles plutôt qu'avec des ciseaux, car les mors d'une pince à ongles sont face à face et coupent donc « net », contrairement aux ciseaux.

Mode d'utilisation

- Poser fermement la pulpe du pouce gauche sur l'ongle, et couper « franchement » avec la main droite (inverser pour les gauchers).
- Couper l'ongle en trois étapes, tel qu'il est indiqué sur le schéma (1, 2, 3).
- Limer ensuite l'ongle à la forme désirée, en utilisant une lime à gros grain.

Parfaire le limage de l'ongle en utilisant une lime émeri à grains fins.

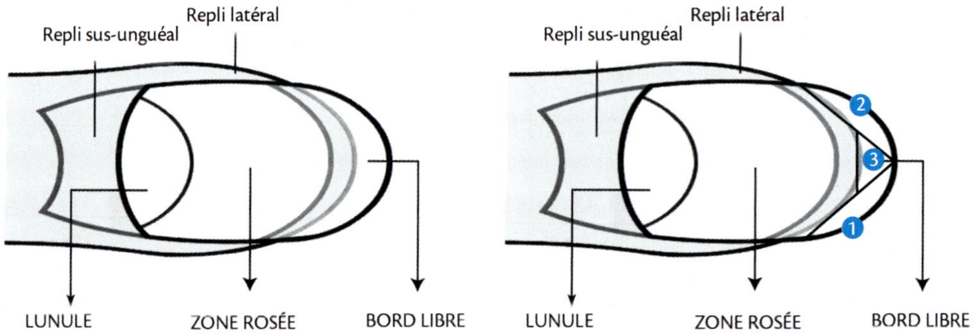

Fig. 35.5. Les 3 étapes de la coupe de l'ongle.

2. La pince guillotine

Fonction

> **La fonction de la pince guillotine est de couper parfaitement les ongles artificiels, en résine ou en acrylique.**

Description de l'instrument

La pince guillotine est un instrument en **acier inoxydable**, matière qui permet un nettoyage et une désinfection parfaits.

Mode d'utilisation

- Maintenir fermement l'ongle.
- Introduire la partie de l'ongle artificiel à couper dans l'espace où est située la lame coupante.
- Fermer les deux branches de la pince pour obtenir l'effet coupant. Ne pas trop rapprocher la pince de la pulpe des doigts pour ne pas blesser.

Parfaire le limage de l'ongle en utilisant une lime émeri à gros grains.

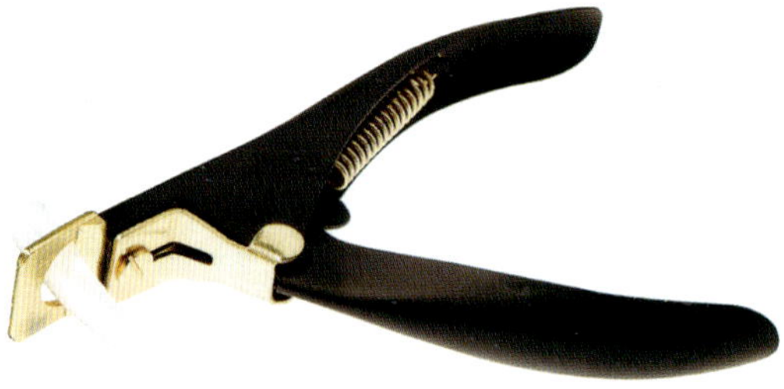

Fig. 35.6. Pince guillotine.

3. Les pinces à envies

Fonctions

Définition. *Le Robert* définit les **envies** comme étant des « petites peaux qui se soulèvent sur le pourtour des ongles ».
Dans le langage de la profession, les « envies » désignent bien ces « petites peaux », qui sont en fait des saillies de couche cornée des replis unguéaux, qui s'en sont détachées sous l'effet des agressions

subies par les doigts. Mais ce terme concerne aussi la matière cornée (cellules desquamantes) issue de la cuticule, sous laquelle elles peuvent s'accumuler, ou adhérer à la lame unguéale.

La pince à envies a donc pour fonctions :
- **de couper les envies, excroissances de couche cornée des replis unguéaux ;**
- **de retirer sous la cuticule les envies – dans le sens cette fois des agglomérats de matière cornée.**

Description de l'instrument

- Les pinces à envies sont en **acier inoxydable**.
- Les **mors** sont **fins**, courts, pointus et bien serrés.
- Certaines pinces à envies possèdent un fermoir de sécurité.

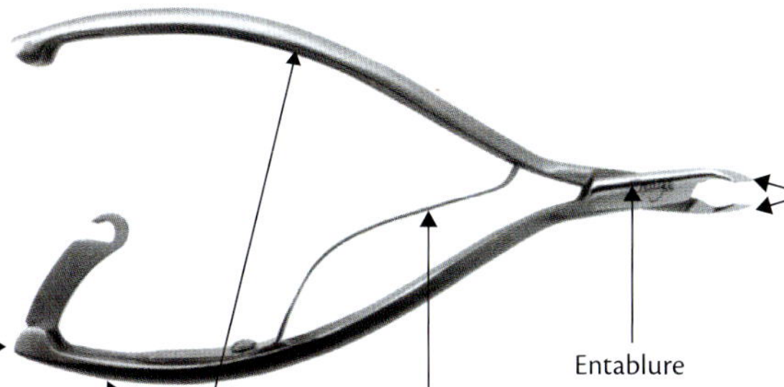

Fig. 35.7. Pince à envies.

L'entablure est la partie de l'instrument où les deux pièces sont ajustées à demi-épaisseur.

Mode d'utilisation

- Désinfecter la pince.
- Tenir fermement la pince dans la main, en posant la pulpe du pouce sur l'entablure.
- Surélever légèrement la pince, afin de ne pas risquer de strier l'ongle.
- Entrouvrir légèrement les becs coupants.
- Saisir délicatement les envies pour les couper.
- Après le soin : désinfecter la pince, et la ranger dans son étui après avoir protégé les mors dans une petite boule de coton.

À noter

- Quelle que soit la technique d'utilisation, il est impératif d'avoir un point d'appui.
- Après son utilisation, il est possible d'huiler (avec de l'huile fortifiante par exemple) l'articulation de la pince, pour qu'elle conserve sa souplesse.

4. Les pinces à épiler

➡ Fonctions

› Les pinces à épiler ont quatre fonctions :
- arracher les poils *individuellement* (en particulier au niveau des sourcils, du menton…) ;
- parfaire une épilation classique ;
- poser des faux cils (implants, touffes ou franges) ;
- poser des strass (on peut aussi utiliser une pince spéciale).

➡ Description de l'instrument

Les pinces à épiler sont en **acier inoxydable** ou en **acier « forgé »**, un acier qui permet d'utiliser ce type de pince une multitude de fois sans qu'elle perde son « ressort ».
Il existe aussi des pinces à épiler en aluminium.
Actuellement, on utilise également des **pinces à usage unique**, en matière plastique.
Plusieurs **modèles de pinces à épiler** existent.

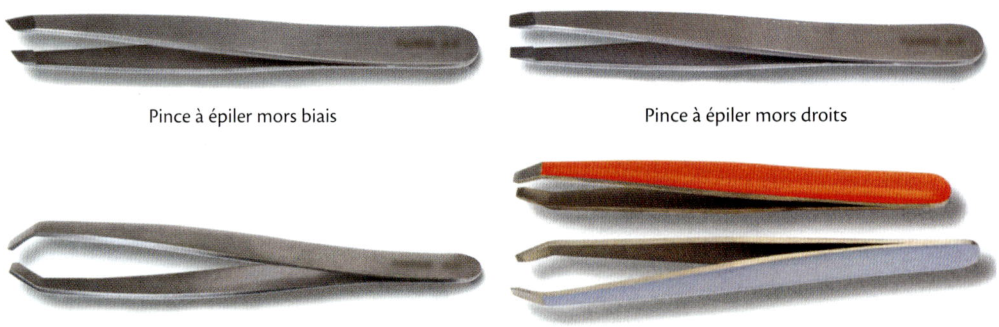

Pince à épiler mors biais — Pince à épiler mors droits — Pince à épiler mors crabe — Pince à épiler mors crabe, inox/couleurs

Fig. 35.8. Modèle de pince à épiler.

➡ Mode d'utilisation

- Désinfecter la pince.
- Tirer le poil parallèlement à la peau et dans le sens de sa pousse (les poils sont implantés obliquement dans la peau).
- À la fin de l'intervention, désinfecter à nouveau la pince et la ranger dans son étui.

À noter

La pince « **spécial strass** » est une pince aux bouts très pointus, ce qui permet de saisir les strass et de les poser précisément, lors d'un maquillage artistique ou pour la décoration d'une pose de vernis fantaisie.

3 Les ciseaux

1. Définition, fonctions

Par définition, une paire de ciseaux est un « instrument formé de deux lames d'acier, placées en X, de manière à se mouvoir autour d'un axe et qu'on rapproche pour couper l'objet placé entre elles. » (*Larousse*).

À noter

On dit « des » ciseaux ou « une paire » de ciseaux.

› **Les ciseaux servent à l'esthéticien-cosméticien pour couper mille choses dans son activité quotidienne : pansements de soie, protections diverses, bandes de gaze…**

2. Description de l'instrument

- Les lames sont en acier inoxydable, ce qui permet une désinfection et un nettoyage parfaits.
- Les anneaux peuvent être également en acier, ou en acier recouvert de matière plastique, ou simplement en matière plastique.

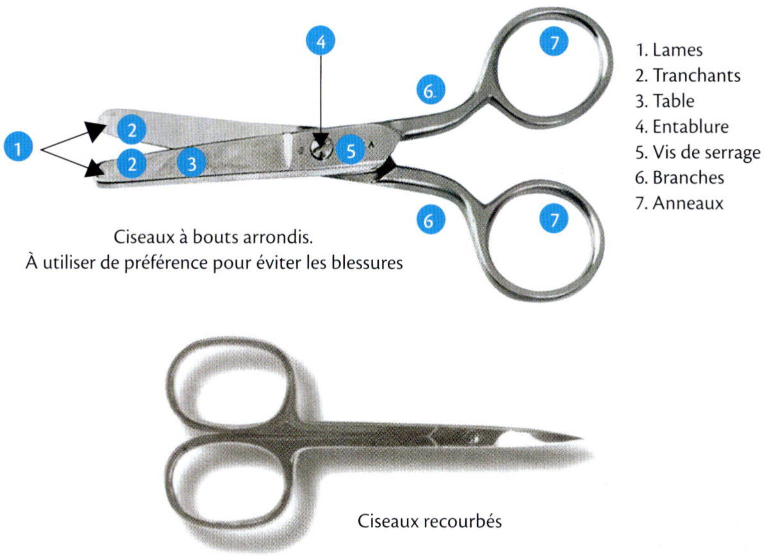

Fig. 35.9. Ciseaux.

3. Utilisation

Un seul conseil : désinfection avant et après utilisation et rangement dans leur étui.

4 Les brosses

1. Les brosses faciales

➡ Fonction

› **La brosse faciale est un instrument de nettoyage utilisé pendant un soin du visage, du dos ou du décolleté, en complément d'un savon crème ou de certains gommages.**

➡ Description de l'instrument

- La brosse faciale est en général de forme arrondie.
- Les poils sont en soie ou en nylon.
- Le montage est fait sur un manche (poignée) en matière plastique ou en plexiglas.
- On trouve aussi des brosses en mousse, en latex.

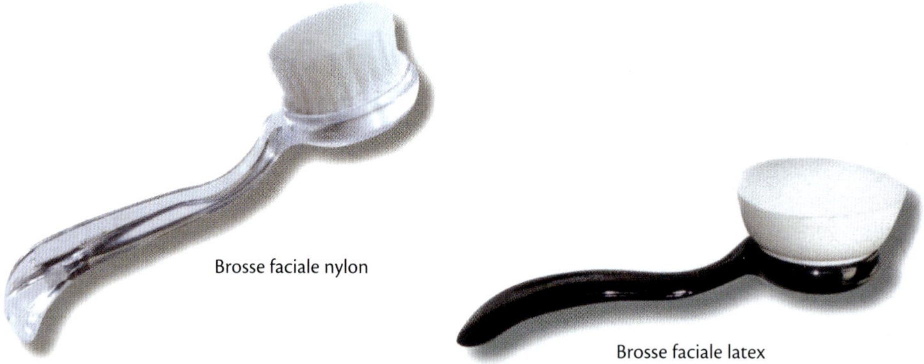

Fig. 35.10. Brosses faciales.

Mode d'utilisation

- Avant l'utilisation, désinfecter la brosse, puis la mouiller.
- Effectuer des mouvements circulaires doux sur la zone concernée.
- À la fin de l'intervention, désinfecter la brosse avant de la ranger dans son étui ou son capuchon protecteur.

À noter

La **brosse « excédent de poudre »** est une brosse dont les poils sont en général en soie et le manche en matière plastique ou en plexiglas. Elle sert à ôter l'excédent de poudre libre lors d'un maquillage.

2. Les brosses à sourcils

Description

Les poils sont en général des poils de sanglier.

Utilisations

> Cet instrument est aussi utilisé pour coiffer les cils.

- Brossage des sourcils lors d'une épilation ou de la création de leur ligne.
- La brosse à sourcils permet, lorsqu'on dessine les sourcils au crayon khôl, de « flouter » la trace de celui-ci.

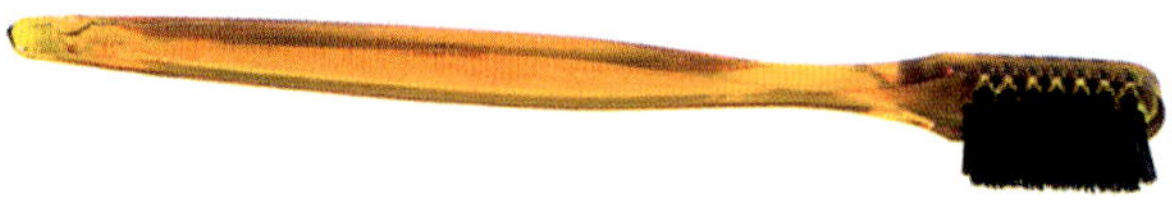

Fig. 35.11. Brosse à sourcils.

3. Les brosses à ongles

Fonctions

Les brosses à ongles ont quatre fonctions :
- éliminer les cellules desquamantes des replis unguéaux ;
- éliminer les impuretés ;

– nettoyer sous les ongles ;
– éliminer des traces de produits utilisés lors des soins des ongles (crème de modelage, eau émolliente…).

Description de l'instrument

- Les poils sont en soie ou en nylon.
- Le manche ou la poignée sont en bois, en matière plastique ou en plexiglas.

Mode d'utilisation

Brosser doucement, sur et sous l'ongle, en prenant soin de ne pas provoquer d'échauffement ou de blesser la peau.

5 Les pinceaux

1. Définition, fonctions

Dans le langage courant, un pinceau est un « assemblage de poils d'animaux ou de fibres végétales ou artificielles, fixé à l'extrémité d'une tige de bois et que l'on utilise pour étendre de la peinture, du vernis, de la colle » (*Larousse*).

Pour les professionnels de l'esthétique-cosmétique, le pinceau est un instrument utilisé pour appliquer des fards de maquillage ou des produits de soins, sur le visage, les mains, les pieds, le corps.

2. Description de l'instrument

Les différentes parties d'un pinceau

Le manche est en bois, en matière plastique ou en **plexiglas**.

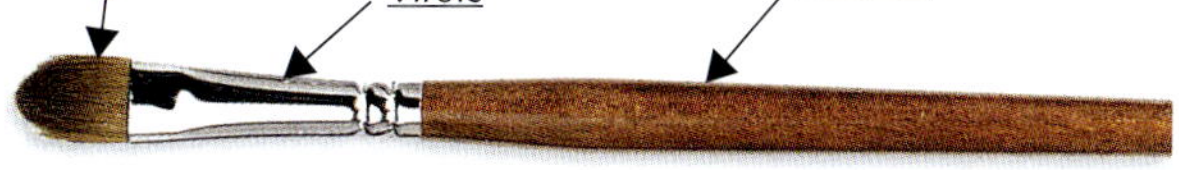

Fig. 35.12. Pinceau.

Les différents types de poils utilisés pour les pinceaux

Les poils de martre

Ils sont très doux et souples.
Utilisation : pour les pinceaux à poudre, à paupières, à lèvres.

Les poils de blaireau

Utilisation : pour les gros pinceaux à poudre.

Les poils de poney, de chèvre, de loutre

Ils sont prélevés au niveau de la gorge et du ventre de l'animal, où ils sont doux et fins.
Utilisation : pour les gros pinceaux très touffus (blush, poudre), mais aussi pour les pinceaux à paupières.

Le plexiglas est une matière plastique transparente et dure.

La virole est un anneau métallique qui permet de maintenir les poils bien serrés, pour empêcher qu'ils se détachent. Elle est fixée au manche par de la colle.

La martre est un mammifère carnivore au corps allongé, avec un museau pointu, au pelage brun.

Le blaireau est un petit mammifère carnassier, bas sur pattes, de pelage clair sur le dos, foncé sous le ventre.

Les poils de sanglier

Ils sont noirs et durs.
Utilisation : pour les brosses à cils, à sourcils et pour les goupillons.

Les soies de porc

Utilisation : pinceaux à masques.

> **Les poils longs et rudes du porc et des porcins en général (sanglier) sont appelés « soies ».**

À noter

- On utilise également le nylon et les matières plastiques, solides, faciles à entretenir et peu coûteux pour les pinceaux à masques et les petits pinceaux (eye-liner notamment), mais aussi pour travailler les fards gras et les fards à l'eau.
- Plus les poils sont longs et souples, plus le résultat du maquillage est « flouté », dégradé, doux… Plus ils sont courts, plus le dessin est précis.
- Les **applicateurs mousse** (estompes) permettent de faire des dégradés parfaits. Les embouts sont en mousse de différentes couleurs. Certains embouts sont en latex à usage unique.

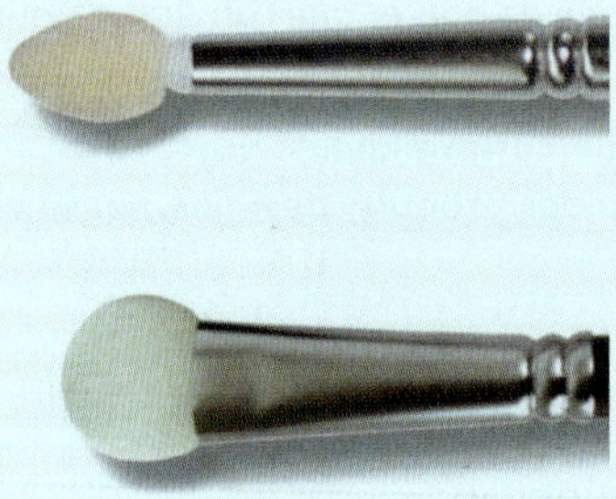

Fig. 35.13. Applicateurs mousse (estompes).

Quelques modèles de pinceaux...

Pinceaux pour le maquillage

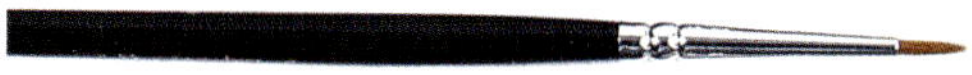

Pinceau pour tracer un trait d'eye-liner

Pinceau biseauté utilisé en général pour tracer le sourcil et le contour des yeux

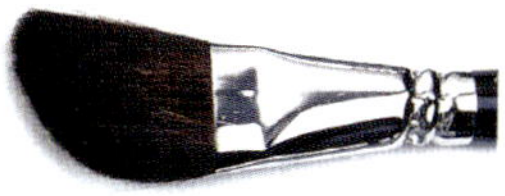

Pinceau « modeleur biseauté » : pinceau à blush

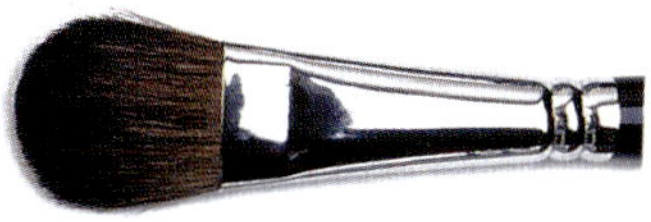

Pinceau à blush « langue de chat »

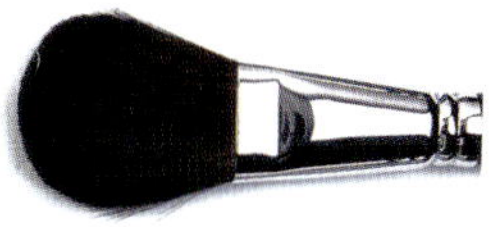

Pinceau à poudre

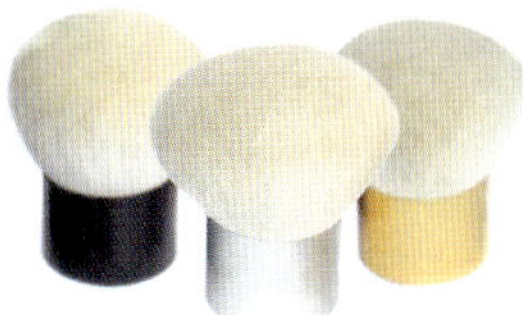

Blaireaux à poudre : même utilisation que les pinceaux à poudre

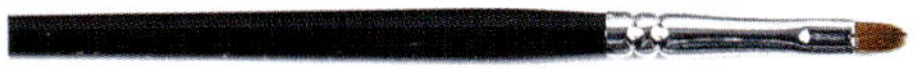

Pinceau à lèvres

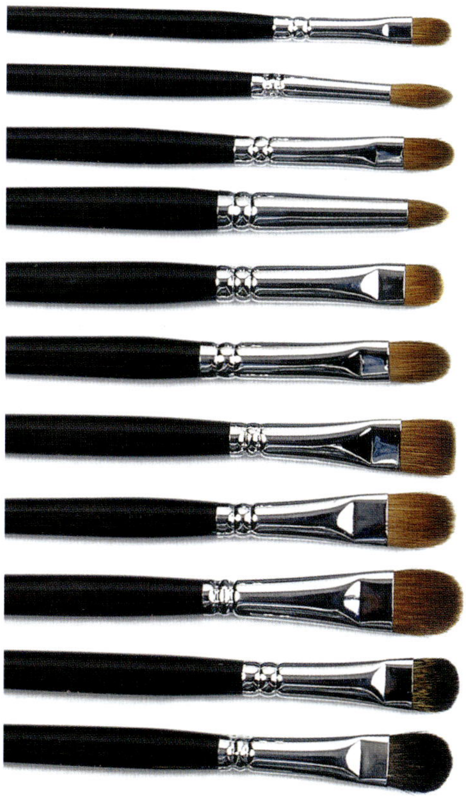

Pinceaux à paupières de grosseurs différentes pour appliquer les fards

Fig. 35.14. Pinceaux pour le maquillage.

Pinceaux applicateurs de masques

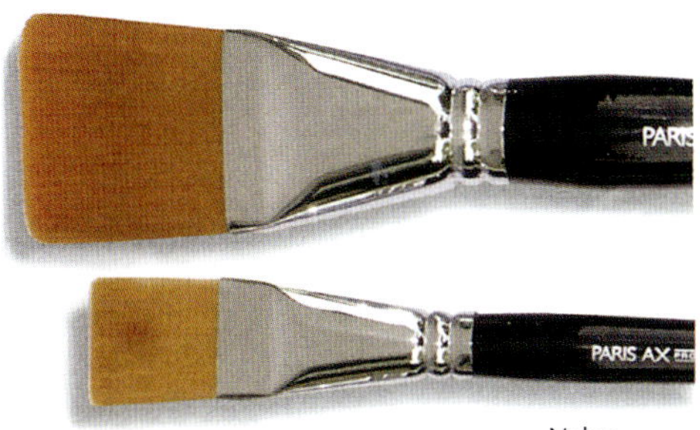

Nylon

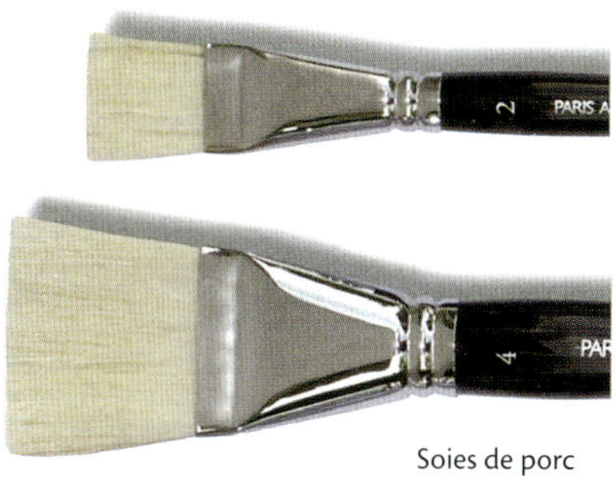

Soies de porc

Fig. 35.15. Pinceaux applicateurs de masques.

3. Opérations de nettoyage des pinceaux

- Les laver à l'eau savonneuse ou avec un shampoing doux, **en pressant les poils**. Rincer, essorer doucement dans un papier absorbant. Poser à plat, afin d'éviter à l'eau de stagner à la base des poils. Une fois sec, secouer le pinceau pour aérer les poils et les « coiffer ».
- Autre méthode, simple, rapide et très efficace : utiliser un nettoyant spécifique pour pinceaux.
- Après nettoyage, décontaminer les pinceaux.

➤ **L'émeri est une roche métamorphique (c'est-à-dire qui a été modifiée dans sa structure par l'action de la pression et de la chaleur), constituée essentiellement de corindon (alumine cristallisée), le plus dur des minéraux, avec le diamant. Cette pierre très dure sert également à « sabler » les façades des monuments pour les rénover.**

6 Les houppettes

1. Définition, fonction, description

Une **houppe** est un « assemblage de brins de fil, de laine, de soie formant une touffe » (*Le Robert*).

❯ Pour le professionnel de l'esthétique-cosmétique, ***la houppette est un accessoire de maquillage qui sert à appliquer la poudre libre*** lors d'un maquillage, ou à en estomper les brillances.

Il s'agit d'un petit coussinet ou d'une petite plaque de mousse, que recouvre en général une enveloppe (housse) en velours duveteux ou un tissu éponge. Les houppettes sont généralement rondes : seules la matière ou la couleur varient.

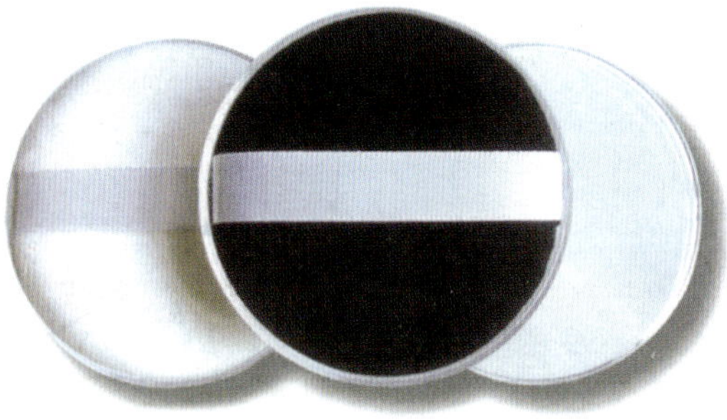

Fig. 35.16. Houppettes avec lanière de maintien.

2. Entretien

Hygiène rigoureuse (eau tiède et shampoing ou détergent doux, rinçage parfait).

À noter

Attention ! Certaines houppettes ne sont pas lessivables.

7 Les limes à ongles

1. Fonctions

❯ Les *limes à ongles* ont trois fonctions :
- égaliser le bord libre de l'ongle pour enlever les parties saillantes ;
- donner une forme idéale aux ongles, les « modeler » ;
- •faire l'ébarbage des ongles à la fin d'une manucure.

2. Description de l'instrument

Il existe plusieurs variétés de limes.

➡ Les limes métalliques

Elles sont rarement utilisées par les professionnels.

➡ Les limes métalliques recouvertes de grains de diamant ou de saphir

Des poussières de diamant ou de saphir sont pulvérisées et collées sur une lame d'acier de très bonne qualité, assez souple. Ces limes sont agréables à l'utilisation et non agressives pour les ongles.

➡ Les limes émeri

Elles sont composées d'une feuille de carton souple, recouverte de grains d'émeri sur les deux faces : de l'émeri très fin est pulvérisé sur le côté clair de la lime, de l'émeri plus grossier sur le côté foncé (coloré) de la lime.
Généralement, la face claire de la lime est réservée pour limer les ongles des mains, l'autre face étant plutôt réservée pour raccourcir rapidement les ongles des mains et pour limer les ongles des pieds.

À noter

Les professionnels utilisent plus volontiers les limes émeri **longues** (18 cm).

➡ Les limes en verre

Elles sont en verre dépoli. Agréables d'utilisation, elles sont efficaces et douces pour les ongles et peuvent être décontaminées.

➡ Autres limes

Il existe également des limes « céramique », des limes « fantaisie », des limes détachables (limes émeri très courtes, prédécoupées)…

3. Mode d'utilisation

- Tenir la lime à son extrémité (côté large).
- Effectuer des mouvements longs et souples, toujours dans le même sens, tout autour de l'ongle, pour lui donner la forme recherchée.

À noter

Attention ! Placer la lime bien perpendiculairement à l'ongle afin de ne pas le dédoubler.

8 Les spatules

1. Fonctions

Les dictionnaires de la langue française donnent de multiples définitions et exemples de spatules : la spatule du sculpteur, du maçon, la spatule chirurgicale, la spatule pour remuer son café, la spatule du ski… Ou encore la spatule, partie évasée d'un manche de cuillère ou de fourchette… Mais il n'est pas fait état de la « spatule » de l'esthéticien-cosméticien !

› La *spatule utilisée en esthétique* est un instrument destiné à :
– appliquer des produits (cires, divers masques, algues…) ;
– prélever des produits (masques, crèmes, décolorants pour duvets, fonds de teint, rouges à lèvres…).

2. Description, utilisations

› Le genêt est une variété de cytise.

Les spatules sont fabriquées en divers matériaux, en fonction de leur utilisation.

- **En bois durs** (buis, cytise, oranger, citronnier…) car ils ont des fibres très serrées.

Utilisation : pour l'épilation essentiellement.

- **En acier inoxydable** pour la lame, manche en bois, matériau très isolant.

Utilisation : épilation à la cire jetable avec bandes.

- **En matière plastique**.

Utilisation : uniquement pour appliquer des produits, **jamais pour des épilations** car elles ne sont pas thermorésistantes. En contact avec une source de chaleur trop forte, elles risqueraient de se déformer ou de fondre !

Spatule rectangulaire en buis (24 cm)

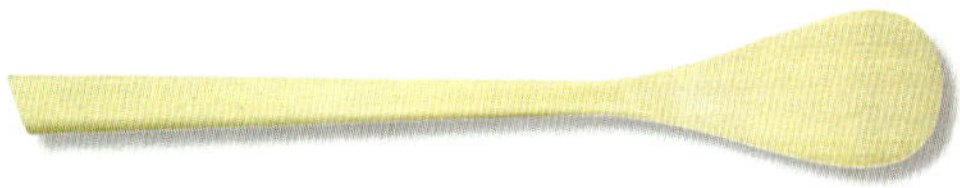

Spatule cuillère en buis (26 cm)

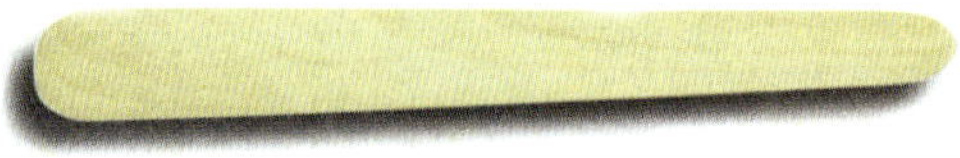

Spatule (15 cm) réservée plus particulièrement pour des petites zones : visage, duvet des lèvres…

Fig. 35.17. Quelques exemples de spatules.

À noter

Il existe également des spatules à usage unique type « abaisse-langue ».

9 Les bâtonnets et sticks

1. Fonctions

› Les *sticks* ont cinq fonctions :
– parfaire le démaquillage des ongles ;
– repousser les cuticules pour les décoller (afin de couper les envies) ;
– parfaire le démaquillage des yeux ou de la bouche lors d'un soin du visage ;
– corriger les imperfections lors d'un maquillage (débordement de rouge à lèvres par exemple) ;
– corriger les imperfections lors du maquillage des ongles : débordements de vernis, corrections de french, corrections de lunules…

› Cardé signifie : dont les fibres ont été grossièrement démêlées.

À noter

Dans chacune des quatre premières fonctions, le stick sera recouvert sur sa partie arrondie d'un peu de coton cardé.

2. Description, utilisations

Un stick est un petit bâtonnet, fin et bien lisse, en bois dur (du buis, de l'oranger, du citronnier, du cytise…). Ces bois ne risquent pas de blesser car leurs fibres ne **se délitent** pas dans l'eau.
Un stick présente deux extrémités, qui doivent être modifiées pour pratiquer une manucure.

- Le *côté carré* sera limé en arrondi afin de ne pas blesser et devra impérativement être enveloppé d'un peu de coton cardé. Ce côté servira à :
  - parfaire le démaquillage des ongles ;
  - repousser les cuticules ;
  - décoller les petites envies sous les ongles ;
  - nettoyer sous les ongles ;
  - parfaire ou corriger un maquillage ;
  - parfaire un maquillage des yeux, de la bouche…
- Le *côté pointu* devra être limé très pointu, pour effectuer les corrections de vernis. Il ne sera pas toujours nécessaire de le recouvrir de coton cardé et, dans tous les cas, seules quelques fibres suffiront.

➤ Se déliter signifie : s'effriter en absorbant l'humidité.

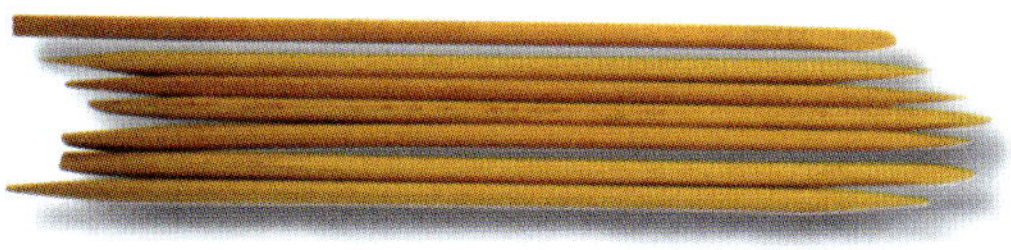

Fig. 35.18. Sticks.

10 Les pierres ponces et leurs ersatz

1. Fonction

› Les *pierres ponces* ont pour fonction de diminuer les callosités, les rugosités, sur le rebord des doigts, des orteils, les talons, les plantes…

2. Description

➡ Les pierres ponces naturelles

La pierre ponce est une roche volcanique, légère et poreuse, de couleur généralement grise. Elle peut être taillée en différentes formes : carrée, rectangulaire, ronde, en forme de souris…

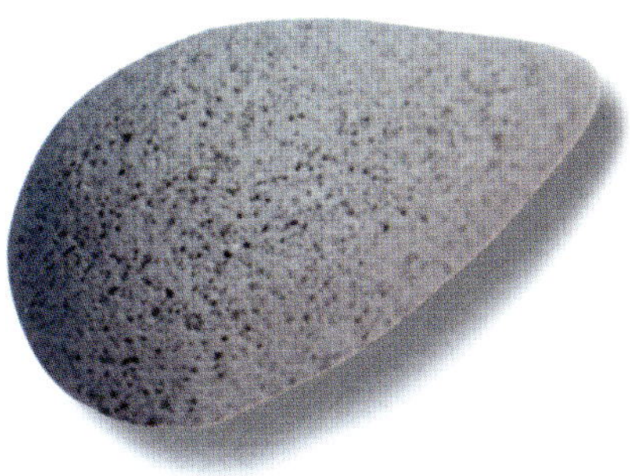

Fig. 35.19. Pierre ponce naturelle.

➡ Les pierres ponces synthétiques et semi-synthétiques

Ces ersatz de pierres ponces sont en « grain de verre cellulaire, aggloméré ». Ils sont présentés sous des formes et des couleurs multiples et variées, parfois comme des grosses limes émeri à gros grains (l'émeri est saupoudré sur une surface préalablement recouverte de colle).

3. Mode d'utilisation

- Cet accessoire est utilisé en mouvements circulaires, sous l'eau ou, simplement, mouillé et savonné, ce qui rend la peau très douce.
- Ne pas en user trop longtemps sur la même partie, afin de ne pas échauffer la peau.
- Avant et après chaque utilisation, laver la pierre avec un produit adapté.

À noter

Les **râpes métalliques** ou en acier inoxydable ne sont pas conseillées, car trop agressives pour la peau.

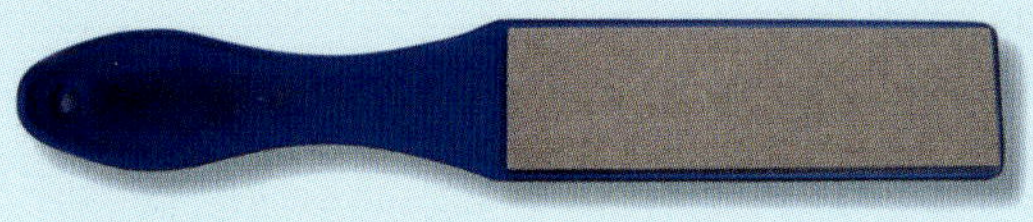

Fig. 35.20. Râpe-pieds.

11 Les repousse-cuticules

1. Fonction

› Le *repousse-cuticules* sert à repousser les cuticules afin de les décoller, ce qui permet de retirer plus facilement les envies.

À noter

Les cuticules ne doivent jamais être coupées, car ces expansions de couche cornée issues de l'éponychium interviennent dans la protection de la matrice sous-jacente à l'ongle.

2. Description des différents instruments

- **Le repousse-cuticules** est constitué d'un manche (poignée ou tige), ayant une extrémité arrondie et une extrémité pointue. Ils étaient autrefois en ivoire finement ciselé… Aujourd'hui, ils sont fabriqués en acier inoxydable, la poignée pouvant être en matière plastique de différentes couleurs.
- **Le pied-de-biche** possède une extrémité en caoutchouc. Le manche est en bois ou en matière plastique.
- **Le repoussoir** ou **stick en pierre ponce** est principalement utilisé lors d'une manucure tiède.

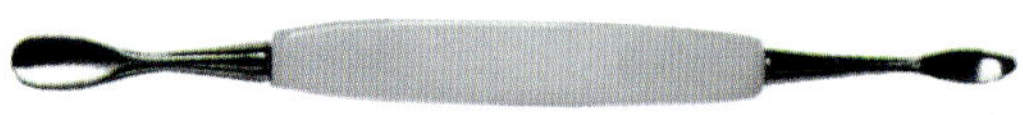

Fig. 35.21. Repousse-cuticules en acier inoxydable et manche en matière plastique.

Fig. 35.22. Pied-de-biche avec caoutchouc.

3. Modes d'utilisation

- **Le stick en bois** sera utilisé en effectuant des petits mouvements circulaires. Limer le stick avant ou après chaque utilisation.
- **Le stick en pierre ponce** sera utilisé en petits mouvements de va-et-vient.

12 Les polissoirs

1. Fonction

› La fonction des polissoirs est de polir les ongles.

Par son action mécanique, le polissoir unifie la **surface de l'ongle**, la rend lisse et brillante.

À noter

Le polissoir peut également diminuer la coloration jaunâtre de l'ongle, due à la cigarette…

2. Description de l'instrument

› Il existe plusieurs sortes de polissoirs : à deux, trois ou quatre faces.

- Une face est très lisse (caoutchouc) et sert à faire briller l'ongle.
- Les autres faces sont de moins en moins lisses. La dernière face peut même servir de lime à ongles sur certains modèles.

Le polissoir recouvert de peau de chamois (ou imitation) : la peau est collée sur un support en plastique. Il faut éviter de laver cette peau lorsqu'elle est souillée, ce qui lui enlèverait sa souplesse (certains modèles offrent la possibilité de retourner la peau sur l'envers, ou de la changer).

À noter

Il existe des polissoirs lavables.

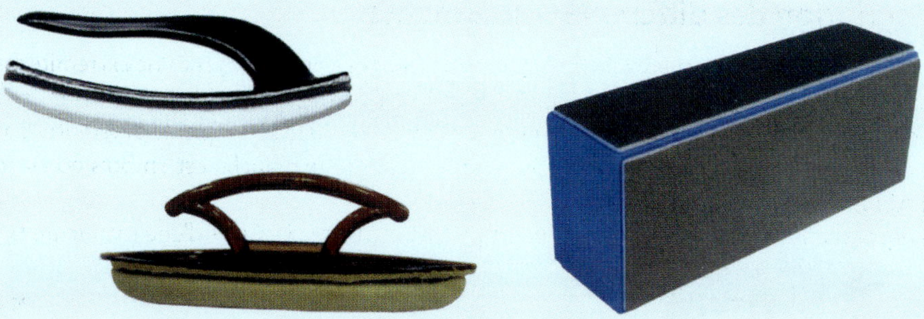

Polissoir peau de chamois

Fig. 35.23. Divers polissoirs.

3. Mode d'utilisation

- Le polissage s'effectue à sec ou avec des produits spécifiques.
- Pratiquer des mouvements souples de va-et-vient latéraux.
- Polir en douceur afin de ne pas provoquer d'échauffements.
- Éviter de toucher la peau.

13 Le peigne à cils

1. Fonction

› La fonction du *peigne à cils* est de permettre de bien séparer les cils après la pose du mascara.

À noter

Il est également possible d'appliquer du mascara sur le peigne et de coiffer doucement les cils : le mascara se déposera sur ceux-ci de façon très naturelle

2. Description

Cet instrument est en matière plastique ou en plexiglas.
On trouve cet accessoire « deux en un » (brosse-peigne à cils).

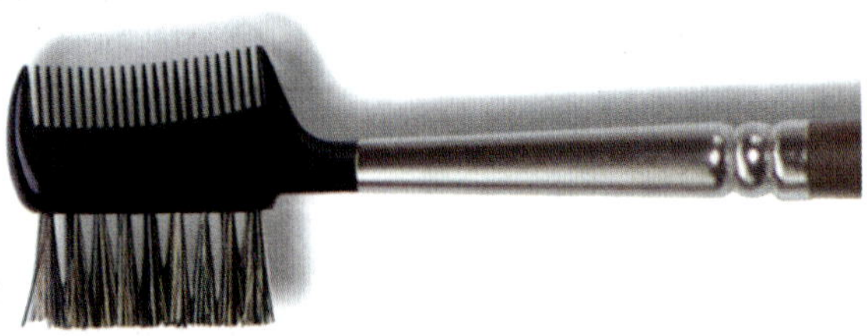

Fig. 35.24. Brosse-peigne à cils (accessoire « deux en un »).

3. Le goupillon

Cet instrument permet de remplacer à la fois le peigne à cils et la brosse à cils.
Les poils sont généralement en poils de sanglier et sont maintenus dans une spirale métallique.

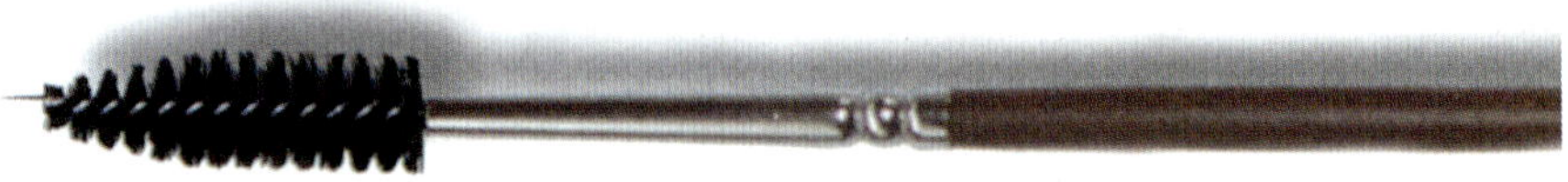

Fig. 35.25. Goupillon.

À noter

Le goupillon peut être utilisé également pour brosser les sourcils.

Index

473979–I–(9,5)–silk 90–NOC

Elsevier – Masson SAS
62 rue Camille-Desmoulins
92442 Issy les Moulineaux
dépôt légal : juin 2014
Imprimé en Italie par Printer Trento